Endocrinologia Clínica de Cães e Gatos

2ª Edição

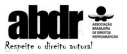

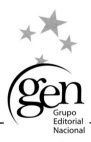

O GEN | Grupo Editorial Nacional reúne as editoras Guanabara Koogan, Santos, Roca, AC Farmacêutica, Forense, Método, LTC, E.P.U. e Forense Universitária, que publicam nas áreas científica, técnica e profissional.

Essas empresas, respeitadas no mercado editorial, construíram catálogos inigualáveis, com obras que têm sido decisivas na formação acadêmica e no aperfeiçoamento de várias gerações de profissionais e de estudantes de Administração, Direito, Enfermagem, Engenharia, Fisioterapia, Medicina, Odontologia, Educação Física e muitas outras ciências, tendo se tornado sinônimo de seriedade e respeito.

Nossa missão é prover o melhor conteúdo científico e distribuí-lo de maneira flexível e conveniente, a preços justos, gerando benefícios e servindo a autores, docentes, livreiros, funcionários, colaboradores e acionistas.

Nosso comportamento ético incondicional e nossa responsabilidade social e ambiental são reforçados pela natureza educacional de nossa atividade, sem comprometer o crescimento contínuo e a rentabilidade do grupo.

Endocrinologia Clínica de Cães e Gatos

2ª Edição

Ad Rijnberk e Hans S. Kooistra

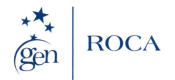

■ O autor e a editora empenharam-se para citar adequadamente e dar o devido crédito a todos os detentores dos direitos autorais de qualquer material utilizado neste livro, dispondo-se a possíveis acertos caso, inadvertidamente, a identificação de algum deles tenha sido omitida.

Não é responsabilidade da editora nem dos autores a ocorrência de eventuais perdas ou danos a pessoas ou bens que tenham origem no uso desta publicação.

■ Apesar dos melhores esforços dos autores, da tradutora, do editor e dos revisores, é inevitável que surjam erros no texto. Assim, são bem-vindas as comunicações de usuários sobre correções ou sugestões referentes ao conteúdo ou ao nível pedagógico que auxiliem o aprimoramento de edições futuras. Os comentários dos leitores podem ser encaminhados à Editora Roca.

■ Clinical Endocrinology of Dogs and Cats, second edition First published in Germany by Schlütersche Verlagsgesellschaft mbH & Co. KG, Hannover.
Copyright © 2010 by Schlütersche Verlagsgesellschaft mbH & Co. KG. All rights reserved.
Publicado originalmente na Alemanha por
Schlütersche Verlagsgesellschaft mb H & Co. KG, Hannover
Copyright © 2010 by Schlütersche Verlagsgesellschaft mbH & Co. KG. Todos os direitos reservados.

■ **Endocrinologia Clínica de Cães e Gatos**
ISBN 978-85-4120-238-1
Direitos exclusivos para a língua portuguesa
Copyright © 2013 pela Editora Roca Ltda.
Uma editora integrante do GEN | Grupo Editorial Nacional
Rua Dona Brígida, 701 – CEP: 04111-081 – São Paulo – SP
Tel.: 55(11) 5080-0770
www.grupogen.com.br

■ Reservados todos os direitos. É proibida a duplicação ou reprodução deste volume, no todo ou em parte, sob quaisquer formas ou por quaisquer meios (eletrônico, mecânico, gravação, fotocópia, distribuição na internet ou outros), sem permissão expressa da editora.

Assistente Editorial: Sarita Borelli

Tradução: Priscila Guimarães Otto - Professora Doutora Aposentada do Departamento de Genética e Biologia Evolutiva do Instituto de Biociências da USP

Coordenador de Revisão: Queni Winters

Revisão de Texto: Karina Sávio e Valquíria Matiolli

Coordenador de Diagramação: Marcio S. Barreto

Capa: Rosangela Bego

Diagramação: Leandro Gonçalves Duarte e Marcio S. Barreto

Imagens: Marcio S. Barreto, Nilton Carlos de Oliveira Cardoso, Leandro G. Duarte

■ CIP-BRASIL. CATALOGAÇÃO-NA-FONTE
SINDICATO NACIONAL DOS EDITORES DE LIVROS, RJ.

E46
2. ed.

Endocrinologia clínica de cães e gatos / Ad Rijnberk, Hans S. Kooistra (eds.) ;
[tradução   Priscila Otto]. - 2. ed. - São Paulo : Roca, 2013.
     392 p. : il. ; 28 cm.

     Tradução de: Clinical endocrinology of dogs and cats
     Inclui bibliografia
     ISBN 978-85-4120-238-1

     1. Cão - Doenças. 2. Gato - Doenças. 3. Endocrinologia veterinária. I. Rijnberk, Adam. II. Kooistra, Hans S.

13-00680   CDD: 636.08964
                                  CDU: 636.1.09:616.4

Prefácio à primeira edição

A endocrinologia é uma das disciplinas relacionadas às comunicações e aos controles dentro do organismo por meio de mensageiros clínicos. O todo da comunicação intercelular é coberto, em boa parte, por três sistemas: (1) o sistema nervoso, (2) o sistema endócrino e (3) o sistema imunológico. Nas últimas décadas, ficou claro que a separação destes três sistemas é artificial, já que eles compartilham diversas características. O sistema nervoso elabora compostos que agem como mediadores locais ou verdadeiros hormônios circulatórios, ao passo que muitos hormônios podem atuar como mediadores neurogênicos dentro do sistema nervoso central. Além disso, no nível do hipotálamo e da hipófise, há uma ligação íntima entre os sistemas nervoso e endócrino; por isso, os dois integram uma única unidade de controle. O sistema imunológico é agora também reconhecido como um sistema regulador sujeito ao controle endócrino. Ele, por sua vez, exerce um efeito de controle recíproco nos sistemas neuroendócrinos.

Dentro deste largo espectro de comunicação na vida animal há substâncias mensageiras que incorporam clássicas características de hormônios, isto é, produtos de glândulas endócrinas que são transportados pelo sangue para locais de ação distantes. A maioria das doenças endócrinas conhecidas que ocorrem em cães e gatos é resultado da disfunção de uma ou mais destas glândulas, e este livro se concentra nos distúrbios destas glândulas.

A maioria dos capítulos trata de glândulas endócrinas separadas. Para cada glândula há uma seção introdutória sobre aspectos relevantes da morfologia e da fisiologia, seguida por descrições dos distúrbios da glândula. Pelo fato de a suspeita clínica de existência de doenças endócrinas estar amplamente baseada em reconhecimento de padrões, no qual o veterinário desempenha papel importante, muitas ilustrações foram incluídas. Algumas características de doenças endócrinas diferem em cães e gatos; deste modo, descrições separadas são necessárias. Capítulos sobre diagnóstico e protocolos terapêuticos são incluídos ao fim do livro, a fim de fornecer uma referência rápida tanto para estudantes quanto para veterinários. Isto é suficiente em muitos casos, mas em algum ponto a ajuda de um especialista pode ser necessária.

A endocrinologia clínica tem, ao menos, quatro características fascinantes. Em primeiro lugar, os hormônios e suas glândulas endócrinas estão envolvidos na regulação das funções de quase todos os órgãos do sistema. Entretanto, o estudo desta disciplina requer a desafiante combinação de interesse patofisiológico amplo e conhecimentos específicos no campo da endocrinologia. Em segundo lugar, a endocrinologia em si ocupa um lugar comum entre a bioquímica, a fisiologia e a clínica médica. Em terceiro lugar, em parte por conta das duas primeiras características, a endocrinologia clínica é uma disciplina de contemplação, reflexão e estimulação da discussão. Em quarto lugar, é muita sorte que vários distúrbios endócrinos sejam amenizáveis com tratamento.

Os autores esperam que este livro sirva como um guia útil para veterinários neste campo fascinante.

Utrecht, Dezembro, 1994
Ad Rijnberk

Prefácio à segunda edição

Ao completarmos os manuscritos e as ilustrações para a segunda edição, paramos para refletir sobre a jornada da primeira para a segunda edição. Assim como para a primeira edição, esperamos que uma breve descrição geral sobre endocrinologia tenha lugar e continue funcionando. As mudanças nesta edição referem-se à inclusão de novas doenças reconhecidas recentemente, à elucidação dos mecanismos de tais doenças, bem como ao seu progresso e diagnóstico.

Nesta segunda edição, as informações básicas e sobre endocrinologia clínica foram atualizadas e alinhadas com a biologia molecular na abordagem clínica do paciente. Todos os capítulos foram completamente reescritos e novas ilustrações foram adicionadas. A informação sobre hormônios calciotróficos não está mais distribuída ao longo de três capítulos, mas agrupada em um capítulo único.

Estamos gratos pelo fato de a maioria dos autores que contribuíram com primeira edição terem também ajudado a preparar a segunda. Ao mesmo tempo, somos gratos aos novos autores com conhecimentos específicos que se dispuseram a juntar-se a nós. Os conhecimentos e a atitude crítica dos coautores e contribuintes foram vitais para o processo de escrita e se deram em uma atmosfera bastante agradável.

Dr. Bruce E. Belshaw, com quem os editores e muitos dos autores tiveram o prazer de trabalhar em endocrinologia, nos ajudou a editar o livro em língua inglesa. Ele o fez com ideias úteis e simpatia.

Por muitos anos, a Sra. Yvonne Pollak contribuiu com nosso trabalho em endocrinologia clínica de diversas formas. Nos anos 1960, ela entusiasticamente começou a auxiliar nos estudos do metabolismo de iodina e de doenças da tireoide; depois disso, esteve incrivelmente envolvida na vasta gama de técnicas diagnósticas que a medicina nuclear pode oferecer, mantendo interesse especial em sua aplicação à endocrinologia clínica. Além disso, ela aplicou seus vários talentos para preparar os desenhos da primeira edição e, com a mesma dedicação, acurácia e habilidade, preparou os desenhos desta edição. O Sr. Joop Fama fez várias das novas fotografias presentes neste livro e também digitalizou e melhorou muitas das fotografias antigas. Juntamente com os desenhos, tais fotografias são essenciais para ilustrar o texto. Sua participação é altamente apreciada.

Os editores esperam que esta nova edição sirva como um guia atualizado a veterinários no campo rapidamente em desenvolvimento da endocrinologia clínica de animais de companhia e que estimule muitos estudantes a estudar esta disciplina.

Utrecht, Abril, 2009
Ad Rijnberk
Hans S. Kooistra

Abreviaturas

ACE	*Angiotensin-converting enzyme*	Enzima conversora de angiotensina
ACTH	*Adrenocorticotropic hormone*	Hormônio adrenocorticotrófico
ADH	*Antidiuretic hormone*	Hormônio antidiurético
AL	*Anterior lobe (pituitary)*	Lobo anterior (hipófise)
ALP	*Alkaline phosphatase*	Fosfatase alcalina
ALT	*Alanine aminotransferase*	Alanina aminotransferase
AMH	*Antimüllerian hormone*	Hormônio antimülleriano
ANP	*Atrial natriuretic peptide*	Peptídio natriurético atrial
AQP	*Aquaporin*	Aquaporina
AR	*Androgen receptor*	Receptor de androgênio
ARR	*Aldosterone:renin ratio (PAC:PRA)*	Proporção aldosterona:renina
ATR	*Angiotensin receptor*	Receptor de angiotensina
AVP	*Arginine-vasopressin*	Arginina-vasopressina
BGC	*Blood glucose curve*	Curva de glicose no sangue
BNP	*Brain natriuretic peptide*	Peptídio natriurético cerebral
CBG	*Corticosteroid-binding globulin*	Globulina de ligação de corticosteroide
CDI	*Central diabetes insipidus*	Diabetes insípido central
CEH	*Cystic endometrial hyperplasia*	Hiperplasia endometrial cística
CIRCI	*Critical illness-related corticosteroid insufficiency*	Insuficiência de corticosteroide relacionada à doença crítica
CGRP	*Calcitonin gene-related peptide*	Peptídio relacionado com o gene da calcitonina
CLIP	*Corticotropin-like intermediate lobe peptide*	Peptídio do lobo intermediário semelhante à corticotrofina
cPLI	*Canine pancreatic lipase immunoreactivity*	Imunorreatividade de lipase pancreática canina
C-PTH	*Carboxy-terminal fragments of PTH*	Fragmentos do terminal carboxila de PTH
CRH	*Corticotropin-releasing hormone*	Hormônio liberador de corticotrofina
CT	*Calcitonin*	Calcitonina
DDAVP	*1-deamino,9-D-arginine vasopressin*	1-desamino, 9-D-arginina vasopressina
DHEA	*Dehydroepiandrosterone*	Desidroepiandrosterona
DHT	*Dihydrotestosterone*	Di-hidrotestosterona
DIT	*Diiodotyrosine*	Diiodotirosina
DKA	*Diabetic ketoacidosis*	Cetoacidose diabética
DNES	*Diffuse neuroendocrine system*	Sistema neuroendócrino difuso
DOC	*Desoxycorticosterone*	Desoxicorticosterona
DOPA	*Dihydroxyphenylalanine*	Di-hidrofenilalanina
EHTT	*Ectopic hyperfunctioning thyroid tissue*	Tecido tireoidiano ectópico hiperfuncionante

X Abreviaturas

β-END	*β-endorphin*	β-endorfina
EPM		Erro padrão da média
Epo	*Erythropoietin*	Eritropoetina
ER	*Endoplasmatic reticulum*	Retículo endoplasmático
FNA	*Fine-needle aspiration*	Aspiração com agulha fina
FSH	*Follicle-stimulating hormone*	Hormônio folículo-estimulante
FT4	*Free thyroxine*	Tiroxina livre
GH	*Growth hormone*	Hormônio de crescimento
GHRH	*Growth hormone-releasing hormone*	Hormônio liberador de GH
GIP	*Gastric inhibitory polypeptide*	Polipeptídio inibitório gástrico
GLP	*Glucagon-like peptide*	Peptídio semelhante ao glucagon
GLUT	*Glucose transporter protein*	Proteína transportadora de glicose
GnRH	*Gonadotropin-releasing hormone*	Hormônio liberador de gonadotrofina
GR	*Glucocorticoid-preferring receptor*	Receptor preferindo glicocorticoides
HDDST	*High-dose dexamethasone suppression test*	Teste de supressão com dose alta de dexametasona
HDL	*High density lipoproteins*	Lipoproteínas de alta densidade
H&E		Hematoxilina e eosina
HHS	*Hyperglycemic hyperosmolar state*	Estado hiperglicêmico hiperosmolar
HM	*Home monitoring (blood glucose)*	Monitoramento em casa (glicose no sangue)
HSD	*Hydroxysteroid dehydrogenase*	Hidroxiesteroide desidrogenase
IAPP	*Islet amyloid polypeptide*	Polipeptídio amiloide da ilhota
IGF	*Insulin-like growth factor*	Fator de crescimento semelhante à insulina
IGF-BP	*IGF-binding protein*	Proteína ligadora de IGF
IL	*Interleukin*	Interleucina
Insl3	*Insulin-like peptide 3*	Peptídio 3 semelhante à insulina
LDDST	*Low-dose dexamethasone suppression test*	Teste de supressão com dose baixa de dexametasona
LDH	*Lactate dehydrogenase*	Lactato desidrogenase
LDL	*Low density lipoproteins*	Lipoproteínas de baixa densidade
LH	*Luteinizing hormone*	Hormônio luteinizante
β-LPH		β-lipotrofina
MIT	*Monoiodotyrosine*	Monoiodotirosina
MPA	*Medroxyprogesterone acetate*	Acetato de medroxiprogesterona
MR	*Mineralocorticoid-preferring receptor*	Receptor preferindo mineralocorticoide
α-MSH	*α-melanocyte-stimulating hormone*	Hormônio estimulador de α-melanócitos
NDI	*Nephrogenic diabetes insipidus*	Diabetes insípido nefrogênico
NFA	*Non-functional adenoma*	Adenoma não funcional
NEFA	*Nonesterified fatty acids*	Ácidos graxos não esterificados
NF-κB	*Nuclear factor kappa B*	Fator nuclear κB
NIS	*Sodium iodide symporter*	Simportador de iodeto de sódio
NSH	*Nutritional secondary hyperparathyroidism*	Hiperparatireoidismo secundário nutricional
O,p'-DDD	*2,4'-Dichlorodiphenyldicloroethane*	2,4'-diclorodifenildicloroetano
OPG	*Osteoprotegerin*	Osteoprotegerina
PAC	*Plasma aldosterone concentration*	Concentração plasmática de aldosterona
PBGM	*Portable blood glucose meter*	Medidor portátil de glicose no sangue
PET	*Pancreatic endocrine tumor*	Tumor pancreático endócrino
PI	*Pars intermedia (pituitary)*	*Pars intermedia* (hipófise)

PIF	*Prolactin-inhibiting factor*	Fator inibidor de prolactina
$PGF_{2\alpha}$	*Prostaglandin $F_{2\alpha}$*	Prostaglandina $F_{2\alpha}$
PGFM	*13,14-dihydro-15-keto prostaglandin $F_{2\alpha}$*	13,14-di-hidro-15-cetoprostaglandina $F_{2\alpha}$
PL	*Posterior lobe or neurohypophysis*	Lobo posterior ou neuro-hipófise
PMDS	*Persistent Müllerian duct syndrome*	Síndrome de persistência dos ductos de Müller
PNMT	*Phenylethanolamine N-methyl transferase*	Feniletanolamina N-metiltransferase
POMC	*Pro-opiomelanocortin*	Pró-opiomelanocortina
Posm	*Plasma osmolality*	Osmolalidade do plasma
PP	*Pancreatic polypeptide*	Polipeptídio pancreático
PPAR	*Peroxisome proliferator-activated receptor*	Receptor ativado por proliferador de peroxissomo
PRA	*Plasma renin activity*	Atividade plasmática de renina
PrRP	*Prolactin-releasing peptide*	Peptídio liberador de prolactina
PRL	*Prolactin*	Prolactina
PTH	*Parathyroid hormone*	Hormônio da paratireoide
PTHrP	*Parathyroid hormone-related peptide*	Peptídio relacionado ao hormônio da paratireoide
PU/PD	*Polyuria/polydipsia*	Poliúria/polidipsia
RANKL	*Receptor activator of nuclear factor-kappa β ligand*	Ligando do receptor do ativador do fator nuclear $\kappa\beta$
RAS	*Renin-angiotensin system*	Sistema renina-angiotensina
rT_3	*Reverse triiodothyronine*	Triiodotironina inversa
SIAD	*Syndrome of inappropriate antidiuresis*	Síndrome de secreção inadequada de antidiurético
SPECT	*Single photon emission computed tomography*	Tomografia computadorizada por emissão de fóton único
SRS	*Somatostatin receptor scintigraphy*	Cintigrafia do receptor de somatostatina
SRY gene	*Sex-determining region of the Y chromosome*	Região do cromossomo Y determinadora do sexo
SS	*Somatostatin*	Somatostatina
SSTR	*Somatostatin receptor*	Receptor de somatostatina
T_3	*Triiodothyronine*	Triiodotironina
T_4	*Thyroxine*	Tiroxina
TBG	*Thyroid hormone binding globulin*	Globulina ligadora do hormônio da tireoide
Tg	*Thyroglobulin*	Tireoglobulina
TGF	*Transforming growth factor*	Fator de crescimento transformador
TLI	*Trypsin-like immunoreactivity*	Imunorreatividade semelhante à tripsina
TNFα	*Tumor necrosis factor α*	Fator de necrose tumoral α
TPO	*Thyroid peroxidase*	Peroxidase da tireoide
TRH	*Thyrotropin-releasing hormone*	Hormônio liberador de tireotrofina
TSH	*Thyroid-stimulating hormone*	Hormônio estimulador da tireoide – tireotrofina
TR	*Thyroid hormone receptor*	Receptor do hormônio da tireoide
TT_4	*Total thyroxine*	Tiroxina total
UACR	*Urinary aldosterone:creatinine ratio*	Relação aldosterona:creatinina urinária
UCCR	*Urinary corticoid:creatinine ratio*	Relação corticoide:creatinina urinária
Uosm	*Urine osmolality*	Osmolalidade da urina
Usg	*Urine specific gravity*	Gravidade específica da urina
UTR	*Untranslated region (DNA)*	Região não traduzida (DNA)
VLDL	*Very-low density lipoproteins*	Lipoproteínas de densidade muito baixa
VP	*Vasopressin*	Vasopressina
XY SRS	*XY sex reversal syndrome*	Síndrome de reversão sexual XY
ZFY	*Zinc finger protein, Y-linked*	Proteína *zinc-finger* ligada ao Y

Autores

Sara Galac, DVM;
Jeffrey de Gier, DVM;
Prof. Dr. Herman A.W. Hazewinkel;
Dr. Hans S. Kooistra;
Dr. Björn P. Meij;
Dr. Ir. Jan A. Mol;
Prof. Dr. Ad Rijnberk;
Dr. Joris H. Robben;
Dr. Auke C. Schaefers-Okkens;
Prof. Dr. Frederik J. van Sluijs;
Dr. Marianna A. Tryfonidou
Department of Clinical Sciences of Companion
Animals, Utrecht University, NL

Prof. Dr. Margarethe Hoenig
Department of Physiology and Pharmacology,
College of Veterinary Medicine, University of
Georgia, USA

Dr. Heidi J. Kuiper
Institute for Animal Breeding and Genetics, University
of Veterinary Medicine, Hanover, Germany

Prof. Dr. Claudia E. Reusch
Small Animal Clinic, Vetsuisse Faculty, Zürich
University, Switzerland

Colaboradores
Dr. Ted S.G.A.M. van den Ingh
Department of Pathobiology, Faculty of Veterinary
Medicine, Utrecht University, NL

Prof. Dr. George Voorhout
Division of Diagnostic Imaging, Faculty of Veterinary
Medicine, Utrecht University, NL

Ilustrações
Yvonne W.E.A. Pollak
Department of Clinical Sciences of Companion
Animals, Utrecht University, NL

Fotografia
Joop Fama
Multimedia department, Faculty of Veterinary
Medicine, Utrecht University, NL

Índice

Capítulo 1

Introdução 3

Capítulo 2

Sistema hipotalâmico-hipofisário 17

Capítulo 3

Tireoide 61

Capítulo 4

Suprarrenais (Adrenais) 101

Capítulo 5

Pâncreas endócrino 167

Capítulo 6

Desenvolvimento gonádico e distúrbios da diferenciação sexual 203

Capítulo 7

Ovários 223

Capítulo 8

Testículos 259

Capítulo 9

Hormônios calciotróficos 277

Capítulo 10

Hormônios teciduais e manifestações humorais do câncer 319

Capítulo 11
Obesidade...325

Capítulo 12
Protocolos para testes de função..335

Capítulo 13
Protocolos de tratamento...347

Capítulo 14
Algoritmos...357

Índice remissivo..367

Endocrinologia Clínica

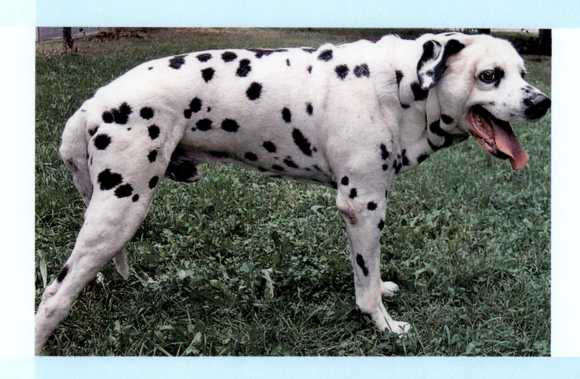

Capítulo 1

Introdução

Ad Rijnberk
Jan A. Mol

1.1 Hormônios

Pouco mais de 100 anos atrás, o termo hormônio foi criado por Ernest Henry Starling, professor de Fisiologia no University College, em Londres[1]. Em um jantar, durante uma conversa com o eminente biólogo William Hardy, os dois decidiram que precisavam de uma palavra para um agente liberado na corrente sanguínea e que estimulava atividades em diferentes partes do corpo. Eles voltaram-se para um colega de letras clássicas, o qual produziu o verbo grego para "excitar" ou "incitar" (*ormao*)[2]. Na mesma época, apareceu a palavra "endócrino", para contrastar as ações de substâncias secretadas internamente na corrente sanguínea com aquelas secretadas externamente (exócrinas) em ductos, tais como a luz do trato gastrintestinal.

Desde 1905, a ciência interessada em hormônios, endocrinologia, aumentou enormemente nosso entendimento dos processos fisiológicos na saúde e na doença. A endocrinologia clínica, que progrediu em paralelo com a pesquisa endócrina de laboratório, levou a importantes descobertas, que tiveram impacto significativo em muitas condições patológicas.

A parte tradicional e ainda principal da endocrinologia dedica-se às glândulas que produzem hormônios e, em especial, às concentrações circulantes de hormônios às quais as células que possuem receptores específicos para hormônios estão expostas. A biossíntese e a secreção glandular, a maneira pela qual o hormônio é transportado até as células-alvo e a inativação metabólica, determinam a concentração efetiva do hormônio.

A capacidade de produzir hormônios não é exclusiva das glândulas endócrinas. De alguns anos para cá, a visão tradicional sobre a natureza glandular do sistema endócrino ampliou-se para incluir a produção de hormônios por células endócrinas especializadas, espalhadas por órgãos cuja função primária não é endócrina, tal como o estômago, o intestino delgado, o coração e o tecido adiposo (ver também o Capítulo 10). Os hormônios podem também ser ativados fora dos órgãos endócrinos, pela clivagem proteolítica de pré-hormônios proteicos (p. ex., no leito vascular). Outros, como di-hidrotestosterona, tri-iodotironina e estradiol, são em parte secretados por glândulas endócrinas e em parte formados em tecidos periféricos a partir de precursores circulantes.

A endocrinologia também inclui mensageiros que circulam primariamente em compartimentos restritos, tais como o sistema hipotalâmico-porta--hipofisário, bem como mensageiros que atuam em células adjacentes (parácrinos), na célula de origem (autócrinos) e dentro da célula secretora (intrácrinos) (Figura 1.1). Muitos hormônios, dos quais a insulina e a di-hidrotestosterona são exemplos, têm tanto ações parácrinas nos tecidos em que são formados como ações endócrinas clássicas em locais periféricos. Outras formas de comunicação intercelular estudadas pelos endocrinologistas incluem a secreção exócrina (p. ex., leite e sêmen) e a liberação de ferormônios (no ar ou na água)[3].

Existem fortes semelhanças nos mecanismos de sinalização entre os sistemas endócrino e nervoso. A mesma molécula pode ser tanto um hormônio quanto um neurotransmissor. Por exemplo, as catecolaminas são hormônios quando liberadas pela medula suprarrenal e são neurotransmissores quando liberadas por terminações nervosas. O hormônio liberador de tireotrofina (TRH) é um hormônio quando produzido pelo hipotálamo, mas tem várias ações como neurotransmissor no sistema nervoso central.

1.1.1 A natureza química dos hormônios

Quimicamente, os hormônios são derivados dos maiores grupos de moléculas biológicas, isto é, podem ser

4 Introdução

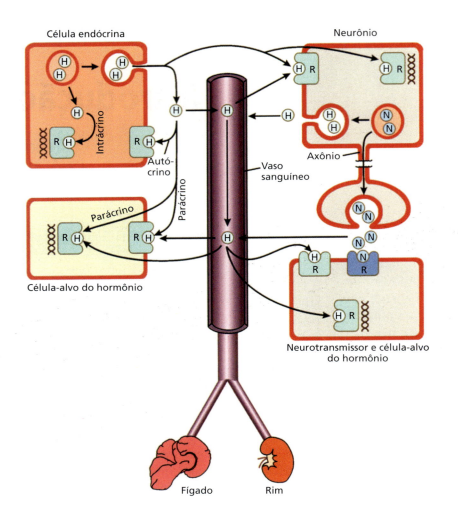

Figura 1.1 – A comunicação química envolve hormônios (H) e neurotransmissores (N) que agem em células-alvo por meio de receptores (R). Os hormônios podem atingir as células-alvo pela circulação (endócrinos) ou atuar em células vizinhas (parácrinos), em receptores na mesma célula (autócrinos) ou, ainda, no interior da célula sem serem liberados (intrácrinos). Os neurônios liberam neurotransmissores nas terminações nervosas. O mesmo neurotransmissor pode ser liberado para agir como um hormônio via junções sinápticas ou por liberação direta pelos neurônios como hormônios. O fígado e os rins servem como principais sítios de metabolismo e excreção de hormônios (modificada de Webb e Baxter, 2007)[4].

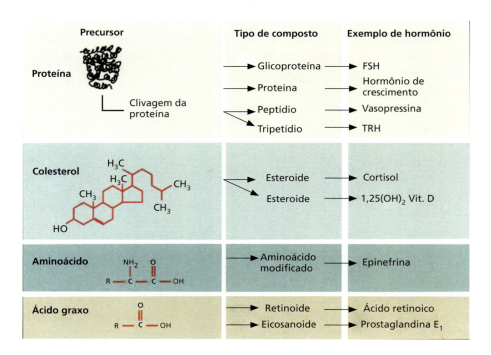

Figura 1.2 – Fontes dos principais hormônios, com exemplos de cada tipo químico (modificada de Webb e Baxter, 2007)[4].

proteínas (incluindo glicoproteínas), peptídios ou derivados de peptídios, análogos de aminoácidos, derivados de colesterol ou lipídios (Figura 1.2).

Os hormônios polipeptídicos são produtos da tradução direta de ácidos ribonucleicos mensageiros (mRNA, *messenger ribonucleic acid*) específicos, produtos da clivagem de proteínas precursoras grandes ou peptídios modificados. Eles podem ser tão pequenos quanto o TRH (três aminoácidos) ou tão grandes e complexos quanto o hormônio de crescimento (GH) e o hormônio folículo-estimulante (FSH), que têm cerca de 200 resíduos de aminoácidos e pesos moleculares entre 22.000 e 32.000.

As catecolaminas, tal como norepinefrina, epinefrina e dopamina, são derivadas de um único aminoácido, a tirosina.

Os hormônios esteroides são derivados do colesterol e são de dois tipos: (1) aqueles nos quais o núcleo esteroide está intacto, tal como nos esteroides gonádico e suprarrenal; e (2) aqueles em que o anel B está aberto, como a vitamina D e seus metabólitos.

Os retinoides são derivados dos carotenoides (vitamina A) da alimentação. Para os hormônios esteroides, os produtos ativos das vitaminas agem por meio de receptores nucleares de hormônio.

Os eicosanoides, incluindo prostaglandinas, leucotrienos e tromboxanos, são derivados de ácidos graxos (Figuras 1.2 e 1.3). Eles são produzidos pela maioria das células e liberados sem muita armazenagem, removidos rapidamente da circulação e agem tanto por superfície celular quanto por receptores nucleares.

1.1.2 Armazenamento, liberação e transporte

A maioria das células endócrinas tem uma capacidade limitada para armazenar o produto final. Mesmo nas células com organelas bem desenvolvidas para armazenar hormônios, como o aparelho de Golgi, a quantidade de hormônio armazenado é geralmente muito pequena. As principais exceções são a tireoglobulina, o precursor dos hormônios da tireoide, que é armazenada nos folículos tireoidianos, e as formas intermediárias da vitamina D, armazenadas no tecido adiposo.

O processo de liberação pode envolver a liberação de derivados solúveis dos precursores por proteólise (hormônios da tireoide, a partir da tireoglobulina), exocitose de grânulos de armazenamento (hormônios peptídios) ou difusão passiva de moléculas recém-sintetizadas (hormônios esteroides). Em muitas instâncias, a taxa de liberação de hormônio flutua,

com a síntese e a liberação estreitamente ligadas. Muitos hormônios, dos quais um exemplo proeminente são os hormônios hipofisários, são liberados de maneira pulsátil[5,6].

A maioria dos hormônios solúveis em água, como proteínas e peptídios, são transportados pelo sangue sem estar ligados a proteínas específicas. Isto explica a vida média da maioria dos hormônios peptídicos não glicosados de apenas alguns minutos no plasma. Quanto mais insolúvel na água é o hormônio, mais importante é o papel das proteínas de transporte. Os hormônios da tireoide e os esteroides são transportados ligados a proteínas. Os hormônios ligados a proteínas não podem penetrar nas células, mas servem como reservatório, do qual o hormônio livre é liberado para a absorção pela célula.

A distribuição no plasma entre hormônio ligado e hormônio livre é determinada pela quantidade e afinidade das proteínas que se ligam a eles. O hormônio livre penetra e interage com seu receptor específico nas células-alvo e participa dos mecanismos de retroalimentação reguladora. Em consequência, alterações na quantidade de proteínas de transporte podem causar alterações consideráveis nas concentrações de hormônios no plasma, sem produzir sintomas e sinais da deficiência ou do excesso do hormônio. Se os mecanismos de retroalimentação reguladora que controlam a síntese do hormônio estão intactos, eles mantêm a quantidade de hormônio livre dentro de limites fixos (normais).

1.1.3 Ação, metabolismo e eliminação

Os hormônios exercem seus efeitos pela ligação com receptores específicos, que podem estar na membrana celular ou no interior da célula. A maioria dos receptores de membrana são estruturas proteicas complexas com domínios intra e extracelulares. Os receptores intracelulares são proteínas com estruturas e funções gerais similares. Cada um é composto por três domínios que podem agir de maneira independente: (1) o domínio do terminal amino que medeia efeitos sobre a transcrição, (2) o domínio de ligação ao ácido desoxirribonucleico (DNA, *deoxyribonucleic acid*) e (3) o domínio do terminal carboxila, que medeia a junção do ligante, a dimerização e os efeitos sobre a transcrição.

Os hormônios peptídios e as catecolaminas operam por meio de receptores, localizados na membrana celular, cujos sítios de reconhecimento/ligação ficam expostos na superfície celular. Os receptores de superfície celular usam várias estratégias para transduzir a

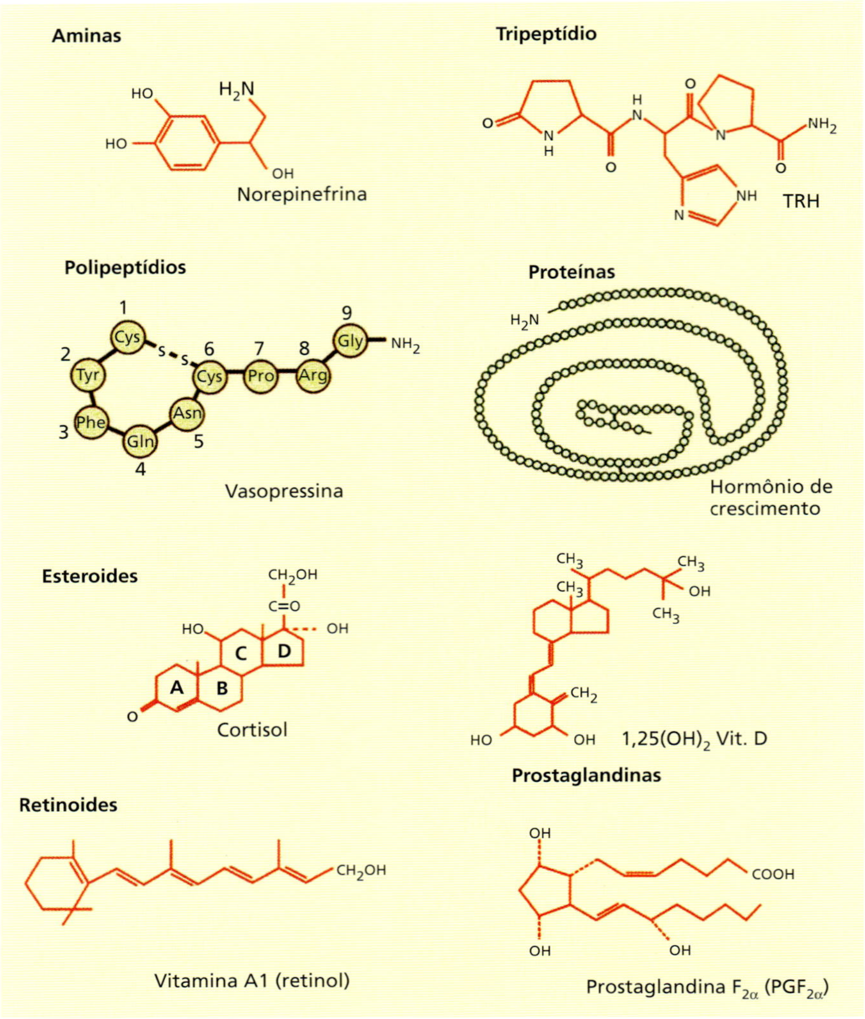

6 Introdução

Figura 1.3 – Exemplos dos diferentes tipos de hormônios. Cada círculo no hormônio proteico representa um aminoácido, do mesmo modo que o mostrado para o hormônio polipeptídico.

informação do sinal, ativando, deste modo, mensageiros secundários (Figura 1.4), os quais amplificam e transmitem a informação molecular. Muitos hormônios peptídicos sinalizam por meio da regulação da fosforilação de proteínas. Neste processo mais comum, através do qual as proteínas são covalentemente modificadas, um grupo fosfato é doado para a proteína por trifosfatos de nucleotídios. Isto permite aos hormônios peptídicos alterar rapidamente sua conformação e, assim, a função de enzimas celulares existentes (ativação ou inativação enzimática). Também permite alterações um tanto mais vagarosas, que envolvem a transcrição de genes que codificam enzimas, o que influencia a concentração de enzimas celulares (indução enzimática).

Os hormônios esteroides e da tireoide atuam por meio de receptores intracelulares estruturalmente relacionados. Estes hormônios são transportados no plasma, em sua maior parte presos a proteínas transportadoras. Pequenas quantidades de hormônio livre são transportadas até o citosol e ligam-se a proteínas receptoras específicas para formar um complexo hormônio-receptor. Este complexo pode se ligar a sequências reguladoras específicas – os elementos de resposta positivos e os negativos – em regiões promotoras de genes do DNA cromossômico. Desta forma, agem como reguladores da transcrição gênica. Como resultado, a produção de RNA mensageiro é aumentada ou diminuída e, assim, a síntese e a secreção de proteínas (enzimas, hormônios) são estimuladas ou suprimidas (Figura 1.4).

Recentemente, tornou-se claro que, além desse mecanismo genômico clássico de ação dos esteroides, eles podem também mediar efeitos rápidos por mecanismos não genômicos. Para glicocorticoides foram propostos três mecanismos diferentes: (1) interações não específicas com membranas celulares, que alteram suas propriedades físico-

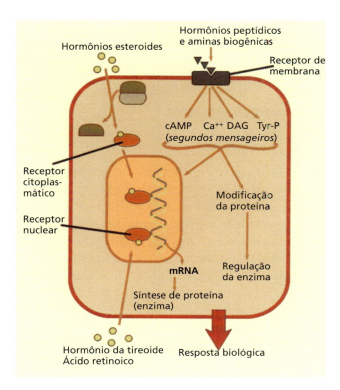

Figura 1.4 – Modelo esquemático clássico da ação hormonal. Os hormônios esteroides ligam-se a receptores citoplasmáticos ou nucleares. O complexo hormônio-receptor liga-se, então, a regiões específicas do ácido desoxirribonucleico, o que resulta na ativação ou repressão de um número restrito de genes. Os hormônios peptídicos e as catecolaminas ligam-se a receptores específicos na membrana celular. Esta interação ligando-receptor gera um segundo mensageiro. Muitas das ações dos segundos mensageiros (p. ex., em gliconeogênese e lipólise) ocorrem fora do núcleo, mas elas também podem influenciar a transcrição gênica. cAMP = adenosina monofosfato cíclica; mRNA = ácido ribonucleico mensageiro.

-químicas e as atividades de proteínas associadas à membrana; (2) interações específicas com um receptor de glicocorticoides ligado à membrana; e (3) efeitos não genômicos mediados pelo receptor de glicocorticoides no citosol. Neste último conceito, o receptor de glicocorticoides no citosol não só medeia as ações genômicas bem conhecidas, como está também envolvido com efeitos diretos e rápidos no citosol[7].

A degradação e a inativação do hormônio ocorrem em tecidos-alvo, bem como em tecidos não alvo, como fígado e rins. Os hormônios peptídicos são na maioria inativados por proteases nos tecidos-alvo. Já os hormônios esteroides e os da tireoide são largamente metabolizados e conjugados no fígado e nos rins, o que os torna solúveis, e, então, são excretados pela bile e pela urina.

Uma alteração na taxa de degradação do hormônio não influencia o estado de equilíbrio desde que o controle da síntese por retroalimentação esteja intacto. Mas, se o mecanismo de controle está com defeito, a alteração na taxa da degradação do hormônio pode ter consequências clínicas. Como um exemplo, a degradação de glicocorticoides está aumentada no hipertireoidismo[8,9] e a insuficiência de glicocorticoide vai acontecer, caso a deficiência não for compensada pelo aumento de produção de cortisol, estimulado pela adrenocorticotrofina.

1.2 Genes que codificam hormônios

As proteínas têm papel crucial na síntese e na ação dos hormônios. Isto se refere não só à síntese de hormônios proteicos como também das enzimas para a síntese de esteroides e para processos como a modificação pós-tradução de hormônios peptídicos.

1.2.1 Regiões do ácido desoxirribonucleico

Os genes que codificam proteínas são formados por vários componentes. Os éxons são as regiões do gene que são transcritas em RNA mensageiro (mRNA), o qual é de cadeia simples e tem uma sequência que corresponde à da cadeia codificadora (ou com sentido) do DNA. Durante a transcrição, ele é sintetizado na direção 5' para 3' por um mecanismo transcricional que "lê" a cadeia complementar (ou sem sentido) do DNA. Os éxons são geralmente intercalados com íntrons. Os íntrons são extraídos do transcrito primário antes dele sair do núcleo (Figura 1.5)[10,11].

Os éxons são formados por sequências codificadoras que são traduzidas em proteínas e por regiões não traduzíveis (UTR, *untranslated regions*), localizadas em ambas as extremidades do gene (5'- e 3'-UTR). A transcrição dos genes é mediada pela interação de muitas proteínas com regiões reguladoras definidas (elementos de regulação *cis*) presentes na região promotora, localizada a montante do sítio de início da transcrição ou dentro do íntron, ou na 3'-UTR do gene[10].

Promotores

A transcrição é invariavelmente controlada, pelo menos em parte, por sequências localizadas adjacentes à região 5' do gene (5' ou a montante de) antes do início da transcrição. Um elemento do promotor é o sítio de ligação do RNA polimerase II. Em muitos genes, esta região inclui uma curta sequência

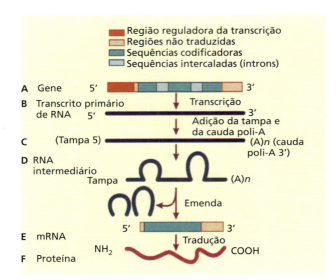

Figura 1.5 – Ilustração esquemática dos passos envolvidos na síntese de uma proteína codificada por genes. As diferentes regiões de um gene genérico são mostradas em A. O mesmo esquema de cores é usado em E, mas omitido em B-D, que ilustra o processamento do RNA (adaptado de White, 2004)[10]. mRNA = ácido ribonucleico mensageiro.

de nucleotídios conhecida como caixa TATA (TATA box) (TATAAA ou sequência relacionada), com aproximadamente 30 bases a montante do local em que a transcrição se inicia.

Intensificadores e silenciadores

Os elementos da regulação *cis* que aumentam a transcrição, independentemente de sua posição e orientação, são chamados de intensificadores e aqueles que diminuem a transcrição são chamados de silenciadores. Tais elementos podem estar localizados no interior do próprio gene, geralmente em um íntron ou, então, a alguma distância (de até milhares de nucleotídios) do gene.

Regiões de controle de locos

Estas regiões são necessárias para estabelecer um domínio de cromatina aberto, tecido-específico (ver Capítulo 1.1.2) nas vizinhanças de um determinado loco e, assim, permitir a expressão tecido-específica apropriada.

Ilhas citosina-guanina

A metilação da citosina por DNA metilase (metilação do DNA) origina a formação de ilhas citosina-guanina (CpG) e está associada à inativação da expressão do gene. Isto minimiza a expressão de genes permanentemente inativados quando células diferenciadas se dividem. Em oposição, a hipometilação está associada à transcrição ativa.

1.2.2 Fatores proteicos

Histonas

Nos cromossomos, o DNA está organizado em nucleossomos, cada um deles formado por oito moléculas de histona com carga positiva. A formação de um solenoide helicoidal com alças organiza os nucleossomos em cromatina. Esta organização torna o DNA relativamente inacessível aos fatores de transcrição. A transcrição pode ser acentuada pela remodelagem dos nucleossomos, a fim de permitir a montagem dos complexos de transcrição[10]. Desta maneira, o potencial de informação do genoma é estendido além das limitações do código genômico, isto é, a especificidade das células é alcançada sem a expansão do código genômico.

Fatores gerais de transcrição

O promotor de um gene é ligado por fatores gerais de transcrição para formar um complexo de iniciação de transcrição, que, no total, tem um peso molecular maior que dois milhões de Da. Uma parte deste complexo separa as cadeias de DNA e permite a ligação adjacente das caixas TATA. Isto é seguido pela ligação de outros complexos de proteínas e de RNA polimerase II[10].

Fatores reguladores de transcrição

Cada um destes fatores consiste em um domínio de ligação ao DNA e pelo menos um domínio de ativação que interage com elementos do mecanismo de transcrição. Quase todos os domínios de ligação do DNA incluem um segmento de proteína α-helicoidal que se encaixa no sulco maior entre as duas voltas da hélice de DNA. Muitos destes domínios (inclusive aqueles dos receptores intracelulares de hormônios) são estabilizados por átomos de zinco quelado e são chamados de *zinc fingers*. Os domínios chamados *home domains* são motivos de 60 aminoácidos que são mais frequentemente encontrados nos fatores de transcrição que regulam o desenvolvimento embrionário. Um exemplo de tal fator é o Pit1, que tem papel na morfogênese da glândula hipófise (ver Capítulo 2.1, Figura 2.5).

1.2.3 Processamento do ácido ribonucleico

O transcrito primário do RNA de um gene é modificado de várias maneiras no núcleo antes de ser exportado para o citoplasma como mRNA, onde é traduzido em proteína (Figura 1.5)[10].

Estrutura-tampa (cap)

O primeiro evento pós-transcrição durante a trajetória da maturação do RNA no núcleo é a adição de uma tampa (*cap*). A tampa é formada pela adição de uma guanosina à terminação 5' do mRNA, metilação desta guanosina e subsequente metilação do(s) nucleotídio(s) adjacente(s). Esta estrutura é necessária para a exportação do mRNA do núcleo e também facilita a ligação do RNA aos ribossomos e, assim, intensifica o início da tradução.

Cauda poli (A)

No núcleo, a maior parte dos transcritos é cortada de 12 a 16 bases a jusante de um sítio de adição poli (A) de consenso, AAUAA ou AUUAAA. Então, é adicionada à terminação 3' do RNA uma sequência de nucleotídios formada inteiramente por adenosinas. Estas caudas poli (A) geralmente têm de 50 a 250 bases e podem ter papel na estabilidade do RNA.

Emenda (splicing) de íntrons

Um aspecto importante da maturação do RNA é a remoção dos íntrons por emenda (*splicing*). Este processo é mediado por spliseossomos, que são grandes complexos de pequenas moléculas de RNA e proteínas chamadas de ribonucleoproteínas nucleares pequenas (snRNP, *small nuclear ribonucleoproteins* – pronuncia-se "snerps"). A razão da presença de íntrons nos genes ainda não foi esclarecida. Quando genes que codificam a mesma proteína em espécies diferentes são comparados, observa-se que as sequências de nucleotídios dos íntrons são muito menos parecidas do que as sequências codificadoras. Isto sugere que a sequência exata de um íntron é relativamente sem importância, com exceção das sequências envolvidas com a emenda de íntrons e a regulação da expressão gênica.

Microácido ribonucleico

Na complexa interação de vários fatores que influenciam a produção e a expressão do mRNA, pequenas

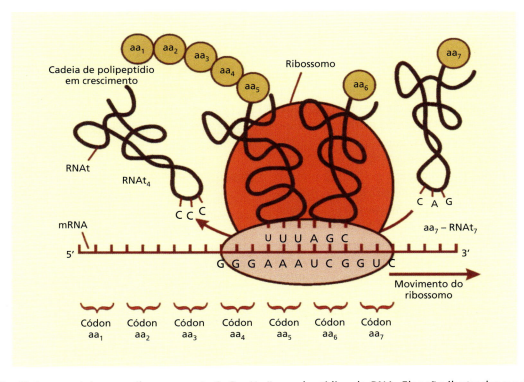

Figura 1.6 – Síntese proteica nos ribossomos. A, C, G e U são nucleotídios do RNA. Eles são ilustrados no ácido ribonucleico mensageiro (mRNA) apenas na região em contato com o ribossomo e no RNA de transferência (RNAt) apenas na região do anticódon que interage com o mRNA por meio do pareamento de bases complementares; aa$_{1-7}$ representa os sucessivos aminoácidos do polipeptídio nascente. (adaptado de White, 2004)[10]

10 Introdução

sequências de RNA podem também ter papel crítico. Estes microRNA (miRNA) com 20 a 22 nucleotídios podem silenciar a expressão gênica após a transcrição. Esta classe de reguladores contém supressores de progressão de tumores e metástases[12].

1.2.4 Tradução

Dentro da sequência de nucleotídios do RNA maduro transcrito existe um quadro de leitura aberta, que é traduzido em proteína pelo mecanismo ribossômico de síntese proteica, que lê a sequência de nucleotídios do mRNA em trios ou códons (Figura 1.6). O ribossomo lê a sequência a partir do códon de inicialização AUG, que codifica uma metionina, até que chega a um códon de finalização (UAA, UGA ou UAG) e, neste ponto, o ribossomo se separa do RNA.

Os códons são, na verdade, lidos por pequenas moléculas de RNA de transferência (RNAt, *ribonucleic acid transfer*), que são específicas para cada aminoácido. Uma molécula de RNAt tem um trio de nucleotídios (chamado de anticódon), que é complementar a um códon de mRNA. Um RNAt é carregado em sua terminação 3' com o aminoácido apropriado por uma aminoacil sintetase de RNAt[10].

1.2.5 Modificação pós-tradução

Como mencionado na introdução do subcapítulo 1.2, as proteínas secretadas e as de superfície celular têm um papel central na endocrinologia. Estas proteínas são sintetizadas em ribossomos ligados ao retículo endoplasmático (RE) e sofrem modificação pós-tradução. Todas estas proteínas contêm um segmento N-terminal chamado de peptídio sinal (ver, como exemplo, Figura 4.4). Ele consiste em aproximadamente 20 aminoácidos, a maioria dos quais é hidrofóbica. A terminação N é ligada por um complexo de ribonucleoproteína, a partícula de reconhecimento de sinal (SRP, *signal recognition particle*). Esta, por sua vez, é ligada pelo receptor de SRP, que é inserido na membrana do RE e recruta proteínas específicas para formar um canal transmembrana, a fim de começar a transportar a proteína após sua síntese através da membrana do RE.

A proteína nascente é transportada através da membrana do RE em um estado sem dobras* e deve, então, adotar a conformação correta. Isto frequentemente requer interações com proteínas acompanhantes, a formação de pontes de dissulfeto e a glicosilação[10]. Além

---

* **N. do T.:** ou seja, em sua estrutura primária.

da sua contribuição para o dobramento apropriado ou para a estabilidade da proteína, a glicosilação pode também ser necessária para a apropriada distribuição para organelas celulares, como lisossomos (ver, por exemplo, Figura 3.3).

As proteínas secretadas e as de superfície celular são transportadas em vesículas específicas para o aparelho de Golgi, onde podem sofrer processamento adicional. Dentro do aparelho de Golgi, as proteínas são separadas em vesículas para proteínas destinadas para a superfície celular (receptores) ou em vesículas para proteínas que são secretadas de maneira regulada (hormônios). Alguns hormônios peptídicos, como o hormônio paratireóideo (Capítulo 9.1.1), são sintetizados como pré-pró-hormônios. Eles necessitam de passos proteolíticos adicionais, que geralmente ocorrem nas vesículas secretoras. Alguns pré-pró-hormônios contêm vários hormônios peptídicos em sua sequência primária, como a pró-opiomelanocortina (Figura 4.5).

Certas proteínas, especialmente enzimas como o citocromo P-450 (ver, por exemplo, Capítulo 4.1.1), são sintetizadas como apoproteínas, que requerem a adição de grupos funcionais, como o heme, antes de serem ativas. Isto ocorre no sítio em que a enzima vai funcionar (p. ex., mitocôndrias). Existem muitos outros tipos de processamento pós-tradução, incluindo fosforilação, ligação de lipídios e modificação química de aminoácidos[10].

1.3 Doenças endócrinas

As doenças endócrinas que ocorrem no cão e no gato podem ser enquadradas nas seguintes categorias gerais, podendo a maioria delas ser subdividida como a seguir.

Produção deficiente de hormônios

As glândulas endócrinas podem ser feridas ou destruídas por doenças autoimunes ou por neoplasia, e, teoricamente, também por infecção ou hemorragia; o hipofuncionamento resultante disso é chamado de primário. A hipofunção primária pode ser também decorrente de agenesia de uma glândula endócrina ou ser iatrogênica (p. ex., decorrente de castração). O hipofuncionamento também pode ser devido à estimulação inadequada da glândula e, neste caso, é chamado de secundário. Estes princípios, bem como os que se seguem, estão ilustrados por desenhos representando de maneira generalizada o sistema hipotalâmico-hipofisário em relação a uma glândula endócrina periférica (Figura 1.7).

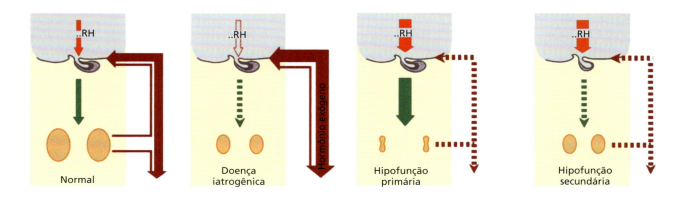

Figura 1.7 – À esquerda: sistema hipotalâmico-hipofisário e uma glândula endócrina relacionada em condições normais e quando influenciados pela administração de um hormônio produzido pela glândula periférica. O hormônio secretado pela glândula periférica é repartido na circulação entre uma pequena fração livre (partes abertas das setas) e uma fração maior ligada a proteínas transportadoras (partes escuras das setas). As diferenças na produção do hormônio são indicadas por diferenças na grossura e continuidade de linhas e setas. À direita: ilustração de estados primários e secundários (hipofisários) de deficiência hormonal.

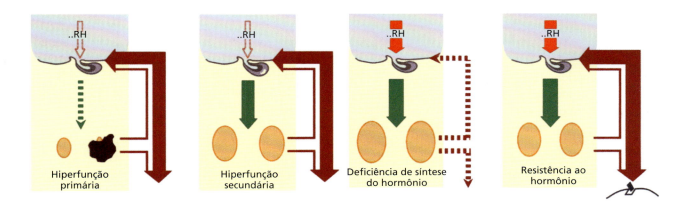

Figura 1.8 – Ilustração esquemática de duas formas diferentes de excesso de hormônio: (1) tumor em uma glândula endócrina periférica (esquerda) e (2) lesão na glândula hipófise com atividade hormonal (direita). Para explicação, ver a legenda da Figura 1.7.

Figura 1.9 – Ilustração esquemática do controle de retroalimentação alterado em situações de (1) síntese defeituosa do hormônio em uma glândula endócrina periférica (esquerda) e (2) resistência à ação do hormônio decorrente de defeito no receptor (direita). Para explicação, ver a legenda da Figura 1.7.

No hipofuncionamento de uma glândula endócrina dependente da hipófise, as células da hipófise podem se adaptar por meio do conceito clássico de retroalimentação, isto é, secreção aumentada do hormônio hipofisário correspondente e número aumentado de células hipofisárias específicas, de acordo com o conceito uma célula/um hormônio. De acordo com este conceito, cada tipo de célula da adeno-hipófise produz um único hormônio, que é secretado sob o estímulo de um determinado hormônio liberador hipotalâmico. Entretanto, recentemente tornou-se claro que células de uma linhagem podem ser transformadas em células de outra linhagem, para satisfazer a demanda por um hormônio hipofisário específico. Assim, contrário ao conceito restritivo uma célula/um hormônio, as células da adeno-hipófise não são irreversivelmente mono-hormonais, mas sim podem tornar-se poli-hormonais. Esta alteração das características morfológicas e da capacidade secretória de células maduras sem divisão celular é chamada de transdiferenciação (Capítulo 3.3.1)[13].

Produção excessiva de hormônio

As causas mais frequentes de síndromes de excesso de hormônio são a hipersecreção de hormônio por um tumor da glândula endócrina (hiperfunção primária) e hipersecreção devido à hiperestimulação da glândula endócrina, que pode ter várias causas (hiperfunção secundária) (Figura 1.8). A produção excessiva de hormônio pode também ser rastreada até células que não são normalmente a fonte primária do hormônio circulante (produção ectópica de hormônio, ver, por exemplo, o Capítulo 4.3.4). Raramente a hipersecreção de hormônio é o resultado de expressão ou ativação de receptores em uma glândula endócrina que normalmente não abriga receptores funcionais desse tipo. Por exemplo, o córtex adrenal pode expressar receptores aberrantes como os receptores de hormônio luteinizante (Capítulo 4.3.5). Quando os hormônios são usados para tratar doenças não endócrinas ou quando a reposição hormonal para uma deficiência endócrina é excessiva, a síndrome de excesso hormonal resultante é chamada de iatrogênica.

Síntese defeituosa de hormônios

Defeitos genéticos podem causar anomalias na síntese de hormônios. Às vezes, isso leva não só à deficiência hormonal, como também à manifestação de adaptação compensatória, tal como o bócio resultante da síntese defeituosa do hormônio da tireoide (Figura 1.9).

Resistência à ação de hormônios

A resistência ao hormônio é definida como um defeito na capacidade dos tecidos-alvo normais responderem ao hormônio (Figura 1.9). Pode ser uma doença herdada, envolvendo uma ou mais anomalias moleculares, incluindo defeitos nos receptores e nos mecanismos pós-receptores. A resistência ao hormônio pode também ser adquirida, como na resistência à insulina em algumas formas de diabetes melito (Capítulo 5.2.1). Uma característica comum da resistência ao hormônio é uma concentração elevada do hormônio na circulação, com a ação do hormônio diminuída ou ausente.

Anomalias no transporte do hormônio

O controle da produção e da liberação dos hormônios por retroalimentação é mediado pela concentração de hormônio livre. Assim, uma alteração na concentração de proteínas de transporte ou portadoras no plasma, geralmente, afeta apenas a concentração total do hormônio no plasma, mas não sua ação.

Finalmente, as glândulas endócrinas podem ser afetadas por **anomalias que não prejudicam a função**. Estas incluem tumores, cistos e doenças infiltrativas, que não resultam em prejuízo significativo da secreção hormonal.

1.4 Avaliação clínica

1.4.1 História e exame físico

O processo de diagnóstico é complicado pela inacessibilidade ao exame físico de todas as glândulas endócrinas, com exceção de tireoide, paratireoide e testículos. Entretanto, a secreção hormonal desordenada tem consequências para o funcionamento de outros sistemas de órgãos, geralmente levando a anomalias múltiplas que frequentemente têm um padrão característico. O diagnóstico de uma doença endócrina, por conseguinte, frequentemente começa com o reconhecimento de um padrão de características na história médica e nos achados do exame físico[14].

Muitas formas de excesso ou deficiência de hormônios levam a manifestações que são facilmente aparentes no momento da apresentação inicial do paciente para exame. Especialmente agora que o diagnóstico definitivo pode frequentemente ser conseguido por dados de laboratório, os clínicos veterinários aprenderam a reconhecer os padrões de características físicas das síndromes endócrinas. Apesar disso, em alguns casos, as alterações são muito sutis e é necessário contar completamente com os testes de laboratório. Isto é especialmente verdadeiro quando a doença endócrina está sendo considerada no diagnóstico diferencial de problemas comuns como fraqueza, letargia e perda ou ganho de peso.

1.4.2 Testes de laboratório

O desenvolvimento de técnicas para mensurar os hormônios ou fluidos biológicos tornou possível avaliar a função endócrina em termos quantitativos das seguintes maneiras.

Concentrações de hormônios no plasma

A concentração total de hormônios esteroides e da tireoide no plasma varia entre 1 e 1.000 nM, enquanto a dos hormônios peptídicos geralmente fica entre 1 e 500 pM. A aplicação de radioimunoensaio, radiorreceptor ensaio, cromatografia e, mais recentemente, de técnicas de biologia molecular transformou a endocrinologia de uma disciplina largamente descritiva para uma mais quantitativa. No entanto, existem apenas algumas situações nas quais uma simples

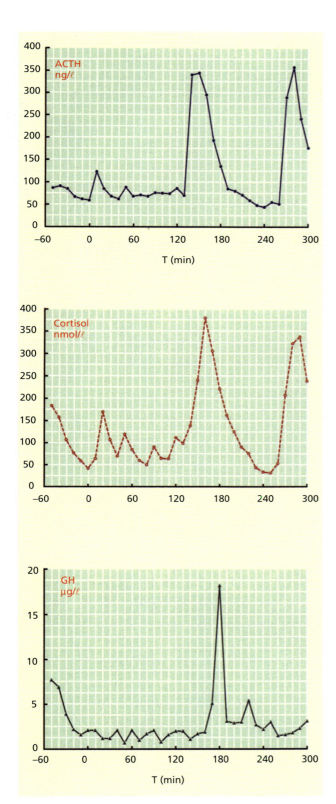

Figura 1.10 – Resultados de mensurações de cortisol e hormônios adrenocorticotrófico (ACTH) e de crescimento (GH) em amostras de sangue colhidas frequentemente de um cão adulto saudável. Uma refeição foi dada no tempo 0′. A figura ilustra claramente o caráter pulsante da secreção hormonal.

dosagem da concentração de um hormônio no plasma provê uma avaliação segura da produção hormonal. Existem várias razões para cautela ao avaliar medidas isoladas de concentração hormonal no plasma:

Vários hormônios são secretados de maneira pulsátil (Figura 1.10) e/ou sua concentração pode variar em um ritmo diário, bem como com o ciclo sexual e a gravidez[5,6].

Os hormônios esteroides e da tireoide são transportados no plasma, principalmente ligados a proteínas. A baixa porcentagem (< 1 a 10% do total) de hormônio não ligado exerce o efeito biológico. O nível total de hormônio reflete a quantidade de hormônio livre apenas se a quantidade e a afinidade da proteína ligada permanecerem constantes ou flutuarem dentro de limites estreitos.

A variação dos valores de referência para a maioria dos hormônios é razoavelmente ampla. Assim, é possível o nível em um determinado animal dobrar ou cair à metade e ainda assim estar na variação de referência[15]. Por este motivo, é, às vezes, útil mensurar simultaneamente as concentrações de um par de hormônios relacionados (p. ex., cortisol e adrenocorticotrofina)[16].

Alguns mensageiros circulam apenas em compartimentos restritos, como o sistema hipotalâmico-porta-hipofisário e não alcançam a circulação sistêmica em quantidades apreciáveis.

Os efeitos parácrinos e autócrinos dos hormônios não são geralmente refletidos pela concentração do hormônio no plasma.

A secreção exócrina dos hormônios e a liberação de feromônios não podem ser determinadas pela mensuração da concentração do hormônio no plasma.

Excreção urinária

As medidas de excreção urinária dos hormônios têm a vantagem de refletir as concentrações médias no plasma e, como consequência, as taxas médias de produção no intervalo de tempo entre as coletas. Deve-se ter em mente algumas limitações:

- A coleta de urina durante um período de 24 h é um procedimento incômodo para a maioria dos animais. Ela pode ser evitada relacionando-se a concentração do hormônio à concentração urinária da creatinina.
- A concentração de hormônio na urina é menos significativa se um hormônio, como a tiroxina, for excretado de forma intacta ou conjugada, predominantemente pela bile, e só em quantidades muito pequenas na urina.

14 Introdução

- Existe variação individual considerável no metabolismo e, em consequência, na excreção urinária de alguns hormônios peptídios.
- Alterações da função renal podem influenciar as taxas de excreção de hormônios na urina.

Taxas de produção e secreção

Estas técnicas podem evitar muitos problemas associados a medições isoladas de hormônios no plasma, mas elas são difíceis de executar e frequentemente requerem a administração de radionuclídios, razão pela qual não estão geralmente disponíveis.

Testes endócrinos dinâmicos

O teste dinâmico provê informação adicional. Ele envolve estimulação ou supressão da produção de hormônio endógeno. Os testes de simulação são mais frequentemente utilizados quando se suspeita de hipofuncionamento de um órgão endócrino. No teste de simulação mais comumente empregado, um hormônio trófico é administrado para testar a capacidade da glândula-alvo de aumentar a produção do hormônio. O hormônio trófico pode ser um hormônio liberador hipotalâmico, como o hormônio liberador de corticotrofina (CRH), caso em que a glândula-alvo é a hipófise e a resposta mensurável é o aumento da concentração de ACTH no plasma, ou ele pode ser um hormônio hipofisário como o ACTH, caso em que a glândula-alvo é o córtex suprarrenal, que será avaliado pela mensuração do aumento da concentração de cortisol no plasma. Os testes de supressão são utilizados quando se suspeita de hiperfunção endócrina. Eles são projetados para determinar se o controle por retroalimentação negativa está intacto. Um hormônio ou outra substância reguladora é administrado e a inibição da secreção do hormônio endógeno é avaliada.

Os testes dinâmicos continuam a ser importantes no diagnóstico de algumas doenças, mas eles são requeridos menos frequentemente em circunstâncias nas quais pares de hormônios podem ser medidos acuradamente (p. ex., tireotrofina [TSH] e tiroxina; Capítulo 3.3.1).

Receptores hormonais e anticorpos

A mensuração de receptores hormonais em material de biopsia retirado de tecidos-alvo pode tornar-se cada vez mais útil na endocrinologia de animais de companhia, especialmente para o diagnóstico de resistência ao hormônio. A mensuração de anticorpos anti-hormônios ou de antígenos em tecidos endócrinos pode ser também essencial para caracterizar determinadas anomalias endócrinas, tais como fenômenos autoimunes. Os anticorpos anti-hormônios podem também interferir nos procedimentos diagnósticos, tais como radioimunoensaio.

1.4.3 Diagnóstico por imagem

A inacessibilidade para o exame físico direto da maioria das glândulas endócrinas tem sido progressivamente superada durante as duas últimas décadas pelo uso de técnicas de diagnóstico por imagem, tal como ultrassonografia, cintigrafia, tomografia computadorizada (TC) e geração de imagens por ressonância magnética (MRI, *magnetic resonance imaging*)[18]. A primeira técnica é relativamente barata, mas requer experiência extensiva do operador, enquanto as três últimas são mais fáceis de realizar, mas requerem equipamentos caros, bem como grau de imobilização do paciente, que necessita de anestesia.

Referências

1. STARLING EH. Croonian Lecture: On the chemical correlation of the functions of the body I. Lancet 1905;2:339-341.
2. HENDERSON J. Ernest Starling and »hormones«: an historical commentary. J Endocrinol 2005;184:5-10.
3. RIJNBERK A. Hormones. In: Rijnberk A, ed. Clinical endocrinology of dogs and cats. Dordrecht/Norwell: Kluwer Academic Publishers, 1996;1-5
4. WEBB P, BAXTER JD. Introduction to Endocrinology. In: Gardner DG, Shoback D, eds. Greenspan's basic and clinical Endocrinology, 8th ed. New York: McGrawHill Medical, 2007;1-34.
5. KOOISTRA HS, DEN HERTOG, OKKENS AC, MOL JA, RIJNBERK A. Pulsatile secretion pattern of growth hormone during the luteal phase and mid-anoestrus in beagle bitches. J Reprod Fertil 2000;119:217-222.
6. KOOISTRA HS, OKKENS AC, BEVERS MM, POPP-SNIJDERS C, VAN HAAFTEN B, DIELEMAN SJ, SCHOE-MAKER J. Concurrent pulsatile secretion of luteneizing hormone and follicle-stimulating hormone during different phases of the oestrus cycle and anoestrus in beagle bitches. Biol Reprod 1999;60:65-71.
7. STAHN C, LÖWENBERG M, HOMMES DW, BUTTGEREIT F. Molecular mechanisms of glucocorticoid action and selective glucocorticoid receptor agonists. Mol Cell Endocrinol 2007;275:71-78.
8. DE LANGE MS, GALAC S, TRIP MR, KOOISTRA HS. High urinary corticoid/creatinine ratios in cats with hyperthyroidism. J Vet Intern Med 2004;18:152-155.
9. STASSEN QEM, VOORHOUT G, TESKE E, RIJNBERK A. Hyperthyroidism due to an intrathoracic tumour in a dog with test results suggesting hyperadrenocorticism. J Small Anim Pract 2007;48:283-287.
10. WHITE PC. Genes and hormones. In: Griffin JE, Ojeda SR, eds. Textbook of Endocrine Physiology, 5th ed. Oxford: Oxford University Press, 2004;17-48.
11. BOLANDER FF. Molecular Endocrinology, 3rd ed. Amsterdam: Elsevier Academic Press, 2004.
12. TAVAZOIE SF, ALARCÓN C, OSKARSSON T, PADUA D, WANG Q, BOS PD, GERALD WL, MASSADUÉ J. Endogenous human microRNAs that suppress breast cancer metastasis. Nature 2008;451:147-152.
13. DIAZ ESPINEIRA MM, MOL JA, VAN DEN INGH TSGAM, VAN DER VLUGT-MEIJER RH, RIJNBERK A, KOOISTRA HS.

Functional and morphological changes in the adeno-hypophysis of dogs with induced primary hypothyroidism; loss of TSH hypersecretion, hypersomatotropism, hypoprolactinemia, and pituitary enlargement with transdifferentiation. Domest Anim Endocrinol 2008;35:98-111.

14. RIJNBERK A, KOOISTRA HS. Endocrine glands. In: Rijnberk A, van Sluijs FJ, eds. Medical History and Physical Examination in Companion Animals, 2nd ed. Oxford: Elsevier Ltd, 2009;207-212.

15. CERUNDOLO R, LLOYD DH, VAESSEN MMAR, MOL JA, KOOISTRA HS, RIJNBERK A. Alopecia in pomeranians and miniature poodles in assocation with high urinary corticoid:creatinine ratios and resistance to glucocorticoid feedback. Vet Rec 2007;160:393-397.

16. JAVADI S, GALAC S, BOER P, ROBBEN JH, TESKE E, KOOISTRA HS. Aldosterone-to-renin and cortisol-to-adrenocorticotropic hormone ratios in healthy dogs and dogs with primary hypoadrenocorticism. J Vet Intern Med 2006;20:556-561.

17. GRAHAM PA, NACHREINER RF, REFSAL KR, PROVEN-CHER-BOLLIGER AL. Lymphocytic thyroiditis. Vet Clin North Amer: Small Anim Pract 2001;31:915-933.

18. VAN DER VLUGT-MEIJER RH, VOORHOUT G, MEIJ BP. Imaging of the pituitary gland in dogs with pituitary-dependent hyperadrenocorticism. Mol Cell Endocrinol 2002;197:81-87.

Capítulo 2

Sistema hipotalâmico-hipofisário

Björn P. Meij
Hans S. Kooistra
Ad Rijnberk

2.1 Introdução

O hipotálamo e a hipófise formam uma unidade funcional complexa que transcende a fronteira tradicional entre neurologia e endocrinologia. Muitos elementos-chave deste sistema não são puramente endócrinos nem puramente neurológicos. Existem três componentes:

(1) Um sistema neuroendócrino conectado a um sistema endócrino por meio de circulação portal. O sistema neuroendócrino consiste em grupos de células secretoras de peptídios e monoaminas nas partes anterior e mediana do hipotálamo ventral. Seus produtos – hormônios e fatores de inibição – são transportados por fibras nervo-

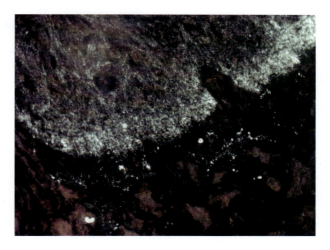

Figura 2.1 – Terminais de fibras nervosas contendo hormônio liberador de corticotrofina (CRH) na camada externa da eminência mediana de um cão, visualizada por imunofluorescência indireta. Repare na presença de fibras CRH-imunoreativas no exterior da zona terminal, próximo ao sistema capilar.

Tabela 2.1 – Terminologia para as partes da hipófise (glândula pituitária), de acordo com a *Nomina Anatomica Veterinaria* (N.A.V.) e as variantes na *Nomina Histologica Veterinaria* (N.H.V.) e *Nomina Anatomica* (N.A., para a espécie humana)[2]

N.A.V.	N.H.V.	N.A.
Adeno-hipófise (lobo anterior)		
Pars infundibularis Adeno-hipófise	*Pars proximalis* Adeno-hipófise	*Pars tuberalis*
Pars intermedia Adeno-hipófise	–	*Pars intermedia*
Pars distalis Adeno-hipófise	–	*Pars distalis*
Neuro-hipófise (lobo posterior)		
Pars proximalis Neuro-hipófise (*infundibulum*)	–	*Infundibulum*
Pars distalis Neuro-hipófise	–	*Lobus nervosus*

Por motivos práticos, neste livro, a terminologia está limitada às três unidades funcionais: lobo anterior (= *pars infundibularis* e *pars distalis* da adeno-hipófise), *pars intermedia* e lobo posterior (ver também a Figura 2.2).

sas até terminais situados na camada externa da eminência mediana (Figura 2.1[1]). De lá são liberados para capilares do sistema hipotalâmico-porta-hipofisário, para serem transportados até o lobo anterior (LA) da hipófise, onde regulam a produção e secreção de hormônios (Figura 2.2 e Tabela 2.1).

(2) Um caminho neurossecretório, no qual hormônios são produzidos por neurônios do hipotálamo anterior e transportados por fibras nervosas que atravessam o hipotálamo ventral e o pedículo hipofisário, para terminar em vasos sanguíneos fenestrados da neuro-hipófise ou lobo posterior (LP) (Figura 2.2). Os hormônios da neuro-hipófise são armazenados em vesículas secretoras nas terminações das fibras nervosas e secretados na circulação sistêmica em resposta a um estímulo apropriado.

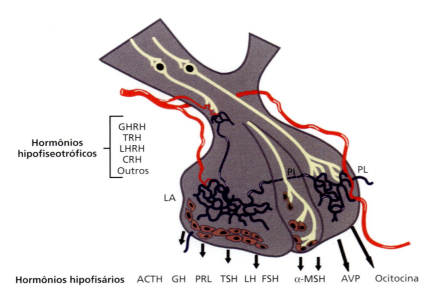

Figura 2.2 – Representação esquemática do relacionamento entre hipotálamo e hipófise. O hipotálamo exerce controle sobre o lobo anterior (LA) por meio de fatores de liberação e inibição, que atingem as células do LA por meio de capilares do sistema porta-hipofisário. O lobo posterior (LP) da hipófise é uma projeção descendente do hipotálamo. A *pars intermedia* (PI) está sob controle direto de neurotransmissores.

(3) A *pars intermedia* (PI) é enervada direta e predominantemente por fibras nervosas aminérgicas do hipotálamo. Este controle neural direto é largamente uma influência inibidora tônica (dopaminérgica).

Durante a embriogênese, a adeno-hipófise desenvolve-se a partir da bolsa de Rathke, que se origina do teto da cavidade oral primitiva em contato com a base do cérebro. Em seguida, a bolsa de Rathke se separa por constrição da cavidade oral. A parede anterior se espessa e forma a *pars distalis* do LA. A parede posterior da bolsa de Rathke se justapõe ao tecido neural do LP para formar a *pars intermedia*, que permanece separada do LA pela fenda hipofisária, ou cavidade, que era o lúmen da bolsa de Rathke. No cão e no gato, a adeno-hipófise estende-se como uma algema ou colarinho em volta da neuro-hipófise proximal e chega mesmo a envolver parte da eminência mediana (Figuras 2.3 e 2.4).

O desenvolvimento da hipófise é basicamente o resultado da interação entre tecidos neuroectodérmico e oroectodérmico. Recentemente foram identificadas várias das moléculas sinalizadoras e fatores de transcrição envolvidos neste processo (Figura 2.5)[3,4]. As células da adeno-hipófise seguem três caminhos de diferenciação principais:

(1) Células que expressam pró-opiomelanocortina (POMC), levando à secreção de hormônio adrenocorticotrófico (ACTH) e hormônio estimulador de α-melanócitos (α-MSH), respectivamente, por corticotrofos e melanotrofos.
(2) Células gonadotróficas que secretam hormônio folículo-estimulante (FSH) e hormônio luteinizante (LH).

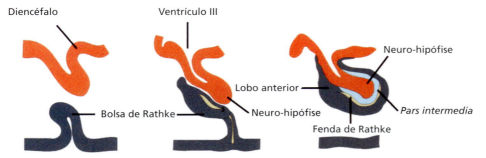

Figura 2.3 – Representação esquemática da ontogênese da glândula hipófise.

Sistema hipotalâmico-hipofisário **19**

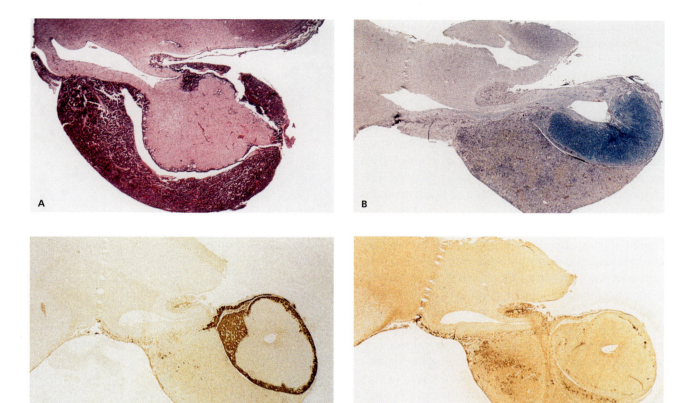

Figura 2.4 – (*A*) Corte sagital de hipófise de um cão. O lobo anterior está separado da *pars intermedia* (PI) e do lobo posterior (LP) pela fenda hipofisária e a envolve até o pedículo hipofisário e a eminência mediana. A PI é uma zona estreita em volta da periferia do LP. Coloração hematoxilina e eosina. (Cortesia: Dr. B. E. Belshaw.) (*B*) Coloração por ácido periódico de Schiff – azul de alcian – alaranjado G de um corte sagital da hipófise de um gato. O terceiro ventrículo estende-se profundamente dentro do LP (*azul*), que é envolvido por uma fina orla de PI. Cortes da hipófise de um gato imunocoradas para α-MSH (*C*) e ACTH (*D*). A última fotografia ilustra claramente que, no gato, o LA também se estende para cima, em volta do pedículo hipofisário. (Cortesia: Prof. Dr. H. J. Th. Goos e Sra. A. Slob.)

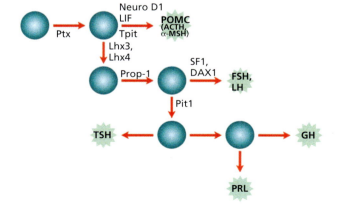

Figura 2.5 – Modelo simplificado da diferenciação de todas as linhagens celulares do lobo anterior. Cada tipo de célula endócrina está rotulada com o hormônio que ela sintetiza. Passos na diferenciação de células precursoras e alguns fatores de transcrição envolvidos estão indicados. DAX1 = região crítica 1 do cromossomo X, de reversão sexual-hipoplasia de suprarrenal congênita dosagem-sensível; Lhx3/4 = fatores de transcrição 3 e 4 do domínio LIM; LIF = fator de inibição da leucemia; neuro D1 = fator neurogênico de diferenciação D1; Pit1 = fator de transcrição hipofisário 1, também chamado de POU1F1; Prop-1 = profeta de Pit1; Ptx1 = *homeobox* hipofisário; SF1 = fator esteroidogênico 1; Tpit = fator de transcrição hipofisário T-box.

(3) Linhagens celulares dependentes de Pit1 (células somatotróficas, lactotróficas e tireotróficas), que levam à secreção de hormônio de crescimento (GH), prolactina (PRL) e hormônio estimulador da tireoide (TSH).

Seguindo-se à proliferação das células-mãe e em tempos diferentes, aparecem os diferentes fenótipos das células endócrinas. Como em outras espécies, na adeno-hipófise do cão fetal, as células ACTH-imunorreativas são as primeiras a se diferenciar das células-mãe hipofisárias[5].

As artérias hipofisárias rostrais formam o plexo capilar incomparavelmente organizado da eminência mediana que está muito próxima dos terminais nervosos dos neurônios hipofiseotróficos. A barreira hematencefálica é incompleta na área da eminência mediana, o que permite que proteínas, hormônios peptídios e outras partículas carregadas movam-se para os espaços intercapilares e os terminais nervosos aí existentes. Estes terminais respondem aos estímulos neuronais e humorais, secretando fatores de liberação e inibição no sistema porta. Os capilares do sistema porta coalescem em uma série de vasos que descem através do pedículo hipofisário e formam um segundo plexo capilar que envolve as células do LA (Figura 2.2).

Artérias hipofisárias caudais suprem o LP. A partir do plexo primário do LP, o sangue flui não só para a circulação sistêmica, como também para o LA e o hipotálamo. A vascularização intra-hipofisária envolvida neste processo não foi ainda totalmente elucidada, mas parece haver algum grau de fluxo circulatório do LA para o LP e deste para o infundíbulo (pedículo hipofisário) e, então, de volta para o LA. A vascularização da PI é intimamente ligada àquela do LP, mas, enquanto o LP tem suprimento farto de sangue, a PI é pobremente vascularizada. Fatores originários do sangue têm papel relativamente menos significativo no controle do funcionamento da PI.

2.2 Lobo anterior

De acordo com os principais caminhos de diferenciação celular (Capítulo 2.1), os hormônios peptídicos secretados pelo LA podem ser divididos em três categorias: (1) hormônios somatotróficos GH e PRL, (2) hormônios glicoproteicos TSH, FSH e LH e (3) as corticomelanotrofinas α-MSH, ACTH, β-endorfina (β-END) e β-lipotrofina (β-LPH). Os hormônios do terceiro grupo são derivados do precursor POMC, que é sintetizado não só nas células corticotróficas do LA, mas também em células da *pars intermedia* (Figura 2.6). Eles serão discutidos com mais detalhes no Capítulo 4.

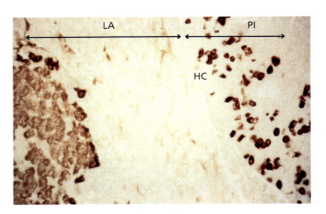

Figura 2.6 – Hipófise de cão com hipercortisolismo dependente da hipófise, imunocorada com anticorpo anti-ACTH. À esquerda está um ninho de células corticotróficas hiperplásicas imunopositivas, no lobo anterior (LA). A produção excessiva de ACTH por este microadenoma resultou em excesso de cortisol, o que reduziu a imunorreatividade no resto do LA por retroalimentação negativa. Na *pars intermedia* (PI), do outro lado da fenda hipofisária (HC), a persistência de imunorreatividade em células corticotróficas indica sua insensibilidade à retroalimentação negativa pelo cortisol.

As células do LA produtoras de hormônios são classificadas de acordo com os produtos secretados: somatotrofos (secretam GH), lactotrofos (secretam PRL), tireotrofos (secretam TSH), corticotrofos (secretam ACTH e peptídios relacionados) e gonadotrofos (secretam LH e FSH). A distribuição das várias células secretoras do LA não é ao acaso, mas apresenta organização topológica e numérica que é mais bem conhecida para a hipófise da espécie humana, porém que pode também ser a mesma para o cão e o gato. O LA consiste em uma cunha central "mucoide", que contém tireotrofos e corticotrofos, e de asas laterais, que contêm somatotrofos e lactotrofos. Os gonadotrofos estão distribuídos de maneira difusa pela glândula. A distribuição dos tipos de células é aproximadamente 15% de corticotrofos, 10% de tireotrofos, 50% de somatotrofos, 15% de lactotrofos e 10% de gonadotrofos[6].

Esta claro atualmente que o conceito clássico de que cada tipo de célula armazena um único hormônio, cuja secreção é regulada por um hormônio hipotalâmico liberador específico (HRH, *hypothalamic releasing hormone*), não é mais defensável. Algumas células da hipófise anterior são multifuncionais e exibem fenótipos mistos com expressão de múltiplos

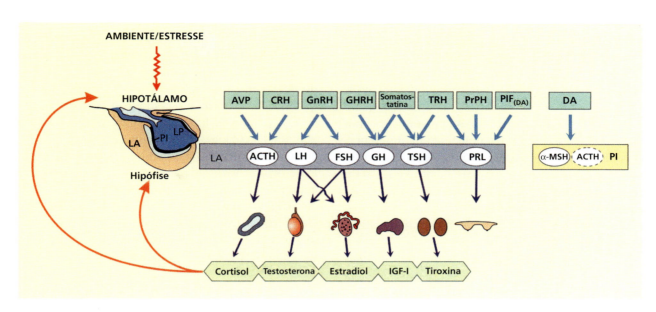

Figura 2.7 – Ilustração esquemática da regulação hipofiseotrófica da secreção de hormônios pela adeno-hipófise. ACTH = hormônio adrenocorticotrófico; AVP = arginina-vasopressina; CRH = hormônio liberador de corticotrofina; FSH = hormônio folículo-estimulante; GH = hormônio de crescimento; GHRH = hormônio liberador de GH; GnRH = hormônio liberador de gonadotrofina; IGF-I = fator de crescimento I semelhante à insulina; LH = hormônio luteinizante; α-MSH = hormônio estimulador de α-melanócitos; PIF$_{(DA)}$ = fator inibidor de prolactina (dopamina); PRL = prolactina; PrRP = peptídio liberador de prolactina; TRH = hormônio liberador de tireotrofina; TSH = hormônio estimulador da tireoide.

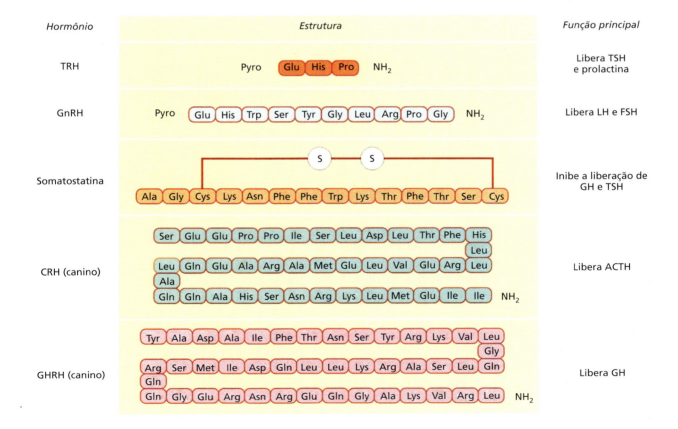

Figura 2.8 – Estrutura e função principal dos hormônios hipotalâmicos hipofiseotróficos.

receptores de HRH e/ou armazenagem de hormônios. Estas células multifuncionais do LA estão envolvidas com processos de plasticidade de células dirigidos para o aumento da produção de hormônio durante a situação de demanda fisiológica ou patofisiológica, como lactação, ovulação, hipotireoidismo e baixas temperaturas[7,8]. Por exemplo, em cães com hipotireoidismo primário, a deficiência a longo prazo do hormônio da tireoide pode levar as células do LA a corarem-se tanto para GH como para TSH e à chamada secreção paradoxal, isto é, liberação de GH estimulada pelo hormônio liberador de tireotrofina (TRH) (ver também a seção sobre diagnóstico, no Capítulo 3.3.1).

Em condições fisiológicas e na maioria das patológicas, a concentração basal no plasma de cada um dos seis sistemas principais de hormônios do LA (ACTH, LH, FSH, TSH, GH e PRL) é regulada por sistema de retroalimentação (circuito fechado). A secreção dos hormônios do LA e dos hipofiseotróficos é suprimida pelos produtos das glândulas endócrinas-alvo, como tireoide, adrenais e gônadas (ver Capítulo 1.3). Além desta retroalimentação de circuito longo, alguns hormônios como o PRL regulam sua própria secreção, agindo diretamente no hipotálamo (retroalimentação em circuito curto). Por cima deste poderoso controle por retroalimentação com sinais primariamente transmitidos pelo sangue são superpostos outros sinais. Estes podem originar-se do sistema nervoso central (circuito aberto) e ser mediados por neurotransmissores e hormônios hipofiseotróficos (Figura 2.7). Assim, são exercidas influências que representam o ambiente (temperatura, claro-escuro) e estresse (dor, medo), bem como a periodicidade intrínseca.

Os hormônios liberadores e inibidores são armazenados em terminais nervosos na eminência mediana, em concentrações 10 a 100 vezes maiores do que em qualquer outro local do hipotálamo. O fluxo de sangue portal para a hipófise não é compartimentalizado e, deste modo, os hormônios hipofiseotróficos secretados têm acesso a todos os tipos de células do LA. A especificidade é alcançada não por segregação anatômica, mas sim pela presença de receptores específicos nos diferentes tipos de células do LA.

Estes fatores de regulação influenciam a síntese e/ou a liberação de peptídios nas células do LA, onde cada passo da síntese e secreção hormonal representa um ponto de controle potencial na regulação dos níveis de hormônios circulantes (ver a Figura 1.4). A modulação da quantidade de ácido ribonucleico mensageiro (mRNA, *messenger ribonucleic acid*), a eficiência da transcrição e da tradução, o processamento de pré-pró-hormônio até hormônio e a degradação intracelular de hormônio armazenado determinam, separadamente ou em conjunto, a quantidade de hormônio disponível para liberação.

Os hormônios hipofiseotróficos, cujas estruturas já foram elucidadas, são, com uma exceção, peptídios com sequências de 3 a 44 aminoácidos (Figura 2.8). Pode ocorrer variação na quantidade de aminoácidos entre diferentes espécies. Ao passo que as estruturas de TRH, GnRH e somatostatina (3, 10 e 14 aminoácidos, respectivamente) são idênticas em todos os mamíferos estudados, a estrutura de GHRH varia. Contudo, CRH, com 41 aminoácidos, é idêntico na espécie humana, em cães, cavalos e ratos[9].

O único hormônio hipofiseotrófico que não é um peptídio é a dopamina. Além de seu papel principal como neurotransmissor, ela é o mais importante inibidor da secreção de prolactina (PRL). A existência de um hormônio liberador de PRL tem sido assunto de debates. Concluiu-se que a regulação da liberação de PRL deveria ser vista como um delicado equilíbrio entre a ação da dopamina como inibidor e de vários fatores hipotalâmicos (principalmente serotonina), bem como de fatores sistêmicos e locais, agindo todos como estimuladores, mas, contudo, nenhum deles revelou-se como hormônio liberador primário de PRL[10]. Foram propostos vários candidatos, incluindo TRH e um peptídio liberador de PRL (PrRP, *prolactin-releasing peptide*), do hipotálamo (Figura 2.7). O PrRP, um peptídio com 31 aminoácidos, aumenta a concentração de PRL no plasma, mas em quantidade muitas vezes menor do que TRH o faz. Entretanto, PrRP pode aumentar muito a resposta da PRL ao TRH[11]. É possível que a PrRP regule primariamente a ingestão de comida[12].

2.2.1 Somatotrofina e lactotrofina

Dos seis hormônios do LA, apenas dois serão discutidos aqui. Os outros são discutidos com detalhes em outros capítulos. A somatotrofina, ou hormônio de crescimento (GH), e a lactotrofina, ou prolactina, têm semelhanças na composição de aminoácidos e compartilham algumas atividades biológicas; por este motivo, são frequentemente classificadas como hormônios somatolactotróficos. São polipeptídios bastante grandes, de cadeia única, com 190 (GH) e 199 (PRL) aminoácidos, tendo duas (GH) ou três (PRL) pontes de dissulfeto intracadeia (Figura 1.3). Seus respectivos pesos moleculares são aproximadamente

22 e 23 kDa. As sequências de aminoácidos dos GH canino e porcino são idênticas e diferem por apenas um aminoácido do GH de felinos[13-15]. As sequências de aminoácidos da PRL canina e da felina diferem em oito aminoácidos[16,17]. Nos animais não primatas, um único gene codifica o GH, enquanto em várias espécies existe uma grande família de genes parálogos relacionados com a PRL[18,19].

2.2.1.1 Hormônio hipofisário de crescimento

A liberação de GH caracteriza-se por pulsos rítmicos intercalados por "vales e calhas" (Figura 1.10). Os pulsos de GH refletem predominantemente a liberação pulsátil de GHRH pelo hipotálamo, enquanto os níveis de GH entre os pulsos são primariamente controlados pela somatostatina (SS), ou fator inibidor da liberação de somatotrofina (SRIF) (Figura 2.9). Cinco receptores SS (sst_{1-5}) expressam-se na hipófise, sendo sst_2 o subtipo predominante no cão[20].

Os somatotrofos da hipófise não são apenas estimulados pelo GHRH e seu receptor (GHRH-R), mas também por outros receptores diferentes do GHRH-R. Vários secretagogos de GH sintéticos (GHS, *growth hormone secretagogues*), com estrutura peptidérgica e não peptidérgica, estimulam a liberação do GH via receptor de GHS[21,22]. O ligando endógeno do receptor GHS, grelina, também foi identificado[23]. Este peptídio, com 28 aminoácidos, se expressa primariamente nas células enteroendócrinas do fundo do estômago. Existem pequenas diferenças estruturais entre as espécies. Por exemplo, a grelina humana e a canina diferem por apenas dois aminoácidos[24]. A grelina não apenas estimula a liberação de GH, como também a ingestão de alimentos, aumentando, deste modo, o peso do corpo, enquanto reduz a mobilização da gordura armazenada. Além disso, a grelina acelera os esvaziamentos gástrico e intestinal[25,26]. Em cães e gatos foi descrito que a concentração de grelina no plasma aumenta durante o jejum e diminui após a alimentação, enquanto a administração de grelina aumenta a ingestão de alimentos (Capítulo 11.1.1)[27-29]. Em cães jovens, a grelina é um secretagogo de GH mais potente do que o GHRH[30].

Apesar de o GH dos primatas poder se ligar tanto ao receptor de GH (GHR, *growth hormone receptor*) quanto ao receptor de prolactina, nos mamíferos não primatas, como o cão, ele só pode se ligar ao seu receptor específico GHR[31]. A sequência codificadora do GHR canino tem extensiva homologia com a de várias outras espécies[32]. Os efeitos do GH podem diferir em duas grandes categorias: ações rápidas ou metabólicas e ações vagarosas ou hipertróficas. As respostas catabólicas agudas ocorrem em razão das interações diretas do GH com as células-alvo e resultam em lipólise acentuada e restrição do transporte de glicose através da membrana celular, devido ao antagonismo da insulina. Os efeitos anabólicos vagarosos são mediados por um fator de crescimento sintetizado primariamente no fígado e conhecido como fator de crescimento semelhante à insulina I (IGF-I). Em sua estrutura química, o IGF-I tem aproximadamente 50% da sequência semelhante à da insulina (do mesmo modo que o IGF-II), o que indica que ele evoluiu de uma molécula ancestral comum. Ao contrário da insulina, os IGF no plasma são ligados a proteínas transportadoras, as proteínas ligadoras de IGF (IGF-BP, *IGF-binding proteins*). Isto prolonga sua vida-média, o que é consistente com sua ação de promover o crescimento a longo prazo. A insulina e o IGF parecem complementar um ao outro, a insulina sendo o regulador agudo de processos anabólicos e o IGF, o regulador a longo prazo. O receptor de insulina e o de IGF-I pertencem à mesma subfamília de receptores tirosinoquinases[33].

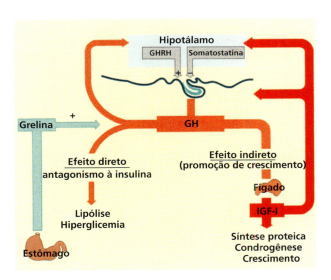

Figura 2.9 – A secreção de GH está sob controle hipotalâmico inibidor (somatostatina) e estimulador (GHRH) e também é modulada por retroalimentação longa pelo IGF-I, um peptídio formado principalmente no fígado, sob a influência de GH. O GH exerce retroalimentação curta negativa, ativando neurônios de somatostatina. O peptídio gástrico grelina é o ligando natural para o receptor secretagogo de GH, que estimula a secreção de GH na hipófise. As ações catabólicas diretas (diabetogênicas) do GH são mostradas no lado esquerdo da figura e as ações anabólicas indiretas, no lado direito.

Em cães adultos existe uma forte correlação linear entre a concentração total de IGF-I no plasma e o tamanho do corpo, enquanto as concentrações basais de GH no plasma são bastante semelhantes entre várias raças. Por exemplo, foi observado que as concentrações de IGF-I no plasma de Poodles standard são seis vezes maiores do que as dos Poodles toy[34]. Além disso, um único haplótipo com polimorfismo de um nucleotídio de IGF-I é comum a todos os cães de raças pequenas e praticamente ausente naqueles de raças gigantes[35]. No entanto, pode ser questionado se o IGF-I é o principal determinante do tamanho do corpo. Até agora, apenas a concentração total de IGF-I foi mensurada. Sem a mensuração do IGF-I livre e/ou IGF-BP, não se ganha discernimento sobre as possíveis diferenças na exposição ao receptor de IGF entre cães com diferentes tamanhos de corpo. Os seis IGF-BP são conhecidos como importantes moduladores das ações do IGF[36]. E mais, medidas em série da concentração de GH no plasma revelaram que valores inicialmente muito altos em filhotes de Dinamarquês diminuem até os níveis de adulto em cerca de meio ano de idade. Nos Poodles miniatura, os níveis de GH não se alteram significativamente com o tempo e os valores em animais jovens estão dentro dos limites de referência para cães adultos[37,38]. A infusão de IGF-I por longo tempo não estimula o crescimento, mas a administração de GH estimula[39,40]. Em um estudo comparativo com filhotes de Dinamarquês e de Beagle, as condições de nutrição eram tais que as concentrações plasmáticas de IGF-I não eram significativamente diferentes. A secreção de GH nos Beagles era alta até 7 semanas de idade, enquanto nos Dinamarqueses ela permaneceu alta por muito mais tempo (Figura 2.10)[41]. Estas observações indicam que, em vez do IGF-I, a hipersecreção de GH em idade jovem é o principal determinante do tamanho do corpo.

Como observação final sobre a ação do GH, deve ser mencionado que a separação das duas ações biológicas oponentes, como ilustrado na Figura 2.9, não é tão estrita como sugerido anteriormente. O GH exerce seu efeito de promover o crescimento não só via IGF-I produzido no fígado, mas também diretamente e pela estimulação de secreção local em vários tecidos. Por exemplo, na placa de crescimento*, o GH estimula diretamente a divisão celular e indiretamente a expansão clonal, através da produção local de IGF-I. De acordo com estes efeitos

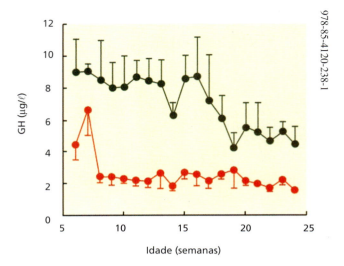

Figura 2.10 – Concentração basal de GH no plasma (média ± EPM, n = 6) em Beagles (*linha vermelha*) e Dinamarqueses (*linha verde*) de 6 a 24 semanas de vida.

promotores de crescimento do GH, a expressão do receptor de GH aumenta localmente durante a distração osteogênica induzida em cães[42].

2.2.1.2 Hormônio de crescimento mamário

Nos cães, o GH circulante origina-se não só na hipófise, mas também pode ter origem mamária. Nos anos 1970 e 1980, descobriu-se que a administração de progestinas para cães era a causa de níveis elevados de GH no plasma e de alterações físicas decorrentes do excesso de hormônio de crescimento. O GH induzido pela progestina não é liberado de maneira pulsátil, não responde à estimulação com GHRH e não é inibido pela administração de somatostatina[43]. Este GH induzido por progestina origina-se de focos de epitélio ductular hiperplásico no tecido mamário (Figura 2.11)[44]. O gene que codifica o GH mamário é idêntico ao que codifica o GH na glândula hipófise[45]. As progestinas estimulam a atividade de promotores de GH na glândula mamária mais de maneira indireta do que diretamente. Em contraste com a adeno-hipófise, a glândula mamária não tem expressão do fator de transcrição Pit1[46].

A liberação de GH mamário induzida pela progesterona é um processo fisiológico normal durante a fase luteal do ciclo estral, que tem consequências no padrão de secreção pulsátil do GH hipofisário. O perfil de GH no plasma durante a primeira metade da fase luteal é caracterizado por níveis plasmáticos basais de GH mais altos e pulsos de GH mais baixos do que no anestro (Figura 2.12)[47,48].

---

* **N. do T.:** placa epifisária.

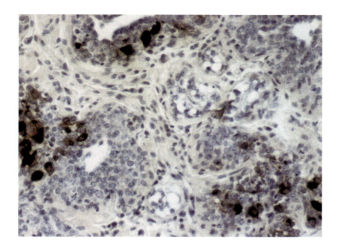

Figura 2.11 – Corte histológico da glândula mamária de cão tratado com progestina, imunocorado indiretamente com anticorpo de macaco anti-GH canino. A coloração imunopositiva está localizada em células do epitélio ductular hiperplásico.

A produção local de GH, a expressão do receptor de GH e a produção associada de IGF e IGF-BP parecem participar das alterações cíclicas da glândula mamária. A presença deste ambiente altamente proliferativo pode também acentuar o risco de transformação maligna e promoção de crescimento de tumor, associada à inibição da morte programada da célula[49,50]. Tanto em seres humanos quanto em cães com câncer mamário existe evidência de que o GH produzido no local acentua a transformação maligna de maneira autócrina[51,52]. Apesar de haver semelhanças entre alterações epiteliais induzidas por progestina na glândula mamária e no útero, sabe-se hoje que o GH do plasma, induzido por progestina, não se origina no epitélio uterino, e que o GH mamário não é requerido para o desenvolvimento de hiperplasia endometrial cística induzida por progestina em cadelas[53,54].

2.2.1.3 Prolactina

Sob a influência dos fatores hipotalâmicos inibidores e estimuladores anteriormente mencionados, a PRL é também secretada em pulsos. Além disso, hormônios gonadais modulam a secreção de PRL. Em cadelas, a concentração de PRL no plasma aumenta durante a segunda parte da fase luteal (Figura 2.13)[48]. A associação, no plasma, entre o aumento de PRL e o declínio de progesterona foi demonstrada em cadelas grávidas pela administração de um antagonista do receptor de progesterona e por ovariotomia[55,56]. Ambas as intervenções causaram o aumento das concentrações de PRL no plasma. Em cães machos, a castração não afeta a concentração de PRL no plasma[57].

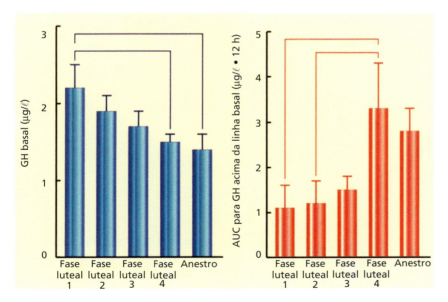

Figura 2.12 – Concentração basal média (± EPM) de GH no plasma e área média (± EPM) sob a curva (AUC, *area under the curve*) para o GH acima da linha básica em seis cadelas da raça Beagle. As amostras de sangue foram coletadas com intervalos de 10 min, durante 12 h na primeira, segunda, terceira e quarta partes da fase luteal (fases luteais 1 a 4) e durante o meio do anestro. * indica diferença significativa.

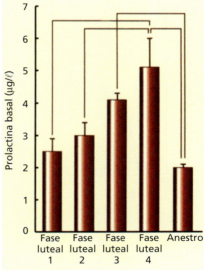

Figura 2.13 – Concentrações plasmáticas de PRL em seis cadelas da raça Beagle em quatro estágios da fase luteal e durante o meio do anestro. Ver também a legenda da Figura 2.12.

Entre as muitas funções atribuídas à PRL, a mais bem conhecida é seu envolvimento na reprodução[58]. A PRL é um fator luteotrófico essencial nos caninos (em contraste com os seres humanos) e, portanto, obrigatório para a manutenção da secreção de progesterona durante a vida útil normal do corpo lúteo. A hipofisectomia e o tratamento com agonistas da dopamina encurtam a fase luteal[59-61]. Consistente com os padrões de secreção de GH e PRL (Figuras 2.12 e 2.13), a proliferação do epitélio mamário é seguida pela diferenciação lobular-alveolar sob influência da PRL. Não apenas a mamogênese, mas também a lactogênese (aquisição da capacidade de produzir leite) e a galactopoese (manutenção da secreção de leite) dependem da PRL[58].

Como discutido com mais detalhes no Capítulo 2.2.5 e no Capítulo 7, cadelas grávidas e não grávidas (mas não gatas) têm fases luteais semelhantes e alterações semelhantes em suas glândulas mamárias. A lactogênese surge ao final da fase luteal em cadelas não grávidas, permitindo que amamentem e cuidem de uma ninhada[62]. Como será discutido no Capítulo 2.2.5, cadelas não grávidas que não estão cuidando de filhotes podem também sofrer alterações de comportamento neste estágio do ciclo.

2.2.2 Deficiência congênita de hormônio de crescimento

A secreção inadequada de GH no início da vida causa retardo de crescimento. O nanismo devido à deficiência de GH é mais conhecido como uma condição transmitida geneticamente (herança autossômica recessiva) no Pastor Alemão e no Cão de Urso da Carélia (Karelian Bear Dogs)[63,64]. Pastores Alemães com nanismo hipofisário têm deficiência combinada de GH, TSH e PRL, bem como liberação prejudicada de gonadotrofinas, enquanto a secreção de ACTH está preservada (Figura 2.14)[65]. O diagnóstico por imagem e o exame histológico frequentemente revelam alterações císticas na glândula hipófise e hipoplasia do tecido adeno-hipofisário[66]. A procura pelo gene que causa o defeito excluiu os fatores de transcrição Prop-1, Pit1, Lhx4 e o gene do receptor LIF (Figura 2.5) como candidatos ao nanismo hipofisário em Pastores Alemães[67-70]. O gene que codifica para Lhx3 parece ser o mais provável sítio da mutação[71].

Manifestações clínicas

Animais afetados são geralmente apresentados com idade de 2 a 5 meses por causa de crescimento deficiente e pelagem anormalmente macia e lanosa (Figura 2.15). Esta última é decorrente de retenção da lanugem ou subpelo e ausência dos pelos primários ou sobrepelo. Esta estagnação do desenvolvimento da pele e da pelagem finalmente resulta em alopecia e em pele fina, com coloração marrom-acinzentada. Além do crescimento retardado proporcional, os animais têm um focinho pontudo, que lembra o de uma raposa (Figura 2.15). Geralmente, não há atraso

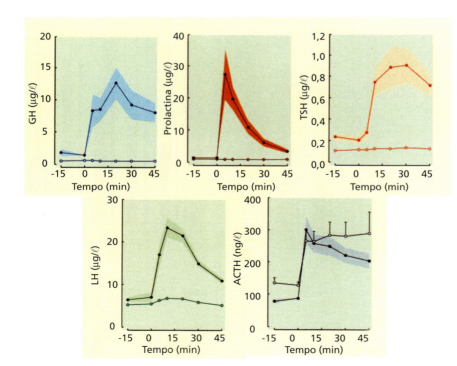

Figura 2.14 – Respostas de GH, PRL, TSH, LH e ACTH do plasma à injeção combinada de quatro hormônios hipotalâmicos liberadores (CRH, GHRH, TRH e GnRH) em oito cães da raça Pastor Alemão (-○-) com nanismo hipofisário (médias ± EPM excedendo o tamanho dos símbolos). As curvas com áreas sombreadas representam as respostas (média ± EPM) em cães da raça Beagle saudáveis (-●-)[72,73].

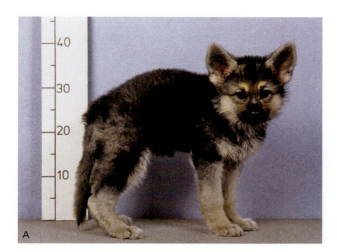
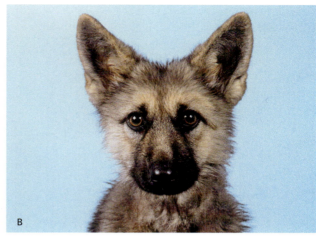

Figura 2.15 – (*A*) Cão da raça Pastor Alemão com 4 meses de idade e nanismo hipofisário. A aparência lanosa da pelagem é devido à total ausência de desenvolvimento do sobrepelo. (*B*) Cão anão da raça Pastor Alemão com 1 ano de idade, com a face semelhante à de raposa e alopecia desenvolvendo-se no pescoço.

notável na dentição. Criptorquidia uni ou bilateral é comum nos machos e as fêmeas frequentemente têm ciclos estrais anovulatórios.

Inicialmente, os cães anões são lépidos e alertas – eles podem ser divertidos e mesmo muito atraentes – mas, eventualmente, tornam-se letárgicos, perdem o apetite e transformam-se em animais magros, embotados, quase sem pelos e com aparência triste. Este estágio geralmente aparece aos 2 a 3 anos de idade e está comumente associado a grave hipotireoidismo secundário e função renal deteriorada. Esta última pode ter componente renal e pré-renal, isto é, malformação dos glomérulos devido à ausência do hormônio da tireoide.

As variáveis bioquímicas de rotina geralmente não estão anormais, com exceção da creatinina no plasma, que é elevada na maioria dos anões hipofisários. Como esperado no hipotireoidismo secundário (Figura 2.14), as concentrações plasmáticas de T_4 e TSH são baixas. A concentração média de IGF-I (± EPM) é mais baixa (62 ± 10 µg/ℓ) em anões hipofisários do que em cães Pastores Alemães imaturos e saudáveis (345 ± 50 µg/ℓ)[65]. A deficiência de GH raramente tem sido mencionada em gatos, mas houve uma publicação de um gatinho com tamanho pequeno e com opacidade bilateral da córnea, no qual a deficiência de GH foi diagnosticada com base na baixa concentração de IGF-I no plasma[74].

Diagnóstico diferencial

O hipotireoidismo congênito pode ser o mais importante diagnóstico diferencial, apesar de resultar em uma aparência bem diferente (Capítulo 3.2). Deve também ser considerada a possibilidade de o animal, aparentemente anão, ser o resultado de um cruzamento inesperado e talvez desconhecido com um pai pequeno ou que seja apenas um indivíduo pequeno, dentro da variação biológica normal. Foi descrito que o nanismo hipofisário em Setter Irlandês ocorre como resultado de herança autossômica recessiva simples[75]. O retardo de crescimento pode ser também resultado de subnutrição ou anomalias congênitas de órgãos vitais como coração, fígado e rins. A administração de corticosteroides em idade jovem também rapidamente causa o retardo do crescimento (Capítulo 4.3.6).

Diagnóstico

Apesar de a história médica e das alterações físicas serem em geral altamente sugestivas de deficiência de GH, um diagnóstico definitivo requer a mensuração de GH no plasma, com o emprego de radioimunoensaio homólogo. Como os valores basais de GH podem também estar baixos em animais saudáveis, um teste de estimulação deve ser executado. Para testar apenas a secreção de GH, podem ser usados GHRH, grelina ou drogas α-adrenérgicas, como clonidina e xilazina (Capítulo 12.1.2). Quando for necessário o discernimento da capacidade secretora de outros hormônios da hipófise, o teste de estimulação do LA combinado (Figura 2.14 e Capítulo 12.1.3) deve ser preferido, em vez de testes repetidos de estimulação individuais.

A sequência de aminoácidos do IGF-I é menos espécie-específica do que aquela do hormônio de crescimento e, portanto, pode ser medida em um

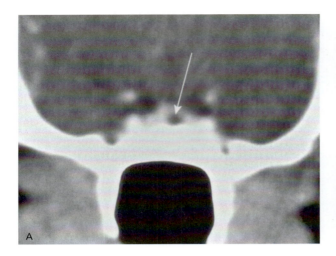 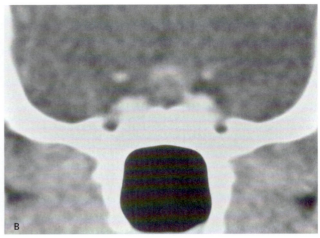

Figura 2.16 – Imagens de tomografia computadorizada otimizada com contraste de cão anão da raça Pastor Alemão com 6 meses de idade (A) com hipófise de tamanho normal (altura: 3,6 mm; largura: 4,3 mm), mas tendo área radioluscente devido a um cisto (seta). Na idade de 3 anos (B), a hipófise está aumentada (altura: 6,5 mm; largura: 5,4 mm) e a maior parte dela não apresenta a otimização do contraste devido ao cisto.

ensaio heterólogo. Como mencionado anteriormente, a concentração de IGF-I no plasma é geralmente baixa nos Pastores Alemães anões, mesmo quando se leva em conta a idade e o tamanho. Entretanto, a interpretação de resultados deve também levar em conta a possibilidade de uma dieta de baixa caloria e, principalmente, um baixo consumo de proteína, o que também pode diminuir a concentração de IGF-I no plasma[37,76,77].

O diagnóstico por imagem (tomografia computadorizada [TC] ou imagens por ressonância magnética [MRI, *magnetic resonance imaging*]) em idade jovem frequentemente revela pequenos cistos na hipófise. Eles podem tornar-se maiores à medida que o animal cresce (Figura 2.16), tornando-se eventualmente tão grandes que chegam a causar sintomas neurológicos (ver também o Capítulo 2.2.6). Entretanto, cães saudáveis, especialmente aqueles que são braquicéfalos, podem também abrigar pequenos cistos na hipófise.

Tratamento

A inexistência de GH homólogo para uso terapêutico em cães levou a tentativas iniciais de terapia com GH humano e bovino. Isto não foi muito bem-sucedido, em parte porque resultou na formação de anticorpos contra o GH heterólogo[78]. A capacidade das progestinas de induzirem a expressão do gene do GH no tecido mamário canino e a liberação na circulação sistêmica do GH assim produzido (Figura 2.11) ofereceu uma abordagem alternativa para evitar este problema. São aplicadas injeções subcutâneas de acetato de medroxiprogesterona em doses de 2,5 a 5mg/kg de peso, inicialmente com intervalos de 3 semanas e subsequentemente com 6 semanas de intervalo. Se as placas de crescimento ainda não se fecharam, pode-se esperar um aumento no tamanho do corpo. O focinho torna-se menos pontudo e nasce pelagem de adulto, com sobrepelo (Figura 2.17). Paralelamente a estas melhoras físicas, a concentração de IGF-I no plasma aumenta e a concentração de GH no plasma geralmente aumenta, sem exceder os limites de referência[79]. Foi descrito que a proligestona é similarmente efetiva em doses de 10 mg/kg, a cada 3 semanas[80].

Existem, entretanto, alguns efeitos adversos, incluindo períodos recorrentes de piodermia prurítica e, raramente, desenvolvimento de tumores mamários. Ocasionalmente, a recuperação é muito rápida e a continuação do tratamento torna-se excesso de tratamento, que leva a alterações acromegálicas (Capítulo 2.2.4). Isto pode ser evitado interrompendo-se o tratamento por alguns meses, certamente quando a concentração de IGF-I aproximar-se de 200 µg/ℓ. Em fêmeas, a administração contínua de progestina leva, com certeza, à hiperplasia endometrial cística (Capítulo 7.10), que pode ser evitada por ovário-histerectomia antes do início do tratamento.

Recentemente, o GH porcino, que é idêntico ao GH canino (Capítulo 2.2.1), tornou-se disponível para uso terapêutico. Ele é administrado em três doses subcutâneas de 0,1 a 0,3 UI por kg de peso por semana. Como este tratamento pode resultar no excesso de GH, o que leva ao diabetes melito,

Sistema hipotalâmico-hipofisário

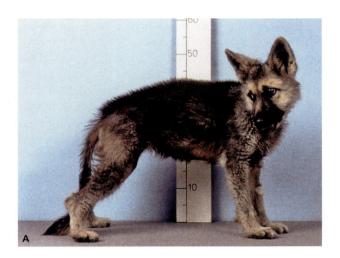 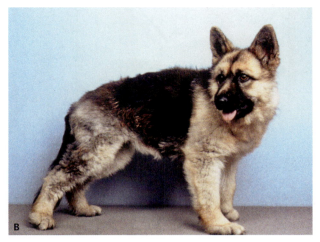

Figura 2.17 – Fêmea de cão da raça Pastor Alemão com nanismo hipofisário antes (A) e após 2 anos de tratamento com acetato de medroxiprogesterona e l-tiroxina (B).

o monitoramento do IGF-I plasmático e da glicose pelo menos uma vez a cada 6 semanas é da maior importância. O subpelo volta a crescer, mas o crescimento do sobrepelo é variável.

O tratamento com progestinas, ou pGH, deve ser acompanhado pela reposição do hormônio da tireoide, de acordo com os princípios descritos no Capítulo 3.3.1.

Prognóstico

Sem tratamento, o prognóstico para Pastores Alemães anões é geralmente ruim. Entre as idades de 3 e 5 anos, o animal geralmente torna-se calvo, magro e embotado, em parte devido à função renal deteriorada e ao hipotireoidismo secundário. A terapia de substituição para o hipotireoidismo pode corrigir isto em parte, mas a continuação do crescimento do cisto hipofisário pode prejudicar o funcionamento dos tecidos cerebrais adjacentes, contribuindo, desta forma, para o sofrimento do animal. Neste estágio, os proprietários geralmente solicitam que o animal seja eutanasiado, se já não o fizeram bem antes disso.

O tratamento com tiroxina e progestinas ou hormônio de crescimento geralmente resulta em uma vida relativamente saudável por muitos anos, desde que as complicações, como piodermite, possam ser manejadas e a acromegalia devido ao tratamento seja evitada.

2.2.3 Deficiência de hormônio de crescimento adquirida

A hipofisectomia, como no tratamento de hipercortisolismo dependente da hipófise (Capítulo 4.3.1), resulta em um nível muito baixo de GH no plasma, que não responde à estimulação[81]. Como foi inicialmente o caso em seres humanos, esta intervenção em cães e gatos é geralmente seguida por substituição a longo prazo, com administração oral de cortisol e tiroxina. Em seres humanos, a deficiência de hormônio de crescimento na idade adulta produz uma ampla série de manifestações, desde complicações metabólicas e cardiovasculares até uma redução na qualidade de vida, como resultado da diminuição das energias física e mental[82]. Após a hipofisectomia, alguns cães não recuperam sua vitalidade ou sua massa muscular e pelagem, mesmo que a hipofisectomia tenha acabado com o hipercortisolismo e que eles estejam recebendo suplementação apropriada de cortisol e tiroxina. Quando se exclui a recorrência do hipercortisolismo e a ausência de resposta à estimulação de GH demonstra hipo-hipofisarismo com deficiência grave de hormônio de crescimento, o tratamento com pGH ou progestinas (Capítulo 2.2.2) pode trazer melhoras.

Além da deficiência de hormônio de crescimento devido a danos na glândula hipófise, têm ocorrido, por quase três décadas, relatos na literatura veterinária sobre a ocorrência espontânea e isolada de deficiência de crescimento em cães adultos. Foi proposto que esta deficiência de GH pode explicar algumas formas de alopecia que ocorrem em raças como Pomeranos (Figura 2.18), Poodle miniatura, Chow Chow e Keeshound. A alopecia foi descrita em ambos os sexos, em qualquer idade, mas geralmente começando de 1 a 3 anos de idade e envolvendo principalmente o tronco, as superfícies caudais das coxas, o períneo e o pescoço. A alopecia não parece

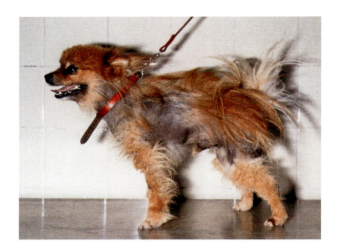

Figura 2.18 – Macho da raça Pomerano, com 8 anos de idade, cujo único problema era uma alopecia crescente por 1 ano. Este tipo de alopecia foi suposto ser devido à deficiência de GH, mas depois foi diagnosticada como sendo resultado de hipercortisolismo leve (Capítulo 4.3.1).

ser atribuível a nenhuma das doenças endócrinas que reconhecidamente causam atrofia da pele e perda de pelos (hipotireoidismo, hipercortisolismo e hiperestrogenismo devido a tumores nos testículos). Apesar de o tratamento com GH heterólogo ter tido resultados ruins a moderados, a condição recebeu nomes como "deficiência de hormônio de crescimento com início na idade adulta" e "dermatose responsiva ao hormônio de crescimento". A incerteza sobre o papel do GH é ilustrada por nomes alternativos como "alopecia responsiva à castração", "alopecia responsiva à biopsia", "síndrome semelhante à hiperplasia congênita suprarrenal" e "alopecia X"[83].

A entidade não parece estar bem definida, uma vez que, em cerca de um terço dos casos, a resposta do GH à estimulação foi normal. Contudo, em alguns em que houve resposta normal à estimulação, o tratamento com GH foi relatado como efetivo. Em outros casos, procedimentos aparentemente não relacionados, tais como castração ou administração de testosterona, foram seguidos pelo aparecimento de pelagem nova[84]. Mais ainda, em Pomeranos com e sem alopecia, a concentração média de GH circulante não aumentou significativamente após a estimulação[85]. Assim, a correlação proposta entre algumas formas desta alopecia com início na idade adulta e a diminuição da secreção de GH não está em bem fundamentada. É mesmo improvável que exista uma deficiência verdadeira do hormônio de crescimento, pois, em todas as vezes que o IGF-I no plasma foi medido, ele estava invariavelmente dentro dos limites de referência[84].

Permanece o fato de que, em alguns cães adultos com alopecia, não há resposta ou há apenas uma resposta fraca do GH plasmático quando estimulado por GHRH ou agonistas α-adrenérgicos, tais como a clonidina ou seu análogo estrutural, a xilazina (Capítulo 12.1.2). Esta ausência de resposta é provavelmente um distúrbio funcional. Um estudo preliminar em Poodles miniatura com alopecia levou à proposta de que o ligeiro excesso de cortisol pode ser responsável pelas respostas alteradas do GH[86]. Sabe-se que os glicocorticoides suprimem a resposta do GH a vários estímulos em seres humanos e em cães[87-90]. Em cães com hipercortisolismo dependente da hipófise, a liberação de GH em pulsos está prejudicada, provavelmente como resultado de alterações na função somatotrófica da hipófise e alterações na regulação supra-hipofisária[91].

A hipótese de que tanto a alopecia quanto a ausência de resposta à estimulação do hormônio de crescimento possam ser o resultado de hipercortisolismo leve foi recentemente testada em Pomeranos e Poodles miniatura com alopecia. Mensurações seriadas de corticoides na urina com testes de supressão de dexametasona de dose baixa satisfizeram em ambos os grupos dois critérios de hipercortisolismo, quais sejam, aumento na produção de cortisol e diminuição da sensibilidade à retroalimentação por glicocorticoide[92,93]. Esta forma de hipercortisolismo é discutida em mais detalhes no Capítulo 4.3.1. Ainda não foi esclarecido se este tipo de alopecia resulta de hipercortisolismo em outras raças.

2.2.4 Excesso de hormônio de crescimento

A hipersecreção de hormônio de crescimento no adulto resulta em uma síndrome caracterizada pelo crescimento excessivo de tecido conjuntivo, ossos e vísceras. A origem hipofisária da doença na espécie humana foi reconhecida em 1886, por Pierre Marie, que derivou o nome das palavras gregas *akron* (extremidade) e *megas* (grande) para o característico aumento de mãos e pés. Em cães e gatos, como nos seres humanos, o excesso de GH pode ser causado por um adenoma somatotrófico da glândula hipófise. Além disso, os cães podem desenvolver a síndrome pela indução da secreção de GH pelas glândulas mamárias pela progestina (Capítulo 2.2.1.2). Finalmente, algumas das alterações físicas e bioquímicas em cães com hipotireoidismo primário podem ser causadas pelo excesso de GH resultante de alterações adeno-hipofisárias causadas pela deficiência do hormônio da tireoide. Esta última forma de excesso de GH é discutida no Capítulo 3.3.1.

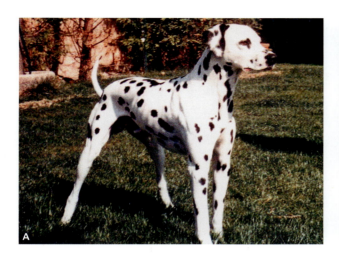
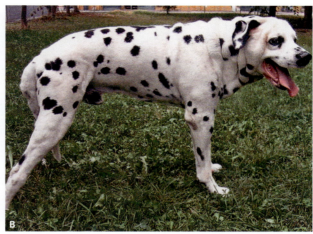

Figura 2.19 – Cão da raça Dálmata, macho, aos 5 anos de idade (A), e aos 10 anos de idade, após desenvolver acromegalia (B). Repare o aumento generalizado do corpo, as grossas dobras de pele em cabeça e pescoço e a língua aumentada.

2.2.4.1 Hormônio de crescimento hipofisário excessivo

Foram descritos em cães tumores da hipófise que poderiam ter secretado quantidades excessivas de GH[94-96], mas só recentemente foi confirmada a hipersecreção de GH em um cão com acromegalia e um adenoma somatotrófico[97]. Em gatos, a doença é menos rara e provavelmente subdiagnosticada[98,99].

Manifestações clínicas

Um cão com acromegalia de origem hipofisária recentemente descrito apresentava características muito pronunciadas de excesso de GH existente há muito tempo (Figura 2.19) e é usado aqui como protótipo para a descrição da condição[97]. O supercrescimento de tecido mole incluía engrossamento da pele, especialmente da cabeça e do pescoço, e aumento da língua, com estridor respiratório. As alterações ósseas causaram aumento dos espaços interdentários, rigidez progressiva, dificuldade para ficar em pé e rigidez do pescoço, devido à proliferação das cartilagens articulares, reação periarticular periosteal e grave espondilose deformante. As alterações metabólicas manifestaram-se por polifagia, ganho de peso, respiração ofegante excessiva, poliúria e polidipsia. Os exames de laboratório revelaram glicemia normal com tolerância à glicose diminuída. O único outro achado notável nos exames de sangue de rotina foi uma anemia leve. A anemia normocrômica normocítica foi descrita em cães tratados com doses farmacológicas de GH porcino e está associada com diminuição da série celular eritrocitária, bem como com atrofia celular na medula óssea. É considerada como efeito espécie-específico[100].

Agora que mais de 100 casos de acromegalia foram descritos em gatos, esta é uma síndrome bem reconhecida. Ela é primariamente uma doença de machos castrados, com 6 a 15 anos de idade. Em princípio, as alterações físicas são as mesmas que as dos cães, mas geralmente menos pronunciadas (Figura 2.20). Quase todos os gatos afetados são apresentados por causa de diabetes melito mal controlado, em razão da resistência à insulina induzida por GH. Inicialmente e provavelmente antes do desenvolvimento de diabetes melito, o proprietário pode ter notado a polifagia, ganho de peso, poliúria e polidipsia. No estágio de diabetes melito resistente à insulina, alguns proprietários notaram claudicação, aumento no tamanho das patas e características faciais alargadas. Em cerca de metade dos gatos, o exame físico revela uma cabeça grande, prognatia inferior, distância aumentada entre os dentes caninos superior e inferior, rigidez e claudicação. Em alguns, está presente um murmúrio sistólico e, mais adiante na evolução da doença, pode haver o desenvolvimento de insuficiência cardíaca congestiva. O excesso crônico de GH leva à hipertrofia do miocárdio, com aumento no conteúdo de colágeno[101]. Se o tumor da hipófise for muito grande, ele pode causar deficiência visual, midríase e movimentos circulares (Capítulo 2.2.6). Os achados laboratoriais geralmente incluem hiperglicemia e glicosúria sem cetonúria e pode existir nível elevado de enzimas hepáticas, secundário à lipidose hepática, bem como ligeira hiperproteinemia e hiperfosfatemia.

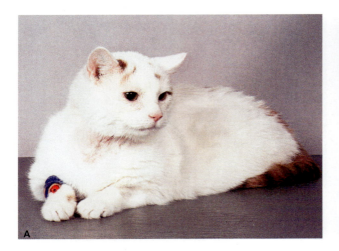
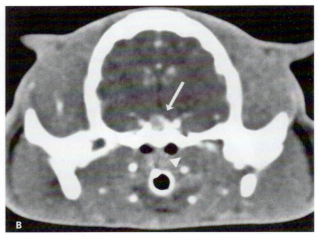

Figura 2.20 – (*A*) Gato macho, de onze anos de idade, castrado, com acromegalia e diabetes melito, necessitando de 25 UI de insulina, 4 vezes/dia. O GH basal no plasma era 51 µg/ℓ e o IGF-I, 3.871 µg/ℓ. O gato apresentava um físico robusto e feições um pouco grosseiras. O proprietário notou que ele estava cada vez maior e com uma cabeça grande. (*B*) Imagens de tomografia computadorizada otimizada com contraste da fenda hipofisária revelaram uma glândula hipófise aumentada, com 4,5 mm de altura e 4,2 mm de largura (*seta*). Também são visíveis grossas dobras mucosas no palato mole, as quais obliteram quase completamente a nasofaringe (*ponta de seta*). Três semanas após hipofisectomia transesfenoidal, o gato não necessitava mais de insulina.

Diagnóstico diferencial

O principal diagnóstico diferencial em gatos é o hipercortisolismo, que também pode originar a resistência à insulina (Capítulo 4.3). Apesar de o excesso de GH e o hipercortisolismo levarem a alterações físicas diferentes, a diferença não é sempre óbvia e, assim, gatos com resistência à insulina são geralmente testados para ambas as doenças. A ocorrência simultânea de adenoma somatotrófico e adenoma corticotrófico (adenoma duplo) deve também ser considerada[102,103].

Diagnóstico

Para gatos necessitando de insulina lenta em doses ≥ 1,5 UI/kg de peso por injeção e/ou com sinais físicos de acromegalia, o achado de GH > 7,2 µg/ℓ de plasma e IGF-I > 590 µg/ℓ é geralmente diagnóstico[103]. O GH de felinos pode ser mensurado por radioimunoensaio heterólogo, a saber, os ensaios espécie-específicos para cães e ovelhas[104,105]. Como um valor alto pode ser resultado fortuito de um pulso secretório em um indivíduo não acromegálico, é aconselhável coletar três a cinco amostras para os ensaios de GH, com 10 min de intervalo.

O IGF-I é ligado a uma proteína transportadora e é menos sujeito a flutuações do que o GH. Sua sequência de aminoácidos é menos espécie-específica do que a do GH. O IGF-I felino pode ser medido em um ensaio para IGF-I humano e, como isso é mais facilmente disponível do que ensaios apropriados para GH, é o que é comumente usado para diagnosticar acromegalia em gatos diabéticos[99,106]. Entretanto, o valor de corte é alto (1.000 µg/ℓ)[99], o que pode levar a subdiagnósticos. Concentrações não elevadas de IGF-I foram descritas em gatos com concentração de GH elevada no plasma[106,107]. Um resultado de IGF-I falso-negativo pode ser esperado, especialmente em gatos acromegálicos com diabetes melito não tratado[108]. Por outro lado, níveis elevados de IGF-I foram observados em gatos diabéticos resistentes à insulina e sem acromegalia, constituindo resultados falso-positivos[109,110]. Algumas dessas inconsistências podem estar relacionadas com o estado nutricional, uma vez que estudos em ratos e seres humanos mostraram que, quando a condição nutricional é ruim, a concentração de IGF-I no plasma pode estar baixa e a concentração de GH no plasma pode estar aumentada[111].

Quando o diagnóstico de acromegalia for confirmado, a glândula hipófise deve ser visualizada por tomografia computadorizada ou ressonância magnética (Figura 2.20).

Tratamento

Apesar de a acromegalia estar sendo reconhecida em gatos com frequência cada vez maior, tem havido poucos relatos de experiência com tratamentos. Na espécie humana, a adenomectomia transfenoidal é o tratamento de escolha. A hipofisectomia transfenoidal em um gato levou à reversão da resistência à insulina e à cessação completa do diabetes meli-to[102]. A destruição da hipófise pela aplicação de frio em dois outros gatos resultou na diminuição da re-sistência à insulina e à diminuição das concentra-ções de IGF-I plasmático[112,113].

O tratamento mais frequentemente relatado para a acromegalia felina tem sido a terapia por radiação. Em cinco casos, a radiação com cobalto 60 (gama) diminuiu transitoriamente a necessidade de insuli-na e reduziu o tamanho do tumor da hipófise[114,115]. Em um gato no qual a radiação de acelerador linear (raios X de alta energia) foi usada, a resistência à insulina foi reduzida, mas a concentração de IGF-I no plasma continuou elevada e a acromegalia conti-nuou como processo patológico ativo[116]. A radiação β reduziu apenas ligeiramente a necessidade de in-sulina em um gato, mas, em outro gato, a radiação de acelerador linear reduziu a dose necessária de in-sulina à metade[117]. Os possíveis efeitos adversos da radioterapia são discutidos no Capítulo 2.2.6.2.

Dependendo do perfil receptor do tumor, aná-logos da somatostatina são efetivos em uma alta porcentagem de seres humanos com acromegalia, reduzindo tanto os níveis de GH e IGF-I, como o ta-manho do tumor[118]. Em um gato tratado com o aná-logo da somatostatina, a octreotida, a concentração de GH no plasma foi normalizada[119]; mas, em qua-tro outros gatos, a octreotida teve pouco ou nenhum efeito nos níveis de GH no soro[114]. Um teste de pré--entrada com uma única injeção intravenosa de oc-treotida foi recentemente introduzido para avaliar a efetividade potencial do tratamento com octreotida em gatos acromegálicos. Aqueles que respondem fa-voravelmente poderiam ser candidatos para o trata-mento de liberação de longa ação (LAR, *long-acting release*) com octreotida[103].

O pegvisomanto, antagonista do receptor de GH recentemente introduzido, foi descrito como efeti-vo, seguro e bem tolerado por seres humanos com acromegalia[120]. Enquanto não existirem antagonis-tas espécie-específicos, esta abordagem não é uma opção para cães e gatos.

Prognóstico

Em gatos acromegálicos, o prognóstico a curto pra-zo pode ser relativamente bom, desde que o diabetes melito resistente à insulina possa ser satisfatoria-mente manejado, apesar de isto necessitar de altas doses de insulina diariamente, o que é uma despesa considerável[107]. Complicações como insuficiência cardíaca congestiva ou aumento do tumor hipofisá-rio geralmente resultam em morte ou eutanásia em 1 ou 2 anos. A resposta ao tratamento do adenoma somatotrófico por cirurgia, radiação e/ou análogo da somatostatina pode ser monitorada pela mensuração do IGF-I no plasma. Na espécie humana, o IGF-I é considerado o melhor marcador bioquímico para este propósito, apesar de terem sido descritos resultados inconsistentes, isto é, GH aumentado com IGF-I nor-mal em 11% dos pacientes não curados e IGF-I au-mentado com GH normal em 24%[121].

2.2.4.2 Hormônio de crescimento mamário excessivo

Como foi mencionado no Capítulo 2.2.1, a liberação de GH pelo tecido mamário é um processo fisioló-gico normal em cães durante a fase luteal do ciclo estral. Em algumas cadelas de meia-idade e idosas podem ser liberadas quantidades suficientes de GH para causar acromegalia (e diabetes melito). Como nas cadelas os níveis de progesterona são semelhantes durante metaestros sem gravidez e durante a gravi-dez (Capítulo 7.2.1), pode-se esperar a ocorrência de acromegalia durante a gravidez e este fato foi relatado recentemente em duas cadelas[122]. A administração de progestinas pode também originar excesso de GH e sinais e sintomas de acromegalia[123,124].

As progestinas induzem a expressão de GH no tecido mamário em gatos[125], mas o GH não atinge a circulação sistêmica[126] e, consequentemente, não leva à acromegalia. Ele tem, entretanto, efeito proli-ferativo local, que também envolve IGF-I[127] e pode resultar em aumento marcante de uma, várias ou to-das as glândulas mamárias. Esta hiperplasia fibroe-pitelial pode ocorrer em gatas jovens, na época de seu primeiro cio. Pode também ser causada pela ad-ministração de progestinas sintéticas como acetato de megestrol e acetato de medroxiprogesterona[128]. Isto é discutido com mais detalhes sob o título de prevenção do cio (Capítulo 7.10).

Manifestações clínicas

A acromegalia canina devido ao GH mamário come-ça tipicamente de 3 a 5 semanas após o cio e produz os mesmos sinais e sintomas do excesso de GH hi-pofisário, descritos no Capítulo 2.2.4.1: grossas do-bras de pele na cabeça e no pescoço, fadiga, estridor respiratório, prognatismo com aumento dos espaços entre os dentes e aumento do abdome devido à vis-ceromegalia (Figura 2.21). Inicialmente, a maioria destas alterações regride após o metaestro, mas, ao longo de sucessivos ciclos estrais, eles tornam--se progressivamente mais graves, até que o quadro clínico completo se desenvolve. As formas iniciais

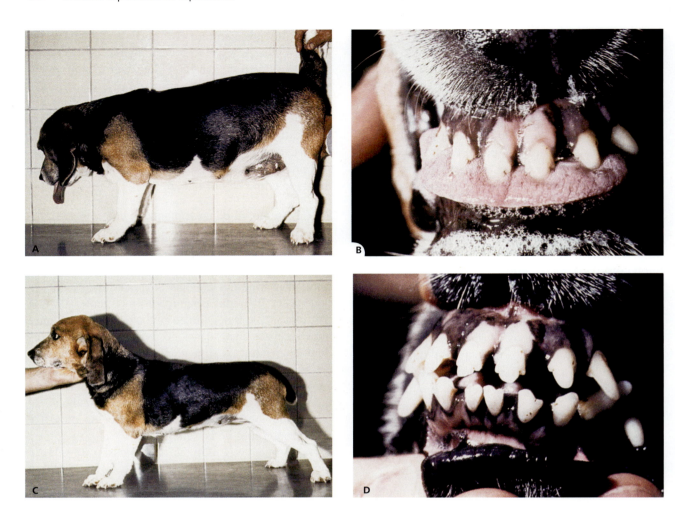

Figura 2.21 – (*A* e *B*) Fêmea da raça Beagle, com 8 anos de idade, grave acromegalia e diabetes melito, que se desenvolveram durante o metaestro em curso. Repare no corpo pesado e a língua aumentada. Durante os dois períodos de metaestro prévios, o proprietário notou poliúria, polifagia, bem como ronco e arfar excessivos. (*C* e *D*) A mesma cadela, 3 meses após a ovário-histerectomia. O crescimento excessivo de tecido mole regrediu, mas as alterações ósseas que causaram prognatismo e espaços entre os dentes aumentados permaneceram[129].

suaves são geralmente caracterizadas primariamente por poliúria, polidipsia, algumas vezes polifagia, fadiga e roncos. A poliúria não apresenta glicosúria, a não ser que o diabetes melito também se desenvolva pela exposição repetida ao excesso de GH[129,130].

As progestinas usadas para a prevenção do cio podem produzir alterações semelhantes, especialmente quando administradas frequentemente e em doses relativamente altas (Figura 2.22). Um estudo comparativo dos efeitos de duas progestinas revelou que elas resultaram em concentrações semelhantes de GH e de IGF-I plasmáticos e em graus semelhantes de resistência à insulina[131].

Estudos laboratoriais frequentemente revelam hiperglicemia e fosfatase alcalina aumentada no plasma. Esta última pode ser devido à atividade glicocorticoide, que é intrínseca das progestinas[132,133].

Diagnóstico diferencial

Em casos pronunciados, as características clínicas, incluindo a história médica específica, não são facilmente confundidas com as de outras doenças. Entretanto, em alguns cães, as alterações metabólicas levam à poliúria, à polifagia e à hiperglicemia, que, junto com o aumento no tamanho do abdome, podem mimetizar os sinais de hipercortisolismo. Pregas de pele redundantes na cabeça e no pescoço podem também ocorrer no hipotireoidismo primário, que leva ao excesso de GH (Capítulo 3.3.1).

Diagnóstico

Do mesmo modo que no excesso de GH hipofisário, a mensuração de GH plasmático (com intervalos de 10 min) e de IGF-I confirmará o diagnóstico. É

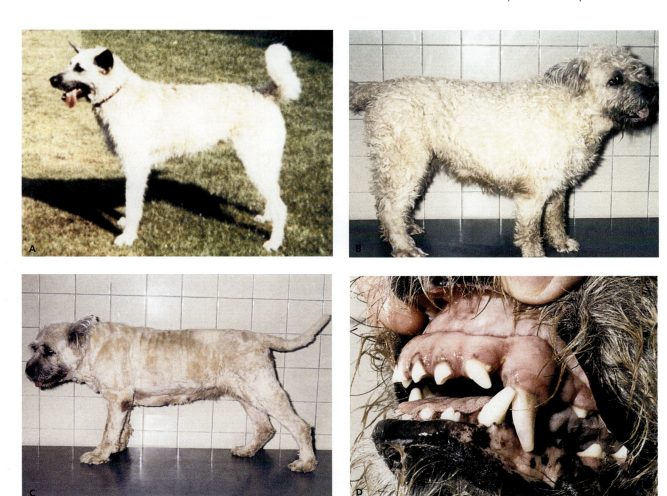

Figura 2.22 – (*A*) Cadela mestiça da raça Pastor Belga aos 3 anos de idade. (*B*) Dois anos depois, a cadela foi apresentada por causa de resistência diminuída, intolerância ao calor (arfar frequente, preferência por lugares frescos), crescimento exagerado da pelagem, aumento do tamanho do abdome e estridor inspiratório. Ela apresentou níveis plasmáticos altos de GH (≥ 45 µg/ℓ), induzidos por injeções de acetato de medroxiprogesterona três vezes ao ano para prevenção de cio. (*C*) Após a pelagem ter sido tosada, as alterações físicas ficaram mais notáveis: cabeça, tronco e membros grandes e grossas pregas de pele no pescoço. (*D*) O exame físico revelou prognatismo, espaços entre os dentes aumentados e língua relativamente grande[134].

geralmente aconselhável não atrasar o tratamento à espera dos resultados de laboratório, uma vez que, quanto mais cedo o tratamento se inicia, maior a chance de evitar o diabetes melito permanente (ver a seguir).

Tratamento

A acromegalia induzida por progestina pode ser efetivamente tratada pela suspensão da progestina exógena e/ou por ovario(hister)ectomia. O animal pode, então, mudar completamente (Figura 2.21), devido à reversão das alterações nos tecidos moles. O tamanho do abdome diminui, do mesmo modo que os engrossamentos de tecidos moles orofaríngeos e, por isso, também o ronco associado. As alterações ósseas parecem ser irreversíveis, mas não parecem causar problemas para o animal. Nos casos em que o excesso de GH não leva ao esgotamento completo das células β-pancreáticas, a eliminação da fonte de progesterona pela ovario(hister)ectomia pode evitar o diabetes melito persistente (Figura 2.23).

Podem aparecer problemas graves em cães nos quais a progestina que está causando a acromegalia foi administrada recentemente, porque sua ação pode perdurar por vários meses. Os bloqueadores dos receptores de progesterona podem ser úteis, uma vez que diminuem as concentrações de GH e de IGF-I no plasma de cães com acromegalia[135], mas não existe ainda experiência a longo prazo com seu uso[136]. Algum cuidado é justificável, uma vez que

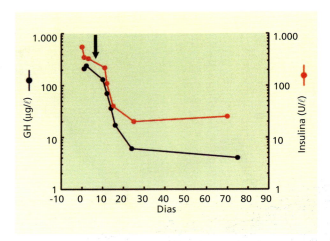

Figura 2.23 – Concentrações de GH e insulina no plasma (escalas logarítmicas!) da cadela mostrada na Figura 2.21, imediatamente antes e após a ovário-histerectomia (*seta*). A cadela estava na fase luteal do ciclo estral e havia desenvolvido hiperglicemia persistente. Seguindo-se a reversão da resistência à insulina causada pelo excesso de GH induzido por progesterona, tanto a hiperinsulinemia quanto a hiperglicemia desapareceram.

eles também bloqueiam parcialmente os receptores de glicocorticoides.

Prognóstico

Cães com excesso de GH induzido por progestinas têm um bom prognóstico após a eliminação da fonte de progestina. O diabetes melito resultante do excesso de GH induzido por progestinas é, deste modo, às vezes, também reversível.

2.2.5 Prolactina e pseudociese no cão

A pseudociese é a síndrome que mais ou menos acompanha a fase luteal estendida de todos os ciclos ovarianos sem gravidez na cadela. Se os seus efeitos são leves, é geralmente chamada de pseudociese fisiológica ou dissimulada. Em contraste, na pseudociese manifesta, ou clínica, o desenvolvimento mamário e/ou as alterações de comportamento são quase indistinguíveis daquelas da prenhez avançada ou da lactação. Algumas raças, como Afghan Hound e Basset Hound, parecem ser especialmente predispostas ao desenvolvimento de pseudociese aberta[137].

Patogênese

Nas cadelas (mas não nas gatas), a secreção de progesterona durante a fase luteal é bem semelhante àquela que ocorre durante a prenhez (Capítulo 7.2.1). Portanto, não é surpreendente que os efeitos resultantes possam mimetizar tão bem a prenhez. A PRL no plasma aumenta durante a segunda metade da gestação. Na maioria das cadelas não grávidas, ela aumenta apenas ligeiramente durante a fase luteal, de uma média de 2,5 µg/ℓ para uma média[138] de 5 µg/ℓ, mas, naquelas com pseudociese clínica, eleva-se para cerca de 35 µg/ℓ ou mais[137,139]. Isto é, primariamente, a consequência de um rápido decréscimo na secreção de progesterona[48,56], mas o decréscimo abrupto nem sempre leva à pseudociese. Apenas nas cadelas com predisposição à pseudociese, isto induz o aumento substancial na PRL, que, por sua vez, inicia a manifestação dos sinais e sintomas da pseudociese[140].

Manifestações clínicas

Cerca de 4 a 8 semanas após o cio, cadelas com pseudociese podem apresentar comportamento que pode ser interpretado como construção de ninho e cuidados com filhotes. Este comportamento pode incluir relutância em sair de casa, agressão, escavações e cuidados maternais com objetos. Outros sinais são inquietação, perda de apetite e lambição frequente do abdome. As glândulas mamárias podem se desenvolver a tal ponto que o contorno do corpo assemelha-se bastante àquele do final da gestação ou lactação. A secreção mamária varia de apenas algumas gotas de um líquido claro ou amarronzado até quantidades consideráveis de leite verdadeiro.

Tratamento e prognóstico

Na maioria dos animais, os sintomas de pseudociese cessam espontaneamente após umas 2 semanas, mas, às vezes, as alterações são tão graves e duradouras que os proprietários não conseguem lidar com elas e solicitam tratamento. Para tal, a prolactina pode ser suprimida e a pseudociese encerrada pela administração de:

1. Agonistas da dopamina, como a bromocriptina (10 µg/kg, 2 vezes/dia, por 10 dias) e a cabergolina (5 µg/kg, 1 vez/dia, por 6 dias). Os vômitos, que frequentemente ocorrem com a bromocriptina, podem ser evitados com a redução da dosagem pela metade nos quatro primeiros dias e pela administração da droga após as refeições. Foi relatado que a administração por longo tempo (> 14 dias) pode levar à alteração na cor da pelagem[141].
2. Um antagonista da serotonina, a metergolina (0,1 mg/kg, 2 vezes/dia, por 10 dias). Esta droga diminui a liberação de PRL (Figura 2.24)

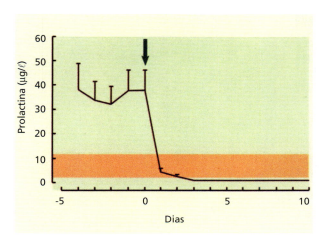

Figura 2.24 – Concentração média (± EPM) de PRL no plasma em seis Afghan Hounds antes e durante os dez dias de administração de metergolina (2 mg, 2 vezes/dia). A *seta* marca o início do tratamento. A *barra horizontal* indica os limites de referência em cadelas no anestro[137].

sem risco de vômitos, mas podem ocorrer hiperexcitação, algum aumento na agressividade e lamúrias frequentes[137].

2.2.6 Tumores da hipófise

Os adenomas da hipófise são considerados benignos, mas, na espécie humana, eles podem invadir a dura-máter adjacente, o sino cavernoso e o sino esfenoide. O exame microscópico revelou que a invasão dural ocorre em 45% dos casos[142]. Por causa de sua extensão e infiltração de estruturas regionais, estes tumores têm um alto índice de recorrência após a ressecção cirúrgica. O diagnóstico de carcinoma da hipófise é reservado para tumores com disseminação metastática demonstrada, tanto sistêmica como dentro do sistema nervoso central[143,144]. O diagnóstico de "adenoma invasivo" é uma contradição de termos, mas com propósito de comparação pode também ser usado para cães e gatos[145,146].

Os tumores da hipófise apresentam manifestações endócrinas e não endócrinas. Síndromes endócrinas de excesso causadas por adenomas corticotróficos ou somatotróficos são discutidas nos Capítulos 4.3.1 e 2.2.4.1, respectivamente. Prolactinomas ocorrem na espécie humana, mas não foram descritos em cães e gatos. Adenomas clinicamente não funcionais (NFA, *non-functional adenomas*) constituem 50% de todos os adenomas da hipófise na espécie humana e incluem adenomas de células gonadotróficas (corando para FSH, LH e α-subunidade), tireotróficas (corando para TSH) e células nulas (imunonegativas). As principais consequências dos NFA são os efeitos de massa[147]. Sua ocorrência em cães e gatos não foi explicitamente relatada.

As manifestações não endócrinas dos adenomas da hipófise resultam da pressão que o tumor exerce nas estruturas cerebrais adjacentes. Pode também ocorrer falência da hipófise anterior, isto é, deficiência parcial ou completa dos hormônios da hipófise anterior. Em princípio, pode ocorrer deficiência dos seis hormônios principais (LH, FSH, GH, TSH, ACTH e PRL). A interpretação dos resultados de testes de estimulação da supra-hipófise (Capítulo 12.1) pode apresentar problemas quando existe também excesso de hormônios que afetam a secreção de outros hormônios da hipófise[148]. A hipófise aumentada pode também afetar o funcionamento da neuro-hipófise (Capítulo 2.3.2).

2.2.6.1 Deficiência de hormônios

Em animais adultos, a deficiência de GH não é facilmente reconhecida como uma síndrome clínica distinta, apesar de a deficiência prolongada de GH levar a redução da atividade física, atrofia muscular, atrofia da pele e alopecia (Capítulo 2.2.3). A deficiência total ou parcial de TSH é frequentemente um componente do hipo-hipofisarismo e é discutida no Capítulo 3.3.2. A falência secundária adrenocortical, como resultado da deficiência de ACTH, pode ocorrer tardiamente no desenvolvimento de grandes tumores da hipófise. A deficiência de cortisol resultante (Capítulo 4.2.2) contribui para a deterioração gradual do animal e uma doença relativamente trivial ou uma anestesia podem precipitar o colapso vascular. A deficiência de gonadotrofina em fêmeas de cães pode permanecer despercebida por causa dos intervalos naturalmente longos entre os estros. Nos cães machos, a deficiência contínua de gonadotrofina (Capítulo 8.2) resulta em atrofia testicular (Figura 2.25). Os testículos tornam-se muito pequenos e macios e, como resultado, os epidídimos que não se alteram são mais facilmente delineados. A disfunção da neuro-hipófise não é usual em doença da hipófise anterior, a qual permanece restrita à fenda hipofisária, mas é mais comum quando a extensão suprasselar de tumores grandes comprime o hipotálamo (Capítulo 2.3.3).

2.2.6.2 Efeitos de massa

A expansão suprasselar contínua do tumor exerce pressão no diafragma selar, no hipotálamo e – se a expansão for suficientemente rostral – no quiasma

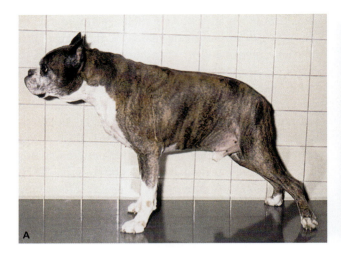
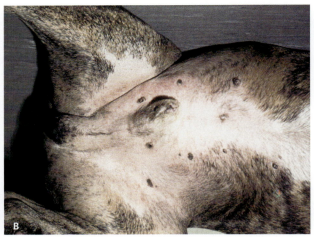

Figura 2.25 – Cão macho da raça Boxer, com 9 anos de idade e grande tumor da hipófise e hipotireoidismo secundário, manifestado apenas por sonolência, alopecia leve na virilha e flancos e pelagem rala (*A*). Havia marcante atrofia dos testículos (*B*). Não havia ainda sintomas neurológicos.

óptico. A extensão suprasselar lateral de um tumor de hipófise pode prejudicar a função do nervo oculomotor[149]. O tumor em expansão pode causar dor de cabeça e defeitos no campo visual em cães e gatos, como na espécie humana; porém, por causa da ausência de autoanamnese, o veterinário frequentemente deve, no começo, contar com sintomas bem vagos e não específicos. Estes incluem letargia, tendência a procurar isolamento e diminuição do apetite[150,151]. A suspeita de efeito de massa de um tumor de hipófise pode ser apoiada pela descrição do proprietário da tendência do animal de abaixar a cabeça para evitar ser afagado nela. O aumento progressivo da massa pode dar origem a graves anomalias neurológicas, tais como andar de um lado para outro, pressionar a cabeça, andar em círculos e uivo contínuo. Geralmente, não ocorrem convulsões. Tumores de hipófise muito grandes podem causar pressão no quiasma óptico, a tal ponto que alterações visuais podem ser notadas pelo proprietário[152].

O exame físico pode revelar vários sinais, incluindo morosidade, um ou mais dos sintomas neurológicos mencionados anteriormente, perda de peso devido à crescente anorexia e, ocasionalmente, midríase com ou sem anisocoria. O exame oftalmoscópico raramente revela edema de papila.

Os efeitos de massa podem também aparecer repentinamente. Na espécie humana, isto é conhecido como apoplexia hipofisária e caracteriza-se por dor de cabeça muito aguda, vômitos, deterioração visual e perda de consciência. É causada por hemorragia ou infarto dentro do tumor hipofisário (Figura 2.26) ou dentro de uma glândula hipofisária sem tumor. Esta síndrome já foi descrita em cinco cães. Os três casos mais graves foram apresentados como emergências com colapso súbito e depressão grave; em dois havia cegueira e midríase bilateral. Em quatro cães havia um adenoma corticotrófico grande, com hemorragia. No quinto cão, a hemorragia da hipófise sem tumor era provavelmente parte da diátese hemorrágica devido à trombocitopenia idiopática[153,154].

Diagnóstico diferencial

Em parte devido ao caráter não específico dos sinais e sintomas, o diagnóstico diferencial abrange outras doenças neurológicas, como lesões parasselares e aumento de pressão intracraniana, até doenças metabólicas, como hipotireoidismo e encefalopatia hepática.

Diagnóstico

Achados laboratoriais que indicam baixa função basal de glândulas endócrinas periféricas, por exemplo, um nível baixo de tiroxina no plasma e excreção urinária de corticoides baixa, podem levantar a suspeita de falência da hipófise anterior, mas o diagnóstico de hipo-hipofisarismo parcial ou total deve apoiar-se em evidências diretas de deficiências dos próprios hormônios hipofisários. Isto pode ser conseguido por testes de estimulação com hormônios hipofiseotróficos como GHRH, GnRH, CRH e TRH. As medidas dos respectivos hormônios hipofisários – GH, LH, ACTH e PRL – permitem a estimativa da capacidade de reserva da hipófise. Os testes podem, em princípio, ser realizados em um ambiente ambu-

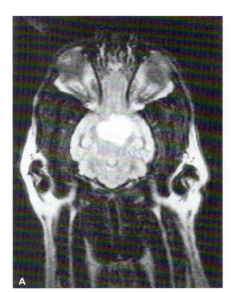 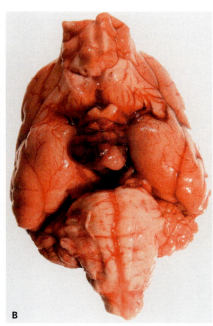

Figura 2.26 – (*A*) Imagens de exame por ressonância nuclear magnética axial otimizada com gadolínio de cadela da raça Jack Russell Terrier castrada, com onze anos de idade, admitida como emergência após início repentino de arfar continuado, andar em círculos, movimentos de pedalar quando em decúbito lateral e história de convulsões epileptiformes. O exame por ressonância revelou massa hipofisária irregular, com 1,7 × 1,4 cm, comprimindo o cérebro adjacente. A massa continha cavidades preenchidas com um líquido parecido com sangue. (*B*) A necropsia revelou adenoma corticotrófico da hipófise necrótico e hemorrágico, que se originava da *pars intermedia*.

latorial, mas é incômodo realizá-los separadamente. Por isso foi desenvolvido um teste combinado de hipófise anterior, no qual todos os quatro hormônios hipofisários são injetados em 20 s e amostras de sangue são coletadas para mensuração em cada amostra dos quatro hormônios hipofisários (Capítulo 12.1.3). Quando se suspeita de apoplexia hipofisária, o sangue deve ser coletado imediatamente para determinar se a interferência com a liberação de vasopressina levou à hipernatremia[153].

A TC helicoidal realçada por contraste (Figura 2.27) e a MRI (Figura 2.28) fornecem imagens da hipófise com alta resolução espacial e contraste, revelando o aumento da hipófise e seu relacionamento com as estruturas circunjacentes e pontos de referência anatômicos ósseos para a intervenção cirúrgica[155]. A TC helicoidal dinâmica e a MRI também permitem a visualização do lobo posterior. O deslocamento deste pode revelar a localização de um adenoma ou microadenoma no lobo anterior, enquanto a incapacidade de visualizar o lobo posterior nos tumores grandes de hipófise pode ser compatível com insuficiência de vasopressina (Capítulo 2.3.3.1)[156].

Tratamento

A falência da hipófise anterior pode ser tratada pela substituição dos hormônios produzidos inadequadamente pelas glândulas-alvo. Uma vez que os hormônios gonadais não são essenciais, a substituição pode limitar-se à administração oral de tiroxina (10 a 15 µg/kg, 2 vezes/dia) e cortisona (0,25 a 0,5 mg/kg, 2 vezes/dia). Isto resulta em alguma melhora no estado de alerta e também no apetite, caso o animal estiver anoréxico. Especialmente quando devido ao seu tamanho o tumor já havia produzido efeitos neurológicos, qualquer melhora será temporária. A administração imediata de corticosteroide é indicada nos casos com suspeita de apoplexia hipofisária; nestas crises, a dose deve ser quatro a cinco vezes maior do que a dose de substituição de longo termo (Capítulo 4.3.6).

Em princípio existem três opções para reduzir o tamanho do tumor hipofisário: terapia médica, hipofisectomia e radioterapia (ver também a discussão sobre o tratamento de excesso de GH hipofisário no Capítulo 2.2.4.1). A maior parte da experiência com o tratamento médico foi obtida em cães com hipercortisolismo dependente da hipófise. Drogas dopaminérgicas, como a bromocriptina, não diminuem efetivamente a produção de cortisol[157], mas foram obtidos resultados melhores com o agonista do receptor de dopamina D2, a cabergolina. A cabergolina tem alta afinidade pelo receptor D2 e tem uma meia-vida maior que a bromocriptina. Apesar de os receptores D2 estarem apenas moderadamente expressos nas hipófises com e sem tumor de cães[20], em 17 de 40 cães com tumores de hipófise, o tratamento com a cabergolina diminuiu a produção de cortisol e o tamanho do tumor. Todavia, entre os que não responderam estavam relativamente muitos cães com grandes tumores da hipófise[158].

A hipofisectomia é usada com sucesso para tratar o hipercortisolismo dependente da hipófise (Capítulo 4.3.1) e, com o aumento da experiência, tem sido usada para remover tumores da hipófise de até 2 cm de diâmetro. A remoção total ou subtotal de tumores grandes da hipófise com efeitos de massa dá alívio imediato na forma de diminuição dos sinais neurológicos e no retorno do apetite. O animal pode retomar uma vida normal por meses a anos após a cirurgia. Se o tumor retornar, pode-se considerar a descompressão cirúrgica por via transesfenoidal.

A radioterapia é indicada para cães e gatos quando um tumor hipofisário já está causando anomalias neurológicas[159]. Ela reduz o tamanho do tumor e, desse modo, as manifestações neurológicas. O resultado é melhor para cães com sinais neurológicos leves do que para aqueles com sinais graves ou estupor[160]. A radioterapia aumenta o tempo de sobrevivência em

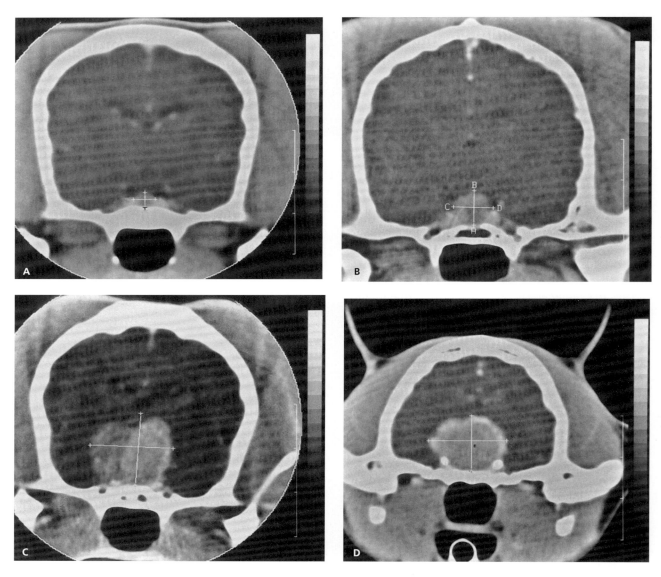

Figura 2.27 – Imagens de tomografia computadorizada transversais de crânios de três cães e um gato. (*A*) Beagle saudável. A otimização por contraste permite a visualização de hipófise de tamanho normal, cujas margens são indicadas por A-B (3,6 mm) e C-D (5 mm). (*B*) Fêmea mestiça de Greyhound, com doze anos de idade e hipercortisolismo dependente da hipófise. A otimização por contraste revela hipófise indiscutivelmente aumentada (A-B = 8,6 mm e C-D = 9,2 mm). (*C*) Fêmea da raça Terrier Australiano, com dez anos de idade e hipercortisolismo dependente da hipófise resistente à dexametasona, sem sinais neurológicos notáveis. A otimização por contraste revela hipófise muito aumentada (A-B = 16,6 mm e C-D = 17,7 mm). (*D*) Gato doméstico macho, de pelo curto, castrado e com catorze anos de idade, apresentado com sinais e sintomas leves de hipercortisolismo dependente da hipófise e cegueira central. Uma hipófise muito grande foi revelada pela otimização por contraste (A-B = 13,6 mm; C-D = 17,9 mm).

Sistema hipotalâmico-hipofisário 41

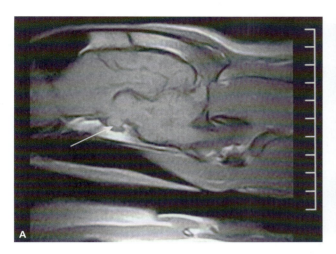
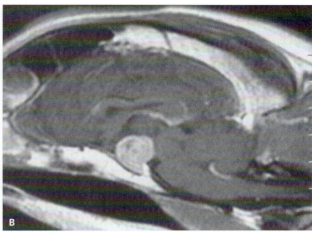

Figura 2.28 – Imagens de ressonância magnética sagital dos crânios de cão sadio (A) e de cão com hipercortisolismo dependente da hipófise (B). No cão sadio pode ser observada a fenda hipofisária entre o lobo anterior e o lobo neurointermediário (seta). No cão com hipercortisolismo dependente da hipófise existe extensão suprasselar da massa hipofisária.

relação aos cães não tratados[161]. O tempo médio de sobrevivência foi relatado como 22,6 meses em cães[162] e 17,4 meses em gatos[163]. A radioterapia não causa uma alteração imediata na hipersecreção pela hipófise. Assim, cães com hipercortisolismo dependente da hipófise podem necessitar de tratamento médico continuado. Gatos com um macrotumor e diabetes melito podem não necessitar de tratamento com insulina após a finalização de uma série de tratamentos fracionados de radioterapia (Capítulo 2.2.4.1)[164].

Efeitos colaterais agudos do tratamento com radioterapia incluem alterações locais na pele (eritema, perda de pelos e leucotriquia), mucosite faríngea e leve otite externa. O risco de efeitos colaterais tardios (prejuízo da audição, necrose/fibrose do cérebro) depende do volume de tecido cerebral tratado, da frequência e da dose total de radiação administrada[159].

2.3 Lobo posterior

Como ilustrado na Figura 2.2, o lobo posterior ou neuro-hipófise é uma extensão do hipotálamo ventral. Os dois hormônios da neuro-hipófise são sintetizados nos núcleos supraóptico e paraventricular do hipotálamo, dos quais axônios estendem-se através do pedículo hipofisário até a hipófise posterior. Os hormônios vasopressina e ocitocina são formados por neurônios separados e migram pelos axônios incorporados em proteínas precursoras. Eles são armazenados em grânulos secretores dentro dos terminais nervosos na neuro-hipófise e são liberados por exocitose na corrente sanguínea em resposta a estímulos apropriados. Os nonapeptídios ocitocina e vasopressina contêm pontes de dissulfeto internas que ligam resíduos de cisteínas nas posições um e seis. Eles são sintetizados como parte de uma grande molécula precursora, composta por um peptídio sinal, hormônio e uma proteína transportadora chamada neurofisina e (apenas para vasopressina) um glicopeptídio. A ocitocina difere da vasopressina apenas nas posições três e oito, isto é, ela contém nestas posições os aminoácidos isoleucina e leucina, respectivamente, enquanto na vasopressina estas posições são ocupadas por fenilalanina e arginina (Figura 1.3).

2.3.1 Ocitocina

A ocitocina estimula a secreção de leite pela contração das células mioepiteliais que envolvem os alvéolos e ductos nas glândulas mamárias. A liberação de ocitocina ocorre por um reflexo neuroendócrino. A sucção dos mamilos envia impulsos neurais ao cérebro que atingem o hipotálamo e ordenam a liberação pela neuro-hipófise. Ele também estimula contrações miometriais rítmicas no útero, que ajudam na expulsão do feto. Nos cães, a concentração de ocitocina no plasma aumenta ao final da gestação e aumenta mais ainda durante o estágio do parto de expulsão[165,166]. Em cadelas, a inércia uterina primária está associada a baixas concentrações de ocitocina no plasma[167]. Terapeuticamente, a ocitocina é amplamente usada para manter contrações uterinas. A ocitocina tem um papel essencial na ativação do comportamento maternal. Além de seu papel nos cuidados maternais, a ocitocina também tem papel em associações e vinculações sociais. As interações positivas entre pessoas e cães estão associadas a várias alterações neuro-humorais em ambas as espécies, incluindo o aumento de ocitocina no plasma[168]. Resultados de estudos comportamentais recentes indicam que a ocitocina também aumenta a confiança entre seres humanos[169].

2.3.2 Vasopressina

Como na maioria dos mamíferos, em cães e gatos, a arginina-vasopressina [(A) VP] ou hormônio antidiurético (ADH) (em suínos: lisina-vasopressina) tem um papel vital na conservação da água. Como outros hormônios hipofisários, a VP é secretada de maneira pulsátil (Figura 2.28)[170]. O maior determinante de sua liberação é a osmolalidade do plasma. Neurônios especializados, chamados osmorreceptores, estão concentrados no hipotálamo anterior, que é próximo, porém separado do núcleo supraóptico. Esta área é abastecida com sangue por pequenos ramos perfurantes das artérias cerebrais anteriores. A estimulação osmótica aumenta tanto a secreção basal como a pulsátil de VP (Figura 2.29)[170]. Alterações significativas no volume do sangue circulante e na pressão sanguínea podem também influenciar a liberação de VP e o cenário de osmorregulação. Concentrações significativamente elevadas de VP no plasma foram observadas em cães com cardiomiopatia dilatada[171]. Além disso, o estresse do medo e a administração de agentes pré-anestésicos ou anestésicos podem aumentar a concentração de VP no plasma[172,173]. O opioide metadona, em especial, tem um forte efeito estimulador da liberação de VP, considerado como efeito direto[174].

O hipotálamo anterior não contém apenas osmorreceptores que regulam a secreção de VP, mas também osmorreceptores para sede. O controle da secreção de vasopressina e da sensação de sede é parcialmente interligado, uma vez que beber água não só leva à saciedade da sede, mas também à cessação da secreção de vasopressina. O limiar osmótico para a secreção de VP é ligeiramente mais baixo do que aquele para a percepção da sede. Em condições fisiológicas, o equilíbrio de água é conseguido mais pela excreção de água regulada pela VP do que pela ingestão de água regulada pela sede[175].

Além dos sinais sistêmicos (primariamente a osmolalidade do plasma [Posm, *plasma osmolality*] e volume do sangue), da influência na secreção de VP e da ingestão de água, o equilíbrio de fluidos é regu-

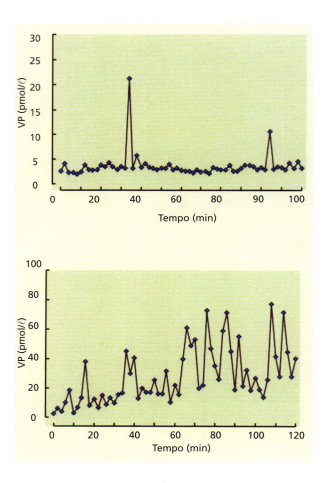

Figura 2.29 – Concentração de vasopressina (VP) no plasma em amostras de sangue coletadas a cada 2 min, durante 2 h, de cão da raça Beagle, com 5 anos de idade. No painel superior, amostras coletadas em condições basais e, no inferior, amostras coletadas durante estimulação osmótica com solução salina hipertônica (infusão de 20% de NaCl a 0,03 mℓ/kg/min, por 1 h). Repare as diferenças de escala no eixo Y. O volume e as perdas eletrolíticas devido às amostras de sangue foram corrigidas pela infusão intravenosa de solução lactada de Ringer.

lado por sinais pré-sistêmicos. Nos cães, ingerir água induz sinais orofaríngeos dependentes de volume que inibem a sede e também a secreção de vasopressina, bem antes de a água ingerida deixar o estômago. Em cães desidratados, a ingestão de água diminui a secreção de vasopressina em minutos, enquanto a Posm ainda está elevada[176,177].

Os efeitos da VP são mediados por três subtipos de receptores: receptor V_1 nos vasos sanguíneos, receptor V_2 nas células epiteliais dos ductos coletores renais e receptores V_3 que mediam a secreção de ACTH pela adeno-hipófise (Capítulo 4.1). Os ajustes de reabsorção da água necessários para manter o equilíbrio de água e eletrólitos ocorrem nos túbulos convolutos distais e nos ductos coletores (Figura 2.30) e dependem dos hormônios aldosterona e VP. A aldosterona estimula a reabsorção de sódio e de água e a excreção de potássio (Capítulo 4.1). A VP facilita a difusão da água dos ductos coletores para a medula renal hipertônica. O mecanismo celular da atividade de VP no túbulo renal envolve a ligação a sítios contraluminais receptores de V_2 específicos, na superfície serosa da célula, bem como uma resposta adenilato ciclase e a fosforilação de proteínas que levam à inserção transiente de canais de água (aquaporinas) na membrana luminal da célula.

Foram caracterizadas várias aquaporinas (AQP) diferentes nos rins, cada uma delas correlacionada com permeabilidades segmentares bem definidas do néfron. AQP-3 e AQP-4 estão localizadas na membrana basolateral do ducto coletor e permitem que a água passe da célula para o interstício. AQP-2 é o principal canal de água regulado por VP[178]. Em poucos minutos, a VP pode aumentar a permeabilidade à água das células do ducto coletor pela estimulação da translocação de AQP-2 de um reservatório intracelular para a membrana plasmática apical (Figura 2.30). Após a retirada da VP, a AQP-2 é redistribuída para o interior da célula por endocitose e a permeabilidade à água diminui. Durante a estimulação por VP, uma pequena porcentagem de AQP-2 é excretada pela urina. Esta excreção urinária

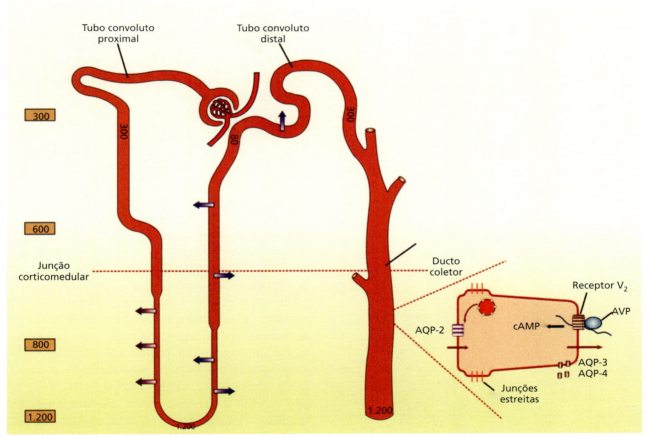

Figura 2.30 – Em cão de tamanho médio a grande, os rins filtram cerca de 90 ℓ de plasma por dia. Por volta de 75% da filtragem é reabsorvida passivamente no túbulo convoluto proximal, junto com o transporte ativo de solutos como sódio, potássio, bicarbonato, aminoácidos e glicose. Seguindo-se esta reabsorção isotônica, 5% da água é retirada do ramo descendente da alça de Henle (sem soluto) pelo interstício hipertônico. O remanescente é diluído para osmolalidade de cerca de 80 mOsm/kg e pela reabsorção seletiva de sódio e cloreto no ramo ascendente da alça de Henle e no túbulo convoluto distal. Na ausência de vasopressina (VP), a urina praticamente não modificada atravessa os túbulos distais e ductos coletores, o que resulta em diurese máxima de água. Na presença de VP, a água sem solutos é reabsorvida osmoticamente pelas células dos ductos coletores, o que resulta na excreção de pequenos volumes de urina concentrada. Este efeito antidiurético é mediado por uma proteína G acoplada ao receptor V_2, que induz (via adenosina monofosfato cíclica [cAMP]) a translocação de canais de água aquaporina (AQP-2) para a membrana apical. Junções estreitas na superfície lateral das células evitam o escoamento não regulado da água.

de AQP-2 reflete aproximadamente as alterações na exposição à VP e foi proposta como um marcador para a receptividade dos ductos coletores em cães poliúricos[179].

Cátions, drogas e hormônios podem influenciar a ação da VP, causando assim poliúria. Na hipercalcemia, a infrarregulação de AQP-2 e a distribuição reduzida de AQP-2 na membrana plasmática apical têm papéis importantes no desenvolvimento da poliúria[180]. Glicocorticoides também interferem na ação da VP, apesar de, em cães, a perda da reatividade do sistema osmorreceptor também parecer contribuir para a poliúria induzida por corticosteroide (Figura 2.31)[181]. Nos cães, até aumentos fisiológicos do cortisol inibem a liberação basal de vasopressina[182].

2.3.3 Diabetes insípido

O termo diabetes insípido deriva do grego *diabainein* (passando através) e do latim *insipidus* (sem gosto). Caracteriza-se por grandes volumes de urina com uma osmolalidade mais baixa do que a do plasma sanguíneo e tão diluída que é praticamente sem sabor. Na verdade, o termo diabetes insípido (DI) apenas indica poliúria. Quando diabetes melito for excluído, DI e poliúria podem ser considerados sinônimos. De um ponto de vista patofisiológico, podem ser distinguidas três categorias patogênicas fundamentalmente diferentes:

- Um distúrbio do sistema hipotalâmico-hipofisário que causa liberação insuficiente de VP (diabetes insípido central).
- Uma doença ou alteração funcional do rim, levando à resposta à VP insuficiente (diabetes insípido nefrogênico).
- Ingestão excessiva e mantida de água (polidipsia primária), que resulta em uma tendência à hipotonicidade do plasma e, consequentemente, pouca ou nenhuma estimulação da liberação de VP.

2.3.3.1 Diabetes insípido central

A doença caracteriza-se por três achados primários: (1) urina diluída, apesar do forte estímulo osmótico para secreção de VP; (2) ausência de doença renal; (3) aumento na osmolalidade da urina após administração de vasopressina.

Patogênese

Tanto o diabetes insípido central (CDI, *central diabetes insipidus*) completo como o parcial foram descritos em cães e gatos. No CDI completo existe muito pouco aumento da osmolalidade da urina, mas a osmolalidade do plasma está aumentada. O animal está essencialmente desprovido de VP liberável (Figura 2.32). No CDI parcial existe liberação de VP com aumento da osmolalidade do plasma, mas em quantidades subnormais (Figura 2.33).

Entre as possíveis causas da liberação de VP prejudicada, um tumor intracraniano é provável em animais de meia-idade ou idosos, mais frequentemente um neoplasma primário da hipófise[183-185]. Existem dois mecanismos possíveis para o prejuízo da liberação. (1) À medida que o adenoma no lobo anterior da hipófise cresce, ele comprime cada vez mais o lobo posterior no espaço restrito da fenda hipofisária, resultando em atrofia por pressão do lobo posterior e diminuição da liberação de VP. Durante uma tomografia computadorizada dinâmica, o realce do contraste normalmente característico e distinto da neuro-hipófise (*flush* neuro-hipofiseal) é menos pronunciado ou ausente[186,187]. (2) Tumores hipofisários grandes com extensão suprasselar podem comprimir os núcleos hipotalâmicos, prejudicando a síntese de VP, provavelmente por causa da degeneração dos neurônios hipotalâmicos. Ambos os mecanismos podem contribuir para a deficiência

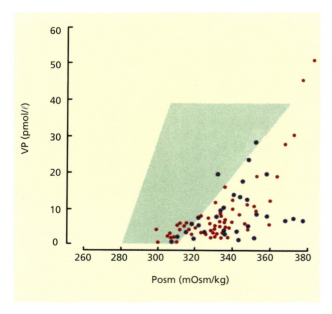

Figura 2.31 – Relação entre a concentração plasmática de vasopressina (VP) e a osmolalidade do plasma em nove cães com hipercortisolismo dependente da hipófise (*pontos vermelhos*) e seis cães com hipercortisolismo devido a um tumor adrenocortical (*asteriscos azuis*) durante infusão salina hipertônica. A *área verde* representa os limites em cães sadios.

Sistema hipotalâmico-hipofisário **45**

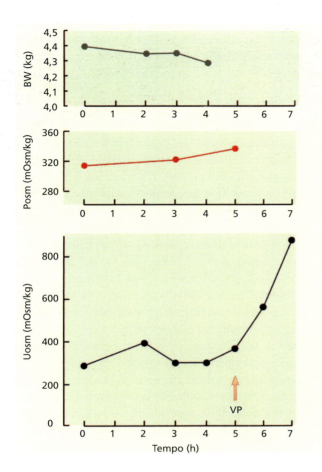

Figura 2.32 – O efeito da privação de água no peso corporal, osmolalidade do plasma (Posm) e osmolalidade da urina (Uosm) em gato macho castrado com 4 anos de idade, apresentando poliúria e polidipsia após trauma na cabeça. A *seta* indica o momento da injeção de vasopressina (VP). O aumento do Posm induzido pela desidratação não resulta em aumento sustentado da Uosm. Isto, em combinação com o aumento pronunciado após a administração de vasopressina, fornece o diagnóstico de diabetes insípido central completo.

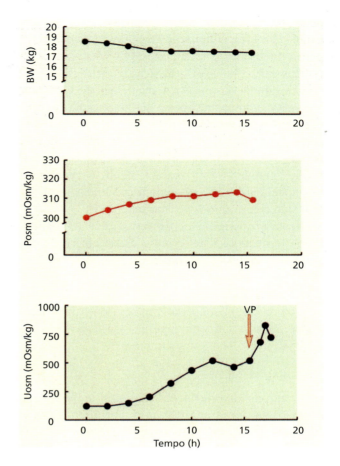

Figura 2.33 – Em cão sem raça definida, com 5 meses de idade e apresentando poliúria, a privação de água levou a um lento e subnormal aumento na osmolalidade da urina (Uosm). Após este atingir um platô definido, a administração de vasopressina (VP) causou aumento adicional de 60%. Estes achados são compatíveis com diabetes insípido central parcial.

de VP e a incapacidade de reagir adequadamente aos estímulos osmóticos. Pode ser difícil diagnosticar o CDI em pacientes nos quais um adenoma corticotrófico da hipófise causou hipercortisolismo (Capítulo 4.3.1)[188]. O CDI pode não ser detectado por causa da poliúria causada pelo excesso de glicocorticoide (Figura 2.31). O CDI pode tornar-se aparente quando o hipercortisolismo for eliminado pelo tratamento[183].

As lesões neoplásicas não hipofisárias descritas como causas de CDI incluem meningioma e linfoma maligno[185,189]. Uma causa de CDI não neoplásico é o trauma e inflamação subsequente por *larva migrans*[190]. O CDI também foi descrito em associação com anomalias congênitas da hipófise[191,192], apesar

de, em um destes casos, o papel patogênico de um trauma prévio na cabeça ter permanecido sem esclarecimento[192]. Sabe-se que ferimento grave na cabeça é causa de CDI, particularmente durante a condição e existem vários relatos em gatos[193-196]. Pode haver remissão espontânea, provavelmente após a regeneração dos axônios do pedículo hipofisário rompido.

O CDI pode também ocorrer como uma complicação de cirurgia de hipófise, mais frequentemente a executada para tratar hipercortisolismo dependente da hipófise (Capítulo 4.3.1). O diabetes insípido aparece imediatamente após a cirurgia[197] e frequentemente desaparece espontaneamente após dias ou meses. Se o pedículo hipofisário for seccionado tão alto que induza a degeneração retrógrada dos neurônios hipotalâmicos, o CDI pode ser permanente. Um estudo imuno-histoquímico dos núcleos paraventriculares supraópticos em cães saudáveis revelou que células VP-positivas tendem a diminuir após a hipofisectomia[198]. A incidência de CDI prolongada e permanente após a hipofisectomia em cães com hipercortisolismo dependente da hipófise está correlacionada com o tamanho do tumor hipofisário, isto é, o risco é maior em cães com tumores hipofisários grandes[199-201]. Aparentemente, os neurônios magnocelulares não reassumem sua função após terem sido comprimidos por muito tempo.

Resta a possibilidade da forma de CDI chamado de idiopático. Este termo é usado em casos nos quais não há lesão demonstrável no hipotálamo ou na hipófise. Isto pode especialmente ser o caso em animais jovens, apesar de o curso subsequente da doença, o diagnóstico por imagem ou a necropsia poderem eventualmente revelar uma lesão que não pôde ser identificada inicialmente[202].

Manifestações clínicas

As principais manifestações são poliúria, polidipsia e uma quase contínua demanda por água. Em casos graves, a ingestão de água e o volume da urina podem ser imensos, necessitando micção quase de hora em hora, dia e noite. Apesar de no CDI parcial a ingestão de água e o volume de urina poderem estar apenas moderadamente aumentados, em casos graves de CDI completo, a ingestão de água pode ser tão enorme que interfere na ingestão de comida e, assim, resulta em perda de peso. Nos animais em que um grande neoplasma é a causa subjacente, pode haver sintomas neurológicos adicionais e deficiências endócrinas (Capítulo 2.2.6). O CDI causado por trauma na cabeça pode não só estar associado a lesões de tecido mole e ossos, mas um dano na região do hipotálamo-hipófise pode causar deficiências hormonais adicionais, tal como hipotireoidismo secundário[193,194].

Tanto a gravidade específica da urina (Usg, *urine specific gravity*) como sua osmolalidade (Uosm, *urine osmolality*) serão mais baixas que as do plasma: Usg < 1.010 e Uosm < 290 mOsm/kg, apesar de, em casos leves, a Uosm poder ser de até 600 mOsm/kg. O exame de sangue geralmente não revela anomalias, com exceção de ligeira hipernatremia devido ao reabastecimento inadequado da água excretada. Se a água for negada a um animal com CDI completo, em poucas horas ocorre encefalopatia hipertônica com risco de morte (PNa$^+$ > 170 mmol/ℓ; Posm >

375 mOsm/kg), inicialmente manifestada por ataxia e estupor. Isto pode ocorrer também quando a lesão causativa se estende ao centro da sede e a adipsia se desenvolve[203].

Diagnóstico diferencial

Além do diabetes insípido central, existem apenas duas doenças básicas que poderiam ser responsáveis pela poliúria: diabetes insípido nefrogênico e polidipsia primária (Capítulos 2.3.3.2 e 2.3.3.3), sendo ambas pouco frequentes, mas várias outras condições causam poliúria. Animais jovens podem ter doença renal congênita e, em qualquer idade, a doença renal adquirida pode causar poliúria. Especialmente em animais de meia-idade ou idosos, condições endócrinas como diabetes melito, hipercortisolismo, hiperaldosteronismo, hipertireoidismo, piometra, excesso de GH induzido por progestinas (fase luteal), hiperparatireoidismo e hipercalcemia de malignidade devem ser considerados. Outras condições como hepatoencefalopatia e policitemia podem também ser associadas à poliúria. Em várias dessas condições foi documentada a liberação de VP prejudicada e/ou a interferência em sua ação. Estas incluem hipercortisolismo (Figura 2.31), hiperaldosteronismo[204], excesso de GH[205], piometra[206], hepatoencefalopatia[207] e policitemia (Figura 2.34)[208].

Pode-se assumir que, em algumas dessas condições, as alterações induzidas por hormônios (retenção de sódio induzida por corticosteroide) podem causar hipervolemia e, deste modo, levar a um cenário alterado do sistema osmorreceptor e, consequentemente, à resposta de VP à estimulação osmótica retardada e diminuída. De maneira similar, a policitemia pode prejudicar a liberação de VP. A poliúria nestas condições será, pelo menos em parte, o resultado do distúrbio na secreção de VP. Como foi indicado ao final do Capítulo 2.3.2, a interferência de cátions, como o Ca^{2+}, e de hormônios, como os corticosteroides, na ação da VP também pode contribuir para a poliúria.

Diagnóstico

Por algum tempo foi usado para diagnóstico diferencial de poliúria o teste de privação de água combinada com a administração de vasopressina, como mostrado nas Figuras 2.32 e 2.33 e descrito em detalhes no Capítulo 12.2.2. Entretanto, o teste é difícil de ser executado corretamente, é desconfortável para o animal, apoia-se fortemente no esvaziamento da bexiga a cada coleta e é indireto, porque as alterações

Sistema hipotalâmico-hipofisário **47**

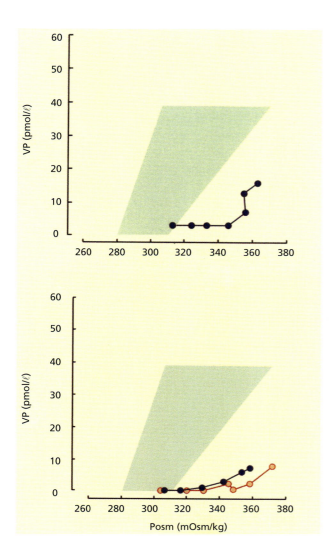

Figura 2.34 – Relação entre a concentração plasmática de vasopressina (VP) e a osmolalidade do plasma (Posm) durante infusão salina hipertônica em três cães com poliúria. Painel superior: cão macho da raça Pointer Alemão, com dez anos de idade, castrado e com hiperaldosteronismo primário. Painel inferior: cão macho da raça Labrador retriever, com nove anos de idade, castrado (-●-); e cão macho da raça Old English Sheepdog, com nove anos e meio de idade, castrado (-○-), com policitemia devido à neoplasia renal. As *áreas verdes* representam os limites em cães sadios.

na concentração urinária são usadas como um índice da liberação de VP. Mais ainda, o estímulo para a liberação de VP é uma combinação de hipertonicidade e hipovolemia, especialmente próximo ao final do período de desidratação.

Uma maneira mais direta para diagnosticar o CDI é pela mensuração da VP no plasma durante provocação osmótica por infusão salina hipertônica (Figura 2.35 e Capítulo 12.2.3) ou restrição de água[210]. No CDI grave, o teste de privação de água dá o diagnóstico correto, mas em todas as outras categorias de poliúria, nas quais existe concentração variável de urina durante a desidratação, ele pode ser menos seguro. Entretanto, como mencionado anteriormente, a poliúria devido a outras doenças também pode estar associada a distúrbios da liberação de VP. Além disso, a baixa resposta da VP a um estímulo hipertônico foi observada em cães poliúricos que, de outro modo, preenchem os critérios de polidipsia primária[211]. Em seres humanos também foi demonstrado que a super-hidratação crônica da polidipsia primária pode diminuir a liberação de VP em resposta à hipertonicidade[212]. Assim, em alguns cães, distinguir entre as entidades poliúricas pode ser um problema espinhoso.

Uma abordagem diagnóstica global para o cão poliúrico é apresentada no Capítulo 2.3.3.4. Como discutido lá, cada vez mais os procedimentos diagnósticos começam com mensurações seriadas da Uosm em amostras de urina coletadas em casa pelo proprietário. O proprietário então administra desmopressina (DDAVP, 1-desamino, 9-D-arginina vasopressina) por 4 a 5 dias e coleta outra série de amostras de urina durante o último dia de tratamento com a desmopressina. Tanto no diabetes insípido central completo como no parcial, a poliúria e a polidipsia cessam após a administração de desmopressina e a Uosm eleva-se dos valores baixos até < 1.000 mOsm/kg. Se a Uosm permanece em < 1.000 mOsm/kg, o diabetes insípido central é muito pouco provável e, em vez dele, deve estar ocorrendo polidipsia primária ou diabetes insípido nefrogênico funcional.

Quando há história de trauma na cabeça ou suspeita de lesão ou tumor na hipófise que possa causar deficiências hipofisárias adicionais, deve-se estudar o funcionamento da adeno-hipófise (Capítulo 12.1) e a glândula hipófise deve ser visualizada por TC e/ou MRI. A neuro-hipófise pode ser visualizada com TC dinâmica[213]. Na presença de adenoma hipofisário, a neuro-hipófise pode estar deslocada ou não mais visível (Capítulo 4.3.1)[187]. Entretanto, em apenas uma pequena proporção dos casos um tumor da hipófise interfere na liberação de VP o suficiente para causar CDI.

Tratamento

O análogo da vasopressina desmopressina ou DDAVP (Minrin®, Ferring AB, Malmö, Suécia) é a droga mais comumente utilizada para o tratamento. Está disponível para uso em seres humanos em ampolas para

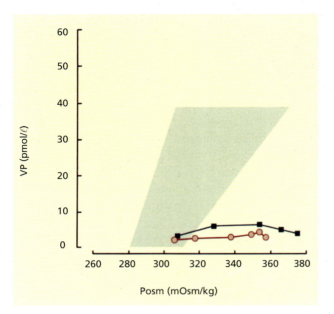

Figura 2.35 – Relação entre a concentração plasmática de vasopressina (VP) e a osmolalidade do plasma durante infusão salina hipertônica em dois cães com diabetes insípido central causado por tumor da hipófise[209]. Ver também a legenda da Figura 2.34.

injeção parenteral (4 μg por ampola), solução intranasal (100 μg por mℓ) e via oral (VO) (comprimidos com 0,1, 0,2 e 0,4 mg). Uma gota da solução intranasal (= 1,5 a 4 μg DDAVP) administrada no saco conjuntival, 2 vezes/dia, controla suficientemente a poliúria na maioria dos cães com diabetes insípido central. Com a administração de três gotas ao dia, a produção de urina geralmente retorna ao normal, mas alguns proprietários (em parte por motivos financeiros) administram apenas 2 vezes/dia. Em gatos, nos quais a administração conjuntival é difícil, a forma injetável (uma ampola) pode ser administrada 1 ou 2 vezes/dia[214]. Foi relatado que, em uma série de cinco gatos com CDI, a administração oral de ¼ a ½ comprimido de 0,1 mg, 2 a 3 vezes/dia, foi uma alternativa efetiva[195].

Em cães e gatos submetidos à hipofisectomia, a administração de desmopressina é iniciada imediatamente após a cirurgia. Em cães saudáveis, isto evita a hipernatremia pós-operatória[197]. Em cães e gatos submetidos à hipofisectomia por causa de hipercortisolismo dependente da hipófise pode ocorrer uma ligeira hipernatremia nas primeiras 24 h após a cirurgia, a despeito da administração profilática de desmopressina[215,216]. Isto, provavelmente, é em parte relacionado com o fato de que a resistência à vasopressina induzida pelo hipercortisolismo é insuficientemente compensada por infusão ou ingestão de água no período pós-operatório. O tratamento com desmopressina deve continuar por 3 semanas, pois não é certo se VP hipotalâmica suficiente vai atingir a circulação sistêmica e, mesmo que isso ocorra, quanto tempo levará para a recuperação do dano cirúrgico ao pedículo hipofisário. A hipofisectomia total priva o animal do armazenamento de VP na neuro-hipófise e da capacidade de liberá-la após estimulação. Geralmente, o pedículo hipofisário é seccionado baixo o suficiente para impedir a degeneração retrógrada dos neurônios supraópticos e paraventriculares e existe vazão de VP suficiente para evitar o CDI[217]. Com o tempo, os axônios dos neurônios magnocelulares podem regenerar-se para estabelecer novas conexões neuro-hemais para formar um substituto para a hipófise posterior. Se a poliúria recorre quando a desmopressina é interrompida, esta é retomada por quanto tempo for necessário.

Se, como resultado de trauma na cabeça, tumor na hipófise ou hipofisectomia revelaram deficiências da hipófise adicionais, estas devem ser tratadas de acordo, com tiroxina e/ou cortisol (Capítulos 3.3.2 e 13.1.1).

Prognóstico

Na ausência de um tumor, as perspectivas a longo prazo são boas. O tratamento apropriado alivia os sintomas. Animais com a forma completa e não tratados estão sempre sujeitos à desidratação com risco de morte se não tiverem acesso à água por mais do que algumas poucas horas. Aqueles com CDI causado por tumor hipofisário podem levar vidas aceitáveis por muitos meses, até que o tumor comece a causar efeitos de massa (Capítulo 2.2.6.2). Como mencionado na patogênese, a persistência de CDI após hipofisectomia em cães com hipercortisolismo dependente da hipófise depende do tamanho do tumor da hipófise.

2.3.3.2 Diabetes insípido nefrogênico

No diabetes insípido nefrogênico (NDI, *nephrogenic diabetes insipidus*), os rins são incapazes de concentrar a urina, apesar dos níveis plasmáticos de VP estarem adequados. A condição pode ser congênita ou adquirida, mas a forma congênita parece ser extremamente rara. Entre os poucos casos relatados[218,219] existe um em que a necropsia revelou um desvio porto-ázigo e lesões da medula renal[218]. Na espécie humana foram identificadas mutações nos genes que codificam para o receptor de VP e para os canais de água AQP-2 em famílias com afetados por NDI[220,221]. Em cães, a ocorrência familial de NDI foi documentada em Husky Siberiano, nos quais o defeito foi atribuído a uma baixa afinidade dos receptores de V_2 pela VP[222].

Em contraste, o NDI adquirido ou secundário é a causa mais comum de poliúria em cães e gatos e pode ser causado por uma ampla série de doenças endócrinas e metabólicas. Várias destas já foram mencionadas na seção de diagnóstico diferencial de CDI (Capítulo 2.3.3.1). Como discutido ao final do Capítulo 2.3.2, em algumas destas condições, a poliúria pode ser o resultado de infrarregulação e distribuição reduzida de AQP-2 na membrana plasmática apical. Em um cão que apresentava NDI parcial, que desapareceu após a remoção de um leiomiossarcoma intestinal, foi proposta a hipótese de que a poliúria era devido à interferência na produção ou no funcionamento de AQP-2 associada ao tumor (i. e., paraneoplásica)[223].

Falência renal crônica em animais adultos leva à isostenúria (Usg 1.008 a 1.012), mas a poliúria pode não ser o problema iatrotrópico que leva o proprietário a consultar o veterinário. Entretanto, existem relatos de nefropatias em que a poliúria era o principal problema da apresentação, por exemplo, em um cão com lesões criptocócicas extensivas na medula renal[224].

Doenças renais com início juvenil foram relatadas como doenças familiais e também como casos isolados de falência renal. Várias anomalias subjacentes foram descritas na doença renal familial, como amiloidose, doenças da membrana basal glomerular e rins policísticos[225]. Estes animais em geral desenvolvem insuficiência renal crônica e consequentemente podem ser apresentados com poliúria devido à isostenúria, apesar de inicialmente o problema apresentado poder ter sido uma condição física ruim[226]. Especialmente com alterações tubulares e fibrose da medula renal, a Usg pode estar mais baixa do que a isostenúria.

Diagnóstico

Mensurações seriadas revelam que a Uosm está baixa e apenas com pequenas flutuações. A desmopressina tem pouco ou nenhum efeito, mas isto não significa necessariamente que a anomalia primária é renal, uma vez que a resposta pobre à desmopressina pode também ocorrer em condições que causam resistência grave à vasopressina (Figura 2.36).

No raro paciente com NDI grave congênito, a osmolalidade da urina não aumenta após a privação de água no teste de privação de água modificado (Capítulo 12.2) nem após a administração de VP. Em várias das formas de NDI parciais e adquiridos, a

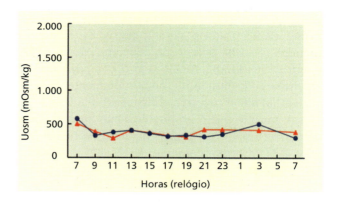

Figura 2.36 – Resultados de mensurações seriadas de osmolalidade de urina (Uosm) antes (*linha azul*) e durante a administração de desmopressina (*linha vermelha*) em cão com hiperaldosteronismo primário (ver também o painel superior da Figura 2.34).

privação de água produz alguma concentração da urina e a VP também tem algum efeito. As mensurações de VP no plasma durante o teste de privação de água e/ou durante a infusão salina hipertônica podem ajudar a diferenciar entre CDI, NDI e polidipsia primária. Estas abordagens são discutidas em mais detalhes no Capítulo 2.3.3.4.

Tratamento

A administração oral de hidroclorotiazida (Esidrex®, Novartis; nomes de outras marcas: Microzida®, Hidrodiuril®, Oretic®) (2 a 4mg/kg, 2 vezes/dia) e uma dieta pobre em sódio podem diminuir o volume de urina[219], embora provavelmente sem alteração significativa na osmolalidade da urina. Foi proposto que o diurético tiazida e a dieta pobre em sódio causam contração do volume extracelular. Como resultado, a taxa de filtração glomerular diminui e aumenta a absorção tubular proximal de sódio e água. Como consequência, menos sódio e menos água são liberados para os túbulos coletores e o volume de urina é reduzido, mas não normalizado[227]. Entretanto, há cada vez mais evidência de que o esgotamento de sódio e o aumento da reabsorção tubular proximal de água não são os únicos responsáveis pelo efeito diurético. A hidroclorotiazida pode também aumentar diretamente a permeabilidade à água nos ductos coletores medulares, provavelmente induzindo a expressão de AQP-2, independentemente da VP[228].

2.3.3.3 Polidipsia primária

A polidipsia primária ocorre principalmente em cães e é caracterizada por acentuado aumento na ingestão água, que não pode ser explicado como um mecanismo compensatório para a perda excessiva de líquidos. Não há defeito na concentração de urina e, em vários momentos do dia, o cão pode produzir urina concentrada ou, então, altamente diluída. Podem também ocorrer flutuações marcantes da Uosm, mesmo que o proprietário não observe nada de extraordinário no comportamento de beber (Figura 2.37). Em um conjunto de 89 cães de estimação saudáveis, a Uosm da urina da manhã variava de 273 até 2.620 mOsm/kg (Usg 1.009 até > 1.050) com uma média (± desvio padrão [SD, *standard deviation*]) de 1.541 ± 527 mOsm/kg (Usg 1.035 ± 0,010)[229]. Em nenhum destes cães existia variação notável na ingestão de água e no volume de urina, considerados pelos proprietários como associados à ingestão anormal de água.

Cães com polidipsia primária mais pronunciada excedem o limiar iatrotrópico e são apresentados ao veterinário por causa de poliúria e polidipsia. Diz-se que este é o caso de cães hiperativos que são deixados sozinhos por muitas horas durante o dia ou que sofreram mudanças importantes no seu ambiente. Colocar o cão em um ambiente completamente diferente, como durante uma hospitalização, algumas vezes resolve o problema. O problema pode também se desenvolver mais tarde na vida, como na excitação da antecipação do prazer de estar indo para um passeio (Figura 2.38). A ocorrência de polidipsia primária transitória também foi descrita em associação com doença gastrintestinal, caso em que a ingestão de água era excessivamente maior do que as perdas de líquidos por diarreia e vômito[230].

Como mencionado no Capítulo 2.3.2, a saciação da sede ocorre nos cães durante a ingestão, antes que seja detectável qualquer alteração na osmolalidade, no volume do plasma e na pressão arterial, como resultado da ingestão de água. Sinais orofaríngeos que inibem a sede normalmente evitam que o cão beba uma quantidade de água maior do que sua necessidade fisiológica. Entretanto, a ingestão de água flutua conforme a ingestão de comida e com o exercício: os cães consomem 40% da sua ingestão diária total de água nas 2 h seguintes após ingerir comida seca e, após 30 min de corrida em esteira, a ingestão era maior do que a água perdida durante o exercício[231]. Em alguns cães, estes fatores, juntamente com outros ambientais e/ou momentos de interações intensas, parecem resultar em um complexo de sinais que se superpõem aos sinais orofaríngeos e osmóticos, que normalmente resultam na apropriada ingestão de água.

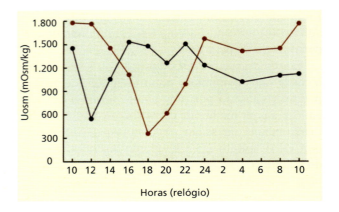

Figura 2.37 – Flutuações da osmolalidade da urina (Uosm) em amostras coletadas em casa em dois cães sadios, de acordo com os proprietários, com comportamento corriqueiro de micção e ingestão de água: cão macho da raça Schnauzer, com nove anos e meio de idade, castrado (*linha azul*); e cão macho da raça Border Collie, com dois anos e meio de idade (*linha vermelha*)[208].

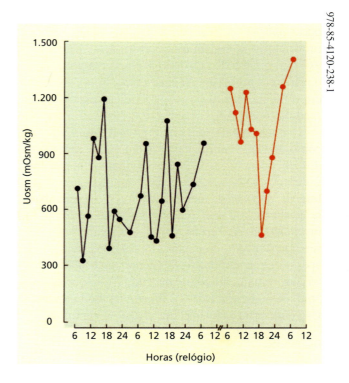

Figura 2.38 – Osmolalidade da urina (Uosm) em duas amostras seriadas coletadas em casa, com intervalos de 2 h, em cão da raça West Highland White Terrier, com seis anos de idade, e que vinha apresentando polidipsia e poliúria há nove meses. A história e o exame físico não revelaram nenhum outro sintoma ou sinal e a gravidade específica da urina (Usg) era 1.025 na amostra de urina matinal trazida pelo proprietário. O cão havia desenvolvido o hábito de iniciar a ingestão excessiva de água por volta das 17h30, quando o proprietário era esperado em casa após o trabalho. Isto resultou em acentuada queda na Uosm por volta das 18 h, mas a Uosm também caía acentuadamente mais cedo, quando sua esposa preparava-se para levar o cão para um passeio.

Os resultados de exames de sangue de rotina são geralmente pouco notáveis, com exceção do Posm e da concentração de sódio no plasma, que frequentemente estão no limite mais baixo, ou logo abaixo deste, de seus respectivos limites de referência, apesar de terem sido também relatados valores em limites superiores aos dos limites de referência[232]. Tanto hiponatremia quanto normonatremia foram também relatadas em seres humanos com polidipsia primária[233].

Diagnóstico

Flutuações acentuadas da Uosm em amostras seriadas de urina coletadas com intervalos frequentes, bem como alguns valores > 1.000 mOsm/kg (Figura 2.38 e Capítulo 12.2) fornecem o diagnóstico de polidipsia primária. As flutuações, entretanto, não são tão pronunciadas em todos os cães com polidipsia primária e, em alguns, a Uosm flutua entre cerca de 200 e 600 mOsm/kg. Nestes casos, um teste de privação de água (Capítulo 12.2.2) pode ser muito útil. Dentro de 8 h de privação de água, a Uosm deve exceder 1.000 mOsm/kg, com perda de peso ≤ 3% e apenas um ligeiro aumento na Posm e na concentração de sódio no plasma[232].

Em cães com polidipsia primária, a VP no plasma, medida durante o teste de privação de água permanece baixa[232], em acordo com a observação anterior de que a produção de urina altamente concentrada pode ocorrer com concentrações relativamente baixas de VP[234]. Durante infusão salina hipertônica, anomalias na liberação de VP podem incluir episódios de hipersecreção, bem como respostas baixas e atrasadas à hipertonicidade do plasma. Não está claro se esta última indica um distúrbio primário na função do osmorreceptor e regulação da secreção de VP ou se é resultado de super-hidratação crônica infrarregulando a liberação de VP em resposta à hipertonicidade[212,232]. As "hiper-respostas" prematuras ocasionalmente observadas podem representar jorros secretórios erráticos, mas podem também refletir o padrão pulsátil de liberação induzido pela hipertonicidade (Figuras 2.29 e 2.39)[211].

Tratamento

Cães com fortes flutuações na Uosm em tempos determinados ao longo do dia são os menos difíceis de tratar. A tigela de água pode ser removida durante os períodos em que a ingestão excessiva de água é esperada e o comportamento condicionado pode ser assim desencorajado. Em cães com flutuações espontâneas da Uosm com valores baixos menos pronunciados, mas nos quais a privação de água leva a

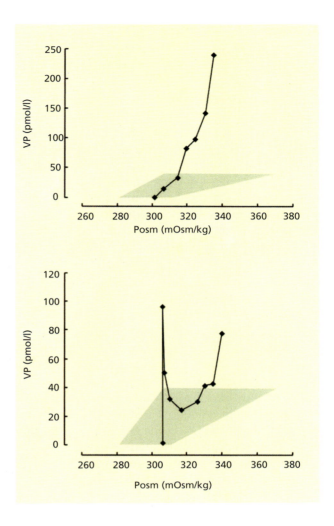

Figura 2.39 – Concentração de vasopressina (VP) plasmática durante infusão salina hipertônica em cão da raça Jack Russell Terrier, com 6 meses de idade (painel superior), e em cão da raça Maltês, com 2 anos de idade (painel inferior). Os resultados das mensurações seriadas de osmolalidade da urina (Uosm) eram característicos de polidipsia primária: 223 a 1.658 mOsm/kg, no primeiro cão; e 88 a 1.387 mOsm/kg, no último. A osmolalidade basal do plasma (299 e 306 mOsm/kg) e o sódio basal do plasma (143 e 146 mmol/ℓ) estavam próximos ou abaixo do limite mínimo dos valores de referência para osmolalidade do plasma (Posm) (303 a 320) e para PNa+ (141 a 150). No Jack Russell Terrier, o efeito da estimulação hipertônica na VP plasmática foi interpretado como hiper-resposta. No cão Maltês, a resposta à VP também parecia não correlacionada com o aumento gradual da Posm[211]. Ver também a legenda da Figura 2.34.

uma Uosm > 1.000 mOsm/kg em < 8 h, alguma cautela é justificada. Em alguns destes cães, a Posm pode não ser baixa e a restrição de água, apesar de efetiva, pode aumentar a Posm e levar à grave sensação de sede. Apesar de os critérios correntes para a polidipsia primária parecerem estar preenchidos, pode haver, além disso, um distúrbio ainda mal definido no

52   Sistema hipotalâmico-hipofisário

funcionamento do osmorreceptor e na regulação da secreção de VP (ver anteriormente).

Prognóstico

Embora o proprietário possa relatar que o comportamento de beber água do cão melhorou e que a poliúria e micção pela casa tenham cessado, medidas de seguimento da Uosm podem revelar que as flutuações acentuadas continuam (p. ex., 345 para 1.804 mOsm/kg); os proprietários podem ter aprendido a conviver com a anomalia[232]. Na maioria dos casos, a ingestão excessiva persiste, mas, com as medidas descritas anteriormente, pode-se atingir uma situação aceitável.

2.3.3.4 Algoritmo para poliúria/polidipsia

Nesta seção, as abordagens diagnósticas discutidas nas três seções prévias são integradas com a ajuda de um algoritmo (Capítulo 14.2). Isto é basicamente para cães, nos quais o problema é muito mais frequente do que nos gatos. Em tal abordagem esquemática são omitidos os detalhes das seções prévias, mas, como virtude de sua simplificação, pode ser útil como um guia inicial. O algoritmo inicia-se com o problema apresentado na história médica: poliúria/polidipsia (PU/PD). Em seguida, ele dá atenção aos pontos relevantes dos sinais, história e exame físico[235], tais como possíveis causas para hipercalcemia (linfoma, tumor das glândulas perianais).

O exame laboratorial inicia-se com a checagem da glicose na urina e da densidade específica. Pode acontecer que o animal apresentado com história aparentemente convincente de PU/PD tenha apenas aumentado a ingestão de água porque o proprietário mudou sua comida para ração seca. Os testes sanguíneos relacionam-se com os diagnósticos diferenciais listados no Capítulo 2.3.3.1.

Se os exames de laboratório não permitirem um diagnóstico, exames adicionais fora do sistema neuro-hipofisário podem incluir imagem diagnóstica do abdome. Se a ultrassonografia revelar uma lesão nos rins ou nas suprarrenais, por exemplo, o estudo pode ser expandido para TC e/ou MRI. Se nenhuma anomalia for encontrada, a abordagem prossegue para a última parte do algoritmo.

A última parte do algoritmo inclui três procedimentos de teste que podem fornecer uma escolha definitiva entre três possíveis diagnósticos diferentes discutidos nas seções anteriores: diabetes insípido central, diabetes insípido nefrogênico e polidipsia primária. Estes testes são descritos com detalhes no Capítulo 12.2, no qual também é dada atenção à relação entre Uosm e Usg.

2.3.4 Excesso de vasopressina; síndrome de secreção inadequada de antidiurético

A secreção de VP elevada ou normal é inadequada na presença de baixa osmolalidade do plasma. A supressibilidade reduzida da VP causa retenção de água e pode diminuir a osmolalidade do plasma até o ponto de causar manifestações clínicas de super--hidratação celular. Em princípio, esta condição está associada a urina altamente concentrada, mas, na espécie humana, existe também uma variante com redefinição do osmostato (*osmostat reset*), na qual a secreção de VP pode ser totalmente suprimida, resultando em urina diluída e baixa concentração de sódio no plasma[236]. Em cães, apenas alguns casos da síndrome foram relatados, mas parece também haver duas formas, com e sem poliúria.

Patogênese

Dos três casos de síndrome de secreção inadequada de antidiurético (SIAD, *syndrome of inappropriate antidiuresis*) relatados em cães sem poliúria, um foi considerado idiopático[237], o segundo era devida à encefalite[238] e o terceiro foi atribuído à infestação por *Dirofilaria immitis*, agravada por uma dieta pobre em sódio[239]. Dos três casos relatados em que a poliúria era o sintoma de apresentação, dois foram considerados idiopáticos[240] e o terceiro foi associado a um tumor no tálamo e hipotálamo dorsal[241].

Sabe-se que a SIAD ocorre na espécie humana como complicação da ressecção transesfenoidal de adenomas da hipófise[242]. A síndrome pode aparecer como consequência da liberação de VP, descontrolada pelo dano cirúrgico aos centros hipotalâmicos e em combinação com perda sanguínea perioperatória subestimada. A hiponatremia devido à SIAD foi também descrita após hipofisectomia em cães com hipercortisolismo dependente da hipófise e foi atribuída a danos no hipotálamo e à grave hemorragia arterial intraoperatória[215].

Além do excesso endógeno de VP, é possível que anomalias semelhantes sejam produzidas por administração excessiva de vasopressina. Especialmente cães com polidipsia primária, tratados incorretamente como tendo DDAVP, parecem estar em risco de desenvolver a síndrome de hipotonicidade.

Manifestações clínicas

Em princípio, tanto defeitos na excreção de água quanto a ingestão aumentada de água podem levar à hipotonicidade do plasma, que é essencialmente hiponatremia. Na hiponatremia, dois terços do excesso relativo de água são intracelulares, fazendo do edema celular generalizado a marca registrada da hipotonia aguda. Diferentemente dos tecidos extracranianos, que podem se expandir livremente, o cérebro distendido é comprimido contra o crânio inflexível, provocando a síndrome de edema cerebral. Esta síndrome inclui fraqueza, letargia e náuseas, podendo culminar em tremor de repouso, convulsões generalizadas e coma.

As células do cérebro podem adaptar-se à hipotonicidade crônica expelindo eletrólitos; mas, se a hipotonicidade for grave, as perdas adaptativas podem ser insuficientes para evitar as manifestações clínicas. A função cerebral perturbada geralmente impede que o animal ingira água continuamente, o que permite que o Posm se eleve e isto leva à recuperação.

Além das manifestações neurológicas, alguns dos casos relatados incluíam poliúria, o que parece paradoxal no caso de suposto excesso de VP. O assunto poliúria e anomalias na liberação de VP foi discutido no Capítulo 2.3.3.3 e nos relatos de cães com polidipsia primária[211,232]. Cães com tamanho médio a grande têm capacidade de diluição suficiente para excretar até 5 a 8 ℓ de água livre por dia. Quando a ingestão é maior do que esta quantidade, ocorre hipotonicidade por diluição e os sintomas neurológicos podem desenvolver-se. Se a polidipsia primária estiver associada a uma anomalia de liberação renal de água, tal como a SIAD, a hipotonicidade do plasma pode desenvolver-se com relativamente pouca ingestão de água. Na espécie humana, a SIAD foi implicada como contribuindo para a hipotonicidade em pacientes esquizofrênicos com polidipsia primária[243]. Como discutido no Capítulo 2.3.3.3, a hiper-responsividade da VP à estimulação osmótica também foi relatada em cães com polidipsia primária e, assim, uma combinação semelhante pode estar presente. Entretanto, estas altas respostas podem, em grande parte, ter sido reflexos da forte natureza pulsátil da liberação de VP em condições de estimulação (Figura 2.29)[170].

Diagnóstico

O diagnóstico de SIAD inicia-se com a exclusão de outras causas potenciais da hipotonicidade, tais como hipoadrenocorticismo, hipotireoidismo, uso recente de diurético e desequilíbrio de fluidos adquirido em hospital. Os seguintes critérios devem então ser preenchidos:

- Hipotonicidade do plasma (Posm < 280 mOsm/kg).
- Concentração de urina inadequadamente alta na presença de hipotonicidade do plasma.
- Concentração de VP no plasma inadequadamente alta em relação ao Posm.
- Melhora após a restrição de fluidos.

Como mencionado anteriormente, o diagnóstico de SIAD em cães com poliúria pode ser questionado. Mensurações de AQP-2 urinária podem ajudar a desembaralhar o papel da VP nestas condições[179].

Tratamento

No evento de hiponatremia devido à SIAD após hipofisectomia em cães, o tratamento consiste em restrição da ingestão de líquidos, monitoramento constante da concentração de sódio no plasma e interrupção imediata da desmopressina[215,216]. Na SIAD crônica, a restrição aos líquidos deve também ser efetiva. Perdas continuadas urinárias e insensíveis de líquidos induzem, então, um balanço de água negativo e o volume de fluidos é restaurado. Isto pode não ser muito efetivo nos casos em que exista alta concentração da urina[237].

Antagonistas dos receptores específicos de VP (V₂), chamados de agentes aquaréticos, podem bloquear a ação da VP nas células dos ductos coletores e, assim, promover especificamente a excreção de água. Apesar de não muito efetivo no começo[244], antagonistas não peptídios do receptor de V₂ são efetivos e podem ser administrados por via oral[245,246]. Um deles foi utilizado com bons resultados em um cão com SIAD[237]. A administração de 3 mg/kg, a cada 12 h, resultou em aquarese marcante. O cão recuperou-se dos sintomas neurológicos, apesar de a hiponatremia persistir. Uma dose mais alta pode ser necessária para atingir a solução a longo prazo da hiponatremia[237].

Prognóstico

No que foi descrito como a forma idiopática de SIAD com poliúria, a restrição de água pode permitir que os animais vivam uma vida quase normal por alguns anos. Como na polidipsia primária, o comportamento do animal vai indicar sede contínua, mas os sinais neurológicos só vão reaparecer quando for fornecida, acidentalmente, muita água. Se a doença for causada por um tumor ou lesão equivalente, este irá determinar o prognóstico.

Referências

1. STOLP R, STEINBUSCH HWM, RIJNBERK A, CROUGHS RJM. Organization of ovine corticotrophin-releasing factor immunoreactive neurons in the canine hypothalamo-pituitary system. Neurosci Lett 1987:74:337-342.

2. HULLINGER RL. The endocrine system. In: Evans HE, cd. Miller's anatomy of the dog, 3rd ed. Philadelphia: WB Saunders Co 1993;559-585.

3. SAVAGE JJ, YADEN BC, KIRATIPRANON P, RHODES SJ. Transcriptional control during mammalian anterior pituitary development. Gene 2003;319:1-19.

4. ZHY X, GLEIBERMAN AS, ROSENFELD MG. Molecular physiology of pituitary development: Signaling and transcriptional networks. Physiol Rev 2007;87:933-963.

5. SASAKI F, NISHIOKA S. Fetal development of the pituitary gland in the beagle. Anat Rec 1998;251:143-151.

6. YEUNG C-M, CHAN C-B, LEUNG P-S, CHENG CHK. Cells of the anterior pituitary. Int J Biochem Cell Biol 2006;38:1441-1449.

7. SENOVILLA L, GARCÍA-SANCHO J, VILLALOBOS C. Changes in expression of hypothalamic releasing hormone receptors in individual rat anterior pituitary cells during maturation, puberty and senescence. Endocrinology 2005;146:4627-4634.

8. SENOVILLA L, NÚÑEZ L, VILLALOBOS C, GARCÍA-SANCHO J. Rapid changes in anterior pituitary cell phenotypes in male and female mice after acute cold stress. Endocrinology 2008;149:2159-2167.

9. MOL JA, VAN WOLFEREN M, KWANT M, MELOEN R. Predicted primary and antigenic structure of canine corticotropin-releasing hormone. Neuropeptides 1994;27:7-13.

10. BEN-JONATHAN N, HNASKO R. Dopamine as a prolactin (PRL) inhibitor. Endocr Rev 2001;22:724-763.

11. SPUCH C, DIZ-CHAVES Y, PÉREZ-TILVE D, ALVAREZ-CRESPO M, MALLO F. Prolactin-releasing peptide (PrRP) increases prolactin responses to TRH in vitro and in vivo. Endocrine 2007;31:119-124.

12. TAKAYANAGI Y, MATSUMOTO H, NAKATA M, MERA T, FUKUSUMI S, HINUMA S, UETA Y, YADA T, LENG G, ONAKA T. Endogenous prolactin-releasing peptide regulates food intake in rodents. J Clin Invest 2008:118:4014-4024.

13. ASCACIO-MARTINEZ JA, BARRERA-SALDANA HA. A dog growth hormone cDNA codes for a mature protein identical to pig growth hormone. Gene 1994;143:277-280.

14. MOL JA, VAN GARDEREN E, SELMAN PJ, WOLFSWINKEL J, RIJNBERK A, RUTTEMAN GR. Growth hormone mRNA in mammary gland tumors of dogs and cats. J Clin Invest 1995;95: 2028-2034.

15. CASTRO-PERALTA F, BARRERA-SALDAÑA HA. Cloning and sequencing of cDNA encoding the cat growth hormone. Gene 1995;28:160:311-312.

16. MOL JA, MEIJ BP. Pituitary function. In: Kaneko JJ, Harvey JW, Bruss ML, eds. Clinical Biochemistry of Domestic Animals, 6th ed. Amsterdam: Elsevier, 2008:561-604.

17. WARREN WC, BENTLE KA, BOGOSIAN G. Cloning of the cDNAs coding for cat growth hormone and prolactin. Gene 1996;168:247-249.

18. WALLIS M. Mammalian genome projects reveal new growth hormone (GH) sequences. Characterization of the GH-encoding genes of armadillo, hedgehog, bat, hyrax, shrew, ground squirrel, elephant, cat and opossum. Gen Comp Endocrinol 2008;155:271-279.

19. ALAM SM, AIN R, KONNO T, HO-CHEN JK, SOARES MJ. The rat prolactin gene family locus: species-specific gene family expansion. Mamm Genome 2006;17:858-877.

20. DE BRUIN C, HANSON JM, MEIJ BP, KOOISTRA HS, WAAIJERS AM, UITTERLINDEN P, LAMBERTS SWJ, HOFLAND LJ. Expression and functional analysis of dopamine receptor subtype 2 and somatostatin receptor subtypes in canine Cushing's disease. Endocrinology 2008;149:4357-4366.

21. GHIGO E, ARVAT E, GIANOTTI L, IMBIMBO BP, LENAERTS V, DEGHENGHI R, CAMANNI F. Growth hormone-releasing activity of hexarelin, a new synthetic hexapeptide, after intravenous, subcutaneous, intranasal, and oral administration in man. J Clin Endocrinol Metab 1994;78:693-698.

22. CHAPMAN IM, BACH MA, VAN CAUTER E. Stimulation of the growth hormone (GH)-insulin-like growth factor I axis by daily oral administration of a GH secretagogue (MK-677) in healthy subjects. J Clin Endocrinol Metab 1996;81:4249-4257.

23. KOJIMA M, HOSODA H, DATE Y, NAKAZATO M, MATSUO H, KANGAWA K. Ghrelin is a growth-hormone – releasing acylated peptide from stomach. Nature 1999;402:656-660.

24. VAN DER LELY AJ, TSCHOP M, HEIMAN ML, GHIGO E. Biological, physiological, pathophysiological, and pharmacological aspects of ghrelin. Endocr Rev 2004;25:426-457.

25. TRUDEL L, BOUIN M, TOMASETTO C, EBERLING P, ST-PIERRE S, BANNON P, L'HEUREUX MC, POITRAS P. Two new peptides to improve post-operative gastric ileus in dog. Peptides 2003;24:531-534.

26. TÜMER C, OFLAZOĞLU HD, OBAY DB, KELLE M, TASDEMIR E. Effect of ghrelin on gastric myoelectric activity and gastric emptying in rats. Regul Pept 2008;146:26-32.

27. BHATTI SF, HOFLAND LJ, VAN KOETSVELD PM, VAN HAM LM, DUCHATEAU L, MOL JA, VAN DER LELY AJ, KOOISTRA HS. Effects of food intake and food withholding on plasma ghrelin concentrations in healthy dogs. Am J Vet Res 2006;67:1557-1563.

28. IDA T, MIYAZATO M, NAGANOBU K, NAKAHARA K, SAT M, LIN XZ, KAIYA H, DOI K, NODA S, KUBO A, MURAKAMI N, KANGAWA K. Purification and characterization of feline ghrelin and its possible role. Domest Anim Endocrinol 2007;32:93-105.

29. YOKOYAMA M, NAKAHARA K, KOJIMA M, HOSODA H, KANGAWA K, MURAKAMI N. Influencing the between-feeding and endocrine responses of plasma ghrelin in healthy dogs. Eur J Endocrinol 2005;152:155-160.

30. BHATTI SFM, DUCHATEAU L, VAN HAM LML, DE VLIEGHER SP, MOL JA, RIJNBERK A, KOOISTRA HS. Effects of growth hormone secretagogues on the release of adenohypophyseal hormones in young and old healthy dogs. Vet J 2006;172:515-525.

31. RUTTEMAN GR, WILLEKES-KOOLSCHIJN N, BEVERS MM, VAN DER GUGTEN AA, MISDORP W. Prolactin binding in benign and malignant mammary tissue of female dogs. Anticancer Res 1986;6:829-835.

32. VAN GARDEREN E, VAN DER POEL HJA, SWENNENHUIS JF, WISSINK EHJ, RUTTEMAN GR, HELLMÉN E, MOL JA, SCHALKEN JA. Expression and molecular characterization of the growth hormone receptor in canine mammary tissue and mammary tumors. Endocrinology 1999;140:5907-5914.

33. DUPONT J, LeROITH D. Insulin and insulin-like growth-factor I receptors: similarities and differences in signal transduction. Horm Res 2001;55 (Suppl 2):22-26.

34. EIGENMANN JE. Insulin-like growth factor I in the dog. Front Horm Res 1987;17:161-172.

35. SUTTER NB, BUSTAMANTE CD, CHASE K, GRAY MM, ZHAO K, ZHU L, PADHUKASAHASRAM B, KARLINS E, DAVIS S, JONES PG, QUIGNON P, JOHNSON GS, PARKER HG, FRETWELL N, MOSHER DS, LAWLER DF, SATYARAJ E, NORDBORG M, LARK KG, WAYNE RK, OSTRANDER EA. A single IGF1 allele is a major determinant of small size in dogs. Science 2007;316:112-115.

36. BACH LA, HEADEY SJ, NORTON RS. IGF-binding proteins – the pieces are falling into place. Trends Endocr Metab 2005;16:228-234.

37. NAP RC, MOL JA, HAZEWINKEL HAW. Age-related plasma concentrations of growth hormone (GH) and insulin-like growth factor I (IGF-I) in Great Dane pups fed different dietary levels of protein. Domest Anim Endocrinol 1993;10:237-247.

38. NAP RC, MOL JA HAZEWINKEL HAW. Growth and growth hormone in the dog. Vet Quart 1994;Suppl 1:31S-32S.

39. GULER HP BINZ K, EIGENMANN E, JÄGGI S, ZIMMERMAN D, ZAPF J, FROESCH ER. Small stature and insulin-like growth factors: prolonged treatment of mini-poodles with recombinant human insulin-like growth factor 1. Acta Endocrinol 1989;121:456-464.

40. TRYFONIDOU MA, HOLL MS, OOSTERLAKEN-DIJKSTERHUIS MA, VASTENBURG M, VAN DEN BROM WE, HAZEWINKEL HAW. Growth hormone modulates cholecalciferol metabolism with moderate effects on intestinal mineral absorption and specific effects on bone formation in growing dogs raised on balanced food. Domest Anim Endocrinol 2003;25:155-174.

41. FAVIER RP, MOL JA, KOOISTRA HS, RIJNBERK A. Large body size in the dog is associated with transient GH excess at a young age. J Endocr 2001;170:479-484.

42. THEYSE LFH, OOSTERLAKEN-DIJKSTERHUIS MA, VAN DOORN J, TERLOU M, MOL JA, VOORHOUT G, HAZEWINKEL HAW. Expression of osteotropic growth factors and growth hormone receptor in a canine distraction osteogenesis model. J Bone Miner Metab 2006;24:266-273.

43. SELMAN PJ, MOL JA, RUTTEMAN GR, RIJNBERK A. Progestins and growth hormone excess in the dog. Acta Endocrinol 1991;125(Suppl 1):42-47

44. SELMAN PJ, MOL JA, RUTTEMAN GR, VAN GARDEREN E, RIJNBERK A. Progestin-induced growth hormone excess in the dog originates in the mammary gland. Endocrinology 1994;134:287-292.

45. MOL JA, VAN GARDEREN E, SELMAN PJ, WOLFSWINKEL J, RIJNBERK A, RUTTEMAN GR. Growth hormone mRNA in mammary gland tumors of dogs and cats. J Clin Invest 1995;95:2028-2034.

46. TIMMERMANS-SPRANG EPM, RAO NAS, MOL JA. Transactivation of a growth hormone (GH) promoter-luciferase construct in canine mammary cells. Domest Anim Endocrinol 2008;34:403-310.

47. KOOISTRA HS, DEN HERTOG E, OKKENS AC, MOL JA, RIJNBERK A. Pulsatile secretion pattern of growth hormone during the luteal phase and mid-anoestrus in beagle bitches. J Reprod Fertil 2000;119:217-222.

48. KOOISTRA HS, OKKENS AC. Secretion of growth hormone and prolactin during progression of the luteal phase in healthy dogs: a review. Mol Cell Endocrinol 2002;197:167-172.

49. MOL JA, SELMAN PJ, SPRANG EPM, VAN NECK JW, OOSTERLAKEN-DIJKSTERHUIS MA. The role of progestins, insulin-like growth factor (IGF) and IGF-binding proteins in the normal and neoplastic mammary gland of the bitch: a review. J Reprod Fertil 1997;Suppl 51:339-344.

50. VAN GARDEREN E, SCHALKEN JA. Morphogenic and tumorigenic potentials of the mammary growth hormone/growth hormone receptor system. Mol Cell Endocrinol 2002;197:153-165.

51. MUKHINA S, MERTANI HC, GUO K, LEE K-O, GLUCKMAN PD, LOBIE PE. Phenotypic conversion of human mammary carcinoma cells by autocrine human growth hormone. Proc Natl Acad Sci USA 2004;101:15166-15171.

52. QUEIROGA FL, PÉREZ-ALENZA MA, SILVAN G, PEÑA L, LOPES CS, ILLERA JC. Crosstalk between GH/IGF-I axis and steroid hormones (progesterone, 17β-estradiol) in canine mammary tumours. J Steroid Biochem Mol Biol 2008;110:76-82.

53. KOOISTRA HS, OKKENS AC, MOL JA, VAN GARDEREN E, KIRPENSTEIJN J, RIJNBERK A. Lack of association of progestin-induced cystic endometrial hyperplasia with GH gene expression in the canine uterus. J Reprod Fertil 1997;Suppl 51:355-361.

54. BHATTI SFM, RAO NAS, OKKENS AC, MOL JA, DUCHATEAU L, DUCATELLE R, VAN DEN INGH TSGAM, TSHAMALA M, VAN HAM LML, CORYN M, RIJNBERK A, KOOISTRA HS. Domest Anim Endocrinol 2007;33:294-312.

55. GALAC S, KOOISTRA HS, BUTINAR J, BEVERS MM, DIELEMAN SJ, VOORHOUT G, OKKENS AC. Termination of mid-gestation pregnancy in bitches with aglepristone, a progesterone receptor antagonist. Theriogenology 2000;53:941-950.

56. LEE WM, KOOISTRA HS, MOL JA, DIELEMAN SJ, OKKENS AC. Ovariectomy during the luteal phase influences secretion of prolactin, growth hormone, and insulin-like growth factor-I in the bitch. Theriogenology 2006;66:484-490.

57. GÜNZEL-APEL A-R, SEEFELDT A, ESCHRICHT FM, URHAUSEN C, KRAMER S, MISCHKE R, HOPPEN H-O, BEYERBACH M, KOIVISTO M, DIELEMAN SJ. Effects of gonadectomy on prolactin and LH secretion and the pituitary-thyroid axis in male dogs. Theriogenology 2009;71:746-753.

58. BEN-JONATHAN N, LAPENSEE CR, LAPENSEE EW. What can we learn from rodents about prolactin in humans? Endocr Rev 2008;29:1-41.

59. OKKENS AC, DIELEMAN SJ, BEVERS MM, LUBBERINK AAME, WILLEMSE AH. Influence of hypophysectomy on the lifespan of the corpus luteum in the cyclic dog. J Reprod Fertil 1986;77:187-192.

60. OKKENS AC, BEVERS MM, DIELEMAN SJ, WILLEMSE AH. Evidence for prolactin as the main luteotropic factor in the cyclic dog. Vet Quart 1990;12:193-201.

61. ONCLIN K, VERSTEGEN JP. In vivo investigation of luteal function in dogs: effects of cabergoline, a dopamine agonist, and prolactin on progesterone secretion during mid-pregnancy and -diestrus. Domest Anim Endocrinol 1997;14:25-38.

62. JÖCHLE W. Prolactin in canine and feline reproduction. Reprod Domest Anim 1997;32:183-192.

63. ANDRESEN E, WILLEBERG P. Pituitary dwarfism in German shepherd dogs: Additional evidence of simple autosomal recessive inheritance. Nord Vet Med 1976;28:481-486.

64. ANDRESEN E, WILLEBERG P. Pituitary dwarfism in Carelian bear-dogs: evidence of simple, autosomal recessive inheritance. Hereditas 1977;84:232-234.

65. KOOISTRA HS, VOORHOUT G, MOL JA, RIJNBERK A. Combined pituitary hormone deficiency in German shepherd dogs with dwarfism. Domest Anim Endocrinol 2000;19:177-190.

66. HAMANN F, KOOISTRA HS, MOL JA, GOTTSCHALK S, BARTELS T, RIJNBERK A. Pituitary function and morphology in two German shepherd dogs with congenital dwarfism. Vet Rec 1999;144:644-646.

67. LANTINGA-VAN LEEUWEN IS, KOOISTRA HS, MOL JA, RENIER C, BREEN M, VAN OOST BA. Cloning, characterization, and physical mapping of the canine prop-1 gene (Prop1): exclusion as a candidate for combined pituitary hormone deficiency in German shepherd dogs. Cytogenet Cell Genet 2000;88:140-144.

68. LANTINGA-VAN LEEUWEN IS, MOL JA, KOOISTRA HS, RIJNBERK A, BREEN M, RENIER C, VAN OOST BA. Cloning of the canine gene encoding transcription factor Pit-1 and its exclusion as candidate gene in a canine model of pituitary dwarfism. Mamm Genome 2000;11:31-36.

69. VAN OOST BA, VERSTEEG SA, IMHOLZ S, KOOISTRA HS. Exclusion of the lim homeodomain gene LHX4 as a candidate gene for pituitary dwarfism in German shepherd dogs. Mol Cell Endocrinol 2002;197:57-62.

70. HANSON JM, MOL JA, LEEGWATER PAJ, KOOISTRA HS, MEIJ BP. The leukemia inhibitory factor receptor gene is not involved in the etiology of pituitary dwarfism in German shepherd dogs. Res Vet Sci 2006;81:316-320.

71. VOORBIJ AMWY, VAN STEENBEEK FG, KOOISTRA HS, LEEGWATER PAJ. Genetic cause of pituitary dwarfism in German shepherd dogs. Proc 16th ECVIM-CA Congress, Amsterdam 2006:176.

72. MEIJ BP, MOL JA, HAZEWINKEL HAW, BEVERS MM, RIJNBERK A. Assessment of a combined anterior pituitary function test in beagle dogs: Rapid sequential intravenous administration of four hypothalamic releasing hormones. Domest Anim Endocrinol 1996;13:161-170.

73. MEIJ BP, MOL JA, RIJNBERK A. Thyroid-stimulating hormone responses after single administration of thyrotropin-releasing hormone and combined administration of four hypothalamic releasing hormones in beagle dogs. Domest Anim Endocrinol 1996;13:465-468.

74. DONALDSON D, SCASE TJ, SPARKES AH, McCONNELL F, MOULD JRB, ADAMS V. Congenital hyposomatotropism in a domestic shorthair cat presenting with congenital corneal oedema. J Small Anim Pract 2008;49:306-309.

75. HANSSEN I, FALCK G, GRAMMELTVELDT AT, HAUG E, ISAKSEN CV. Hypochondroplastic dwarfism in the Irish setter. J Small Anim Pract 1998;39:10-14.

76. BRABANT G, WALLASCHOFSKI H. Normal levels of serum IGF-I: determinants and validity of current reference ranges. Pituitary 2007;10:129-133.

77. FONTANA L, WEISS EP, VILLAREAL DT, KLEIN S, HOLLOSZY JO. Long-term effects of calorie or protein restriction on serum IGF-I and IGFBP-3 concentrations in humans. Aging Cell 2008;7:681-687.

78. VAN HERPEN H, RIJNBERK A, MOL JA. Production of antibodies to biosynthetic human growth hormone in the dog. Vet Rec 1994;134:171.

79. KOOISTRA HS, VOORHOUT G, SELMAN PJ, RIJNBERK A. Progestin-induced growth hormone (GH) production in the treatment of dogs with congenital GH deficiency. Domest Anim Endocrinol 1998;15:93-102.

80. KNOTTENBELT CM, HERRTAGE ME. Use of proligestone in the management of three German shepherd dogs with pituitary dwarfism. J Small Anim Pract 2002;43:164-170.

81. MEIJ BP, MOL JA, BEVERS MM, RIJNBERK A. Residual pituitary function after transsphenoidal hypophysectomy in dogs with

pituitary-dependent hyperadrenocorticism. J Endocrinol 1997;155: 531-539.

82. DOGA M, BONADONNA S, GOLA M, MAZZIOTTI G, GIUSTINA A. Growth hormone deficiency in the adult. Pituitary 2006;9:305-311.

83. FRANK LA. Growth hormone-responsive alopecia in dogs. J Am Vet Med Assoc 2005;226:1494-1497.

84. LOTHROP CD. Pathophysiology of canine growth hormone-responsive alopecia. Comp Contin Educ Pract Vet 1988;10:1346-1349.

85. SCHMEITZEL LP, LOTHROP CD. Hormonal abnormalities in Pomeranians with normal coat and in Pomeranians with growth hormone-responsive dermatosis. J Am Vet Med Assoc 1990;197: 1333-1341.

86. RIJNBERK A, VAN HERPEN H, MOL JA, RUTTEMAN GR. Disturbed release of growth hormone in mature dogs: a comparison with congenital growth hormone deficiency. Vet Rec 1993;133: 542-545.

87. GIUSTINA A, DOGA M, BODINI C, GIRELLI A, LEGATI F, BOSSONI S, ROMANELLI G. Acute effects of cortisone acetate on growth hormone response to growth hormone-releasing hormone in normal adult subjects. Acta Endocrinol 19990;122:206-210.

88. PETERSON ME, ALTSZULER N. Suppression of growth hormone secretion in spontaneous canine hyperadrenocorticism and its reversal after treatment. Am J Vet Res 1981;42:1881-1883.

89. REGNIER A, GARNIER F. Growth hormone responses to growth hormone-releasing and clonidine in dogs with Cushing's syndrome. Res Vet Sci 1995;58:169-173.

90. MEIJ BP, MOLJA, BEVERS, RIJNBERK A. Alterations in anterior pituitary function of dogs with pituitary-dependent hyperadrenocorticism. J Endocrinol 1997;154:505-512.

91. LEE, WM, MEIJ BP, BHATTI SFM, MOL JA, RIJNBERK A, KOOISTRA HS. Pulsatile secretion pattern of growth hormone in dogs with pituitary-dependent hyperadrenocorticism. Domest Anim Endocrinol 2003;24:59-68.

92. VAESSEN MMAR, KOOISTRA HS, MOL JA, RIJNBERK A. Oral low-dose dexamethasone suppression test using urinary corticoid/creatinine ratios: a dose-finding study in healthy pet dogs. Vet Rec 2004;155:518-521.

93. CERUNDOLO R, LLOYD DH, VAESSEN MMAR, MOL JA, KOOISTRA HS, RIJNBERK A. Alopecia in pomeranians and miniature poodles in association with high urinary corticoid:creatinine ratios and resistance to glucocorticoid feedback. Vet Rec 2007;160:393-397.

94. LUKSCH F. Über Hypophysentumoren beim Hunde. Tierärztl Arch 1923;3:1-16.

95. KING JM, KAVANAUGH JF, BENTINCK-SMITH J. Diabetes mellitus with pituitary neoplasms in a horse and in a dog. Cornell Vet 1962;52:133-145.

96. VAN KEULEN LJM, WESDORP JL, KOOISTRA HS. Diabetes mellitus in a dog with a growth hormone-producing acidophilic adenoma of the adenohypophysis. Vet Pathol 1996;33:451-453.

97. FRACASSI F, GANDINI G, DIANA A, PREZIOSI R, VAN DEN INGH TSGAM, FAMIGLI-BERGAMINI P, KOOISTRA HS. Acromegaly due to a somatotroph adenoma in a dog. Domest Anim Endocrinol 2007;32:43-54.

98. PETERSON ME. Acromegaly in cats: Are we only diagnosing the tip of the iceberg? J Vet Intern Med 2007;21:889-891.

99. NIESSEN SJM, PETRIE G, GAUDIANO F, KHALID M, SMYTH JBA, MAHONEY P, CHURCH DB. Feline acromegaly: an underdiagnosed endocrinopathy? J Vet Intern Med 2007;21:899-905.

100. PRAHALADA S, STABINSKI LG, CHEN HY, MORRISSEY RE, DE BURLET G, HOLDER D, PATRICK DH, PETER CP, VAN ZWIETEN MJ. Pharmacological and toxicological effects of chronic porcine growth hormone administration in dogs. Toxicol Pathol 1998;26:185-200.

101. VEGTER AR, VAN OOSTERHOUT MFM, VERHOEVEN BJP, TRYFONIDOU MA, BOROFFKA SAEB, STOKHOF AA. Cardiac changes induced by excess exogenous growth hormone in juvenile miniature poodles. Vet J 2008; accepted

102. MEIJ BP, VAN DER VLUGT-MEIJER RH, VAN DEN INGH TSGAM, RIJNBERK A. Somatotroph and corticotroph pituitary adenoma (double adenoma) in a cat with diabetes mellitus and hyperadrenocorticism. J Comp Path 2004;130:209-215.

103. SLINGERLAND LI, VOORHOUT G, RIJNBERK A, KOOISTRA HS. Growth hormone excess and the effect of octreotide in cats with diabetes mellitus. Domest Anim Endocrinol 2008;35:352-361.

104. EIGENMANN JE, WORTMAN JA, HASKINS ME. Elevated growth hormone levels and diabetes mellitus in a cat with acromegalic features. J Am Anim Hosp Assoc 1984;20:747-752.

105. NIESSEN SJM, KHALID M, PETRIE G, CHURCH DB. Validation and application of a radioimmunoassay for ovine growth hormone in the diagnosis of acromegaly in cats. Vet Rec 2007;160:902-907.

106. BERG RIM, NELSON RW, FELDMAN EC, KASS PH, POLLARD R, REFSAL KR. Serum insulin-like growth factor-1 concentration in cats with diabetes mellitus and acromegaly. J Vet Intern Med 2007;21:892-898.

107. NORMAN EJ, MOONEY CT. Diagnosis and management of diabetes mellitus in five cats with somototrophic abnormalities. J Feline Med Surg 2000;1:183-190.

108. REUSCH CE, KLEY S, CASELLA M, NELSON RW, MOL J, ZAPF J. Measurement of growth hormone and insulin-like growth factor 1 in cats with diabetes mellitus. Vet Rec 2006;158:195-200.

109. LEWITT MS, HAZEL SJ, CHURCH DB, WATSON ADJ, POWELL SE, TAN K. Regulation of insulin-like growth factor-binding protein-3 ternary complex in feline diabetes mellitus. J Endocrinol 2000;166:21-27.

110. STARKEY SR, TAN K, CHURCH DB. Investigation of serum IGF-I levels amongst diabetic and non-diabetic cats. J Feline Med Surg 2004;6:149-155.

111. FONTANA L, WEISS EP, VILLAREAL DT, KLEIN S, HOLLOSZY JO. Long-term effects of calorie and protein restriction on serum IGF-I and IGFBP-3 concentration in humans. Aging Cell 2008;7:681-687.

112. ABRAMS-OGG ACG, HOLMBERG DL, STEWART WA, CLAFFEY FP. Acromegaly in a cat: diagnosis by magnetic resonance imaging and treatment by cryohypophysectomy. Can Vet J 1993;34:682-685.

113. BLOIS SL, HOLMBERG DL. Cryohyophysectomy used in the treatment of a case of feline acromegaly. J Small Anim Pract 2008;49:596-600.

114. PETERSON ME, TAYLOR RS, GRECO DS, NELSON RW, RANDOLPH JF, FOODMAN MS, MOROFF SD, MORRISON SA, LOTHROP CD. Acromegaly in 14 cats. J Vet Intern Med 1990;4:192-201.

115. GOOSSENS MM, FELDMAN EC, NELSON RW, THEON AP, KOBLIK PD ELLIOTT DA, RUTTEMAN GR. Cobalt 60 irradiation of pituitary gland tumors in three cats with acromegaly. J Am Vet Med Assoc 1998;213:374-376.

116. LITTLER RM, POLTON GA, BREARLY MJ. Resolution of diabetes mellitus but not acromegaly in a cat with a pituitary adenoma treated with hypofractionated radiation. J Small Anim Pract 2006;47:392-395.

117. KASER-HOTZ B, ROHRER CR, STANKEOVA S, WERGIN M, FIDEL J, REUSCH C. Radiotherapy of pituitary tumours in five cats. J Small Anim Pract 2002;43:303-307.

118. COLAO A, PIVONELLO R, AURIEMMA RS, GALDIERO M, SAVASTANO S, GRASSO LFS, LOMBARDI G. Growth hormone-secreting tumor shrinkage after 3 months of octreotide-long--acting release therapy predicts the response at 12 months. J Clin Endocrinol Metab 2008;93:3436-3442.

119. RIJNBERK A. Hypothalamus-pituitary system. In Rijnberk A, ed. Clinical endocrinology of dogs and cats. Kluwer Academic Publishers, Dordrecht/Boston 1996;11-34.

120. HIGHAM C, CHUNG TT, LAWRANCE J, DRAKE WM, TRAINER PJ. Long term experience of pegvisomant therapy as a treatment for acromegaly. Clin Endocrinol 2009;71:68-91.

121. ALEXOPOULOU O, BEX M, ABS B, T'SJOEN G, VELKENIERS B, MAITER D. Divergence between growth hormone and insulin-like growth factor-I concentrations in the follow-up of acromegaly. J Clin Endocrinol Metab 2008;93:1324-1330.

122. NORMAN EJ, WOLSKY KG, MACKAY GA. Pregnancy-related diabetes mellitus in two dogs. New Zeal Vet J 2006;54:360-364.

123. CONCANNON PW, ALTSZULER N, HAMPSHIRE J, BUTLER WR, HANSEL W. Growth hormone, prolactin, and cortisol in dogs developing mammary nodules and a acromegaly-like appearance during treatment with medroxyprogesterone acetate. Endocrinology 1980;106:1173-1177.

124. EIGENMANN JE, RIJNBERK A. Influence of medroxyprogesterone acetate (Provera) on plasma growth hormone levels and on carbohydrate metabolism. Acta Endocrinol 1981;98:599-602.

125. MOL JA, VAN GARDEREN E, SELMAN PJ, WOLFSWINKEL J, RIJNBERK A, RUTTEMAN GR. Growth hormone mRNA in mammary gland tumors of dogs and cats. J Clin Invest 1995;95:2028-2034.

126. PETERSON ME. Effects of megestrol acetate on glucose tolerance and growth hormone secretion in the cat. Res Vet Sci 1987;42:354-357.

127. ORDAS J, MILLÁN Y, ESPINOSA DE LOS MONTEROS A, REYMUNDO C, MARTÍN DE LAS MULAS J. Immunohistochemical expression of progesterone receptors, growth hormone and insulin growth factor-I in feline fibroadenomatous change. Res Vet Sci 2004;76:227-233.

128. LORETTI AP, DA SILVA ILHA MR, ORDÁS J, MARTÍN DE LAS MULAS J. Clinical, pathological and immunohistochemical study of feline mammary fibroepithelial hyperplasia following a single injection of depot medroxyprogesterone acetate. J Feline Med Surg 2005;7:43-52.

129. EIGENMANN JE, EIGENMANN RY, RIJNBERK A, VAN DER GAAG I, ZAPF J, FROESCH ER. Progesterone-controlled growth hormone overproduction and naturally occurring canine diabetes and acromegaly. Acta Endocrinol 1983;104:167-176.

130. EIGENMANN JE, VENKER-VAN HAAGEN AJ. Progestagen-induced and spontaneous canine acromegaly due to reversible growth hormone overproduction: clinical picture and pathogenesis. J Am Anim Hosp Assoc 1981;17:813-822.

131. SELMAN PJ, MOL JA, RUTTEMAN GR, RIJNBERK A. Progestin treatment in the dog: I. Effects on growth hormone, insulin-like growth factor, and glucose homeostasis. Eur J Endocrinol 1994;131:413-421.

132. SELMAN PJ, MOL JA, RUTTEMAN GR, RIJNBERK A. Progestin treatment in the dog. II. Effects on the hypothalamic-pituitary-adrenocortical axis. Eur J Endocrinol 1994;131:422-430.

133. SELMAN PJ, WOLFSWINKEL J, MOL JA. Binding specificity of medroxyprogesterone acetate and proligestone for the progesterone and glucocorticoid receptor. Steroids 1996;61:133-137.

134. RIJNBERK A, EIGENMANN JE, BELSHAW BE, HAMPSHIRE J, ALTSZULER N. Acromegaly associated with transient overproduction of growth hormone in a dog. J Am Vet Med Assoc 1980; 177:534-537.

135. WATSON ADJ, RUTTEMAN GR, RIJNBERK A, MOL JA. Effect of somatostatin analogue SMS 201-995 and antiprogestin agent RU486 in canine acromegaly. Front Horm Res 1987;17:193-198.

136. BAAN M, TAVERNE MAM, DE GIER J, KOOISTRA HS, KINDAHL H, DIELEMAN SJ, OKKENS AC. Hormonal changes in spontaneous and aglepristone-induced parturition in dogs. Theriogenology 2008;69:399-407.

137. OKKENS AC, DIELEMAN SJ, KOOISTRA HS, BEVERS MM. Plasma concentrations of prolactin in overtly pseudopregnant Afghan hounds and the effect of metergoline. J Reprod Fertil 1997; Suppl 51:295-301.

138. KOOISTRA HS, OKKENS AC. Secretion of prolactin and growth hormone in relation to ovarian activity in the dog. Reprod Dom Anim 2001;36:115-119.

139. TSUTSUI T, KIRIHARA N, HORI T, CONCANNON PW. Plasma progesterone and prolactin concentrations in overtly pseudopregnant bitches: a clinical study. Theriogenology 2007;67:1032-1038.

140. GOBELLO C, BASCHAR H, CASTEX G, DE LA SOTA RL, GOYA RG. Dioestrous ovariectomy: a model to study the role of progesterone in the onset of canine pseudopregnancy. J Reprod Fertil 2001;Suppl 57:55-60.

141. GOBELLO C, CASTEX G, BROGLIA G, CORRADA Y. Coat colour changes associated with cabergoline administration in bitches. J Small Anim Pract 2003;44:352-354.

142. MEIJ BP, LOPES M-BS, ELLEGALA DB, ALDEN TD, LAWS ER. The long-term significance of microscopic dural invasion in 354 patients with pituitary adenomas treated with transsphenoidal surgery. J Neurosurg 2002;96:195-208.

143. THAPAR K, KOVACS K, SCHEITHAUER BW, STEFANEANU L, HORVATH E, PERNICONE PJ, MURRAY D, LAWS ER. Proliferative activity and invasiness among pituitary adenomas and carcinomas: An analysis using the MIB-1 antibody. Neurosurgery 1996;38:99-107.

144. KALTSAS GA, NOMIKOS P, KONTOGEORGOS G, BUGHFELDER M, GROSSMAN AB. Diagnosis and management of pituitary carcinomas. J Clin Endocrinol Metab 2005;90:3089-3099.

145. SATO J, SATO R, KINAIM, TOMIZAWA N, OSAWA T, NAKADA K, YANO A, GORYO M, NAITO Y. Pituitary chromophobe carcinoma with a low level of serum gonadotropin and aspermatogenesis in a dog. J Vet Med Sci 2001;63:183-185.

146. PUENTE S. Pituitary carcinoma in an Airdale terrier. Can Vet J 2003;44:240-242.

147. AGRAWAL A, CINCU R, GOEL A. Current concepts and controversies in the management of non-functioning giant pituitary macroadenomas. Clin Neurol Neursurg 2007;109:645-650.

148. MEIJ BP, MOL JA, BEVERS MM, RIJNBERK A. Alterations in anterior pituitary function of dogs with pituitary-dependent hyperadrenocorticism. J Endocrinol 1997;154:505-512.

149. ALLGOEWER I, GREVEL V, PHILIPP K, SCHMIDT P, BRUNNBERG L. Somatotropes Hypophysenadenom mit Läsion des N. oculomotorius bei einer Katze (Somatotrope pituitary adenoma with associated oculomotor nerve lesion in a cat). Tierärztl Prax 1998;26(K):267-272.

150. NELSON RW, IHLE SL, FELDMAN EC. Pituitary macroadenomas and macroadenocarcinomas in dogs treated with mitotane for pituitary-dependent hyperadrenocorticism: 13 cases (1981-1986). J Am Vet Med Assoc 1989;194:1612-1617.

151. SARPATY D, CARILLOJM, PETERSON ME. Neurologic, endocrinologic, and pathologic findings associated with large pituitary tumors in dogs. Eight cases (1976-1984). J Am Vet Med Assoc 1988;193:854-856.

152. FRACASSI F, MANDRIOLI L, DIANA A, HILBE M, GRINSWIS G, GANDINI G. Pituitary macrodenoma in a cat with diabetes mellitus, hypercortisolism and neurological signs. J Vet Med A 2007;54:359-363.

153. LONG SN, MICHIELETTO A, ANDERSON TJ, WILLIAMS A, KNOTTENBELT CM. Suspected pituitary apoplexy in a German shorthaired pointer. J Small Anim Pract 2003;44:497-502.

154. BERTOLINI G, ROSSETTI E, CALDIN M. Pituitary apoplexy-like disease in 4 dogs. J Vet Intern Med 2007;21:1251-1257.

155. VAN DER VLUGT-MEIJER RH, VOORHOUT G, MEIJ BP. Imaging of the pituitary gland in dogs with pituitary-dependent hyperadrenocorticism. Mol Cell Endocrinol 2002;197:81-87.

156. VAN DER VLUGT-MEIJER RH, MEIJ BP, VAN DEN INGH TSGAM, RIJNBERK A, VOORHOUT G. Dynamic computed tomography of the pituitary gland in dogs with pituitary-dependent hyperadrenocorticism. J Vet Intern Med 2003;17:773-780.

157. RIJNBERK A, MOL JA, KWANT MM, CROUGHS RJM. Effects of bromocriptine on corticotrophin, melanotrophin and corticosteroid secretion in dogs with pituitary-dependent hyperadrenocorticism. J Endocrinol 1988;118:271-277.

158. CASTILLO VA, GÓMEZ NV, LALIA JC, CABRERA BLATTER MF, GARCÍA JD. Cushing's disease in dogs: Cabergoline treatment. Res Vet Sci 2008;85:26-34.

159. MAYER MN, TREUIL PL. Radiation therapy for pituitary tumors in the dog and cat. Can Vet J 2007;48:316-318.

160. THEON AP, FELDMAN EC. Megavoltage irradiation of pituitary macrotumors in dogs with neurologic signs. J Am Vet Med Assoc 1998;213:225-231.

161. KENT MS, BOMMARITO D, FELDMAN E, THEON AP. Survival, neurologic response, and prognostic factor in dogs with pituitary masses treated with radiation therapy and untreated dogs. J Vet Intern Med 2007;21:1027-1033.

162. DE FORNEL P, DELISLE F, DEVAUCHELLE P, ROSENBERG D. Effects of radiotherapy on pituitary corticotroph macrotumors in dogs: a retrospective study of 12 cases. Can Vet J 2007;48:481-486.

163. MAYER MN, GRECO DS, LARUE SM. Outcomes of pituitary tumor irradiation in cats. J Vet Intern Med 2006;20:1151-1154.

164. BREARLY MJ, POLTON GA, LITTLER RM, NIESSEN SJM. Coarse fractionated radiation therapy for pituitary tumours in cats: a retrospective study of 12 cases. Vet Compar Oncol 2006;4:209-217.

165. OLSSON K, BERGSTRÖM A, KINDAHL H, LAGERSTEDT AS. Increased plasma concentrations of vasopressin, oxytocin, cortisol and prostaglandin F2alpha metabolite during labour in the dog. Acta Physiol Scand 2003;179:281-287.

166. KLARENBEEK M, OKKENS AC, KOOISTRA HS, MOL JA, BEVERS MM, TAVERNE MA. Plasma oxytocin concentrations during late pregnancy and parturition in the dog. Theriogenology 2007;68:1169-1176.
167. BERGSTRÖM A, FRANSSON B, LAGERSTEDT AS, OLSSON K. Primary uterine inertia in 27 bitches: aetiology and treatment. J Small Anim Pract 2006;47:456-460.
168. ODENDAAL JSJ, MEINTJES RA. Neurophysiological correlates of affiliative behavior between humans and dogs. Vet J 2003;165: 296-301.
169. BAUMGARTNER T, HEINRICHS M, VONLANTHEN A, FIS-CHBACHER U, FEHR E. Oxytocin shapes the neural circuitry of trust and trust adaptation in humans. Neuron 2008;58:639-650.
170. VAN VONDEREN IK, WOLFSWINKEL J, OOSTERLAKEN-DIJKSTERHUIS MA, RIJNBERK A, KOOISTRA HS. Pulsatile secretion pattern of vasopressin under basal conditions, after water deprivation, and during osmotic stimulation in dogs. Domest Anim Endocrinol 2004;27:1-12.
171. TIDHOLM A, HÄGGSTRÖM J, HANSSON K. Vasopressin, cortisol, and catecholamine concentrations in dogs with dilated cardiomyopathy. Am J Vet Res 2005;66:1709-1717.
172. HYDBRING-SANDBERG E, VON WALTER LW, HÖGLUND K, SVARTBERG K, SWENSON L, FORKMAN B. Physiological reactions to fear provocation in dogs. J Endocrinol 2004;180: 439-448.
173. HAUPTMAN JG, RICHTER MA, WOOD SL, NACHREINER RF. Effects of anesthesia, surgery, and intravenous administration of fluids on plasma antidiuretic hormone concentrations in healthy dogs. Am J Vet Res 2000;61:1273.
174. HELLEBREKERS LJ, VAN DEN BROM WE, MOL JA. Plasma arginine vasopressin response to intravenous methadone and naloxone in conscious dogs. J Pharmacol Exp Ther 1989;248:329-333.
175. ROBINSON AG, VERBALIS JG. Posterior pituitary. In: Kronenberg HM, Melmed S, Polonsky KS, Larsen PR, eds. Williams Textbook of Endocrinology; 11th ed. Philadelphia: Saunders Elsevier, 2008;263-295.
176. THRASHER TN, NISTAL-HERRERA JF, KEIL LC, RAMSAY DJ. Satiety and inhibition of vasopressin secretion after drinking in dehydrated dogs. Am J Physiol 1981;240:E394-E401.
177. STRICKER EM, HOFFMANN ML. Presystemic signals in the control of thirst, salt appetite, and vasopressin secretion. Physiol Behav 2007;91:404-412.
178. SCHRIER RW. Body water homeostasis: Clinical disorders of urinary dilution and concentration. J Am Soc Nephrol 2006;17: 1820-1832.
179. VAN VONDEREN IK, WOLFSWINKEL J, VAN DEN INGH TSGAM, MOL JA, RIJNBERK A, KOOISTRA HS. Urinary aquaporin-2 excretion in dogs: a marker for collecting duct responsiveness to vasopressin. Domest Anim Endocrinol 2004;27: 141-153.
180. EARM J-H, CHRISTENSEN BM, FRØKIAER J, MARPLES D, HAN JS, KNEPPER MA, NIELSEN S. Decreased aquaporin-2 expression and apical plasma membrane delivery in kidney collecting ducts of polyuric hypercalcemic rats. J Am Soc Nephrol 1998;9:2181-2193.
181. BIEWENGA WJ, RIJNBERK A, MOL JA. Osmoregulation of systemic vasopressin release during long-term glucocorticoid excess: A study in dogs with hyperadrenocorticism. Acta Endocrinol 1991;124:583-588.
182. PAPANEK PE, RAFF H. Physiological increases in cortisol inhibit basal vasopressin release in conscious dogs. Am J Physiol 1994;266:R1744-1751.
183. BIEWENGA WJ, RIJNBERK A, MOL JA. Persistent polyuria in two dogs following adrenocorticolysis for pituitary-dependent hyperadrenocorticism. Vet Quart 1089;11:193-197.
184. GOOSSENS MMC, RIJNBERK A, MOL JA, WOLFSWINKEL J, VOORHOUT G. Central diabetes insipidus in a dog with a pro--opiomelanocortin-producing pituitary tumor not causing hyperadrenocorticism. J Vet Intern Med 1995;9:361-365.
185. HARB MF, NELSON RW, FELDMAN EC, SCOTT-MON-CRIEFF JC, GRIFFEY SM. Central diabetes insipidus in dogs: 20 cases (1986-1995). J Am Vet Med Assoc 1996;209:1884-1888.
186. VAN DER VLUGT-MEIJER RH, VOORHOUT G, MEIJ BP. Imaging of the pituitary gland in dogs with pituitary-dependent hyperadrenocorticism. Mol Cell Endocrinol 2002;197:81-87.
187. VAN DER VLUGT-MEIJER RH, MEIJ BP, VAN DEN INGH TSGAM, RIJNBERK A, VOORHOUT G. Dynamic computed tomography of the pituitary gland in dogs with pituitary-dependent hyperadrenocorticism. J Vet Intern Med 2003;17:773-780.
188. FERGUSON DC, BIERY DN. Diabetes insipidus and hyperadrenocorticism associated with high plasma adrenocorticopin concentration and a hypothalamic/pituitary mass. J Am Vet Med Assoc 1988;193:835-839.
189. NIELSEN L, THOMPSON H, HAMMOND GJ, CHANG Y-P, RAMSEY IK. Central diabetes insipidus associated with primary focal B cell lymphoma in a dog. Vet Rec 2008;162:124-126.
190. PERRIN IV, BESTETTI GE, ZANESCO SA, STERCHI HP. Diabetes insipidus centralis durch Larva migrans visceralis in der Neurohypophyse beim Hund. Schweiz Arch Tierheilk 1986;128: 483-486.
191. WINTERBOTHAM J, MASON KV Congenital diabetes insipidus in a kitten. J Small Anim Pract 1983;24:569-573.
192. RAMSEY IK, DENNIS R, HERRTAGE ME. Concurrent central diabetes insipidus and panhypopituitarism in a German shepherd dog. J Small Anim Pract 1999;40:271-274.
193. SMITH JR, ELWOOD CM. Traumatic partial hypopituitarism in a cat. J Small Anim Pract 2004;45:504-409.
194. MELLANBY RJ, JEFFERY ND, GOPAL MS, HERRTAGE ME. Secondary hypothyroidism following head trauma in a cat. J Feline Med Surg 2005;7:135-139.
195. AROCH I, MAZAKI-TOVI M, SHEMESH O, SARFATY H, SEGEV G. Central diabetes insipidus in five cats: clinical presentation, diagnosis and oral desmopressin therapy. J Feline Med Surg 2005;7:333-339.
196. CAMPBELL FE, BREDHAUER B. Trauma-induced diabetes insipidus in a cat. Aust Vet J 2008;86:102-105.
197. HARA Y, MASUDA H, TAODA T, HASEGAWA D, FUJITA Y, NEZU Y, TAGAWA M. Prophylactic efficacy of desmopressin acetate for diabetes insipidus after hypophysectomy in the dog. J Vet Med Sci 2003;65:17-22.
198. TAODA T, HARA Y, MASUDA H, NEZU Y, SANNO N, TERA-MOTO A, TAKEKOSHI S, OSAMURA RY, TAGAWA M. Functional and morphological changes in the hypothalamus-pituitary posterior lobe system after hypophysectomy in dogs. J Vet Med Sci 2006;68:1-7.
199. MEIJ B, VOORHOUT G, RIJNBERK A. Progress in transsphenoidal hypophysectomy for treatment of pituitary-dependent hyperadrenocorticism in dogs and cats. Mol Cell Endocrinol 2002;197:89-96.
200. HANSON JM, VAN 'T HOOFD MM, VOORHOUT G, TESKE E, KOOISTRA HS, MEIJ BE Efficacy of transsphenoidal hypophysectomy in treatment of dogs with pituitary-dependent hyperadrenocorticism. J Vet Intern Med 2005;19:687-94.
201. HANSON JM, TESKE E, VOORHOUT G, GALAC S, KOOISTRA HS, MEIJ BE. Prognostic factors for outcome after transsphenoidal hypophysectomy in dogs with pituitary-dependent hyperadrenocorticism. J Neurosurg 2007;107:830-40.
202. POST K, MCNEILL JR, CLARK EG, DIGNEAN MA, OLYNYK GP. Congenital central diabetes insipidus in two sibling Afghan hound pups. J Am Vet Med Assoc 1989;194:1086-1088.
203. DiBARTOLA SP, JOHNSON SE, JOHNSON GC, ROBERTSON GL. Hypodipsic hypernatremia in a dog with defective osmoregulation of antidiuretic hormone. J Am Vet Med Assoc 1994;204: 922-925.
204. RIJNBERK A, KOOISTRA HS, VAN VONDEREN IK, MOL JA, VOORHOUT G, VAN SLUIJS FJ, IJZER J, VAN DEN INGH TSGAM, BOER P, BOER WH. Aldosteronoma in a dog with polyuria as the leading symptom. Domest Anim Endocrinol 2001;20:227-240.
205. SCHWEDES CS. Transient diabetes insipidus in a dog with acromegaly. J Small Anim Pract 1999;40:392-396.
206. HEIENE R, VAN VONDEREN IK, MOE L, MØLMEN GS, LARSEN NH, KOOISTRA HS. Vasopressin secretion in response to osmotic stimulation and effects of desmopressin on urinary concentrating capacity in dogs with pyometra. Am J Vet Res 2004;65:404-408.
207. ROTHUIZEN J, BIEWENGA WJ, MOL JA. Chronic glucocorticoid excess and impaired osmoregulation of vasopressin release in dogs with hepatic encephalopathy. Domest Anim Endocrinol 1995;12: 13-24.

208. VAN VONDEREN IK, MEYER HP, KRAUS JS, KOOISTRA HS. Polyuria and polydipsia and disturbed vasopressin release in two dogs with secondary polycythemia. J Vet Intern Med 1997;11: 300-303.

209. BIEWENGA WJ, RIJNBERK A, MOL JA. Persistent polyuria in two dogs following adrenocorticolysis for pituitary-dependent hyperadrenocorticism. Vet Quart 1989;11:193-197.

210. BROWN BA, PETERSON ME, ROBERTSON GL. Evaluation of the plasma vasopressin, plasma sodium, and urine osmolality response to water restriction in normal cats and a cat with diabetes insipidus. J Vet Intern Med 1993;7:113.

211. VAN VONDEREN IK, KOOISTRA HS, TIMMERMANS-SPRANG EPM, MEIJ BP, RIJNBERK A. Vasopressin response to osmotic stimulation in 18 young dogs with polyuria and polydipsia. J Vet Intern Med 2004;18:800-806.

212. MOSES AM, CLAYTON B. Impairment of osmotically stimulated AVP release in patients with primary polydipsia. Am J Physiol 1993;265:R1247-1252.

213. VAN DER VLUGT-MEIJER RH, MEIJ BP, VOORHOUT G. Dynamic computed tomographic evalution of the pituitary gland in healthy dogs. Am J Vet Res 2004;65:1518-1524.

214. PITTARI JM. Central diabetes insipidus in a cat. Feline Pract 1996;24:18-21.

215. MEIJ BP, VOORHOUT G, VAN DEN INCH TSGAM, HAZE-WINKEL HAW, TESKE E, RIJNBERK A. Results of transsphenoidal hypophysectomy in 52 dogs with pituitary-dependent hyperadrenocorticism. Vet Surg 1998;27:246-261.

216. MEIJ BP, VOORHOUT G, VAN DEN INGH TSGAM, RIJNBERK A. Transsphenoidal hypophysectomy for treatment of pituitary--dependent hyperadrenocorticism in 7 cats. Vet Surg 2001;30:72-86.

217. MEIJ BP, MOLJA, VAN DEN INGH TSGAM, BEVERS MM, HAZEWINKEL HAW, RIJNBERK A. Assessment of pituitary function after transsphenoidal hypophysectomy in beagle dogs. Domest Anim Endocrinol 1997;14:81-97.

218. JOLES JA, GRUYS E. Nephrogenic diabetes insipidus in a dog with renal medullary lesions. J Am Vet Med Assoc 1979;174: 830-834.

219. TAKEMURA N. Successful long-term treatment of congenital nephrogenic diabetes insipidus in a dog. J Small Anim Pract 1998;39:592-594.

220. BICHET DG. Vasopressin receptor mutations in nephrogenic diabetes insipidus. Semin Nephrol 2008;28:245-251.

221. LOONEN AJ, KNOERS NV, VAN OS CH, DEEN PM. Aquaporin 2 mutations in nephrogenic diabetes insipidus. Semin Nephrol 2008;28:252-265.

222. LUZIUS H, JANS DA, GRÜNBAUM EG, MORITZ A, RASCHER W, FAHRENHOLZ F. A low affinity vasopressin V2-receptor in inherited nephrogenic diabetes insipidus. J Recept Res 1992;12: 351-368.

223. COHEN M, POST GS. Nephrogenic diabetes insipidus in a dog with intestinal leiomyosarcoma. J Am Vet Med Assoc 1999;215: 1818-1820.

224. NEWMAN SJ, LANGSTON CE, SCASE TJ. Cryptococcal pyelonephritis in a dog. J Am Vet Med Assoc 2003;222:180-183.

225. DiBARTOLA SP. Familial renal disease in dogs and cats. In: Ettinger SJ, Feldman EC, eds. Textbook of Veterinary Internal Medicine, 6th ed. St Louis: Elsevier Saunders 2005:1819-1824.

226. McKAY LW, SEGUIN MA, RITCHEY JW, LEVY JK. Juvenile nephropathy in two related Pembroke Welsh corgi puppies. J Small Anim Pract 2004;45:568-571.

227. MAGALDI AJ. New insights into the paradoxical effect of thiazides in diabetes insipidus therapy. Nephrol Dial Transplant 2000;15:1903-1905.

228. KIM G-H, LEE JW, OH YK, CHANG HR, JOO KW, NA KYEARM J-H, KNEPPER MA, HAN JS. Antidiuretic effect of hydrochlorothiazide in lithium-induced nephrogenic diabetes insipidus is associated with upregulation of aquaporin-2, NaCl cotransporter, and epithelial sodium channel. J Am Soc Nephrol 2004;15:2836-2843.

229. VAN VONDEREN IK, KOOISTRA HS, RIJNBERK A. Intra-and interindividual variation in urine osmolalilty and urine specific gravity in healthy pet dogs of various ages. J Vet Intern Med 1997;11:30-35.

230. HENDERSON SM, ELWOOD CM. A potential causal association between gastrointestinal disease and primary polydipsia in three dogs. J Small Anim Pract 2003;44:280-284.

231. MEYER H, ZENTEK J, HESS M, BEHNSEN K. Ein Beitrag zur Wasseraufnahme und Harnabgabe beim Hund (Investigation on water intake and urine excretion in dogs). Wien Tierärztl Mschr 1994;81:163-169.

232. VAN VONDEREN IK, KOOISTRA HS, TIMMERMANS-SPRANG EPM, RIJNBERK A. Disturbed vasopressin release in four dogs with so-called primary polydipsia. J Vet Intern Med 1999;13:419-425.

233. GOLDMAN MB, ROBERTSON GL, LUCHINS DJ, HEDEKER D. The influence of polydipsia on water excretion in hyponatremic, polydipsic, schizophrenic patients. J Clin Endocrinol 1996;81: 1465-1470.

234. HELLEBREKERS LJ, MOL JA, VAN DEN BROM WE, VAN WIMERSMA GREIDANUS TB. Effect of methadone on plasma arginine vasopressin level and urine production in consicous dogs. Eur J Pharmacol 1987;136:279-286.

235. RIJNBERK A, KOOISTRA HS. Endocrine glands. In: Rijnberk A, van Sluijs FJ, eds. Medical history and physical examination in companion animals, 2nd edn. Edinburgh: Saunders Elsevier 2009;207-212.

236. ELLISON DH, BERL T. The syndrome of inappropriate antidiuresis. New Engl J Med 2007;356:2064-2072.

237. FLEEMAN LM, IRWIN PJ, PHILLIPS PA, WEST J. Effects of an oral vasopressin receptor antagonist (OPC-31260) in a dog with syndrome of inappropriate secretion of antidiuretic hormone. Aust Vet J 2000;78:825-830.

238. BROFMAN PJ, KNOSTMAN KAB, DIBARTOLA SP. Granulomatous amebic meningoencephalitis causing the syndrome of inappropriate secretion of antidiuretic hormone in a dog. J Vet Intern Med 2003;17:230-234.

239. BREITSCHWERDT EB, ROOT CR. Inappropriate secretion of antidiuretic hormone in a dog. J Am Vet Med Assoc 1979;175: 181-186.

240. RIJNBERK A, BIEWENGA WJ, MOL JA. Inappropriate vasopressin secretion in two dogs. Acta Endocrinol 1988;117:230-234.

241. HOUSTON DM, ALLEN DG, KRUTH SA, POOK H, SPINATO MT, KEOUGH L. Syndrome of inappropriate antidiuretic hormone secretion in a dog. Can Vet J 1989;30:423-425.

242. KELLY DF, LAWS ER JR, FOSSETT D. Delayed hyponatremia after transsphenoidal surgery for pituitary adenoma. Report of nine cases. J Neurosurg 1995;83:363-367.

243. GOLDMAN MB, ROBERTSON GL, LUCHINS DJ, HEDEKER D, PANDY GN. Psychotic excerhations and enhanced vasopressin secretion in schizophrenic patients with hyponatremia and polydipsia. Arch Gen Psychiatry 1997;54:443-449.

244. VAN OOSTERHOUT ICAM, RIJNBERK A, MOL JA. Effect of the aquaretic vasopressin antagonists d(CH2)5[D-Tyr(ET) 2-Val4] AVP and d(CH2)5[D-Phe2-Phe4]AVP on urine production in healthy dogs. Horm Metab Res 1992;24:244-245.

245. SERRADEIL-LEGAL C. An overview of SR121463, a selective non-peptide vasopressin V(2) receptor antagonist. Cardiovasc Drug Rev 2001;19:201-214.

246. MIYAZAKI T, FUJIKI H, YAMAMURA Y, NAKAMURA S, MORI T. Tolvaptan, an orally active vasopressin V(2)-receptor antagonist – pharmacology and clinical trials. Cardiovasc Drug Rev 2007;25:1-13.

Capítulo 3

Tireoide

Ad Rijnberk
Hans S. Kooistra

3.1 Introdução

No cão e no gato, a glândula tireoide é composta por lobos separados situados ao lado da traqueia, aproximadamente do terceiro ao oitavo anel traqueal. Eles são cobertos ventralmente pelos músculos esterno-hióideo e esternotireóideo. O principal suprimento de sangue é feito pela artéria cranial tireoidiana, um ramo da carótida comum, e o principal escoamento venoso é feito pela veia tireoidiana caudal, que se liga à veia jugular interna. A glândula tireoide normal não é palpável.

A tireoide é montada a partir de duas estruturas embriológicas diferentes, o que reflete sua dupla função endócrina. As células foliculares produtoras de tireoglobulina originam-se de uma evaginação central do epitélio da faringe. As células produtoras de calcitonina – células C ou parafoliculares – são derivadas da crista neural, que se origina da quarta bolsa faríngea. O primórdio da tireoide inicia a descida para a sua posição final enquanto ainda conectado ao chão da faringe por um canal estreito, o ducto tireoglossal, e, durante a descida, restos de tecido tireoidiano podem ficar ao longo do trato. Além disso, no seu desenvolvimento, a tireoide está intimamente relacionada com o saco aórtico, o que leva à ocorrência frequente de tecido tireoidiano acessório no mediastino do animal adulto. Raramente, tal tecido acessório é o único tecido tireoidiano funcionante e a secreção dele originada pode ser insuficiente para manter um estado metabólico normal (eutireóideo) (Capítulo 3.2.2). Vários dos genes envolvidos nos estágios iniciais e posteriormente na morfogênese da tireoide já foram identificados[1].

A unidade funcional básica da tireoide é o folículo, uma esfera oca com diâmetro de 30 a 300 μm. Sua parede é formada por uma camada única de células epiteliais tireoidianas, que são cuboides ou chatas quando em repouso (Figura 3.1) e colunares quando ativas. A luz é preenchida com um coloide, que contém uma grande (~ 660 kDa) glicoproteína

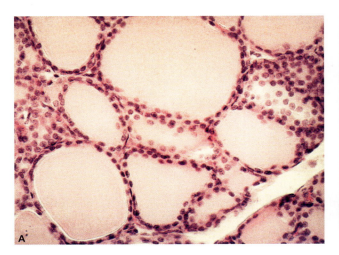
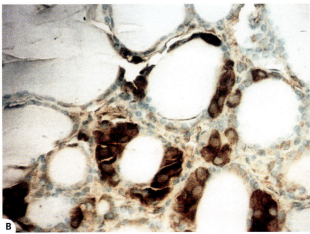

Figura 3.1 – (A) Microfotografia da glândula tireoide de cão adulto saudável, ilustrando o tamanho varável dos folículos da tireoide. (B) Coloração por imunoperoxidase das células C, secretoras de calcitonina, ou células parafoliculares de cão adulto saudável.

62 Tireoide

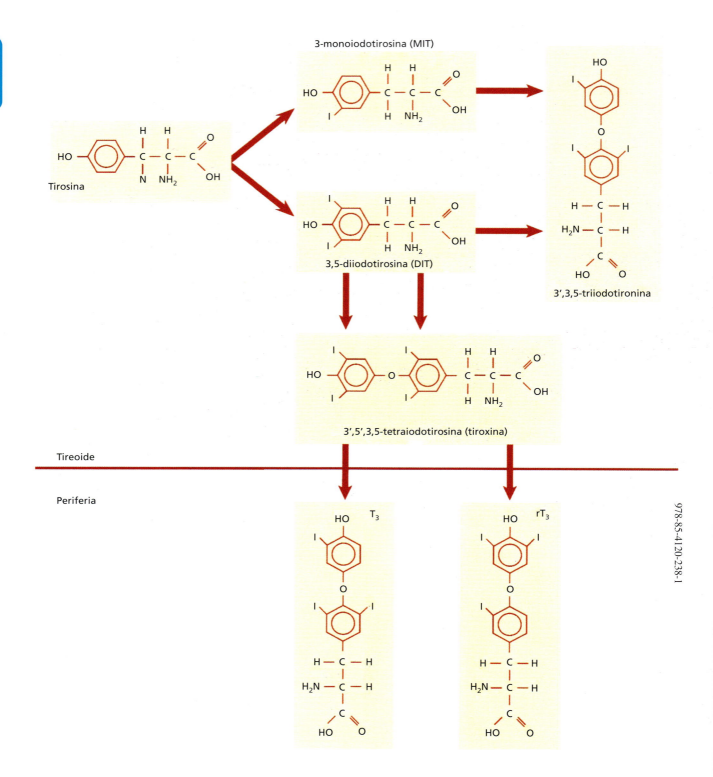

Figura 3.2 – Estruturas químicas do aminoácido tirosina, das iodotirosinas (monoiodotirosina [MIT] e diiodotirosina [DIT]) formadas no interior da tireoide, das iodotironinas (T$_4$ e T$_3$) e de dois produtos da deiodinação periférica de T$_4$: T$_3$ e T$_3$ inversa (3',5',3-triiodotironina).

chamada tireoglobulina[2] (Tg), que é característica da tireoide e de dentro da sequência da qual os hormônios tireoidianos são sintetizados e armazenados. As células C estão localizadas principalmente nos espaços interfoliculares (Figura 3.1).

3.1.1 Síntese e secreção de hormônios

O principal produto secretado pela glândula tireoide é a 3,5,3',5'-L-tetraiodotironina, ou L-tiroxina (T_4). O outro hormônio da tireoide, 3,5,3'-L-triiodotironina (T_3), é secretado em quantidades bem menores (cerca de 20% daquela de T_4). A maior parte da T_3 circulante é produzida nos tecidos periféricos pela deiodinação do anel externo de T_4. A deiodinação do anel interno resulta na 3,3',5'-triiodotironina (T_3 inversa [rT_3, *reverse T_3*]) metabolicamente inativa (Figura 3.2).

O principal componente dos hormônios da tireoide, o iodeto, é transportado ativamente ("capturado") do fluido extracelular para o interior das células foliculares da tireoide por um processo ativo, saturável e dependente de energia obtida de Na^+-K^+-adenosina trifosfatase (ATPase, *adenosine triphosphatase*). O portador do iodeto é uma proteína transportadora grande (> 600 aminoácidos), chamada de *simportador de iodeto de sódio* (NIS, *sodium iodide symporter*), localizada na membrana basal do tireócito (Figura 3.3). A proporção resultante de iodeto tireoide:plasma é de ~ 25. Outra proteína das células da tireoide, chamada pendrina, parece facilitar a transferência apical de iodeto para a luz folicular[3].

A mucosa gástrica, as glândulas salivares e o plexo coroide são também capazes de concentrar o iodeto via NIS, mas, ao contrário da tireoide, eles não ligam o iodeto organicamente. Estes tecidos, bem como

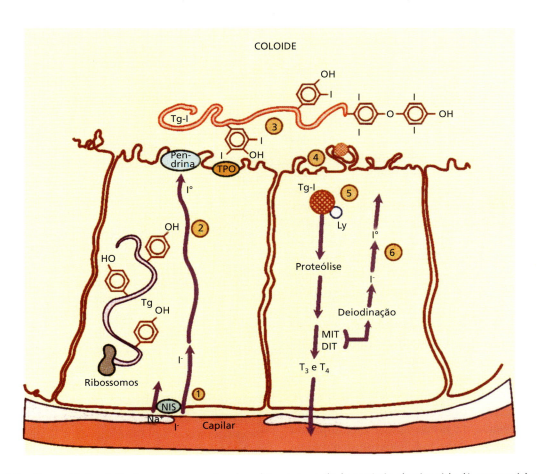

Figura 3.3 – Duas células foliculares, representando a biossíntese do hormônio da tireoide (*à esquerda*) e sua secreção (*à direita*): (1) transporte ativo de iodeto do sangue para a célula da tireoide, por meio de um simportador de iodeto de sódio (NIS), (2) oxidação do iodeto pela peroxidase da tireoide (TPO) e transferência do iodeto oxidado para resíduos de tirosina da tireoglobulina (Tg), (3) acoplamento de duas moléculas de DIT para formar T_4 ou de monoiodotirosina (MIT) + diiodotirosina (DIT) para formar T_3 (ver também a Figura 3.2), (4) endocitose ou pinocitose de gotículas coloidais, (5) fusão das gotículas coloidais com lisossomos (Ly) e subsequente hidrólise de Tg com liberação de T_3 e T_4, (6) deiodinação das iodotirosinas livres e reutilização do iodeto no interior da tireoide.

a tireoide, também concentram ânions monovalentes estruturalmente relacionados, como tiocianato (SCN⁻), perclorato (ClO_4^-) e pertecnetato (TcO_4^-). Ao contrário do iodeto, entretanto, estes íons também não são organicamente ligados na tireoide e, em consequência, sua duração dentro da tireoide é curta. Esta propriedade, junto com uma curta meia-vida física, torna o radioisótopo de pertecnetato ($^{99m}TcO_4^-$) um radionuclídio valioso para a visualização da tireoide por digitalização de cintilação.

Uma vez no interior da célula da tireoide, o iodeto inorgânico é rapidamente oxidado, na presença de peróxido de hidrogênio (H_2O_2), em um intermediário reativo, que é, então, incorporado nos resíduos de tirosina de proteínas aceitantes, especialmente a Tg. A iodetação é catalisada pela peroxidase da tireoide (TPO, *thyroid peroxidase*), uma enzima hemeproteína ligada à membrana. Estudos com células de tireoides de cães mostraram que a cascata reguladora que controla a produção de H_2O_2 nos tireócitos é diferente do sistema gerador de O_2^- nos macrófagos e leucócitos[4].

A iodetação dos resíduos de tirosina de Tg resulta na formação de monoiodotirosina (MIT) e diiodotirosina (DIT). MIT e DIT, então, sofrem acoplamento oxidativo para formar as iodotironinas, que permanecem ligadas à Tg até serem secretadas (Figura 3.2). Esta reação de acoplamento ocorre separadamente da iodetação, mas é também catalisada pela TPO. As drogas tiocarbamidas, incluindo propiltiouracila, metimazol e carbimazol, são inibidores competitivos[5] de TPO. Sua capacidade de bloquear a síntese de hormônios da tireoide torna-os úteis no tratamento do hipertireoidismo (Capítulo 3.4.1). A Tg é iodetada na borda apical (folicular) da célula e, então, é transferida para o coloide por exocitose (Figura 3.3).

A secreção dos hormônios da tireoide requer que a Tg seja retornada para a célula por meio de pinocitose (Figura 3.3). Pseudópodos da membrana plasmática apical envolvem uma porção do coloide, a fim de formar uma gotícula de coloide intracelular[6]. Cada gotícula é envolvida por uma membrana derivada da borda apical e combinada com um lisossomo. Este fagolisossomo move-se para a região basal da célula e, com a progressão da hidrólise de Tg pelas proteases lisossômicas, torna-se menor e mais denso (Figura 3.3). Esta digestão de TG libera T_4 e T_3, bem como iodotirosinas inativas, peptídios e aminoácidos individuais. Os hormônios tireoidianos T_4 e T_3 biologicamente ativos

passam da célula para a circulação por difusão, enquanto MIT e DIT têm sua liberação na circulação impedida pela ação da deiodinase intracelular (Figura 3.3). A Tg normalmente não é liberada para a circulação em quantidades significativas e, em cães saudáveis, apenas quantidades muito pequenas podem ser mensuradas no sangue periférico por imunoensaio homólogo sensível[7].

3.1.2 Transporte de hormônio, distribuição para os tecidos e metabolismo

No plasma, a maioria de T_4 e T_3 é ligada a proteínas. Menos de 0,05% de T_4 e menos de 0,5% de T_3 circula como hormônio "livre" ou não ligado, mas é a concentração de hormônio livre que é mantida constante pelo sistema regulador de retroalimentação e que parece equiparar-se à taxa de absorção celular destes hormônios. Assim, é a concentração de hormônio livre que determina o *status* da tireoide, independentemente da concentração total de hormônio no plasma. Os cães têm uma globulina ligadora com alta afinidade pelo hormônio da tireoide (TBG, *thyroid hormone binding globulin*) e, além desta, albumina e pré-albumina com baixa afinidade ligam-se a hormônios da tireoide. Não parece que os gatos tenham uma TBG de alta afinidade, apenas pré-albumina e albumina ligam-se com baixa afinidade aos hormônios da tireoide[8]. Além destas proteínas ligantes, uma pequena parte dos hormônios da tireoide podem ligar-se a lipoproteínas e também à transtiretina, que existe em parte como um complexo proteína ligante e retinol (vitamina A)[3].

A concentração e/ou a capacidade de compostos ligados circulantes podem ser alteradas por várias doenças e agentes farmacológicos, afetando, deste modo, a concentração plasmática primária de tiroxina total (TT_4, *total thyroxine*). Sabe-se que glicocorticoides e ácido acetilsalicílico diminuem a concentração plasmática de TT_4, sem afetar a concentração de T_4 livre[9,10]. Diferenças entre raças podem também ser responsáveis por desvios dos limites de referência estabelecidos para TT_4 na população total de cães. Em geral, cães de raças pequenas tendem a apresentar concentrações plasmáticas de TT_4 um tanto mais altas do que aqueles de raças maiores. Em Whippets foram relatadas baixas concentrações de TT_4; em raças de Sleddogs, bem como em Greyhounds, as concentrações tanto de TT_4 quanto de T_4 livre foram relatadas como relativamente baixas[11-13].

Em anos recentes foram identificados vários transportadores da membrana plasmática para o transporte de T_4 e de T_3 para sítios intracelulares de ação e metabolismo. Existe evidência crescente para a existência de transportadores tecido-específicos, bem como de generalizados, pertencentes a várias famílias diferentes de proteínas transportadoras. Cada uma destas famílias tem muitos membros, com pequenas variações na estrutura que alteram a especificidade em relação à substância-alvo. Foi descoberto, na espécie humana, que mutações em uma destas proteínas transportadoras estão associadas a retardo psicomotor grave e níveis muito elevados de T_3 no plasma[14].

A deiodinação é a transformação metabólica mais significativa dos hormônios da tireoide. Cerca de 80% do T_4 secretado é deiodinado para formar T_3 e rT_3, predominantemente em fígado e rins. A T_3 tem afinidade de ligação com os receptores nucleares de T_3 mais alta do que T_4 e, portanto, a monodeiodinação do anel externo origina iodotironina mais ativa biologicamente. T_3 tem aproximadamente três a quatro vezes mais potência metabólica do que T_4, o que significa que quase toda a ação metabólica do hormônio da tireoide pode ser atribuída à ação de T_3. T_4 e T_3 são inativadas pela deiodinação do anel interior para rT_3 e para 3,3'-diiodotironina (3,3'-T_2), respectivamente. As três enzimas deiodinase (D_1, D_2 e D_3) que catalizam estas reações diferem em localização tecidual, especificidade de substrato e modulação fisiológica e patofisiológica. Assim, a atividade biológica do hormônio da tireoide é adicionalmente regulada localmente por deiodinases tecido-específicas[15]. A ideia (noção) de que a tireoide contribui pouco para o *pool* de T_3 não se aplica para estados de hiperfuncionamento, porque, então, a proporção de secreção T_3:T_4 da tireoide aumenta.

Fatores que prejudicam a formação de T_3, como jejum e doenças não tireoidianas, quase sempre aumentam a concentração de rT_3 no plasma. Existe evidência de que doença leva ao aumento da atividade de deiodinase tipo 3 (D_3), a qual deiodiniza principalmente o anel interior. Ela diminui a porporção T_3:rT_3 de duas maneiras: evita a conversão de T_4 para T_3, catalisando, em vez disso, a conversão de T_4 para rT_3, e também catalisa a degradação[15] de T_3 para 3,3'-T_2. Não há evidência convincente de que a baixa concentração nas doenças de T_3 circulante esteja associada a efeito inadequado do hormônio da tireoide ao nível dos tecidos. De fato, a conversão de T_4 para T_3 prejudicada é provavelmente benéfica para moderar o catabolismo de proteínas[16].

Como mencionado anteriormente, T_4 liga-se mais estreitamente a proteínas ligantes do plasma do que T_3, o que resulta em T_4 ter uma taxa de depuração metabólica mais baixa e uma meia-vida mais longa. De maneira geral, a cinética da distribuição e renovação de hormônio da tireoide é muito mais rápida em cães do que na espécie humana, em parte por causa da baixa ligação de T_4 e T_3 no plasma canino[17,18]. A meia-vida de T_4 é de cerca de 0,6 dias nos cães e de cerca de 7 dias na espécie humana.

3.1.3 Regulação do funcionamento da tireoide

O funcionamento da tireoide é regulado principalmente pela tireotrofina (hormônio estimulador da tireoide, TSH), uma glicoproteína de 28 kD secretada pelo lobo anterior da hipófise. A molécula de TSH é formada por duas subunidades, α e $\alpha\beta$. A subunidade α é igual àquela das gonadotrofinas, enquanto a subunidade β é distinta e confere a atividade biológica da molécula de TSH. Em cães e em gatos, os genes que codificam a subunidade β do TSH foram clonados e sequenciados[19,20]. Como todos os hormônios hipofisários, a TSH é liberada de maneira pulsátil (Figura 1.8), embora as flutuações nas suas concentrações no plasma sejam muito pequenas, especialmente no estado de eutireoidismo[21].

O TSH estimula a tireoide ao interagir com receptores específicos de superfície celular (receptor G acoplado à proteína) das células foliculares da tireoide, para aumentar a atividade de adenilciclase. Esta, então, estimula a produção de adenosina monofosfato cíclica (cAMP, *cyclic adenosine monophosphate*) como um segundo mensageiro dentro da célula (Figura 1.4). O TSH rapidamente promove pinocitose na borda apical da célula folicular, acelerando, deste modo, a reabsorção de Tg e a subsequente liberação de hormônio. A estimulação de TSH a longo prazo leva à hipertrofia e à hiperplasia da tireoide e o aumento da tireoide pode chegar ao ponto em que a glândula torna-se palpável (bócio). A ação mitogênica de TSH na tireoide do cão é totalmente mediada[22] por cAMP.

A regulação da secreção da tireoide está principalmente sob o duplo controle do hormônio hipotalâmico liberador de TSH (TRH) e de hormônios da tireoide. TRH interage com receptores específicos nas células tireotróficas da hipófise para liberar TSH e nas células lactotróficas para liberar prolactina (Figura 2.7). A secreção de TSH é inibida principalmente pela T_3, que é produzida no local por deiodinação 5' (D_2) e também por T_3 derivada do *pool* sistêmico de T_3 livre (Figura 3.4). A retroalimentação negativa por T_3, formada pela D_2, ocorre também no núcleo paraventricular do hipotálamo. A somatostatina e, possivelmente, outros neuropeptídios exercem influência inibidora na liberação de TSH (Figuras 2.7 e 3.4).

Existe também uma regulação intratireoidal do funcionamento da tireoide, que é especialmente importante na presença de fornecimento de iodo insuficiente ou excessivo. Esta autorregulação permite adaptação imediata ao excesso agudo de iodeto (p. ex., pela desinfecção com iodo de grande área de pele), que poderia, de outro modo, levar ao hipertireoidismo, principalmente diminuindo a expressão dos genes que codificam[23] TPO e NIS. Por outro lado, na deficiência de iodo, o funcionamento da tireoide é aumentado bem antes que as reservas de iodo orgânico da tireoide (Tg) sejam exauridas. A tireoide também se adapta a pouca ingestão de iodo pela síntese preferencial de T_3, em vez de T_4.

3.1.4 Ação do hormônio da tireoide

Pensa-se que a maioria dos efeitos dos hormônios da tireoide seja mediada pela interação de T_3 com um receptor nuclear específico, bastante semelhante àquele dos hormônios esteroides (Figura 1.4). Este receptor do hormônio da tireoide (TR, *thyroid hormone receptor*) tem alta afinidade por T_3, 15 vezes maior que sua afinidade por T_4. O TR pertence à família de receptores esteroide-tireoide-retinoide. Existem vários TR, divididos em formas α e β, com base em semelhanças na sequência e na localização cromossômica. Em várias espécies, cada um dos dois genes para TR produz pelo menos dois produtos unidos de maneira diferente, e isto parece ser verdadeiro também para os cães[24].

Na década passada, este mecanismo clássico ou genômico foi complementado por relatos sobre a ação do hormônio da tireoide envolvendo novos mecanismos extracelulares (não genômicos). Estes mecanismos não genômicos não dependem, para iniciação, de complexos intranucleares de TR e hormônios da tireoide, mas alguns deles requerem T_4 e são insensíveis à T_3. Recentemente foi descoberto um receptor de superfície celular para iodotironinas que se encontra em uma proteína estrutural (integrina) da membrana plasmática de praticamente todas as células[25]. As concentrações ambientais normalmente estáveis do hormônio da tireoide levaram à sugestão de que estas ações não genômicas contribuem para um cenário basal do funcionamento das células. Por exemplo, este receptor medeia ações do hormônio da tireoide no tráfego intracelular de proteínas e nas bombas de íons da membrana plasmática[26].

Existe caracteristicamente um período de tempo de horas ou dias antes que os hormônios da tireoide alcancem totalmente seus efeitos fisiológicos, mas eles têm efeitos em praticamente todos os tecidos do corpo. Em vários aspectos, os hormônios da tireoide podem ser vistos como fatores de crescimento de tecidos, e isto pode ser mais bem exemplificado pelas consequências da deficiência de hormônio da tireoide em idade jovem (Capítulo 3.2). O primeiro efeito fisiológico reconhecido dos hormônios da tireoide é a estimulação da taxa basal de metabolismo ou calorigênese. Os animais com deficiência de hormônio da tireoide têm dificuldade em manter a temperatura corporal e podem ser incapazes de sobreviver em ambiente frio. A capacidade dos hormônios da tireoide para afetar os genes que codificam proteínas como Na^+-K^+-ATPase e Ca^{2+}-ATPase é responsável por uma grande fração dos efeitos na calorigênese. A concentração de Na^+-K^+-ATPase nos músculos é muito mais baixa em cães com hipotireoidismo espontâneo do que naqueles que são eutireóideos[27].

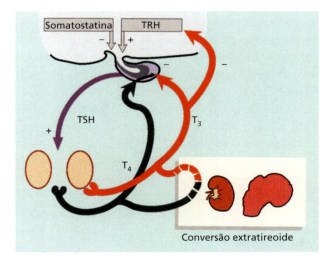

Figura 3.4 – Eixo hipotálamo-hipófise-tireoide. O TRH atinge as células tireotrópicas no lobo anterior da hipófise por meio das veias porta locais e estimula a secreção de TSH. Os hormônios da tireoide, especialmente a T_3 produzida sistemática e localmente, exercem retroalimentação negativa nos níveis hipofisário e hipotalâmico.

3.2 Hipotireoidismo em animais jovens

No início da vida, a presença dos hormônios da tireoide é crucial para o crescimento e desenvolvimento de todos os tecidos do corpo, especialmente o esqueleto[28]. Em consequência, o nanismo desproporcional pode ser um sinal proeminente de hipotireoidismo congênito ou com início juvenil, em adição aos sinais também observados no hipotireoidismo com início na idade adulta (Capítulo 3.3).

3.2.1 Hipotireoidismo juvenil adquirido

A deficiência de iodo é a causa clássica de hipotireoidismo juvenil adquirido. Ele ocorria nos tempos em que proprietários seguiam muito literalmente a noção de que cães e gatos são carnívoros. Uma dieta constituída apenas de carne é deficiente em muitos aspectos e, certamente, em iodo. A ausência deste ingrediente essencial dos hormônios da tireoide resulta em hiperplasia da tireoide induzida por TSH. Nas deficiências leves, o aumento na capacidade de produção de hormônios compensa suficientemente e o eutireoidismo é mantido. Entretanto, na deficiência grave de iodo, existe produção insuficiente do hormônio da tireoide, apesar da hiperplasia compensatória da tireoide. Animais com deficiência grave do iodo são apresentados com a combinação de grandes bócios e sinais de hipotireoidismo como falta de energia e retardo de crescimento[29,30]. Esta entidade não é mais observada nos países em que é costume alimentar os animais com dietas manufaturadas, as quais são bastante ricas em iodo.

Sabe-se que as sulfonamidas antimicrobianas inibem TPO de maneira reversível e dependente da dose e da duração[31,32]. Têm havido relatos de cães nos quais o tratamento com sulfonamidas por várias semanas levou não só a baixas concentrações de TT_4 no plasma, como também a manifestações clínicas de hipotireoidismo. Especialmente em cães jovens, o aumento da secreção de TSH (por retroalimentação negativa, Figura 1.9) pode resultar em lobos da tireoide palpáveis[33,34].

Outra causa, muito rara, de hipotireoidismo juvenil adquirido é a tireoidite linfocítica. Ela foi descrita em uma linhagem de gatos de uma colônia fechada, com sintomas como letargia e pelagem sem brilho, já presentes na idade de 7 semanas[35]. A tireoidite linfocítica é a causa de hipotireoidismo primário em cães adultos. Raramente, o processo de destruição autoimune da glândula tireoide pode ocorrer durante a adolescência e, como consequência, o crescimento do cão pode ser retardado, além de ele desenvolver os sinais de hipotireoidismo do adulto.

3.2.2 Disgenesia da tireoide

A ectopia de tecidos da tireoide é comum nos cães e sabe-se que também ocorre nos gatos[36,37]. Na maioria dos casos, ela é resultado da descida de tecido tireoidiano primitivo junto ao saco aórtico durante a embriogênese. Em cerca de 50% dos cães adultos, pode ser encontrado tecido tireoidiano acessório embebido na gordura na aorta intrapericardial. Tecido tireoidiano acessório pode também persistir em posição cranial em relação à tireoide, como remanescente do ducto tireoglossal. Ele pode vir a ser detectado, pois dá origem a um neoplasma (Capítulo 3.4.2), ou pode ser um achado incidental durante varredura por outros motivos (Figura 3.5). Ele pode também estar

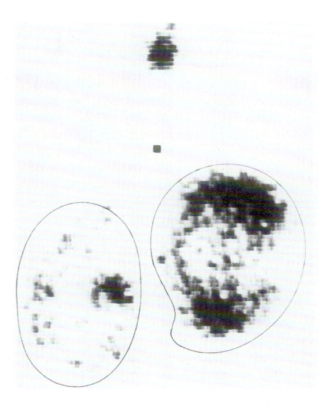

Figura 3.5 – Cintigrafia de cão com tumor bilateral de tireoide (os contornos palpados estão indicados por linhas sólidas). A distribuição de manchas da radioatividade é compatível com o caráter heterogêneo do tumor. Áreas que não têm capacidade para captar o radioiodeto (tumor anaplásico, necrose e/ou hemorragia) estão intercaladas com áreas que o acumulam (predominantemente tecido tumoral folicular). Em posição cranial à marca de referência (*ponto quadrado*) na linha média sobre a cartilagem cricoide existe acúmulo de radioatividade em um ducto tireoglossal remanescente (ao nível do osso lingual).

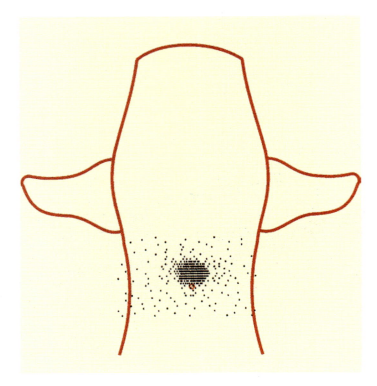

Figura 3.6 – Cintigrafia retilínea de ^{131}I de fêmea de cão da raça Pointer Alemão, com 4 anos de idade e pesando 18 kg. A cadela foi apresentada por causa de áreas simétricas de alopecia nos flancos, existentes há muito tempo. O crescimento da cadela estava retardado e ela tinha pernas desproporcionalmente curtas. Não havia sintomas de redução nas atividades mental e física. A cintigrafia revelou apenas uma pequena área de acúmulo de ^{131}I na região mediana, em direção cranial, no local normal das glândulas tireoides. Aparentemente, este pequeno remanescente do ducto tireoglossal era insuficiente para manter o eutireoidismo. A terapia de substituição com l--tiroxina foi seguida pelo crescimento dos pelos.

associado à ausência da glândula tireoide normal e, no entanto, seu funcionamento pode ser insuficiente para evitar o hipotireoidismo (Figura 3.6). O atireoidismo completo também foi encontrado (Figura 3.7). A procura pela etiologia requer estudos moleculares dos genes envolvidos na diferenciação, na migração e no crescimento da glândula tireoide. Na espécie humana foram encontradas mutações nos genes que codificam fatores de transcrição e nos genes do receptor de TSH, apesar de o envolvimento destes na população geral de pacientes com disgenesia da tireoide ter sido questionado[38-40].

Manifestações clínicas

As manifestações de hipotireoidismo devido à disgenesia da tireoide variam conforme a duração e a gravidade da doença antes de a terapia ter sido instituída. No atireoidismo completo, os sintomas são notados durante o segundo ou o terceiro mês de vida, apesar de alguns animais poderem não atingir esta idade. As anomalias no recém-nascido que podem sugerir hipotireoidismo incluem fontanela grande (que deveria estar fechada ao nascimento em cães, mas não em gatos), hipotermia, hipoatividade, dificuldade para mamar e distensão abdominal.

À medida que o filhote de cão ou de gato com hipotireoidismo fica mais velho, sua cabeça torna-se relativamente grande e larga, as características faciais tornam-se inchadas e a língua, grande e grossa (Figura 3.7). O crescimento em altura é vagaroso e os animais afetados ocupam-se em poucas atividades físicas, comparados com os irmãos normais. O desenvolvimento mental parece estar retardado. A pelagem pode ser fina e sem o sobrepelo[41]. Os dentes decíduos persistem na idade adulta, mas são perdidos quando o tratamento com hormônio da tireoide é administrado[42].

A radiografia da coluna vertebral e ossos longos revela maturação atrasada do esqueleto e vértebras anormalmente curtas, que podem até originar compressão da medula espinal. Nos ossos longos, o aparecimento dos centros de ossificação está atrasado e o crescimento das epífises está retardado. A disgenesia das epífises pode também estar associada a focos de ossificação dispersos, o que dá uma aparência granular às epífises[28]. Quando a doença permanece não diagnosticada, as epífises das vértebras e dos ossos longos estão ainda abertas na idade de 3 ou 4 anos[43,44].

Diagnóstico

A mensuração das concentrações de T_4 no plasma, antes e depois da estimulação com TSH (Capítulo 12.3.1), confirmará o diagnóstico de hipotireoi-

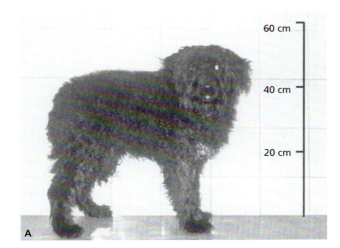
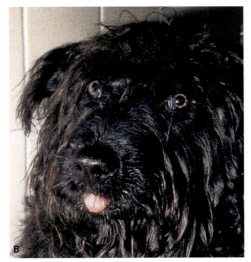
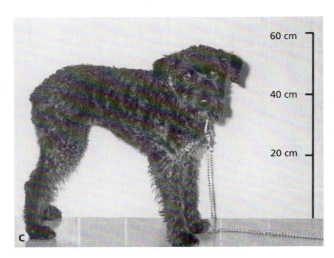
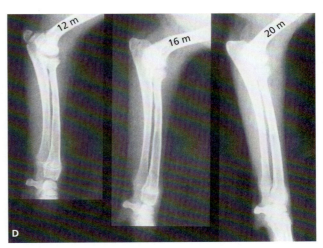

Figura 3.7 – (*A* e *B*) Fêmea de cão da raça Bouvier de Flandres apresentada com a idade de 1 ano, por causa de retardo no crescimento e falta de energia. A cadela estava em boas condições nutricionais, mas pesava apenas 13 kg. Ela apresentava pernas desproporcionalmente curtas, expressão facial apática e língua grande. A cintigrafia com iodo radioativo revelou atireose completa. (*C* e *D*) A mesma cadela após 4 meses de substituição oral com l-tiroxina. Repare na expressão mais alerta e o crescimento em altura. Provavelmente relacionado com a resultante rápida maturação sexual (ela entrou em estro após 2 meses de tratamento), as placas de crescimento fecharam-se e não houve mais crescimento em altura. A idade em meses está indicada em cada radiografia.

dismo primário. A cintigrafia da tireoide pode revelar se a causa é uma ectopia ventral mediana ou atireoidismo completo.

Tratamento

Logo que a condição for diagnosticada, deve ser iniciado o tratamento com l-tiroxina (10 μg de l-tiroxina por kg de peso, 2 vezes/dia). O animal vai se tornar muito mais ativo e vai desenvolver pelagem normal. Quando o hipotireoidismo não é detectado logo no início da maturação do esqueleto, o crescimento adicional será pequeno, porque a administração de tiroxina também vai resultar no fechamento das placas de crescimento (Figura 3.7). A lentidão mental desaparece e, geralmente, há pouca evidência de que o retardo mental persista, uma complicação temida na detecção tardia de hipotireoidismo congênito em crianças.

3.2.3 Defeito na síntese do hormônio da tireoide

O hipotireoidismo congênito pode ocorrer também por causa da deficiência de uma enzima que impede a síntese do hormônio da tireoide. Tais defeitos congênitos são raros. Apesar de, em princípio, qualquer passo da síntese do hormônio da tireoide poder ser afetado, apenas a insensibilidade à TSH e a atividade de peroxidase defeituosa foram até agora descritas em cão e gato[45-47]. Destas, a última parece ser a forma menos rara. Animais com este defeito, chamado de organificação, concentram iodeto na tireoide, mas têm capacidade limitada para utilizar o iodeto na síntese do hormônio da tireoide. A doença parece ser heterogênea, uma vez que, em alguns animais, o defeito é completo e nenhuma atividade de TPO pode ser demonstrada, enquanto em outros animais ela é parcial. Neste último caso, o defeito pode ser devido à localização anormal da enzima na célula da tireoide, isto é, migração insuficiente para a membrana plasmática[48,49].

Recentemente, a ocorrência familial de hipotireoidismo congênito com bócio, devido a um defeito de organificação, foi descrita em cães das raças Fox Terrier Toy e Rat Terrier. Nos cães afetados de ambas as raças, a mesma mutação foi encontrada no gene que codifica a TPO. Sugere-se que esta mutação passou dos Fox Terrier Toy para os Rat Terrier por cruzamentos[50,51]. Um teste baseado em DNA foi desenvolvido para a detecção de portadores deste defeito, herdado como autossômico recessivo[50].

Manifestações clínicas

A característica clínica destes defeitos é a combinação de bócio e hipotireoidismo (Figura 3.8). A gravidade de ambos pode variar consideravelmente e pode também ser difícil palpar um bócio em um animal muito jovem (Figura 3.9). As características clínicas de hipotireoidismo não são diferentes daquelas da disgenesia da tireoide (Capítulo 3.2.2).

Diagnóstico

O diagnóstico de hipotireoidismo pode ser confirmado pela mensuração da concentração plasmática de T_4. Quando o bócio é detectado, a estimulação com TSH é redundante, uma vez que o bócio já é evidência de aumento de secreção endógena de TSH.

O desafio do diagnóstico é a elucidação do defeito na síntese do hormônio da tireoide que está causando a secreção aumentada de TSH. Isto necessita de estudos *in vivo* com iodo radioativo. Se existe um defeito de organificação, a absorção de iodeto radioativo pela tireoide está elevada, mas o iodeto não é ligado organicamente, como é facilmente demonstrado pela rápida descarga da radioatividade acumulada pela tireoide quando é fornecido um íon que compete pela absorção, como perclorato ou tiocianato (Figura 3.10).

Tratamento

Como em todas as formas de hipotireoidismo, exceto as causadas por deficiência de iodo, o tratamento consiste na administração oral de l-tiroxina (Capítulo 3.2.1). Isto vai diminuir a secreção de TSH e, como resultado, o bócio vai reduzir-se.

3.2.4 Hipotireoidismo central

O hipotireoidismo central é devido à deficiência de TSH. Ele pode ser classificado como hipofisário (hipotireoidismo secundário) ou hipotalâmico (hipotireoidismo terciário), mas a distinção não é necessária na diferenciação inicial entre hipotireoidismo primário e central. A hipossecreção de TSH é geralmente acompanhada pela diminuição na secreção de outros hormônios hipofisários. O exemplo mais bem conhecido de hipotireoidismo secundário em idade jovem é o do nanismo hipofisário em filhotes de cães da

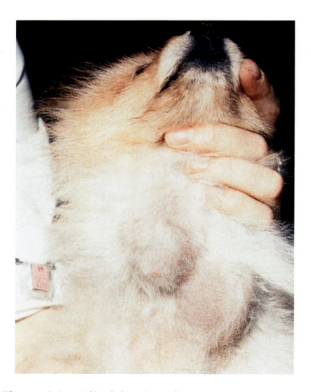

Figura 3.8 – Glândulas tireoides aumentadas em cão macho da raça Pomerano, com onze meses de idade. O bócio foi notado pela primeira vez quando o cão tinha 5 meses de idade. Havia um defeito na organificação do iodeto na tireoide. O animal tinha tamanho aproximadamente normal, mas apresentava pelagem fina e retenção dos dentes decíduos após a erupção dos dentes permanentes.

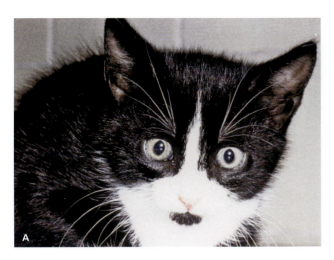 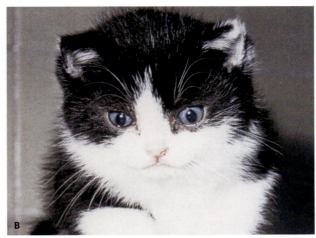

Figura 3.9 – Dois gatinhos irmãos de ninhada com 8 semanas de idade. Comparado com o gatinho saudável (*A*), o gatinho com hipotireoidismo (*B*) tem uma aparência mais infantil com sua cabeça redonda e orelhas pequenas e também as íris azuis, que no gatinho saudável mudaram para o amarelo da idade adulta. As glândulas tireoides não eram palpáveis. O hipotireoidismo foi causado pela ausência de organificação do iodeto pelas tireoides (Figura 3.10).

raça Pastor Alemão, que se caracteriza por deficiência combinada de hormônios da adeno-hipófise. Nestes animais, a deficiência de TSH está associada a deficiências absolutas de hormônio de crescimento e de prolactina, enquanto a secreção de hormônio luteinizante e de hormônio folículo-estimulante está menos gravemente prejudicada (Capítulo 2.2.2)[52,53]. Nestes cães, as manifestações de hipotireoidismo são eclipsadas por aquelas da deficiência do hormônio de crescimento, em parte porque uma fração pequena, mas significativa do funcionamento da glândula tireoide (~10 a 15%) é independente de TSH; o hipotireoidismo devido a causas centrais é menos grave do que o hipotireoidismo primário[54].

Em uma família de cães da raça Schnauzer gigante com nanismo foi sugerido que a anomalia mais provável fosse a deficiência isolada de TSH (deficiência monotrópica)[55]. Foi questionado se a presumida deficiência de TSH era secundária ou terciária[56]. Em um cão jovem da raça Boxer com hipotireoidismo congênito supostamente de origem central, a concentração plasmática de hormônio de crescimento estava elevada[57], mas se sabe agora que isso está associado ao hipotireoidismo primário (Capítulo 3.3.1).

3.3 Hipotireoidismo em animais adultos

O hipotireoidismo é a síndrome clínica resultante da produção deficiente de hormônio da tireoide. Em aproximadamente 95% dos casos com início na idade adulta, ele é uma doença primária da tireoide e, em 5% ou menos, ele é decorrente da deficiência de TSH (hipofisária ou hipotalâmica).

3.3.1 Hipotireoidismo primário

Patogênese

Na forma espontânea, um processo autoimune progressivo leva à infiltração linfocítica e ao desaparecimento dos folículos da tireoide. Nas formas

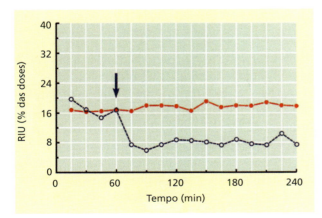

Figura 3.10 – Medidas da captação de radioiodeto (RIU) pela tireoide com intervalos de 15 min (*linha vermelha*) em gato com organificação defeituosa. O iodeto acumulou-se muito rapidamente na tireoide e permaneceu em nível constante de cerca de 17% da dose administrada, devido à liberação e à rápida recaptação. Esta última foi demonstrada em teste de repetição (*linha azul*) pela administração intravenosa do íon competidor perclorato (*seta*), que causou liberação repentina da radioatividade.

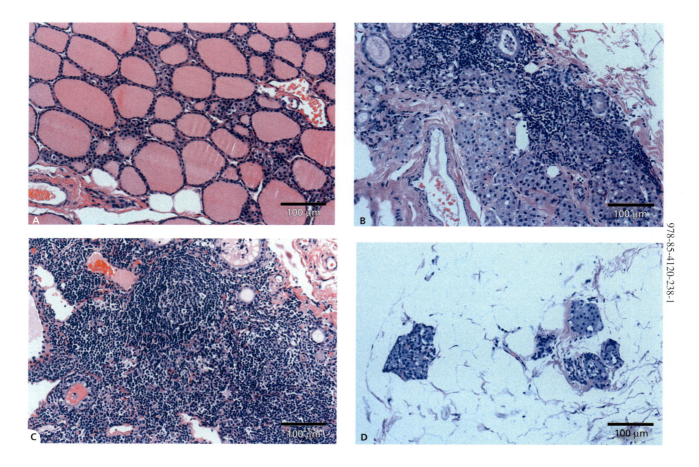

Figura 3.11 – Seções coradas com H&E da glândula tireoide de cão saudável (A) e de biopsias da tireoide (B e D) de cães com hipotireoidismo primário em diferentes estágios de perda do epitélio da tireoide: (A) Folículos da tireoide delineados por células epiteliais cuboides baixas e preenchidos por coloide. Pequenos grupos de pálidas células C situam-se entre os folículos. (B) Folículos da tireoide com epitélio cuboide alto e quase nenhum coloide. Infiltração linfocítica difusa, ligeira a moderada. (C) Infiltração linfocítica grave e perda de folículos. Podem ainda ser reconhecidos alguns poucos folículos de tamanhos diferentes, frequentemente contendo linfócitos. (D) Tecido adiposo com pequenos aglomerados de células foliculares da tireoide e pequenos agregados de células C.

chamadas idiopáticas, nas quais ocorre atrofia da tireoide sem o infiltrado inflamatório, pensa-se que também são o resultado final de doença autoimune[58]. A patogênese imunológica e molecular da tireoidite autoimune ainda não foi elucidada. Foi descrito que o desenvolvimento do hipotireoidismo canino está associado à perda da autotolerância à Tg nos linfócitos (células CD4+T)[59], mas não está claro se isso é causa ou efeito. Em estudos sobre o possível envolvimento do antígeno leucocitário de cães (DLA) foi encontrada, em várias raças, uma associação entre hipotireoidismo canino e um alelo DLA[60,61]. Anticorpos anti-TPO parecem ter um pequeno ou nenhum papel na tireoidite em cães[58,62], em contraste com a tireoidite na espécie humana. A destruição imunomediada é um processo lento e as manifestações clínicas da deficiência do hormônio da tireoide só se tornam evidentes após a destruição de > 75% dos folículos da tireoide.

Apesar de não terem grande importância patogênica, os autoanticorpos contra Tg podem servir como marcadores da tireoidite autoimune[63]. Anticorpos anti-Tg circulantes são detectados em mais de 50% dos cães com hipotireoidismo. À medida que a destruição autoimune progride, os folículos da tireoide são substituídos por tecido fibroso e adiposo e as células inflamatórias desaparecem, resultando na aparência histológica de atrofia não inflamatória. A ausência de inflamação provavelmente resultará, ao longo do tempo, no desaparecimento dos anticorpos na circulação[58].

Os anticorpos contra Tg formam um grupo heterogêneo dirigido para vários epítopos. Quando um epítopo inclui um sítio hormonogênico, um anticorpo pode ser dirigido contra um fragmento que contenha T_4 ou T_3. Estes anticorpos anti-Tg ocasionalmente interferem nos imunoensaios usados para medir a concentração plasmática dos hormônios da tireoide, especialmente T_3. Dependendo do tipo de ensaio, anticorpos que reconhecem epítopos de um hormônio da tireoide podem causar valores aumentados ou diminuídos. Apesar de os anticorpos contra hormônios da tireoide não serem incomuns, deve-se notar que eles raramente afetam os resultados dos imunoensaios a ponto de exceder os valores de referência[58]. Isto é especialmente verdadeiro para T_4.

O dano imunológico pode também envolver uma ou mais das outras glândulas endócrinas e levar a deficiências endócrinas múltiplas, situação conhecida como síndrome da falência poliglandular. A combinação de hipotireoidismo com hipoadrenocorticismo é conhecida como síndrome de Schmidt[64,65]. Em um grande estudo retrospectivo de cães com hipoadrenocorticismo primário, cerca de 5% dos animais apresentavam falência endócrina simultânea, sendo o hipotireoidismo o mais frequente e, com ocorrência menos frequente, o diabetes melito e o hipoparatireoidismo[66].

O hipotireoidismo pode também ser iatrogênico, especialmente em gatos tratados para hipertireoidismo, o que ocorre frequentemente nesta espécie (Capítulo 3.4.1). O hipotireoidismo pode ser um efeito adverso da terapia com iodo radioativo ou de tireoidectomia cirúrgica bilateral. O hipotireoidismo já foi também relatado em um cão após terapia de radiação externa para carcinoma funcional de tireoide[67].

Manifestações clínicas

A tireoidite geralmente permanece despercebida, apesar de muito raramente terem sido observados sinais transientes de hipertireoidismo (principalmente caracterizados por poliúria). Isto provavelmente é devido à liberação de hormônio da tireoide na circulação durante uma fase aguda da tireoidite destrutiva. Eventualmente, a maioria dos cães com tireoidite provavelmente desenvolve sinais de deficiência de hormônio da tireoide.

O hipotireoidismo primário adquirido é principalmente uma condição de cães adultos jovens e de meia-idade. Apesar de os cães de raças grandes poderem ser mais frequentemente afetados do que os de raças pequenas, não há predisposição pronunciada por raça. A incidência está igualmente distribuída entre machos e fêmeas[68]. Em gatos, houve apenas uma descrição convincente de hipotireoidismo primário espontâneo em uma fêmea adulta de gato doméstico de pelo curto (*domestic shorthair*) castrada e com 5 anos de idade[69].

Os hormônios da tireoide influenciam o funcionamento de quase todos os tecidos do corpo e, por isso, o quadro clínico clássico de hipotireoidismo confirmado envolve manifestações em quase todos os sistemas de órgãos. Pode haver efeitos simultâneos de excesso de hormônio de crescimento (ver Capítulo 2 e a seção de diagnóstico a seguir)[70]. O tempo necessário para o aparecimento de efeitos clinicamente apreciáveis difere consideravelmente: a letargia pode ser notada em poucos meses, mas as alterações na pele podem demorar quase 1 ano para aparecer[71].

A manifestação clínica principal é geralmente uma história de diminuição das atividades físicas e mentais. A maioria dos cães com hipotireoidismo tem algum grau de embotamento mental, letargia e falta de inclinação para se exercitar (Figura 3.12). Estes sintomas são graduais no início, frequentemente sutis e, às vezes, não reconhecidos pelo proprietário até que o tratamento tenha começado. Entre as alterações observáveis na pele e nos pelos estão alopecia (frequentemente com pigmentação), dobras grossas de pele e aparência facial inchada. O engrossamento e o inchaço são evidências de mucinose cutânea ou mixedema, que é a acumulação na derme de glicosaminoglicanos e ácido hialurônico com edema associado[72]. Pode ser devido tanto ao hipotireoidismo quanto ao excesso de hormônio de crescimento (Figuras 3.12

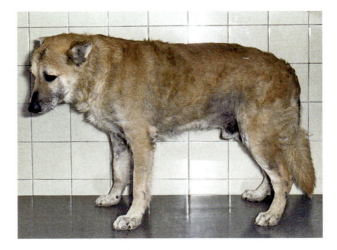

Figura 3.12 – Cão macho mestiço de Pastor, com 4 anos de idade e hipotireoidismo primário. A letargia do cão é bastante aparente. Além disso, sua pelagem é fina e existe alopecia e pigmentação da pele em flancos, virilhas e nariz.

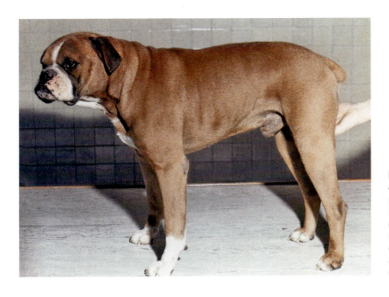

Figura 3.13 – Cão macho da raça Boxer, com 4 anos de idade e hipotireoidismo primário. A pele era grossa e não elástica, mais notavelmente nas grossas dobras em ombros e partes inferiores dos membros anteriores e sobre os olhos. Esta última, junto com as pálpebras caídas, dava ao cão uma expressão facial um tanto trágica. O andar rígido causou o desgaste anormal das unhas das patas dianteiras.

a 3.16)[70,73]. Ocasionalmente, o hipotireoidismo está associado a infecções secundárias da pele, incluindo infecções por *Malassezia*[74,75].

A Tabela 3.1 classifica as manifestações clínicas por sistemas de órgãos, dos quais algumas das alterações cardiovasculares e do sistema nervoso são ilustradas nas Figuras 3.17 e 3.18. As alterações em apenas um dos sistemas de órgãos às vezes predominam de tal modo que obscurecem a doença causativa[76]. Isto pode ocorrer com galactorreia persistente[77], doença vestibular[78,79] e alterações na locomoção. A respeito destas últimas, problemas generalizados de locomoção podem ser explicados pela grave redução na capacidade da Na^+-K^+-ATPase nos músculos esqueléticos[27], embora o hipotireoidismo também já tenha sido descrito como associado à miopatia generalizada[80,81]. Raramente, um cão com hipotireoidismo é apresentado como emergência em estado comatoso. A temperatura ambiente baixa pode causar a decomposição do hipotireoidismo em coma mixedematoso com hipotermia grave[82,83].

Exames de laboratório de rotina podem revelar várias anomalias hematológicas e bioquímicas (Tabela 3.1). As possíveis consequências de hiperlipidemia grave incluem sinais neurológicos devidos à aterosclerose e aos eventos tromboembólicos[84,85]. Tanto a anemia não regenerativa (ver também o Capítulo 10.3) quanto a hiperglicemia são geralmente leves.

Diagnóstico diferencial

Como os sinais de apresentação do hipotireoidismo podem variar muito, uma cilada no diagnóstico é simplesmente ignorar a possibilidade de que os problemas apresentados possam ser decorrentes do hipotireoidismo. Por exemplo, não é raro que cães com hipotireoidismo sejam apresentados para atenção de cardiopneumologia (letargia interpretada erroneamente como intolerância ao exercício) ou ortopedia (alterações na locomoção). A letargia, sinal mais comum de hipotireoidismo, pode ser tomada como doença metabólica (hepatoencefalopatia) ou cerebrocortical (encefalite, hidrocefalia). A atrofia da pele e seus anexos devem levar em consideração condições como excesso de estrogênio (Capítulo 8.4) e hipercortisolismo (Capítulo 4.3).

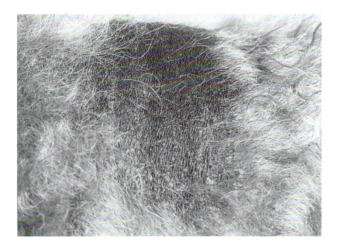

Figura 3.14 – Pele de cadela da raça Poodle, com 6 anos de idade e hipotireoidismo primário, mostrando a pigmentação escura e superfície um tanto áspera, semelhante à lixa de papel.

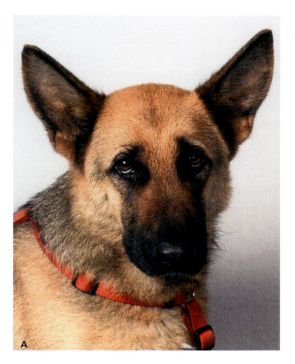 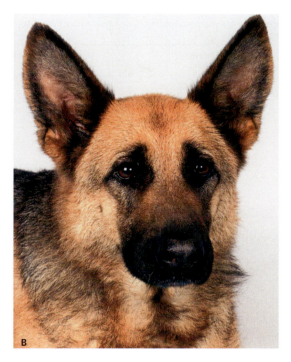

Figura 3.15 – (*A*) Cadela da raça Pastor Alemão, com 4 anos de idade e hipotireoidismo primário. A aparência inchada devido ao mixedema produz expressão facial letárgica ou trágica. A blefaroptose contribui para esta aparência. (*B*) Estas alterações foram especialmente avaliadas em retrospecto, quando a cadela foi examinada após 4 meses de terapia com l-tiroxina.

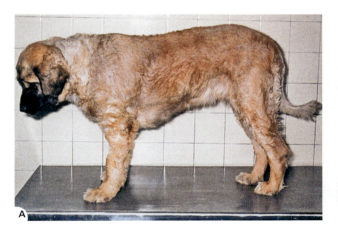 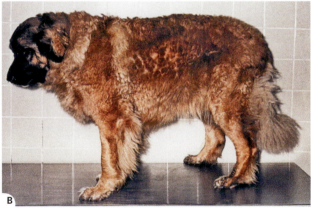

Figura 3.16 – (*A*) Cadela da raça Leonberger, com 2 anos de idade, na qual o hipotireoidismo primário causou acentuada perda de pelos, resultando em pelagem esparsa, áspera e curta. (*B*) Houve expressivo crescimento de pelos após 7 meses de terapia de substituição com l-tiroxina.

Diagnóstico

Como medida do funcionamento da tireoide, a T_4 deve ser preferida sobre a T_3, porque é produzida exclusivamente pela glândula tireoide, enquanto a T_3 no plasma é, na maior parte, derivada por conversão periférica (Capítulo 3.1). Na maioria dos cães com hipotireoidismo primário, as concentrações plasmáticas de TT_4 e de T_4 livre (fT_4) estão abaixo dos valores de referência. Entretanto, elas também podem estar diminuídas em cães sem doença da tireoide, em razão de drogas ou outras doenças (Capítulo 3.1.2). Os termos doença não tireóidea e síndrome de eutireóideo doente foram introduzidos para esta alteração da homeostase da tireoide. Neste contexto, doença compreende praticamente todas as doenças não tireóideas, trauma cirúrgico e não

Tabela 3.1 – Manifestações clínicas de hipotireoidismo primário em cães adultos

Sistema	Comum	Menos comum ou raro
Metabolismo	Ganho de peso Apetite inalterado ou reduzido Intolerância ao frio	Temperatura corporal baixa
Pele e pelos	Pelagem áspera e rala Alopecia truncal não prurítica iniciando em pontos de contato Engrossamento da pele mucopolissacarídio (mixedema)	Hiperpigmentação Piodermite secundária Seborreia
Cardiovascular	Bradicardia, pulso periférico fraco e batida ápice Baixa voltagem de eletrocardiograma (Figura 3.17)	Circulação periférica pobre Pele fria
Reprodutivo e endócrino	Anestro persistente Perda de libido Atrofia testicular	Ginecomastia Galactorreia Deficiência poliglandular (síndrome de Schmidt)
Neuro-muscular	Letargia e sonolência Andar rígido	Ataxia vestibular Torcicolo (Figura 3.18) Paralisia de nervo facial Claudicação
Gastrintestinal		Diarreia
Hematológico	Anemia não regenerativa	
Bioquímico	Hipercolesterolemia Hipertrigliceridemia Hiperglicemia leve	Creatinoquinase elevada Hiponatremia Hiperpotassemia

cirúrgico e ingestão inadequada de calorias. Consequentemente, o achado de concentração basal baixa no plasma de hormônio da tireoide tem pouco valor diagnóstico[86,87]. Por este motivo, os testes de estimulação usando TSH ou TRH têm sido defendidos. O teste de estimulação de TRH usando mensurações da concentração de TT_4 no plasma não distingue com acuidade suficiente cães com hipotireoidismo e cães com doenças não tireóideas[88]. Até o final do século passado, o hipotireoidismo primário em cães era diagnosticado pelo achado de baixa concentração no plasma de TT_4 (e/ou fT_4) insuficientemente responsiva à estimulação com TSH bovino (bTSH)[89,90].

Esperava-se que a introdução de imunoensaios homólogos para TSH plasmático em cães ajudaria muito e simplificaria a avaliação do eixo hipófise-tireoide canino pela mensuração pareada de T_4 e TSH. Esperava-se que uma única amostra de sangue seria suficiente para confirmar o diagnóstico de hipotireoidismo primário, ao revelar uma concentração baixa de T_4 na presença de concentração alta de TSH. Entretanto, usando o teste de estimulação de TSH como padrão-ouro, descobriu-se que em cerca de um terço dos cães com hipotireoidismo primário a concentração plasmática de TSH não estava elevada[86,87,91]. A frustração com as limitações do ensaio endógeno canino resultou no fato de a maioria dos clínicos voltar a usar o teste de estimulação de TSH[92], embora geralmente utilizando agora TSH humano recombinante [(rh)TSH, *recombinant human thyroid-stimulating hormone*] em vez de bTSH[93-95]. Enquanto isso, o *status* de padrão-ouro do teste de estimulação de TSH foi questionado[96].

Foram sugeridas estratégias para modificação do ensaio de TSH para melhorar o valor diagnóstico das mensurações de TSH[92]. Entretanto, existe agora evidência de que pode não ser tanto o ensaio, mas, mais exatamente, as alterações na função da hipófise com o tempo que podem explicar os valores baixos de TSH encontrados em alguns cães com hipotireoidismo primário. Como ilustrado na Figura 3.19, a indução do hipotireoidismo primário causa aumento inicial da concentração de TSH no plasma, mas este é seguido por uma perda gradual da resposta à retroalimentação de TSH para baixas concentrações de T_4 no plasma. Isto é acompanhado pela hipersecreção de GH e hiposecreção de PRL. O aumento da hipófise associado é caracterizado por hiperplasia tireotrófica, células da tireoide deficiente com grandes vacúolos e células com dupla coloração, indicativas de transdiferenciação (Figuras 3.20 e 3.21). Estas últimas estão associadas ao desenvolvimento de células tireossomatotróficas e com a resposta paradoxal ao GH por estimulação com TRH[97,98]. O aumento da hipófise e as alterações funcionais são reversíveis pela substituição com l-tiroxina[97]. Alterações semelhantes são observadas em cães com hipotireoidismo espontâneo, com a omissão de hipoprolactinemia em machos não castrados e em fêmeas. Ao contrário, a concentração de prolactina no plasma pode estar elevada em fêmeas não castradas que recentemente tenham entrado em ciclo estral, e o hipotireoidismo pode até estar associado à galactorreia[99].

Figura 3.17 – Registro do eletrocardiograma (ECG) de cão macho da raça Boxer, com 4 anos de idade e hipotireoidismo pronunciado (calibração: 1 cm = 1 mV; velocidade do papel = 25 mm/s). Esquerda: condutores I, II e III. Centro: condutores aVR, aVL e aVF. Direita: condutores precordiais CV_6LU, CV_6LL, CV_6RL e V_{10}. Existe baixa voltagem dos desvios em todos os condutores. Em casos menos pronunciados (= menos antigos), as alterações do ECG podem ser menos marcantes ou mesmo ausentes.

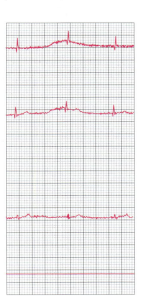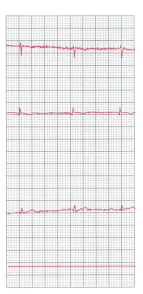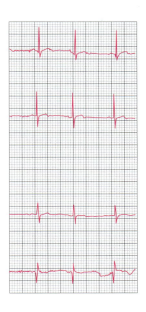

Os resultados destes estudos sobre as alterações adeno-hipofisárias no hipotireoidismo primário fornecem uma explicação para as baixas concentrações de TSH no plasma que foram observadas, mas não resolve o dilema do diagnóstico. Em cães com sinais clínicos de hipotireoidismo, a combinação de baixa TT_4 no plasma e uma concentração de TSH plasmática elevada é o diagnóstico para o hipotireoidismo primário. Quando a TT_4 está baixa, mas o TSH está dentro dos valores de referência, pode ser executado um teste de estimulação de TSH (Capítulo 12.3.1), apesar de o resultado poder não ser conclusivo[96]. Se não for conclusivo, métodos que não envolvem avaliação bioquímica do eixo hipófise-tireoide – como varredura por radionuclídios ou medida da captação da tireoide com $^{99m}TcO_4^-$, ultrassonografia de alta resolução ou mesmo biopsia da tireoide – parecem ser mais confiáveis para diagnosticar o hipotireoidismo primário em cães[96,100]. Em um estudo de captação da tireoide com $^{99m}TcO_4^-$ em cães com hipotireoidismo primário e doença não tireóidea, não houve superposição na captação da tireoide após 45 a 120 min da injeção (Figura 3.22)[96]. Na ultrassonografia de alta resolução da glândula tireoide, a perda de ecogenicidade, homogeneidade e feitio fusiforme são especialmente característicos de hipotireoidismo primário[101,102]. A demonstração de anticorpos circulantes anti-Tg indica a presença de tireoidite, mas não fornece informação sobre o funcionamento da tireoide. Como já indicado na seção de patogênese, a ausência de anticorpos anti-Tg não exclui o hipotireoidismo. Além disso, cães com anticorpos anti-Tg podem ter tireoidite que ainda não resultou em hipotireoidismo.

Tratamento

Apesar de T_3 ser o hormônio da tireoide metabolicamente ativo, ele não é o suplemento de escolha. A principal vantagem de fornecer o "pró-hormônio" T_4 é que dá-se ao corpo a oportunidade de regular a quantidade de T_3 que é gerada por mecanismos fisiológicos

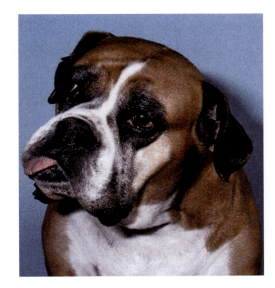

Figura 3.18 – Cadela da raça Boxer, com 5 anos de idade, hipotireoidismo primário e sinais de doença vestibular, manifestados por inclinação da cabeça. Havia também paralisia do nervo facial. Estas características são consideradas manifestações de polineuropatia mais generalizada[78,79], com hiperlipidemia como grave fator de predisposição[85].

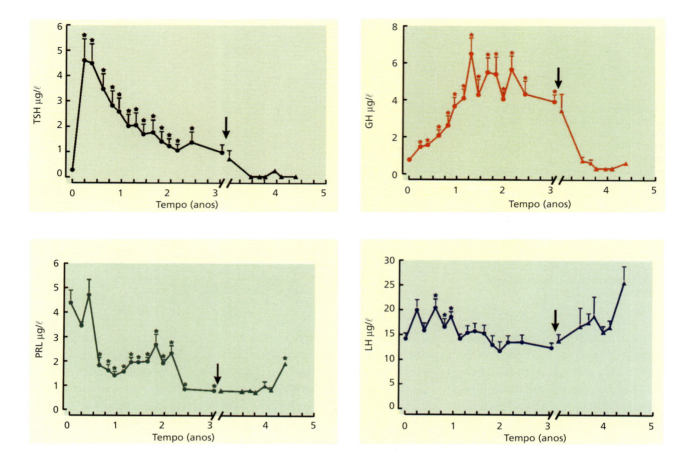

Figura 3.19 – Média (± EPM) das concentrações plasmáticas basais de TSH, GH, PRL e LH medidas com intervalos de 2 meses em sete cães castrados da raça Beagle, com hipotireoidismo induzido no ponto tempo 0. Três destes cães foram acompanhados por 1 ano e 5 meses enquanto recebiam substituição com l-tiroxina (o início da substituição está marcado por uma *seta*). Os *asteriscos* indicam diferença estatisticamente diferente do valor no tempo zero[97].

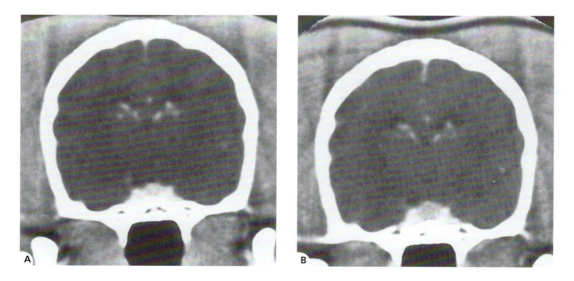

Figura 3.20 – Imagens transversais de tomografia computadorizada (TC) do crânio de cão da raça Beagle antes da indução do hipotireoidismo (*A*) e três anos após a tireoidectomia (*B*). O contraste revela o tamanho normal da hipófise antes da tireoidectomia e seu aumento após a indução do hipotireoidismo.

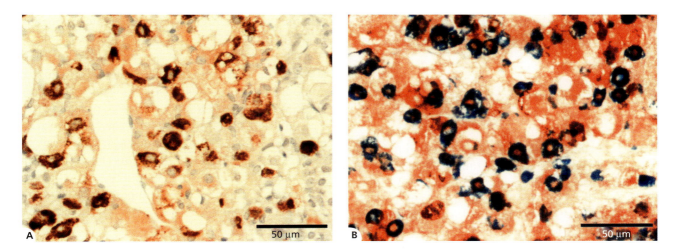

Figura 3.21 – Seções da glândula hipófise de cão com hipotireoidismo: (A) corada com anticorpo anti-GH (*marrom*) e (B) com anticorpos para GH (*azul*) e para TSH (*laranja*). Tanto as células grandes como as de tamanho normal coram positivamente para GH. Várias células são positivas tanto para GH como para TSH.

normais. A terapia apropriada com T_4 resulta em níveis normais de T_4 e T_3.

Tanto as taxas de produção de T_4 quanto as doses de reposição parenteral de l-T_4 necessárias para manter o eutireoidismo estão por volta de 5 μg por kg de peso, por dia[103]. Entretanto, quando a T_4 é administrada oralmente, sua biodisponibilidade é baixa e variável, devido à absorção gastrintestinal ser incompleta e variável. Mais comumente, a suplementação oral com comprimidos de l-tiroxina sintética inicia-se com uma taxa de dose de 10 μg/kg, 2 vezes/dia. A concentração plasmática de T_4 aumenta logo após a administração oral, atinge seu máximo por volta de 4 a 6 h depois e, então, declina até que a próxima dose seja administrada[104]. Um exame de seguimento é feito após 2 meses. Quando o sangue é coletado 10 a 12 h após a última dose, a concentração de T_4 no plasma deve estar acima do limite mínimo dos valores de referência para o tipo de cão (Capítulo 3.1.2). Se não estiver, a dose deve ser ajustada. Por causa da variação individual na absorção intestinal de T_4, exames de seguimento e ajustes adicionais podem ser necessários.

Uma solução de l-T_4 para administração oral recentemente introduzida tem uma biodisponibilidade mais alta do que a fórmula do comprimido, especialmente quando a solução é administrada sem comida[105]. De acordo com os autores, as propriedades farmacocinéticas do l-T_4 líquido suportam o uso de uma dose de 20 μg/kg, 1 vez/dia.

Prognóstico

O hipotireoidismo é uma das doenças mais gratificantes de tratar em razão da facilidade e a totalidade com que responde ao tratamento. Com tratamento apropriado e exames de seguimento a cada 6 meses, geralmente todas as alterações associadas ao hipotireoidismo são reversíveis. O prognóstico a longo termo é excelente.

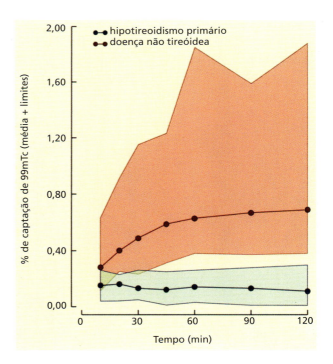

Figura 3.22 – Valores médios e limites para a captação de $^{99m}TcO_4^-$ pela tireoide, expressos como captações percentuais da dose injetada, em 14 cães com hipotireoidismo primário (*verde*) e 13 com doença não tireóidea (*laranja*).

3.3.2 Hipotireoidismo central
(ver também o Capítulo 3.2.4)

No hipotireoidismo central, a tireoide não está afetada primariamente, mas não é estimulada por TSH. O exame histológico não revela perda de folículos, mas, mais exatamente, as características de inatividade (Figura 3.23). A condição é rara se comparada com a falência primária da tireoide. As causas espontâneas incluem tumor da hipófise ou regiões adjacentes e trauma cefálico[106]. O hipotireoidismo terciário foi documentado em um cão com um grande tumor da hipófise e destruição do hipotálamo sobrejacente[107]. O hipotireoidismo central pode também resultar da remoção cirúrgica de um tumor da hipófise[108].

Manifestações clínicas

O quadro clínico é semelhante ao do hipotireoidismo primário, apesar de ser geralmente menos pronunciado. Pode haver letargia e alopecia, mas o engrossamento da pele é menos pronunciado (Figura 2.25). Como descrito na seção anterior, o engrossamento que ocorre no hipotireoidismo primário é parcialmente uma consequência do excesso associado de hormônio de crescimento. No hipotireoidismo central não existe a retroalimentação negativa persistente da secreção de TSH, que é responsável pelo engrossamento. Pelo contrário, frequentemente existe prejuízo na secreção de outros hormônios da hipófise, como hormônio de crescimento e gonadotrofinas (Figura 2.25).

Não raramente, a lesão que causa a redução na secreção de TSH é um tumor secretor de hormônio, como adenoma corticotrófico, que está hipersecretando ACTH. Os sintomas e sinais originados por este tumor da hipófise podem preceder, acompanhar e mesmo obscurecer as manifestações de falência da hipófise. Na presença de um tumor secretor de ACTH, o hipotireoidismo central pode manifestar-se apenas após a reversão do hipercortisolismo associado (Capítulo 4.3.1).

Diagnóstico

O diagnóstico de hipotireoidismo central deve ser baseado na demonstração de baixas concentrações de T_4 e TSH no plasma. No hipotireoidismo secundário, a concentração de T_4 no plasma aumenta com um teste de estimulação por TSH, apesar de poder ser necessário realizar estimulações repetidas (Capítulo 12.3.1). O teste de estimulação por TSH pode ser usado se houver motivo para suspeita de hipotireoidismo terciário. Um pré-requisito para a interpretação correta destes testes é a certeza de que a concentração baixa de T_4 (e de TSH) não é causada por drogas ou por outras doenças.

A avaliação diagnóstica deve incluir também: (1) a secreção de outros hormônios da hipófise (ver Capítulos 2.2.6 e 12.1) e (2) a morfologia da hipófise e das áreas adjacentes com diagnóstico por imagem (Capítulo 2.2.6).

Tratamento

O tratamento com l-tiroxina é o mesmo que para o hipotireoidismo primário (Capítulo 3.3.1). Deve também ser corrigida a hipofunção de qualquer outra glândula endócrina resultante de deficiências de hormônios da hipófise. Na prática, isto geralmente restringe-se ao tratamento da deficiência de ACTH coexistente. É até aconselhável avaliar o funcionamento hipófise-adrenocortical e tratar uma eventual deficiência com suplementação de cortisol (Capítulo 4.2.2) antes de iniciar a terapia com T_4. Isto irá evitar o risco de precipitar uma crise devido à deficiência de glicocorticoide.

Prognóstico

Nas formas espontâneas, o prognóstico é completamente dependente do curso da lesão causativa na área hipotálamo-hipófise. Na forma iatrogênica que

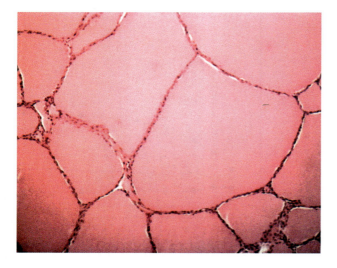

Figura 3.23 – Seção corada por H&E da tireoide de cão da raça German Pointer de pelos longos, com 9 anos de idade e hipotireoidismo secundário. Note os folículos grandes e o epitélio chato, inativo (compare com a Figura 3.1).

se segue à hipofisectomia, a suplementação com l--tiroxina (e glicocorticoides!) permite ao animal viver uma vida saudável por muitos anos (Capítulo 4.3.1).

3.4 Hipertireoidismo e tumores da tireoide

A transformação neoplásica da tireoide pode chamar a atenção de duas maneiras. Em cães, mais frequentemente é a presença física do tumor que é detectada primeiro pelo proprietário. Entretanto, se o tumor produz hormônio da tireoide, ele pode, com o aumento do tamanho, produzir tal excesso (Figura 3.24) que o animal desenvolve sintomas de hipertireoidismo. Este é o caso quase invariavelmente em gatos, mas apenas ocasionalmente observado em cães.

Em cães e gatos, não foi observada nenhuma doença comparável à doença de Graves da espécie humana, na qual anticorpos contra receptores de TSH estimulam a tireoide. Como os aspectos clínicos da neoplasia da tireoide são consideravelmente diferentes em cães e gatos, eles serão discutidos separadamente nas seções seguintes.

3.4.1 Hipertireoidismo em gatos

O hipertireoidismo felino é uma doença relativamente comum em gatos de meia-idade e idosos, com idade média de doze a treze anos. Não há predisposição por sexo ou raça. O excesso de hormônio da tireoide é produzido por hiperplasia adenomatosa da tireoide ou adenoma, que envolve um ou, mais frequentemente, ambos os lobos da tireoide. O carcinoma da tireoide, que é a principal causa de hipertireoidismo em cães, responde por 3% dos casos nos gatos[109].

A patogênese da hiperplasia adenomatosa da tireoide em gatos não está esclarecida. A condição assemelha-se ao bócio nodular tóxico (doença de Plummer) da espécie humana. A tireoide dos gatos com hipertireoidismo contem nódulos hiperplásicos múltiplos, envolvidos por tecido folicular inativo. O transplante experimental do tecido adenomatoso para camundongos nus mostrou que seu crescimento não depende da estimulação humoral extratireoidal[110]. Em vez disso, anomalias celulares intrínsecas devem ser responsáveis por seu crescimento e funcionamento desregulados[111]. Pensa-se que os candidatos mais prováveis sejam mutação no regulador de TSH ou mutação de suas proteínas G associadas[112,113].

Manifestações clínicas

As glândulas adenomatosas tendem a não se tornar muito grandes, assim, raramente, o socorro veterinário é procurado por causa de alguma massa que o proprietário tenha detectado. Logo, são os sinais e sintomas devidos aos efeitos do excesso de hormônio da

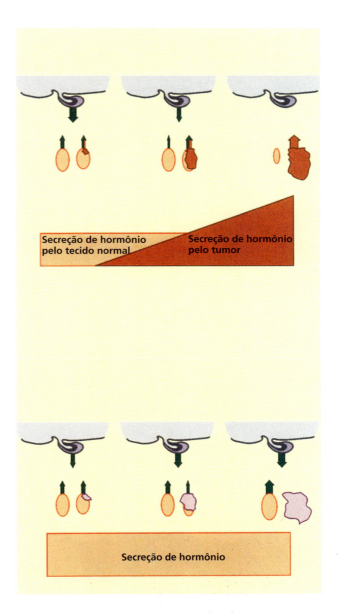

Figura 3.24 – Progressão de tumor funcional da tireoide para um estado de hipertireoidismo (figura superior). Com o progresso da hipersecreção pela tireoide, a liberação de TSH declina sucessivamente e o tecido não afetado da tireoide torna-se inativo. Durante o desenvolvimento de um tumor de tireoide não destrutivo de função (figura inferior), a secreção de hormônio da tireoide é mantida por meio do aumento de secreção no lobo contralateral não afetado, que é controlada pela retroalimentação.

tireoide nos sistemas de órgãos que levam ao exame veterinário. A apresentação clássica de um gato com hipertireoidismo é a de um gato idoso, magro, agitado, com aumento de apetite e poliúria (Figura 3.25). É provável que dê a impressão de um animal tenso e ansioso, com tolerância prejudicada para qualquer estresse, como retenção[114]. Muitos sistemas de órgãos podem ser afetados e os sintomas e sinais associados estão listados na Tabela 3.2. Atualmente, este espectro completo é menos provável de vir a ser apresentado, uma vez que a doença é geralmente reconhecida em estágio precoce. Em um gato idoso, a perda de peso – geralmente associada ao aumento de apetite – pode ser motivo suficiente para a suspeita de hipertireoidismo.

Em cerca de 10% dos casos, o quadro clínico pode ser bem diferente. Nestes gatos, a perda de peso permanece como característica importante, mas há letargia e anorexia, em vez de hiperatividade e aumento de apetite. Esta forma, chamada de "hipertireoidismo apático", pode representar um estágio final da doença e pode também estar associada a doenças cardíacas (ver também a Tabela 3.2). Esta forma grave de hipertireoidismo felino foi também chamada de "tempestade de tireoide", um termo usado para uma entidade rara da espécie humana. Terapia com iodo radioativo, cirurgia da tireoide, palpação vigorosa da tireoide e estresse podem causar elevação aguda da concentração plasmática do hormônio da tireoide e foram sugeridos como possíveis fatores precipitantes da "tempestade de tireoide"[115]. Uma gama ampla de características clínicas foi associada a esta forma

Tabela 3.2 – Manifestações clínicas de hipertireoidismo em gatos

Sistema	Comum	Menos comum ou raro
Metabolismo	Perda de peso, apesar da polifagia	Hipertermia leve Anorexia
Respiratório	Respiração ofegante	Dispneia
Cardiovascular	Taquicardia (ritmo de galope) Palpitações Hipertrofia ventricular esquerda (ecocardiografia)	Murmúrio cardíaco Arritmias cardíacas Insuficiência cardíaca congestiva
Neuromuscular	Agitação (irritabilidade)	Fraqueza Perda de massa muscular
Renal	Poliúria (baixa gravidade específica da urina)	Leve elevação das concentrações plasmáticas de ureia e creatinina*
Gastrintestinal	Aumento do volume fecal	Diarreia e vômito
Pele e pelos	Pelagem despenteada	
Hematológico	Leucocitose neutrófila, com eosinopenia e linfopenia (= leucograma de estresse?)	Hematócrito aumentado
Bioquímico	ALT, ALP e LDH plasmáticos elevados Proporção elevada de corticoide:creatinina urinários Hipopotassemia	Hipofosfatemia leve*

* Pode ser encontrada, mas provavelmente não é manifestação direta do hipertireoidismo.

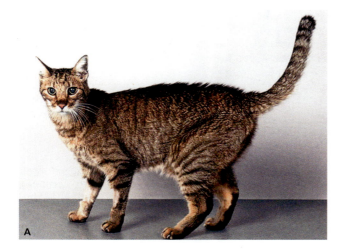

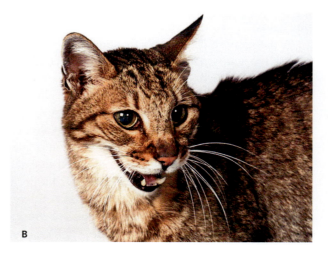

Figura 3.25 – Gato macho castrado e com doze anos de idade foi apresentado por causa de perda de peso e extrema inquietação. Sua condição nutricional estava pobre e seu comportamento era frenético (*A*). O estado hipermetabólico causou a ofegação (*B*), que o proprietário também observou quando o gato estava em repouso.

da doença, incluindo hipertensão arterial e miopatia hipopotassêmica. Não está claro, nestes casos, se possíveis condições coexistentes como hiperaldosteronismo (Capítulo 4.4) podem ter algum papel.

Os efeitos multissistêmicos do excesso de hormônio da tireoide levam não só a várias alterações físicas, como podem também originar várias anormalidades bioquímicas (Tabela 3.2). A maioria destas pode ser revertida com tratamento, incluindo concentrações plasmáticas elevadas de enzimas do fígado e proporções urinárias corticoide:creatinina elevadas[116,117]. As alterações hemodinâmicas do hipertireoidismo são responsáveis por aumentos acentuados na taxa de filtração glomerular. A leve proteinúria frequentemente observada é considerada como reflexo da hipertensão glomerular e da hiperfiltração, e também é resolvida com tratamento[118]. O aumento na concentração de creatinina no plasma após o tratamento do hipertireoidismo é o que causa mais preocupação, apesar de este aumento estar frequentemente ainda dentro dos valores de referência. Apesar de ser considerado como o desmascaramento de doença renal crônica previamente existente, ele parece ter pouco significado clínico. A sobrevivência de gatos com hipertireoidismo tratados não parece ser afetada pela azotemia pós-tratamento[119]. Estudos sobre a homeostase do cálcio no hipertireoidismo felino revelaram várias alterações[120]. Apesar de estas anormalidades não terem sido associadas a nenhum sintoma ou sinal, houve relato de um gato com hipertireoidismo que apresentava hipofosfatemia e calcificação de suas patas, sintomas que se resolveram com a volta ao estado eutireóideo[121]. Consistente com o efeito do hormônio da tireoide no Na^+-K^+-ATPase (Capítulo 3.1.4), a hipocalcemia pode ser encontrada, caso em que deve ser considerada a possibilidade de hiperaldosteronismo coexistente.

Diagnóstico diferencial

Existem pelo menos duas doenças não tireoidianas que podem simular alguns aspectos da síndrome. Primeiro, a perda de peso combinada com o aumento de apetite e grandes volumes de fezes um tanto gordurosas podem ser tomados por insuficiência pancreática e, menos provável, por linfoma gastrintestinal, uma vez que neste último existirá inapetência. A perda de peso, apesar do aumento de apetite, juntamente com poliúria, também levanta a possibilidade de diabetes melito, mas uma análise de urina de rotina resolve isto imediatamente.

Diagnóstico

Quando se suspeita de hipertireoidismo, o primeiro passo deve ser uma cuidadosa palpação da área do pescoço, delicadamente deslizando o dedão e o dedo indicador ao logo dos lados da traqueia. As tireoides estão apenas frouxamente ligadas aos tecidos circunjacentes e, portanto, seu aumento geralmente causa a descida ao longo da traqueia, algumas vezes chegando até a abertura torácica. As tireoides são, em geral, facilmente movimentadas ao longo da traqueia. O aumento de um ou de ambos os lobos pode ser detectado por um examinador experiente em até 90% dos gatos com hipertireoidismo. Entretanto, deve ser notado que ocasionalmente encontra-se aumento da tireoide sem hipertireoidismo. Nestes casos, a doença pode desenvolver-se com o tempo. Raramente, o aumento da tireoide ocorre nos tecidos tireoidianos ectópicos (algumas vezes, intratorácicos).

O diagnóstico final deve apoiar-se na mensuração direta do funcionamento da tireoide. Pelos motivos explicados anteriormente (Capítulos 3.1, 3.3.1), a mensuração da concentração plasmática de T_4 tem maior valor diagnóstico do que a de T_3. Em cerca de 90% dos gatos apresentados com a síndrome de hipertireoidismo, a concentração de T_4 no plasma excede o limite superior dos valores de referência. A concentração de T_4 no plasma flutua com o tempo; nos gatos com hipertireoidismo leve, os valores de T_4 podem estar no limite superior dos valores de referência. Além disso, doenças não tireoidianas concomitantes podem diminuir o valor para abaixo dos limites de referência[122]. Quando a concentração plasmática de T_4 fica dentro dos valores de referência e o animal ainda está sob suspeita de hipertireoidismo, a medida de T_4 pode ser repetida de 2 a 4 semanas mais tarde.

Na maioria dos casos, a mensuração da concentração de fT_4 pela diálise de equilíbrio direto acrescenta pouca ou nenhuma informação diagnóstica. Uma doença não tireoidiana pode estar associada a resultados falso-positivos e, portanto, o hipertireoidismo felino não deve ser diagnosticado apenas com base no achado de alta concentração[122] de fT_4. Foi descrito, recentemente, que gatos com hipertireoidismo apresentam concentração plasmática de TSH (medida com um ensaio para TSH canino [Immulite canine TSH®, Diagnostic Products Corporation, DPC, Los Angeles, CA, EUA]) abaixo do limite quantificação (ver também a Figura 3.24). Isto oferece uma ferramenta adicional para a abordagem diagnóstica do hipertireoidismo felino. Foram também descritas concentrações baixas ou não detectáveis em gatos com evidência histológica de doença nodular da tireoide, isto é, hipertireoidismo leve ou subclínico[123].

Pode-se considerar também realizar um teste de supressão de T_3 para verificar a concentração plasmática de T_4. Após sete doses orais de 15 a 25 μg T_3, com intervalos de 8 h, a concentração de T_4 em gatos saudáveis é reduzida para valores baixos. Devido ao caráter autônomo (independente de TSH) da hipersecreção de T_4 em gatos com hipertireoidismo, a concentração de T_4 permanece praticamente inalterada 2 a 4 h após a última dose[124] de T_3.

Apesar de não estar disponível em todas as clínicas, os estudos com captação de iodo radioativo com ^{131}I ou ^{123}I podem contribuir para o diagnóstico. Nos gatos com hipertireoidismo ocorre a rápida captação do radiotraçador (marcador radioativo) com valores mais altos do que o normal em gatos (Figura 3.26)[125]. Como explicado no Capítulo 3.1, $^{99m}TcO_4^-$ também é captado pela glândula tireoide, mas não organicamente ligado. Apesar disso, a mensuração pode ser valiosa, porque é geralmente mais alta do que a dos gatos saudáveis (Figura 3.27)[126]. A melhor correlação entre a captação de $^{99m}TcO_4^-$ e a concentração plasmática de T_4 foi observada como sendo a proporção tireoide:glândula salivar (proporção T:S) de 20 min, usando-se a imagem mais intensa dos dois lobos da tireoide[127].

A captação visualizada na cabeça do gato por cintigrafia de rotina da tireoide é devido principalmente ao acúmulo de pertecnetato nas glândulas salivares zigomáticas e molares. A captação nas pequenas glândulas molares pode estar superposta à captação zigomática nas imagens ventral planar de rotina[128]. Diferentes protocolos de sedação e anestésicos influenciam de diferentes maneiras a captação de $^{99m}TcO_4^-$ na tireoide e nas glândulas salivares[129,130]. Outro fator que complica a interpretação da proporção T:S pode ser medicação antitireoide recente. O aumento na captação de $^{99m}TcO_4^-$ pela tireoide foi observado após a interrupção, apesar de a proporção T:S estar significativamente elevada apenas 4 h após a injeção do radiotraçador[131].

Em gatos com hipertireoidismo, a cintigrafia com $^{99m}TcO_4^-$ revela captação aumentada em tecido tireoidiano hiperplásico e nenhuma captação em tecido não afetado, porque a secreção de TSH é suprimida pelo excesso de T_4 (Figuras 3.24, 3.28 e 3.29). A cintigrafia da tireoide é especialmente útil nos gatos com hipertireoidismo, nos quais nenhum aumento da tireoide pode ser palpado, a fim de determinar se um ou ambos os lobos da tireoide estão afetados e se tecido tireóideo ectópico hiperfuncionante (EHTT, *ectopic hyperfunctioning thyroid tissue*) está presente. A técnica é também muito útil nos casos de recorrência da doença após cirurgia (Figura 3.29) e quando existe suspeita de metástases distantes,

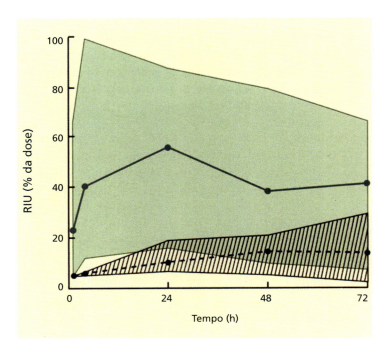

Figura 3.26 – Captação de radioiodeto (RIU) pela tireoide (média e limites) em 20 gatos com hipertireoidismo (*verde*) e 10 gatos domésticos saudáveis (*sombreados*)[124].

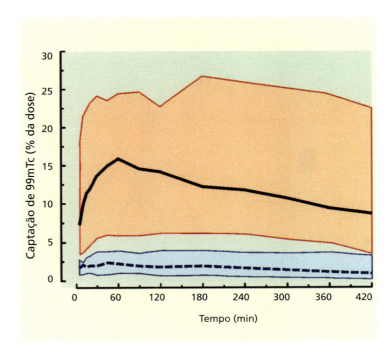

Figura 3.27 – Captação de $^{99m}TcO_4^-$ pela tireoide (média e limites) em 18 gatos com hipertireoidismo (*bege*) e 13 gatos domésticos saudáveis (*azul*)[125].

apesar de isto ser muito raro. O EHTT ocorre em cerca de 9% dos casos e tem efeito significativo na taxa de recorrência após cirurgia. A cintigrafia da tireoide deve ser realizada no pré-operatório em todos os casos[109]. Apesar de $^{99m}TcO_4^-$ ser geralmente administrado por meio intravenoso, a administração subcutânea é segura e fornece imagens diagnósticas equivalentes[132].

As cintigrafias de pertecnetato têm vantagens sobre as medidas quantitativas de captação. Além de sua utilidade na localização de lesões na tireoide, a inspeção visual de uma imagem escaneada tem sensibilidade igual ou maior para o diagnóstico do que o cálculo da proporção[127] T:S. Usando um colimador *pinhole*, podem ser identificados na imagem escaneada flocos de alta captação que podem representar um estágio inicial de hiperplasia[127]. A inspeção visual pode ter especificidade mais baixa do que a proporção T:S, uma vez que o observador pode ser enganado pela assimetria das glândulas tireoide, que ocorre em alguns gatos eutireóideos[133]. Em caso de dúvida, medidas de captação quantitativa podem ajudar, se os valores puderem ser comparados com valores de referência obtidos apropriadamente.

Tratamento

Existem três opções para eliminar o excesso de produção de T_4: (1) ablação da tireoide por iodo radioativo, (2) tireoidectomia cirúrgica e (3) inibição da secreção por drogas antitireoide. Quando as instalações não são um fator limitante, a primeira opção deve ser a preferida.

A **tireoidectomia** é realizada pela técnica modificada de dissecção intracapsular. Após a incisão, no lado ventral da glândula, o tecido da tireoide é delicadamente retirado da cápsula por dissecção com tesouras e uma mecha de algodão umedecido. Após a remoção do tecido tireoidiano, a cápsula é extirpada, preservando-se apenas um pequeno punho

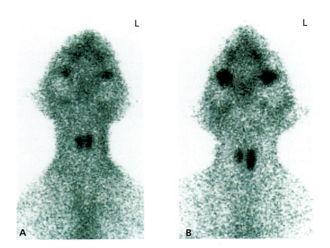

Figura 3.28 – Imagens de cintigrafia 30 min após a injeção intravenosa de 0,5 a 0,8 mCi (18,5 a 27,6 MBq) de $^{99m}TcO_4^-$ em gatos saudáveis (em decúbito dorsal). (*A*) Captação simétrica em dois lobos normais da tireoide. (*B*) Captação assimétrica em dois lobos normais. Em ambas as imagens, a captação focal na cabeça é em tecido salivar.

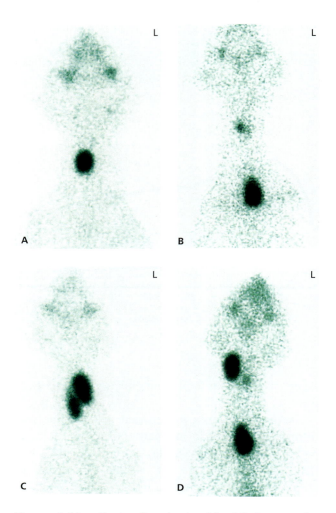

Figura 3.29 – Cintigrafias de tireoide. (*A*) Gato macho castrado, com onze anos de idade e sinais e sintomas de hipertireoidismo (perda de peso, poliúria e comportamento ansioso) e aumento unilateral da tireoide. Há alta captação no nódulo e nenhuma visualização do lobo não afetado. (*B*) Gata fêmea castrada, com doze anos de idade e perda de peso persistente, aumento de apetite, vômitos de fluidos e comida e comportamento irritado após cirurgia bilateral da tireoide. Há alta captação na localização da tireoide direita e da abertura torácica. (*C*) Gato macho castrado, com oito anos de idade e persistência de hipertireoidismo após cirurgia da tireoide. Há alta captação próximo à abertura torácica. (*D*) Gato macho castrado, com treze anos de idade, perda de peso e polifagia. Há alta captação na localização da tireoide direita e na abertura torácica e baixa captação na localização da tireoide esquerda.

da cápsula de tireoide, bem como o suprimento de sangue para a glândula paratireoide. Pode ser difícil localizar a glândula paratireoide, em razão das alterações anatômicas causadas pelo nódulo da tireoide, devendo-se usar óculos de aumento. Com esta abordagem, a tireoidectomia, tanto unilateral como bilateral, pode ser executada sem alta incidência de hipoparatireoidismo, dependendo da habilidade e experiência do cirurgião. Os EHTT na região cervical ventral ou mediastinal anterior são abordados por incisão cervical caudal. Pela exploração cuidadosa através da abertura torácica, o mediastino anterior pode ser atingido o suficiente para encontrar e remover a lesão[109,134].

No hipertireoidismo, o aumento do débito cardíaco pode descompensar doença cardíaca subclínica, apesar de a prevalência de insuficiência cardíaca congestiva ser baixa. As considerações de tratamento pré-operatório são centradas principalmente no controle do hipertireoidismo, mais do que nas suas consequências cardiovasculares[115]. Drogas antitireoide (ver a seguir) podem ser usadas para controlar os efeitos cardiovasculares do hipertireoidismo antes da anestesia geral e da cirurgia, mas, se estas drogas causarem efeitos colaterais graves, os betabloqueadores são uma alternativa a curto prazo[115]. A ecocardiografia sistemática revelou anomalias pré-tratamento clinicamente relevantes em menos de 10% dos gatos com hipertireoidismo e a taquicardia (> 220 bpm em ambiente clínico) foi citada como o principal critério para tratamento com drogas relacionadas com o coração[135]. A hipopotassemia pode ser corrigida no pré-operatório pela administração oral de potássio (2 mmol KCl, 2 vezes/dia [Tumil-K®, Aesculaap, Boxtel, NL]) ou por injeções intravenosas ou subcutâneas (ver também Capítulo 4.4).

A mais grave complicação pós-operatória é a hipocalcemia, cujos sinais aparecem entre 24 e 72 h após tireoidectomia bilateral. Eles variam de letargia, anorexia, relutância em se mover e tremores musculares (face, orelhas) até tetania e convulsões. A tetania pode ser provocada pela manipulação do gato. O tratamento deve ser administrado imediatamente, com injeção intravenosa de 0,5 mmol de Ca^{2+}/kg de peso, como gliconato de cálcio. É melhor evitar este evento dramático com a mensuração rotineira da concentração de cálcio no plasma, cerca de 20 h após a cirurgia. Se o cálcio plasmático estiver < 2 mmol/ℓ ou 10% abaixo do valor pré-operatório, administra-se borogliconato de cálcio subcutaneamente, em dose de 1 a 2 mℓ/kg, diluído em pelo menos o mesmo volume de solução de Ringer. A suplementação oral com carbonato de cálcio, 15 a 20 mg/kg/por refeição, é iniciada tão logo o gato volte a comer. Além disso, administra-se di-hidrotaquisterol (Dihydral®, Solvay Pharmaceuticals, Weesp, NL) em dose de 0,05 mg, 1 vez/dia, por 3 dias e, então, diminui-se para 0,025 mg, 1 vez/dia. A concentração plasmática de cálcio é medida pelo menos 2 vezes/dia, gradualmente diminuindo para 1 vez/semana. As doses de di-hidrotaquisterol e de carbonato de cálcio são ajustadas para manter o cálcio no plasma dentro da amplitude de referência.

Com um cirurgião experiente, a hipocalcemia ocorre apenas temporariamente em cerca de 5% dos casos. Entretanto, se houver danos à paratireoide, a recuperação pode levar de semanas a meses[109]. O autotransplante de paratireoide foi proposto como tratamento para a remoção acidental ou a desvascularização de todas as glândulas paratireoides. A glândula paratireoide é cortada em pequenos pedaços e inserida em um pequeno bolso criado pela dissecção em um dos músculos esterno-hióideos. Disto pode resultar a retomada da função de paratireoide, o que diminui a gravidade e a duração da hipocalcemia pós-operatória. O cuidadoso monitoramento pós-operatório do cálcio plasmático deve continuar até que isso seja verificado[136].

No quarto dia após a tireoidectomia bilateral, inicia-se a substituição oral com l-tiroxina na dose de 50 µg, 2 vezes/dia. A concentração plasmática de T_4 é medida após 4 semanas e, então, a cada 6 meses. A dose é ajustada para manter a concentração de T_4 no plasma dentro da amplitude de referência.

O iodo radioativo (^{131}I), por sua radiação β, destrói seletivamente as células hiperfuncionantes da tireoide, enquanto poupa o tecido tireoidiano normal suprimido e as glândulas paratireoides. Os folículos normais gradualmente reassumem sua função e, geralmente, não há necessidade de administração de tiroxina. A administração subcutânea de radioiodeto é preferida, mas este também pode ser administrado por via intravenosa ou oral[137,138]. A dose pode ser determinada por um sistema de pontuação que leva em conta a gravidade dos sinais e sintomas, o tamanho da(s) glândula(s) tireoide(s) (por palpação ou imagem) e a concentração plasmática de T_4. Usando este sistema, a dose de ^{131}I é de[138] 3 a 6 mCi. Foi também demonstrado que uma dose fixa de 4 mCi é efetiva e que o *timing* da descontinuação da medicação antitireoide com metimazol não afeta a resposta à terapia com radioiodeto[139].

De um ponto de vista médico, a terapia com iodo radioativo é certamente a opção mais atrativa. A cura completa é alcançada por um procedimento não invasivo e sem complicações. Em gatos com carcinoma de tireoide, são frequentemente necessárias doses mais altas para a destruição de todo o tecido maligno[140]. Foi descrito que, com a exclusão de doença renal preexistente, o tempo de sobrevida é significativamente mais longo em gatos tratados com ^{131}I do que naqueles tratados com a droga antitireoide metimazol[141].

As instalações para o tratamento com iodo radioativo estão disponíveis apenas em hospitais ou clínicas licenciadas. Além do equipamento específico, são necessárias precauções de segurança com a radiação e os animais devem ser hospitalizados em uma ala de isolamento de medicina nuclear por pelo menos 1 semana. Os zeladores são expostos à radiação enquanto estão muito próximos ao gato e, durante a primeira semana seguinte ao tratamento com ^{131}I, também estão expostos à radioatividade na urina e na saliva acumuladas na pelagem do gato[142]. O gato é liberado do hospital quando a dose de radiação tiver diminuído para um nível seguro, determinado pela autoridade local de controle de radiação. Quando o gato tiver voltado para casa, os proprietários devem também seguir algumas precauções de segurança.

Aproximadamente 5% dos gatos tratados não respondem completamente. Se o estado hipertireoidal persistir por mais do que 3 meses após o tratamento inicial, deve-se considerar um novo tratamento, uma vez que é curativo em praticamente todos os casos[137]. Em menos de 5% dos gatos tratados com radioiodeto, em poucos meses, desenvolve-se hipotireoidismo permanente, caracterizado por sintomas como letargia, seborreia seca sem prurido, pelagem emaranhada e acentuado ganho de peso. O diagnóstico é confirmado pelo achado de baixa concentração plasmática de T_4 e alta concentração plasmática de TSH ou por teste de estimulação de TSH (Capítulo 12.3.1). Geralmente é necessária a suplementação com tiroxina (50 µg, 2 vezes/dia) por toda a vida[137]. Com seguimento a longo prazo, a porcentagem de gatos que desenvolve hipotireoidismo pode elevar-se para 30%. Em risco de desenvolver uma baixa concentração plasmática de T_4 estão especialmente aqueles em que a cintigrafia pré-tratamento revelou hiperatividade bilateral. Questionou-se se isto está associado a manifestações clínicas de hipotireoidismo[143,144].

A recidiva como resultado de novo desenvolvimento de hiperplasia nodular no tecido tireoidiano remanescente não afetado é especialmente incomum.

O tempo entre o tratamento com radioiodeto e a recidiva é geralmente de 3 anos ou mais. Como tanto o hipotireoidismo quanto a recidiva podem ocorrer após o tratamento com radioiodeto, é aconselhável testar a função da tireoide pelo menos uma vez ao ano[137].

Entre as **drogas antitireoide** disponíveis, o derivado de imidazol, metimazol, é o mais comumente utilizado. Ele exerce seu efeito por inibir TPO (Capítulo 3.1.1). O composto relacionado, carbimazol, é convertido em metimazol, mas produz apenas metade da concentração plasmática que é produzida pela mesma dose de metimazol[145]. Por este motivo, as doses necessárias para controlar o hipertireoidismo em gatos são diferentes. A dose inicial de metimazol é de 1,25 a 2,5 mg por gato, 2 vezes/dia. Ela pode ser aumentada se a resposta, após 2 a 4 semanas, for inadequada. Para o carbimazol, a dose inicial é de 2,5 a 5 mg por gato, 2 vezes/dia[146]. Nos gatos que toleram o metimazol sem efeitos colaterais, a eficácia é maior do que 90%[145].

Foram descritos efeitos colaterais em 18% dos gatos tratados com metimazol. Estes incluem discrasias sanguíneas (neutropenia e/ou trombocitopenia), escoriação facial, hepatotoxicidade e distúrbios gastrintestinais (anorexia, vômitos). Gatos com discrasias sanguíneas induzidas por metimazol em geral recuperam-se em 1 semana após a interrupção da administração da droga. A continuação da administração de metimazol na presença de trombocitopenia levou a hemorragias, incluindo epistaxe e sangramento oral[147]. Há relatos fantasiosos de que os efeitos colaterais são menos comuns com carbimazol do que com metimazol, mas estes não foram comprovados[146].

Levando em conta a possibilidade destas reações adversas ao metimazol, o protocolo de tratamento deve incluir exames de controle nas segunda, quarta e sexta semanas, com mensuração de hematócrito, contagem de leucócitos e trombócitos e da concentração plasmática de enzimas do fígado, creatinina e T_4. Este trabalho deve também ser executado se um gato ficar doente durante o tratamento com metimazol, a fim de diferenciar distúrbios gastrintestinais "simples" – caso em que pode ser adequado à diminuição da dose – de discrasias sanguíneas ou hepatopatias, casos em que o metimazol deve ser interrompido[146].

Quando a administração oral apresentar problemas, o metimazol pode ser administrado em fórmulas transdérmicas, em que o organogel de lecitina pluronic atua como intensificador de permeabilidade para facilitar a absorção da droga pela epiderme. A dosagem transdérmica crônica de metimazol (2,5 mg, 2 vezes/dia) é efetiva para diminuir a concentração plasmática de T_4 em gatos com hipertireoidismo[148,149]. A administração de carbimazol na forma de pomada é igualmente efetiva (5 mg, 1 vez/dia, durante 1 semana e, então, 2 vezes/dia)[150]. A pomada é aplicada na superfície interna da aurícula, alternando-se as orelhas a cada dose. O proprietário é instruído a usar luvas ou dedeiras para o procedimento e para remover o material incrustado com algodão umedecido antes de aplicar a pomada.

Apesar de terem sido descritos poucos efeitos colaterais gastrintestinais no tratamento transdérmico, ele não é convincentemente menos associado a efeitos graves do que o metimazol oral, provavelmente por causa da biodisponibilidade mais baixa[149].

Na espécie humana, a **injeção percutânea de etanol** (PEI, *percutaneous ethanol injection*) orientada por ultrassonografia é um tratamento alternativo[151]. A injeção de etanol a 96% na lesão da tireoide causa necrose hemorrágica e fibrose[152]. A PEI é considerada tratamento de primeira linha para cistos recorrentes de tireoide e como alternativa para o seguimento de pequenos nódulos que funcionam de maneira autônoma nos seres humanos que recusam a terapia[153] com ^{131}I. Houve um relato de uso de PEI para nódulos solitários em quatro gatos com hipertireoidismo. A concentração plasmática de T_4 diminuiu e as características clínicas de hipertireoidismo resolveram-se. A doença não recorreu nos doze meses do período de seguimento. Não ocorreram efeitos adversos, além de disfonia suave[154]. Os resultados em sete gatos com lesões bilaterais da tireoide foram menos satisfatórios: o eutireoidismo durou menos de 6 meses e houve alta incidência de paralisia da laringe e de síndrome de Horner[155].

Ablação percutânea por aquecimento de radiofrequência orientada por ultrassonografia, executada em nove gatos, diminuiu a concentração plasmática de T_4 apenas de maneira transitória, com duração de 4 meses do eutireoidismo[156].

Prognóstico

Em gatos sem graves complicações cardíacas ou doença renal, o prognóstico para restauração da saúde é excelente após cirurgia bem-sucedida. Meses ou anos após a tireoidectomia pode haver recorrência, geralmente devido à hiperplasia adenomatosa no lobo contralateral ou em tecido ectópico. Após o tratamento com iodo radioativo, o prognóstico é tão bom ou melhor, porque, mesmo com envolvimento bilateral ou na presença de tecido tireoidiano ectópico, não há risco de hipoparatireoidismo e raramente há necessidade de suplementação com hormônio da tireoide. Na maioria dos gatos com hipertireoidismo, tanto o metimazol quanto o carbimazol são efetivos, mas o prognóstico depende em parte se haverá reações adversas à droga.

3.4.2 Tumores da tireoide e hipertireoidismo em cães

A neoplasia de tireoide responde por cerca de 2% de todos os tumores caninos. A maioria dos tumores benignos (adenomas) é pequena e comumente não detectada durante toda a vida. Eles apenas ocasionalmente tornam-se císticos e, portanto, grandes o suficiente para serem detectados pelo proprietário[157]. Um tumor benigno da tireoide pode ser também detectado por causa de sintomas que sugerem hipertireoidismo (Figura 3.30). A palpação cuidadosa do pescoço pode revelar uma tireoide ligeiramente aumentada. Mais de 85% dos tumores caninos da tireoide descobertos clinicamente são bastante grandes (diâmetro maior que 3 cm), sólidos e malignos. Sua natureza maligna pode já ser evidente durante o exame físico por causa de alterações como ligação às estruturas adjacentes e metástase para os nódulos linfáticos da região.

O exame microscópico revela que a maioria dos tumores consiste tanto em tecido sólido como em folicular, enquanto alguns consistem em um tipo ou outro. Entre os cânceres de tireoide dos animais domésticos, o do cão – especialmente o do tipo folicular – é o mais parecido com o carcinoma folicular humano. As similaridades incluem não apenas o comportamento clínico do tumor, mas também o padrão dos níveis circulantes de tireoglobulina e a conservação dos receptores de TSH nos tumores primários (bem menos nas metástases)[158,159]. Uma diferença intrigante é observada na ploidia do ácido desoxirribonucleico (DNA, *deoxyribonucleic acid*), havendo alta incidência de hipodiploidia nos tumores caninos[160]. Em cães com carcinoma da tireoide, mutações no gene supressor de tumores p53 parecem ocorrer com pouca frequência[161].

Dos possíveis fatores de risco que contribuem para o desenvolvimento do câncer da tireoide, a influência do iodo na dieta canina não está clara[162], apesar de um estudo com material de necropsia em que a alta prevalência de tumores da tireoide encontrada ter sido atribuída à ingestão insuficiente de iodo[163]. Em uma colônia de cães da raça Beagle foi descrito hipotireoidismo devido à tireoidite linfocítica, associado à alta incidência de tumores da tireoide. Isto também aponta para um possível papel de exposição crônica a TSH na promoção do crescimento neoplásico do epitélio folicular residual[164].

Os tumores da tireoide originam-se não só do epitélio folicular, mas também das células C parafoliculares (Figura 3.1). Estes tumores de tireoide, chamados de medulares, são relativamente raros em cães[157]. Foi sugerido que eles podem ser mais

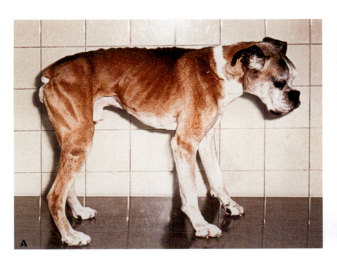
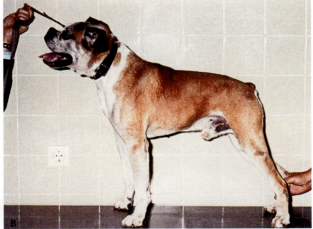

Figura 3.30 – Cão macho da raça Boxer, com 9 anos de idade, em condição nutricional muito pobre como resultado de hipertireoidismo (*A*). A remoção de um pequeno adenoma da tireoide resultou na resolução dos sintomas e sinais, incluindo grave poliúria. Na época do exame de seguimento, 5 meses mais tarde (*B*), o cão havia ganho 5 kg em peso. Ele também tornou-se tão ativo e forte outra vez que foi difícil mantê-lo na mesa para a fotografia.

prevalentes do que se pensava e que são de menor malignidade do que os carcinomas que originam-se das células foliculares[165]. Recentemente foi descrita a ocorrência familial de carcinoma da medula da tireoide em cães resultantes de cruzamentos com cães Malamute do Alasca, mas nesta linhagem não foi ainda identificado um defeito gênico para a predisposição[166]. Nos cães, o carcinoma da medula da tireoide não parece estar associado a mutações ativadoras no proto-oncogene RET, como ocorre na espécie humana[166,167]. Carcinossarcomas da tireoide, que consistem tanto em elementos malignos epiteliais (folicular) como em mesenquimatosos (geralmente osteogênicos, cartilaginosos ou ambos), são extremamente raros[168].

Em cães, a metástase dos carcinomas epiteliais da tireoide é relativamente comum, mais frequentemente para pulmões e nódulos linfáticos regionais[157,163]. A linfa drena a tireoide canina principalmente via polo linfático superior na direção cranial para os nódulos linfáticos cervicais profundos[169]. A metástase ocorre para muitos outros órgãos, incluindo a hipófise[170]. A metástase de carcinoma da tireoide para os ossos não é incomum na espécie humana, mas é rara em cães[157].

Características clínicas

A idade média dos cães apresentados com tumores da tireoide é de 9 anos (variando de 5 a 15 anos), e os cães da raça Boxer estão super-representados. Não há preferência por sexo[157]. Os sinais e sintomas são decorrentes de: (1) aumento da tireoide e (2) hipersecreção de hormônios da tireoide.

A maioria dos tumores de tireoide é descoberta pelos proprietários como uma massa indolor na região cervical mediana ou ventral, que não causa desconforto. Entretanto, à medida que os tumores aumentam de tamanho, eles podem causar sintomas de pressão, como disfagia, rouquidão e obstrução traqueal (Figura 3.31, Tabela 3.3). Um tumor grande e invasivo pode até danificar o tronco simpático cervical, causando síndrome de Horner[171]. A invasão arterial pode causar uma situação de emergência, com o rápido aumento de inchaço na região cervical ventral devido à hemorragia[172]. Tumores originados do ducto tireoglossal remanescente desenvolvem-se para a laringe na linha média ventral, no sentido cranial, e podem envolver a base da língua e os ossos hioides (Figura 3.32). Os tumores originados de tecido tireoidiano ectópico na base do coração podem causar arritmias, efusão pericárdica e edema cervical anterior[173].

Em cães, a hipersecreção de hormônios da tireoide ocorre em cerca de 10% dos casos de tumor da tireoide[157,174]. Isto pode resultar em síndrome de hipertireoidismo, muito semelhante àquela dos gatos, mas frequentemente menos grave (Tabela 3.4). Ocasionalmente existem sinais de hipertireoidismo sem aumento palpável da tireoide, caso em que deve ser considerado um tumor intratorácico hiperfuncionante (Figura 3.33) em tecido ectópico da tireoide[174,175].

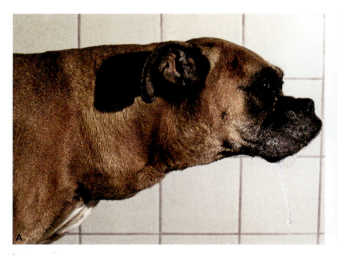
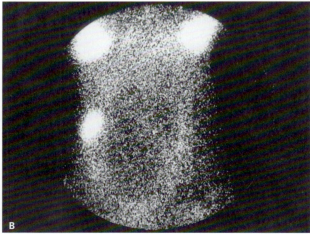

Figura 3.31 – Cadela da raça Boxer, com 9 anos de idade (A) e enorme tumor da tireoide, que causava obstrução da traqueia e disfagia (note a salivação). O exame com pertecnetato (B) mostra que o tumor era funcionalmente inativo, não concentrando o pertecnetato. Tais tumores de tireoide são chamados de "frios". O grande tamanho do tumor causa deslocamento lateral da tireoide não afetada, na qual a captação de pertecnetato é normal. A captação pelas glândulas salivares parótidas (no alto do exame) é normal.

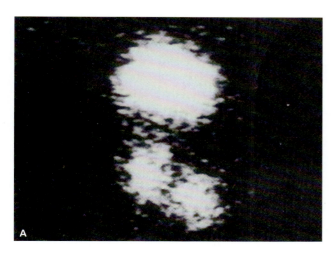
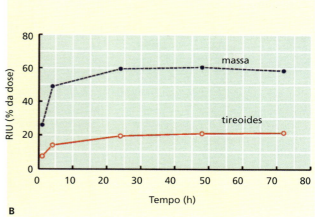

Figura 3.32 – (*A*) Cintigrafia de cadela da raça Poodle miniatura com 9 anos de idade e massa na região cervical mediana, na altura do osso hioide, 48 h após administração intravenosa de 3,7 MBq (100 µCi) de $^{131}I^-$. Há captação normal em ambas as tireoides e captação ainda maior na massa. (*B*) Captação de radioiodeto nas tireoides e na massa. A massa não produz excesso de hormônio da tireoide, uma vez que o TT_4 no plasma era de 46 nmol/ℓ e a captação pelas tireoides não estava suprimida. Estudos bioquímicos em casos semelhantes revelaram que tais tumores produzem iodoproteína semelhante à albumina e praticamente nenhuma Tg. Nesta cadela, a administração intravenosa de 740 GBq (20 mCi) de $^{131}I^-$ produziu a ablação completa e permanente do tumor.

Em seres humanos, os carcinomas de medula da tireoide podem expressar genes que normalmente não se expressam ou o fazem apenas em níveis baixos nas células C normais. Os produtos proteicos destes genes incluem somatostatina, pró-opiomelanocortina, peptídio intestinal vasoativo e peptídio liberador de gastrina, que, em alguns pacientes, causam diarreia copiosa e aquosa[176,177]. Tais efeitos sistêmicos também ocorrem em cães: em um cão da raça Collie com 7 anos de idade, uma diarreia de outro modo incessante parou imediatamente após a remoção de um carcinoma de medula da tireoide[157].

Tabela 3.3 – Manifestações de tumores não hiperfuncionantes da tireoide em cães

Sistema ou órgão	Comum	Menos comum ou raro
Tireoide	Tumor unilateral Geralmente grande	Tumor bilateral Formato irregular Nódulos linfáticos regionais aumentados
Metabolismo		Perda de peso
Sistema respiratório		Sofrimento respiratório
Sistema gastrintestinal		Disfagia Anorexia
Sistema neuromuscular		Pescoço dolorido Síndrome de Horner

Diagnóstico diferencial

O diagnóstico diferencial para massa cervical grande inclui inflamação (penetração de objeto estranho na faringe), hematoma, linfoma, lipoma e outros tumores. Os tumores da tireoide também raramente infiltram-se na pele, mimetizando inflamação com abundante tecido granular.

Diagnóstico e determinação do estágio

A localização e a extensão da massa são determinadas por palpação cuidadosa do lado de baixo do pescoço, com o animal sentado em posição relaxada, com a cabeça levantada e ligeiramente voltada para trás. Tumores pequenos e de tamanho médio são geralmente fáceis de mover ao longo da traqueia, mas a palpação pode também revelar a ligação do tumor às estruturas adjacentes e o aumento dos nódulos linfáticos cervicais craniais localizados profundamente. O estado funcional pode ser testado pela mensuração das concentrações plasmáticas de T_4 e TSH. Nos cães em que o tecido tireoidiano normal está substituído por carcinoma bilateral de tireoide ou tireoidite preexistente podem ser observadas concentrações plasmáticas de T_4 baixas e de TSH altas, o que indica hipofunção. Tumores de tireoide hiperfuncionantes resultam em concentrações plasmáticas de T_4 altas e de TSH baixas (Figura 3.33).

Técnicas de diagnóstico por imagem, como ultrassonografia, tomografia computadorizada e ressonância magnética, podem ser de grande ajuda na

Tabela 3.4 – Manifestações de tumores hiperfuncionantes da tireoide em cães

Sistema ou órgão	Comum	Menos comum ou raro
Tireoide	Tumor unilateral, com tamanho pequeno ou médio	
Metabolismo	Perda de peso, apesar do bom apetite	Intolerância ao ambiente quente
Sistema respiratório	Ofegar	
Sistema cardiovascular		Taquicardia Batimentos cardíacos fortes
Sistema renal	Polidipsia e poliúria	
Sistema gastrintestinal		Diarreia
Sistema neuromuscular	Fraqueza Fatiga e letargia	Inquietação Atrofia muscular

identificação de cistos, metástases em nódulos linfáticos regionais, hemorragia, necrose, calcificação, deslocamento vascular e invasão[178]. A dúvida se uma massa é de origem tireoidiana pode ser geralmente resolvida por uma cintigrafia com pertecnetato ou iodeto (Figuras 3.33 a 3.36). As metástases pulmonares podem ser detectadas por radiografia e, se necessário, por tomografia computadorizada. Estas técnicas são mais sensíveis para este objetivo do que a cintigrafia, porque as metástases, especialmente quando sólidas ou anaplásicas, podem não capturar o pertecnetato[178].

O exame citológico de biopsias de agulha fina pode revelar a identidade da massa, apesar de ser difícil obter aspirados sem excesso de sangue e os tumores císticos frequentemente conterem uma mistura de fluido com sangue e células degeneradas do tumor[179]. A contaminação por sangue pode ser evitada pelo uso de agulha pequena (< 22 G), inserida no tumor em apenas uma direção, aspirando-se com seringa não maior[162] que 5 mℓ.

A determinação do estágio do tumor pode ser realizada de acordo com o esquema padrão da Organização Mundial da Saúde (OMS)[180]. Na classificação T (tumor), N (nódulo linfático regional) e M (metástase distante), T_0-T_3 representa a variação do tamanho do tumor (0, < 2 cm, 2 a 5 cm e > 5 cm de diâmetro), subdividida em "a" (tumor móvel livre) e "b" (tumor fixo a estruturas circunjacentes). N_0-N_2 representa a variação de envolvimento de nódulo linfático, de nenhum até envolvimento bilateral, com os subestágios "a" (nódulo linfático móvel livre) e "b" (nódulo linfático fixo). M_0 e M_1 indicam se foram ou não detectadas metástases distantes. Usando estes indicadores, podem ser identificados quatro grandes grupos de estágio (Tabela 3.5)[180].

Tratamento

Como a maioria dos tumores detectados clinicamente é maligna, a massa deve ser cirurgicamente removida sem demora, desde que seja extirpável. A **excisão cirúrgica** de carcinomas da tireoide bem encapsulados e livres (móveis) é frequentemente curativa. Os sintomas e sinais de hipertireoidismo desaparecem (Figura 3.29)[181]. A excisão de carcino-

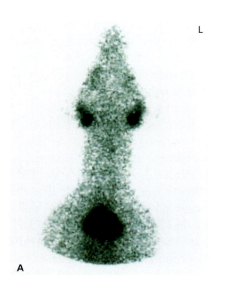
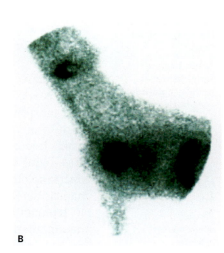

Figura 3.33 – Cintigrafias 45 min após a injeção intravenosa de 74 MBq de $^{99m}TcO_4^-$ em cão macho castrado, da raça Jack Russell Terrier com onze anos de idade, apresentado por causa de poliúria e polidipsia crescentes. Há distribuição normal da radioatividade nas glândulas salivares e mucosa gástrica (*B*), mas praticamente nenhuma nas glândulas tireoides (*A*). A alta captação na porção cranial do tórax é devido a um tumor autônomo e hiperfuncionante de tireoide no mediastino cranial[175]. A concentração de T_4 no plasma era de 6 nmol/ℓ e a TSH, de < 0,02 µg/ℓ.

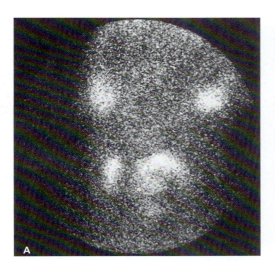
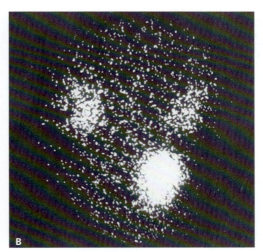

Figura 3.34 – (*A*) Cintigrafia de cão com tumor de tireoide não hiperfuncionante (também chamado de "não tóxico"). A distribuição da radioatividade no tumor é irregular (ver também a Figura 3.5). A captação no lobo contralateral não está suprimida. (*B*) Cintigrafia do cão Boxer da Figura 3.30, mostrando pequeno tumor hiperfuncionante ("tóxico") na tireoide esquerda e ausência de visualização da tireoide direita devido à supressão por retroalimentação da secreção de TSH pela hipófise.

mas móveis de tireoide nos estágios II (T_2a, N_0, M_0) e III (T_3a, N_0, M_0) resulta, na maioria dos cães, em sobrevida a longo prazo[182]. Os carcinomas de medula da tireoide tendem a ser bem circunscritos e ressecáveis[165]. Quando ocorrem tumores bilaterais deve ser feita uma tentativa para poupar uma das glândulas paratireoides, apesar de isso só ser possível se o tumor estiver bem circunscrito e ainda for possível identificar uma paratireoide externa. Se não for possível preservar nenhum tecido de paratireoide, será necessário o tratamento de hipoparatireoidismo (Capítulo 9.2), além da reposição de tiroxina (Capítulo 3.3.1). A excisão cirúrgica de carcinomas ectópicos na base da língua representa um desafio por causa de suas ligações próximas ao aparelho hioide e à língua e por causa da neovascularização abundante[183]. Tumores ectópicos que surgem de tecido tireoidiano intratorácico podem ser ressecáveis[173].

Cães com tumores grandes e invasivos, especialmente se são bilaterais ou ectópicos, frequentemente não são bons candidatos à cirurgia e outras opções devem ser consideradas. Em princípio, a administração de **radioiodeto** é uma alternativa atrativa (Figura 3.32). Especialmente em cães com tumores hipersecretantes, a alta captação e completa organificação do ^{131}I deve resultar em alta concentração do radionuclídeo dentro do tumor, produzindo uma dose de radiação altamente efetiva. Há estudos em que a terapia com ^{131}I – independentemente da situação do hormônio da tireoide – aumenta o tempo de sobrevida, mesmo que, em alguns casos, tenha havido pouca ou nenhuma redução na massa do tumor[184,185]. O tempo médio de sobrevida foi significativamente maior para cães com tumores locais ou regionais (estágio II ou III) do que para aqueles em estágio[185] IV. A mielossupressão foi reconhecida como uma complicação da terapia com altas doses[185,186] de ^{131}I. As rigorosas exigências reguladoras relativas ao uso de radionuclídios, a necessidade de doses altas e repetidas e a hospitalização prolongada limitam a disponibilidade desta opção de tratamento.

A terapia por **radiação externa** com acelerador linear ou máquina de terapia de cobalto é indicada quando não é possível a completa excisão do tumor e quando é improvável que a terapia por radioiodeto seja efetiva. Os protocolos de radiação com doze tratamentos (4 Gy, 3 vezes/semana), que incluem, no campo de tratamento, o tumor primário e os nódulos

Tabela 3.5 – Estágios clínicos de tumores caninos de tireoide[180]

Grupo do estágio	Tumor primário	Nódulos linfáticos regionais	Metástases distantes
I	T_1 a,b	N_0	M_0
II	T_0	N_1	M_0
	T_1 a,b	N_1	M_0
	T_2 a,b	N_0 ou N_1 a	M_0
III	T_3	Qualquer N	M_0
	Qualquer T	N_1 b ou N_2 b	M_0
IV	Qualquer T	Qualquer N	M_1

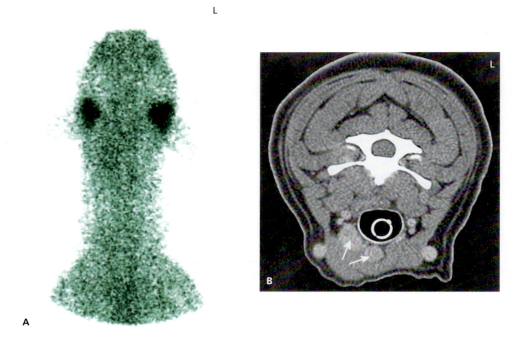

Figura 3.35 – Cadela da raça Husky, com 13 anos de idade, que sofreu cirurgia para retirada de carcinoma da tireoide 2 anos antes. A recorrência do tumor era visível no pescoço por alguns meses. (*A*) A cintigrafia com pertecnetato não revelou captação pelo tumor. (*B*) A tomografia computadorizada (TC) revelou massa à direita da traqueia (7,0 × 2,8 × 3,9 cm) na altura da segunda vértebra cervical (*setas*). Ela parece acumular contraste.

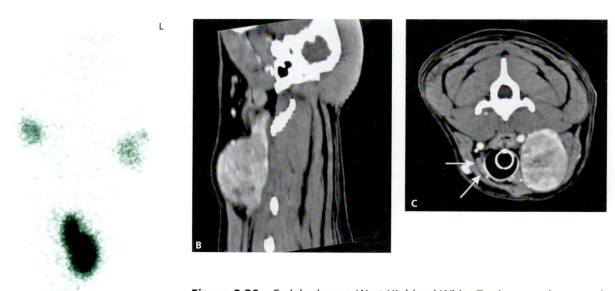

Figura 3.36 – Cadela da raça West Highland White Terrier, com dez anos de idade e hipertireoidismo (plasma TT_4: 150 nmol/ℓ) e massa palpável no pescoço, sugestiva de tumor bilateral da tireoide. (*A*) Cintigrafia com pertecnetato também dá a impressão de tumor bilateral da tireoide hiperfuncionante. (*B* e *C*) Tomografia computadorizada revela, em vez disso, tumor único na esquerda e atrofia da tireoide na direita (*setas*).

linfáticos regionais, podem levar à redução considerável no volume do tumor, até mesmo a um nível não detectável clinicamente. Pode levar de 8 a 22 meses para que o máximo de redução no tamanho do tumor seja atingido[187,188]. Pode ser considerado como tratamento paliativo em cães que não sejam candidatos para a terapia radioativa completa, tais como aqueles com metástases distantes e desconforto causado pelo tumor primário. Foi descrito que a administração de quatro frações de 9 Gy, 1 vez/semana, interrompeu o crescimento do tumor em todos os 13 cães estudados e resultou em sua regressão na maioria deles. A taxa de crescimento, mais do que a presença de metástases no pulmão, foi um importante determinante no tempo de sobrevida[189]. A radioterapia completa leva a efeitos colaterais agudos na pele (descamação úmida da pele e perda de pelos) e na mucosa de laringe, traqueia e esôfago (mucosite que causa disfagia, rouquidão e tosse). A dor é controlada pela aplicação de drogas anti-inflamatórias, opioides e cuidados de apoio (p. ex., alimento macio e altamente palatável). Na maioria dos casos, os efeitos colaterais agudos resolvem-se em 3 a 4 semanas. Alopecia permanente e alteração na cor dos pelos e da pele são comuns após tratamento com radiação[190]. O hipotireoidismo pode ser um efeito tardio da irradiação de tumores da tireoide[67,187].

A **quimioterapia** com doxorrubicina ou cisplatina pode ser considerada em cães com alto risco de desenvolver metástases, ou seja, aqueles com carcinoma de tireoide bilateral[191]. Foram relatadas remissões parciais, mas não há relatos sobre melhora (livre de progressão) no tempo de sobrevida[162].

Prognóstico

O grau histológico de malignidade, levando em conta o polimorfismo celular e nuclear, a invasão capsular e vascular e a frequência de mitoses, parece ser o mais importante fator de prognóstico para tumores caninos de tireoide tratados por tireoidectomia[192]. Além disso, o tamanho do tumor e a ocorrência bilateral são fatores críticos[157,187]. Em outras palavras, nos cães com carcinomas pequenos ou de tamanho médio e bem encapsulados, a ressecção cirúrgica apresenta bom prognóstico.

A proliferação das células da tireoide é dependente de TSH (Capítulo 3.1.3) e, como os tireócitos carcinomatosos têm receptores para TSH[159], pode-se assumir que o prognóstico pode ser favoravelmente influenciado pelo tratamento de supressão de TSH com a l-tiroxina. De fato, foi relatado que, em seres humanos, as taxas de recorrência de tumores podem ser diminuídas se a l-tiroxina for administrada após a cirurgia a pacientes com carcinoma da tireoide diferenciado e sem metástases[193]. Este tratamento tem dois objetivos: (1) reposição hormonal (correção do hipotireoidismo induzido) e (2) supressão hormonal (redução dos níveis plasmáticos de TSH, que poderiam estimular o crescimento de tecido neoplásico persistente ou recorrente). Em pacientes de baixo risco, a l-tiroxina é administrada para que os níveis de TSH retornem aos dos valores de referência. Pacientes com câncer de tireoide e alto risco recebem doses mais altas para atingir a completa supressão de TSH, o que implica um estado de hipertireoidismo subclínico que vai necessitar de monitoramento criterioso para doença cardiovascular[194,195].

Referências

1. DE FELICE M, DI LAURO R. Thyroid development and its disorders: Genetics and molecular mechanisms. Endocr Rev 2004;25: 722-746.
2. LEE J-Y, UZUKA Y, TANABE S, SARASHINA T, SUZUKI H, SATO M. Cloning and characterization of canine thyroglobulin complementary DNA. Domest Anim Endocrinol 2007;32:178189.
3. LARSEN PR, DAVIES TF, SCHLUMBERGER M-J, HAY ID. Thyroid physiology and diagnostic evaluation of patients with thyroid disorders. In: Kronenberg HM, Melmed S, Polonsky KS, Larsen PR, eds. Williams textbook of endocrinology, 11th ed. Philadelphia: Saunders/Elsevier, 2008;299-332.
4. FORTEMAISON N, MIOT F, DUMONT JE, DREMIER S. Regulation of H2O2 generation in thyroid cells does not involve Rac1 activation. Eur J Endocrinol 2005;152:127-133.
5. COOPER DS, GREENSPAN FS, LADENSON PW. The thyroid gland. In: Gardner DG, Shoback D, eds. Greenspan's basic and clinical endocrinology, 8th ed. New York: McGrawHill, 2007;209-280.
6. CAPEN CC. Comparative anatomy and physiology. In: Braverman LE, Utiger RD, eds. Werner & Ingbars's The Thyroid, 8th ed. Philadelphia: Lippincott Williams & Wilkins, 2000;21-51.
7. VERSCHUEREN CP, SELMAN PJ, DE VIJLDER JJM, MOL JA. Characterization of and radioimmunoassay for canine thyroglobulin. Domest Anim Endocrinol 1991;8:509-519.
8. BIGLER B. Thyroxinbindende Serumproteine bei der Katze im Vergleich zu Hund und Mensch (Thyroxine-binding serum proteins in the cat as compared to dog and man). Schweiz Arch Tierheilkd 1976;118:559-562.
9. DAMINET S, FERGUSON DC. Influence of drugs on thyroid function in dogs. J Vet Intern Med 2003;463-472.
10. DAMINET S, CROUBELS S, DUCHATEAU L, DEBUNNE A, VAN GEFFEN C, HOYBERGS Y, VAN BREE H, DE RICK A. Influence of acetylsalicylic acid and ketoprofen on canine thyroid function tests. Vet J 2003;166:224-232.
11. LEE JA, HINCHCLIFF KW, PIERCY RJ, SCHMIDT KE, NELSON S JR. Effects of racing and nontraining on plasma thyroid hormone concentrations in sled dogs. J Am Vet Med Assoc 2004;15:226-231.
12. VAN GEFFEN C, BAVEGEMS V, DUCHATEAU L, DE ROOVER K, DAMINET S. Serum thyroid hormone concentrations and thyroglobulin autoantibodies in trained and non-trained healthy whippets. Vet J 2006;172:135-140.
13. SHIEL RE, BRENNAN SF, OMODO-ELUK AJ, MOONEY CT. Thyroid hormone concentrations in young, healthy, pretraining greyhounds. Vet Rec 2007;161:616-619.

14. JANSEN J, FRIESEMA EC, MILICI C, VISSER TJ. Thyroid hormone transporters in healthy and disease. Thyroid 2005;15:757-768.
15. KUIPER GGJM, KESTER MHA, PEETERS RP, VISSER TJ. Biochemical mechanims of thyroid hormone deiodination. Thyroid 2005;15:787-798.
16. GRIFFIN JE. The Thyroid. In: Griffin JE, Ojeda SR, eds. Textbook of endocrine physiology. 5th ed. Oxford: Oxford University Press, 2004;294-318.
17. BELSHAW BE, BARANDES M, BECKER DV, BERMAN M. A model of iodine kinetics in the dog. Endocrinology 1974;95:1078-1093.
18. KAPTEIN E, MOORE GE, FERGUSON DC, HOENIG M. Thyroxine and triiodothyronine distribution and metabolism in thyroxine-replaced athyreotic dogs and normal humans. Am J Physiol Endocrinol Metab 1993;27:E90-100.
19. YANG X, MCGRAW RA, SU X, KATAKAM P, GROSSE WM, LI OW, FERGUSON DC. Canine thyrotropin beta-subunit gene: cloning and expression in Escherichia coli, generation of monoclonal antibodies, and transient expression in the Chinese hamster ovary cells. Domest Anim Endocrinol 2000;18:363-378.
20. RAYALAM S, EIZENSTAT LD, HOENIG M, FERGUSON DC. Cloning and sequencing of feline thyrotropin (fTSH): heterodimeric and yoked constructs. Domest Anim Endocrinol 2006;30: 203-217.
21. KOOISTRA HS, DIAZ-ESPINEIRA M, MOL JA, VAN DEN BROM WE, RIJNBERK A. Secretion pattern of thyroid-stimulating hormone in dogs during euthyroidism and hypothyroidism. Domest Anim Endocrinol 2000;18:19-29.
22. DUMONT JE, LAMY F, ROGER P, MAENHAUT C. Physiological and pathological regulation of thyroid cell proliferation and differentiation by thyrotropin and other factors. Physiol Rev 1992;72:667-697.
23. UYTTERSPROT N, PELGRIMS N, CARRASCO N, GERVY C, MAENHOUT C, DUMONT JE, MIOT F. Moderate doses of iodide in vivo inhibit cell proliferation and the expression of thyro-peroxidase and Na+/I– symporter mRNAs in dog thyroid. Mol Cell Endocrinol 1997,131:195-203.
24. SHAHRARA S, TIDHOLM A, DRVOTA V, HÄGGSTÖM J, SYLVÉN C. Upregulation of thyroid hormone receptor β1 and β2 messenger RNA in the myocardium of dogs with dilated cardiomyopathy or chronic valvular disease. Am J Vet Res 1999;60:848-852.
25. BERGH JJ, LIN H-Y, LANSING L, MOHAMED SN, DAVIS FB, MOUSA S, DAVIS PJ. Integrin aVβ3 contains a cell surface receptor site for thyroid hormone that is linked to activation of MAPK and induction of angiogenesis. Endocrinology 2005;146:2864-2871.
26. DAVIS PJ, LEONARD JL, DAVIS FB. Mechanisms of nongenomic actions of thyroid hormone. Front Neuroendocrinol 2008;29: 211-218.
27. SCHAAFSMA IA, VAN EMST MG, KOOISTRA HS, VERKLEIJ CB, PEETERS ME, BOER P, RIJNBERK A, EVERTS ME. Exercise-induced hyperkalemia in hypothyroid dogs. Domest Anim Endocrinol 2002;22:113-125.
28. SAUNDERS MH, JEZYK PK. The radiographic appearance of canine congenital hypothyroidism: skeletal changes with delayed treatment. Vet Radiol 1991;32:171-177.
29. NUTTALL WO. Iodine deficiency in working dogs. New Zeal Vet J 1986;34:72.
30. RIJNBERK A. Thyroids. In: Rijnberk A, ed. Clinical Endocrinology of Dogs and Cats. Dordrecht/Boston: Kluwer 1996;35-59.
31. DOERGE DR, DECKER CJ. Inhibition of peroxidase-catalyzed reactions by arylamines: Mechanism for the anti-thyroid action of sulfamethazine. Chem Res Toxicol 1994;7:164-169.
32. ALTHOLTZ LY, LA PERLE KM, QUIMBY FW Dose-dependent hypothyroidism in mice induced by commercial trimethoprim-sulfamethoxazole rodent feed. Comp Med 2006;56:395-401.
33. GOOKIN JL, TREPANIER LA, BUNCH SE. Clinical hypothyroidism associated with trimethoprim-sulfadiazine administration in a dog. J Am Vet Med Assoc 1999;214:1028-1031.
34. SEELIG DM, WHITTEMORE JC, LAPPIN MR, MYERS AM AVERY PR. Goitrous hypothyroidism associated with treatment with trimethoprim-sulfamethoxazole in a young dog. J Am Vet Med Assoc 2008;232:1181-1185.

35. SCHUMM-DRAEGER PM, LÄNGER F, CASPAR G, RIPPEGATHER K, HERMANN G, FORTMEYER HP, USADEL KH, HÜBNER K. Spontane Hashimoto-artige Thyreoiditis im Modell der Katze (Spontaneous Hashimoto-like thyroiditis in cats). Verh Dtsch Ges Path 1996;80:297-301.
36. BLESSING MH, ZABORSKY F. Über den Nachweis von intrathorakalem Schilddrüsengewebe des Hundes mit 131I (Demonstration of intrathoracic thyroid tissue in dogs by means of 131I). Frankf Zeitschr Path 1966;75:14-24.
37. PATNAIK AK, PETERSON ME, HIDGON A. Ectopic lingual thyroid tissue in a cat. J Feline Med Surg 2000;2:143-146.
38. DJEMLI A, VAN VLIET G, DEVLIN EE. Congenital hypothyroidism: from Paracelsus to molecular diagnosis. Clin Biochem 2006;39:511-518.
39. CASTANET M, POLAK M, LÉGER J. Familial forms of thyroid dysgenesis. Endocr Dev 2007;10:15-28.
40. KARGES B, KIESS W. Congenital hypothyroidism. Pediatr Adolesc Med 2007;11:118-127.
41. GRECO DS, PETERSON ME, CHO DY, MARKOVITS JE. Juvenile-onset hypothyroidism in a dog. J Am Vet Med Assoc 1985;187:948-950.
42. CROWE A. Congenital hypothyroidism in a cat. Can Vet J 2004;45:168-170.
43. LIEB AS, GROOTERS AM, TYLER JW, PARTINGTON BP, PECHMAN RD. Tetraparesis due to vertebral physeal fracture in an adult dog with congenital hypothyroidism. J Small Anim Pract 1997;38:364-367.
44. SZABO SD, WELLS KL. What is your diagnosis? J Am Vet Med Assoc 2007;230:29-30.
45. TANASE H, KUDO K, HORIKOSHI H, MIZUSHIMA H, OKAZAKI T, OGATA E. Inherited primary hypothyroidism with thyrotropin resistance in Japanese cats. J Endocr 1990;129:245-251.
46. CHASTAIN CB, MCNEEL SV, GRAHAM CL, PEZZANITE SC. Congenital hypothyroidism in a dog due to iodide organification defect. Am J Vet Res 1983;44:1257-1265.
47. JONES BR GRUFFYDD -JONES TJ, SPARKES AH, LUCKE VM. Preliminary studies on congenital hypothyroidism in a family of Abyssinian cats. Vet Rec 1992;131:145-148.
48. SJOLLEMA BE, DEN HARTOG MT, DE VIJLDER JJM, VAN DIJK JE, RIJNBERK A. Congenital hypothyroidism in two cats due to defective organification: data suggesting loosely anchored thyroperoxidase. Acta Endocrinol 1991;125:435-440.
49. UMEKI K, KOTANI T, KAWANO J, SUGANUMA T, YAMAMOTO I, ARATAKE Y, FURUJO M, ICHIBA Y. Two novel missense mutations in the thyroid peroxidase gene, R665W and G77IR, result in a localization defect and cause congenital hypothyroidism. Eur J Endocrinol 2002;146:491-498.
50. FYFE JC, KAMPSCHMIDT K, DANG V, POTEET BA, HE Q, LOWRIE C, GRAHAM PA, FETRO VM. Congenital hypothyroidism with goiter in Toy Fox Terriers. J Vet Intern Med 2003; 17:50-57.
51. PETTIGREW R, FYFE JC, GREGORY BL, LIPSITZ D, DELAHUNTA A, SUMMERS BA, SHELTON GD. CNS hypomyelination in rat terrier dogs with congenital goiter and a mutation in the thyroid peroxidase gene. Vet Path 2007;44:50-56.
52. HAMANN F, KOOISTRA HS, MOL JA, GOTTSCHALK S, BARTELS T, RIJNBERK A. Pituitary function and morphology in two German shepherd dogs with congenital dwarfism. Vet Rec 1999;144:644-646.
53. KOOISTRA HS, VOORHOUT G, MOL JA, RIJNBERK A. Combined pituitary hormone deficiency in German shepherd dogs with dwarfism. Domest Anim Endocrinol 2000;19:177-190.
54. BRENT GA, LARSEN PR, DAVIES TF. Hypothyroidism and thyroiditis. In: Kronenberg HM, Melmed S, Polonsky KS, Larsen PR, eds. Williams Textbook of Endocrinology, 11th ed. Philadelphia: Saunders/Elsevier, 2008;377-409.
55. GRECO DS, FELDMAN EC, PETERSON ME, TURNER JL. Hodges CM, Shipman LW. Congenital hypothyroid dwarfism in a family of giant schnauzers. J Vet Intern Med 1991;5:57-65.
56. WATSON ADJ. Letter to the Editor. J Vet Intern Med 1991;5:306.
57. MOONEY CT, ANDERSON TJ. Congenital hypothyroidism in a boxer dog. J Small Anim Pract 1993;34:31-35.

58. GRAHAM PA, REFSAL KR, NACHREINER RF. Etiopathologic findings of canine hypothyroidism. Vet Clin Small Anim 2007;37:617-631.

59. TANI H, NABETANI T, SASAI K, BABA E. Proliferative responses to canine thyroglobulin of peripheral blood mononuclear cells from hypothyroid dogs. J Vet Med Sci 2005;67:363-368.

60. KENNEDY LJ, HUSON HJ, LEONARD J, ANGLES JM, FOX LE, WOJCIECHOWSKI JW, YUNCKER C, HAPP GM. Association of hypothyroid disease in Doberman Pinscher dogs with a rare major histocompatibility complex DLA class II haplotype. Tissue Antigens 2006;67:53-56.

61. KENNEDY LJ, QUARMBY S, HAPP GM, BARNES A, RAMSEY IK, DIXON RM, CATCHPOLE B, RUSBRIDGE C, GRAHAM PA, HILLBERTZ NS, ROETHEL C, DODDS WJ, CARMICHAEL NG, OLLIER WE. Assocation of canine hypothyroidism with a common major histocompatibility complex DLA class II allele. Tissue Antigens 2006;68:82-86.

62. SKOPEK E, PATZL M, NACHREINER RF. Detection of autoantibodies against thyroid peroxidase in serum samples of hypothyroid dogs. Am J Vet Res 2006;67:809-814.

63. IVERSEN L, JENSEN AL, HØIER R, SKYDSGAARD M, KRISTENSEN F. Development and validation of an improved enzyme-linked immunosorbent assay for the detection of thyroglobulin autoantibodies in canine serum samples. Domest Anim Endocrinol 1998;15:525-536.

64. KOOISTRA HS, RIJNBERK A, VAN DEN INGH TSGAM. Polyglandular deficiency syndrome in a Boxer dog: thyroid hormone and glucocorticoid deficiency. Vet Quart 1995;17:59-63.

65. PIKULA J, PIKULOVA J, BANDOUCHOVA H, HAJKOVA P, FALDYNA M. Schmidt's syndrome in a dog: a case report. Veterinarni Med 2007;419-412.

66. PETERSON ME, KINTZER PP, KASS PH. Pretreatment clinical and laboratory findings in dogs with hypoadrenocorticism: 225 cases (1979-1993). J Am Vet Med Assoc 1996;208:85-91.

67. KRAMER RW, PRICE GS, SPODNICK GJ. Hypothyroidism in a dog after surgery and radiation therapy for a functional thyroid adenocarcinoma. Vet Radiol Ultrasound 1994;35:132-136.

68. DIXON RM, REID WJ, MOONEY CT. Epidemilogical, clinical, haematological and biochemical characteristics of canine hypothyroidism. Vet Rec 1999;145:481-487.

69. RAND JS, LEVINE J, BEST SJ, PARKER W Spontaneous adult-onset hypothyroidism in a cat. J Vet Intern Med 1993;7:272-276.

70. LEE WM, DIAZ ESPINEIRA M, MOL JA, RIJNBERK A, KOOISTRA HS. Primary hypothyroidism in dogs is associated with elevated GH release. J Endocrinol 2001;168:59-66.

71. CREDILLE KM, SLATER MR, MORIELLO KA, NACHREINER RF, TUCKER KA, DUNSTAN RW. The effects of thyroid hormones on the skin of beagle dogs. J Vet Intern Med 2001;15:539-546.

72. DOLIGER S, DELVERDIER M, MORÉ J, LONGEART L, RÉGNIER A, MAGNOL JP. Histochemical study of cutaenous mucins in hypothyroid dogs. Vet Path 1995;32:628-634.

73. MATSUOKA LY, WORTSMAN J, KUPCHELLA CE, ENG A, DIETRICH JE. Histochemical characterization of the cutaneous involvement of acromegaly. Arch Intern Med 1982;142:1820-1823.

74. SCOTT-MONCRIEFF JC. Clinical signs and concurrent diseases of hypothyroidism in dogs and cats. Vet Clin Small Anim 2007;37:709-722.

75. MAYR A. Generalisierte Malassezien-Dermatitis bei einem Deutsche Schäferhund mit Hypothyreose - ein Fallbericht (Generalized Malassezia dermatitis in a German shepherd dog with hypothyroidism – a case report). Wien Tierärztl Mschr 2007;94:169-174.

76. CHASTAIN CB. Unusual manifestations of hypothyroidism in dogs. In: Kirk RW, Bonagura JD, eds. Current Veterinary Therapy XI. Philadelphia: Saunders 1992;330-334.

77. CORTESE L, OLIVA G, VERSTEGEN J, CIARAMELLA P, PERSECHINO A. Hyperprolactinaemia and galactorrhoea associated with primary hypothyroidism. J Small Anim Pract 1997;38:572-575.

78. JAGGY A, OLIVER JE, FERGUSON DC, MAHAFFEY EA, GLAUS T. Neurological manifestations of hypothyroidism: a retrospective study of 29 dogs. J Vet Intern Med 1994;8:328-336.

79. HIGGINS MA, ROSSMEISL JH PANCIERA DL. Hypothyroid-associated central vestibular disease in 10 dogs: 1999-2005. J Vet Intern Med 2006;20:1363-1369.

80. BUDSBERG SC, MOORE GE, KLAPPENBACH K. Thyroxine-responsive unilateral forelimb lameness and generalized neuromuscular disease in four hypothyroid dogs. J Am Vet Med Assoc 1993;202:1859-1860.

81. DELAUCHE AJ, CUDDON PA, PODELL M, DEVOE K, POWEL HC, SHELTON GD. Nemaline Rods in canine myopathies: 4 case reports and literature review. J Vet Intern Med 1998;12:424-430.

82. HENIK RA, DIXON RM. Intravenous administration of levothyroxine for treatment of suspected myxedema coma complicated by severe hypothermia. J Am Vet Med Assoc 2000;216:713-717.

83. ATKINSON K, AUBERT I. Myxedema coma leading to respiratory depression in a dog. Can Vet J 2004;45:318-320.

84. HESS RS, KASS PH, VAN WINKLE TJ. Association between diabetes mellitus, hypothyroidism or hyperadrenocorticism, and atherosclerosis in dogs. J Vet Intern Med 2003;17:489-494.

85. VITALE CL, OLBY NJ. Neurologic dysfunction in hypothyroid, hyperlipidemic Labrador retrievers. J Vet Intern Med 2007;21:1316-1322.

86. DIXON RM, MOONEY CT. Evaluation of serum free thyroxine and thyrotropin concentrations in the diagnosis of canine hypothyroidism. J Small Anim Pract 1999;40:72-78.

87. KANTROWITZ LB, PETERSON ME, MELIAN C, NICHOLS R. Serum total thyroxine, total triiodothyronine, free thyroxine, and thyrotrophin concentrations in dogs with nonthyroidal disease. J Am Vet Med Assoc 2001;219:765-769.

88. FRANK LA. Comparison of thyrotropin-releasing hormone (TRH) to thyrotropin (TSH) stimulation for evaluating thyroid function in dogs. J Am Anim Hosp Assoc 1996;32:481-487.

89. PETERSON ME, MELIAN C, NICHOLS R. Measurement of serum total thyroxine, triiodothyronine, free thyroxine, and thyrotropin concentrations for diagnosis of hypothyroidism in dogs. J Am Vet Med Assoc 1997;21:1396-1402.

90. KEMPPAINEN RJ, BEHREND EN. Diagnosis of canine hypothyroidism. Perspectives from a testing laboratory. Vet Clin North Am Small Anim Pract 2001;31:951-962.

91. BORETTI FS, REUSCH CE. Endogenous TSH in the diagnosis of hypothyroidism in dogs. Schweiz Arch Tierheilkd 2004;146:183-188.

92. FERGUSON DC. Testing for hypothyroidism in dogs. Vet Clin North Am Small Anim Pract 2007;37:647-669.

93. SAUVÉ F, PARADIS M. Use of recombinant human thyroid-stimulating hormone for thyrotropin stimulation test in euthyroid dogs. Can Vet J 2000;41:215-219.

94. BORETTI FS, SIEBER-RUCKSTUHL NA, FAVROT C, LUTZ H, HOFMANN-LEHMANN R, REUSCH CE. Evaluation of recombinant human thyroid-stimulating hormone to test thyroid function in dogs suspected of having hypothyroidism. Am J Vet Res 2006;67:2012-2016.

95. DE ROOVER K, DUCHATEAU L, CARMICHAEL N, VAN GEFFEN C, DAMINET S. Effect of storage of reconstituted recombinant human thyroid-stimulating hormone (rhTSH) on thyroid-stimulating hormone (TSH) response testing in euthyroid dogs. J Vet Intern Med 2006;20:812-817.

96. DIAZ ESPIÑEIRA MM, MOL JA, PEETERS ME, POLLAK YWEA, IVERSEN L, VAN DIJK JE, RIJNBERK A, KOOISTRA HS. Assessment of thyroid function in dogs with low plasma thyroxine concentration. J Vet Intern Med 2007;21:25-32.

97. DIAZ ESPIÑEIRA MM, MOL JA, VAN DEN INGH TSGAM, VAN DER VLUGT-MEIJER RH, RIJNBERK A, KOOISTRA HS. Functional and morphological changes in the adenohypophysis of dogs with induced primary hypothyroidism; loss of TSH hypersecretion, hypersomatotropism, hypoprolactinemiea, and pituitary enlargement with transdifferentiation. Domest Anim Endocrinol 2008;35:98-111.

98. DIAZ ESPIÑEIRA MM, GALAC S, MOL JA, RIJNBERK A, KOOISTRA HS. Thyrotropin-releasing hormone-induced growth hormone secretion in dogs with primary hypothyroidism. Domest Anim Endocrinol 2008;34:176-181.

99. DIAZ ESPIÑEIRA MM, MOL JA, RIJNBERK A, KOOISTRA HS. Adenohypophyseal function in dogs with primary hypothyroidism and non-thyroidal illness. J Vet Intern Med 2009;23:100-107.

100. REESE S, BREYER U, DEEG C, KRAFT W, KASPERS B. Thyroid sonography as an effective tool to discriminate between euthyroid sick and hypothyroid dogs. J Vet Intern Med 2005;19:491-498.

101. BRÖMEL C, POLLARD RE, KASS PH, SAMII VF, DAVIDSON AP, NELSON RW. Ultrasonographic evaluation of the thyroid gland in healthy, hypothyroid, and euthyroid Golden Retrievers with nonthyroidaal illness. J Vet Intern Med 2005;19:499-506.

102. BRÖMEL C, POLLARD RE, KASS PH, SAMII VF, DAVIDSON AP, NELSON RW. Comparison of ultrasonographic characteristics of the thyroid gland in healthy small-, medium-, and large-breed dogs. Am J Vet Res 2006;67:70-77.

103. KAPTEIN EM, MOORE GE, FERGUSON DC, HOENIG M. Thyroxine and triiodothyronine distribution and metabolism in thyroxine-replaced athyreotic dogs and normal humans. Am J Physiol 1993;264:E90-100.

104. NACHREINER RJ, REFSAL KR, RAVIS WR, HAUPTMAN J, ROSSER EJ, PEDERSOLI WM. Pharmacokinetics of L-thyr-oxine after its oral administration in dogs. Am J Vet Res 1993;54: 2091-2098.

105. LE TRAON G, BURGAUD S, HORSPOOL, LJI. Pharmacokinetics of total thyroxine in dogs after administration of an oral solution of levothyroxine sodium. J Vet Pharmacol Therap 2008;31:95-101.

106. MELLANBY RJ, JEFFERY ND, GOPAL MS, HERRTAGE ME. Secondary hypothyroidism following head trauma. J Feline Med Surg 2005;7:135-139.

107. SHIEL RE, ACKE E, PUGGIONI A, CASSIDY JP, MOONEY CT. Tertiary hypothyroidism in a dog. Irish Vet J 2007;60:88-93.

108. MEIJ BP, MOL JA, BEVERS MM, RIJNBERK A. Residual pituitary function after transsphenoidal hypophysectomy in dogs with pituitary-dependent hyperadrenocorticism. J Endocrinol 1997;155: 531-539.

109. NAAN EC, KIRPENSTEIJN J, KOOISTRA HS, PEETERS ME. Results of thyroidectomy in 101 cats with hyperthyroidism. Vet Surg 2006;35:287-293.

110. PETER HJ, GERBER H, STUDER H, BECKER DV, PETERSON ME. Autonomy of growth and of iodine metabolism in hyperthyroid feline goiters transplanted onto nude mice. J Clin Invest 1987;80: 491-498.

111. WARD CR, ACHENBACH SE, HOLT D, PETERSON ME, MEINKOTH JL. Thyrotropin-stimulated DNA synthesis and thyroglobulin expression in normal and hyperthyroid feline thyro-cytes in monolayer culture. Thyroid 2005;15:114-120.

112. PEETERS ME, TIMMERMANS-SPRANG EPM, MOL JA. Feline thyroid adenoma are in part associated with mutations in the Gsα gene and not with polymorphisms found in the thyrotropin receptor. Thyroid 2002;12:571-575.

113. PETERSON ME, WARD CR. Etiopathologic findings of hyperthyrodism in cats. Vet Clin Small Anim 2007;37:633-645.

114. THODAY KL, MOONEY CT. Historical, clinical and laboratory features of 126 hyperthyroid cats. Vet Rec 1992;131:257-264.

115. WARD CR. Feline thyroid storm. Vet Clin Small Anim Pract 2007;37:745-754.

116. MOONEY C, THODAY KL, DOXEY DL. Carbimazole therapy of feline hyperthyroidism. J Small Anim Pract 1992;33:228-235.

117. DE LANGE MS, GALAC S, TRIP MR, KOOISTRA HS. High urinary corticoid/creatinine ratios in cats with hyperthyroidism. J Vet Intern Med 2004;18:152-155.

118. SYME HM, ELLIOTT J. Evaluation of proteinuria in hyperthyroid cats. J Vet Intern Med 2001;15:299.

119. SYME HM. Cardiovascular and renal manifestations of hyperthyroidism. Vet Clin Small Anim Pract 2007;37:723-743.

120. SCHENCK PA. Calcium homeostasis in thyroid disease in dogs and cats. Vet Clin Small Anim Pract 2007;37:693-708.

121. DECLERCQ J, BHATTI S. Calcinosis involving multiple foot paws in a cat with chronic renal failure and in a cat with hyperthyroidism. Vet Derm 2005;16:74-78.

122. PETERSON ME, MELIÁN C, NICHOLS R. Measurement of serum concentrations of free thyroxine, total thyroxine, and total triiodothyronine in cats with hyperthyroidism and cats with non-thyroidal disease. J Am Vet Med Assoc 2001;218:529-536.

123. WAKELING J, SMITH K, SCASE T, KIRKBY R, ELLIOTT J, SYME H. Subclinical hyperthyroidism in cats: a spontaneous model of subclinical toxic nodular goiter in humans? Thyroid 2007;17:1201-1209.

124. PETERSON ME, GRAVES TK, GAMBLE DA. Triiodothyronine (T3) suppression test: An aid in the diagnosis of mild hyperthyroidism in cats. J Vet Intern Med 1990;4:233-238.

125. SJOLLEMA BE, POLLAK YWEA, VAN DEN BROM WE, RIJNBERK A. Thyroidal radioiodine uptake in hyperthyroid cats. Vet Quart 1989;11:165-170.

126. NAP AMP, POLLAK YWEA, VAN DEN BROM WE, RIJNBERK A. Quantitative aspects of thyroid scintigraphy with pertechnetate (99mTcO4-) in cats. J Vet Intern Med 1994;8:302-303.

127. DANIEL GB, SHARP DS, NIECKARZ JA, ADAMS W. Quantitative thyroid scintigraphy as a predictor of serum thyroxin concentration in normal and hyperthyroid cats. Vet Radiol Ultrasound 2002;43:374-382.

128. BARTHEZ PY, SCHAAFSMA IA, POLLAK YWEA. Multimodality image fusion to facilitate anatomic localization of 99mTc--pertechnetate uptake in the feline head. Vet Radiol Ultrasound 2006;47:503-506.

129. SCHAAFSMA IA, POLLAK YWEA, BARTHEZ PY. Effect of four sedative and anesthetic protocols on quantitative thyroid scintigraphy in euthyroid cats. Am J Vet Res 2006;67:1362-1366.

130. HENRIKSON TD, ARMBRUST LJ, HOSKINSON JJ, MILLIKEN GA, WEDEKIND KJ, KIRK CA, NACHREINER RF. Thyroid to salivary ratios determined by technetium-99M pertechnetate imaging in thirty-two euthyroid cats. Vet Radiol Ultrasound 2005;46:521-523.

131. NIECKARZ JA, DANIEL GB. The effect of methimazole on thyroid uptake of pertechnetate and radioiodine in normal cats. Vet Radiol Ultrasound 2001;42:448-457.

132. PAGE RB, SCRIVANI PV, DYKES NL, ERB HN, HOBBS JM. Accuracy of increased thyroid activity during pertechnetate scintigraphy by subcutaneous injection for diagnosing hyperthyroidism in cats. Vet Radiol Ultrasound 2006;47:206-211.

133. SCRIVANI PV, DYKES NL, PAGE RB, ERB HN. Investigation of two methods for assessing thyroid-lobe asymmetry during pertechnetate scintigraphy in suspected hyperthyroid cats. Vet Radiol Ultrasound 2007;48:383-387.

134. PEETERS ME. Thyroidectomy. In: van Sluijs FJ, ed. Atlas of Small Animal Surgery. New York: Churchill Livingstone, 1992;20-22 (and personal communications).

135. WEICHSELBAUM RC, FEENEY DA, JESSEN CR. Relationship between selected echocardiographic variables before and after radioiodine treatment in 91 hyperthyroid cats. Vet Radiol Ultrasound 2005;46:506-513.

136. PADGETT SL, TOBIAS KM, LEATHERS CW, WARDROP KJ. Efficacy of parathyroid gland autotransplantation in maintaining serum calcium concentrations after bilateral thyroparathyroid-ectomy in cats. J Am Anim Hosp Assoc 1998;34:21-324.

137. PETERSON ME. Radioiodine treatment of hyperthyroidism. Clin Tech Small Anim Pract 2006;21:34-39.

138. FEENEY DA, ANDERSON KL. Nuclear imaging and radiation therapy in canine and feline thyroid disease. Vet Clin Small Anim Pract 2007;37:799-821.

139. CHUN R, GARRETT LD, SARGEANT J, SHERMAN A, HOSKINSON JJ. Predictors of responses to radioiodine therapy in hyperthyroid cats. Vet Radiol Ultrasound 2002;43:587-591.

140. GUPTILL L, SCOTT-MONCRIEFF CR, JANOVITZ EB, BLEVINS WE, YOHN SE, DENICOLA DB. Response to high-dose radioactive iodine administration in cats with thyroid carcinoma that had previously undergone surgery. J Am Vet Med Assoc 1995;207:1055-1058.

141. MILNER RJ, CHANNELL CD, LEVY JK, SCHAER M. Survival times for cats with hyperthyroidism treated with iodine 131, methimazole or both: 167 cases (1996-2003). J Am Vet Med Assoc 2006;228:559-563.

142. CHALMERS HJ, SCRIVANI PV, DYKES NL, ERB HN, HOBBS JM, HUBBLE LJ. Identifying removable radioactivity on the surface of cats during the first week after treatment with iodine 131. Vet Radiol Ultrasound 2006;47:507-509.

143. NYKAMP SG, DYKES NL, ZARFOSS MK, SCARLETT JM. Association of the risk of development of hypothyroidism after iodine 131 treatment with the pretreatment pattern of sodium pertechnetate 99m uptake in the thyroid gland in cats with hyperthyroi-

dism: 162 cases (1990-2002). J Am Vet Med Assoc 2005; 226:1671-1675.

144. ROMATOWSKI J. Questions incidence of postreatment hypothyroidism in cats. J Am Vet Med Assoc 2005;227:32.

145. PETERSON ME, AUCOIN RP. Comparison of the disposition of carbimazole and methimazole in clinically normal cats. Res Vet Sci 1993;54:351-355.

146. TREPANIER LA. Medical Management of hyperthyroidism. Clin Tech Small Anim Pract 2006;21:22-28.

147. PETERSON ME, KINTZER PP. Methimazole treatment of 262 cats with hyperthyroidism. J Vet Intern Med 1988;2:150-157.

148. HOFFMANN G, MARKS SL, TABOADA J, HOSGOOD GL, WOLFSHEIMER KJ. Transdermal methimazole treatment in cats with hyperthyroidism. J Fel Med Surg 2003;5:77-82.

149. SARTOR LL, TREPANIER LA, KROLL MM, RODAN I, CHALLONER L. Efficacy and safety of transdermal methimazole in the treatment of cats with hyperthyroidism. J Vet Intern Med 2004;18:651-655.

150. BUIJTELS JJCWM, KURVERS IAPG, GALAC S. WINTER EA, KOOISTRA HS. Carbimazolzalf ter behandeling van hyper-thyreoïdie bij de kat (Transdermal carbimazole for the treatment of feline hyperthyroidism). Tijdschr Diergeneeskd 2006;131:478-482.

151. CORVILAIN B, DUMONT JE, VASSART G. Toxic adenoma and toxic multinodular goiter. In: Braverman LE, Utiger RD, eds. Werner & Ingbar's The Thyroid, 8th ed. Philadelphia: Lippincott Williams & Wilkins 2000;564-572.

152. POMORSKI L, BARTOS M. Histologic changes in thyroid nodules after percutaneous ethanol injection in patients subsequently operated due to new focal thyroid lesions. APMIS 2002;110:172-176.

153. GUGLIELMI R, PACELLA CM, BIANCHINI A, BIZZARRI G, RINALDI R, GRAZIANO FM, PETRUCCI L, TOSCANO V, PALMA E, POGGI M, PAPINI E. Percutaneous ethanol injection treatment in benign thyroid lesions: role and efficacy. Thyroid 2004;14:125-131.

154. GOLDSTEIN RE, LONG C, SWIFT NC, HORNOF WJ, NELSON RW, NYLAND TG, FELDMAN EC. Percutaneous ethanol injection for treatment of unilateral hyperplastic thyroid nodules in cats. J Am Vet Med Assoc 2001;218:1298-1302.

155. WELLS AL, LONG CD, HORNOF WJ, GOLDSTEIN RE, NYLAND TG, NELSON RW, FELDMAN EC. Use of percutaneous ethanol injection for treatment of bilateral hyperplastic thyroid nodules. J Am Vet Med Assoc 2001;218:1293-1297.

156. MALLERY KF, POLLARD RE, NELSON RW, HORNOF WJ, FELDMAN EC. Percutaneous ultrasound-guided radiofrequency heat ablation for treatment of hyperthyroidism in cats. J Am Vet Med Assoc 2003;223:1602-1607.

157. LEAV I, SCHILLER AL, RIJNBERK A, LEGG MA, DER KINDEREN PJ. Adenomas and carcinomas of the canine and feline thyroid. Am J Path 1976;83:61-122.

158. VERSCHUEREN CP, SELMAN PJ, MOLJA, VOS JH, VAN DIJK JE, SJOLLEMA BE, DE VIJLDER JJM. Circulating thyro-globulin measurements by homologous radioimmunoassay in dogs with thyroid carcinoma. Acta Endocrinol 1991;123:291-298.

159. VERSCHUEREN CP, RUTTEMAN GR, VOS JH, VAN DIJK JE, DE BRUIN TWA. Thyrotropin receptors in normal and neoplastic (primary and metastatic) canine thyroid tissue. J Endocrinol 1992;132:461-468.

160. VERSCHUEREN CP, RUTTEMAN GR, KUIPERS-DIJKS-HOORN NJ, SJOLLEMA BE, VOS JH, VAN DIJK JE, CORNELISSE CJ. Flow-cytometric DNA ploidy analysis in primary and metastatic canine thyroid carcinomas. Anticancer Res 1991;11:1755-1762.

161. DEVILEE P, VAN LEEUWEN IS, VOESTEN A, RUTTEMAN GR, VOS JH, CORNELISSE CJ. Anticancer Res 1994;14:2039-2046.

162. BARBER LG. Thyroid tumors in dogs and cats. Vet Clin Small Anim 2007;37:755-773.

163. AUPPERLE H, GLIESCHKE K, SCHOON H-A. Schilddrüsen-tumoren beim Hund – eine regionale Besonderheit im Raum Leipzig (Tumors of the thyroid gland in dogs – a local characteristic in the area of Leipzig). Dtsch Tierärztl Wschr 2003;110:133-180.

164. BENJAMIN SA, STEPHENS LC, HAMILTON BF, SAUNDERS WJ, LEE AC, ANGLETON GM, MALLINCKRODT CH. Associations between lymphocytic thyroiditis, hypothyroidism, and thyroid neoplasia in beagles. Vet Pathol 1996;33:486-494.

165. CARVER JR, KAPATKIN A, PATNAIK AK. A comparison of medullary thyroid carcinoma and thyroid adenocarcinoma in dogs: a retrospective study of 38 cases. Vet Surg 1995;24:315-319.

166. LEE JJ, LARSSON C, LUI WO, HÖÖG A, VON EULER H. A dog pedigree with familial medullary thyroid cancer. Int J Oncol 2006;29:1173-1182.

167. VAN VEELEN W, VAN GASTEREN CJR, ACTON DS, FRANKLIN DS, BERGER R, LIPS CJM, HÖPPENER JWM. Synergistic effect of oncogenic RET and loss of p18 on medullary thyroid carcinoma development. Cancer Res 2008;68:1329-1337.

168. GRUBOR B, HAYNES JS. Thyroid carcinosarcoma in a dog. Vet Pathol 2005;42:84-87.

169. STERNS EE, DORIS P. Thyroid lymphography of the dog. Cancer 1968;21:468-476.

170. TAMURA S, TAMURA Y, SUZUOKA N, OHOKA A, HASEGAWA T, UCHIDA K. Multiple metastases of thyroid cancer in the cranium and pituitary gland in two dogs. J Small Anim Pract 2007;48:237-239.

171. MELIÁN C, MORALES M, ESPINOSA DE LOS MONTEROS A, PETERSON ME. Horner's syndrome associated with a functional thyroid carcinoma in a dog. J Small Anim Pract 1996;37:591-593.

172. SLENSKY KA, VOLK SW, SCHWARZ T, MAULDIN EA, SILVERSTEIN D. Acute severe hemorrhage secondary to arterial invasion in a dog with thyroid carcinoma. J Am Vet Med Assoc 2003;223:649-653.

173. WARE WA, MERKLEY DF, RIEDESEL DH. Intracardiac thyroid tumor in a dog: Diagnosis and surgical removal. J Am Anim Hosp Assoc 1994;30:20-23.

174. TURREL, JM, MCENTEE MC, BURKE BP, PAGE RL. Sodium iodide I 131 treatment of dogs with nonresectable thyroid tumors: 39 cases (1990-2003). J Am Vet Med Assoc 2006;229:542-548.

175. STASSEN QEM, VOORHOUT G, TESKE E, RIJNBERK A. Hyperthyroidism due to an intrathoracic tumour in a dog with test results suggesting hyperadrenocorticism. J Small Anim Pract 2007;48:283-287.

176. KEBEBEW E, ITUARTE PHG, SIPERSTEIN AE, DUH Q-Y, CLARK OH. Medullary thyroid carcinoma. Clinical characteristics, treatment, prognostic factors, and a comparison of staging systems. Cancer 2000;88:1139-1148.

177. LEBOULLEUX S, BAUDIN E, TRAVALI J-P, SCHLUMBERGER M. Medullary thyroid carcinoma. Clin Endocrinol 2004;61:299-310.

178. TAEYMANS O, PEREMANS K, SAUNDERS JH. Thyroid imaging in the dog: Current status and future directions. J Vet Intern Med 2007;21:673-684.

179. THOMPSON EJ, STIRTZINGER T, LUMSDEN JH, LITTLE PB. Fine needle aspiration cytology in the diagnosis of canine thyroid carcinoma. Can Vet J 1980;21:186-188.

180. OWENS LN. Endocrine Glands. In: Owens LN, ed. TNM classification of tumours in domestic animals. Geneva: World Health Organization, 1980;51-53.

181. ITOH T, KOJIMOTOT A, NIBE K, UCHIDA K, HIROKI S. Functional thyroid gland adenoma in a dog treated with surgical excision alone. J Vet Med Sci 2007;69:61-63.

182. KLEIN MK, POWERS BE, WITHROW SJ, CURTIS CR, STRAW RC, OGILVIE GK, DICKINSON KL, COOPER MF, BAIER M. Treatment of thyroid carcinoma in dogs by surgical resection alone: 20 cases 1981-1989). J Am Vet Med Assoc 1995;206:1007-1009.

183. LANTZ GC, SALISBURY SK. Surgical excision of ectopic thyroid carcinoma involving the base of the tongue in dogs: three cases (1980-1987). J Am Vet Med Assoc 1989;195:1606-1608.

184. WORTH AJ, ZUBER RM, HOCKING M. Radioiodide (131I) therapy for the treatment of canine thyroid carcinoma. Aust Vet J 2005;83:208-214.

185. TURRELL JM, MCENTEE MC, BURKE BP, PAGE RL. Sodium iodide I131 treatment of dogs with nonresectable thyroid tumors: 39 cases (1990-2003). J Am Vet Med Assoc 2006;229:542-548.

186. ADAMS WH, WALKER MA, DANIEL GB, PETERSEN MG, LEGENDRE AM. Treatment of differentiated thyroid carcinoma in 7 dogs utilizing 131I. Vet Radiol Ultrasound 1995;36:417-424.

187. THÉON AP, MARKS SL, FELDMAN ES, GRIFFEY S. Prognostic factors and patterns of treatment failure in dogs with unresectable differentiated thyroid carcinomas treated with megavoltage irradiation. J Am Vet Med Assoc 2000;216:1775-1779.

188. PACK L, ROBERTS RE, DAWSON SD, DOOKWAH HD. Definitive radiation therapy for infiltrative thyroid carcinoma in dogs. Vet Radiol Ultrasound 2001;42:471-474.

189. BREARLEY MJ, HAYES AM, MURPHY S. Hypofractionated radiation therapy for invasive thyroid carcinoma in dogs: retrospective analysis of survival. J Small Anim Pract 1999;40:206-210.

190. MAYER MN, MACDONALD VS. External beam radiation therapy for thyroid cancer in the dog. Can Vet J 2007;48:761-763.

191. LIPTAK JM. Canine thyroid carcinoma. Clin Tech Small Anim Pract 2007;22:75-81.

192. VERSCHUEREN CP, RUTTEMAN GR, VAN DIJK JE, VOS JH, FRANKEN HCM. Evalution of some prognostic factors in surgically-treated canine thyroid cancer. In: Verschueren CPLJ. Clinico-pathological and endocrine aspects of canine thyroid cancer. Thesis, Utrecht University, 1992;11-25.

193. MAZZAFERRI EL. Radioiodine and other treatment and outcome. In: Braverman LE, Utiger RD, eds. Werner & Ingbar's The Thyroid. 8th ed. Philadelphia: Lippincott Williams & Wilkins, 2000;904-929.

194. BIONDI B, FILETTI S, SCHLUMBERGER M. Thyroid-hormone therapy and thyroid cancer: a reassessment. Nat Clin Pract Endocrinol Metab 2005;1:32-40.

195. HEEMSTRA KA, HAMDY NA, ROMIJN JA, SMIT JW. The effects of thyrotropin-suppressive therapy on bone metabolism in patients with well-differentiated thyroid carcinoma. Thyroid 2006;16:583-591.

Capítulo 4

Suprarrenais (Adrenais)

Sara Galac
Claudia E. Reusch
Hans S. Kooistra
Ad Rijnberk

4.1 Introdução

As suprarrenais são um par de glândulas situadas em posição craniomedial aos rins. Cada uma consiste em duas glândulas endócrinas funcionalmente distintas e com origens embriológicas diferentes. A medula de cada glândula é formada por células cromafinas aglutinadas, com origem neuroectodérmica e que secretam epinefrina e norepinefrina. O córtex circunjacente origina-se do mesoderma e nele podem ser distinguidas três zonas histológicas: (1) zona glomerulosa (ou arcuata = arqueada), (2) zona fasciculada e (3) zona reticular (Figura 4.1).

Em anos recentes foram identificados vários fatores envolvidos no desenvolvimento das suprarrenais, mas quais fatores são responsáveis pela diferenciação das células-tronco suprarrenais em células das zonas específicas do córtex suprarrenal fetal permanecem desconhecidos. Em todas as espécies de mamíferos, o crescimento e o funcionamento do córtex suprarrenal fetal são influenciados pelo hormônio adrenocorticotrófico (ACTH) secretado pela glândula hipófise. Como o ACTH não é, em princípio, um fator de crescimento, pelo menos algumas de suas ações tróficas são moduladas por fatores de crescimento que se expressam localmente, tais como fator de crescimento básico de fibroblastos (bFGF, *basic fibroblast growth factor*), fator de crescimento da epiderme (EGF, *epidermal growth factor*), fator de crescimento semelhante à insulina II (IGF-II, *insulin-like growth factor II*) e fatores de crescimento transformadores[1]. Alguns dos genes que codificam estes fatores de crescimento (especialmente IGF-II) expressam-se excessivamente de maneira semelhante nas suprarrenais fetais e em carcinomas adrenocorticais da espécie humana[2,3].

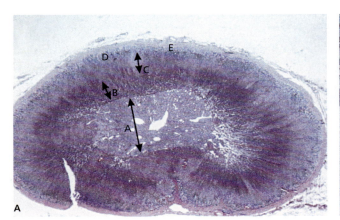 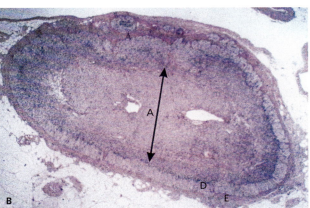

Figura 4.1 – (*A*) Corte histológico da glândula suprarrenal de cão saudável: A = medula; B = zona reticular; C = zona fasciculada; D = zona glomerulosa; E = cápsula. (*B*) Corte similar de cão que recebeu injeções de progestágenos. Seu efeito glicocorticoide intrínseco suprime a secreção endógena de ACTH, o que resulta em atrofia completa das zonas fascicular e reticular, enquanto a zona glomerulosa permanece intacta.

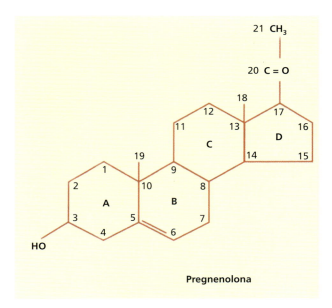

Figura 4.2 – Estrutura básica dos esteroides adrenocorticais. Nesta molécula de pregnenolona, os quatro anéis são identificados por letras. Os átomos de carbono são numerados (recomendação da International Union of Pure and Applied Chemistry, IUPAC-IUB, 1967)[4].

A zona fasciculada é a camada mais grossa. Ela é formada por colunas de células que se estendem da zona reticular até a zona glomerulosa. As células são relativamente grandes e contêm muito lipídio em seus citoplasmas. Este lipídio é perdido durante o processamento das seções histológicas, dando às células uma aparência vacuolada, motivo pelo qual elas são chamadas de "células claras". Nesta zona são produzidos glicocorticoides (cortisol e corticosterona) e andrógenos.

As células da zona reticular formam colunas anastomosadas. Elas não têm conteúdo lipídico significativo, mas têm citoplasma densamente granular, motivo pelo qual são chamadas de "células compactas". Esta zona produz andrógenos, como androstenediona, e também glicocorticoides. Ela funciona junto com a zona fasciculada, como uma única unidade.

A zona glomerulosa não tem estrutura bem definida. As células, pequenas e com pouco lipídio, estão espalhadas sob a cápsula suprarrenal. Elas produzem mineralocorticoides (principalmente aldosterona) e têm deficiência na atividade de 17α-hidroxilase (ver a seguir) e, portanto, não podem produzir cortisol ou andrógenos.

4.1.1 Síntese e secreção de corticosteroides

O córtex da suprarrenal é rico em receptores que internalizam lipoproteínas de baixa densidade (LDL, *low density lipoproteins*). O colesterol livre liberado das LDL serve como o composto inicial na esteroidogênese, apesar de o colesterol ser também sintetizado no interior da glândula, a partir de acetato (Figura 4.2, Tabela 4.1 e Figura 4.3). As enzimas citocromos P-450 são responsáveis pela maioria das conversões enzimáticas de colesterol para hormônios esteroides. Estas enzimas são hemoproteínas ligadas à membrana, que catalisam a oxidação, incluindo a clivagem oxidativa da molécula precursora. Elas são assim chamadas pela capacidade de seu grupo heme de absorver a luz em comprimento de onda de 450 nm após redução.

A diferença entre as zonas na produção de hormônios está relacionada com as diferenças entre as duas enzimas citocromos P-450. A enzima mitocondrial citocromo P-450 sintetase de aldosterona, que converte desoxicorticosterona para aldosterona, via corticosterona, só é encontrada na zona glomerulosa. A enzima característica das duas outras zonas é a citocromo P-450$_{c17}$ de microssomos (17α-hidroxilase/17, 20-liase), a qual catalisa a 17α-hidroxilação da pregnenolona e progesterona, bem como a clivagem da cadeia lateral no C_{17} de esteroides 17-α-hidroxi C_{21}. As outras enzimas esteroidogênicas ocorrem em todas as três zonas.

As células esteroidogênicas não armazenam os hormônios, que são, portanto, secretados imediatamente após a biossíntese. Cortisol, 11-desoxicortisol, corticosterona, 11-desoxicorticosterona e aldosterona são inteiramente derivados de secreção do córtex das suprarrenais, enquanto os outros esteroides são derivados de uma combinação de fontes (origens) do córtex das suprarrenais e das gônadas. Em cães e gatos, a proporção cortisol:corticosterona no sangue venoso das suprarrenais varia de cerca de 3:1 até 7:1.

Tabela 4.1 – Nomenclatura para enzimas esteroidogênicas da suprarrenal e seus genes

Nome da enzima	Gene
Clivagem de cadeia lateral do colesterol (SCC) (desmolase)	CYP11A1
3β-hidroxiesteroide desidrogenase (3β-HSD) (isoenzima tipo II)	HSD3B2
17α-hidroxilase/17,20 liase	CYP17
21-hidroxilase	CYP21A2
11β-hidroxilase	CYP11B1
Aldosterona sintetase	CYP11B2

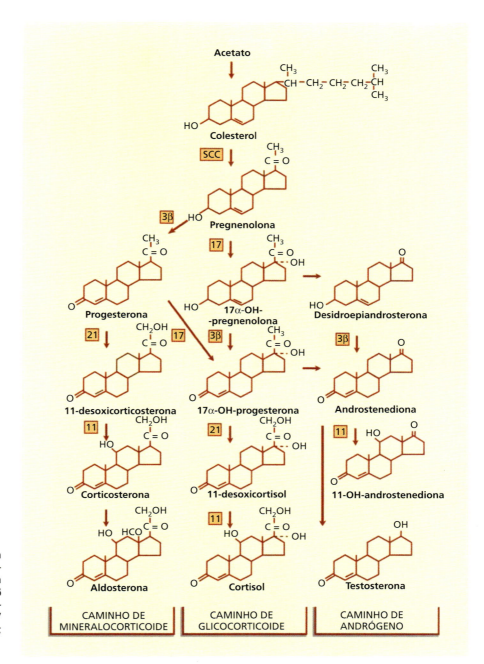

Figura 4.3 – Principais vias da biossíntese de esteroide adrenocortical. SCC = clivagem da cadeia lateral do colesterol; 3β = 3β-hidroxiesteroide desidrogenase; 11 = 11β-hidroxilase; 17 = 17α-hidroxilase/17; 20 liase; 21 = 21-hidroxilase.

4.1.2 Transporte e metabolismo

Após a secreção, os hormônios do córtex das suprarrenais são amplamente ligados às proteínas do plasma. Aproximadamente 75% do cortisol no plasma está ligado com alta afinidade à globulina de ligação de corticosteroide (CBG, *corticosteroid-binding globulin*). Além disso, 12% do total de cortisol no sangue está ligado com baixa afinidade à albumina e aos eritrócitos. Apenas a fração livre, estimada no cão em 6 a 14%[5-7], é biologicamente ativa. Entretanto, a quantidade de hormônio que está potencialmente disponível para os tecidos é determinada pela combinação das frações livre e ligada, porque estas frações estão em equilíbrio. A capacidade de ligação da CBG é mais alta nas fêmeas de cães do que nos machos[8]. A capacidade de ligação da CBG ao cortisol está diminuída em cães com encefalopatia portossistêmica, provavelmente como resultado da diminuição da síntese de CBG no fígado comprometido[9]. Andrógenos e aldosterona ligam-se predominantemente à albumina, com baixa afinidade.

Isto explica a baixa concentração destes hormônios no plasma.

O papel fisiológico das proteínas ligadas circulantes é muito provavelmente o de tamponamento, que evita variações rápidas na concentração plasmática de cortisol. Elas reprimem o fluxo de cortisol ativo para o órgão-alvo e também o protegem de esgotamento metabólico rápido e excreção.

Esteroides não ligados difundem-se facilmente nas glândulas salivares e a concentração de cortisol na saliva canina é equivalente a 7 a 12% da concentração total de cortisol no sangue, similar à da fração livre[10]. A mensuração de cortisol salivar é cada vez mais usada como técnica não invasiva para pesquisar respostas ao estresse, em estudos de bem-estar e interações homem-cão[11-13]. A coleta da amostra de saliva de um cão pode demorar até 4 min, para que o efeito do manejo não se reflita na concentração de cortisol[14]. Entre os dispositivos testados, uma esponja ocular de hidrocelulose parece ser o melhor material para a coleta de saliva canina[15,16].

O fígado e os rins são os principais locais do metabolismo de corticosteroides, que são inativados e têm sua solubilidade em água aumentada, como também acontece na subsequente conjugação com glicoronídeo ou grupos sulfato. A conversão de cortisol para a inativa cortisona por meio da 11β-hidroxiesteroide desidrogenase (11β-HSD, *11β-hydroxysteroid dehydrogenase*) é quantitativamente o caminho mais importante. Em várias espécies, incluindo o cão, a maioria dos metabólitos inativados e conjugados é facilmente excretada pelos rins como glicoronídeo; já no gato, a excreção é principalmente pela bile, como sulfatos[17,18]. Um ou dois por cento do total da secreção de cortisol é excretada inalterada pela urina. A mensuração deste cortisol "livre" na urina fornece um reflexo integrado da produção de cortisol (Capítulo 12.4.4).

4.1.3 Regulação da secreção de glicocorticoides

A síntese e a liberação de glicocorticoides e andrógenos pelas zonas média e interior do córtex da suprarrenal são quase exclusivamente controladas pela concentração de ACTH no plasma (ver também a Figura 1.10). O ACTH é um peptídio de cadeia única, com 39 resíduos de aminoácidos. Ele é sintetizado no lobo anterior da hipófise, a partir da molécula precursora pró-opiomelanocortina (POMC), juntamente com vários peptídios que são liberados com o ACTH (Figura 4.4). Existe considerável homo-

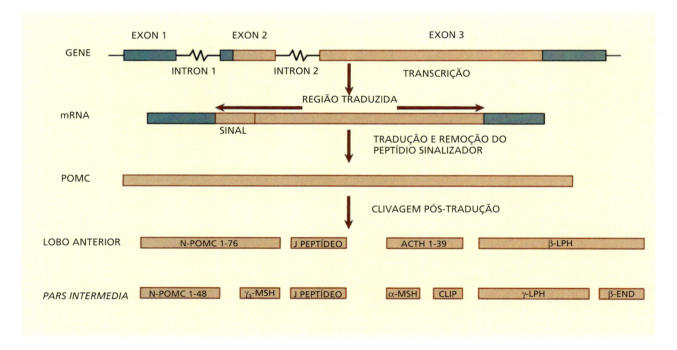

Figura 4.4 – Estrutura do gene canino da pró-opiomelanocortina (POMC), seu ácido ribonucleico mensageiro (mRNA) e o processamento da POMC no lobo anterior e na *pars intermedia* da hipófise. ACTH = hormônio adrenocorticotrófico; CLIP = peptídio do lobo intermediário semelhante à corticotrofina; β-END = β-endorfina; J PEPTÍDIO = peptídio associado; β-LPH = β-lipoproteína; MSH = hormônio estimulador de melanócitos.

logia na sequência de aminoácidos do ACTH entre as espécies, e o ACTH canino difere do de outras espécies por apenas um aminoácido no terminal carboxila da molécula[19].

Em cães e gatos, a *pars intermedia* (PI) contém dois tipos de células que também podem sintetizar POMC[20]. Um dos tipos é semelhante às células corticotróficas do lobo anterior, uma vez que também reage com anti-ACTH (Figura 2.6). No outro tipo, o ACTH é clivado em $ACTH_{1-14}$ (precursor de α-MSH) e em um peptídio do lobo intermediário, semelhante à corticotrofina ($ACTH_{18-39}$ ou peptídio do lobo intermediário semelhante à corticotrofina [CLIP, *corticotropin-like intermediate-lobe peptide*]) (Figuras 4.4 e 4.5). Como para todos os hormônios adeno-hipofisários no cão, a liberação de α-MSH é pulsátil, embora em apenas poucos pulsos a cada 24 h (Figura 4.6)[21,22]. A atividade secretora da PI está sob controle inibidor quase permanente pela dopamina (Figura 4.7). Em contraste, a PI dos gatos secreta ativamente, em resposta ao estresse da restrição física e a estimulantes beta-adrenérgicos (Figura 4.8)[23,24].

A α-MSH regula a atividade da tirosinase, a enzima limitadora do ritmo dos melanócitos, necessária para a síntese dos dois pigmentos da pelagem, eumelanina (pelos pretos – marrons) e feomelanina (pelos amarelos – vermelhos). Uma mutação de perda de função no receptor (MC1R) ao qual a α-MSH se liga na membrana dos melanócitos é responsável pela cor da pelagem dos cães das raças Labrador retriever e Golden retriever[25,26]. O funcionamento do melanócito não parece ser totalmente dependente da α-MSH originada na PI, uma vez que a hipofisectomia completa não leva a alterações surpreendentes na cor da pelagem (Capítulo 4.3.1). A administração de um análogo da α-MSH resulta no escurecimento da pelagem[27]. Sabe-se agora que, além de seu papel clássico na regulação da pigmentação, a α-MSH tem também várias outras atividades biológicas, incluindo o controle do peso do corpo e os efeitos anti-inflamatórios[28].

A secreção de ACTH pelo lobo anterior (LA) da hipófise é regulada pelo hipotálamo e sistema nervoso central, por meio de neurotransmissores que liberam os hormônios hipofiseotróficos, hormônio liberador de corticotrofina (CRH) e arginina-vasopressina (VP) (Figura 4.7). A VP no sangue portal deriva principalmente de neurônios parvocelulares que contêm CRH, os quais se originam no núcleo paraventricular e projetam-se para a eminência média, sendo, deste modo, totalmente separada da VP envolvida na homeostase da água (Capítulo 2.3). Neste controle neuroendócrino, pode-se distinguir quatro mecanismos: (1) secreção episódica; (2) resposta ao estresse; (3) inibição por retroalimentação pelo cortisol e (4) fatores imunológicos (Figura 4.7)[29].

Eventos no sistema nervoso central regulam tanto o número quanto a magnitude dos jorros de ACTH, que, no cão, variam de seis a doze em cada período de 24 h[21,30]. A secreção episódica em cães e gatos não parece aumentar nas primeiras horas da manhã a ponto de ser demonstrável um ritmo circadiano de concentração de cortisol no plasma ou saliva, como ocorre em seres humanos[31,32].

ACTH e cortisol são secretados alguns minutos após o início de estresse, como anestesia e cirurgia[33,34]. As respostas ao estresse originam-se no

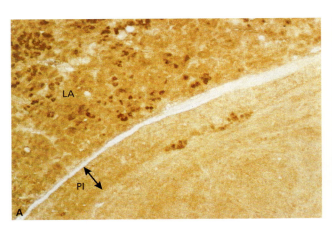 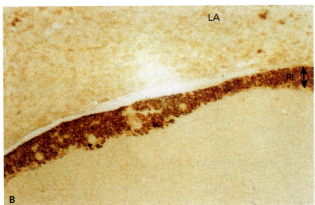

Figura 4.5 – Cortes da glândula hipófise de gato, imunocorados com anti-ACTH (*A*) e anti-α-MSH (*B*). Comparados com o lobo anterior (LA) e a *pars intermedia* (PI) do cão (ver Figura 2.6), existem menos células ACTH-positivas na PI, mas as células MSH-positivas são abundantes.

sistema nervoso central e aumentam a liberação de hormônios hipotalâmico-hipofiseotróficos, tais como CRH e VP. Cães e gatos parecem diferir em suas respostas ao estresse. Em cães de laboratório, vários estresses emocionais ou neurogênicos não estimulam a secreção de ACTH ou de α-MSH[13], e apenas o estresse profundo, como imobilização por longo tempo, resultou consistentemente em elevações do cortisol no plasma[14]. Entre os cães de proprietários particulares, apenas aqueles que sabidamente têm medo de tiros de armas de fogo responderam a este barulho com aumento de cortisol no plasma[35]. Entretanto, usando o cortisol urinário como medida da produção integrada de cortisol, o estresse da introdução em um novo canil ou da exposição a procedimentos veterinários reflete-se na proporção elevada corticoide:creatinina urinária[36-38]. Nos gatos, por outro lado, estresse leve como manipulação ou teste de pele intradérmico causa aumento impressionante nas concentrações plasmáticas de cortisol, ACTH e α-MSH (Figura 4.8)[23]. As proporções corticoide:creatinina nas urinas coletadas em uma clínica foram consideravelmente mais altas do que aquelas nas urinas coletadas em casa (Capítulo 12.2.4)[39].

O terceiro maior regulador da secreção de ACTH e cortisol é a inibição por retroalimentação. A ação inibidora de glicocorticoides é exercida em múltiplos locais-alvo, dos quais dois foram inequivocamente identificados como sendo os neurônios do hipotálamo que produzem fatores liberadores de corticotrofina (CRH e AVP) e as células corticotróficas no lobo anterior. As ações de retroalimentação dos glicocorticoides são exercidas por meio de, pelo menos, duas moléculas receptoras estruturalmente diferentes, isto é, um receptor preferindo mineralocorticoide (MR, *mineralocorticoid-preferring receptor*) e um receptor preferindo glicocorticoides (GR, *glucocorticoid-preferring receptor*). O MR tem 20 vezes mais afinidade pelo cortisol do que o GR. A inibição da secreção basal de ACTH por glicocorticoides parece ser mediada por meio da ocupação do MR. O cérebro e a hipófise do cão contêm níveis muito altos de MR, sendo os mais altos no complexo septo-hipocampal e no lobo anterior da hipófise[40]. O GR é mais uniformemente distribuído no cérebro; no lobo anterior, as quantidades são cerca de duas vezes maiores. O GR está envolvido principalmente no efeito de retroalimentação do glicocorticoide liberado como resultado da secreção de ACTH induzida por estresse.

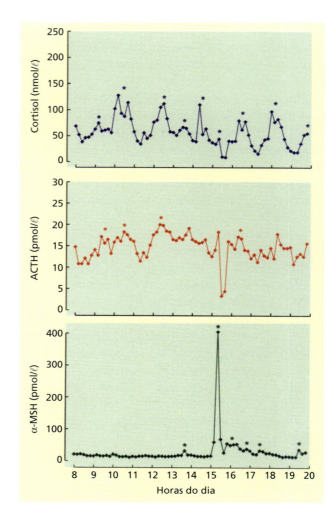

Figura 4.6 – Perfis secretórios de α-MSH, ACTH e cortisol em cão saudável da raça Beagle, com um ano e meio de idade. As amostras de sangue foram coletadas com intervalos de 10 min, por 12 h. Os pulsos significativos estão indicados por asteriscos[21].

Os desafios ao sistema imunológico por infecções invariavelmente ativam o eixo hipotálamo-hipófise-suprarrenal. Estas respostas são mediadas por citocinas pró-inflamatórias, um grupo de polipeptídios liberados por colônias de células imunológicas ativadas. Apesar de outras citocinas, como a interleucina 6 (IL-6) e o fator de necrose termoral α (TNFα), também estarem associadas à sensibilidade ao estresse, a IL-1, especialmente, ativa o eixo hipotálamo-hipófise-córtex suprarrenal[41]. Ela é liberada de macrófagos periféricos ativados e também é produzida no cérebro[42]. As ações reguladoras das citocinas são exercidas predominantemente no nível do hipotálamo, onde o CRH é o principal mediador da resposta hipotalâmica. Estas ativações do eixo hipotálamo-hipófise-córtex suprarrenal, mediadas

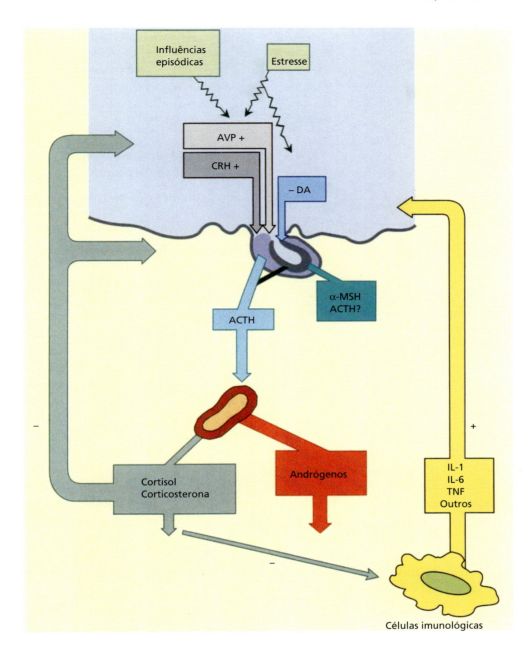

Figura 4.7 – Regulação da secreção adrenocortical de glicocorticoides e andrógenos. Aferentes do sistema nervoso central (influências episódicas e estresse) são mediados por hormônios hipofiseotróficos, como CRH e AVP, que estimulam a liberação de ACTH pelo lobo anterior da hipófise. O ACTH estimula as células das zonas média e interna do córtex das suprarrenais para produzir principalmente cortisol, que inibe a secreção e a influência dos hormônios hipofiseotróficos nas células corticotróficas da hipófise anterior. As células melanotróficas e corticotróficas da *pars intermedia* estão sob o controle inibidor dopaminérgico (DA). A ativação do eixo hipotalâmico-hipofisário-adrenocortical, como evocado por desafios ao sistema imunológico, é mostrada à direita.

por citocinas, também estão sujeitas à regulação de retroalimentação por glicocorticoides, que não só diminui a resposta hipotalâmica à ativação por citocinas, mas também bloqueia a produção de citocinas nos macrófagos (Figura 4.7). Assim, existe uma comunicação bidirecional entre o sistema neuroendócrino e o sistema imunológico[43].

Em anos recentes, tornou-se claro que, ao lado destes quatro mecanismos dependentes de ACTH, mecanismos independentes de ACTH também têm um papel na sintonização fina e modulação da resposta do altamente sensível sistema de estresse do córtex suprarrenal, de maneira apropriada às necessidades fisiológicas. Estudos sobre o caráter pulsátil

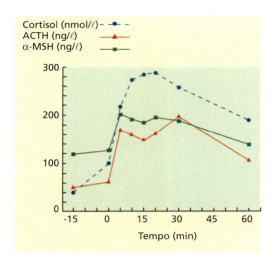

Figura 4.8 – Concentrações plasmáticas de cortisol, ACTH e α-MSH em seis gatos após teste de pele intradérmico entre t_0 e t_5 e leitura das reações da pele em t_{15}. O sangue foi coletado por meio de cateter jugular previamente colocado (adaptado de Willemse et al., 1993)[23].

e a cinética hormonais revelaram assincronia nas respostas de ACTH e cortisol, o que indica que outros sinais além do ACTH influenciam a secreção de cortisol (Figura 4.6)[44]. Fatores múltiplos sistemicamente derivados (neuropeptídeos, neurotransmissores, fatores de crescimento, citocinas, adipocinas) e regulação parácrina intrassuprarrenal podem influenciar a liberação de corticosteroides. As células do córtex das suprarrenais expressam uma grande variedade de receptores para estes fatores, o que permite efeitos diretos na liberação de cortisol, na saúde e na doença. Em vários estados de doença, incluindo doenças críticas, septicemia e inflamação, pode haver liberação basal desordenada, independentemente do ACTH[45]. A superexpressão de receptores para neuropeptídeos, neurotransmissores, hormônios ou citocinas pode dar origem ao hipercortisolismo, com concentrações plasmáticas de ACTH suprimidas (Capítulo 4.2.3).

4.1.4 Regulação da secreção de mineralocorticoides

Os dois mecanismos básicos que controlam a liberação de aldosterona são o sistema renina-angiotensina (RAS, *renin-angiotensin system*) e o potássio. O RAS mantém constante o volume de sangue circulante, promovendo a retenção de sódio induzida por aldosterona durante os períodos de hipovolemia e diminuindo a retenção de sódio dependente da aldosterona durante a hipervolemia (Figura 4.9). Íons de potássio regulam diretamente a secreção de aldosterona, independentemente do RAS. A hipercalcemia estimula a secreção de aldosterona pela despolarização das membranas das células da zona glomerular e a hipocalcemia, pela repolarização, inibe a secreção. Assim, a secreção de aldosterona é regulada por alças de retroalimentação negativa, tanto para potássio quanto para RAS.

Além destes dois mecanismos reguladores, a secreção de aldosterona é influenciada por vários outros fatores (ACTH, peptídeos natriuréticos e vários neurotransmissores), nenhum dos quais está direta ou indiretamente conectado a uma alça de retroalimentação negativa. Eles também têm em comum a característica de geralmente responderem ao estresse. O ACTH é o representante clássico do grupo. Ao

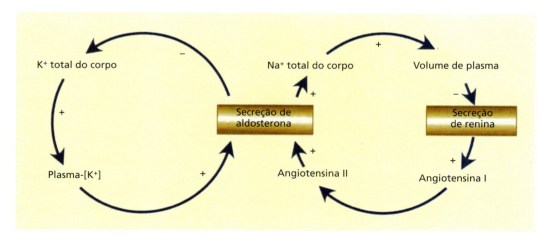

Figura 4.9 – Regulação da secreção de aldosterona pela zona glomerulosa do córtex da suprarrenal. Os dois principais reguladores são angiotensina II e potássio (K^+).

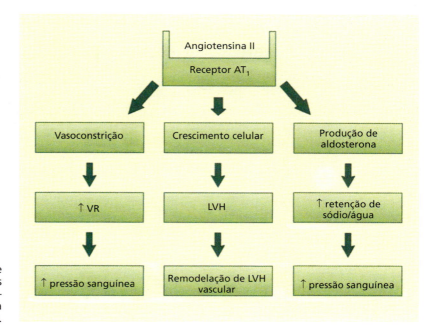

Figura 4.10 – Três caminhos principais de interação da angiotensina II com um de seus receptores (receptor AT1). LVH = hipertrofia ventricular esquerda; VR = resistência vascular (modificado de Williams, 2005)[46].

mesmo tempo em que é um secretagogo de aldosterona muito potente, sua ação não é sustentada e não é necessária para manter o funcionamento normal das células glomerulares[46].

A grande maioria das ações fisiológicas do RAS é mediada pela angiotensina II e um de seus receptores (AT$_1$R). Elas incluem vasoconstrição arteriolar, crescimento celular e produção de aldosterona (Figura 4.10). A angiotensina II eleva a resistência vascular e a pressão sanguínea, sendo parcialmente neutralizada pela ação inibidora direta dos AT$_1$R na biossíntese e secreção de renina (Figura 4.11). A angiotensina II regula a taxa de filtração glomerular e o fluxo sanguíneo renal pela constrição das arteríolas glomerulares eferentes e aferentes. A angiotensina II tem efeitos múltiplos no tecido cardíaco (Figura 4.10). As ações da angiotensina II mediadas por AT$_2$R são menos bem entendidas, mas os AT$_2$R podem ter um papel contrarregulador, em oposição à vasoconstrição mediada por AT$_1$R. Além disso, a ativação de AT$_2$R leva à supressão da biossíntese e à liberação da renina[47,48].

O angiotensinogênio é o precursor de vários peptídios angiotensina, incluindo a angiotensina II. O angiotensinogênio é produzido principalmente no fígado, a partir de seu precursor pré-pró-angiotensinogênio. Na circulação, o angiotensinogênio é clivado pela renina e por outras enzimas para liberar angiotensina I. A enzima conversora de angiotensina (ACE) converte o decapeptídio inativo angiotensina I para o octapeptídio ativo angiotensina II

(Figura 4.11). Compostos inibidores de ACE são usados clinicamente para danificar o RAS, como no tratamento da insuficiência cardíaca[49].

A enzima proteolítica renina é sintetizada nas células justaglomerulares dos rins. A estimulação de barorreceptores renais é o mecanismo mais potente para sua liberação. Estes receptores de distensão da arteríola aferente estimulam a liberação de renina em resposta à redução da pressão de perfusão renal.

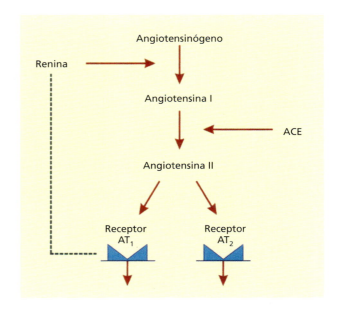

Figura 4.11 – Síntese de angiotensina II e sua interação com dois subtipos de receptores, AT$_1$R e AT$_2$R. ACE = enzima conversora de angiotensina.

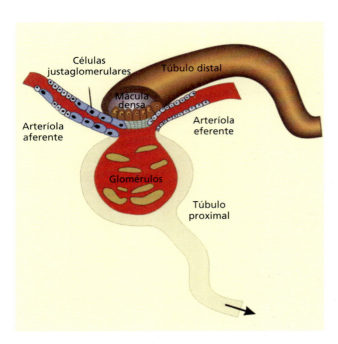

Figura 4.12 – Regulação da liberação de renina pelas células justaglomerulares do rim. Receptores vasculares na arteríola aferente estimulam a secreção de renina em resposta à pressão de perfusão renal reduzida. A mácula densa no túbulo distal, adjacente à arteríola aferente, percebe a entrega de Na+ no túbulo distal.

Regulação adicional é fornecida pela mácula densa, um grupo de células modificadas do túbulo distal, próximo ao final da alça de Henle e intimamente associadas às células justaglomerulares (Figura 4.12). A concentração de sódio no lúmen tubular é monitorada pelas células da mácula densa e níveis baixos de sódio disparam a comunicação entre a mácula densa e as células justaglomerulares, o que resulta na liberação de renina.

4.1.5 Ação dos glicocorticoides

Ações tecido-específicas dos glicocorticoides não são determinadas apenas pelas suas taxas de produção e ativação dos receptores de glicocorticoides (GR). Nos tecidos periféricos, o cortisol é metabolizado em um nível pré-receptor pela enzima 11β-hidroxiesteroide desidrogenase (11β-HSD). Esta enzima ocorre em duas isoformas. A do tipo 1 é amplamente distribuída em muitos tecidos, incluindo fígado, gônadas e tecido adiposo. *In vivo*, ela age predominantemente como uma redutase, originando cortisol ativo a partir do glicocorticoide cortisona inativo (Figura 4.13). A enzima tipo 2 expressa-se predominantemente nos tecidos-alvo dos mineralocorticoides, como os rins (Capítulo 4.1.6). A expressão de ambas as isoenzimas de 11β-HSD é importante no controle da ação tecido-específica dos glicocorticoides. Estudos na espécie humana sugerem que 11β-HSD1, ao gerar cortisol a partir de cortisona inativa, pode facilitar a ação de glicocorticoides, por exemplo, no tecido adiposo[50]. Entre as espécies estudadas, o 11β-HSD felino apresenta a maior homologia com as enzimas comparáveis da espécie humana[51]. Em cães, a distribuição pelos tecidos de ambas as 11β-HSD é semelhante àquela da espécie humana e à dos roedores[52]. Em um estudo sobre a variabilidade espécie-específica da eficiência catalítica na redução da cortisona, foi observado que o cão era o que tinha a atividade mais baixa[53].

O receptor ativado por cortisol interage, nos genes-alvo, com sequências específicas de ácido desoxirribonucleico (DNA, *deoxyribonucleic acid*), o que resulta em alterações na síntese de ácido ribonucleico mensageiro (mRNA, *messenger ribo-*

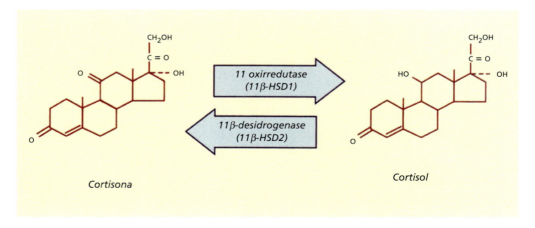

Figura 4.13 – Conversão bidirecional de cortisol e cortisona por isoenzimas (tipo 1 e tipo 2) da 11β-hidroxiesteroide desidrogenase (11β-HSD).

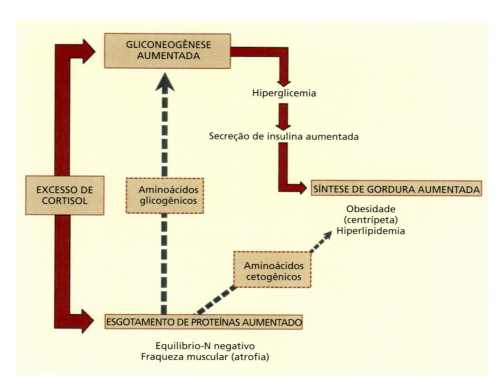

Figura 4.14 – Efeitos do excesso de cortisol no metabolismo intermediário. A gliconeogênese aumentada leva à hiperglicemia, a qual é inicialmente controlada pela secreção aumentada de insulina. Isto, por sua vez, causa lipogênese aumentada. Assim, o resultado final do excesso de glicocorticoide é o catabolismo dos tecidos periféricos, como músculo e pele, fornecendo o substrato para a gliconeogênese e a lipogênese aumentadas.

nucleic acid) e na subsequente síntese de proteínas específicas. A transcrição dos genes-alvo é também influenciada por coativadores de transcrição e por correpressores recrutados pelo GR. A inibição da expressão gênica é um componente-chave da ação do glicocorticoide. Por exemplo, nas células imunológicas o GR inibe a ação do fator κB nuclear (NF-κB), um fator de transcrição que regula a expressão de caminhos de várias citocinas, exercendo, deste modo, efeitos multifacetados para inibir a resposta imunológica (Capítulo 4.3.6). Pensa-se que estes mecanismos, junto com a presença de variantes de ligação GR e de modificações pós-tradução tecido-específicas (fosforilação, ubiquitinação), são responsáveis pela ampla série de ações do cortisol[54]. Em anos recentes, o conhecimento desta diversidade de ações foi aprofundado pela noção de que glicocorticoides não apenas exercem efeitos genômicos, mas também efeitos diretos, não genômicos (Capítulo 1.1.3).

No centro dos efeitos metabólicos dos glicocorticoides está a síntese de mRNA, que leva à síntese de enzimas-chave na gliconeogênese, como a piruvato-carboxilase, a frutose-1,6-difosfatase e a frutose-6-fosfatase. Especialmente no estado de jejum, os glicocorticoides contribuem para a manutenção da normoglicemia, pela gliconeogênese e pela liberação periférica de substrato. Esta última é alcançada por meio da diminuição da captação e do metabolismo de glicose e da diminuição da síntese de proteínas, o que leva ao aumento da liberação de aminoácidos. Além disso, a lipólise é estimulada no tecido adiposo. Entretanto, em situações de excesso de glicocorticoides, esta última pode ser anulada pela hiperinsulinemia induzida por hiperglicemia, o que promove o oposto, isto é, lipogênese e deposição de gordura (Figura 4.14).

Por meio destes efeitos no metabolismo intermediário e de outros efeitos, os glicocorticoides afetam quase todos os tecidos e muitos processos, incluindo as células sanguíneas e as funções imunológicas. A maioria destes efeitos é clinicamente relevante e eles serão discutidos nas seções sobre doenças das suprarrenais.

4.1.6 Ação dos mineralocorticoides

Os muito espalhados receptores de mineralocorticoides (MR) têm igual afinidade pela aldosterona e pelos glicocorticoides cortisol e corticosterona, mas estes dois últimos hormônios circulam com concentrações muito mais altas do que a da aldosterona. Isto levantou a questão de como o MR é protegido da ativação pelo corticoide. Nos alvos clássicos da aldosterona (rim, colón, glândula salivar), isto é realizado pela enzima 11β-hidroxiesteroide desidrogenase tipo 2 (11β-HSD2), que converte cortisol e cortisona, mas não a aldosterona, em seus 11-ceto-análogos (Capítulo 4.1.5, Figura 4.13). Estes análogos não podem se ligar ao MR, o que permite que a aldosterona ocupe este receptor[55].

Como principal mineralocorticoide, a aldosterona tem duas importantes ações: (1) ela regula o volume de fluido extracelular e (2) é um importante determinante na homeostase do potássio. Estes efeitos são mediados pela ligação da aldosterona e/ou desoxicorticosterona (DOC) ao receptor de mineralocorticoide no citosol das células epiteliais, predominantemente nos rins. Aldosterona e DOC têm afinidades praticamente iguais pelo receptor de mineralocorticoide e circulam em concentrações aproximadamente semelhantes, mas a aldosterona é quantitativamente mais importante, porque muito mais dela circula como hormônio livre (Capítulo 4.1.2). No túbulo convoluto distal, aldosterona e DOC aumentam a reabsorção de sódio e a excreção de potássio.

Uma vez que o complexo hormônio-receptor tenha atingido o núcleo, ele inicia uma sequência de eventos que levam à ativação dos canais de sódio epiteliais da membrana apical, sensíveis à amilorida. O influxo aumentado de sódio, por conseguinte, estimula a Na^+ K^+-ATPase na membrana basolateral. À medida que a aldosterona aumenta a reabsorção de sódio, estabelece-se um gradiente eletroquímico que facilita a transferência passiva de potássio das células tubulares para a urina. Assim, o potássio não é excretado em troca direta por sódio, mas, de preferência, de uma maneira que depende diretamente da reabsorção ativa do sódio (Figura 4.15). Se quase todo o sódio for reabsorvido mais proximalmente no néfron, como acontece na presença de grave esgotamento de volume, pouco sódio atinge o local de reabsorção distal. Em consequência, apesar dos altos níveis de aldosterona, ocorre um mínimo de excreção de potássio na ausência de entrega de sódio para o túbulo distal. De modo inverso, uma grande entrada de sódio aumentará a excreção de potássio. Isto é especialmente verdadeiro se o animal estiver recebendo um diurético que bloqueia parte da reabsorção proximal de sódio, o que faz com que mais sódio ainda atinja o local de reabsorção distal[56].

Em anos recentes, tornou-se claro que a caracterização clássica da aldosterona como hormônio regulador de eletrólitos é bastante limitada. Além de seus efeitos em alvos epiteliais clássicos, tais como rins, cólon e glândulas salivares, a aldosterona tem grandes ações em outros tecidos epiteliais e não epiteliais. As ações da aldosterona nas células endoteliais e no tecido cardíaco, provavelmente não genômicas em parte, contribuem para a homeosta-

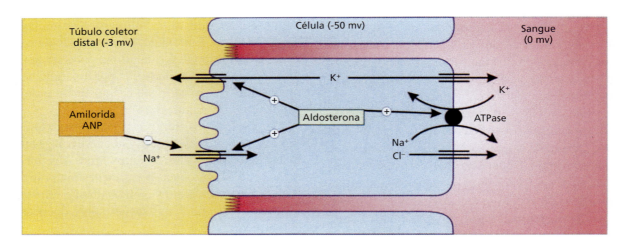

Figura 4.15 – Transporte de eletrólitos no túbulo renal distal. A principal força motora para o cotransporte eletroneutro na membrana basolateral é Na^+, K^+-ATPase, que mantém o Na^+ intracelular baixo e o interior da célula negativo. O potássio sai da célula por canais de condução, guiado por gradiente de concentração. A aldosterona ativa os canais de sódio, que podem ser inibidos por diuréticos tiazida, amilorida e peptídio natriurético atrial (ANP). A aldosterona também ativa os canais de potássio e a Na^+, K^+-ATPase.

se da pressão sanguínea[57]. Parece que a aldosterona pode aumentar a pressão sanguínea por meio de dois mecanismos: (1) expansão do plasma induzida por mineralocorticoide e (2) aumento na resistência total periférica. A respeito das ações não epiteliais, deve ser acrescentado que, a longo prazo, o excesso de mineralocorticoide pode levar a microangiopatias com fibrose e proliferação de células endoteliais e de músculos lisos em tecidos como coração e rins (ver também o Capítulo 4.4.1)[58].

4.1.7 Andrógenos da suprarrenal

O ACTH estimula o córtex das suprarrenais a secretar os andrógenos desidroepiandrosterona (DHEA) e androstenediona (Figura 4.3). Discrepâncias entre o andrógeno da suprarrenal e a secreção de glicocorticoides levaram à proposta de um hormônio adicional, o "estimulador de andrógeno cortical" (CASH, *cortical androgen-stimulating hormone*). Foram propostos muitos supostos CASH, incluindo derivados de POMC, prolactina e IGF-I, mas não há comprovação definitiva[59].

Na ausência de gônadas, a produção de andrógenos pelo córtex da suprarrenal não supre as necessidades fisiológicas (Capítulo 8.2). Em contraste com os seres humanos, cães e gatos com a secreção de andrógeno aumentada, que acompanha o hipercortisolismo dependente de ACTH, não desenvolvem sintomas dérmicos ou comportamentais de excesso de andrógenos. Suas manifestações clínicas são basicamente determinadas pelo excesso de glicocorticoide. Entretanto, a produção de esteroides sexuais por um tumor do córtex da suprarrenal ocasionalmente leva a alterações físicas e de comportamento decorrentes do excesso de andrógenos (ver também o Capítulo 4.3.3).

4.2 Insuficiência adrenocortical

O termo insuficiência adrenocortical inclui todas as condições nas quais a secreção de hormônios esteroides pelas suprarrenais cai abaixo das necessidades do animal. Suas duas formas mais importantes são: (1) insuficiência adrenocortical primária, devido a lesões ou doenças no córtex da suprarrenal; e (2) insuficiência adrenocortical secundária, devido à liberação insuficiente de ACTH pela hipófise. Além destas condições de deficiência absoluta de hormônios, pode haver insuficiência adrenocortical relativa.

4.2.1 Insuficiência adrenocortical primária

Patogênese

O hipoadrenocorticismo primário resulta da destruição progressiva do córtex das suprarrenais, que deve envolver 90% ou mais do tecido adrenocortical, antes que cause sintomas e sinais (Figura 4.16). A atrofia frequentemente encontrada (Figura 4.17) é provavelmente o resultado final de destruição imunomediada. A condição é também chamada de doença de Addison, em homenagem a Thomas Addison, um médico que, em 1855, descreveu pela primeira vez a síndrome na espécie humana, a qual, naquela época, era geralmente resultante de tuberculose. Na maioria dos pacientes humanos com doença de Addison não relacionada à tuberculose, foram descritos autoanticorpos adrenocorticais. Os principais

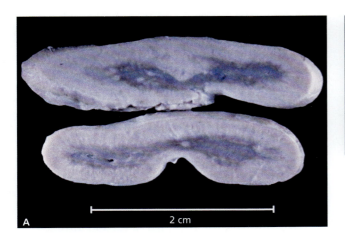
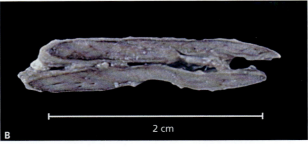

Figura 4.16 – Corte transversal da suprarrenal de cão saudável (*A*) e de cão com doença de Addison (*B*), no qual a medula suprarrenal é envolvida apenas pela cápsula.

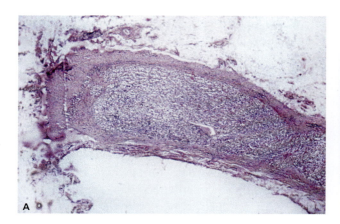 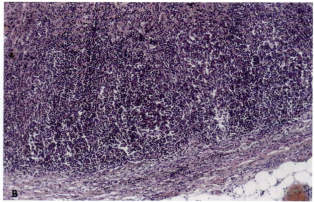

Figura 4.17 – (*A*) Corte de suprarrenal de cão com insuficiência adrenocortical primária. A medula da suprarrenal é envolvida apenas pela cápsula fibrosa. Todas as três zonas do córtex desapareceram completamente. (*B*) Suprarrenalite linfocítica no córtex (H&E, 10×). A suprarrenalite linfocítica é provavelmente um processo imunomediado que destrói o córtex suprarrenal, com resultado final, como mostrado à esquerda.

autoantígenos envolvidos na reação com os autoanticorpos adrenocorticais incluem 21-hidroxilase, 17α-hidroxilase/17,20-liase e a enzima de clivagem da cadeia lateral do colesterol, sendo 21-hidroxilase a mais frequente[60]. O hipoadrenocorticismo primário em cães foi descrito pela primeira vez em 1953, por Hadlow[61].

A destruição imunomediada termina tipicamente em deficiências absolutas de glicocorticoides e mineralocorticoides, junto com níveis plasmáticos de ACTH elevados, resultantes da acentuada retroalimentação negativa para o hipotálamo e para a hipófise (Figura 1.8). A destruição pode também estar confinada às zonas média e interna do córtex da suprarrenal, resultando no que é conhecido como hipoadrenocorticismo primário atípico. Isto pode ser mais comum do que é geralmente estimado, uma vez que é facilmente não notado por causa da ausência de deficiência de mineralocorticoides, o principal determinante dos sintomas e sinais de hipoadrenocorticismo primário clássico ou típico[62]. Na maioria dos casos, meses após o diagnóstico inicial, o hipoadrenocorticismo primário progride para a inclusão da deficiência de mineralocorticoides[62]. Houve também o relato de um caso de hipoaldosteronismo hiper-reninêmico isolado em um cão[63].

Como mencionado no Capítulo 3.3.1, o hipoadrenocorticismo primário pode ser parte de uma síndrome de deficiência poliglandular[64]. A insuficiência simultânea de glândulas endócrinas pode incluir hipotireoidismo primário, diabetes melito tipo 1 e hipoparatireoidismo primário.

Outras possíveis causas de insuficiência adrenocortical primária incluem hemorragia adrenocortical, infecção por fungo e metástase[65], mas estas parecem ser raras. Finalmente, o tratamento de hipercortisolismo com o,p'-DDD ou trilostano pode, deliberadamente ou sem intenção, destruir o córtex das suprarrenais a ponto de resultar em hipoadrenocorticismo iatrogênico (Capítulo 4.3.1).

Manifestações clínicas

O hipoadrenocorticismo primário é uma doença incomum de cães, principalmente jovens até a meia-idade (em média com 4 anos), com predileção por fêmeas[64]. A doença foi documentada em cães com até 8 semanas de vida[66]. Cães das raças Dinamarquês, Cão d'Água Português, Rottweiler, Poodle Standard, West Highland White Terrier, Bearded Collie, Leonberger, Nova Scotia Duck Tolling Retriever e Wheaten Terrier de pelo macio têm risco relativamente mais alto de desenvolver hipoadrenocorticismo primário do que cães de outras raças. Mais ainda, foi documentada a ocorrência familial[67-69]. Apesar da predisposição por raça e da ocorrência em certas famílias, o modo de herança do hipoadrenocorticismo primário não foi determinado na maioria das raças. Estudos genéticos mostraram que, nos Cães d'Água Portugueses, Poodles Standard e Nova Scotia Duck Tolling Retrievers, a doença é herdada sob controle de um único gene autossômico recessivo[66,70,71].

Nos gatos, o hipoadrenocorticismo primário é também uma doença de animais jovens até a meia-idade, mas parece ser muito rara nesta espécie[72,73].

No pequeno número de casos publicados até agora, não foi observada predileção pelo sexo. Houve dois casos relatados de hipoadrenocorticismo primário em gatos devido à infiltração das suprarrenais por linfoma maligno[74].

Como a doença é geralmente causada pela destruição autoimune gradual do córtex das suprarrenais, espera-se um início insidioso e um progresso lento de fraqueza, fadiga, anorexia e vômitos. Embora este possa ser o caso, frequentemente, o animal é apresentado como emergência, em estado de depressão grave, fraqueza e desidratação hipotônica (Figura 4.18). Os sintomas iniciais podem ter sido muito brandos ou provavelmente não reconhecidos pelo proprietário, exceto em retrospecto. Aparentemente, o animal foi capaz de aguentar as deficiências de hormônios até que tenha sido ultrapassado um limiar crítico de manutenção da homeostase de fluidos e eletrólitos.

Apesar de a deficiência de glicocorticoide poder causar alguma letargia, fraqueza, distúrbios gastrintestinais e anemia não regenerativa leve e tudo isso certamente contribuir para as manifestações clínicas[75], as manifestações são principalmente causadas pela deficiência de mineralocorticoides. Muitos dos sintomas e sinais (Tabela 4.2) podem ser relacionados à desidratação hipotônica devido à perda de sódio (Figura 4.18). A hipercalcemia contribui para os problemas, pois afeta o funcionamento neuromuscular, especialmente, levando a alterações na condução cardíaca. Uma frequência cardíaca baixa, que seja inapropriada para a condição física do paciente, deve alertar o clínico para a possibilidade de hipercalcemia (Figura 4.19), mas a frequência cardíaca pode não ser muito baixa se o potássio no plasma não for alto o suficiente para causar bradicardia e/ou a frequência cardíaca está aumentada pelo impulso simpático resultante do choque hipovolêmico (Figura 4.20).

Diagnóstico diferencial

Os sintomas e sinais iniciais são frequentemente vagos e mimetizam os de outras doenças, mas as características fundamentais do estágio avançado da doença – depressão que piora rapidamente, fraqueza, anorexia e vômitos – evocam apenas poucas considerações diferenciais: obstrução intestinal, insuficiência renal, gastrenterite aguda ou pancreatite aguda. Inicialmente, a diferenciação pode apresentar problemas, uma vez que estas condições estão ocasionalmente também associadas a distúrbios eletrolíticos, mas o trabalho diagnóstico mais extenso e, especialmente, a

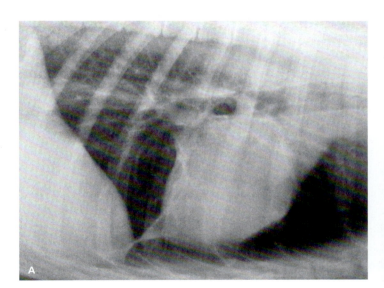
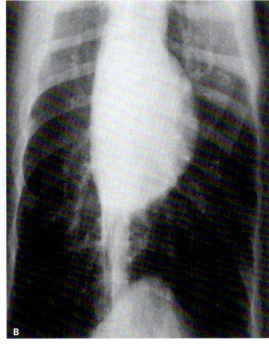

Figura 4.18 – Radiografias lateral (*A*) e dorsoventral (*B*) de cão macho, com 2 anos de idade, que chegou com crise hipovolêmica devido a hipoadrenocorticismo primário. A hipovolemia é claramente evidente na microcardia e no enchimento pobre da veia cava caudal e dos vasos pulmonares.

116 Suprarrenais (Adrenais)

imediata resposta ao tratamento geralmente apoiam a suspeita de hipoadrenocorticismo.

Diagnóstico

De um ponto de vista fisiopatológico, uma proporção Na:K < 27 pode ser considerada patognomônica de hipoadrenocorticismo primário típico[64,76]. Entretanto, esta proporção baixa pode ser encontrada em várias outras condições, incluindo insuficiência renal, diabetes melito e doença gastrintestinal, e pode também ser causada por contaminação da amostra por ácido etilenodiaminotetracético (EDTA, *ethylenediamine tetraacetic acid*)[77-79].

Dados os achados bioquímicos característicos de azotemia pré-renal, hiponatremia e hipercalcemia, junto com uma boa resposta ao tratamento, haverá

poucas dúvidas quanto ao diagnóstico. Entretanto, a consequência é o tratamento por toda a vida e, portanto, o diagnóstico deve sempre ser ratificado por um teste de confirmação. No hipoadrenocorticismo primário, os níveis basais de cortisol na urina e no plasma estão baixos[80], mas eles também podem estar baixos por outros motivos (Capítulos 4.2.2, 4.3.6). Do mesmo modo, a concentração plasmática de aldosterona (PAC, *plasma aldosterone concentration*) basal é baixa em cães com hipoadrenocorticismo primário completo, mas pode também estar baixa em cães sem o hipoadrenocorticismo[81,82]. Portanto, para estabelecer o diagnóstico é necessário um teste da capacidade de reserva adrenocortical, isto é, o teste da estimulação com ACTH (Figura 4.21).

No teste de estimulação com ACTH, administra-se ACTH sintético (cosintropina ou tetracosactrina), por via intravenosa ou intramuscular, e coleta-se o sangue imediatamente antes e 60 min após a injeção, para mensuração do cortisol plasmático.

Em cães saudáveis, a concentração plasmática de cortisol aumenta para 270 a 690 nmol/ℓ após o ACTH. Em cães com insuficiência adrenocortical primária, ela geralmente aumenta < 50 nmol/ℓ acima do valor basal baixo (Capítulo 12.4.1). Em cães com hipoadrenocorticismo primário típico, também não há aumento significativo na PAC após administração de ACTH[81,82].

Em alguns casos, os resultados de um teste de estimulação por ACTH usando medidas do cortisol plasmático podem levar a conclusões errôneas. A deficiência crônica de ACTH, como após terapia a longo prazo com glicocorticoide ou em doença da hipófise, pode levar à atrofia grave das zonas produtoras de glicocorticoide nos córtices das suprarrenais e, consequentemente, à diminuição da resposta à administração de ACTH. Mais ainda, o teste de estimulação com ACTH geralmente não inclui mensurações do PAC. Por estas razões e por causa de preocupações quanto à disponibilidade e ao alto custo do ACTH injetável[83], foram desenvolvidas alternativas. Estas se baseiam nas alterações relevantes das relações entre os hormônios endógenos, isto é, na proporção ACTH:cortisol e na proporção aldosterona:renina. Um estudo recente observou que estas proporções em cães com doença de Addison não estavam superpostas àquelas dos cães saudáveis (Figuras 4.22 e 4.23)[84]. As medidas destas proporções em uma única amostra de sangue testam dois diagnósticos específicos: hipocortisolismo primário e hipoaldosteronismo primário.

Tabela 4.2 – Manifestações clínicas de hipoadrenocorticismo primário

Sistema	Comum	Menos comum
Metabólico	Pouco apetite/anorexia, perda de peso	Hipotermia
Neuromuscular	Letargia/depressão, fraqueza	Tremor/calafrios, contrações musculares fasciculares, inquietação, megaesôfago
Cardiovascular	Desidratação/hipovolemia (10 a 15% do peso do corpo), veias hipotônicas, pulso fraco ECG: onda P larga ou ausente, complexo QRS largo, onda R baixa e onda T alta	Bloqueio atrioventricular de primeiro, segundo ou terceiro graus
Gastrintestinal	Anorexia, vômitos, diarreia	Melena, dor abdominal
Renal e bioquímica do plasma	Azotemia pré-renal, hiponatremia hipercalcemia, hiperfosfatemia, acidose	Gravidade específica da urina inadequadamente baixa, hipoglicemia, hipercalcemia
Hematológico	Anemia hipoplásica (geralmente mascarada pela hemoconcentração devido à desidratação)	Linfocitose, eosinofilia

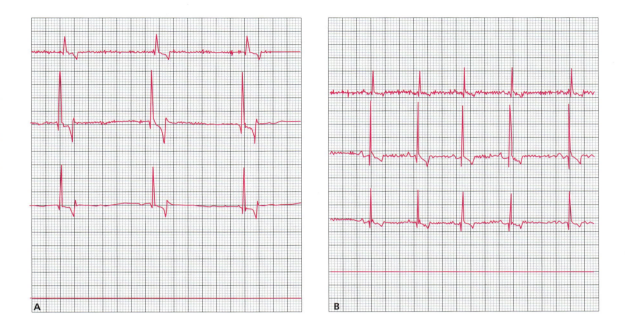

Figura 4.19 – Registros do eletrocardiograma (*leads* I, II e III) de cão, com 4 anos de idade e hipoadrenocorticismo primário (calibração: 1 cm = 1 mv; velocidade do papel 25 mm/s). (*A*) Antes do tratamento (Na⁺ = 131 mmol/ℓ; K⁺ = 8,7 mmol/ℓ) havia bradicardia extrema e ausência de ondas P. (*B*) O tratamento mais do que dobrou a frequência cardíaca e as ondas P reapareceram.

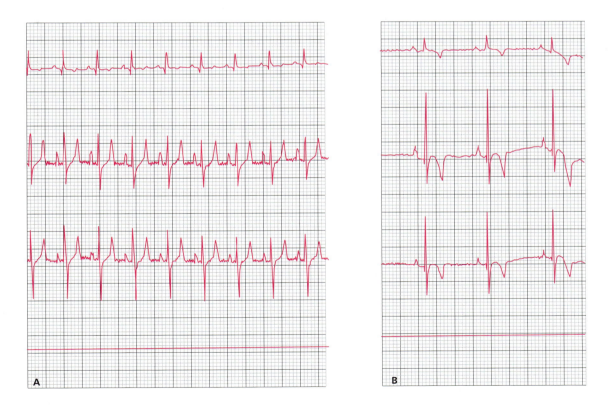

Figura 4.20 – Registros do eletrocardiograma (*leads* I, II e III) de cadela da raça Beagle, com 3 anos de idade e hipoadrenocorticismo primário (calibração: 1 cm = 1 mv; velocidade do papel 25 mm/s). (*A*) Antes do tratamento (Na⁺ = 137 mmol/ℓ; K⁺ = 6,8 mmol/ℓ), as ondas R (*lead* II) estavam baixas e as ondas T estavam altas e em picos. (*B*) Após o tratamento, as ondas R tornaram-se normais e a polaridade das ondas T foi revertida.

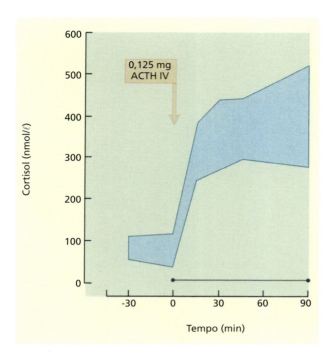

Figura 4.21 – Resultados do teste de estimulação de ACTH em gatos saudáveis (*área azul*) e em gato com hipoadrenocorticismo primário (*linha sólida*). IV = intravenoso.

A atrofia dos córtices das suprarrenais reduz o comprimento e a espessura das glândulas suprarrenais, como verificado por ultrassonografia, mas as dimensões em cães com hipoadrenocorticismo superpõem-se às dos cães saudáveis[76,85].

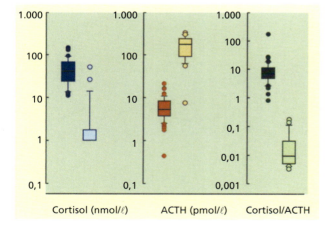

Figura 4.22 – Gráfico de caixa e bigode das concentrações plasmáticas de cortisol e ACTH e a proporção cortisol:ACTH em 60 cães saudáveis e 22 cães com hipoadrenocorticismo primário. A caixa representa o intervalo interquartil do 25º ao 75º percentil. A barra horizontal de lado a lado da caixa indica a mediana, e os bigodes representam o corpo principal de dados. Pontos de dados afastados são mostrados por pontos e círculos abertos.

Tratamento

Animais apresentados em choque hipovolêmico e com suspeita de hipoadrenocorticismo primário são tratados sem esperar pelos resultados de laboratório. O objetivo é corrigir a hipovolemia e o desequilíbrio de eletrólitos usando terapia com fluido e administração de corticosteroide (Figura 4.24). Logo antes de iniciar a administração de fluido, são coletados sangue e urina para análises de rotina de laboratório (Tabela 4.2). Se, posteriormente, a suspeita de hipoadrenocorticismo for descartada, é tranquilizador saber que a essência do protocolo é a correção da hipovolemia e que isto e os corticoides não serão prejudiciais no caso de choque hipovolêmico devido a outras causas.

O esquema de tratamento inicial para uma crise aguda de suspeita de hipoadrenocorticismo primário consiste na terapia com fluido e administração parenteral de glicocorticoide e de mineralocorticoide (ver Capítulo 13.2.1). Se a hiponatremia é grave, o sódio plasmático deve ser monitorado durante o tratamento inicial, para evitar um aumento muito rápido, o que pode danificar o sistema nervoso central (SNC)[86-88]. A maioria dos cães e gatos com hipoadrenocorticismo primário melhora rapidamente após o início do tratamento. Os cães geralmente começam a comer no dia seguinte e, deste modo, a terapia oral de manutenção pode ter início. Nos gatos, os sinais de fraqueza, letargia e anorexia podem persistir por 3 a 5 dias, apesar do tratamento[72]. A terapia oral de manutenção (ver também o Capítu-

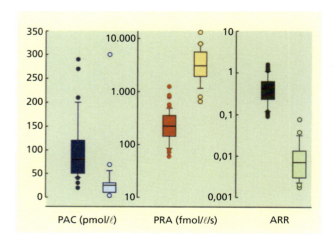

Figura 4.23 – Gráfico de caixa e bigode da concentração plasmática de aldosterona (PAC), da atividade plasmática de renina (PRA) e da proporção aldosterona:renina (ARR) em 60 cães sadios e 22 cães com hipoadrenocorticismo primário. Ver também a legenda da Figura 4.22.

lo 13.2.1) consiste em um glicocorticoide, um mineralocorticoide e sal (misturados à comida). Se o sal causar vômitos logo após a refeição, ele pode, em vez de misturado à comida, ser adicionado à água para beber ou ministrado sob a forma de comprimido. A inclusão do sal no tratamento provê flexibilidade no ajuste da dose de mineralocorticoide, baseada nos valores plasmáticos dos eletrólitos (ver a seguir). Entretanto, foi relatado que cães saem-se bem sem a adição de sal à substituição de glicocorticoide e mineralocorticoide[89].

Instrução ao cliente e seguimento

Na alta, explica-se ao proprietário a importância da precisão na administração da terapia de substituição. O primeiro exame de seguimento é realizado 2 a 3 semanas mais tarde. São medidas as concentrações plasmáticas de sódio e potássio, para determinar se são necessários ajustes nas doses de mineralocorticoides e de sal. Estes ajustes são feitos como se segue:

- Ligeiro aumento ou diminuição de sódio, combinado com potássio normal, é corrigido apenas pelo ajuste da dose de sal.
- Se o sódio estiver baixo e o potássio alto, ou vice-versa, apenas a dose de fludrocortisona é alterada.
- Se o sódio estiver normal e o potássio anormal, a dose de fludrocortisona é alterada e as mensurações são repetidas em 2 a 3 semanas, para determinar se a dose de sal também deve ser alterada.

No seguimento, o ajuste da dose de glicocorticoides é principalmente guiado pela história. A dose é aumentada se houver sintomas e sinais de hipocortisolismo (letargia, inapetência) e diminuída se houver sinais de hipercortisolismo (poliúria, polifagia).

A dose de glicocorticoide é aumentada durante situações de estresse, como febre, procedimentos cirúrgicos, lesões ou gastrenterite com perda de fluidos. Uma boa regra é dobrar a dose durante os períodos de doença pouco importante e aumentá-la de duas a quatro vezes durante períodos de estresse importante, como após cirurgia intra-abdominal ou trauma maior.

Se o animal estiver incapaz de tomar a medicação oralmente (vômitos, anestesia), torna-se necessário administrá-la por injeção. Fornece-se ao proprietário um preparado injetável de glicocorticoide e, se disponível, também um preparado injetável de mineralocorticoide, junto com seringas e agulhas apropriadas (Capítulo 13.2.1). Se o mineralocorticoide

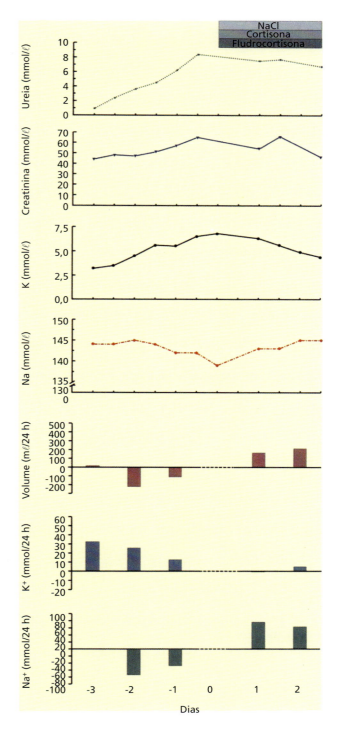

Figura 4.24 – Concentrações plasmáticas de ureia, creatinina, sódio e potássio, bem como equilíbrio de fluido e eletrólitos em cão da raça Cocker Spaniel, com 6 anos de idade, que se recuperou de hipoadrenocorticismo primário não reconhecido apenas com terapia de fluidos. Nenhum tratamento foi administrado do dia −3 ao dia 0. As perdas de sódio e fluido e a retenção de potássio eram compatíveis com hipoadrenocorticismo primário e foram revertidas com tratamento nos dias 1 e 2.

120 Suprarrenais (Adrenais)

injetável não estiver disponível, o aumento de quatro a seis vezes da dose de cortisona pode prover atividade suficiente de mineralocorticoide. Deve ser enfatizado para o proprietário que as medicações injetáveis indiscutivelmente devem ser iniciadas quando forem perdidas duas doses orais sucessivas.

Prognóstico

Com a terapia de substituição satisfatória, o hipoadrenocorticismo primário tem um prognóstico excelente tanto para cães como para gatos[89]. Uma vez estabilizada a terapia, os exames de seguimento são realizados duas vezes por ano.

4.2.2. Insuficiência adrenocortical secundária

Na insuficiência adrenocortical secundária existe a hipossecreção pelas zonas média e interna dos córtices das suprarrenais como resultado da deficiência de ACTH (Figura 1.8)[64]. A condição é rara em suas formas espontânea e completa. Ela pode ser causada por tumor grande da hipófise, que geralmente origina múltiplas deficiências de hormônios da hipófise (Capítulos 2.2.6 e 3.3.2). O hipoadrenocorticismo secundário pode também estar associado a trauma craniocerebral[90]. A deficiência isolada de ACTH devido à hipofisite autoimune, como descrito na espécie humana[91], ainda não foi relatada em cães ou gatos.

A forma iatrogênica de insuficiência adrenocortical secundária devido à terapia a longo prazo com corticosteroide é muito mais comum do que a doença espontânea. Por meio de retroalimentação negativa, esta terapia causa supressão crônica da síntese e da secreção de CRH e ACTH e, como consequência, atrofia das zonas fasciculada e reticular (Figura 4.1). Se os esteroides exógenos são interrompidos por algum motivo, segue-se um período de hipocortisolismo relativo ou absoluto. Após a retirada do colesterol podem ser necessários vários meses para a recuperação completa da capacidade de resposta da suprarrenal ao ACTH e a recuperação da liberação de ACTH pela hipófise. A probabilidade da insuficiência adrenocortical, sua magnitude e sua duração dependem da dosagem de corticosteroide que foi dada, da sua atividade intrínseca de glicocorticoide, do esquema e da duração de sua administração. A condição é também descrita no Capítulo 4.3.6.

Outra forma iatrogênica da doença é a deficiência de ACTH devido à hipofisectomia (Capítulos 4.3.1, 13.1.1).

Manifestações clínicas

Na insuficiência adrenocortical secundária, a produção de mineralocorticoides é praticamente não afetada, uma vez que ela é regulada principalmente por mecanismos extra-hipofisários (Capítulo 4.1.4). Em consequência, não há tendência à hipotensão e ao choque, que dão à insuficiência adrenocortical primária suas características dramáticas. Pelo contrário, apesar de a deficiência de glicocorticoide poder resultar em ligeira depressão, anorexia, distúrbios gastrintestinais e leve anemia não regenerativa, a condição pode não chamar a atenção por muito tempo. Todavia, deve ser considerada como potencialmente perigosa, em razão da incapacidade do animal para lidar com o estresse pela ativação do sistema hipófise-adrenocortical. Grandes cirurgias ou traumas podem causar uma crise e/ou o fracasso na recuperação da anestesia, a menos que seja fornecida suplementação de glicocorticoide (ver também Capítulo 4.2.1). Além disso, o hipocortisolismo pode originar hipoglicemia grave e crônica[92].

Assim, pode acontecer de a condição ser reconhecida mais ou menos incidentalmente, durante estudos endócrinos de rotina para problemas como letargia ou alopecia, ou se um tumor de hipófise for diagnosticado e os estudos subsequentes sobre o funcionamento da hipófise revelarem deficiência de ACTH.

Diagnóstico

A suspeita de insuficiência adrenocortical secundária é levantada pelo achado de proporção baixa corticoide:creatinina urinária (Capítulo 12.4.4), na ausência de hiponatremia e hipercalcemia. Em teste de estimulação de ACTH (Capítulo 12.4.1), o nível plasmático basal de cortisol será baixo e a resposta ao ACTH será: (1) normal ou um pouco fraca, ou (2) ausente. O primeiro tipo de resposta exclui hipoadrenocorticismo primário, mas não hipoadrenocorticismo secundário, pois alguma resposta pode ainda estar presente logo após o início da condição. A ausência de resposta pode ser o resultado de uma deficiência de ACTH existente há muito tempo. Entretanto, resta ainda a possibilidade de insuficiência adrenocortical primária com atrofia seletiva das zonas fasciculada e reticular, mas com pouco ou nenhum envolvimento da zona glomerular[62,75]. São necessários estudos adicionais para diferenciar entre estas possibilidades, incluindo mensurações de ACTH no plasma e teste de estimulação de CRH

(Capítulo 12.1.1). Em cães com insuficiência adrenocortical primária, a concentração basal de ACTH no plasma é alta e há resposta exagerada ao CRH. Em cães com insuficiência adrenocortical secundária, os níveis de ACTH são baixos e não respondem à estimulação com CRH[93].

Uma vez que haja certeza bioquímica sobre a presença do hipoadrenocorticismo secundário espontâneo, a área da hipófise deve ser visualizada para procurar uma lesão que cause deficiência de ACTH (Capítulos 2.2.6 e 3.3.2).

Tratamento

Embora os cães pareçam capazes de viver razoavelmente bem apesar da deficiência de cortisol, a administração oral de glicocorticoide aumenta a atividade e a atenção. Administra-se acetato de cortisona, em dose diária de 0,5 a 1 mg/kg, ou acetato de prednisolona, em dose diária de 0,1 a 0,15 mg/kg. Além do glicocorticoide, pode ser necessário o tratamento de outras deficiências (ver Capítulos 2.2.6, 3.3.2). Os animais estão em risco especialmente durante estresse e, nestas situações, a dose de glicocorticoide deve ser aumentada para evitar uma crise (Capítulo 4.2.1).

Prognóstico

Como no hipotireoidismo secundário (Capítulo 3.3.2), o prognóstico é altamente dependente do desenvolvimento da lesão causativa.

4.2.3 Insuficiência adrenocortical relativa

Vários fatores, como trauma, cirurgia e desafios ao sistema imunológico por infecções, ativam o eixo hipotálamo-hipófise-adrenocortical. A hipercortisolemia resultante é uma parte essencial da resposta ao estresse, necessária para adaptação adequada a estes estímulos nocivos, para restaurar a homeostase e para aumentar a sobrevivência (Capítulo 4.1.3, Figura 4.7). Uma resposta inadequada é potencialmente fatal. Em seres humanos com doenças críticas, a capacidade secretora dos córtices das suprarrenais é geralmente insuficiente para compensar o aumento na demanda por cortisol[94]. Como não se trata de deficiência absoluta de cortisol, mas mais exatamente de um desequilíbrio entre a produção suprarrenal e a demanda por cortisol, esta doença é chamada de insuficiência adrenocortical relativa ou insuficiência de corticosteroide relacionada à doença crítica (CIRCI, *critical illness-related corticosteroid insu-*

fficiency). A CIRCI é definida como uma atividade de corticosteroide inadequada à gravidade da doença de um paciente[95].

Patogênese

Os mecanismos subjacentes da insuficiência adrenocortical relativa são amplamente desconhecidos. Ela caracteriza-se por insuficiente/baixa regulação de fatores de transcrição inflamatórios mediada por corticosteroides. Comparável ao diabetes melito tipo 2, ela é consequência de glicocorticoide circulante inadequado e de resistência aos glicocorticoides no nível dos tecidos[96].

Foi demonstrado que citocinas, como o fator de necrose tumoral α (TNFα) e interleucina 1, estão envolvidas no desenvolvimento da resistência aos glicocorticoides no nível dos tecidos[97]. Estas citocinas foram também envolvidas com a disfunção reversível do eixo hipotalâmico-hipofisário-adrenocortical durante doenças graves. O TNFα prejudica a liberação de ACTH estimulada por CRH, e estudos na espécie humana e em cães revelaram níveis plasmáticos de ACTH inadequadamente baixos em alguns pacientes com doenças graves[98-102]. Além disso, foi demonstrado que o TNFα reduz a síntese de cortisol pela inibição das ações estimuladoras do ACTH nas células corticais das suprarrenais[103]. A hipoperfusão e a doença microvascular resultantes de coagulação intravascular disseminada também podem contribuir e podem mesmo resultar em disfunção suprarrenal a longo prazo.

Manifestações clínicas

Hipotensão sistêmica refratária à administração de fluidos e requerendo vasopressores é uma manifestação comum da insuficiência adrenocortical relativa em seres humanos e em cães com doenças graves[100,102,104]. A hipotensão sistêmica pode ser devido à baixa regulação dos receptores adrenérgicos dos músculos lisos; a expressão destes receptores é modulada por glicocorticoides. Além disso, a deficiência relativa de glicocorticoide pode interferir na produção de catecolamina.

Diagnóstico

Ao contrário dos pacientes com hipoadrenocorticismo clássico, aqueles com insuficiência adrenocortical relativa geralmente têm concentrações plasmáticas de cortisol normais ou elevadas, mas têm resposta moderada em teste de estimulação com ACTH. Entretanto, existe muita controvérsia em relação à

122 Suprarrenais (Adrenais)

dose apropriada de ACTH sintético e à interpretação dos resultados do teste[105]. Vários estudos na espécie humana usaram dose intravenosa de 250 μg, enquanto outros usaram dose total de apenas 1 μg por indivíduo adulto. Em cães, a dose de ACTH variou de 5 μg/kg até 250 μg/cão[100-102]. Com respeito à interpretação, desconhece-se o que constitui uma resposta normal das suprarrenais à doença grave e também a quantidade de cortisol que é necessária, ou ótima, para determinada doença grave em determinado paciente. Este último é especialmente complicado pela não existência de teste que quantifique a atividade de glicocorticoide no nível dos tecidos. Consequentemente, o diagnóstico endócrino de insuficiência adrenocortical relativa permanece algo indefinido até agora.

Os resultados de dois estudos recentes indicam que a insuficiência adrenocortical relativa é comum em cães gravemente doentes com sepses, trauma grave ou dilatação vólvulo-gástrica. Um aumento de < 83 nmol/ℓ na concentração plasmática de cortisol após a administração de ACTH sintético foi associado a aumento na incidência de hipotensão sistêmica, probabilidade maior de necessidade de tratamento vasopressor e sobrevivência diminuída[100,102]. A insuficiência adrenocortical relativa não pôde ser demonstrada em cães com doença grave devido à babesiose canina, apesar de o aumento do cortisol no plasma, após administração de ACTH, ter tendido a ser mais baixo que nos cães do grupo-controle. Entretanto, cães com babesiose com aumento no cortisol plasmático < 83 nmol/ℓ têm proporção cortisol:ACTH significativamente mais alta do que aqueles com aumento > 83 nmol/ℓ, o que indica que a concentração de delta cortisol como a única variável para avaliar a capacidade secretória dos córtices das suprarrenais deve ser vista com cautela[101].

Tratamento

A administração rotineira de doses farmacológicas de corticosteroides a pacientes com doenças graves é contraindicada, porque não melhora o resultado e exacerba o risco de complicações associadas ao uso de esteroides[106]. A proporção risco:benefício da administração de corticosteroides deve, portanto, ser avaliada para cada paciente. Parece razoável iniciar o tratamento com corticosteroides em pacientes gravemente doentes, com hipotensão sistêmica refratária à reposição de fluidos e resposta subnormal à administração de ACTH. Nestes casos, os corticosteroides deveriam idealmente ser administrados em dose de estresse fisiológico, isto é, dose suficiente para eliminar a resposta pró-inflamatória, sem causar imunoparesia excessiva. Foi relatado que doses baixas de hidrocortisona melhoram a resposta pressora e a sobrevivência em seres humanos sépticos com insuficiência adrenocortical relativa[107]. Não há relatos de estudos sobre os efeitos de doses baixas de corticosteroides em pacientes animais de estimação com doença grave. A duração da terapia com corticosteroides deve ser guiada pela duração da inflamação sistêmica subjacente.

Prognóstico

Seguindo-se a recuperação da doença grave, a disfunção do eixo hipotalâmico-hipofisário-adrenocortical geralmente resolve-se espontaneamente.

4.3 Excesso de glicocorticoides

Em cães e gatos, o cortisol é o principal glicocorticoide liberado pelas suprarrenais (Capítulo 4.1.1). Assim, o excesso de glicocorticoide endógeno é essencialmente hipercortisolismo. A exposição prolongada a concentrações plasmáticas inapropriadamente elevadas de cortisol livre leva a sintomas e sinais frequentemente chamados de síndrome de Cushing, em homenagem a Harvey Cushing, o neurocirurgião que, em 1932, descreveu pela primeira vez a síndrome na espécie humana. Sinais e sintomas idênticos são observados em terapia de longo termo com glicocorticoides exógenos (Capítulo 4.3.6).

Em cerca de 80% dos casos de hipercortisolismo espontâneo em cães e gatos, a doença é resultado de excesso de secreção de ACTH por um adenoma de hipófise (Capítulo 4.3.1). Na maioria dos outros casos, a doença é independente de ACTH e decorrente da hipersecreção por tumor adrenocortical (Capítulo 4.3.2). Houve relato de casos de duas outras formas de hipercortisolismo, uma dependente de ACTH (Capítulo 4.3.4) e outra independente de ACTH (Capítulo 4.3.5). A descrição destas diferentes doenças é precedida por uma descrição do denominador comum das manifestações clínicas, o excesso de glicocorticoide.

Manifestações clínicas

Muitos dos sintomas e sinais podem estar relacionados com as ações dos glicocorticoides apresentadas no Capítulo 4.1.5 e Figura 4.14, ou seja, aumento na glicogênese e lipogênese à custa de proteínas. Nos cães, as características físicas fundamentais são obe-

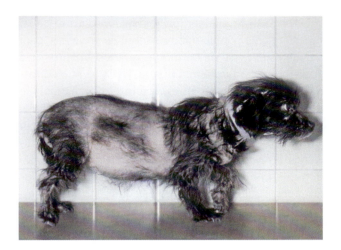

Figura 4.25 – Cadela sem raça definida, com dez anos de idade e sinais característicos de hipercortisolismo: alopecia e obesidade do tronco, especialmente do abdome.

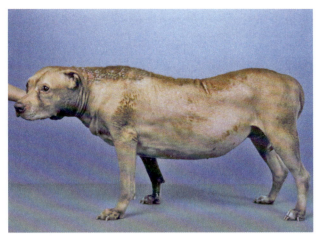

Figura 4.26 – Cadela sem raça definida, com 9 anos de idade e com manifestações graves de excesso de glicocorticoide. Além da alopecia generalizada e calcinose da pele em pescoço e ombros, há atrofia dos músculos temporais e de ombros, braços, costas e coxas, além de lordose, que acentua o abdome pendular (ver também a Figura 4.28).

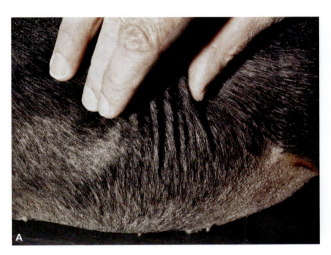
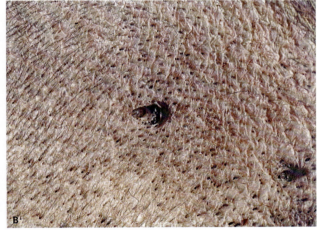

Figura 4.27 – Cadela da raça Dachshund, com 9 anos de idade e com hipercortisolismo. (*A*) A pelagem no abdome aumentado é fina e a pele atrófica é facilmente enfeixada em pregas finas. (*B*) A pele em volta de dois mamilos mostra acúmulo de queratina em folículos capilares atróficos.

sidade central e atrofia de músculos e pele (Tabela 4.3, Figuras 4.25 a 4.28). Poliúria e polifagia são também características frequentemente predominantes.

O acúmulo de gordura abdominal foi relacionado com a expressão exagerada de 11β-HSD1 (Capítulo 4.1.5) na gordura visceral; mas, na síndrome de Cushing devido a tumor adrenocortical, a expressão desta enzima não está aumentada no tecido adiposo omental, como está na obesidade humana[108]. É também questionável se este conceito é também verdadeiro para o cão, no qual a maior parte, se não toda a produção esplâncnica de cortisol, ocorre no fígado[109]. Uma explicação alternativa para o acúmulo de gordura abdominal pode estar no sistema nervoso autônomo, que modula a lipólise, a lipogênese e o número de células de gordura de um modo compartimento-específico[110]. Este quebra-cabeça metabólico pode ter sido resolvido pelas recentes observações em roedores e seres humanos de que o excesso de glicocorticoide altera a atividade da proteinoquinase ativada por adenosina monofosfato (AMPK, *adenosine monophosphate-activated protein kinase*), um sensor do estado energético das células e regulador de enzimas no metabolismo dos lipídios, de maneira tecido-específica. O excesso de glicocorticoide causa inibição da AMPK do tecido adiposo, o que pode explicar o acúmulo de lipídios no tecido gorduroso visceral e, junto com a atividade anormal da AMPK hepática, contribui para o desenvolvimento de fígado gorduroso, dislipidemia e resistência à insulina. No hipotálamo, os glicocorticoides aumentam a atividade de AMPK, o que leva ao aumento da fome[111,112].

O excesso de glicocorticoides leva à atrofia muscular, especialmente porque inibe a síntese de proteínas, para a qual a supressão de hormônio de crescimento deve contribuir (ver também a Figura 4.29)[113,114]. A diminuição da tolerância ao exercício e a incapacidade de subir escadas e pular para dentro de um carro, sinais bem conhecidos de hipercortisolismo em cães, são também decorrentes da diminuição generalizada da Na^+K^+-ATPase dos músculos esqueléticos[115]. Os efeitos do excesso de glicocorticoides em pele, folículos capilares e tecido conjuntivo incluem redução na proliferação de queratinócitos e fibroblastos, metabolismo alterado das proteínas da matriz extracelular e alteração na síntese de lipídios da pele[116]. Dependendo da duração do excesso de

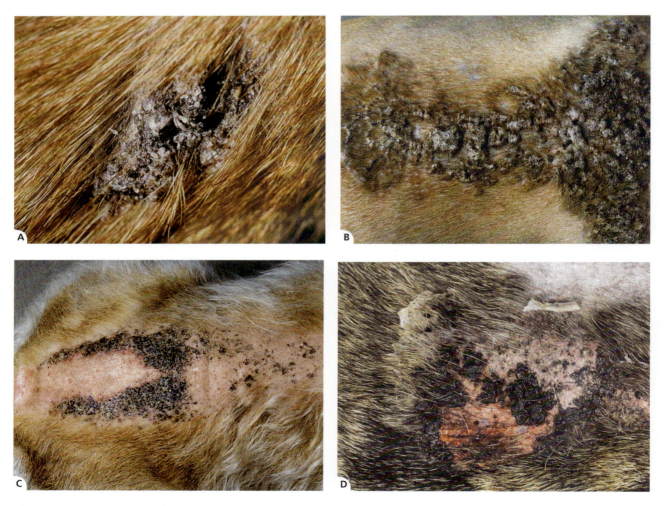

Figura 4.28 – Várias manifestações de calcinose de pele em cães com hipercortisolismo. (*A*) Depósitos de cálcio na pele da linha média dorsal, sobre os ombros de cadela da raça Boxer, com 8 anos de idade. A palpação mostrou placas firmes e irregulares, que se estendiam caudalmente em direção à área lombar. (*B*) Ampliação da área sobre os ombros da cadela da Figura 4.26. (*C*) Eritema e calcinose da pele na área lombossacral de cão sem raça definida, com 9 anos de idade. (*D*) Placas cinzas de calcinose da pele em áreas facilmente traumatizáveis e sangrando em cão macho da raça Boxer, com onze anos de idade. A calcinose da pele ocorre não apenas na linha média dorsal, mas também em abdome ventral e áreas inguinais.

Tabela 4.3 – Manifestações clínicas do excesso de glicocorticoide em cães e gatos

Sistema	Comum	Menos comum
Metabólico	Polifagia, ganho de peso, hepatomegalia, hipertrofia abdominal	Perda de peso (músculos definhados), intolerância a ambiente quente
Pele e pelos	Pelagem fina, alopecia, pele fina com tampões de queratina em folículos capilares atróficos	Hiperpigmentação, calcinose cútis, defeitos de espessura total da pele (gatos)
Respiratório/ cardiovascular	Ofegação em repouso	Insuficiência cardíaca congestiva, Embolia pulmonar
Urinário	Poliúria e polidipsia, Glicosúria (gatos), Proteinúria (geralmente leve)	Infecção do trato urinário, Glicosúria (cães)
Neuromuscular	Letargia, fraqueza muscular, atrofia muscular	Miotonia
Reprodutivo	Ausência de estro	Atrofia testicular
Hematológico e bioquímico	Eosinopenia, linfopenia, hiperglicemia (gatos), fosfatase alcalina elevada (isoenzima em cães), ALT aumentada, tiroxina baixa (cães), hipercolesterolemia, hiperlipidemia	Valores elevados de hematócrito, hiperglicemia (cães), hipernatremia, hipopotassemia

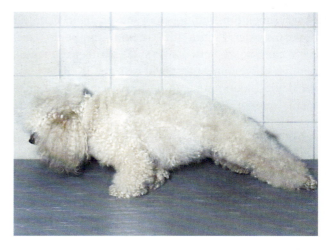

Figura 4.29 – O excesso de glicocorticoide geralmente resulta em fraqueza (diminuição da capacidade de subir, pular e andar) e atrofia muscular. Raramente ocorre hipertrofia devido à miotonia (contração muscular persistente) resultante de miopatia degenerativa. Os cães afetados andam retesados, especialmente os membros posteriores; esta cadela da raça Poodle, com 8 anos de idade, é um exemplo grave. A superextensão contínua torna o andar muito difícil.

glicocorticoide, as alterações nos cães vão de cessação da muda de pelos, deficiência de crescimento de pelos tosados e pelagem rala até alopecia, pele fina e facilmente enrugável (Figura 4.27). Provavelmente relacionado com as alterações induzidas por glicocorticoides no metabolismo ósseo (Capítulo 9.7), o cálcio pode depositar-se na derme, causando lesões na pele (Figura 4.28). Atrofia de pele e supressão imunológica aumentam a suscetibilidade a lesões e infecções da pele, como paniculite micobacteriana e demodicose[117,118]. Não é exagero dizer que um animal adulto com demodicose deve ser suspeito de hipercortisolismo ou hipotireoidismo (ver também Capítulo 3.3.1).

Nos cães, sabe-se que a poliúria de excesso de glicocorticoide é devido à osmorregulação de liberação de vasopressina prejudicada (Capítulo 2.3.2, Figura 2.31). As infecções do trato urinário, detectadas por culturas positivas de urina, são comuns em cães com hipercortisolismo. Entretanto, os sintomas são raros e a análise da urina pode dar resultado normal[119].

Nos gatos, a situação é diferente daquela dos cães. As manifestações cutâneas podem inicialmente dar a impressão de serem menos pronunciadas do que nos cães (Figura 4.30). Entretanto, em alguns casos, a pele é muito frágil e rasga durante o manuseio de rotina, deixando o gato com um defeito de espessura total da pele[120]. Mais ainda, o excesso de glicocorticoide resulta em poliúria/polidipsia com muito menos facilidade do que nos cães e pode tornar-se óbvio apenas quando o diabetes melito se desenvolver. Os gatos são mais suscetíveis aos efeitos diabetogênicos dos glicocorticoides do que os cães, e o diabetes melito estava presente na maioria dos casos relatados de hipercortisolismo em gatos. Com frequência, a suspeita de hipercortisolismo é levantada especificamente por causa da resistência à insulina, em tratamento de diabetes melito[121]. Apenas cerca de 10% dos cães com hipercortisolismo desenvolvem diabetes melito reconhecido.

Geralmente, a doença inicia-se de forma insidiosa e progride vagarosamente até que a combinação de sintomas e sinais possa ser reconhecida como a síndrome de excesso de glicocorticoide. Entretanto, especialmente no início, pode haver apenas um ou dois sintomas (Figura 4.31). Muito raramente, cães com excesso de glicocorticoide são apresentados como emergência de angústia respiratória. Isto pode ser devido à combinação de intolerância a um ambiente quente com mecanismos ventilatórios defeituosos por causa das alterações físicas (músculos debilitados e abdome aumentado). Entretanto, em tal paciente é também possível que o hipercortisolismo seja complicado por embolia pulmonar. Este estado de hipercoagulabilidade é devido, em parte, ao aumento de fatores pró-coagulantes e à diminuição do fator anticoagulante antitrombina[123]. O excesso de glicocorticoide foi também descrito como fator predisponente para a trombose aórtica/ilíaca, de ocorrência rara em cães[124,125].

O excesso de glicocorticoide endógeno e exógeno aumenta a pressão sanguínea e os valores mais altos são observados em cães com hipercortisolismo grave[126,127]. Esta hipertensão é mediada por vários mecanismos que envolvem os rins e a vascularização e incluem a saturação de substrato de 11β-HSD2. No hipercortisolismo grave, todo o cortisol disponível não pode ser inativado em cortisona e, assim, deságua no MR, para causar hipertensão de mineralocorticoide (ver também Capítulo 4.4)[128]. Isto pode ser especialmente importante quando a função renal está prejudicada, uma vez que, em seres humanos com doença renal, a expressão de 11β-HSD2 está diminuída[129]. Em princípio, a hipertensão é um fator de risco para insuficiência cardíaca congestiva, mas esta complicação é rara em cães com hipercortisolismo.

Um achado consistente nos dados de rotina de laboratório (Tabela 4.3) é a elevação da fosfatase alcalina (AP, *alkaline phosphatase*) plasmática[130]. Nos cães, isto é devido, principalmente, à indução de uma isoenzima que tem maior estabilidade a 65°C do que as outras isoenzimas AP e, portanto, é mais facilmente mensurável por um procedimento de rotina de laboratório. Na maioria dos cães com hipercortisolismo a T_4 no plasma está diminuída, como consequência mais do transporte alterado e da distribuição e do metabolismo de T_4 do que devido à hipossecreção (Capítulo 3.1.2).

O diagnóstico por imagem pode ajudar a completar o quadro das alterações físicas que podem estar associadas ao excesso de glicocorticoide. Em uma radiografia lateral de abdome, que está frequentemente distendido, geralmente há bom contraste devido à gordura abdominal. Além disso, podem ser vistas hepatomegalia e bexiga distendida, mas a radiografia abdominal é de pouca utilidade no trabalho de diagnóstico de cães suspeitos de hipercortisolismo[131]. As anomalias na radiografia torácica podem

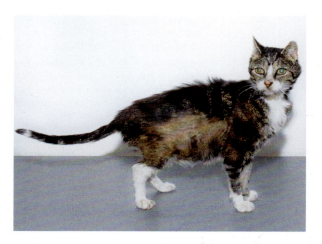

Figura 4.30 – Gato macho castrado, com 17 anos de idade, apresentado por problemas no controle de diabetes melito. Além de poliúria, polidipsia e perda de peso, havia alopecia e fraqueza muscular nos membros posteriores. A proporção corticoide:creatinina urinária basal (UCCR) em 2 dias consecutivos (73 e 88 × 10^{-6}) estava acima do limite superior do intervalo de referência (42 × 10^{-6})[122]. Após três doses orais de 0,1mg de dexametasona por kg de peso corporal, a UCCR diminuiu para 9 × 10^{-6}. A tomografia computadorizada mostrou que a hipófise estava moderadamente aumentada (4 mm de largura).

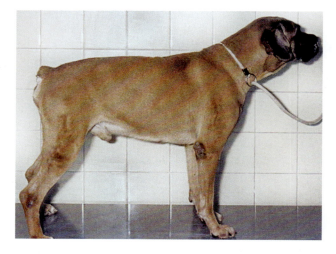

Figura 4.31 – Como na maioria dos livros didáticos, as ilustrações foram incluídas neste livro para mostrar as características mais evidentes. Entretanto, muitas doenças começam apenas como ligeiras alterações na saúde e podem se passar vários meses antes que as alterações clássicas, que afetam músculos e pele, tornem-se aparentes. Por exemplo, este cão macho da raça Boxer, com 9 anos de idade, teve hipercortisolismo devido a um tumor adrenocortical, mas foi apresentado apenas em razão de poliúria com 4 semanas de duração, sem outras alterações físicas.

incluir mineralização brônquica e intersticial, especialmente em cães com hipoxemia[132]. Podem também ser visualizadas calcificações distróficas cutâneas e subcutâneas nas áreas de preferência para calcinose de pele. Em resumo, a radiografia pode ajudar a pintar o quadro, mas é frequentemente supérflua. A ultrassonografia, a tomografia computadorizada (TC) e a imagem por ressonância magnética (MRI, *magnetic resonance imaging*) são, atualmente, as técnicas de imagem mais frequentemente utilizadas, especialmente na procura da localização e caracterização da fonte de excesso de hormônio.

Diagnóstico diferencial

Para o diagnóstico diferencial relativo às duas características clínicas principais, isto é, poliúria e alopecia, o leitor deve consultar o Capítulo 14, onde são apresentados algoritmos para estes problemas. A terapia anticonvulsivante com fenobarbital pode causar sintomas que mimetizam os do hipercortisolismo leve, quais sejam, polifagia, poliúria e ligeiro ganho de peso. Em contraste com os testes de função da tireoide (Capítulo 3.1.2), não houve relato de que, em cães, os testes para função adrenocortical sejam afetados por este tratamento[133,134]. Em seres humanos, o fenobarbital induz as enzimas citocromo P-450 hepáticas, o que leva ao aumento da liberação e a testes de supressão de dexametasona falso-positivos em pacientes com síndrome de Cushing[135].

Diagnóstico

O diagnóstico bioquímico do hipercortisolismo depende da demonstração das duas características principais de todas as suas formas: (1) produção aumentada de cortisol e (2) sensibilidade diminuída à retroalimentação do glicocorticoide[136]. A mensuração da relação corticoide:creatinina urinária (UCCR, *urinary corticoid:creatinine ratio*) provê uma estimativa integrada da secreção de cortisol em um período de tempo e dos ajustes das flutuações nos níveis plasmáticos causadas pela liberação pulsátil do cortisol (Figura 4.6). Para o teste de rotina, o proprietário coleta uma amostra de urina matinal por 2 dias seguidos e, nestas duas amostras, são feitas as médias das UCCR (Capítulo 12.4.4). Em cães, o valor previsto de um resultado positivo do teste é 0,88 e o de um resultado negativo[137], 0,98. Em alguns cães existe variação considerável na UCCR de dia para dia, que, nas formas leves de hipercortisolismo, ocasionalmente resulta em UCCR dentro do intervalo de referência, enquanto coletas em outros

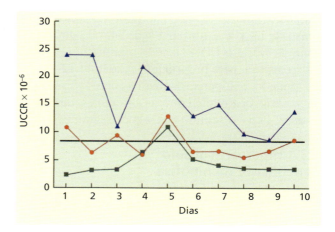

Figura 4.32 – Relação corticoide:creatinina urinária (UCCR) em três cães da raça Pomerânia (ver também a Figura 2.18) com hipercortisolismo leve. Em um cão (*linha verde*), a UCCR média era $4,7 \times 10^{-6}$ e apenas um valor excedeu o limite superior do intervalo de referência ($8,3 \times 10^{-6}$) encontrado em 88 cães de estimação (*linha horizontal*)[139]. Em outro cão (*linha azul*), todos os valores estavam acima do intervalo de referência (UCCR média 16×10^{-6}). No terceiro cão (*linha vermelha*), as UCCR flutuaram em volta do limite superior do intervalo de referência (UCCR média $8,1 \times 10^{-6}$).

dias poderiam ter revelado uma ou duas UCCR elevadas. A incerteza pode ser resolvida medindo-se a UCCR em amostras de urina coletadas em dez dias consecutivos (Figura 4.32)[138].

A sensibilidade à supressão do sistema hipófise-adrenocortical é testada pela administração de glicocorticoide sintético em dose que discrimina animais saudáveis de animais com hipercortisolismo. É utilizado um glicocorticoide potente, como a dexametasona, para que a dose seja tão pequena que não contribua significativamente para as medidas de laboratório. Neste teste de triagem de dexametasona, ou teste de supressão com dose baixa de dexametasona (iv-LDDST, *low-dose dexamethasone suppression test*), são administradas intravenosamente, pela manhã, 0,01 mg de dexametasona por kg de peso corporal. O sangue para mensuração do cortisol é coletado 8 h mais tarde. Em animais saudáveis, com este tempo, a concentração de cortisol no plasma está ainda suprimida, enquanto, nos cães e gatos com hipercortisolismo, ela permanece alta ou escapou da supressão inicial (Capítulo 12.4.2). O valor prognosticado para um resultado positivo do teste (cortisol no plasma ≥ 40 nmol/ℓ, com 8 h) é 0,92, e para um resultado negativo do teste[137] é 0,59.

O iv-LDDST pode ter resultado falso-positivo devido ao estresse da visita ao hospital e da coleta de sangue (Capítulo 12.4.2). Isto pode ser evitado com o uso de UCCR e administração oral de dexametasona[140]. Neste o-LDDST, todo o protocolo é executado em casa, pelo proprietário (Capítulo 12.4.5).

Quando o hipercortisolismo for confirmado, é necessário distinguir entre as diferentes formas da doença. Isto é discutido nas seções seguintes.

4.3.1 Hipercortisolismo dependente da hipófise

Tanto em cães como em gatos, o hipercortisolismo dependente da hipófise é uma doença de animais de meia-idade ou mais velhos, apesar de poder ocorrer em cães jovens, a partir de 1 ano de vida. Nos cães, não há predileção definida por sexo, mas nos gatos a maioria dos casos relatados era de fêmeas[141]. Ocorre em todas as raças de cães, possivelmente com ligeira predileção por raças pequenas, como Dachshunds e Poodles miniatura. A incidência é muito maior em cães do que na espécie humana e foi relatada como sendo de um ou dois casos para cada 1.000 cães por ano[142]. Nos gatos, a doença é rara.

As alterações físicas e os achados de rotina de laboratório são aqueles do excesso de glicocorticoide, como descritos na seção anterior. As manifestações clínicas de que o problema é originado da hipófise só são observadas quando o tumor da hipófise tornar-se grande o suficiente para causar sintomas neurológicos. Estes são frequentemente vagos[143], consistindo em letargia, inapetência e entorpecimento mental (ver também o Capítulo 2.2.6.2).

As lesões da hipófise que produzem excesso de ACTH variam de pequenos ninhos de células corticotróficas (ou melanotróficas) (Figura 2.6) até adenomas (Figura 4.33) e grandes tumores (Figuras 2.20 e 4.34)[144]. Como discutido no Capítulo 2.2.6, alguns adenomas de hipófise infiltram-se nos tecidos circundantes, como seio cavernoso, dura-máter, cérebro e, raramente, osso esfenoide. Eles são chamados de "adenomas invasivos", enquanto são considerados carcinomas apenas os tumores excepcionais com metástase extracranial[145,146]. Os adenomas corticotróficos podem coexistir com os adenomas somatotróficos (Capítulo 2.2.4.1). Também foi relatada a ocorrência combinada de hipercortisolismo dependente da hipófise e de tumor adrenocortical produtor de cortisol, bem como a combinação com feocromocitoma (Figura 4.67)[147,148]. O hipercortisolismo dependente da hipófise pode também ser um componente de síndrome de neoplasia endócrina múltipla[149,150].

Como ocorre com vários outros tumores, o desenvolvimento de tumores da hipófise a partir de células corticotróficas ou melanotróficas é considerado um processo com vários passos, o qual requer mais de uma mutação nos proto-oncogenes envolvidos na produção de hormônios e/ou proliferação celular e, possivelmente, também nos genes supres-

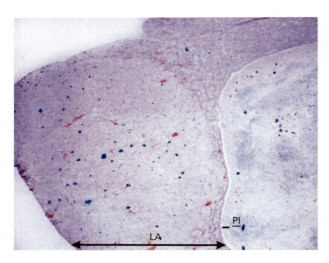

Figura 4.33 – Corte histológico da hipófise de cadela da raça Poodle miniatura, com 8 anos de idade e hipercortisolismo dependente da hipófise devido a um adenoma (à esquerda) no lobo anterior (LA). À direita, separado pela fenda hipofisária, está o lobo neurointermediado (coloração de ácido periódico de Schiff-Alcian azul laranja-G). PI = *pars intermedia*.

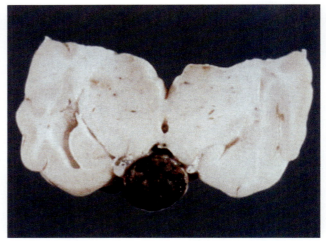

Figura 4.34 – Corte transversal dos dois terços ventrais do cérebro de cão da raça Boxer, com 9 anos de idade e hipercortisolismo dependente da hipófise. A hipófise aumentada comprime o hipotálamo, mas não o suficiente para causar sintomas neurológicos.

sores de tumor. Uma mutação herdada pode ser o primeiro passo[151,152]. Foram realizadas análises de expressão e mutação em cães com hipercortisolismo dependente da hipófise para fatores envolvidos na organogênese da hipófise e diferenciação corticotrófica, como Tpit (ver Figura 2.5) e para proto-oncogenes *ras*[153,154]. Além disso, foi pesquisado o possível papel dos hormônios hipotalâmicos e dos fatores de crescimento intra-hipofisários[155,156]. Estes estudos não forneceram critérios conclusivos para a patogênese molecular da formação de adenomas corticotróficos em cães. Atualmente, existe evidência de que a marca que caracteriza o hipercortisolismo dependente da hipófise – a resistência, pelo GR, à regulação por retroalimentação de glicocorticoides do gene POMC – é causada por perda de proteínas nucleares envolvidas na repressão da transcrição. Estas deficiências podem também contribuir para a formação de tumores[157].

No Capítulo 4.1 foi explicado que, em cães e gatos, tanto o lobo anterior (LA) como a *pars intermedia* (PI) da hipófise têm células que podem sintetizar POMC, embora com processamentos pós-tradução diferentes. Assim, o excesso de ACTH pode originar-se tanto do LA como da PI. Em cerca de um quarto a um quinto dos casos há um adenoma na PI, mas os tumores podem também ocorrer em ambos os lobos[158,159]. Isto tem interesse clínico não apenas porque os tumores da PI tendem a ser maiores do que os do LA[144], mas também por causa do controle hipotalâmico específico da síntese de hormônios na PI. Como mencionado resumidamente no Capítulo 2.1, a PI está sob controle neural direto, principalmente inibição dopaminérgica tônica[160], que suprime a expressão dos receptores de glicocorticoides. Isto explica porque o hipercortisolismo dependente da hipófise com origem na PI é resistente à supressão por dexametasona[161].

Esta, entretanto, não é uma diferença absoluta das lesões do LA, uma vez que as lesões da hipófise que causam hipercortisolismo não mantêm as características de regulação do lobo de origem[162]. Adenomas corticotróficos no LA tornam-se menos sensíveis ao efeito supressivo dos glicocorticoides do que as células corticotróficas normais. Como mencionado nos Capítulos 4.3 e 1.2.4, esta é a marca funcional que caracteriza o hipercortisolismo dependente da hipófise e que é usada no teste de supressão com dose baixa de dexametasona (LDDST) para diferenciar animais normais daqueles com hipercortisolismo. Em cães e gatos, esta perda da sensibilidade à supressão pode ser vista como estando em uma escala móvel, com a resistência à retroalimentação por glicocorticoide variando de quase não demonstrável, no LDDST, até a resistência completa mesmo a altas doses de dexametasona, no teste de supressão com dose alta de dexametasona (HDDST, *high-dose dexamethasone suppression test*) (Capítulo 12.4)[163,164].

A resistência à retroalimentação por glicocorticoide está significativamente correlacionada ao tamanho da hipófise (Figura 4.35)[165]. Os tumores grandes não só tendem a ser mais resistentes ao efeito supressivo da dexametasona, como também liberam os precursores do ACTH (POMC, pró-ACTH, Figura 4.35) mais frequentemente do que os pequenos adenomas corticotróficos[166,167]. Cães com níveis plasmáticos altos de peptídio PI α-MSH têm níveis plasmáticos dos precursores mais altos do que aqueles em que o α-MSH plasmático não está elevado[166]. A liberação de POMC não completamente processado ou não processado por macroadenomas corticotróficos desdiferenciados pode resultar em níveis plasmáticos altos de peptídios POMC sem excesso de ACTH e, consequentemente, sem hipercortisolismo[168]. Observou-se que um gato com adenoma melanotrófico de PI e concentração plasmática de α-MSH extremamente alta não tinha evidência de hipercortisolismo dependente de ACTH[146].

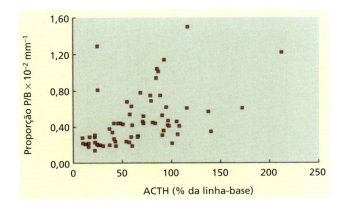

Figura 4.35 – Correlação significativa (r = 0,72; P = 0,001) da proporção altura da hipófise:cérebro (P/B) e da porcentagem de resistência da dexametasona às concentrações de ACTH plasmático (ACTH, % da linha-base) em 67 cães com hipercortisolismo dependente da hipófise[163]. O ACTH (% da linha-base) representa a concentração plasmática de ACTH 4 h após administração intravenosa de 0,1 mg de dexametasona por kg de peso corporal como porcentagem da concentração de ACTH plasmático antes da administração de dexametasona.

Diagnóstico

Quando o hipercortisolismo é confirmado, é necessário distinguir hipercortisolismo dependente da hipófise das outras formas. Apesar da diminuição da sensibilidade à supressão por glicocorticoides, a secreção de ACTH na maioria dos animais com hipercortisolismo dependente da hipófise devido a adenoma corticotrófico no LA pode ser suprimida por uma dose dez vezes maior de dexametasona, o que resultará na diminuição da secreção de cortisol. Nas outras formas de excesso de glicocorticoide, a hipersecreção de cortisol não é dependente do ACTH hipofisário e, portanto, não é influenciada pela dose alta de dexametasona (ver também a Figura 1.9). São utilizados dois procedimentos: um emprega cortisol plasmático e o outro, a UCCR (Capítulos 12.4.3, 12.4.4). Em ambos, uma diminuição > 50% dos valores do limite inferior confirma o hipercortisolismo dependente da hipófise. Frequentemente, os testes para diagnosticar o excesso de cortisol e para diferenciação entre diferentes formas são combinados em um teste que usa UCCR e administração oral de dexametasona (Figura 4.36).

Quando a supressão é < 50%, o hipercortisolismo pode ainda ser dependente da hipófise devido ao excesso de ACTH hipofisário, que é extremamente resistente à supressão por dexametasona. A diferenciação mais extensa requer mensurações de ACTH no plasma. Em animais com tumores adrenocorticoides hipersecretantes, a concentração basal de ACTH está geralmente suprimida. Se a interpretação dos valores de ACTH for incerta, como pode acontecer com a ocorrência simultânea de ambas as entidades, são necessários mais estudos: um teste de estimulação de CRH (Capítulo 12.1.1) e visualização das suprarrenais e da hipófise. Pode também ser proveitoso medir o α-MSH no plasma – valores altos ocorrem especialmente com tumores da PI, que, frequentemente, são resistentes à dexametasona e bastante grandes (Capítulo 4.3 e Figura 4.37).

Como mencionado no Capítulo 2.2.3, descobriu-se que cães com atrofia de pele e pertencentes a raças como Poodle miniatura e Pomerânia satisfazem dois critérios de hipercortisolismo: produção aumentada de cortisol e sensibilidade diminuída à retroalimentação por glicocorticoide[138]. Os testes de rotina para hipercortisolismo (Capítulos 12.4.2 e 12.4.4) são frequentemente negativos, mas mensurações seriadas da UCCR por dez dias podem demonstrar a presença

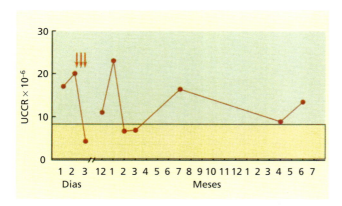

Figura 4.36 – Três relações corticoide:creatinina urinária (UCCR) diárias em cadela da raça Poodle, com 13 anos de idade, são mostradas à esquerda. Após a segunda coleta de urina, o proprietário administrou três doses de 0,1 mg de dexametasona por kg de peso corporal, com intervalos de 8 h. A faixa horizontal é o intervalo de referência para UCCR basal medida em 88 cães de estimação saudáveis (0,3 – 8,3 × 10^{-6})[139].

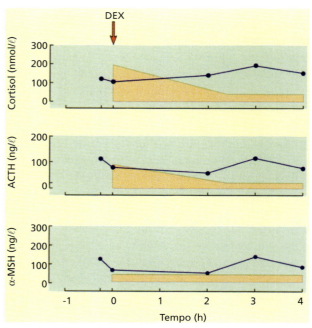

Figura 4.37 – Resultados de teste iv-HDDST (Capítulo 12.4.3) em cadela da raça Schnauzer Standard, com dez anos de idade. O hipercortisolismo resistente à dexametasona (DEX) foi indicado pelos valores da relação corticoide:creatinina urinária (UCCR basal 39 e 66 × 10^{-6} e após dexametasona, 31 × 10^{-6}). As concentrações plasmáticas de cortisol e ACTH não diminuíram com o teste iv-HDDST, o que, junto com níveis plasmáticos de α-MSH elevados, era compatível com tumor hipofisário originado na *pars intermedia*. O diagnóstico por imagem revelou tumor hipofisário e tumores bilaterais das suprarrenais[149].

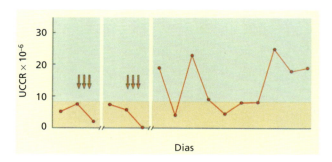

Figura 4.38 – Dois testes de supressão de dexametasona usando relação corticoide:creatinina urinária (UCCR) em cão macho da raça Poodle miniatura, com 7 anos de idade e alopecia gradualmente progressiva e existente há muito tempo. Ela foi interpretada como indicativa de normocorticismo suprimível. Entretanto, quando a UCCR foi medida diariamente por dez dias, descobriu-se que flutuava entre valores normais e elevados (ver também a Figura 4.32 e a legenda da Figura 4.36).

de hipercortisolismo leve ou flutuante (Figuras 4.32 e 4.38). A pelagem retorna após o tratamento para hipercortisolismo (Figura 4.39)[169].

Quando os achados bioquímicos confirmam o hipercortisolismo dependente da hipófise, a hipófise é visualizada por tomografia computadorizada (TC) ou imagem por ressonância magnética (MRI) (Figuras 2.27 e 2.28). Esta visualização é imperativa se o tratamento for hipofisectomia ou irradiação da hipófise[170]. Os pontos de referência cirúrgicos para a hipofisectomia são mais bem visualizados por TC, enquanto as zonas para radiação intensa da hipófise com acelerador linear devem ser delineadas por MRI. A TC realçada por contraste dinâmico facilita o realce do contraste da neuro-hipófise e da adeno-hipófise. A ausência do *flush* hipofisário indica atrofia da neuro-hipófise devido à compressão por tumor hipofisário. O deslocamento ou distorção do *flush* hipofisário na fase inicial da TC dinâmica pode ser usado em cães para identificar e localizar microadenomas originados do LA ou da PI (Figura 4.40)[171].

Tratamento ao nível hipofisário

A recuperação espontânea é rara (Figura 4.41) e a expectativa de vida em casos graves é geralmente de menos de 1 ano, caso a doença não seja tratada. A morte pode ocorrer como resultado de complicações como falência cardíaca, tromboembolia ou diabetes melito. Em casos leves com aparentemente pouca progressão, o curso da doença pode ser acompanhado por medidas da UCCR (Figura 4.36).

O tratamento do hipercortisolismo dependente da hipófise deveria ser dirigido para a eliminação do estímulo para a produção de cortisol, a lesão na hipófise que causa secreção excessiva de ACTH. Na década passada, adquiriu-se experiência com a hipofisectomia transesfenoidal microcirúrgica em cães e gatos com hipercortisolismo dependente da hipófise (Figura 4.42)[173,174]. Com a terapia de substituição apropriada, de curto ou longo prazo (Capítulo 13.1.1), este é um tratamento efetivo (Figura 4.43). Ele só pode ser executado em instituições especializadas, com cuidados perioperatórios intensivos e onde técnicas de imagem como TC e MRI possam ser utilizadas para definir, antes da cirurgia, a localização e o tamanho da hipófise.

Quando o cirurgião tem a experiência necessária, os resultados comparam-se favoravelmente àqueles

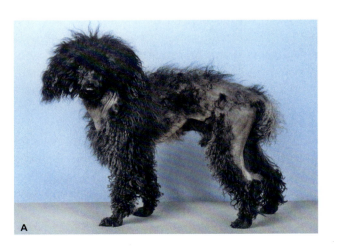
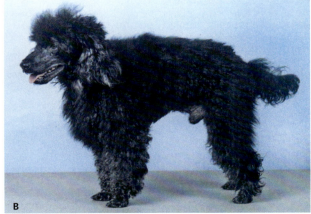

Figura 4.39 – Cão macho da raça Poodle miniatura, com 7 anos de idade e hipercortisolismo dependente da hipófise moderado (Figura 4.38), o qual se manifestou apenas pela alopecia com progresso gradual, antes (*A*) e 7 meses após a destruição dos córtices das suprarrenais com o,p'-DDD (*B*).

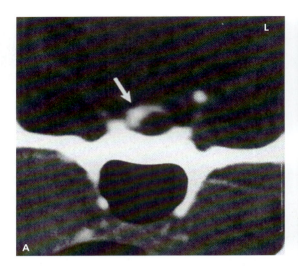
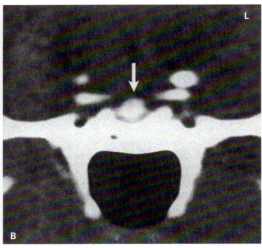

Figura 4.40 – Imagem transversal de tomografia computadorizada dinâmica da fossa hipofisária no momento de maior realce do contraste do círculo arterial cerebral em cão da raça Yorkshire Terrier, com 6 anos de idade (A) e em cão da raça Maltês, com 7 anos de idade (B), ambos com hipercortisolismo dependente da hipófise. (A) A hipófise não está aumentada e o *flush* hipofisário (seta) está deslocado dorsalmente e para a direita, indicando adenoma ventral e à esquerda. (B) A hipófise não está aumentada.

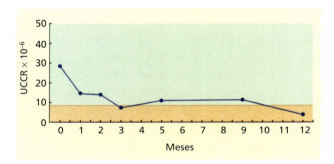

Figura 4.41 – Relação corticoide:creatinina urinária (UCCR) (em média, duplicando em 2 dias consecutivos) em cão macho castrado da raça Dachshund, com 7 anos de idade e alopecia, letargia e ganho de peso devido a hipercortisolismo dependente da hipófise. Especialmente porque os sinais e os sintomas eram leves, os proprietários decidiram adiar o tratamento e acompanhar o curso da doença por meio de medidas de UCCR. O cão gradualmente recuperou-se, tornou-se mais ativo e perdeu peso. Após cerca de doze meses, a pelagem havia crescido completamente. Tais casos excepcionais foram também observados na espécie humana e foram creditados à necrose espontânea de adenoma hipofisário corticotrófico[172]. Ver também a legenda da Figura 4.36.

da quimioterapia com o,p'-DDD. A principal vantagem para a sobrevivência a longo prazo, comparada com a terapia ao nível suprarrenal (discutida a seguir), está em evitar problemas neurológicos, que eventualmente poderiam ocorrer como resultado de um tumor de hipófise em expansão[175]. A sobrevivência e períodos sem doença após a hipofisectomia são mais altos em cães com hipófises não aumentadas do que em cães com hipófises aumentadas. O diabetes insípido central prolongado é uma complicação mais frequente também em cães com hipófises aumentadas do que naqueles com hipófises não aumentadas[176]. UCCR mais alta do que 5×10^{-6} e a presença de pulsos no ACTH plasmático nas seis até dez semanas após a cirurgia são fatores de risco para a recorrência[177,178].

Foram feitas várias tentativas para reduzir sem cirurgia a hipersecreção de ACTH pela hipófise, mas, agora que se sabe que a doença tem origem primária hipofisária, é compreensível que abordagens neurofarmacológicas com uma droga antisserotoninérgética e um inibidor monoamina oxidase não tenham sido bem-sucedidas[179-181]. O tratamento clínico do hipercortisolismo dependente da hipófise com origem na PI, caracterizado por concentrações altas de α-MSH no plasma, foi dirigido para o crescente tom dopaminérgico inibitório com a bromocriptina, agonista da dopamina. Apesar de ter sido observado um efeito a curto prazo, a droga não provou ser eficaz na diminuição da UCCR[182].

Em proveito de novas terapias não cirúrgicas foi identificada em adenomas corticotróficos caninos a expressão de subtipos de receptores de somatostatina (especialmente o subtipo sst_2) e de subtipos de receptores de dopamina (subtipo D_2 modestamente expresso)[183]. Foi descrito que o agonista D_2 cabergolina diminui para ligeiramente menos que a metade as concentrações plasmáticas de ACTH e de α-MSH e a UCCR em cães com hipercortisolismo

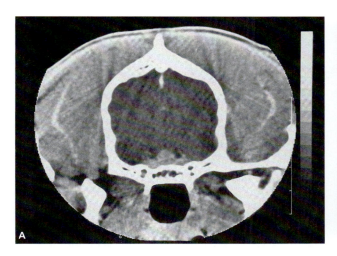
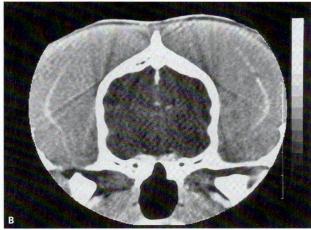

Figura 4.42 – Imagens transversais de tomografia computadorizada da cabeça de cadela da raça Bouvier, com 9 anos de idade e hipercortisolismo dependente da hipófise, antes (A) e 3 meses após a hipofisectomia (B). Antes da cirurgia, o contraste realçado mostrou um tumor hipofisário com 7,3 mm de altura e 8,3 mm de largura; mas, após a cirurgia, não se visualiza nenhum tecido hipofisário. Neste animal, o hipercortisolismo caracterizava-se como resistente à dexametasona, porque a relação corticoide:creatinina urinária (UCCR) após a supressão de dexametasona (23×10^{-6}) era > 50% da média das duas UCCR basais (33×10^{-6}). O ACTH plasmático basal alto (238 e 240 ng/ℓ) e as concentrações de α-MSH (185 e 235 ng/ℓ) sugeriam que o tumor originava-se das células melanotróficas da *pars intermedia*. Após a cirurgia, a UCCR em 2 dias consecutivos foi < 0,5 e $1,1 \times 10^{-6}$. A cadela viveu por mais 5 anos e morreu de condição não correlacionada, com a idade de 14 anos.

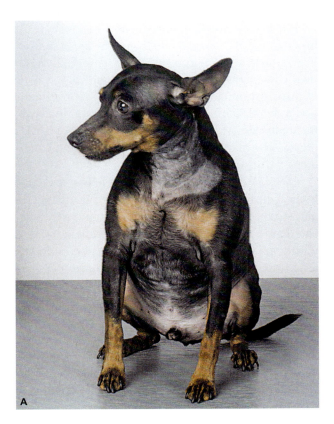
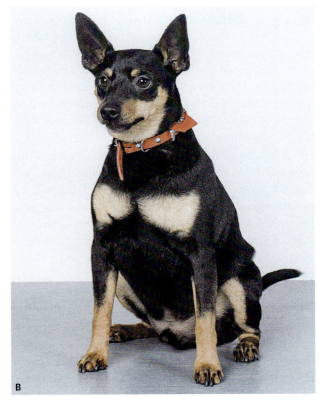

Figura 4.43 – (A) Cão macho castrado da raça Affenpinscher, com 6 anos de idade e sinais de excesso de glicocorticoide (polifagia, alopecia, ganho de peso e letargia) e com relação corticoide:creatinina urinária (UCCR 25 e 13×10^{-6}; intervalo de referência: $0,3 – 8,3 \times 10^{-6}$) e ACTH plasmático basal (56 e 50 pmol/ℓ; intervalo de referência: 0,4 – 21 pmol/ℓ) elevados. A tomografia computadorizada revelou hipófise aumentada e a tomografia computadorizada dinâmica mostrou adenoma de hipófise (ver Figura 4.40). Quatro meses após a hipofisectomia (B) havia um bom crescimento da pelagem e as UCCR eram 0,5 e $0,4 \times 10^{-6}$.

dependente da hipófise[184]. Os pesquisadores da mesma clínica testaram também o ácido retinoico, um ligando do receptor nuclear para o receptor ativado por proliferador de peroxissomo γ (PPAR-γ, *peroxisome proliferator-activated receptor-γ*), que interrompe o crescimento de tumor hipofisário em um experimento com camundongos de linhagem *nude**. Eles observaram melhoras tanto nas alterações físicas como nas variáveis endócrinas em todos os cães tratados[185]. Em ambos os estudos é difícil avaliar a recuperação relatada, uma vez que a UCCR baixou, mas permaneceu próxima ao limite superior do seu intervalo de referência e a redução do tamanho do tumor hipofisário não foi completamente convincente.

Como discutido no Capítulo 2.2.6.2, a principal indicação para a radioterapia é reduzir o tamanho de um tumor de hipófise que esteja comprimindo o cérebro. Como ela geralmente não reduz suficientemente a secreção de ACTH, é necessária a terapia adicional ao nível das suprarrenais (ver a seguir).

Tratamento ao nível das suprarrenais

Este consiste em eliminar o excesso de glicocorticoide por suprarrenalectomia bilateral ou por tratamento com medicamentos. A suprarrenalectomia resulta em cura completa do hipercortisolismo e o prognóstico com a reposição de glicocorticoides e mineralocorticoides (Capítulo 4.2.1) é bom, a não ser ou até que a expansão do tumor hipofisário cause problemas neurológicos (Capítulo 2.2.6.2). A medicação peri e pós-operatória é descrita no Capítulo 4.3.2. Na ausência de alternativas, a suprarrenalectomia bilateral foi também utilizada em gatos, mas com complicações como sepse, tromboembolismo e má cicatrização[186,187]. O tratamento pós-cirúrgico com metirapona, um inibidor da síntese de esteroides (ver a seguir), junto com a administração perioperatória de antimicrobianos e de heparina, pode ajudar na prevenção destas complicações[188,189].

Há muitos anos, a forma mais comum de tratamento do hipercortisolismo dependente da hipófise em cães tem sido o uso da droga adrenocorticolítica o,p'-DDD. Alguns planejamentos de tratamento têm como objetivo a destruição seletiva das zonas fasciculada e reticular, poupando a zona glomerulosa. Entretanto, em 5 a 6% dos cães nos quais isto é tentado, a zona glomerulosa é também destruída a tal ponto que desenvolve-se o hipoadrenocorticismo

iatrogênico. Também, em mais da metade dos casos nos quais a destruição seletiva é o objetivo, ocorrem, durante o tratamento, uma ou mais recidivas de hipercortisolismo[190]. Para evitar estas complicações, foi planejado um esquema de tratamento com o objetivo de destruição completa dos córtices das suprarrenais e reposição para o hipoadrenocorticismo induzido (Figuras 4.44 e 4.45)[191,192]. Foi relatado que esta destruição não seletiva está associada a menos recorrências do que a destruição seletiva[193]. Desde a introdução do trilostano para o manejo clínico do hipercortisolismo dependente da hipófise, pouco se usa o o,p'-DDD com esta finalidade. Atualmente, seu uso principal é para o tratamento de tumores adrenocorticais (Capítulo 4.3.2).

O trilostano é um inibidor competitivo do sistema 3β-hidroxiesteroide desidrogenase/isomerase, o qual é essencial para a síntese de cortisol, aldosterona, progesterona e androstenediona (Figura 4.3). O trilostano também inibe outras enzimas envolvidas na biossíntese de esteroides, como a 11β-hidroxilase e, possivelmente, a 11β-hidroxiesteroide desidrogenase[194,195].

Em cães com hipercortisolismo dependente da hipófise (PDH, *pituitary-dependent hypercortisolism*), o trilostano tem o potencial de reduzir significativamente a concentração plasmática basal de cortisol estimulada por ACTH[196-201]. A resultante perda da retroalimentação negativa leva a níveis aumentados de ACTH no plasma[197,202,203]. O ACTH plasmático muito alto pode indicar dosagem excessiva de trilostano[203].

O tratamento com trilostano também causa uma ligeira diminuição na concentração plasmática de aldosterona e, apesar de esta geralmente permanecer dentro do seu intervalo de referência[197,199], a diminuição leva à hipovolemia e à ativação do sistema renina-angiotensina (RAS, *renin-angiotensin system*) (Capítulo 4.1.4, Figura 4.9), frequentemente com aumento significativo da atividade plasmática da renina[203].

O trilostano é rapidamente absorvido no trato gastrintestinal. A administração com a comida aumenta significativamente a taxa e a extensão da absorção. Existe acentuada variação na dose ótima e, para evitar efeitos adversos decorrentes da dosagem excessiva, o tratamento é iniciado com uma dose oral relativamente baixa, de 2 mg/kg, 1 vez/dia. A dose é, então, ajustada de acordo com a resposta clínica e os resultados dos testes de estimulação com ACTH (Capítulo 13.2.2). A eficácia do tratamento é

---

* N. do T.: camundongos sem pelos.

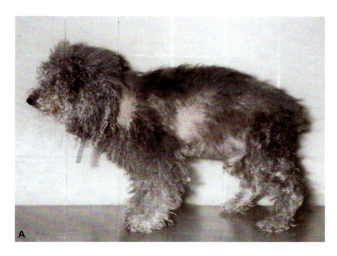 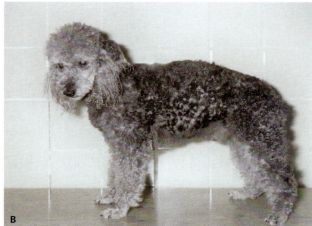

Figura 4.44 – Cão macho da raça Poodle miniatura, com 8 anos de idade e hipercortisolismo dependente da hipófise e diabetes melito, antes (A) e 6 meses após (B) a destruição dos córtices das suprarrenais com o,p'-DDD. Além da recuperação do hipercortisolismo, a demanda de insulina diminuiu consideravelmente e permaneceu baixa e estável.

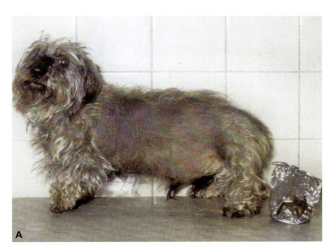 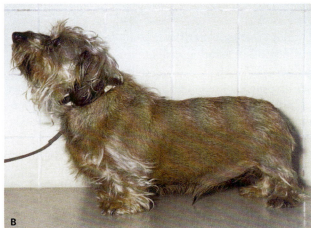

Figura 4.45 – Cão macho castrado da raça Dachshund, com 9 anos de idade e hipercortisolismo dependente da hipófise (relações corticoide:creatinina urinária [UCCR] basais 42 e 48×10^{-6}; após três doses orais de 0,1 mg de dexametasona/kg: 6×10^{-6}). O apetite voraz do cão, ilustrado pela lata vazia que o cão havia tentado comer (A), preocupava muito seu proprietário. Após a destruição dos córtices das suprarrenais com o,p'-DDD e a terapia de reposição, o cão e seu proprietário voltaram a ter uma vida normal (B, fotografia de 7 meses após o início do tratamento).

também monitorada por sinais clínicos e mensuração plasmática de sódio, potássio, ureia, creatinina, enzimas hepáticas e ACTH[203].

Foi relatado que, para determinar a dose ótima de trilostano, a UCCR não pode ser usada como alternativa ao teste de estimulação de ACTH[198,204]. Em estudo recente, em mais da metade dos cães com hipercortisolismo dependente da hipófise, a UCCR não caiu abaixo do limite superior dos valores de referência em um período de 2 meses após a dose de trilostano ter sido considerada satisfatória. Entretanto, naqueles que desenvolveram hipocortisolismo, com base nas manifestações clínicas e no teste de estimulação de ACTH, a UCCR estava abaixo do limite superior do intervalo de referência várias semanas antes de o hipocortisolismo ter sido diagnosticado. Consequentemente, no seguimento a longo prazo, a UCCR pode servir como um indicador precoce de hipocortisolismo[204].

Em cerca de 1 semana com dose apropriada de trilostano, há clara redução na ingestão de água, na quantidade de urina e no apetite, seguidos por melhoras na pelagem e na pele, redução na obesidade central e aumento na atividade física (Figura 4.46).

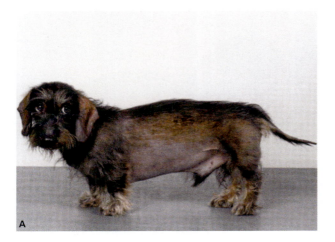 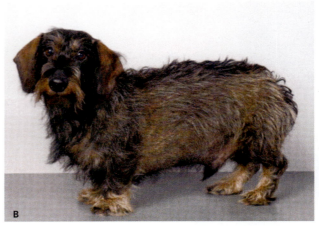

Figura 4.46 – (*A*) Cão macho da raça Dachshund, com 8 anos de idade e polifagia, polidipsia, poliúria e alopecia. As relações corticoide:creatinina urinária (UCCR) basais eram 47 e 44 × 10⁻⁶, e a UCCR foi reduzida para 13 × 10⁻⁶ após altas doses orais de dexametasona. A tomografia computadorizada mostrou leve realce do contraste em hipófise de tamanho normal. Ambas as suprarrenais estavam ligeiramente aumentadas. (*B*) O tratamento com 30 mg de trilostano, 1 vez/dia, resultou na completa recuperação.

O efeito inibidor do trilostano na secreção de aldosterona pode causar ligeiro aumento no potássio plasmático[196,197,199,201]. Sua ação de curta duração pode ser responsável pela ausência de melhora em alguns cães hiperadrenocorticoides[200,205]. Isto pode ser remediado com a administração 2 vezes/dia, iniciando com 1 mg/kg por dose.

O trilostano pode ser usado em casos de hipercortisolismo devido a tumores adrenocorticais funcionais, quando nem a suprarrenalectomia nem a destruição de tecido adrenocortical com o,p'-DDD (Capítulo 4.3.2) forem opções[206]. Ele pode também ser utilizado como tratamento paliativo em casos de metástases de um tumor adrenocortical funcional[207]. Ele é promissor para gatos com hipercortisolismo dependente da hipófise[208,209], mas até agora existe pouca experiência com seu uso em gatos e mais estudos são necessários antes que possa ser geralmente recomendado[209].

O tratamento do hipercortisolismo dependente da hipófise com trilostano pode produzir alterações bem definidas na aparência ultrassonográfica das glândulas suprarrenais. Na maioria dos cães tratados com trilostano ocorre um claro aumento na densidade das glândulas suprarrenais, devido à contínua estimulação por ACTH. O tratamento a longo prazo com trilostano pode resultar em glândulas suprarrenais com formato irregular e aparência nodular[197,210,211].

A dosagem excessiva de trilostano resulta na deficiência de cortisol e, algumas vezes, até em deficiência de mineralocorticoide[201,203,212,213]. Além disso, necrose, apoptose e hemorragia nas zonas fasciculada e reticular podem causar hipocortisolismo com perigo de morte[211]. Se ocorrer hipoadrenocorticismo, o trilostano deve ser suspenso imediatamente e iniciada a substituição com corticosteroide (Capítulo 13.2.1). Na maioria dos casos, a função adrenocortical recupera-se suficientemente em poucas semanas e a substituição pode ser encerrada, mas alguns cães requerem terapia de substituição a longo prazo[201,203].

O tempo médio de sobrevivência para o tratamento com o trilostano, 1 vez/dia (662 dias), é semelhante àquele da destruição seletiva do córtex das suprarrenais com o,p'-DDD (708 dias)[214]. O tempo médio de sobrevivência para o tratamento com trilostano, 2 vezes/dia (900 dias), é também comparável àquele da destruição não seletiva do córtex das suprarrenais com o,p'-DDD (720 dias)[193]. Em ambos os estudos, o peso do corpo e a idade ao diagnóstico foram negativamente correlacionados com a sobrevivência.

Outra opção terapêutica poderia ser a inibição da esteroidogênese adrenocortical pelo cetoconazol, um análogo sintético do imidazol, usado como agente antifúngico de largo espectro resultante de sua ligação ao citocromo P-450 de leveduras e fungos. Em altas concentrações, o cetoconazol também afeta determinadas enzimas do citocromo P-450 nas frações microssomal e mitocondrial das células de mamíferos[215]. Ele foi utilizado em cães no tratamento de hipercortisolismo dependente da hipófise e no hipercortisolismo devido a tumor adrenocortical. A dose inicial é de 5 mg/kg, 2 vezes/dia, durante 7 dias, e, então, 10 mg/kg, 2 vezes/dia. Alguns cães necessitam de 15 mg/kg para controlar o hipercortisolismo, mas isto pode ter efeitos adversos, como anorexia, vômitos, diarreia e icterícia. Estes podem ser resolvidos pela administração do cetoconazol com a comida e redução temporária da dose[216]. As principais limitações do uso do cetoconazol em cães são os efeitos adversos e o fracasso de resposta em alguns cães[217]. Em alguns países, o cetoconazol é a única droga legalmente disponível para uso veterinário.

A aminoglutetimida, outro inibidor da esteroidogênese, foi usada em cães com hipercortisolismo dependente da hipófise, mas a baixa eficiência e os efeitos adversos limitam seu uso[218]. A metirapona reduz a síntese de cortisol por bloquear a conversão de 11-desoxicortisol para cortisol (Figura 4.3). Como mencionado anteriormente, ele foi utilizado para controlar os efeitos prejudiciais da hipercortisolemia antes da suprarrenalectomia bilateral[120].

Prognóstico

Com os métodos descritos para a destruição dos córtices das suprarrenais ou para inibição da esteroidogênese, o hipercortisolismo pode ser satisfatoriamente controlado. A maioria dos animais pode continuar satisfatoriamente por vários anos (Figuras 4.44 a 4.46), desde que a lesão na hipófise não se expanda e cause sinais neurológicos. Por causa desta possibilidade, a hipofisectomia é preferida, quando possível.

4.3.2 Hipercortisolismo devido a tumor das suprarrenais

Histologicamente, os tumores adrenocorticais podem ser divididos em adenomas (Figura 4.47) e carcinomas (Figura 4.48), uma diferença que não é de modo algum sempre clara[219]. O exame microscópico de um tumor aparentemente benigno pode revelar sua expansão para os vasos sanguíneos[147]. Se o carcinoma adrenocortical desenvolve-se de um adenoma adrenocortical ou ocorre como uma entidade separada ainda está por ser determinado, mas existem indicações de que, na espécie humana, a origem de um tumor suprarrenal é um processo com vários passos, que progride de células normais para adenomatosas e, finalmente, para células malignas[220]. O aumento na expressão do mRNA da IGF-II é uma das alterações de transcrição predominantes no carcinoma adrenocortical humano[221]. Não existem ainda dados sobre a expressão dos genes envolvidos na origem dos tumores adrenais em cães e gatos.

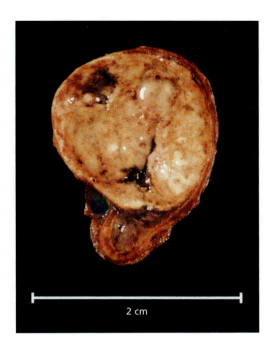

Figura 4.47 – Superfície do corte de um pequeno tumor adrenocortical no polo cranial da suprarrenal esquerda. O tumor foi removido cirurgicamente de cadela da raça Schnauzer miniatura, com dez anos de idade e hipercortisolismo. O córtex suprarrenal atrófico é visível como um pequeno aro que envolve a medula no polo caudal.

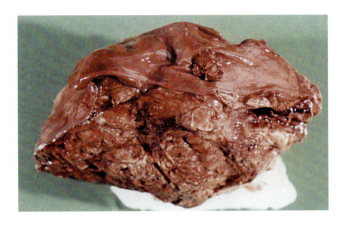

Figura 4.48 – Grande tumor adrenocortical removido na necropsia de cão macho da raça Boxer, com 9 anos de idade e hipercortisolismo. O tecido tumoral protruiu para dentro da veia cava, longitudinalmente aberta.

Os tumores adrenocorticais podem ser tanto endocrinologicamente silenciosos como hormonalmente ativos. Os tumores silenciosos podem ser encontrados durante diagnóstico por imagem do abdome com outros objetivos. Um tumor suprarrenal descoberto acidentalmente durante diagnóstico por imagem por motivos não relacionados com patologia suprarrenal é chamado de incidentaloma[222]. Tumores adrenocorticais que causam hipercortisolismo ocorrem em cães e gatos na meia-idade ou na velhice e sem predileção definida por sexo[147,223]. A maioria dos tumores adrenocorticais são lesões solitárias unilaterais, que podem afetar igualmente quaisquer das duas glândulas, mas os tumores bilaterais ocorrem em cerca de 10% dos casos[147,224,225]. Os achados clínicos são aqueles do excesso de glicocorticoides (Capítulo 4.3). Podem ocorrer também sintomas relacionados com a massa e sinais causados por metástases ou características de malignidade não específicas, como perda de peso e anorexia. Massa abdominal palpável, obstrução vascular da veia cava caudal por trombos do tumor (Figura 4.48)[226] ou hemo(retro)peritônio secundário à ruptura de um tumor suprarrenal são consequências raras de um tumor adrenocortical[227-229].

Além do cortisol, os tumores adrenocorticais podem também produzir em excesso outros hormônios adrenocorticais. A hipersecreção dos hormônios sexuais adrenais por tumores adrenocorticais secretores de cortisol foi relatada como bastante comum[230,231]. A hipersecreção de andrógenos pode refletir a desdiferenciação de tumores adrenocorticais, uma vez que, no tecido adrenocortical hiperplásico benigno e bem diferenciado, a esteroidogênese prossegue para seu produto final, o cortisol, mas os tumores adrenocorticais desdiferenciados são incapazes de levar a esteroidogênese eficientemente a termo[232]. Foram também descritos em cães tumores adrenocorticais mistos, que produzem cortisol e aldosterona[233-236].

Outra característica interessante dos tumores adrenocorticais é que eles podem ocorrer junto com feocromocitoma (Capítulo 4.5)[148,149,237].

Diagnóstico

Alguns cães com tumor adrenocortical têm excesso de cortisol apenas moderado e, assim, sintomas e sinais moderados. Nestes casos, a UCCR frequentemente está por volta do limite superior do intervalo de referência, mas a suspeita é levantada pelo achado de que o tumor não é suprimido pela dexametasona. Apesar de os tumores adrenocorticais geralmente excederem muito o tamanho da glândula normal, o tecido tumoral está frequentemente apenas moderadamente ativo, isto é, a transformação neoplásica resulta em função mais baixa por unidade de volume (Figura 4.49).

A hipersecreção de cortisol por tumores adrenocorticais não pvode ser suprimida pela administração de dexametasona (Figura 1.9). A resistência à supressão por dose alta de dexametasona, medida pela concentração plasmática de cortisol ou por UCCR (Capítulo 12.4), tem igual probabilidade de ser devido a tumor adrenocortical ou a hipercortisolismo dependente da hipófise resistente à dexametasona[238]. Em alguns cães com tumor adrenocortical secretor de cortisol, a administração de dexametasona causa aumento paradoxal tanto na UCCR como no cortisol plasmático.

O hipercortisolismo devido a tumor adrenocortical pode ser diferenciado das formas não suprimíveis do hipercortisolismo dependente da hipófise pela mensuração do ACTH plasmático (Capítulo 4.3.1). Além disso, um tumor adrenocortical com frequência é facilmente detectado por ultrassonografia. Em consequência, é prática comum em casos de hiper-

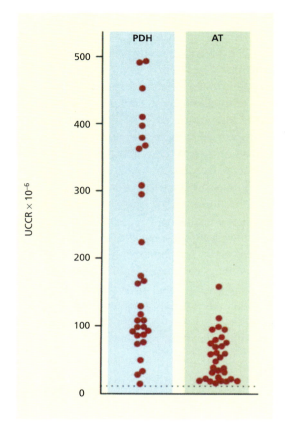

Figura 4.49 – Relações corticoide:creatinina urinárias (UCCR) basais em cães com hipercortisolismo e resistência à supressão destes valores (< 50% de supressão) por três administrações, a cada 8 h, de 0,1 mg de dexametasona/kg de peso corporal. Os diagnósticos de hipercortisolismo dependente da hipófise (PDH) e tumor adrenocortical (AT) foram baseados nas medidas de ACTH plasmático e visualização das suprarrenais. Repare que, em vários casos de AT, as UCCR estavam apenas moderadamente elevadas e que as proporções mais altas foram encontradas em cães com PDH.

cortisolismo não suprimível medir o ACTH no plasma e executar a ultrassonografia das suprarrenais. Se for encontrado um tumor adrenocortical é ainda útil ter as medidas de ACTH, porque o ACTH plasmático deve estar baixo e, se não estiver, estão justificados estudos adicionais para determinar se existe também hipercortisolismo dependente da hipófise[239].

Os procedimentos preferidos para a visualização das suprarrenais são imagem por ressonância magnética (MRI) e tomografia computadorizada (TC) (Figura 4.50)[240]. A ultrassonografia é menos cara, requer menos tempo e não necessita de anestesia e, por isso, é frequentemente utilizada primeiro, mesmo sendo mais difícil de executar e de interpretar do que TC ou MRI. Ela fornece uma boa estimativa do tamanho do tumor e pode revelar informações sobre sua expansão (Figura 4.51)[224,241]. Algumas vezes, com a ultrassonografia, é difícil distinguir hiperplasia macronodular de tumor adrenocortical; por isso, TC ou MRI pode também ser necessária. Qualquer que seja o método utilizado, os achados devem ser interpretados em conjunto com aqueles dos estudos bioquímicos[242], isto é, ACTH plasmático basal e, se necessário, um teste de estimulação de CRH (Capítulo 12.1.1).

Quando a presença de um tumor adrenocortical tiver sido confirmada, deve ser considerada a possibilidade de metástases distantes. Durante a ultrassonografia para identificação das suprarrenais, o fígado deve também ser examinado para metástases. Se possíveis metástases forem encontradas, pode ser realizada a biopsia guiada por ultrassom. Para excluir metástases nos pulmões, devem ser realizadas radiografias torácicas ou varredura do tórax por TC.

Tratamento

O tratamento tem dois objetivos: remoção do tumor adrenocortical e contenção do hipercortisolismo. Quando o diagnóstico por imagem não tiver revelado metástases e seja provável a existência de um tumor unilateral ressecável, ele deve ser removido por cirurgia. A remoção bem-sucedida da suprarrenal afetada resultará em recuperação completa, sem necessidade de medicação vitalícia. A suprarrenalectomia pode ser executada via celiotomia na linha média ventral, com extensão paracostal da incisão, quando necessário, ou por via de acesso paracostal[147,243-246]. Em seres humanos, a suprarrenalectomia é atualmente executada por laparoscopia, com morbidade e mortalidade perioperatória mais baixas do que por cirurgia aberta transabdominal[247]. A suprarrenalectomia laparoscópica pode também tornar-se o procedimento cirúrgico de escolha na medicina veterinária[248], mas a maioria dos cirurgiões ainda prefere o acesso transabdominal, porque permite exposição máxima do tumor e dos vasos sanguíneos e, especialmente, de trombos do tumor na veia cava caudal, minimizando, deste modo, a probabilidade de transbordamento do tumor.

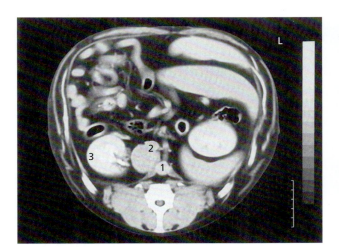

Figura 4.50 – Imagem de tomografia computadorizada com contraste realçado do abdome de cão macho da raça Pastor Alemão, com 9 anos de idade e massa bem delimitada entre a aorta (1), a veia cava caudal (2) e o rim direito (3), consistente com tumor de suprarrenal.

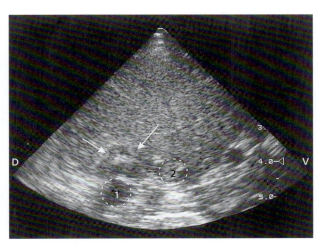

Figura 4.51 – Ultrassonografia transversal da região intercostal lateral direita, imediatamente cranial ao rim direito, de cão da raça Poodle miniatura, com 8 anos de idade (D = dorsal; V = ventral). Um tumor adrenocortical pode ser visualizado (setas) lateralmente à aorta (1) e dorsalmente à veia cava caudal (2). A luz da veia cava caudal está ecogênica devido à presença de um trombo do tumor.

Por causa da atrofia do tecido adrenocortical não tumoral devido ao excesso de glicocorticoide de longa duração, a substituição de glicocorticoide é necessária inicialmente. No momento da anestesia, quando for iniciada a administração intravenosa fluidos, são adicionados ao primeiro frasco 5 mg de hidrocortisona/kg de peso corporal, para administração por um período de 6 h. Subsequentemente, é administrado subcutaneamente 0,5 mg de hidrocortisona/kg, com intervalos de 6 h, até que a medicação oral seja possível (Capítulo 13.2.1). Esta consistirá de 1 mg de acetato de cortisona/kg de peso corporal, 2 vezes/dia, e será gradualmente reduzida e encerrada 6 a 8 semanas após a cirurgia[147]. Após a suprarrenalectomia bilateral é necessária a substituição vitalícia de glicocorticoide e mineralocorticoide, de acordo com o protocolo de tratamento para hipoadrenocorticismo primário (Capítulo 4.2.1).

O hipercortisolismo devido a tumor adrenocortical pode também ser tratado medicinalmente. As drogas para esta finalidade são classificadas como adrenocorticolíticas ou adrenocorticostáticas. As drogas adrenocorticolíticas destroem as células adrenocorticais e, deste modo, reduzem a síntese de esteroides, enquanto as drogas adrenocorticostáticas interferem na esteroidogênese sem danificar as células.

A administração da droga adrenocorticolítica o,p'-DDD é frequentemente o tratamento de escolha em cães cujo tecido tumoral não pode ser totalmente removido cirurgicamente ou quando a doença recorre após suprarrenalectomia. Também é usada em casos de tumor adrenocortical com metástases. Por causa do potencial para efeitos tóxicos da o,p'-DDD, tanto em seres humanos como em animais, devem ser fornecidas ao proprietário informações meticulosas sobre como responder a estes efeitos e reconhecê-los. De preferência não se deve utilizar o,p'-DDD em família na qual exista mulher grávida ou criança pequena. Apesar de o hipercortisolismo por si, devido a tumor adrenocortical, poder ser tratado com sucesso pela destruição seletiva (Capítulo 4.3.1)[249], o objetivo do tratamento com o,p'-DDD deveria ser a destruição completa de todas as células adrenocorticais, seguida de terapia de substituição para a insuficiência adrenocortical induzida. O protocolo de tratamento para a destruição adrenocortical completa consiste na administração oral, por 25 dias, de 50 a 75 mg de o,p'-DDD/kg de

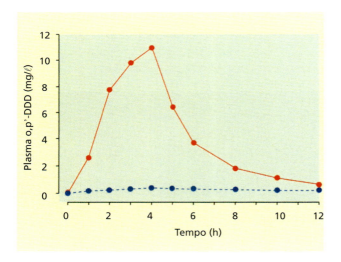

Figura 4.52 – Concentrações médias de o,p'-DDD no plasma de seis cães, aos quais a droga foi administrada como comprimidos intactos, sem comida (*linha azul*) e com a comida (*linha vermelha*). A disponibilidade sistêmica desta droga lipofílica é muito pobre quando os comprimidos são administrados sem comida, mas a comida comum de cães parece conter gordura suficiente para facilitar a boa absorção.

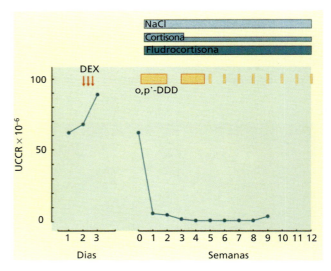

Figura 4.53 – Relação corticoide:creatinina urinária (UCCR) em cadela sem raça definida, com 11 anos de idade e pesando 24,8 kg. À esquerda estão os valores de 2 dias de controle e após três doses orais de 0,1 mg/kg de dexametasona (DEX). O tratamento com 500 mg de o,p'-DDD, 3 vezes/dia, foi monitorado por mensurações semanais da UCCR após a cortisona e a fludrocortisona terem sido omitidas na noite anterior. O tratamento foi interrompido por alguns dias por causa da inapetência do cão e foi, então, restabelecido, 1 vez/semana, por 3 meses. Dois anos após o início da terapia com o,p'-DDD, não existiam sinais de recorrência do hipercortisolismo.

peso corporal, por dia[191]. Em cães com baixo peso corporal, podem ser necessárias doses de o,p'-DDD de até 100 mg/kg, por dia, para a destruição completa. Nos primeiros 5 dias, o,p'-DDD é administrado diariamente e, a partir daí, em dias alternados. A dose diária é dividida em três ou quatro porções e administrada com a comida (Figura 4.52). No terceiro dia é iniciada a terapia de substituição, com acetato de cortisona (2 mg/kg, por dia), acetato de fludrocortisona (0,0125 mg/kg, por dia) e cloreto de sódio (0,1 g/kg, por dia), todos divididos em pelo menos duas porções. Se, por alguma razão, o cão não puder tomar ou reter os comprimidos e o sal por duas vezes seguidas, devem ser iniciados os medicamentos injetáveis (Capítulo 13.2.1). As instruções por escrito para o proprietário são apresentadas ao final do Capítulo 13.

Após 25 dias de administração de o,p'-DDD é realizado um exame de seguimento. A dose de cortisona é reduzida para 0,5 a 1 mg/kg por dia, mas é sempre dobrada por 1 ou 2 dias no evento de anestesia, estresse físico grave ou ferimento. A destruição adrenocortical completa resulta em UCCR muito baixa em amostras matinais de urina, coletadas após supressão da administração de cortisona e fludrocortisona na noite anterior. As doses de fludrocortisona e de sal são ajustadas por mensurações do sódio e do potássio no plasma (ver também o Capítulo 4.2.1). Então, o o,p'-DDD prossegue por pelo menos 3 meses na mesma dosagem, 1 vez/semana (Figura 4.53).

A aquiescência do proprietário é essencial para o sucesso da quimioterapia com o,p'-DDD. Durante o primeiro mês, o proprietário relata pelo menos 1 vez/semana e sempre que surgirem dúvidas ou problemas. O proprietário é também instruído muito claramente para interromper o o,p'-DDD se ocorrer inapetência parcial ou completa, mas, com igual ênfase, para continuar a substituição do hormônio adrenocortical e contatar o veterinário, o qual poderá aumentar temporariamente a substituição da cortisona. Se a perda de apetite for ignorada e o o,p'-DDD continuado, o cão pode começar a vomitar, recusar a terapia de substituição e desenvolver uma crise hipoadrenocorticoide. Entretanto, com boas instruções, isto é raro e, geralmente, a administração de o,p'-DDD pode ser retomada após poucos dias, sem mais problemas.

Apesar deste tratamento com o,p'-DDD, existem recorrências que motivam o proprietário a contatar o veterinário, pois o apetite e a ingestão de água aumentaram. Suspender a substituição de cortisona pode melhorar os sintomas temporariamente, mas a possível recorrência deve ser investigada, repetindo-se as mensurações de UCCR. São coletadas duas amostras de urina matinal com intervalo de 4 a 5 dias de cada vez, omitindo cortisona e fludrocortisona na noite anterior. As UCCR que excedem o limite superior do intervalo de referência indicam excesso de glicocorticoide e o o,p'-DDD é novamente administrado diariamente por 25 dias e, então, 1 vez/semana, por pelo menos meio ano ou mesmo por toda a vida.

Se a suprarrenalectomia ou a destruição adrenocortical com o,p'-DDD não forem opções, pode ser usada a droga adrenocorticostática trilostano. Ela foi utilizada com sucesso em cão com hipercortisolismo devido a tumor adrenocortical funcional[206], e pode também ser usada como tratamento paliativo no caso de metástases de um tumor adrenocortical funcional[207].

Prognóstico

O prognóstico é excelente após a ressecção cirúrgica completa de um tumor adrenocortical que não tenha metástases. Isto é válido tanto para tumores bilaterais como para tumores unilaterais, apesar de a terapia de manutenção para o hipoadrenocorticismo induzido ser necessária após a ressecção bilateral das suprarrenais. Cães com tumor adrenocortical não ressecável ou com recorrência após a ressecção podem ser tratados como o,p'-DDD, de acordo com o planejamento descrito anteriormente. Isto frequentemente leva à remissão completa e permanente do hipercortisolismo (Figura 4.53) e os exames com ultrassom podem mostrar que o tumor diminuiu consideravelmente de tamanho[250]. Até mesmo metástases nos pulmões podem desaparecer (Figura 4.54).

4.3.3 Hipersecreção de hormônios sexuais por tumor adrenocortical

Tumores adrenocorticais podem produzir vários outros hormônios além de cortisol e aldosterona. Isto é mais pronunciado nos furões (*ferrets*) de estimação castrados, nos quais a secreção excessiva de hormônios sexuais por tumores adrenocorticais, uni ou bilaterais, é a forma mais comum de hiperadrenocorticismo. As concentrações plasmáticas de cortisol e ACTH em geral não são afetadas[251]. Nesta espécie, o tecido adrenocortical neoplásico expressa receptores de LH funcionais. A ativação desses receptores pelas altas concentrações plasmáticas de LH devido

142 Suprarrenais (Adrenais)

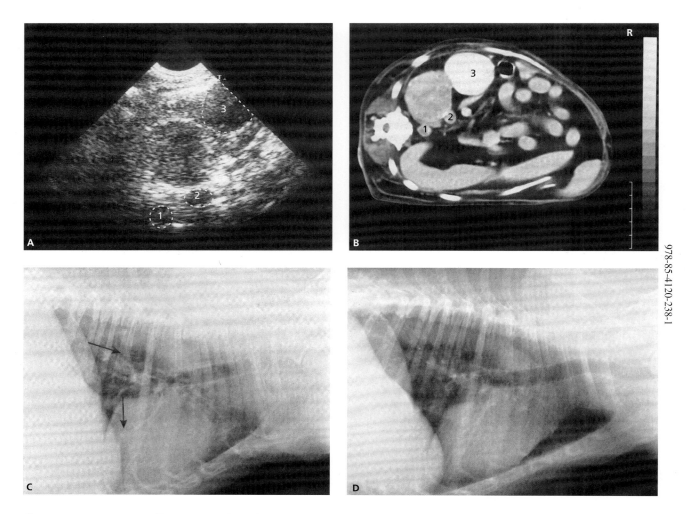

Figura 4.54 – Imagens diagnósticas de cadela castrada da raça Pinscher miniatura, com dez anos de idade e pesando 8 kg, com hipercortisolismo devido a um tumor do córtex da suprarrenal direita. A ultrassonografia abdominal (*A*) pode ser comparada com a imagem de tomografia computadorizada (*B*) em decúbito lateral. Um grande tumor da suprarrenal direita aparece entre a aorta (1), a veia cava caudal (2) e o rim direito (3). Um ano após a remoção cirúrgica do tumor, no qual havia expansão microscópica para vasos sanguíneos, o hipercortisolismo recorreu. A radiografia expiratória do tórax desta cadela obesa (*C*) revelou várias densidades nodulares (*setas*), consistentes com metástases pulmonares. Foram administrados 125 mg de o,p'-DDD, 4 vezes/dia, por 35 dias, e foi iniciada a reposição de corticosteroide. A administração de o,p'-DDD continuou, 1 vez/semana, por 1,5 anos e, 2 anos após o início do o,p'-DDD, não havia evidência de recorrência de hipercortisolismo ou metástases pulmonares (*D*).

à castração causa secreção excessiva de androstenediona, 17α-hidroxiprogesterona e/ou estradiol, resultando em inchaço vulvar em fêmeas de furão castradas, recorrência de comportamento sexual em machos de furão castrados e alopecia simétrica[252].

A secreção aumentada de progesterona ou de outros hormônios sexuais por tumor adrenocortical não secretor de cortisol foi relatada também em gatos[253-257] e cães[231,232], mas parece ser rara nestas espécies. Um tumor adrenocortical secretor de hormônios esteroides sexuais deve ser considerado em casos de animais castrados com alterações físicas e comportamento sexual recentemente desenvolvido,

tais como borrifos de urina e agressão em gatos machos castrados. O gato macho castrado desenvolve espinhos no pênis (Figura 8.5) e a fêmea castrada desenvolve hiperplasia da vulva. A hipersecreção de progesterona por um carcinoma adrenocortical bem diferenciado em gato macho da raça Himalaia, castrado, foi associada à alopecia bilateral[253]. O teste endócrino pode revelar concentrações plasmáticas elevadas de androstenediona, testosterona, estradiol, 17-hidroxiprogesterona e/ou progesterona, e estes valores podem aumentar após estimulação com ACTH[231]. Informações sobre o tamanho do tumor, sua expansão e a presença de metástases podem ser obtidas por ultrassonografia, TC ou MRI (Capítulo 4.3.2).

A suprarrenalectomia é o tratamento de escolha e geralmente resulta na resolução das manifestações clínicas, incluindo a regressão dos espinhos penianos.

4.3.4 Síndrome de hormônio adrenocorticotrófico ectópico

Em cerca de 15% dos seres humanos com síndrome de Cushing, o excesso de glicocorticoide é o resultado de secreção de ACTH por tumores não hipofisários. Estes são frequentemente tumores malignos originados de células do sistema neuroendócrino difuso (Capítulo 10.1) e incluem tumores tímicos, pancreáticos e gastrintestinais. Eles podem ser pequenos e, por isso, difíceis de localizar. A concentração plasmática de ACTH e as taxas de secreção de cortisol podem estar extremamente altas. Consequentemente, as manifestações clínicas podem ser muito pronunciadas, incluindo hipopotassemia devido ao grave excesso de cortisol, que excede a capacidade da 11β-HSD2 (Capítulo 4.1.6)[258].

Esta condição foi documentada em cão da raça Pastor Alemão, com 8 anos de idade. As UCCR (236 e 350×10^{-6}) e concentrações plasmáticas de ACTH (159 e 188 ng/ℓ) estavam muito altas e não suprimíveis com dexametasona. Estes achados foram inicialmente interpretados como sendo consistentes com hipercortisolismo dependente da hipófise. Entretanto, o exame histológico do tecido removido por hipofisectomia transesfenoidal não revelou adenoma. As manifestações clínicas exacerbaram-se, incluindo hipopotassemia grave (2,2 mmol/ℓ). Tanto a UCCR (1.518 e 2.176×10^{-6}) quanto o ACTH plasmático (281 ng/ℓ) aumentaram mais ainda. A TC do abdome revelou um tumor na região do pâncreas e a laparotomia revelou um nódulo com 5 mm no pâncreas, uma metástase com 3 cm em um nódulo linfático adjacente e metástases no fígado. Foram executadas a pancreatectomia parcial e a extirpação do nódulo linfático, e o exame histológico revelou um tumor neuroendócrino com metástase no nódulo linfático. A segunda intervenção cirúrgica não alterou o curso da doença, provavelmente por causa de tecido tumoral metastático adicional, o qual não foi descoberto. Apesar disso, o cão ficou bem por mais de 2 anos, em tratamento com trilostano[259].

Assim, a secreção ectópica de ACTH deve ser suspeitada quando há hipercortisolismo muito grave e concentrações plasmáticas de ACTH altamente elevadas, não suprimíveis com doses altas de dexametasona e ausência de tumor de hipófise demonstrável. O diagnóstico por imagem pode revelar tumor neuroendócrino. A condição pode não ser extremamente rara, uma vez que houve mais dois relatos de casos diferentes, nos quais este diagnóstico foi proposto. Em outro cão da raça Pastor Alemão, um carcinoide hepático primário foi tido como responsável pelo grave hipercortisolismo com hipopotassemia persistente[260]. Em um cão da raça Dachshund com hipopotassemia foi considerado um microadenoma extra-hipofisário produtor de ACTH, mas não foi encontrado nenhum tumor e havia alguma supressão da concentração de cortisol plasmático no LDDST[261].

4.3.5 Excesso de glicocorticoide dependente de comida

Além da secreção autônoma de cortisol por tumores adrenocorticais (Capítulo 4.3.2), o hipercortisolismo independente de ACTH pode ser decorrente da expressão de receptores hormonais ectópicos ou eutópicos hiperativos. Na espécie humana foram descritos vários receptores ligados à membrana adrenocortical, funcionalmente acoplados com esteroidogênese, incluindo o polipeptídio inibidor gástrico (GIP, *gastric inhibitory polypeptide*), catecolamina, vasopressina, serotonina e receptores de LH[262,263]. Como mencionado no Capítulo 4.3.3, receptores de LH ativados em células de tumor adrenocortical em furões causam secreção excessiva de androstenediona, 17α-hidroxiprogesterona e/ou estradiol[252] (Capítulo 4.3.3) e, em casos excepcionais, também causam hipercortisolismo[264].

O hipercortisolismo dependente de comida, presumivelmente devido à expressão adrenocortical de receptores GIP funcionais, foi recentemente relatado em um cão da raça Vizsla, com 6 anos de idade[265]. Neste cão, com manifestações clínicas de hipercortisolismo e UCCR ligeiramente elevadas, as concentrações plasmáticas de ACTH, basal e estimuladas por CRH, estavam baixas, mas o diagnóstico por imagem não revelou tumor adrenocortical. A ingestão de uma refeição resultou em aumento significativo na concentração plasmática de cortisol e da UCCR. De acordo com o critério diagnóstico para hipercortisolismo dependente de comida na espécie humana[262,266], a administração de 3 μg de octreotida por kg de peso corporal evitou completamente a hipercortisolemia induzida por comida. O cão foi tratado com sucesso com trilostano, administrado 2 h antes das refeições.

4.3.6 Hipercorticismo iatrogênico e hipoadrenocorticismo secundário iatrogênico

Alterações na estrutura química dos glicocorticoides resultaram em compostos sintéticos com atividade de glicocorticoide maior do que aquela dos hormônios naturais cortisol, cortisona e corticosterona (Figura 4.55). A atividade de glicocorticoide aumentada é devido ao aumento da afinidade por GR e da depuração plasmática demorada do hormônio, o que aumenta a exposição do tecido. Além disso, a formulação farmacêutica de preparados injetáveis tem seu papel. Suspensões microcristalinas esterificadas são absorvidas vagarosamente do local subcutâneo ou intramuscular da injeção. Muitos destes glicocorticoides sintéticos têm efeito negligível de mineralocorticoide e, por isso, não resultam em retenção de sódio e hipopotassemia (Tabela 4.4).

A duração da ação de um glicocorticoide não é determinada apenas pela sua presença na circulação. A ligação com uma proteína receptora (Capítulo 4.1.5) produz um complexo glicocorticoide-receptor que modifica o processo de transcrição do DNA, alterando, deste modo – via tradução do RNA –, a taxa de síntese de proteínas específicas. Com esta modificação da expressão fenotípica da informação genética, o glicocorticoide pode continuar a exercer efeito após ter desaparecido da circulação[267].

Para a atividade de glicocorticoide é necessária a hidroxilação no C-11 (Figuras 4.2 e 4.3). A cortisona e a prednisona são 11-cetocompostos (Figura 4.56) e, portanto, devem ser convertidas em corti-

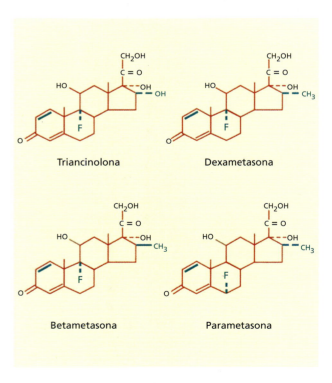

Figura 4.55 – Estruturas dos glicocorticoides comumente utilizadas. As modificações químicas introduzidas para reforçar a atividade do glicocorticoide são mostradas *em verde*.

Tabela 4.4 – Ações das preparações de glicocorticoides comumente usadas (a potência de glicocorticoide do cortisol é fixada em 1, para comparação)

Nome e duração da ação	Potência de glicocorticoide	Atividade de mineralocorticoide
Curta duração		
Cortisol (hidrocortisona)	1	Sim
Cortisona	0,8	Sim
Prednisona	4	Não
Prednisolona	4	Não
Duração intermediária		
Metilprednisolona	5	Não
Triancinolona	5	Não
Longa duração		
Betametasona	25	Não
Dexametasona	30	Não

sol e prednisolona, respectivamente, para a atividade de glicocorticoide. Esta conversão pela 11β-HSD1 ocorre predominantemente no fígado (Figura 4.13) e é apenas moderadamente prejudicada por doença do fígado. Assim, a prednisolona aplicada topicamente é efetiva, mas a prednisona aplicada topicamente não é. Cortisona e prednisona podem ser usadas em terapia sistêmica, mas não em tópica. Todas as preparações de glicocorticoides comercializadas para uso tópico são compostos 11β-hidroxila, o que previne a necessidade de biotransformação[267].

4.3.6.1 Glicocorticoides como agentes farmacológicos

Os glicocorticoides são usados para a substituição na insuficiência adrenocortical (Capítulo 4.2.1) e para diagnóstico e diagnóstico diferencial de hipercortisolismo (Capítulo 4.3). Entretanto, isto constitui apenas uma pequena parte de sua aplicação na prática da medicina, em que são amplamente usados para o tratamento de várias doenças alérgicas, autoimunes, inflamatórias e neoplásicas.

Não há um mecanismo de ação simples subjacente aos muitos efeitos de glicocorticoides nas respostas inflamatória e imunológica. Foram identificadas muitas centenas de genes que respondem a glicocorticoides (Capítulo 4.1.5). Dois fatores de transcrição em especial parecem ser importantes na mediação dos efeitos anti-inflamatórios de glicocorticoides. O ativador de proteína 1 (AP-1) é um fator de transcrição pró-inflamatório induzido por citocinas. O complexo GR-ligando pode evitar a interação com AP-1, mediando, deste modo, efeitos inibidores de glicocorticoides. De maneira semelhante, existe antagonismo funcional entre o GR e o fator nuclear κB (NF-κB, *nuclear factor kappa B*). O NF-κB é um fator de transcrição amplamente expresso, que ativa uma série de genes envolvidos no desenvolvimento dos linfócitos, na resposta inflamatória, nas defesas do hospedeiro e na apoptose[54].

4.3.6.2 Hipercorticismo iatrogênico

Como no hipercortisolismo espontâneo, o desenvolvimento de sinais e sintomas de excesso de glicocorticoide depende da gravidade e duração da exposição. Os efeitos variam em diferentes animais e inicialmente parecem ser menos pronunciados nos

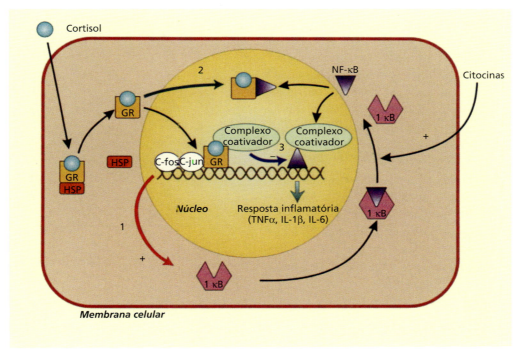

Figura 4.56 – A ação anti-inflamatória de glicocorticoide. O cortisol liga-se ao receptor citoplasmático de glicocorticoide (GR). Alterações conformacionais no complexo receptor-ligando resultam na dissociação de proteínas de choque térmico (HSP) e migração para o núcleo. Lá, ele se liga a elementos específicos de resposta de glicocorticoide, em associação com a proteína ativadora-1 (AP-1), que incluem c-fos e c-jun. Os efeitos anti-inflamatórios dos glicocorticoides são mediados por meio (1) da indução da proteína inibidora 1 κB, que se liga e inativa o fator de transcrição NF-κB; (2) ligação do complexo GR-glicocorticoide ao NF-κB, evitando, assim, o início de um processo inflamatório; e (3) competição de GR e NF-κB por coativadores com disponibilidade limitada (modificado de Stewart, 2008)[54].

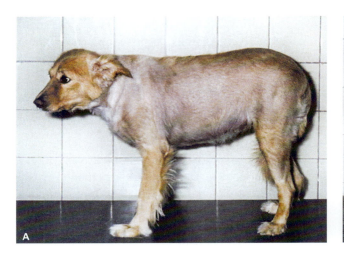
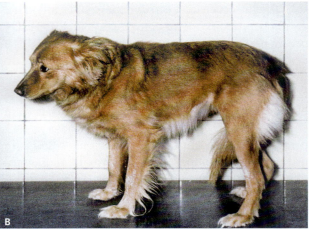

Figura 4.57 – (A) Cadela sem raça definida, com 3 anos de idade, que foi tratada por 6 meses com injeções de 9F, 16-metilprednisolona e 6-metilprednisolona para prurido devido a uma infestação por pulgas subestimada. Notar a obesidade e a pelagem fina. (B) Com tratamento antiparasítico e retirada dos corticosteroides, a cadela recuperou sua forma normal e sua pelagem grossa.

gatos. Em dias, após o início da administração de glicocorticoide, desenvolvem-se poliúria/polidipsia e polifagia. Após várias semanas de terapia com glicocorticoide, desenvolvem-se as alterações físicas clássicas, como obesidade central, fraqueza muscular e atrofia de pele (Figura 4.57).

Os efeitos colaterais da terapia com glicocorticoide não se restringem às manifestações de excesso de glicocorticoide, que podem incluir diabetes melito[268,269]. A supressão da resposta imunológica pode precipitar infecções fatais[270]. Além disso, há risco aumentado de complicações como pancreatite e hemorragia gastrintestinal, ulceração e perfuração[271].

4.3.6.3 Hipoadrenocorticismo secundário iatrogênico

A aplicação sistêmica ou tópica de corticosteroides causa a supressão imediata e sustentada do eixo hipotalâmico-hipofisário-adrenocortical (Capítulo 4.2.2)[272-274]. Dependendo da dose, da continuação, da duração e da preparação ou formulação, esta supressão pode continuar por semanas ou meses após a interrupção da administração do corticoide (Figura 4.58)[275].

Um animal pode parecer saudável durante a terapia com corticosteroide, mas, apesar disso, ele perde a capacidade de aumentar suficientemente a secreção de cortisol em resposta ao estresse. Se estressado, ele pode desenvolver sinais de insuficiência adrenocortical aguda, tais como hipotensão, fraqueza, anorexia e vômitos. Ele pode não se recuperar de cirurgia sem suplementação adicional de glicocorticoide. Uma supressão duradoura do sistema

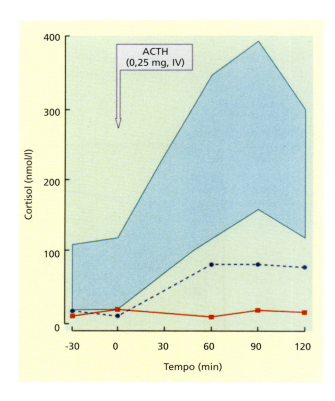

Figura 4.58 – Resultados dos testes de estimulação com ACTH em uma população-referência de cães (área azul) e na cadela da Figura 4.57 em primeira admissão (linha vermelha) e 3 semanas após a interrupção do prolongado tratamento com glicocorticoide (linha azul). IV = intravenoso.

hipotalâmico-hipofisário-adrenocortical semelhante ocorre em cães tratados com progestinas[276]. Também em gatos, nos quais as progestinas são usadas

Suprarrenais (Adrenais) **147**

4

no tratamento de várias doenças dermatológicas e de comportamento, a afinidade do GR por estes compostos pode causar supressão semelhante do sistema hipofisário-adrenocortical[277].

Durante o tratamento prolongado com glicocorticoide, não são necessários testes da função de reserva hipófise-adrenocortical (Capítulos 4.2.2, 1.2.4.1 e Figura 4.58). O teste é indicado quando a administração de corticoide foi reduzida para os níveis de reposição ou foi interrompida, e a recuperação da integridade do sistema é questionável. Isto se aplica especificamente a animais que necessitam de um aumento na dose de corticosteroide para cobrir eventos estressantes, como anestesia geral e cirurgia. Quando o hipoadrenocorticismo secundário é esperado, ou foi demonstrado, e o animal está em risco, deve ser administrado um glicocorticoide em dose quatro vezes maior do que a dose de manutenção (Capítulo 4.2.1), isto é, 1 mg de cortisona/kg de peso corporal, 4 vezes/dia, ou dose equivalente de outro glicocorticoide (Tabela 4.4).

4.3.6.4 Retirada de glicocorticoides

A interrupção da terapia com glicocorticoide pode não só resultar na exacerbação da doença que está sendo tratada, como também em sintomas e sinais da síndrome da retirada de corticosteroide. Como mencionado anteriormente, o paciente pode até desenvolver insuficiência adrenocortical secundária.

As características principais da retirada de glicocorticoides são anorexia, letargia e perda de peso. A letargia pode ser o resultado daquilo que os seres humanos experimentam em decorrência da retirada de glicocorticoide: mialgia, artralgia, dor de cabeça e hipotensão postural. Estes sintomas ocorrem em pacientes nos quais a dose foi diminuída para uma dose normal de manutenção de glicocorticoide e em decorrência da repentina cessação de inibição da produção de prostaglandina induzida por glicocorticoide. Muitas das características da síndrome da retirada de corticosteroide podem ser produzidas por prostaglandinas[267].

A dose deve, portanto, ser reduzida gradualmente, como na transição de hipercortisolismo espontâneo para normocortisolismo (Capítulo 4.3.2), na qual, inicialmente, pelo menos o dobro da dose de manutenção é ministrada. A recuperação da função hipófise-adrenocortical não é promovida pela administração de ACTH. Não é a secreção de ACTH, mas sim a estimulação hipotalâmica-hipofiseotrófica que, por fim, se recupera, e a administração de ACTH apenas irá retardar esta recuperação e a das células corticotróficas da hipófise[278].

4.3.6.5 Terapia de glicocorticoide em dias alternados

Na terapia de glicocorticoide em dias alternados, um glicocorticoide de curta duração (prednisona ou prednisolona) é administrado a cada 48 h. O objetivo é manter os benefícios terapêuticos enquanto minimizam-se os efeitos adversos. Assim, ela é uma tentativa de prevenir o desenvolvimento da síndrome de Cushing e o hipoadrenocorticismo secundário. Apesar de não ser sabido se a administração em dias alternados indiscutivelmente produz uma melhor proporção total risco:benefício do que uma dose diária, é prática comum usar o programa planejamento de dias alternados quando os glicocorticoides são administrados por um longo período.

Para induzir a remissão de um processo inflamatório fulminante autoimune ou imunomediado, o tratamento inicia-se pela administração do glicocorticoide, 1 vez/dia. Quando houver sinais de melhora, é feita uma tentativa para reduzir a dose. O seguinte esquema é um exemplo para a administração oral de prednisolona:

- Dias 1 a 3: 2 a 4 mg/kg, 1 vez/dia.
- Dias 4 a 6: 1 a 2 mg/kg, 1 vez/dia.
- Dias 7 a 14: 1 a 2 mg/kg, em dias alternados.

Se não houver exacerbação da doença, a dose é diminuída mais ainda em intervalos semanais. Geralmente, a dose final não pode ser menor que cerca de 0,5 mg/kg, a cada 48 h. Em algumas doenças pode ser necessário administrar temporariamente uma dose mais alta ou mesmo retornar às doses completas diárias.

4.4 Excesso de mineralocorticoide

A redução do volume efetivo de sangue arterial ativa o sistema renina-angiotensina (RAS), o que, por sua vez, estimula a síntese constante de aldosterona. As condições em que isto ocorre incluem doenças edematosas crônicas, tais como insuficiência cardíaca e hipoproteinemia devido à cirrose hepática, síndrome nefrótica e enteropatia com perda proteica. Apesar dos altos níveis de renina e angiotensina e da concentração plasmática de aldosterona secundariamente aumentada, o volume de fluido permanece reduzido e a pressão sanguínea é baixa-normal. O efeito da aldosterona pode ser bloqueado pela administração de espironolactona, um esteroide não mineralocorticoide que compete diretamente com a aldosterona pela ligação ao receptor de mineralocorticoide.

Este mecanismo fisiopatológico, que é ativado em resposta à hipovolemia, é chamado de **hiperaldosteronismo secundário**, isto é, hiperaldosteronismo com renina alta. No excesso de mineralocorticoide primário ocorre hiperaldosteronismo com renina baixa, devido à hipersecreção autônoma de aldosterona por suprarrenais com ou sem tumor.

4.4.1 Excesso de mineralocorticoide primário

Em cães e gatos, a ativação excessiva dos receptores de mineralocorticoides pode ser o resultado da hipersecreção de aldosterona por um tumor adrenocortical. Em gatos foi também descrito o hiperaldosteronismo devido à hipersecreção adrenocortical não tumoral. Além disso, foram descritos em cães e gatos tumores adrenocorticais que secretam o mineralocorticoide desoxicorticosterona (DOC).

Há dois casos relatados de hiperaldosteronismo primário em cães, um com um pequeno aldosteronoma (Figura 4.59) e outro com um grande carcinoma adrenocortical e metástases hepáticas[279,280]. A ocorrência de hiperaldosteronismo primário foi também referida em três outros cães, um com um adenoma e dois com adenocarcinomas[281]. Em outro cão, sintomas e sinais que podem ser compatíveis com hiperaldosteronismo primário foram atribuídos à hiperplasia adrenocortical bilateral[282]. Níveis elevados de DOC suprimem a aldosterona e a renina plasmáticas, como observado em cão com hipersecreção de DOC por carcinoma adrenocortical[283]. Em todos os casos relatados, os cães com características físicas e bioquímicas de excesso de glicocorticoide e mineralocorticoide apresentavam carcinoma adrenocortical[284-286].

O hiperaldosteronismo primário parece ser menos raro nos gatos do que nos cães. Cerca de vinte casos foram relatados, nos quais a doença era decorrente de tumores adrenocorticais, geralmente unilaterais e com vários graus de malignidade, indo de adenomas bem encapsulados até carcinomas com crescimento para a veia cava caudal e metástases distantes[287-291]. Podem estar elevados não apenas a aldosterona plasmática, como também alguns dos precursores, como a progesterona[292]. Além dos casos devidos a tumor adrenocortical, houve um relato de onze gatos com hiperaldosteronismo primário "idiopático", causado por hiperplasia adrenocortical bilateral (Figura 4.60)[293].

Manifestações clínicas

Como mencionado no Capítulo 4.1.6, o excesso de mineralocorticoide causa duas anomalias: (1) aumento da retenção de sódio e (2) aumento da excreção de potássio. A retenção de sódio inicial é seguida por natriurese, assim o equilíbrio de sódio é restabelecido e não se desenvolve o edema. Isto é chamado de "fenômeno de escape", que significa o escape nos túbulos renais da ação retentora de sódio da aldosterona. Os peptídios natriuréticos (Capítulo 10.2) têm papel importante neste fenômeno[294,295].

Apesar disso, o excesso de mineralocorticoide tende a estar associado à expansão extracelular de fluido, hipertensão e aumento da frequência cardíaca[296]. Isto provavelmente é, em parte, responsável pelos principais sinais de apresentação do hiperaldosteronismo em cães: poliúria e polidipsia. No hiperaldosteronismo canino, a liberação de vasopressina que se segue a um estímulo osmótico é demorada e existe resistência à ação da vasopressina (Figuras 2.34 e 2.36), semelhante àquela do hipercortisolismo (Capítulos 2.3.2, 4.3).

O esgotamento progressivo de potássio e o desenvolvimento da hipocalcemia afetam vários sistemas de órgãos, mas tornam-se especialmente visíveis no sistema neuromuscular, porque afetam a polarização das membranas dos nervos e dos músculos. Com concentrações plasmáticas de potássio em torno de 2,5 mmol/ℓ, é provável que ocorra fraqueza muscular, e com hipopotassemia mais grave pode desenvolver-se paralisia arreflexiva.

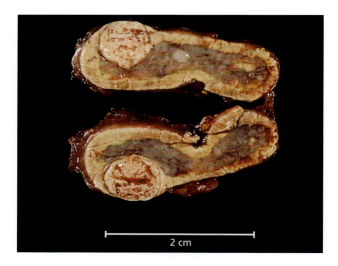

Figura 4.59 – Seção longitudinal da suprarrenal esquerda de cão macho castrado da raça German Shorthaired Pointer, com dez anos de idade e hiperaldosteronismo primário. Na terminação cranial (esquerda) há um aldosteronoma com cerca de 7 mm de diâmetro[279].

Suprarrenais (Adrenais) **149**

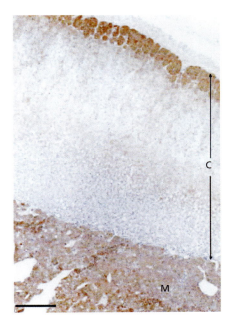 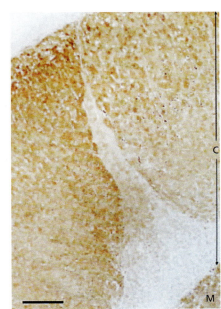

Figura 4.60 – Cortes histológicos de suprarrenais coradas com enolase neurônio-específica (NSE). No gato saudável (à *esquerda*), a coloração do córtex (C) está confinada à zona glomerulosa, com apenas leve coloração da parte exterior da zona fasciculada. No gato com hiperaldosteronismo primário (à *direita*), o córtex consiste em múltiplos nódulos hiperplásicos, que se coram positivamente com NSE. A coloração da medula da suprarrenal (M) é semelhante nos dois cortes. Bar = 200 μm.

O excesso de mineralocorticoide nos gatos, bem como nos cães, ocorre na idade adulta ou na velhice. Os principais sintomas são alterações na função neuromuscular. Gatos afetados têm episódios de fraqueza e uma característica de ventroflexão do pescoço, que, em alguns casos, leva à paresia flácida com hiporreflexia e hipotonia muscular. Em outros gatos, as características físicas de apresentação estão dominadas por sinais de hipertensão arterial, isto é, perda de visão devido a descolamento de retina e hemorragias retinais e intravitreais.

O achado laboratorial de rotina mais consistente é a hipopotassemia. O excesso de mineralocorticoide também favorece o aumento da secreção de ácidos por vários mecanismos, levando à alcalose metabólica hipopotassêmica (geralmente leve)[297]. Além disso, pode haver hipofosfatemia e hipomagnesionemia, bem como elevação da fosfatase alcalina plasmática (em cães) e da creatinoquinase. Especialmente nos gatos, o hiperaldosteronismo idiopático está frequentemente associado à insuficiência renal de progresso lento, provavelmente devido à esclerose arteriolar e glomerular, atrofia tubular e fibrose intersticial induzidas por aldosterona (ver também Capítulo 4.1.6). Mesmo no estágio final da falência renal, há uma tendência à hipofosfatemia, em vez de hiperfosfatemia[293].

Diagnóstico diferencial

Para a poliúria em cães existe a bem conhecida lista de diagnósticos diferenciais fornecida no Capítulo 2.3.3.4 (para o algoritmo, ver o Capítulo 14.2). Os principais caminhos para o desenvolvimento da hipopotassemia são fornecidos na Figura 4.61. As possibilidades para o caminho renal são especificadas com mais detalhes na Figura 4.62.

Diagnóstico

No excesso de mineralocorticoide primário, a concentração plasmática de aldosterona (ou DOC) caracteristicamente está alta e a atividade plasmática de renina (PRA) está imensuravelmente baixa. No hiperaldosteronismo devido a tumor adrenocortical, a concentração plasmática de aldosterona (PAC, *plasma aldosterone concentration*) está, geralmente, muito elevada. Em gatos com hiperaldosteronismo idiopático, a PAC está, geralmente, pouco elevada ou dentro do limite superior do intervalo de referência. Como a hipopotassemia é um fator predominante na diminuição da PAC, valores de aldosterona moderadamente elevados na presença de hipopotassemia podem ser considerados inapropriadamente altos. A PRA também deve ser levada em conta. A combinação de PAC elevada ou normal-alta com PRA baixa indica síntese de aldosterona persistente na presença de pouca ou nenhuma estimulação pelo sistema renina-angiotensina. Na espécie humana, a proporção PAC:PRA (ARR) é considerada muito útil no diagnóstico de hiperaldosteronismo primário. Isto também parece ser verdadeiro para gatos com hiperaldosteronismo idiopático (Figura 4.63)[293].

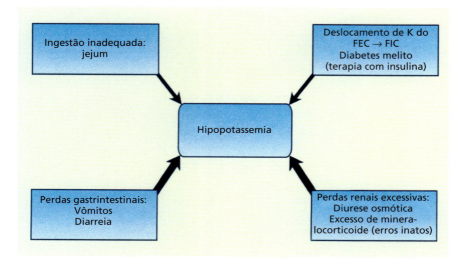

Figura 4.61 – Principais caminhos para o desenvolvimento de hipopotassemia. FEC = fluido extracelular; FIC = fluido intracelular.

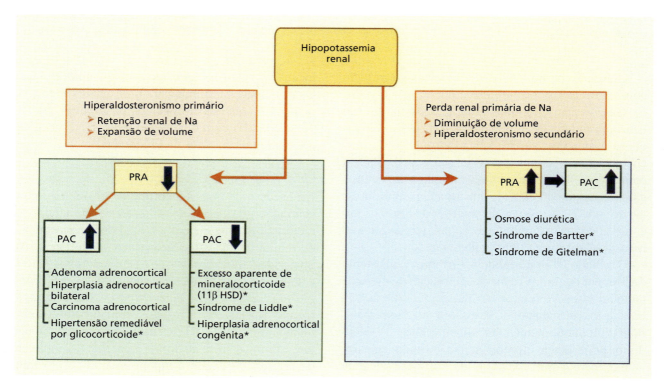

Figura 4.62 – Alterações na atividade plasmática de renina (PRA) e na concentração plasmática de aldosterona (PAC), as quais podem ocorrer na hipopotassemia que se desenvolve pela rota renal. As condições congênitas descritas na espécie humana, mas (ainda) não em cães e gatos, estão marcadas com um asterisco.

A ARR está elevada em 10 a 20% dos pacientes humanos com hipertensão arterial e a maioria destes tem excesso de produção de aldosterona nos córtices de ambas as suprarrenais[299]. O valor diagnóstico da ARR é determinado principalmente pela sensibilidade do ensaio de renina e a interpretação deveria basear-se na comparação com uma população-controle apropriada. O ARR é atualmente considerado o meio mais confiável para detecção do hiperaldosteronismo primário, mas as mensurações deveriam ser repetidas se os resultados iniciais forem inconclusivos ou difíceis de interpretar por causa de condições subótimas da amostra[300].

Foram estudadas populações-controle de cães e gatos. Nos cães, a ARR variava de 0,1 a 1,5 e tanto PAC como ARR estavam ligeiramente mais bai-

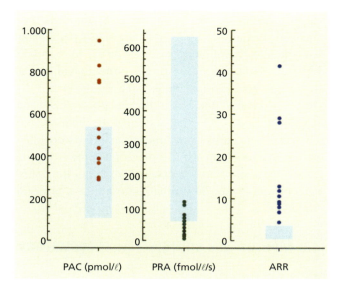

Figura 4.63 – Concentração plasmática de aldosterona (PAC), atividade plasmática de renina (PRA) e proporção PAC:PRA (ARR) em onze gatos com hiperaldosteronismo primário não tumoroso (idiopático). As áreas cinzas representam os valores de referência em gatos saudáveis[293].

xas em fêmeas castradas do que em fêmeas intactas. Nos gatos, a ARR era 0,3 a 3,8, sendo algo mais altas em gatos castrados do que nos intactos. A ARR era mais alta em gatos ≥ 5 anos de idade do que em gatos mais jovens. Amostras de sangue foram coletadas com os animais em várias posições e a amostragem foi associada a uma ampla variedade de respostas ao estresse. Apesar disso, o intervalo de referência foi semelhante ao intervalo relativamente estreito obtido na espécie humana sob condições padronizadas. PRA e PAC são muito mais altas no sangue coletado de seres humanos em posição vertical do que em posição supina. Esta resposta fisiológica ao rápido acúmulo de sangue nas extremidades inferiores e a mudanças no fluido plasmático em tecidos adjacentes é um fator menos importante em pequenos quadrúpedes, como os gatos[301,302].

Uma abordagem diagnóstica alternativa pode ser a mensuração da relação aldosterona:creatinina urinária (UACR, *urinary aldosterone:creatinine ratio*). Os gatos excretam na urina quantidades menores de aldosterona e de seu metabólito 18-glicoronidatado do que os seres humanos e cães; mas, apesar disso, a UACR pode ser determinada[303]. Isto permitiria o desenvolvimento de um teste dinâmico, tal como usar um agente supressivo que irá reduzir a UACR em indivíduos saudáveis, mas que tenha pouco ou nenhum efeito naqueles com hiperaldosteronismo primário. Em 42 gatos saudáveis, o limite superior para UACR foi $46,5 \times 10^{-9}$. A administração de cloreto de sódio não diminuiu significativamente a UACR, mas a administração de fludrocortisona (0,05 mg/kg de peso corporal) reduziu-a em 44 a 97% (mediana 78%). Em um gato com carcinoma adrenocortical produtor de aldosterona, a UACR estava dentro do intervalo de referência e não diminuiu após a administração de fludrocortisona[304]. Este teste pode provar-se uma prática ferramenta diagnóstica não invasiva, mas é necessário avaliação adicional, especialmente com respeito ao poder de discriminação no diagnóstico de hiperaldosteronismo idiopático.

A classificação de subtipos – diferenciando entre excesso de mineralocorticoide com origem tumoral ou não tumoral – requer o diagnóstico por imagem. A ultrassonografia e a tomografia computadorizada foram usadas em cães e gatos para identificar e caracterizar tumores das suprarrenais[279,305]. Do mesmo modo que na espécie humana, os achados não são sempre imediatamente conclusivos[306]. A visualização de um pequeno aldosteronoma pode apresentar problemas, enquanto a hiperplasia nodular pode ser interpretada como microadenoma[279,293].

Tratamento

A suprarrenalectomia unilateral é o tratamento de escolha para o hiperaldosteronismo primário unilateral confirmado. Existem vários relatos de tratamento cirúrgico bem-sucedido[279,288,291], incluindo a bem-sucedida excisão de um tumor adrenocortical e do trombo na veia cava associado[307]. A hipopotassemia deve ser controlada o melhor possível nos períodos pré e perioperatório pelas suplementações oral e intravenosa. Os fluidos intravenosos pós-operatórios podem ser restritos a 0,9% de solução de cloreto de sódio, sem cloreto de potássio, a menos que o potássio no plasma permaneça abaixo dos 3 mmol/ℓ. Em princípio, durante as primeiras poucas semanas após a cirurgia, pode ser fornecida uma dieta generosa de sódio, para evitar a hipercalcemia que pode se desenvolver por causa do hipoaldosteronismo devido à supressão adrenocortical crônica contralateral. De maneira análoga ao manejo pós-operatório da hipercortisolemia devido a tumor adrenocortical (Capítulo 4.3.2), a terapia temporária com fludrocortisona pode também ser considerada. Entretanto, nos casos descritos, estas medidas pós-operatórias não foram necessárias e sua omissão não parece ter tido efeitos deletérios.

Se a cirurgia não é possível ou se a doença adrenocortical é bilateral, é possível o tratamento clínico com o antagonista de receptor de mineralocorticoide espironolactona e suplementação oral com gliconato de potássio. As doses iniciais são 2 mg de espironolactona/kg e 0,5 mmol de gliconato de potássio/kg, 2 vezes/dia. A hipertensão arterial persistente pode ser tratada com o bloqueador de cálcio anlodipino (1 a 2 mg/kg). Nos casos de tumor adrenocortical, o tratamento clínico pode levar à resolução de sintomas e sinais, tais como a miopatia nos gatos e a poliúria nos cães, mas a normalização total pode não ser alcançada (Figura 4.64)[279,291]. O potássio plasmático, especialmente, tende a permanecer abaixo do intervalo de referência, apesar de doses cada vez maiores de espironolactona e potássio. Doses de espironolactona > 4 mg/kg podem causar anorexia, diarreia e vômitos. Estes efeitos colaterais podem ser decorrentes da interferência da espironolactona na ação que a aldosterona exerce no transporte transepitelial de eletrólitos no cólon distal[308].

A experiência é muito limitada, mas o tratamento clínico parece ser preferível em gatos com hiperaldosteronismo devido à hiperplasia adrenocortical bilateral. Nestes casos, o hiperaldosteronismo é geralmente um tanto mais leve do que nos casos decorrentes de tumor, e a normocalemia pode ser mantida por um longo período apenas com a espironolactona ou juntamente com doses baixas de potássio[293].

Prognóstico

Após a remoção completa de um tumor produtor de mineralocorticoide, unilateral e sem metástases, o prognóstico pode ser excelente, sem nenhuma medicação. Em ambas as formas, a doença pode estar associada à insuficiência renal[291,293]. A remoção bem-sucedida do tumor provavelmente vai evitar a progressão adicional da esclerose arteriolar e fibrose intersticial dos rins induzidas por aldosterona (Capítulo 4.4.1). O prognóstico pode não ser tão favorável em gatos com hiperaldosteronismo idiopático tratado com espironolactona, uma vez que este tratamento não vai abolir o excesso de mineralocorticoide tão definitivamente como a cirurgia pode fazer.

4.5 Medula das suprarrenais

4.5.1 Introdução

A medula das suprarrenais, que compreende aproximadamente um quarto da massa suprarrenal, desenvolve-se durante a vida fetal como parte do sistema nervoso autônomo. As células das medulas das suprarrenais, chamadas de feocromócitos ou células cromafins, podem ser consideradas neurônios simpáticos pós-ganglionares modificados, sem axônios. Eles são inervados por fibras pré-ganglionares do sistema nervoso simpático, que induzem a liberação de catecolaminas na corrente sanguínea. Existe também tecido cromafim extrassuprarrenal adjacente à aorta nos corpos carotídeos, nas vísceras e dentro dos gânglios simpáticos[309,310].

A maior parte do suprimento de sangue da medula das suprarrenais é por meio de um sistema portal do córtex das suprarrenais, de tal modo que a medula recebe altas concentrações de glicocorticoides. Estes induzem a enzima feniletanolamina N-metil-transferase (PNMT, *phenylethanolamine N-methyl transferase*), que é responsável pela conversão de norepinefrina em epinefrina (Figura 4.65). Algumas das células cromafins, entretanto, recebem suprimento direto de sangue arterial, em desvio do córtex da suprarrenal. Estas células contêm predominantemente norepinefrina[310,311].

As catecolaminas incluem epinefrina (adrenalina) e norepinefrina (noradrenalina) e dopamina. Em contraste com a produção de corticosteroide pelo córtex da suprarrenal, a síntese medular de catecolamina não é essencial à sobrevivência, isto é, após suprarrenalectomia bilateral, as catecolaminas produzidas extrassuprarrenais suprem as necessidades. As catecolaminas são sintetizadas a partir da tirosina, por um processo de hidroxilação e descarbo-

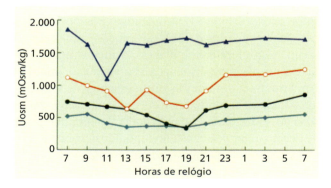

Figura 4.64 – Mensurações seriadas da osmolalidade da urina (Uosm, ver também o Capítulo 12.2.1) em cão macho castrado da raça German Shorthaired Pointer, com dez anos de idade e hiperaldosteronismo primário (ver também a Figura 4.59), durante a administração de três doses diferentes de espironolactona, um antagonista do receptor de mineralocorticoide: 25 mg, 3 vezes/dia (♦); 50 mg, 2 vezes/dia (●); e 50 mg, 3 vezes/dia (O). A dose foi aumentada com intervalos mensais. A linha no topo (▲) mostra os valores de Uosm após suprarrenalectomia do lado esquerdo.

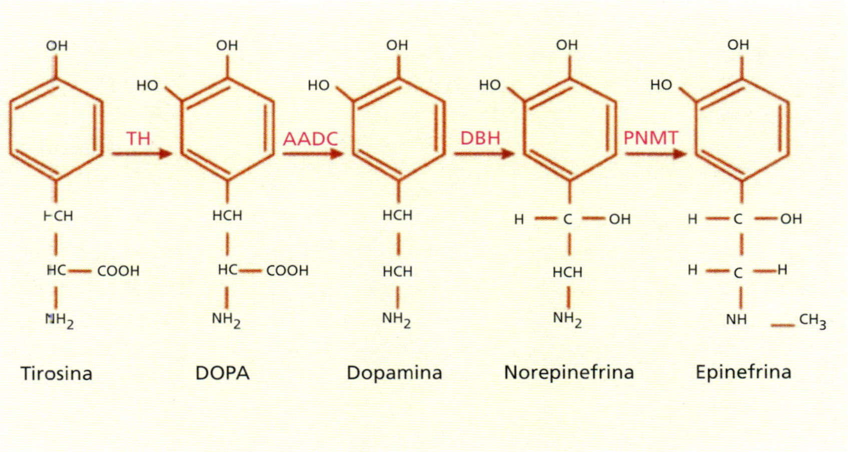

Figura 4.65 – Biossíntese das catecolaminas. A conversão de tirosina para DOPA (di-hidroxifenilalanina) pela hidroxilase da tirosina (TH) é o passo que limita o ritmo. O L-aminoácido descarboxilase aromático (AADC) converte DOPA para dopamina. A dopamina é hidroxilada para norepinefrina pela dopamina β-hidroxilase (DBH). A enzima feniletanolamina N-metiltransferase (PNMT) catalisa a conversão de norepinefrina para epinefrina. Os glicocorticoides realçam a expressão do gene que codifica a PMNT.

xilação (Figura 4.65). Com estas características, a medula das suprarrenais pertence a um sistema anteriormente chamado de sistema de acréscimo por descarboxilase de precursor amino (APUD, *amine precursor uptake decarboxylase system*; ver também o Capítulo 10). As catecolaminas são estocadas dentro das células cromafins em vesículas citoplasmáticas, junto com várias outras substâncias, tais como cromogranina A, somatostatina, encefalinas, sinapofisina, polipeptídio intestinal vasoativo, ACTH e CRH[310]. Toda a epinefrina na circulação é derivada da medula das suprarrenais, enquanto a norepinefrina na circulação é, em sua maioria, derivada dos neurônios simpáticos pós-ganglionares e apenas uma pequena parte é derivada da medula das suprarrenais.

A secreção das catecolaminas é parte da ativação do sistema nervoso simpático. Exemplos de estímulos são: exercício, percepção de perigo, cirurgia, hipovolemia, hipotensão e hipoglicemia. A vida-média das catecolaminas no plasma é muito curta (1 a 3 min). Elas são metabolizadas nos compostos inativos normetanefrina, metanefrina e ácido vanililmandélico. Elas podem também ser inativadas no fígado, por conjugação com sulfato ou glicoronide. A excreção é pela urina (Figura 4.66).

As catecolaminas ligam-se a receptores na membrana plasmática, da qual ocorre a transdução de sinal para os sítios intracelulares por meio de proteínas G. Os receptores adrenérgicos pertencem a duas amplas categorias: α e β-receptores, que são divididos em subgrupos ($α_1$, $α_2$, $β_1$, $β_2$, $β_3$). Os α-receptores têm quase a mesma afinidade por norepinefrina e por epinefrina, enquanto os β-receptores (especialmente $β_2$-receptores) têm afinidade muito maior por epinefrina. Os efeitos das catecolaminas dependem da densidade dos diferentes subtipos de receptores em órgãos específicos e das concentrações relativas de epinefrina e norepinefrina (Tabela 4.5). Estes efeitos são modulados por mecanismos reflexos, como, por exemplo,

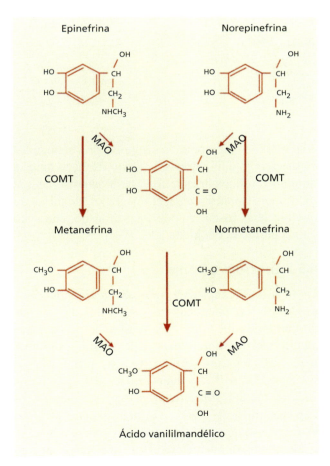

Figura 4.66 – Metabolismo das catecolaminas. Estão envolvidos dois sistemas enzimáticos: COMT (catecol-O-metiltransferase) e MAO (monoamina oxidase).

Tabela 4.5 – Tipos e subtipos de receptores de catecolamina

Órgão/tecido	Tipo de receptor	Efeito
Sistema cardiovascular	β1	Aumento dos batimentos cardíacos, aumento na contractilidade
	α2	Vasoconstrição
	β2	Vasodilatação das arteríolas dos músculos esqueléticos, artérias coronárias e todas as veias
Músculos bronquiais	β2	Relaxamento
Trato gastrintestinal	β2	Diminuição da motilidade
Ilhotas pancreáticas	α2	Diminuição da secreção de insulina e glucagon
	β2	Aumento da secreção de insulina e glucagon
Fígado	β2	Aumento da glicogenólise e gliconeogênese
Tecido adiposo	β2	Aumento da lipólise
Bexiga urinária	α2	Aumento do tônus do esfíncter
	β2	Relaxamento do músculo detrusor
Olho	α1	Midríase

com o aumento da pressão sanguínea, os batimentos cardíacos são diminuídos e o débito cardíaco tende a diminuir. Adicionalmente, o sistema nervoso central (SNC) tem importante papel integrador, de tal modo que um leito vascular pode estar dilatado, enquanto outros permanecem inalterados[309,310,312].

4.5.2 Feocromocitoma

Os feocromocitomas são tumores neuroendócrinos produtores de catecolamina, originados das células cromafins da medula das suprarrenais ou de paragânglios extrassuprarrenais. Estes últimos são chamados de feocromocitomas extrassuprarrenais ou paragangliomas[313]. A maioria dos tumores é derivada da medula suprarrenal; os paragangliomas foram descritos, até agora, em alguns poucos casos. O feocromocitoma é considerado raro em cães e ainda menos frequente em gatos. Entretanto, devido às dificuldades para diagnosticar o feocromocitoma, alguns poucos podem ser não notados e, portanto, a prevalência pode ser mais alta do que o suposto.

A maioria dos tumores é unilateral; apenas ocasionalmente ambas as suprarrenais estão afetadas. Os feocromocitomas podem coexistir com tumores adrenocorticais produtores de glicocorticoide, com tumores hipofisários produtores de ACTH (Figura 4.67) ou com outros tumores endócrinos, e, como tais, serem parte de uma síndrome de neoplasia endócrina múltipla[148,149,314]. As síndromes de neoplasia endócrina múltipla (MEN, *multiple endocrine neoplasia syndromes*) herdadas, descritas na espécie humana[315], não foram ainda identificadas em cães ou gatos.

Apesar de os feocromocitomas terem a tendência de crescer vagarosamente, eles deveriam ser considerados tumores potencialmente malignos. Em até 50% dos casos, o tumor é localmente invasivo e se estende para a luz dos vasos adjacentes e para outros tecidos. Os feocromocitomas podem ter metástases nos nódulos linfáticos, baço, fígado, rins, pâncreas, pulmões, coração, ossos e SNC. Também ocorre compressão externa dos vasos por tumores grandes[314,316,317].

Manifestações clínicas

Os feocromocitomas ocorrem com maior frequência em cães mais velhos. Não existe predileção aparente por sexo ou raça. Os sintomas e sinais resultam da secreção de quantidades excessivas de catecolaminas ou, com menor frequência, da ocupação de espaço ou natureza invasiva do tumor. A secreção

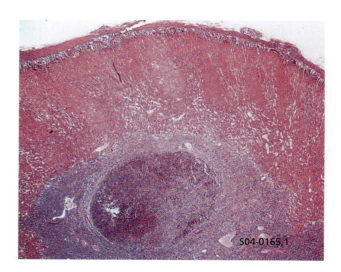

Figura 4.67 – Corte histológico de glândula suprarrenal de cão com hipercortisolismo dependente da hipófise e feocromocitoma. O córtex suprarrenal está moderadamente hiperplásico e há um feocromocitoma na medula. (Cortesia do Prof. Dr. Andreas Pospischil, Institute of Pathology, Vetsuisse Faculty, University of Zurich.)

hormonal é esporádica e imprevisível e a apresentação clínica é altamente variável. Os sintomas são frequentemente episódicos e podem recorrer apenas em semanas ou meses, ou, então, podem aparecer várias vezes ao dia. Eles podem ser dramáticos e ameaçadores à vida ou podem ser não aparentes.

Os sintomas e sinais podem ser classificados como:

- Não específicos: anorexia, perda de peso, letargia.
- Relacionados com o sistema cardiorrespiratório e/ou a hipertensão: taquipneia; respiração ofegante; taquicardia; arritmias; colapso; membranas mucosas pálidas hemorragias nasal, gengival e ocular e cegueira aguda.
- Relacionados com o sistema neuromuscular: fraqueza, ansiedade, *pacing,* tremores musculares, convulsões.
- Miscelânea: poliúria/polidipsia, vômitos, diarreia, dor abdominal.

Tumores grandes podem causar distensão abdominal, ascite e edema de membros posteriores ou, raramente, hemorragia intra-abdominal ou retroperitoneal devido à ruptura do tumor[314,316-321].

Diagnóstico

Como as manifestações clínicas não são específicas, são variáveis e facilmente explicáveis por distúrbios de outros sistemas de órgãos, o diagnóstico do feocromocitoma é um desafio. Não há anomalias consistentes na hematologia de rotina, na bioquímica sanguínea e na análise da urina. Pode haver anemia, neutrofilia, enzimas do fígado aumentadas, azotemia e hipoalbuminemia. Apesar de a hipertensão arterial ser um dos marcos da doença, ela é detectada em apenas cerca de 50% dos cães no momento do exame. Devido à sua natureza episódica, a hipertensão pode ser detectada em uma porcentagem maior de pacientes por mensurações repetidas da pressão sanguínea, mas, mesmo assim, ela não é patognomônica de feocromocitoma.

O tamanho do tumor varia muito, de um diâmetro de alguns milímetros até > 10 cm. Na maioria dos cães, o feocromocitoma tem tamanho suficiente para ser visualizado por ultrassonografia. A ultrassonografia também permite a identificação da invasão do tumor nos tecidos e vasos subjacentes. O feocromocitoma, entretanto, não tem padrões específicos de ecogenicidade ou arquitetura (Figura 4.68)[322,323]. Os diagnósticos diferenciais para massa suprarrenal incluem lesões não funcionais, como mielolipoma, cisto, abscesso, hematoma, metástase e tumores hipersecretores produtores de cortisol ou de precursor do cortisol, feocromocitoma e aldosteronoma. Em cães, os tumores produtores de cortisol são, de longe, os tumores adrenais hipersecretores mais comuns, e as manifestações clínicas podem ser semelhantes àquelas do feocromocitoma. Por este motivo, em alguns casos, pode ser necessário excluir o hipercortisolismo devido a tumor adrenocortical. Em raras ocasiões, ambas as doenças ocorrem simultaneamente, o que complica ainda mais os procedimentos diagnósticos.

Para identificar massas adrenais e caracterizar a extensão da invasão local, TC e MRI são mais sensíveis do que a ultrassonografia. Elas, entretanto, não fornecem um diagnóstico definitivo. A anestesia e o contraste podem provocar uma crise hipertensiva e arritmias. Outros procedimentos de diagnóstico por imagem mais avançados, como cintigrafia com ^{123}I marcado, metaiodo benzila guanidina (^{123}I-MIBG) e tomografia por emissão de pósitron com *p*-[18F] fluorobenzila guanidina ([18F]MFBG), têm a vantagem do fato de estes farmacêuticos radioativos terem semelhanças com a norepinefrina e se acumularem na medula da suprarrenal. Estas técnicas podem, portanto, ser mais específicas para o diagnóstico do feocromocitoma, mas elas foram descritas em um pequeno número de cães e não se tem nenhum dado sobre sensibilidade, especificidade e valores preditivos[324,325]. Do mesmo modo, a informação sobre o valor diagnóstico da aspiração com agulha fina (FNA, *fine-needle aspiration*) é muito pouca. Os

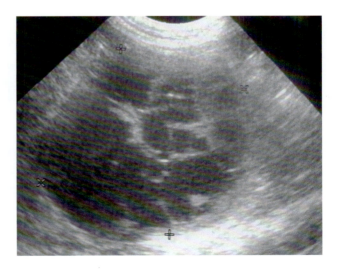

Figura 4.68 – Imagem ultrassonográfica de feocromocitoma. O parênquima está irregular devido a várias áreas hipo ou anecoicas. O maior diâmetro da massa era 5,4 cm.

riscos e desvantagens (crise hipertensiva, arritmias, amostras não diagnósticas, interpretação errônea) da FNA devem ser cuidadosamente avaliados em relação aos potenciais benefícios.

Os procedimentos diagnósticos em pacientes humanos com suspeita de feocromocitoma incluem rotineiramente testes bioquímicos, isto é, medidas das catecolaminas urinárias e de seus metabólitos metanefrina, normetanefrina e ácido vanililmandélico. Um teste mais recente é a mensuração de metanefrinas livres no plasma e na urina. Medidas de metanefrina livre no plasma e na urina de 24 h são descritas como mais sensíveis do que as medidas de catecolaminas no plasma ou urina de 24 h. Esta sensibilidade mais alta pode ser explicada pelo fato de os feocromocitomas nem sempre liberarem catecolaminas, apesar de as produzirem, mas sim liberarem seus metabólitos. Existe alguma controvérsia em relação à preferência de se testar sangue ou urina. As medidas plasmáticas de metanefrina podem ter uma sensibilidade maior do que as medidas de metanefrina em urina de 24 h, mas sua especificidade pode ser menor[325,326].

A avaliação destas variáveis na medicina veterinária começou recentemente. Em um estudo preliminar, as concentrações urinárias de dopamina, norepinefrina, epinefrina, normetanefrina e metanefrina, todas correlacionadas com a concentração de creatinina, foram determinadas em cães saudáveis e em cães com feocromocitoma. A proporção normetanefrina:creatinina apresentou o maior poder discriminatório (Figura 4.69)[327]. Isto pode ser surpreendente à luz do fato de que a epinefrina (que é metabolizada para metanefrina), e não a norepinefrina (que é metabolizada para normetanefrina), é o principal produto secretado pela medula das suprarrenais. Entretanto, nos cães com feocromocitoma, a situação pode ser semelhante àquela dos seres humanos, nos quais a maioria dos tumores contém menos (ou mesmo nenhuma) epinefrina do que a medula normal[328]. O estresse associado à visita ao hospital e com a amostragem de urina aumenta a excreção de catecolamina na urina. A coleta de urina deveria, portanto, ocorrer em casa, após adaptação ao procedimento[327]. A coleta da amostra e o processamento da urina requerem certas condições, incluindo acidificação, evitação de luz e armazenamento resfriado ou congelado. É necessária a colaboração estreita com o laboratório para a estipulação de intervalos de referência e assistência técnica. Não foram publicados estudos sobre mensurações de metanefrina no plasma de cães e pode bem ser que eles sejam, nos cães, menos adequados por causa da influência adversa do estresse associado ao hospital.

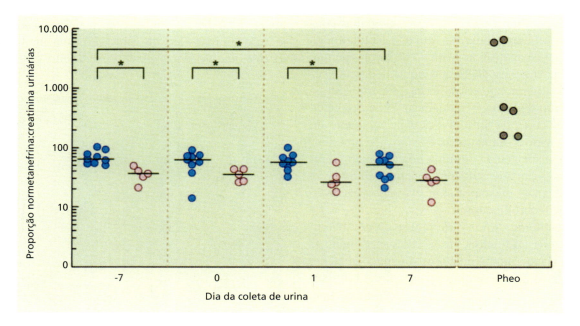

Figura 4.69 – Proporções de normetanefrina:creatinina urinárias em cães saudáveis e em seis cães com feocromocitoma. Nos cães saudáveis, a urina foi coletada em tempos diferentes: dia 0, no hospital após o exame físico, e dia -7; dia 1 e dia 7, em casa, 7 dias antes e 1 e 7 dias após a visita ao hospital. Círculos azuis = cães dos clientes; círculos rosa = cães do staff. Nos cães com feocromocitoma (Pheo), a urina foi coletada uma vez. * Indica diferenças significativas.

Tratamento

A suprarrenalectomia é o tratamento de escolha e deveria ser executado logo que possível. Se o tumor tiver invadido vasos adjacentes e outros tecidos, a cirurgia pode ser extremamente exigente e deve ser executada por cirurgião experiente. Os pacientes têm risco anestésico alto, devido à potencial crise hipertensiva e arritmias, necessitando de monitoramento perioperatório profissional. Um bloqueador α-adrenérgico deve ser iniciado imediatamente após o diagnóstico e administrado pelo menos 1 a 2 semanas antes da suprarrenalectomia[314]. O objetivo é inverter os efeitos da excessiva estimulação adrenérgica (hipertensão, hipovolemia) e minimizar as complicações perioperatórias. O mais frequentemente utilizado é a fenoxibenzamina. A dose inicial de 0,25 mg/kg, 2 vezes/dia, deve ser gradualmente aumentada a cada poucos dias, até que ocorram sinais de hipotensão ou reações adversas à droga, como vômito, ou, então, que a dose máxima de 2,5 mg/kg seja atingida.

As potenciais complicações após a cirurgia incluem hemorragia, hipotensão, hipertensão, arritmias e recorrência do tumor. A mortalidade perioperatória é aproximadamente de 20 a 30%. Os cães com pré-tratamento com fenoxibenzamina têm taxa de mortalidade menor, comparados com os cães não tratados[314]. Os animais que sobrevivem a este período inicial podem viver por vários anos, mesmo com a doença em estágio avançado[329-331].

Referências

1. KEMPNÁ P, FLÜCK CE. Adrenal gland development and defects. Best Pract Res Clin Endocrinol Metab 2008;22:77-93.
2. GIORDANO TJ, THOMAS DG, KUICK R, LIZYNESS M, MISEK DE, SMITH AL, SANDERS D, ALJUNDI RT, GAUGER PG, THOMPSON NW, TAYLOR MJG, HANASH S. Distinct transcriptional profiles of adrenocortical tumors uncovered by DNA microarray analysis. Am J Path 2003;162:521-531.
3. SLATER PE, DIEHL SM, LANGER P, SAMANS B, RAMASWAMY A, ZIELKE A, BARTSCH DK. Analysis by cDNA microarrays of gene expression patterns of human adrenocorticoal tumors. Eur J Endocrinol 2006;154:587-598.
4. IUPAC Commission on the nomenclature of organic chemistry and IUPAC-IUB Commission on on biochemical nomenclature. Biochim Biophys Acta 1968;164:453-486.
5. MEYER HP, ROTHUIZENJ. Determination of the percentage of free cortisol in plasma in the dog by ultrafiltration/dialysis. Domest Anim Endocrinol 1993;10:45-53.
6. KEMPPAINEN RJ, PETERSON ME, SARTIN JL. Plasma free cortisol concentrations in dogs with hyperadrenocorticism. Am J Vet Res 1991;52:682-686.
7. GAYRARD V, ALVINERIE M, TOUTAIN PL. Interspecies variations of corticosteroid-binding globulin parameters. Domest Anim Endocrinol 1996;13:35-45.
8. BAMBERG-THALÉN B, NYBERG L, FACKLER L, EDQVIST LE. Cortisol binding capacity of corticosteroid binding globulin in hyperadrenocorticoid and healthy dogs. Res Vet Sci 1992;52:363-366.
9. STERCZER A, MEYER HP, VAN SLUIJS FJ, ROTHUIZEN J. Fast resolution of hypercortisolism in dogs with portosystemic encephalopathy after surgical shunt closure. Res Vet Sci 1998;66:63-67.
10. BEERDA B, SCHILDER MBH, JANSSEN NSCRM, MOL JA. The use of saliva cortisol, urinary cortisol, and catecholamine measurements for a noninvasive assessment of stress responses in dogs. Horm Behav 1996;30:272-279.
11. BEERDA B, SCHILDER MBH, BERNADINA W, VAN HOOFF JARAM, DE VRIES HW, MOL JA. Chronic stress in dogs subjected to social and spatial restriction. II. Hormonal and immunological responses. Physiol Behav 1999;66:243-254.
12. HAUBENHOFER DK, KIRCHENGAS T S. Physiological arousal for companion dogs working with their owners in animal-assisted activities and animal-assisted therapy. J Appl Anim Welfare Sci 2006;9:165-172.
13. HORVÁTH Z, DÁKA A, MIKLÓSI Á. Affiliative and disciplinary behavior of human handlers during play with their dog affects cortisol concentrations in opposite directions. Horm Behav 2008;54:107-114.
14. KOBELT AJ, HEMSWORTH PH, BARNETT JL, BUTLER KL. Sources of sampling variation in saliva cortisol in dogs. Res Vet Sci 2003;75:157-161.
15. DE WEERTH C, JANSEN J, VOS MH, MAITIMU I, LENTJES EGWM. A new device for collecting saliva for cortsiol determination. Psychoneuroendocrinol 2007;32:1144-1148.
16. DRESCHEL NA, GRANGER DA. Methods of collection for salivary cortisol measurements in dogs. Horm Behav 2009;55:163-168.
17. GOOSSENS MMC, MEYER HP, VOORHOUT G, SPRANG EPM. Urinary excretion of glucocorticoids in the diagnosis of hyperadrenocorticism in cats. Domest Anim Endocrinol 1995;12:355-362.
18. MEIJ BP, MOL JA. Adrenocortical function. In: Kaneko JJ, Harvey JW, Bruss ML, eds. Clinical Biochemistry of Domestic Animals, 6th ed. Amsterdam: Elsevier, 2008:605-622.
19. MOL JA, VAN MANSFELD DM, KWANT MM, VAN WOLFEREN M, ROTHUIZEN J. The gene encoding proopiomelanocortin in the dog. Acta Endocrinol 1991;125(Suppl l):77-83.
20. HALMI NS, PETERSON ME, COLURSO GJ, LIOTTA AS, KRIEGER DT. Pituitary intermediate lobe in dog: Two cell types and high bioactive adrenocorticotropin content. Science 1981;211:72-74.
21. KOOISTRA HS, GREVEN SH, MOL JA, RIJNBERK A. Pulstile secretion of α-melanocyte-stimulating hormone (α-MSH) by the pars intermedia of the pituitary gland and the differential effects of dexamethasone and haloperidol on the secretion of α-MSH and adrenocorticotrophic hormone in dogs. J Endocrinol 1997;152:113-121.
22. KEMPPAINEN RJ, SARTIN JL. Differential regulation of peptide release by the canine pars distalis and pars intermedia. Front Horm Res 1987;17:18-27.
23. WILLEMSE T, VROOM MW, MOL JA, RIJNBERK A. Changes in plasma cortisol, corticotropin, and α-melanocyte-stimulating hormone concentrations in cats before and after physical restraint and intradermal testing. Am J Vet Res 1993;54:69-72.
24. KEMPPAINEN RJ, PETERSON ME. Regulation of α-melanocyte-stimulating hormone secretion from the pars intermedia of domestic cats. Am J Vet Res 1999;60:245-249.
25. NEWTON JM, WILKIE AL, HE L, JORDAN SA, METALLINOS DL, HOLMES NG, JACKSON IJ, BARSH GS. Melanocortin 1 receptor variation in the domestic dog. Mammalian Genome 2000;11:24-30.
26. EVERTS RE, ROTHUIZEN J, VAN OOST BA. Identification of a premature stop codon in the melanocyte-stimulating hormone receptor gene (MC1R) in Labrador and Golden retrievers with yellow coat colour. Anim Genetics 2000;31:194-199.
27. JOHNSON PD, DAWSON BV, DORR RT, HADLEY ME, LEVINE N, HRUBY VJ. Coat color darkening in a dog in response to a potent melanotropic peptide. Am J Vet Res 1994;55:1593-1596.
28. BRZOSKA T, LUGER TA, MAASER C, ABELS C, BÖHM M. α-Melanocyte-stimulating hormone and related tripeptides: Biochemistry, antiinflammatory and protective effects in vitro and in vivo, and future perspectives for the treatment of immune-mediated inflammatory diseases. Endocr Rev 2008;29:581-602.
29. BUCKINGHAM JC, SMITH T, LOXLEY HD. The control of ACTH secretion. In: James VHT, ed. The adrenal gland, 2nd ed. Raven Press, New York 1992:131-158.

30. KEMPPAINEN RJ, SARTIN JL. Evidence for episodic but not circadian activity in plasma concentrations of adrencorticotrophin, cortisol and thyroxine in dogs. J Endocrinol 1984;103:219-226.

31. KEMPPAINEN RJ, PETERSON ME. Domestic cats show episodic variation in plasma concentration of adrenocorticotropin, α-melanocyte-stimulating hormne (α-MSH), cortisol and thyroxine with circadian variation in plasma α-MSH concentrations. Eur J Endocrinol 1996;143:602-609.

32. KOYAMA T, OMATA Y, SAITO A. Changes in salivary cortisol concentrations during a 24-hour period in dogs. Horm Metab Res 2003;35:355-357.

33. BENSON GJ, GRUBB TL, NEFF-DAVIS C, OLSON WA, THURMON JC, LINDNER DL, TRANSQUILLI WJ, VANIO O. Perioperative stress response in the dog: Effect of pre-emptive administration of medetomidine. Vet Surg 2000;29:85-91.

34. DEVITT CM, COX RE, HAILEY JJ. Duration, complications, stress, and pain of open ovariohysterectomy versus a simple method of laparoscopic-assisted ovariohysterectomy in dogs. J Am Vet Med Ass 2005;227:921-927.

35. HYDBRING-SANDBERG E, VON WALTER IW, HÖGLUND K, SVARTBERG K, SWENSON L, FORKMAN B. Physiological reactions to fear provocation in dogs. J Endocrinol 2004;180:439-448.

36. VAN VONDEREN IK, KOOISTRA HS, RIJNBERK A. Influence of veterinary care on the urinary corticoid:creatinine ratio in dogs. J Vet Intern Med 1998;12:431-435.

37. STEPHEN JM, LEDGER RA. A longitudinal evaluation of urinary cortisol in kennelled dogs, Canis familiaris. Physiol Behav 2006;87:911-916.

38. ROONEY NJ, GAINES SA, BRADSHAW JWS. Behavioral and glucocorticoid responses of dogs (Canis familiaris) to kennelling: Investigating mitigation of stress by prior habituation. Physiol Behav 2007;92:847-854.

39. ZIMMER C, REUSCH CE. Untersuchungen zum Kortisol-Kreatinin-Verhältnis in Urin (UCC) bei gesunden Katzen (Urinary Cortisol/creatinine ratio in healthy cats). Schweiz Arch Tierheilk 2003;145:323-328.

40. REUL JMHM, DE KLOET ER, VAN SLUIJS FJ, RIJNBERK A, ROTHUIZEN J. Binding characteristics of mineralocorticoid and glucocorticoid receptors in dog brain and pituitary. Endocrinology 1990;127:907-915.

41. DUNN AJ. Cytokine activation of the HPA axis. Ann N Y Acad Sci 2000;917-608-617.

42. GOSHEN I, YIRMIYA R. Interleukin-1 (IL-1): A central regulator of stress responses. Front Neuroendocrinol 2009;30:30-45.

43. JOHN CD, BUCKINGHAM JC. Cytokines: regulation of the hypothalamo-pituitary-adrenocortical axis. Curr Opin Pharmacol 2003;3:78-84.

44. KEENAN DM, ROELFSEMA F, VELDHUIS JD. Endogeneous ACTH concentration-dependent drive of pulsatile cortisol secretion in the human. Am J Physiol Endocrinol Metab 2004;287: E652-E661.

45. BORNSTEIN SR, ENGELAND WC, EHRHART-BORNSTEIN M, HERMAN JP. Dissociation of ACTH and glucocorticoids. Trends Endocrinol Metab 2008;19:175-180.

46. WILLIAMS GH. Aldosterone biosynthesis, regulation, and classical mechanism of action. Heart Failure Rev 2005;10:7-13.

47. CORRY DB, TUCK ML. Renin-angiotensin system and aldosterone. In: Becker KL, ed. Principles and Practice of Endocrinology and Metabolism, 3rd edition. Lippincott Williams & Wilkins, Philadelphia 2001:764-772.

48. CAREY RM, PADIA SH. Angiotensin AT2 receptors: control of renal sodium excretion and blood pressure. Trends Endocrinol Metab 2008;19:84-87.

49. BULMER BJ, SISSION DD. Therapy of heart failure. In: Ettinger SJ, Feldman EC, eds. Textbook of Veterinary Internal Medicine, 6th edition. Elsevier Saunders, St. Louis 2005:948-972.

50. TOMLINSON JW, DRAPER N, MACKIE J, JOHNSON AP, HOLDER G, WOOD P, STEWART PM. Absence of Cushingoid phenotype in a patient with Cushing's disease due to defective cortisone to cortisol conversion. J Clin Endocrinol Metab 2002;87:57-62.

51. SCHIPPER L, SPEE B, ROTHUIZEN J, WOUTERSEN-VAN NIJNANTEN F, FINK-GREMMELS J. Characterisation of 11β-

-hydroxysteroid dehydrogenases in feline kidney and liver. Biochim Biophys Acta 2004;1688:68-77.

52. SIEBER-RUCKSTUHL NS, MELI ML, BORETTI FS, GÖNCZI E, LUTZ H, REUSCH CE. Quantitative real-time PCR for the measurement of 11β-HSD1 and 11β-DSD2 mRNA levels in tissues of healthy dogs. Horm Metab Res 2007;39:548-554.

53. ARAMPATZIS S, KADEREIT B, SCHUSTER D, BALAZS Z, SCHWEIZER RAS, FREY FJ, LANGER T, ODERMATT A. Comparative enzymology of the 11β-hydroxysteroid dehydrogenase type 1 from six species. J Mol Endocrinol 2005;35:89-101.

54. STEWART PM. The adrenal cortex. In: Kronenberg HM, Melmed S, Polonsky KS, Larsen PR, eds. Williams Textbook of Endocrinology, 11th edition. Elsevier Saunders, Philadelphia 2008:445-503.

55. FUNDER JW, PEARCE PT, SMITH R, SMITH AL. Mineralocorticoid action: Target tissue specificity is enzyme, not receptor, mediated. Science 1988;242:583-585.

56. PARKER KL, RAINEY WE. The adrenal glands. In: Griffin JE, Ojeda SR, ed. Textbook of Endocrine Physiology, 5th edition. Oxford University Press, New York 2004:319-348.

57. CONNELL JMC, DAVIES E. The new biology of aldosterone. J Endocrinol 2005;186:1-20.

58. JOFFE HV, WILLIAMS GH, ADLER GK. Aldosterone and vascular damage. In: Carey RM, ed. Contemporary endocrinology: Hypertension and hormone mechanisms. Humana Press Inc, Totowa NJ 2007:111-126.

59. HAVELOCK JC, AUCHUS RJ, RAINEY WE. The rise in adrenal androgen biosynthesis: adrenarche. Semin Reprod Med 2004;22: 279-280.

60. BETTERLE C, VOLPATO M, PEDINI B, CHEN S, REES SMITH B, FURMANIAK J. Adrenal-cortex autoantibodies and steroid--producing cells autoantibodies in patients with Addison's disease: comparison with immunofluorescence and immunoprecipitation assays. J Clin Endocrinol Metab 1999;84:618-622.

61. HADLOW WJ. Adrenal cortical atrophy in the dog: report of three cases. Am J Pathol 1953;29:353-357.

62. THOMPSON AL, SCOTT-MONCRIEFF JC, ANDERSON JD. Comparison of classic hypoadrenocorticism with glucocorticoid--deficient hypoadrenocorticism in dogs: 46 cases (1995-2005). J Am Vet Med Assoc 2007;230:1190-1194.

63. LOBETTI RG. Hyperreninaemic hypoaldosteronism in a dog. J South Afr Vet Assoc 1998;69:33-35.

64. PETERSON ME, KINTZER PP, KASS PH. Pretreatment clinical and laboratory findings in dogs with hypoadrenocorticism: 225 cases (1979-1993). J Am Vet Med Assoc 1996;208:85-91.

65. LABELLE P, DE COCK HEV. Metastatic tumors to the adrenal glands in domestic animals. Vet Pathol 2005;42:52-58.

66. HUGHES AM, NELSON RW, FAMULA TR, BANNASCH DL. Clinical features and heritability of hypoadrenocorticism in Nova Scotia duck tolling retrievers: 25 cases (1994-2006). J Am Vet Med Assoc 2007;231:407-412.

67. SHAKER E, HURVITZ AI, PETERSON ME. Hypoadrenocorticism in a family of Standard Poodles. J Am Vet Med Assoc 1988;192:1091-1092.

68. BURTON S, DELAY J, HOLMES A, SOMERVILLE C, EYE J, SHAW D, WACK O, HANNA P. Hypoadrenocorticism in young related Nova Scotia duck tolling retrievers. Can Vet J 1997;38:231-234.

69. OBERBAUER AM, BENEMANN KS, BELANGER JM, WAGNER DR, WARD JH, FAMULA TR. Inheritance of hypoadrenocorticism in bearded collies. Am J Vet Res 2002;63:643-647.

70. FAMULA TR, BELANGER JM, OBERBAUER AM. Heritability and complex segregation analysis of hypoadrenocorticism in the standard poodle. J Small Anim Pract 2003;44:8-12.

71. OBERBAUER AM, BELL JS, BELANGER JM, FAMULA TR. Genetic evaluation of Addison's disease in the Portugese Water Dog. BMC Vet Res 2006;2:15-21.

72. PETERSON ME, GRECO DS, ORTH DN Primary hypoadrenocorticism in ten cats. J Vet Intern Med 1989;3:55-58.

73. STONEHEWER J, TASKER S. Hypoadrenocorticism in a cat. J Small Anim Parct 2001;42:186-190.

74. PARNELL NK, POWELL LL, HOHENHAUS AE, PATNAIK AK, PETERSON ME. Hypoadrenocorticis as the primary manifestation of lymphoma in two cats. J Am Vet Med Assoc 1999;214:1208-1211.

75. LIFTON SJ, KING LG, ZERBE CA. Glucocorticoid deficient hypoadrenocorticism in dogs: 18 cases (1986-1995). J Am Vet Med Assoc 1996;209:2076-2081.

76. ADLER JA, DROBATZ KJ, HESS RS. Abnormalities of serum electrolyte concentrations in dogs with hypoadrenocorticism. J Vet Intern Med 2007;21:1168-1173.

77. ROTH L, TYLER RD. Evaluation of low sodium-potassium ratios in dogs. J Vet Diagn Invest 1999;11:60-64.

78. PAK S-I. The clinical implication of sodium-potassium ratios in dogs. J Vet Sci 2000;1:61-65.

79. NIELSEN L, BELL R, ZOIA A, MELLOR DJ, NEIGER R, RAMSEY I. Low ratios of sodium to potassium in the serum of 238 dogs. Vet Rec 2008;162:431-435.

80. LENNON EM, BOYLE TE, HUTCHINS RG, FRIEDENTHAL A, CORREA MT, BISSETT SA, MOSES LS, PAPICH MG, BIRKENHEUER AJ. Use of basal serum or plasma cortisol concentrations to rule out a diagnosis of hypoadrenocorticism in dogs: 123 cases (2000-2005). J Am Vet Med Assoc 2007;231:413-416.

81. WILLARD MD, REFSAL K, THACKER E. Evaluation of plasma aldosterone concentrations before and after ACTH administration in clinically normal dogs and in dogs with various diseases. Am J Vet Res 1987;48:1713-1718.

82. GOLDEN DL, LOTHROP CD. A retrospective study of aldosterone secretion in normal and adrenopathic dogs. J Vet Intern Med 1988;2:121-125.

83. PETERSON ME. Containing cost of ACTH-stimulation test. J Am Vet Med Assoc 2004;224:198-199.

84. JAVADI S, GALAC S, BOER P, ROBBEN JH, TESKE E, KOOISTRA HS. Aldosterone-to-renin ratio and cortisol-to-adrenocorticotropic hormone ratios in healthy dogs and in dogs with primary hypoadrenocorticism. J Vet Intern Med 2006;20:556-561.

85. HOERAUF A, REUSCH CE. Ultrasonographic evaluation of the adrenal glands in six dogs with hypoadrenocorticism. J Am Anim Hosp Assoc 1999;35:214-218.

86. O'BRIEN DP, KROLL RA, JOHNSON GC, COVERT SJ, NELSON MJ. Myelinolysis after correction of hyponatremia in two dogs. J Vet Intern Med 1994;8:40-48.

87. BRADY CA, VITE CH, DROBATZ KJ. Severe neurologic sequelae in a dog after treatment of hypoadrenal crisis. J Am Vet Med Assoc 1999;215:222-225.

88. MACMILLAN KL. Neurologic complications following treatment of canine hypoadrenocorticism. Can Vet J 2003;44:490-492.

89. KINTZER PP, PETERSON ME. Treatment and long-term follow-up of 205 dogs with hypoadrenocorticism. J Vet Intern Med 1997;11:43-49.

90. PLATT SR, CHRISMAN CL, GRAHAM J, CLEMMONS RM. Secondary hypoadrenocorticism associated with craniocerebral trauma in a dog. J Am Anim Hosp Assoc 1999;35:117-122.

91. SAUTER NP, TONI R, MCLAUGHLIN CD, DEYSS EM, KRITZMAN J, LECHAN RM. Isolated adrenocorticotropin deficiency associated with an autoantibody to a corticotroph antigen that is not adrenocorticotropin or other proopiomelanocortin-derived peptides. J Clin Endocrinol Metab 1990;70:1391-1397.

92. SYME HM, SCOTT-MONCRIEFF JC. Chronic hypoglycemia in a hunting dog due to secondary hypoadrenocorticism. J Small Anim Pract 1998;39:348-351.

93. PETERSON ME, KEMPPAINEN RJ, ORTH DN. Effects of ovine corticotropin-releasing hormone on plasma concentrations of immunoreactive adrenocorticotropin, alpha-melanocyte-stimulating hormone, and cortisol in dogs with naturally acquired adrenocortical insufficiency. Am J Vet Res 1992;53:421-425.

94. ANNANE D, MAXIME V, IBRAHIM F, ALVAREZ JC, ABE E, BOUDOU P. Diagnosis of adrenal insufficiency in severe sepsis and septic shock. Am J Respir Crit Care Med 2006;174:1319-1326.

95. MARIK, PE. Critical illness-related corticosteroid insufficiency. Chest 2009;135:181-193.

96. MEDURI GU, MUTHIAH MP, CARRATU P, ELTORKY M, CHROUSOS GP. Nuclear factor-kappaβ- and glucocorticoid receptor α- mediated mechanisms in the regulation of systemic and pulmonary inflammation during sepsis and acute respiratory distress syndrome. Evidence for inflammation-induced target tissue resistance to glucocorticoids. Neuroimmunomodulation 2005;12:321-338.

97. LIU DH, SU YP, ZHANG W, LU SF, RAN XZ, GAO JS, CHENG TM. Changes in glucocorticoid and mineralocorticoid receptors of liver and kidney cytosols after pathologic stress and its regulation in rats. Crit Care Med 2002;30:623-627.

98. GAILLARD RC, TURNILL D, SAPPINO P, MULLER AF. Tumor necrosis factor alpha inhibits the hormonal response of the pituitary gland to hypothalamic releasing factors. Endocrinology 1990;127:101-106.

99. PRITTIE JE, BARTON LJ, PETERSON ME, KEMPPAINEN RJ, HERR LG, FOX PR. Pituitary ACTH and adrenocortical secretion in critically ill dogs. J Am Vet Med Assoc 2002;220:615-619.

100. BURKITT JM, HASKINS SC, NELSON RW, KASS PH. Relative adrenal insufficiency in dogs with sepsis. J Vet Intern Med 2007;21:226-231.

101. SCHOEMAN JP, HERRTAGE ME. Adrenal response to the low dose ACTH-stimulation test and the cortisol-to-adrenocorticotrophic hormone ratio in canine babesiosis. Vet Parasitol 2008;154:205-213.

102. MARTIN LG, GROMAN RP, FLETCHER DJ, BEHREND EN, KEMPPAINEN RJ, MOSER VR, HICKEY KC. Pituitary-adrenal function in dogs with acute critical illness. J Am Vet Med Assoc 2008;233:87-95.

103. JÄÄTTELA M, ILVESMÄKI V, VOUTILAINEN R, STENMAN UH, SAKSELA E. Tumor necrosis factor as a potent inhibitor of adrenocorticotropin-induced cortisol production and steroidogenic P450 enzyme gene expression in cultured human fetal adrenal cells. Endocrinology 1991;128:623-629.

104. OELKERS W. Adrenal insufficiency. N Engl J Med 1996;335:1206-1212.

105. ARAFAH BM. Hypothalamic-pituitary adrenal function during critical illness: limitations of current assessment methods. J Clin Endocrinol Metab 2006;91:3725-3745.

106. MINNECI PC, DEANS KJ, BANKS SM, EICHACKER PQ, NATANSON C. Meta-analysis: the effect of steroids on survival and shock during sepsis depends on the dose. Ann Intern Med 2004;141:47-56.

107. OPPERT M, SCHINDLER R, HUSUNG C, OFFERMANN K, GRÄF KJ, BOENISCH O, BARCKOW D, FREI U, ECKARDT KU. Low-dose hydrocortisone improves shock reversal and reduces cytokine levels in early hyperdynamic septic shock. Crit Care Med 2005;33:2457-2464.

108. MARINIELLO B, RONCONI V, RILLI S, BERNANTE P, BOSCARO M, MATERO F, GIACCHETTI G. Adipose tissue 11β-hydroxysteroid dehydrogenase type 1 expression in obesity and Cushing's syndrome. Eur J Endocrinol 2006;155:435-441.

109. BASU R, EDGERTON DS, SINGH RJ, CHERRINGTION A, RIZZA RA. Splanchnic cortisol production in dogs occurs primarily in the liver. Evidence for substantial hepatic specific 11β-hydroxysteroid dehydrogenase type 1 activity. Diabetes 2006;55:3013-3019.

110. KREIER F, KAP YS, METTENLEITER TC, VAN HEIJNINGEN C, VAN DER VLIET J, KALSBEEK A, SAUERWEIN HP, FLIERS E, ROMIJN JA, BUIJS RM. Tracing from fat tissue, liver and pancreas: A neuroanatomical framework for the role of the brain in type 2 diabetes. Endocrinology 2006;147:1140-1147.

111. CHRIST-CRAIN M, KOLA B, LOLLI F, FEKETE C, SEBOEK D, WITTMANN G, FELTRIN D, IGREJA SC, AJODHA S, HARVEY-WHITE J, KUNO G, MÜLLER B, PRALONG F, AUBERT G, ARNALDI G, GIACCHETTI G, BOSCARO M, GROSSMAN AB, KORBONITS M. AMP-activated protein kinase mediates glucocorticoid-induced metabolic changes: a novel mechanism in Cushing's syndrome. FASEBJ 2008;22:1672-1683.

112. KOLA B, CHRIST-CRAIN M, LOLLI F, ARNALDI G, GIACCHETTI G, BOSCARO M, GROSSMAN AB, KORBONITS M. Changes in adenosine 5'-monophosphate-activated protein kinase as a mechanism of visceral obesity in Cushing's syndrome. J Clin Endocrinol Metab 2008;93:4969-4973.

113. BOWES SB, BENN JJ, SCOBIE IN, UMPLEBY AM, LOWY C, SÖNKSEN PH. Leucine metabolism in patients with Cushing's syndrome before and after successfull treatment. Clin Endocrinol 1993;39:591-598.

114. MEIJ BP, MOL JA, BEVERS MM, RIJNBERK A. Alterations in anterior pituitary function of dogs with pituitary-dependent hyperadrenocorticism. J Endocrinol 1997;154:505-512.

115. SCHOTANUS BA, MEIJ BP, VOS IHC, KOOISTRA HS, EVERTS ME. Na+,K+-ATPase content in skeletal muscle of dogs with pituitary-dependent hyperadrenocorticism. Domest Anim Endocrinol 2006;30:320-332.

116. SCHOEPE S, SCHÄCKE H, MAY E, ASADULLAH K. Glucocorticoid therapy-induced skin atrophy. Exp Dermatol 2006;15: 406-420.

117. BRYDEN SL, BURROWS AK, O'HARA AJ. Mycobacterium gondii infection in a dog with concurrent hyperadrenocorticism. Vet Derm 2004;15:331-338.

118. ZERBE CA, NACHREINER RF, DUNSTAN RW, DALLEY JB. Hyperadrenocorticism in a cat. J Am Vet Med Assoc 1987;190: 559-563.

119. FORRESTER SD, TROY GC, DALTON MN, HUFFMAN JW, HOLTZMAN G. Retrospective evaluation of urinary tract infection in 42 dogs with hyperadrenocorticism or diabetes or both. J Vet Intern Med 1999;13:557-560.

120. DALEY CA, ZERBE CA, SCHICK RO, POWERS RD. Use of metyrapone to treat pituitary-dependent hyperadrenocorticism in a cat with large cutaneous wounds. J Am Vet Med Assoc 1993;202: 956-960.

121. CHIARAMONTE D, GRECO DS. Feline adrenal disorders. Clin Tech Small Anim Pract 2007;22:26-31.

122. DE LANGE MS, GALAC S, TRIP MRJ, KOOISTRA HS. High urinary corticoid/creatinine ratios in cats with hyperthyroidism. J Vet Intern Med 2004;18:152-155.

123. JACOBY RC, OWINGS JT, ORTEGA T, GOSSELIN R, FELDMAN EC. Biochemical basis for the hypercoagulable state seen in Cushing syndrome. Arch Surg 2001;136:1003-1007.

124. BOSWOOD A, LAMB CR, WHITE RN. Aortic and iliac thrombosis in six dogs. J Small Anim Pract 2000;41:109-114.

125. TESHIMA T, HARA Y, TAODA T, KOYAMA H, TAKAHASHI K, NEZU Y, HARADA Y, YOGO T, NISHIDA K, OSAMURA RY, TERAMOTO A, TAGAWA M. Cushing's disease complicated with thrombosis in a dog. J Vet Med Sci 2008;70:487-491.

126. ORTEGA TM, FELDMAN EC, NELSON RW, WILLITS N, COWGILL LD. Systemic arterial blood pressure and urine protein-creatinine ratio in dogs with hyperadrenocorticism. J Am Vet Med Assoc 1996;209:1724-1729.

127. SCHELLENBERG S, METTLER M, GENTILINI F, PORTMANN R, GLAUS TM, REUSCH CE. The effect of hydrocortisone on systemic arterial blood pressure and urinary protein excretion in dogs. J Vet Intern Med 2008;22:273-281.

128. QUINKLER M, STEWART PM. Hypertension and the cortisol-cortisone shuttle. J Clin Endocrinol Metab 2003;88:2384-2392.

129. QUINKLER M, ZEHNDER D, LEPENIES J, PETRELLI MD, MOORE JS, HUGHES SV, COCKWELL P, HEWISON M, STEWART PM. Expression of renal 11β-hydroxysteroid dehydrogenase type 2 is decreased in patients with impaired renal function. Eur J Endocrinol 2005;153:291-299.

130. TESKE E, ROTHUIZEN J, DE BRUIJNE JJ, MOL JA. Corticosteroid-induced alkaline phosphatase isoenzyme in the diagnosis of canine hypercorticism. Vet Rec 1989;125:12-14.

131. SCHWARZ T, STÖRK CK, MELLOR D, SULLIVAN M. Osteopenia and other radiographic signs in canine hyperadrenocorticism. J Small Anim Pract 2000;41:491-495.

132. BERRY CR, HAWKINS EC, HURLEY KJ, MONCE K. Frequency of pulmonary mineralization and hypoxemia in 21 dogs with pituitary-dependent hyperadrenocorticism. J Vet Intern Med 2000;14:151-156.

133. MÜLLER PB, WOLFSHEIMER KJ, TOBOADA J, HOSGOOD G, PARTINGTON BP, GASCHEN FP. Effects of long-term phenobarbital treatment on the thyroid and adrenal axis and adrenal function tests in dogs. J Vet Intern Med 2000;14:157-164.

134. FOSTER SF, CHURCH DB, WATSON ADJ. Effect of phenobarbitone on the low-dose dexamethasone suppression test and the urinary corticoid:creatinine ratio in dogs. Aust Vet J 2000;78: 19-23.

135. PUTIGNANO P, KALTSAS GA, SATTA MA, GROSSMAN AB. The effects of anti-convulsant drugs on adrenal function. Horm Metab Res 1998;30:389-397.

136. MILLER J, CRAPO L. The biochemical diagnosis of hypercortisolism. Endocrinologist 1994;4:7-14.

137. RIJNBERK A, VAN WEES A, MOL JA. Assessment of two tests for the diagnosis of canine hyperadrenocorticism. Vet Rec 1988;122:178-180.

138. CERUNDOLO R, LLOYD DH, VAESSEN MMAR, MOL JA, KOOISTRA HS, RIJNBERK A. Alopecia in pomeranians and miniature poodles in association with high urinary corticoid:creatinine ratios and resistance to glucocorticoid feedback. Vet Rec 2007;160:393-397.

139. VAN VONDEREN IK, KOOISTRA HS, RIJNBERK A. Intra- and interindividual variation in urine osmolality and urine specific gravity in healthy pet dogs of various ages. J Vet Intern Med 1997;11:30-35.

140. VAESSEN MMAR, KOOISTRA HS, MOL JA, RIJNBERK A. Urinary corticoid:creatinine ratios in healthy pet dogs after oral low-dose dexamethasone suppression tests. Vet Rec 2004;155: 518-521.

141. CHIARAMONTE D, GRECO DS. Feline adrenal disorders. Clin Techn Small Anim Pract 2007;22:26-31.

142. WILLEBERG P, PRIESTER WA. Epidemiological aspects of clinical hyperadrenocorticism in dogs (canine Cushing's syndrome). J Am Anim Hosp Assoc 1982;18:717-724.

143. WOOD FD, POLLARD RE, UERLING MR, FELDMAN EC. Diagnostic imaging findings and endocrine test results in dogs with pituitary-dependent hyperadrenocorticism that did or did not have neurologic abnormalities: 157 cases (1989-2005). J Am Vet Med Assoc 2007;231:1081-1085.

144. PETERSON ME, KRIEGER DT, DRUCKER WD, HALMI NS. Immunocytochemical study of the hypophysis in 25 dogs with pituitary-dependent hyperadrenocorticism. Acta Endocrinol 1982;101:15-24.

145. BOUJON CE, RITZ U, ROSSI GL, BESTETTI GE. A clinicopathological study of canine Cushing's disease caused by a pituitary carcinoma. J Comp Path 1991;105:353-365.

146. MEIJ BP, VAN DER VLUGT-MEIJER RH, VAN DEN INGH TSGAM, FLIK G, RIJNBERK A. Melanotroph pituitary adenoma in a cat with diabetes mellitus. Vet Pathol 2005;42:92-97.

147. VAN SLUIJS FJ, SJOLLEMA BE, VOORHOUT G, VAN DEN INGH TSGAM, RIJNBERK A. Results of adrenalectomy in 36 dogs with hyperadrenocorticism caused by adrenocortical tumour. Vet Quart 1995;17:113-116.

148. VON DEHN BJ, NELSON RW, FELDMAN EC, GRIFFEY SM. Pheochromocytoma and hyperadrenocorticism in dogs: six cases (1982-1992). J Am Vet Med Assoc 1995;207:322-324.

149. THURÓCZY J, VAN SLUIJS FJ, KOOISTRA HS, VOORHOUT G, MOL JA, VAN DER LINDE-SIPMAN JS, RIJNBERK A. Multiple endocrine neoplasias in a dog: corticotrophic tumour, bilateral adrenocortical tumours, and pheocytochroma. Vet Quart 1998;20:56-61.

150. ROCCABIANCA P, RONDENA M, PALTRINIERI S, POCACQUA V, SCARPA P, FAVERZANI S, SCANZIANI E, CANIATTI M. Multiple endocrine neoplasia type-1-like syndrome in two cats. Vet Pathol 2006;43:345-352.

151. SCHOLTEN-SLOOF BE, KNOL BW, RIJNBERK A, MOL JA, MIDDLETION DJ, UBBINK G. Pituitary-dependent hyperadrenocorticism in a family of Dandie Dinmont terriers. J Endocrinol 1992;135:535-542.

152. STRITZEL S, MISCHKE R, PHILIPP U, KLEINSCHMIDT S, WOHLSEIN P, STOCK KF, DISTL O. Familial canine pituitary-dependent hyperadrenocorticism in wirehaired Dachshunds. Berl Munch Tierärztl Wochenschr 2008;121:349-358.

153. HANSON JM, MOL JA, LEEGWATER PAJ, BILODEAU S, DROUIN J, MEIJ BP. Expression and mutation analysis of Tpit in the canine pituitary gland and corticotroph adenomas. Domest Anim Endocrinol 2008;34:217-222.

154. VAN WIJK PA, RIJNBERK A, CROUGHS RJM, MEIJ BP, VAN LEEUWEN IS, SPRANG EPM, MOL JA. Molecular screening for somatic mutations in corticotropic adenomas of dogs with pituitary-dependent hyperadrenocorticism. J Endocrinol Invest 1997;20:1-7.

155. VAN WIJK PA, RIJNBERK A, CROUGHS RJM, VOORHOUT G, SPRANG EPM, MOL JA. Corticotropin-releasing hormone and

adrenocorticotropic hormone concentrations in cerebrospinal fluid of dogs with pituitary-dependent hyperadrenocorticism. Endocrinology 1992;131:2659-2662.

156. VAN WIJK PA, RIJNBERK A, CROUGHS RJM, MEIJ BP, MOL JA. Effects of corticotropin-releasing hormone, vasopressin and insulin-like growth factor-I on proliferation of and adrenocorticotrophic hormone secretion by canine corticotophic adenoma cells in vitro. Eur J Endocrinol 1998;138:309-315.

157. BILODEAU S, VALLETTE-KASIC S, GAUTHIER Y, FIGARELLA-BRANGER D, BRUE T, BERTHELET F, LACROIX A, BATISTA D, STRATAKIS C, HANSON J, MEIJ B, DROUIN J. Role of Brg1 and HDAC2 in GR trans-repression of the pituitary POMC gene and misexpression in Cushing disease. Genes Dev 2006;20:2871-2886.

158. PETERSON ME, KRIEGER DT, DRUCKER WD, HALMI NS. Immunocytochemical study of the hypophysis of 25 dogs with pituitary-dependent hyperadrenocorticism. Acta Endocrinol 1982;101:15-24.

159. PETERSON ME, ORTH DN, HALMI NS, ZIELINSKI AC, DAVIS DR, CHAVEZ FT, DRUCKER WD. Plasma immunoreactive pro-opiomelanocortin peptides and cortisol in normal dogs and dogs with Addison's disease and Cushing's syndrome: Basal concentrations. Endocrinology 1986;119:720-730.

160. KEMPPAINEN RJ, SARTIN JL. Differential regulation of peptide release by the canine pars distalis and pars intermedia. Front Horm Res 1987;17:18-27.

161. ORTH DN, PETERSON ME, DRUCKER WD. Plasma immunoreactive proopiomelanocortin peptides and cortisol in normal dogs and dogs with Cushing's syndrome: Diurnal rhythm and responses to various stimuli. Endocrinology 1988;122:1250-1262.

162. RIJNBERK A, MOL JA, KWANT MM, CROUGHS RJM. Effects of bromocriptine on corticotrophin, melanotrophin and corticosteroid secretion in dogs with pituitary-dependent hyperadrenocorticism. J Endocrinol 1988;118:271-277.

163. KOOISTRA HS, VOORHOUT G, MOL JA, RIJNBERK A. Correlation between impairment of glucocorticoid feedback and the size of the pituitary gland in dogs with pituitary-dependent hyperadrenocorticism. J Endocrinol 1997;152:387-394.

164. MEIJ BP, VOORHOUT G, VAN DEN INGH TSGAM, RIJNBERK A. Transsphenoidal hypophysectomy for treatment of pituitary--dependent hyperadrenocorticism in 7 cats. Vet Surg 2001;30:72-86.

165. KOOISTRA HS, VOORHOUT G, MOL JA, RIJNBERK A. Correlation between impairment of glucocorticoid feedback and the size of the pituitary gland in dogs with pituitary-dependent hyperadrenocorticism. J Endocrinol 1997;152:387-394.

166. BOSJE JT, RIJNBERK A, MOL JA, VOORHOUT G, KOOISTRA HS. Plasma concentrations of ACTH precursors correlate with pituitary size and resistance to dexamethasone in dogs with pituitary-dependent hyperadrenocorticism. Domest Anim Endocrinol 2002;22:201-210.

167. GRANGER N, DE FORNEL P, DEVAUCHELLE P, SEGOND S, PELISLE F, ROSENBERG D. Plasma pro-opiomelanocortin, pro--adrenocorticotropin hormone, and pituitary adenoma size in dogs with Cushing's disease. J Vet Intern Med 2005;19:23-28.

168. GOOSSENS MMC, RIJNBERK A, MOL JA, WOLFSWINKEL J, VOORHOUT G. Central diabetes insipidus in a dog with a pro--opiomelanocortin-producing pituitary tumor not causing hyperadrenocorticism. J Vet Intern Med 1995;9:361-365.

169. CERUNDOLO R, LLOYD DH, PERSECHINO A, EVANS H, CAUVIN A. Treatment of canine Alopecia X with trilostane. Vet Dermatol 2004;15:285-293.

170. VAN DER VLUGT-MEIJER RH, VOORHOUT G, MEIJ BP. Imaging of the pituitary gland in dogs with pituitary-dependent hyperadrenocorticism. Mol Cell Endocrinol 2002;197:81-87.

171. VAN DER VLUGT-MEIJER, MEIJ BP, VAN DEN INGH TSGAM, RIJNBERK A, VOORHOUT G. Dynamic computed tomography of the pituitary gland in dogs with pituitary-dependent hyperadrenocorticism. J Vet Intern Med 2003;17:773-780.

172. LENESTOUR E, ABECASSIS JP, BERTAGNA X, BONNIN A, LUTON JP. Silent necrosis of a pituitary corticotroph adenoma revealed by timely magnetic resonance imaging: A cause of spontaneous remission of Cushing's disease. Eur J Endocrinol 1994;130:469-471.

173. MEIJ BP, VOORHOUT G, VAN DEN INGH TSGAM, HAZEWINKEL HAW, TESKE E, RIJNBERK A. Results of transsphenoidal hypophysectomy in 52 dogs with pituitary-dependent hyperadrenocorticism. Vet Surg 1998;27:246-261.

174. MEIJ BP, VOORHOUT G, VAN DEN INGH TSGAM, RIJNBERK A. Transsphenoidal hypophysectomy for treatment of pituitary--dependent hyperadrenocorticism in 7 cats. Vet Surg 2001;30:72-86.

175. MEIJ B, VOORHOUT G, RIJNBERK A. Progress in transsphenoidal hypophysectomy for treatment of pituitary-dependent hyperadrenocorticism in dogs and cats. Mol Cell Endocrinol 2002;197:89-96.

176. HANSON JM, VAN 'T HOOFD MM, VOORHOUT G, TESKE E, KOOISTRA HS, MEIJ BP. Efficacy of transsphenoidal hypophysectomy in treatment of dogs with pituitary-dependent hyperadrenocorticism. J Vet Intern Med 2005;19:687-694.

177. HANSON JM, TESKE E, VOORHOUT G, GALAC S, KOOISTRA HS, MEIJ BP. Prognostic factors for outcome after transsphenoidal hypophysectomy in dogs with pituitary-dependent hyperadrenocorticism. J Neurosurg 2007;107:830-840.

178. HANSON JM, KOOISTRA HS, MOL JA, TESKE E, MEIJ BP. Plasma profiles of adrenocortitropic hormone, Cortisol, α-melanocyte-stimulating hormone, and growth hormone in dogs with pituitary-dependent hyperadrenocorticism before and after hypophysectomy. J Endocrinol 2006;190:601-609.

179. STOLP R, CROUGHS RJM, RIJNBERK A. Results of cyproheptadine treatment in dogs with pituitary-dependent hyperadrenocorticism. J Endocrinol 1984;101:311-314.

180. REUSCH CE, STEFFEN T, HOERAUF A. The efficacy of L-deprenyl in dogs with pituitary-dependent hyperadrenocorticism. J Vet Intern Med 1999;13:291-301.

181. BRADDOCK JA, CHURCH DB, ROBERTSON ID, WATSON ADJ. Inefficacy of selegiline in treatment of canine pituitary-dependent hyperadrenocorticism. Aust Vet J 2004;82:272-277.

182. RIJNBERK A, MOL JA, KWANT MM, CROUGHS RJM. Effects of bromocriptine on corticotrophin, melanotrophin and corticosteroid secretion in dogs with pituitary-dependent hyperadrenocorticism. J Endocrinol 1988;118:271-277.

183. DE BRUIN C, HANSON JM, MEIJ BP, KOOISTRA HS, WAAIJERS AM, UITTERLINDEN P, LAMBERTS SWJ, HOFLAND LJ. Expression and functional analysis of dopamine receptor subtype 2 and somatostatin receptor subtypes in canine Cushing's disease. Endocrinology 2008;149:4357-4366.

184. CASTILLO VA, GÓMEZ NV, LALIA JC, CABRERA BLATTER MF, GARCÍA JD. Cushing's disease in dogs: Carbergoline treatment. Res Vet Sci 2008;85:26-34.

185. CASTILLO V, GIACOMINI D, PÁEZ-PEREDA M, STALLA J, LABEUR M, THEODOROPOULOU M, HOLSBOER F, GROSSMAN AB, STALLA GK, ARZT E. Retinoic acid as a novel medical therapy for Cushing's disease in dogs. Endocrinology 2006;147:4438-4444.

186. DUESBERG CA, NELSON RW, FELDMAN EC, VADEN SL, SCOTT-MONCRIEFF JCR. Adrenalectomy for treatment of hyperadrenocorticism in cats: 10 cases (1988-1992). J Am Vet Med Assoc 1995;207:1066-1070.

187. WATSON PJ, HERRTAGE ME. Hyperadrenocorticism in six cats. J Smal Anim Pract 1998;39:175-184.

188. DALEY CA, ZERBE CA, SCHICK RO, POWERS RD. Use of metyrapone to treat pituitary-dependent hyperadrenocorticism in a cat with large cutaneous wounds. J Am Vet Med Assoc 1993;202:956-960.

189. MOORE LE, BILLER DS, OLSEN DE. Hyperadrenocorticism treated with metyrapone followed by bilateral adrenalectomy in a cat. J Am Vet Med Assoc 2000;217:691-694.

190. KINTZER PP, PETERSON ME. Mitotane (o,p'-DDD) treatment of 200 dogs with pituitary-dependent hyperadrenocorticism. J Vet Intern Med 1991;5:182-190.

191. RIJNBERK A, BELSHAW BE. An alternative protocol for the management of canine pituitary-dependent hyperadrenocorticism. Vet Rec 1988;122:486-488.

192. DEN HERTOG E, BRAAKMAN JCA, TESKE E, KOOISTRA HS, RIJNBERK A. Results of non-selective adrenocorticolysis by o,p'-DDD in 129 dogs with pituitary-dependent hyperadrenocorticism. Vet Rec 1999;144:12-17.

193. CLEMENTE M, DE ANDRÉS PJ, ARENAS C, MELIÁN C, MORALES M, PÉREZ-ALENZA MD. Comparison of non-selective adrenocorticolysis with mitotane or trilostane for the treatment of dogs with pituitary-dependent hyperadrenocorticism. Vet Rec 2007;161:805-809.

194. SIEBER-RUCKSTUHL NS, BORETTI FS, WENGER M, MASER-GLUTH C, REUSCH CE. Cortisol, aldosterone, cortisol precursor, androgen and endogenous ACTH concentrations in dogs with pituitary-dependent hyperadrenocorticism treated with trilostane. Domest Anim Endocrinol 2006;31:63-75.

195. SIEBER-RUCKSTUHL NS, BORETTI FS, WENGER M, MASER-GLUTH C, REUSCH CE. Serum concentrations of cortisol and cortisone in healthy dogs and dogs with pituitary-dependent hyperadrenocorticism treated with trilostane. Vet Rec 2008;163:477-482.

196. NEIGER R, RAMSEY I, O'CONNOR J, HURLEY KJ, MOONEY CT. Trilostane treatment of 78 dogs with pituitary-dependent hyperadrenocorticism. Vet Rec 2002;150:799-804.

197. RUCKSTUHL NS, NETT CS, REUSCH CE. Results of clinical examinations, laboratory tests, and ultrasonography in dogs with pituitary-dependent hyperadrenocorticism treated with trilostane. Am J Vet Res 2002;63:506-512.

198. BRADDOCK JA, CHURCH DB, ROBERTSON ID, WATSON AD. Trilostane treatment in dogs with pituitary-dependent hyperadrenocorticism. Aust Vet J 2003;10:600-607.

199. WENGER M, SIEBER-RUCKSTUHL NS, MÜLLER C, REUSCH CE. Effect of trilostane on serum concentrations of aldosterone, cortisol, and potassium in dogs with pituitary-dependent hyperadrenocorticism. Am J Vet Res 2004;65:1245-1250.

200. BELL R, NEIGER R, MCGROTTY Y, RAMSEY IK. Study of the effects of once daily doses of trilostane on cortisol concentrations and responsiveness to adrenocorticotrophic hormone in hyperadrenocorticoid dogs. Vet Rec 2006;159:277-281.

201. PEREZ ALENZA D, ARENAS C, LUZ LOPEZ M, MELIAN C. Long-term efficacy of trilostane administered twice daily in dogs with pituitary-dependent hyperadrenocorticism. J Am Anim Hosp Assoc 2006;42:269-276.

202. WITT AL, NEIGER R. Adrenocorticotropic hormone levels in dogs with pituitary-dependent hyperadrenocorticism following trilostane therapy. Vet Rec 2004;154:399-400.

203. GALAC S, BUIJTELS JJCWM, MOL JA, KOOISTRA HS. Effects of trilostane treatment on the pituitary-adrenocortical and renin-aldosterone axis in dogs with pituitary-dependent hypercortisolism. VetJ 2008; doi:10.1016/j.tvjl.208.10.007.

204. GALAC S, BUIJTELS JJCWM, KOOISTRA HS. Urinary corticoid/creatinine ratios in dogs with pituitary-dependent hypercortisolism during trilostane treatment. J Vet Intern Med 2009. Epub ahead of print.

205. VAUGHAN MA, FELDMAN EC, HOAR BR, NELSON RW. Evaluation of twice-daily, low-dose trilostane treatment administered orally in dogs with naturally occurring hyperadrenocorticism. J Am Vet Med Assoc 2008;232:1321-1328.

206. EASTWOOD JM, ELWOOD CM, HURLEY KJ. Trilostane treatment of a dog with functional adrenocortical neoplasia. J Small Anim Pract 2003;44:126-131.

207. BENCHEKROUN G, DE FORNEL-THIBAUD P, LAFARGE S, GOMEZ E, BEGON D, DELISLE F, MORAILLON R, HÉRIPRET D, MAUREY C, ROSENBERG D. Trilostane therapy for hyperadrenocorticism in three dogs with adrenocortical metastases. Vet Rec 2008;163:190-192.

208. SKELLY BJ, PETRUS D, NICHOLLS PK. Use of trilostane for the treatment of pituitary-dependent hyperadrenocorticism in a cat. J Small Anim Pract 2003;44:269-272.

209. NEIGER R, WITT AL, NOBLE A, GERMAN AJ. Trilostane therapy for treatment of pituitary-dependent hyperadrenocorticism in 5 cats. J Vet Intern Med 2004;18:160-164.

210. MANTIS P, LAMB CR, WITT AL, NEIGER R. Changes in ultrasonographic appearance of adrenal glands in dogs with pituitary-dependent hyperadrenocorticism treated with trilostane. Vet Radiol Ultrasound 2003;44:682-685.

211. REUSCH CE, SIEBER-RUCKSTUHL N, WENGER M, LUTZ H, PERREN A, POSPISCHIL A. Histological evaluation of the adrenal glands of seven dogs with hyperadrenocorticism treated with trilostane. Vet Rec 2007;160:219-224.

212. CHAPMAN PS, KELLY DF, ARCHER J, BROCKMAN DJ, NEIGER R. Adrenal necrosis in a dog receiving trilostane for the treatment of hyperadrenocorticism. J Small Anim Pract 2004;45:307-310.

213. RAMSEY IK, RICHARDSON J, LENARD Z, TEBB AJ, IRWIN PJ. Persistent isolated hypocortisolism following brief treatment with trilostane. Aust Vet J 2008;86:491-495.

214. BARKER EN, CAMPBELL S, TEBB AJ, NEIGER R, HERRTAGE ME, REID SWJ, RAMSEY IK. A comparison of the survival times of dogs treated with mitotane or trilostane for pituitary-dependent hyperadrenocorticism. J Vet Intern Med 2005;19:810-815.

215. VANDENBOSSCHE H, DE COSTER R, AMERY WK. Pharmacology and clinical use of ketoconazole. In: Furr BJA, Wakeling AE, eds. Pharmacology and clinical uses of inhibitors of hormone secretion and action. London: Baillière Tindall, 1987:288-307.

216. LIEN Y-H, HUANG H-P. Use of ketoconazole to treat dogs with pituitary-dependent hyperadrenocorticism: 48 cases (1994-2007). J Am Vet Med Ass 2008;233:1896-1901.

217. FELDMAN EC, NELSON RW. Use of ketoconazole for control of canine hyperadrenocorticism. In: Kirk RW, Bonagura JD, eds. Current Veterinary Therapy XL Philadelphia: Saunders 1992: 349-352.

218. PÉREZ ALENZA MD, GUERRERO B, MELIÁN C, YNARAJA E, PEÑA L. Use of aminoglutethimide in the treatment of pituitary-dependent hyperadrenocorticism in the dog. J Small Anim Pract 2002;43:104-108.

219. LABELLE P, KYLES AE, FARVER TB, DE COCK HV. Indicators of malignancy of canine adrenocortical tumors: histopathology and proliferation index. Vet Pathol 2004:41:490-497.

220. BERNARD MH, SIDHU S, BERGER N, PEIX JL, MARSH DJ, ROBINSON BG, GASTON V, LE BOUC Y, GICQUEL C. A case report in favor of a multistep adrenocortical tumorigenesis. J Clin Endocrinol Metab 2003;88:998-1001.

221. GIORDANO TJ, THOMAS DG, KUICK R, LIZYNESS M, MISEK DE, SMITH AL, SANDERS D, ALJUNDI RT, GAUGER PG, THOMPSON NW, TAYLOR JM, HANASH SM. Distinct transcriptional profiles of adrenocortical tumors uncovered by DNA microarray analysis. Am J Pathol 2003;162:521-531.

222. SINGH PK, BUCH HN. Adrenal incidentaloma: evaluation and management. J Clin Pathol 2008;61:1168-1173.

223. IMMINK WFGA, VAN TOOR AJ, VOS JH, VAN DER LINDE-SIPMAN JS, LUBBERINK AAME. Hyperadrenocorticism in four cats. Vet Quart 1992;14:81-85.

224. HOERAUF A, REUSCH CE. Ultrasonographic characteristics of both adrenal glands in 15 dogs with functional adrenocortical tumors. J Am Anim Hosp Assoc 1999;35:193-199.

225. FORD SL, FELDMAN EC, NELSON RW. Hyperadrenocorticism caused by bilateral adrenocortical neoplasia in dogs: Four cases (1983-1988). J Am Vet Med Assoc 1993;202:789-792.

226. JAFFE MH, GROOTERS AM, PARTINGTON BP, CAMUS AC, HOSGOOD G. Extensive venous thrombosis and hind-limb edema associated with adrenocortical carcinoma in a dog. J Am Anim Hosp Assoc 1999;35:306-310.

227. EVANS K, HOSGOOD G, BOON GD, KOWALEWICH N. Hemoperitoneum secondary to traumatic rupture of an adrenal tumor in a dog. J Am Vet Med Assoc 1991;198:278-280.

228. VANDENBERGH AGGD, VOORHOUT G, VAN SLUIJS FJ, VAN DEN INGH TSGAM. Haemorrhage from a canine adrenocortical tumour: a clinical emergency. Vet Rec 1992;131:539-540.

229. WHITTEMORE JC, PRESTON CA, KYLES AE, HARDIE EM, FELDMAN EC. Nontraumatic rupture of an adrenal gland tumor causing intra-abdominal or retroperitoneal hemorrhage in four dogs. J Am Vet Med Assoc 2001;219:329-333.

230. SYME HM, SCOTT-MONCRIEFF JC, THOMPSON MF, SNYDER PW, WHITE MR, OLIVER JW. Hypoadrenocorticism associated with excessive sex hormone production by an adrenocortical tumor in two dogs. J Am Vet Med Assoc 2001;219:1725-1728.

231. HILL KE, SCOTT-MONCRIEFF JC, KOSHKO MA, GLICKMAN LT, GLICKMAN NW, NELSON RW, BLEVINS WE, OLIVER JW. Secretion of sex hormones in dogs with adrenal dysfunction. J Am Vet Med Assoc 2005;226:556-561.

232. CAVAGNINI F, GIRALDI FP. Adrenal causes of hypercortisolism. In: DeGroot LJ, Jameson LJ, eds. Endocrinology, 5th ed. Philadelphia: Elsevier Saunders, 2006:2353-2386.

233. JAVADI S, KOOISTRA HS, MOL JA, BOER P, BOER WH, RIJNBERK A. Plasma aldosterone concentrations and plasma renin activity in healthy dogs and dogs with hyperadrenocorticism. Vet Rec 2003;153:521-525.

234. BEHREND EN, WEIGAND CM, WHITLEY EM, REFSAL KR, YOUNG DW, KEMPPAINEN RJ. Corticosterone- and aldosterone--secreting adrenocortical tumor in a dog. J Am Vet Med Assoc 2005;226:1662-1666.

235. MACHIDA T, UCHIDA E, MATSUDA K, HIRAYAMA K, YOSHII K, TAKIGUCHI M, TANIYAMA H. Aldosterone-, corticosterone- and cortisol-secreting adrenocortical carcinoma in a dog: case report. J Vet Med Sci 2008;70:317-320.

236. DAVIES DR, FOSTER SF, HOPPER BJ, STAUDTE KL, O'HARA AJ, IRWIN PJ. Hypokalaemic paresis, hypertension, alkalosis and adrenal-dependent hyperadrenocorticism. Austral Vet J 2008;86:139-146.

237. HERRERA M, MEHL ML, KASS PH, PASCOE PJ, FELDMAN EC NELSON RW. Predictive factors and the effect of phenoxybenzamine on outcome in dogs undergoing adrenalectomy for pheochromocytoma. J Vet Intern Med 2008;22:1333-1339.

238. GALAC S, KOOISTRA HS, TESKE E, RIJNBERK A. Urinary corticoid/creatinine ratios in the differentiation between pituitary--dependent hyperadrenocorticism and hyperadrenocorticism due to adrenocortical tumour in the dog. Vet Quart 1997;19:17-20.

239. GRECO DS, PETERSON ME, DAVIDSON AP, FELDMAN EC, KOMUREK K. Concurrent pituitary and adrenal tumors in dogs with hyperadrenocorticism: 17 cases (1978-1995). J Am Vet Med Assoc 1999;214:1349-1353.

240. VOORHOUT G, STOLP R, RIJNBERK A, VAN WAES PFGM. Assessment of survey radiography and comparison with x-ray computed tomography for detection of hyperfunctioning adrenocortical tumors in dogs. J Am Vet Med Assoc 1990;196:1799-1803.

241. VOORHOUT G, RIJNBERK A, SJOLLEMA BE, VAN DEN INGH TSGAM. Nephrotomography and ultrasonography for the localization of hyperfunctioning adrenocortical tumors in dogs. Am J Vet Res 1990;51:1280-1285.

242. REUSCH CE, FELDMAN EC. Canine hyperadrenocorticism due to adrenocortical neoplasia. J Vet Intern Med 1991;5:3-10.

243. SCAVELLI TD, PETERSON ME, MATTHIESEN DT. Results of surgical treatment for hyperadrenocorticism caused by adrenocortical neoplasia in the dog: 25 Cases (1980-1984). J Am Vet Med Assoc 1986;189:1360-1364.

244. ANDERSON CR, BIRCHARD AJ, POWERS BE, BELANDRIA GA, KUNTZ CA, WITHROW SJ. Surgical treatment of adrenocortical tumors: 21 cases (1990-1996). J Am Anim Hosp Assoc 2001;37:93-97.

245. KYLES AE, FELDMAN EC, DE COCK HEV, KASS PH, MATHEWS KG, HARDIE EM, NELSON RW, ILKIW JE, GREGORY CR. Surgical management of adrenal gland tumors with and without associated tumor thrombi in dogs: 40 cases (1994-2001). J Am Vet Med Assoc 2003;223:654-662.

246. SCHWARTZ P, KOVAK JR, KOPROWSKI A, LUDWIG LL, MONETTE S, BERGMAN PJ. Evaluation of prognostic factors in the surgical treatment of adrenal gland tumors in dogs: 41 cases (1999-2005). J Am Vet Med Assoc 2008;232:77-84.

247. IMAI T, KIKUMORI T, OHIWA M, MASE T, FUNAHASHI H. A case-controlled study of laparoscopic compared with open lateral adrenalectomy. Am J Surg 1999;178:50-53.

248. JIMÉNEZ PELÁEZ M, BOUVY BM, DUPRÉ GP. Laparoscopic adrenalectomy for treatment of unilateral adrenocortical carcinomas: technique, complications, and results in seven dogs. Vet Surg 2008;37:444-453.

249. KINTZER PP, PETERSON ME. Mitotane treatment of 32 dogs with cortisol-secreting adrenocortical neoplasms. J Am Vet Med Assoc 1994;205:54-61.

250. RIJNBERK A, VOORHOUT G, MOL JA. Corticoid production by four dogs with hyperfunctioning adrenocortical tumours during treatment with mitotane (o,p'-DDD). Vet Rec 1992;131:484-487.

251. ROSENTHAL KL, PETERSON ME. Evaluation of plasma androgen and estrogen concentrations in ferrets with hyperadrenocorticism. J Am Vet Med Assoc 1996;209:1097-102.

252. SCHOEMAKER NJ, TEERDS KJ, MOL JA, LUMEIJ JT, THIJSSEN JH, RIJNBERK A. The role of luteinizing hormone in the pathogenesis of hyperadrenocorticism in neutered ferrets. Mol Cell Endocrinol 2002;197:117-125.

253. BOORD M, GRIFFIN C. Progesterone secreting adrenal mass in a cat with clinical signs of hyperadrenocorticism. J Am Vet Med Assoc 1999;214:666-669.

254. ROSSMEISL JH, SCOTT-MONCRIEFF JC, SIEMS J, SNYDER PW, WELLS A, ANOTHAYANONTHA L, OLIVER JW. Hyperadrenocorticism and hyperprogesteronemia in a cat with an adrenocortical adenocarcinoma. J Am Anim Hosp Assoc 2000;36:512-517.

255. BOAG AK, NEIGER R, CHURCH DB. Trilostane treatment of bilateral adrenal enlargement and excessive sex steroid hormone production in a cat. J Small Anim Pract 2004;45:263-266.

256. DECLUE AE, BRESHEARS LA, PARDO ID, KERL ME, PERLIS J, COHN LA. Hyperaldosteronism and hyperprogesteronism in a cat with an adrenal cortical carcinoma. J Vet Intern Med 2005;19:355-358.

257. MILLARD RP, PICKENS EH, WELLS KL. Excessive production of sex hormones in a cat with an adrenocortical tumor. J Am Vet Med Asoc 2009;234:505-508.

258. ISIDORI AM, KALTSAS GA, POZZA C, FRAJESE V, NEWELL--PRICE J, REZNEK RH, JENKINS PJ, MONSON JP, GROSSMAN AB, BESSER GM. The ectopic adrenocorticotropin syndrome: Clinical features, diagnosis, management, and long-term follow-up. J Clin Endocrinol Metab 2006;91:371-377.

259. GALAC S, KOOISTRA HS, VOORHOUT G, VAN DEN INGH TSGAM, MOL JA, VAN DEN BERG G, MEIJ BP. Hyperadrenocorticism in a dog due to ectopic secretion of adrenocorticotropic hormone. Domest Anim Endocrinol 2005;28:338-348.

260. CHURCHER RK. Hepatic carcinoid, hypercortisolism and hypokalemia in a dog. Aust Vet J 1999;77:641-645.

261. BURGENER IA, GEROLD A, TOMEK A, KONAR M. Empty sella syndrome, hyperadrenocorticism and megaoesophagus in a dachshund. J Small Anim Pract 2007;48:584-587.

262. LACROIX A, N'DIAYE N, TREMBLAY J, HAMET P. Ectopic and abnormal hormone receptors in adrenal Cushing's syndrome. Endocr Rev 2001;22:75-110.

263. CRISTOPOULOS S, BOURDEAU I, LACROIX A. Clinical and subclinical ACTH-independent macronodular adrenal hyperplasia and aberrant hormone receptors. Horm Res 2005;64:119-131.

264. SCHOEMAKER NJ, KUIJTEN AM, GALAC S. Luteinizing hormone-dependent Cushing's syndrome in a pet ferret (Mustela putorius furo). Domest Anim Endocrinol 2008;34:278-283.

265. GALAC S, KARS VJ, VOORHOUT G, MOL JA, KOOISTRA HS. ACTH-independent hyperadrenocorticism due to meal-induced hypercortisolaemia in a dog. Vet J 2008;177:141-143.

266. CROUGHS RJM, ZELLISSEN PMJ, VROONHOVEN TJMV, HOFLAND LJ, N'DIAYE N, LACROIX A, DE HERDER WW. GIP-dependent adrenal Cushing's syndrome with incomplete suppression of ACTH. J Clin Endocrinol Metab 2000;52:235-240.

267. AXELROD L. Corticosteroid therapy. In: Becker KL, ed. Principles and practice of endocrinology and metabolism. Philadelphia: Lippincott William & Wilkins 2001:751-764.

268. JEFFERS JG, SHANLEY KJ, SCHICK RO. Diabetes mellitus induced in a dog after administration of corticosteroids and methylprednisolone pulse therapy. J Am Vet Med Assoc 1989;199:77-80.

269. SIEBER-RUCKSTUHL NS, KLEY S, TSCHUOR F, ZINI E, OHLERTH S, BORETTI FS, REUSCH CE. Remission of diabetes mellitus in cats with diabetic ketoacidosis. J Vet Intern Med 2008;22:1326-1332.

270. BELLAH JR, LOTHROP CD, HELMAN RG. Fatal iatrogenic Cushing's syndrome in a dog. J Am Anim Hosp Assoc 1989;25:673-676.

271. TOOMBS JP, COLLINS LG, GRAVES GM, CROWE DT, CAYWOOD DD. Colonic perforation in corticosteroid-treated dogs. J Am Vet Med Assoc 1986;188:145-150.

272. ZENOBLE RD, KEMPPAINEN RJ. Adrenocortical suppression by topically applied corticosteroids in healthy dogs. J Am Vet Med Assoc 1987;191:685-688.

273. GLAZE MB, CRAWFORD MA, NACHREINER RF, CASEY HW, NAFE LA, KEARNEY MT. Ophthalmic corticosteroid therapy: Systemic effects in the dog. J Am Vet Med Assoc 1988;192:73-75.

274. ABRAHAM G, GOTTSCHALKJ, UNGEMACH FR. Evidence for ototopical glucocorticoid-induced decrease in hypothalamic-pituitary-adrenal axis response and liver function. Endocrinology 2005;146:3163-3171.

275. MOORE GE, HOENIG M. Duration of pituitary and adrenocortical suppression after long-term administration of anti-inflammatory doses of prednisone in dogs. Am J Vet Res 1992;53:716-720.

276. SELMAN PJ, MOL JA, RUTTEMAN GR, RIJNBERK A. Progestin treatment in the dog. II. Effects on the hypothalamic-pituitary-adrenocortical axis. Eur J Endocrinol 1994;131:422-430.

277. MIDDLETON DJ, WATSON ADJ, HOWE CJ, CATERSON ID. Suppression of cortisol responses to exogenous adrenocorticotrophic hormone, and the occurrence of side effects attributable to glucocorticoid excess, in cats during therapy with megestrol acetate and prednisolone. Can J Vet Res 1987;51:60-65.

278. BRIGEEL DF, FANG VS, ROSENFIELD RL. Recovery of responses to ovine corticotropin-releasing hormone after withdrawal of a short course of glucocorticoid. J Clin Endocrinol Metab 1992;74:1036-1039.

279. RIJNBERK A, KOOISTRA HS, VAN VONDEREN IK, MOL JA, VOORHOUT G, VAN SLUIJS FJ, IJZER J, VAN DEN INGH TSGAM, BOER P, BOER WH. Aldosternoma in a dog with polyuria as the leading symptom. Domest Anim Endocrinol 2001;20:227-240.

280. JOHNSON KD, HENRY CJ, MCCAW DL, TURNQUIST SE, STOLL MR, KIUPEL M, BONDY PJ. Primary hyperaldosteronism in a dog with concurrent lymphoma. J Vet Med A 2006;53:467-470.

281. FELDMAN EC, NELSON RW. Canine and feline endocrinology and reproduction. 3rd ed. Saunders, St. Louis 2004:352-353.

282. BREITSCHWERDT EB, MEUTEN DJ, GREENFIELD CL, ANSON LW, COOK CS, FULGHUM RE. Idiopathic hyperaldosteronism in a dog. J Am Vet Med Ass 1985;187:841-845.

283. REINE NJ, HOHENHAUS AE, PETERSON ME, PATNAIK AK. Deoxycorticosterone-secreting adrenocortical carcinoma in a dog. J Vet Intern Med 1999;13:386-390.

284. BEHREND EN, WEIGAND CM, WHITLEY EM, REFSAL KR, YOUNG DW. Corticosterone- and aldosterone-secreting adrenocortical tumor in a dog. J Am Vet Med Assoc 2005;226:1662-1666.

285. MACHIDA T, UCHIDA E, MATSUDA K, HIRAYAMA K, YOSHII K, TAKIGUCHI M, TANIYAMA H. Aldosterone-, corticosterone- and cortisol-secreting adrenocortical carcinoma in a dog: case report. J Vet Med Sci 2008;70:317-320.

286. DAVIES DR, FOSTER SF, HOPPER BJ, STAUDTE KL, O'HARA AJ, IRWIN PJ. Hypokalaemic paresis, hypertension, alkalosis and adrenal-dependent hyperadrenocorticism. Austral Vet J 2008;86:139-146.

287. EGER CE, ROBINSON WF, HUXTABLE CR. Primary aldosteronism (Conn's syndrome) in a cat; a case report and review of comparative aspects. J Small Anim Pract 1983;24:293-307.

288. MACKAY AD, HOLT PE, SPARKES AH. Successful surgical treatment of a cat with primary aldosteronism. J Feline Med Surg 1999;1:117-122.

289. FLOOD SM, RANDOLPH JF, GELZER ARM, REFSAL K. Primary hyperaldosteronism in two cats. J Am Anim Hosp Ass 1999;35:411-416.

290. RIJNBERK A, VOORHOUT G, KOOISTRA HS, VAN DER WAARDEN RJM, VAN SLUIJS FJ, IJZER J, BOER P, BOER WH. Hyperaldosteronism in a cat with metastasised adrenocortical tumour. Vet Quart 2001;23:38-43.

291. ASH RA, HARVEY AM, TASKER S. Primary hyperaldosteronism in the cat: a series of 13 cases. J Feline Med Surg 2005;7:173-182.

292. DECLUE AE, BRESHEARS LE, PARDO ID, KERL ME, PERLIS J, COHN LA. Hyperaldosteronism and hyperprogesteronism in a cat with an adrenal cortical carcinoma. J Vet Intern Med 2005;19:355-358.

293. JAVADI S, DJAJADININGRAT-LAANEN SC, KOOISTRA HS, VAN DONGEN AM, VOORHOUT G, VAN SLUIJS FJ, VAN DEN INGH TSGAM, BOER WH, RIJNBERK A. Primary hyperaldosteronism, a mediator of progressive renal disease in cats. Domest Anim Endocrinol 2005;28:85-104.

294. NAKAMURA T, ICHIKAWA S, SAKAMAKI T, SATO K, KOGURE M, TAJIMA Y, KATO T, MURATA K. Role of atrial natriuretic peptide in mineralocorticoid escape phenomenon in patients with primary aldosteronism. Proc Soc Exp Biol Med 1987;185:448-454.

295. NAKADA T, FURUTA H, KATAYAMA T, SYMIYA H, SHIMAZAKI J. The effect of adrenal surgery on plasma atrial natriuretic factor and sodium escape phenomenon in patients with aldosteronism. J Urol 1989;142:13-18.

296. FERRARIO CM, MOHARA O, UENO Y, BROSHNIHAN KB. Hemodynamic and neurohormonal changes in the development of DOC hypertenstion in the dog. Am J Med Sci 1988;295:352-369.

297. KHANNA A, KURTZMAN NA. Metabolic alkalosis. J Nephrol 2006;19(suppl 9):S86-S96.

298. KOLLOCH RE, KRUSE HJ, RUPPERT M, OVERLACK A, STUMPE KO. Role of epinephrine-induced hypokalemia in the regulation of renin and aldosterone in humans. J Lab Clin Med 1996;127:50-56.

299. CONNELL JMC, MACKENZIE SM, FREEL AM, FRASER R, DAVIES E. A lifetime aldosterone excess: Long-term consequences of altered regulation of aldosterone production for cardiovascular function. Endocr Rev 2008;29:133-154.

300. FUNDER JW, CAREY RM, FARDELLA C, GOMEZ-SANCHEZ CE, MANTERO F, STOWASSER M, YOUNG WF, MONTORI VM. Case detection, diagnosis, and treatment of patients with primary aldosteronism: An Endocrine Society clinical practice guideline. J Clin Endocrinol Metab 2008;93:3266-3281.

301. JAVADI S, GALAC S, BOER P, ROBBEN JH, TESKE E, KOOISTRA HS. Aldosterone-to-renin and cortisol-to-adrenocorticotropic hormone ratios in healthy dogs and dogs with primary hypoadrenocorticism. J Vet Intern Med 2006;20:556-561.

302. JAVADI S, SLINGERLAND LI, VAN DE BEEK MG, BOER P, BOER WH, MOL JA, RIJNBERK A, KOOISTRA HS. Plasma renin activity and plasma concentrations of aldosterone, cortisol, adrenocorticotropic hormone, and alpha-melanocyte-stimulating hormone in healthy cats. J Vet Intern Med 2004;18:625-631.

303. SYME HM, FLETCHER MGR, BAILEY SR, ELLIOTT J. Measurement of aldosterone in feline, canine and human urine. J Small Anim Pract 2007;48:202-208.

304. DJAJADININGRAT-LAANEN SC, GALAC S, CAMMELBEECK SE, VAN LAAR KJC, BOER P, KOOISTRA HS. Urinary aldosterone to creatinine ratio in cats before and after suppression with salt or fludorcortisone. J Vet Intern Med 2008;22:1283-1288.

305. MOORE LE, BILLER DS, SMITH TA. Use of abdominal ultrasonography in the diagnosis of primary hyperaldosteronism in a cat. J Am Vet Med Assoc 2000;217:21-215.

306. ROSSI GP, SECCIA TM, PESSINA AC. Primary aldosteronism: Part II: subtype differentiation and treatment. J Nephrol 2008;21:455-462.

307. ROSE SA, KYLES AE, LABELLE P, PYPENDOP BH, MATTU JS, FOREMAN O, RODRIGUEZ CO, NELSON RW. Adrenalectomy and caval thrombectomy in a cat with primary hyperaldosteronism. J Am Anim Hosp Assoc 2007;43:209-214.

308. HARVEY BJ, ALZAMORA R, STUBBS AK, IRNATEN M, McENEANEY V, THOMAS W. Rapid responses to aldosterone in the kidney and colon. J Ster Biochem Mol Biol 2008,108:310-317.

309. SJAASTAD O, HOVE K, SAND O. The endocrine system. In: Sjaastad O, Hove K, Sand O, eds. Physiology of Domestic Animals. Oslo: Scandinavian Veterinary Press, 2004:200-234.

310. FITZGERALD PA, GOLDFIEN A. Adrenal Medulla. In: Greenspan FS, Gardner DG, eds. Basic & Clinical Endocrinology, 7th ed. New York: Lang Medical Books/McGraw-Hill, 2004:439-477.

311. KEMPPAINEN RJ, BEHREND E. Adrenal physiology. In: Kintzer PP, ed. The Veterinary Clinics of North America. Small Animal Practice. Adrenal Disorders. Vol. 27, Nr. 2. Philadelphia: W.B. Saunders Company, 1997:173-186.

312. MAHLER ER, MCNIEL EA. Pheochromocytoma in dogs and cats. In: Kintzer PP, ed. The Veterinary Clinics of North America. Small Animal Practice. Adrenal Disorders. Vol. 27, Nr. 2. Philadelphia: W.B. Saunders Company, 1997:359-380.

313. LENDERS JWM, EISENHOFER G, MANNELLI M, PACAK K. Phaeochromocytoma. Lancet 2005;366:665-75.

314. HERRERA M, MEHL ML, KASS PH, PASCOE PJ, FELDMAN EC, NELSON RW. Predictive factors and the effect of phenoxybenzamine on outcome in dogs undergoing adrenalectomy for pheochromocytoma. J Vet Intern Med 2008;22:1333-1339.

315. THAKKER RV. Multiple endocrine neoplasia. Horm Res 2001; 56:67-72

316. GILSON SD, WITHROW SJ, WHEELER SL, TWEDT DC. Pheochromocytoma in 50 dogs. J Vet Intern Med 1994;8:228-232.

317. BARTHEZ PY, MARKS SL, WOO J, FELDMAN EC, MATTEUCCI M. Pheochromocytoma in dogs: 61 cases (1984-1995). J Vet Intern Med 1997;11:272-278.

318. SCHOEMAN JP, STIDWORTHY MF. Budd-Chiari-like syndrome associated with an adrenal phaeochromocytoma in a dog. J Small Anim Pract 2001;42:191-194.

319. WHITTEMORE JC, PRESTON CA, KYLES AE, HARDIE EM, FELDMAN EC. Nontraumatic rupture of an adrenal gland tumor causing intra-abdominal or retroperitoneal hemorrhage in four dogs. J Am Vet Med Assoc 2001;219:329-333.

320. BROWN AJ, ALWOOD AJ, COLE SG. Malignant pheochromocytoma presenting as a bradyarrhythmia in a dog. J Vet Emerg Crit Care 2007;17:164-169.

321. SANTAMARINA G, ESPINO L, VILA M, LOPEZ M, ALEMAN N, SUAREZ ML. Aortic thromboembolism and retroperitoneal hemorrhage associated with a pheochromocytoma in a dog. J Vet Intern Med 2003;17:917-922.

322. BESSO JG, PENNINCK DG, GLIATTO JM. Retrospective ultrasonographic evaluation of adrenal lesions in 26 dogs. Vet Radiol Ultrasound 1997;38:448-455.

323. ROSENSTEIN DS. Diagnostic imaging in canine pheochromocytoma. Vet Radiol Ultrasound 2000;41:499-506.

324. BERRY CR, WRIGHT KN, BREITSCHWERDT EB, FELDMAN JM. Use of iodine metaiodobenzylguanidine scintigraphy for the diagnosis of a pheochromocytoma in a dog. Vet Radiol Ultrasound 1993;34:52-55.

325. LENDERS JWM, PACAK K, WALTHER MCCM, LINEHAN WM, MANNELLI M, FRIBERG P, KEISER HR, GOLDSTEIN DS, EISENHOFER G. Biochemical diagnosis of pheochromocytoma. Which test is best? J Am Med Assoc 2002;287:1427-1434.

326. SAWKA AM, JAESCHKE R, SINGH R, YOUNG WF. A comparison of biochemical tests for pheochromocytoma: measurement of fractionated plasma metanephrines compared with the combination of 24-hour urinary metanephrines and catecholamines. J Clin Endocrinol Metab 2003;88:553-558.

327. KOOK PH, BORETTI FS, HERSBERGER M, GLAUS TM, REUSCH CE. Urinary catecholamine and metanephrine to creatinine ratios in healthy dogs at home and in a hospital environment and in 2 dogs with pheochromocytoma. J Vet Intern Med 2007;21:388-393.

328. BRAVO EL. The adrenal medulla: basic concepts. In: Pinchera A, Bertagna X, Fischer J, Groop L, Schoemaker J, Serio M, Wass J, eds. Endocrinology and Metabolism. London: McGraw-Hill International, 2001:337-339.

329. GILSON SD, WITHROW SJ, ORTON EC. Surgical treatment of pheochromocytoma: technique, complications, and results in six dogs. Vet Surg 1994;23:195-200.

330. KYLES AE, FELDMAN EC, DE COCK HEV, KASS PH, MATHEWS KG, HARDIE EM, NELSON RW, ILKIW JE, GREGORY CR. Surgical management of adrenal gland tumors with and without associated tumor thrombi in dogs: 40 cases (1994-2001). J Am Vet Med Assoc 2003;223:654-662.

331. LOUVET A, LAZARD P, DENIS B. Phaeochromocytoma treated by en bloc resection including the suprarenal caudal vena cava in a dog. J Small Anim Pract 2005;46:591-596.

Capítulo 5

Pâncreas endócrino

Claudia E. Reusch
Joris H. Robben
Hans S. Kooistra

5.1 Introdução

5.1.1 O pâncreas endócrino

O pâncreas é um órgão essencial, responsável pela digestão e pela homeostase da glicose. Ele está localizado nos segmentos epigástrico e mesogástrico da cavidade abdominal e consiste em um lobo direito (duodenal) fino e delgado e um lobo esquerdo (esplênico) mais curto e grosso, que são unidos no corpo pancreático. A forma é a de um V, com o ápice situado caudomedialmente ao piloro (Figura 5.1).

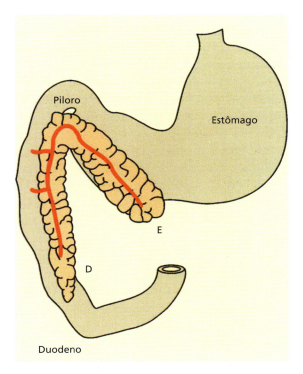

Figura 5.1 – Desenho esquemático da parte ventral do pâncreas, mostrando seus lobos esquerdo (E) e direito (D).

Na maioria dos cães, o pâncreas tem dois ductos excretores, em conformidade com sua origem de dois primórdios diferentes, enquanto nos gatos apenas um ducto persiste. Há uma grande variação no padrão do sistema de ductos intra e interespécies. O sangue é fornecido por ramos das artérias mesentéricas celíaca e cranial; a drenagem venosa é por veias que terminam na veia porta.

A função endócrina do pâncreas é executada por grupos de células conhecidas como ilhotas de Langerhans. No animal adulto, elas constituem aproximadamente 1 a 2% da massa pancreática total e estão espalhadas de maneira irregular pelo tecido endócrino. Nas ilhotas existem quatro grandes tipos de células: células β (de longe, as mais abundantes), que produzem insulina e amilina; células α, que produzem glucagona; células δ, que produzem somatostatina; e células PP, que produzem polipeptídio pancreático[1,2]. A maioria dos livros didáticos afirma que as células β estão localizadas no centro da ilhota, mas vários estudos mostraram que a distribuição é diferente entre as espécies e que em cães e gatos as células β estão frequentemente localizadas na periferia da ilhota (Figura 5.2)[3,4]. Vários outros peptídios e hormônios foram identificados nas ilhotas com o uso de técnicas de imunocoloração, incluindo TRH, ACTH, peptídio relacionado ao gene da calcitonina, colecistoquinina, gastrina e pancreastatina. Apesar de alguns destes parecerem participar da regulação da função das células da ilhota, sua pertinência é desconhecida[5].

As ilhotas são altamente vascularizadas e seus capilares são fenestrados, o que aumenta a permeabilidade. Um sistema porta ilhota-ácino faz a comunicação entre os tecidos pancreáticos endócrino e exócrino. Supõe-se que o sangue que vem das ilhotas flui pelos capilares dos ácinos antes de deixar o

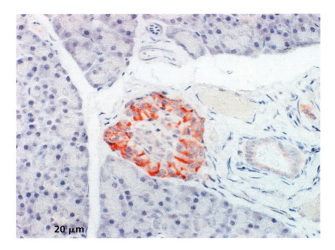

Figura 5.2 – Seção histológica do pâncreas de gato saudável, mostrando ilhota de Langerhans envolvida por tecido exócrino. As células β (*vermelho*) são mostradas com coloração imuno-histoquímica para amilina.

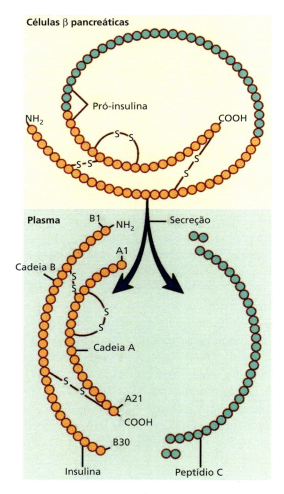

Figura 5.3 – Síntese e secreção de insulina. A pró-insulina é processada para insulina nas células β pela remoção de um fragmento de peptídio chamado de peptídio C (peptídio de conexão). A insulina é formada por uma cadeia A, com 21 aminoácidos, e uma cadeia B, com 30 aminoácidos, conectadas por duas pontes de dissulfeto.

pâncreas e que os hormônios da ilhota têm papel na regulação do pâncreas exócrino[6]. As ilhotas são inervadas por fibras simpáticas e parassimpáticas que influenciam a liberação dos hormônios pancreáticos.

5.1.2 Síntese e estrutura da insulina

A homeostase da glicose é mantida por um complexo sistema de hormônios e fatores reguladores e moduladores, dos quais o mais importante é a insulina. A insulina é o único hormônio que diminui a concentração de glicose no sangue.

A síntese da insulina inicia-se no retículo endoplasmático granular com a formação de pré-pró-insulina, que é convertida para pró-insulina pela remoção de um pequeno fragmento peptídico. A pró-insulina é processada para insulina pela remoção de outro peptídio, chamado peptídio C (peptídio de conexão) (Figura 5.3). A insulina e o peptídio C são empacotados e armazenados em grânulos secretores e liberados em quantidades equimolares pelo processo de exocitose. Dentro dos grânulos, a insulina coprecipita-se com íons de zinco para formar hexâmetros e microcristais, mas, na circulação, ela é um monômero.

A concentração de peptídio C no plasma é um indicador de função das células β, mas sua mensuração é usada principalmente em medicina humana e com finalidade de pesquisa. A pró-insulina é, em sua maior parte, convertida antes da secreção; por esse motivo, ela não aparece na circulação em quantidades apreciáveis. Existe alguma incerteza sobre o fato de os níveis elevados de pró-insulina em jejum e uma alteração na proporção pró-insulina:insulina ou pró-insulina-peptídio C serem indicadores precoces de danos nas célula[7] β.

A insulina é formada por duas cadeias de polipeptídios, uma cadeia A, com 21 aminoácidos, e uma cadeia B, com 30 aminoácidos, conectadas por duas pontes de dissulfeto (Figura 5.3). A molécula de insulina foi altamente conservada durante a evolução e as diferenças entre espécies são pequenas. A insulina canina é idêntica à insulina suína e difere por apenas um aminoácido da insulina humana. A insulina felina é muito semelhante à insulina bovina, diferindo desta por apenas um aminoácido, enquanto difere da insulina canina em três posições (Tabela 5.1). A insulina circulante é quase totalmente livre (não ligada), tem uma meia-vida de 5 a 8 min e é metabolizada principalmente no fígado e nos rins.

Tabela 5.1 – Diferenças entre espécies na sequência de aminoácidos da insulina

	A8	A10	A18	B30
Humana	Thr	Ile	Asn	Thr
Porcina	Thr	Ile	Asn	Ala
Canina	Thr	Ile	Asn	Ala
Bovina	Ala	Val	Asn	Ala
Felina	Ala	Val	His	Ala

5.1.3 Regulação da secreção de insulina

A disponibilidade contínua da insulina e os ajustes a cada momento são essenciais para o controle normal do metabolismo de carboidratos, proteínas e lipídios. O corpo tem mecanismos complexos para garantir a adequada secreção basal de insulina entre as refeições, bem como o aumento da secreção de insulina após as refeições. O regulador mais importante é a concentração de glicose no sangue, e existe uma relação de retroalimentação positiva entre a concentração de glicose no sangue e a taxa de secreção de insulina (Figura 5.4).

A glicose é transportada para as células β por meio da proteína transportadora de glicose 2 (GLUT-2, *glucose transporter protein*) (Capítulo 5.1.4), o que permite um rápido equilíbrio entre as concentrações intra e extracelulares de glicose. Dentro das células β, a glicose é metabolizada (fosforilação pela glicoquinase e produção de piruvato) para produzir adenosina trifosfato (ATP, *adenosine triphosphate*). O aumento na proporção de ATP:adenosina difosfato (ADP, *adenosine diphosphate*) é seguido pelo fechamento dos canais de potássio sensíveis ao ATP na membrana das células β, o que evita que íons de potássio saiam da célula. Isto, por sua vez, causa a despolarização da membrana e a abertura dos canais de cálcio dependentes da voltagem na membrana. O aumento do cálcio no citosol, então, dispara a liberação de insulina[7].

Após a injeção intravenosa de *bolus* de glicose, a secreção de insulina é bifásica. A primeira fase inicia-se em poucos minutos, dura 5 a 10 min e envolve exocitose de insulina pré-formada, que é facilmente liberada dos grânulos de secreção. Ela é seguida por uma segunda fase, que aumenta vagarosamente e que está diretamente relacionada ao nível de elevação da glicose (Figura 5.5). A glicose administrada oralmente dispara a secreção de insulina de forma mais pronunciada do que quando a glicose é administrada intravenosamente. Este fenômeno é decorrente das ações dos chamados de hormônios incretina, sendo os mais importantes deles o peptídio 1 semelhante ao glucagon (GLP-1, *glucagon-like peptide 1*) e o polipeptídio insulinotrópico dependente de glicose, também chamado de polipeptídio inibitório gástrico (GIP, *gastric inhibitory polypeptide*). As incretinas são secretadas em resposta a nutrientes por células endócrinas no trato gastrintestinal e são, então, transportadas pela corrente sanguínea até as ilhotas do pâncreas, onde interagem com seus receptores nas células β para amplificar a secreção de insulina. Em várias espécies, o GLP-1 tem efeitos adicionais, tais como redução da secreção de glucagon e estimulação da diferenciação e da proliferação das células β, mas não se sabe se estes também ocorrem em

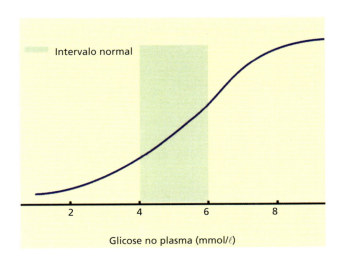

Figura 5.4 – Relação entre insulina e glicose: a secreção de insulina é estimulada por concentração elevada de glicose e inibida por baixa concentração de glicose.

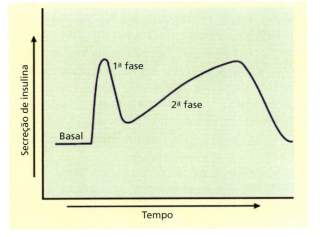

Figura 5.5 – Resposta bifásica da insulina à injeção intravenosa de glicose.

170 Pâncreas endócrino

cães e gatos. Além da glicose e de outros açúcares, os aminoácidos e os ácidos graxos também estimulam a secreção de insulina. A estimulação pode ser dirigida ou potencializada por incretinas. O sistema nervoso autônomo também exerce influência moduladora na liberação de hormônios pelas ilhotas, mas sua importância ainda não é clara. Em termos gerais, a secreção da insulina é estimulada por fibras nervosas vagais e inibida por fibras nervosas simpáticas (Quadro 5.1).

Quadro 5.1 – Fatores que influenciam a secreção de insulina

Estimulantes da secreção de insulina

- Glicose
- Outros açúcares variados (p. ex., xilitol, sorbitol)
- Aminoácidos
- Ácidos graxos
- Incretinas (p. ex., GLP-1, GIP)
- Outros hormônios intestinais (gastrina, colecistocinina)
- Glucagon
- Cetoácidos
- Acetilcolina

Inibidores da secreção de insulina

- Somatostanina
- Epinefrina, norepinefrina

Vários outros hormônios pancreáticos influenciam direta ou indiretamente a secreção de insulina. A amilina (polipeptídio amiloide da ilhota [IAPP, *islet amyloid polypeptide*]) é um peptídio de cadeia única, com 37 aminoácidos, cossecretado com a insulina. Vários efeitos da amilina, que foram demonstrados na espécie humana e em roedores, têm importância fisiológica e contribuem para a regulação do metabolismo dos nutrientes. Eles incluem inibição da ingestão de comida, modulação da liberação de glucagon e retardamento do esvaziamento gástrico. A amilina e seus efeitos metabólicos podem ter um papel no desenvolvimento do diabetes melito tipo 2 humano e felino[8].

O glucagon, um peptídio de cadeia única com 29 aminoácidos, tem sido há muito tempo um hormônio "negligenciado", mas existe evidência crescente de que as alterações no glucagon têm papel importante no diabetes melito. Ele é um importante hormônio catabólico que atua de comum acordo com a insulina para manter a concentração normal de glicose

no sangue, por se opor a muitos dos efeitos metabólicos fundamentais da insulina. Após a ingestão de comida, a secreção de insulina aumenta para conservar a energia e evitar a hiperglicemia. À medida que o intervalo após a ingestão de comida aumenta e a glicose no sangue começa a declinar, o glucagon é secretado para evitar a hipoglicemia e para mobilizar as reservas de energia. Alterações na proporção entre insulina e glucagon são controladas principalmente pela concentração de glicose no sangue e, em menor parte, pela concentração de aminoácidos. Há sinalização parácrina entre insulina e glucagon. A insulina inibe a secreção de glucagon, e o glucagon estimula a liberação de insulina.

A somatostatina é um peptídio com 14 aminoácidos, que foi identificado em muitos tecidos. A somatostatina pancreática tem efeito inibidor na absorção e digestão, bem como na motilidade do trato gastrintestinal. Ela é um inibidor parácrino potencialmente importante da secreção de insulina e de glucagon.

Os hormônios aqui mencionados têm efeitos e inter-relações adicionais, e, certamente, existem outros hormônios e efeitos que não são ainda conhecidos. Em resumo, entretanto, é óbvio que as ilhotas pancreáticas são responsáveis pelo ajuste fino do metabolismo durante a alimentação, bem como durante a privação de alimento.

5.1.4 Ações da insulina

A insulina regula numerosos processos metabólicos por meio da ligação de alta afinidade com receptores de superfície celular. Estes receptores são amplamente distribuídos pelo corpo e são encontrados em tecidos nos quais a insulina medeia a absorção de glicose (como os tecidos muscular e adiposo), bem como naqueles nos quais ela não o faz (como fígado, cérebro, rins e eritrócitos).

Do mesmo modo que os receptores para outros hormônios proteicos, o receptor de insulina está embutido na membrana plasmática. É uma proteína tetramérica, composta de duas subunidades α e duas subunidades β, ligadas por pontes de dissulfeto. As subunidades α são extracelulares e contêm domínios de ligação para insulina, enquanto as subunidades β atravessam a membrana celular (Figura 5.6). O receptor de insulina pertence ao grande grupo dos receptores tirosinoquinase. Eles transferem grupos fosfato para resíduos de tirosina de proteínas-alvo intracelulares.

Pâncreas endócrino **171**

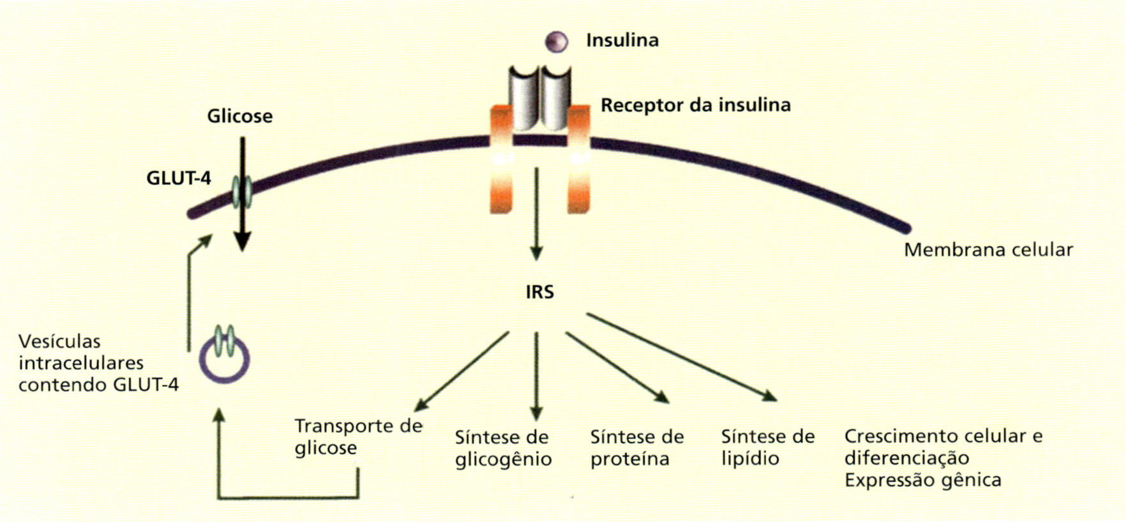

Figura 5.6 – Esquema simplificado da ação da insulina. A ligação da glicose com sua proteína receptora inicia cascatas de ativação, que resultam na translocação de proteína transportadora de glicose 4 (GLUT-4) para a membrana celular. Isto facilita a importação de glicose e a síntese de glicogênio, proteína e lipídio, bem como a regulação do crescimento celular e a expressão de vários genes. O substrato do receptor de insulina (IRS) atua como uma proteína de reconhecimento de sinal entre o receptor e uma complexa rede intracelular de moléculas sinalizadoras.

A ligação da insulina às subunidades α dispara a atividade de tirosinoquinase das subunidades β, levando à autofosforilação, que aciona a atividade catalítica do receptor. As proteínas "substratos" fosforiladas pelo receptor de insulina são chamadas de moléculas substratos do receptor de insulina (IRS, *insulin-receptor substrate*). Elas são mediadores-chave nas vias de sinalização da insulina e atuam como proteínas de ancoragem entre o receptor de insulina e uma complexa rede de moléculas intracelulares. A maneira como os sinais intracelulares levam aos efeitos biológicos finais da insulina é foco de muitas pesquisas em atividade. A desregulação dentro da cascata de sinalização, em que as moléculas IRS parecem ter importante papel, pode levar à resistência à insulina.

Segundos após a insulina ligar-se ao seu receptor, as chamadas ações rápidas da insulina levam à captação celular de glicose, aminoácidos, potássio e fosfato. As ações intermediárias ocorrem em poucos minutos, afetando principalmente o metabolismo de proteínas e glicose, seguindo-se horas mais tarde pelas ações tardias, que dizem respeito principalmente ao metabolismo de lipídios.

A glicose é uma molécula polar e não pode difundir-se através das membranas celulares. Seu transporte é facilitado em vários tecidos por uma família de proteínas transportadoras de glicose (GLUT) ou (em intestino e rim) por transporte ativo com sódio.

Na espécie humana foram identificadas pelo menos 14 proteínas GLUT diferentes, que são chamadas, pela ordem das descobertas, de GLUT-1 a 14. Cada uma parece ter evoluído para uma tarefa específica. GLUT-4 é a principal transportadora sensível à insulina e é encontrada quase exclusivamente nos músculos e no tecido adiposo. Nestes dois tecidos, a insulina estimula o transporte de glicose ao causar a translocação de moléculas de GLUT-4 do citosol para a membrana celular, com a qual elas se fundem e funcionam como poros para a entrada de glicose (Figura 5.6). Quando os níveis de insulina decaem, as moléculas de GLUT-4 são removidas da membrana celular. Em vários outros tecidos, como cérebro, fígado, rim e trato intestinal, a captação de glicose é independente da insulina e ocorre por meio de outras proteínas GLUT[1].

A insulina é o mais importante hormônio anabólico do corpo e impede o catabolismo das reservas de nutrientes. Sua principal função é garantir o armazenamento de glicose como glicogênio, aminoácidos como proteínas e ácidos graxos como gordura. Os principais tecidos-alvo da insulina são o fígado, os músculos e o tecido adiposo (Figura 5.7). A insulina facilita a oxidação da glicose para piruvato e lactato pela indução de enzimas como glicoquinase, fosfofrutoquinase e piruvato quinase. A insulina promove a síntese de glicogênio no fígado e nos músculos pelo aumento da atividade da glicogênio sintetase. A

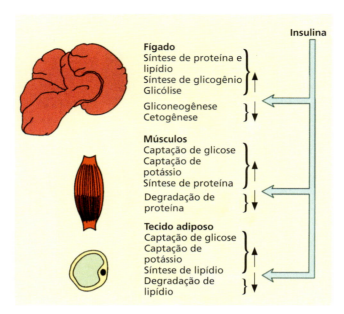

Figura 5.7 – Efeitos da insulina em fígado, músculos e tecido adiposo.

gliconeogênese é diminuída pela insulina, porque ela promove a síntese de proteína nos tecidos periféricos, diminuindo a disponibilidade de aminoácidos para a gliconeogênese. Além disso, a insulina diminui a atividade de enzimas hepáticas envolvidas na conversão de aminoácidos para glicose.

No tecido adiposo, a insulina promove a síntese de lipídios e inibe sua degradação. A insulina ativa as enzimas piruvato desidrogenase e carboxilase de acetilcoenzima A (CoA). A insulina também aumenta a atividade da lipoproteína lipase, uma enzima localizada no endotélio de capilares de tecidos extra-hepáticos, a qual promove a entrada de ácidos graxos no tecido adiposo. A inibição da lipólise é mediada pela inibição da ligase sensível ao hormônio.

A insulina estimula a síntese das proteínas e inibe sua degradação e, assim, promove um equilíbrio positivo de nitrogênio[9]. O principal antagonista da insulina é o glucagon. O glucagon age predominantemente no fígado, aumentando a gliconeogênese e glicogenólise e diminuindo a síntese de glicogênio. Ele também é um hormônio cetogênico, devido à sua capacidade de acentuar a lipólise. Insulina e glucagon agem em conjunto, logo após a ingestão de proteína. Ambos são liberados quando aumentam os aminoácidos no plasma. A insulina causa a diminuição da glicose e de aminoácidos no sangue, enquanto o glucagon contrapõe-se à diminuição de glicose, estimulando a gliconeogênese hepática. Esta interação permite o crescimento e a sobrevivência com dieta quase exclusivamente de proteína e gordura.

5.2 Diabetes melito

5.2.1 Classificação

O diabetes melito em cães e gatos tem sido tradicionalmente categorizado mais ou menos de acordo com o esquema adotado pela medicina humana. Entretanto, há muito que é incerto se isso é justificável, em razão da escassez de conhecimentos sobre a etiopatogênese do diabetes em animais de estimação. Estudos recentes fornecem evidências sobre a semelhança do diabetes em seres humanos, cães e gatos. Apesar de haver ainda muito a ser descoberto, a classificação humana pode ser utilizada para facilitar o reconhecimento e a diferenciação das várias formas da doença. O Expert Committee on the Diagnosis and Classification of Diabetes Mellitus, da American Diabetes Association, trabalhando em estreita colaboração com o Organização Mundial da Saúde (OMS), define em seu relatório mais recente (2008) o diabetes melito como "um grupo de doenças metabólicas caracterizadas por hiperglicemia resultante de defeitos na secreção de insulina, na ação da insulina ou ambos"[10].

O mesmo comitê abandonou os termos usados por longo tempo diabetes melito dependente de insulina ou não dependente de insulina (IDDM, *insulin-dependent diabetes mellitus* ou NIDDM, *non-insulin-dependent diabetes mellitus*), uma vez que eles se baseavam no tratamento, em vez de na etiologia, e foram, portanto, considerados mais causadores de confusão do que de utilidade. A grande maioria dos casos humanos de diabetes enquadra-se em duas amplas categorias, atualmente chamadas tipo 1 e tipo 2. Hoje em dia, aceita-se que o diabetes nos cães é geralmente semelhante ao tipo 1 e o diabetes nos gatos parece-se muito com o tipo 2.

No diabetes tipo 1, que responde por cerca de 10% dos casos em seres humanos, a causa é a deficiência absoluta da secreção de insulina, devido à destruição autoimune das células β, mediada por células T. Um sinal da doença é a presença de autoanticorpos circulantes, relacionados com as ilhotas, como autoanticorpos anticélulas das ilhotas (ICA, *islet-cell autoantibodies*), anticorpos anti-insulina (IA, *insulin antibodies*), autoanticorpos antidescarboxilase do ácido glutâmico e anticorpos antitirosina fosfatase IA-2. Existe contribuição genética e o processo autoimune é disparado por fatores ambientais que ainda não estão bem definidos. A doença é diagnosticada tipicamente em crianças e adolescentes, mas ela pode ter também um progresso lento e inicialmente brando, com manifestação mais tarde na vida (diabetes autoimune latente em adultos [LADA, *latent autoimmune diabetes in adults*]). Existe um subgrupo do diabetes tipo 1, chamado idiopático, que é basicamente herdado, sem nenhuma evidência de autoimunidade.

O tipo 2, que é amplamente idêntico ao antigo NIDDM, responde por até 90% dos casos humanos. Ele é caracterizado por dois defeitos: resistência à insulina e disfunção das células β. Geralmente, ambos estão presentes no momento do diagnóstico, apesar de não se saber qual deles é o primário. Os principais locais de resistência à insulina são fígado, músculos e tecido adiposo. Nos seres humanos, a resistência à insulina tem uma forte base genética e é promovida por obesidade, inatividade física, algumas drogas e níveis altos de glicose. A obesidade é muito importante, como reflete o reconhecimento universal de que a crescente prevalência da obesidade está em paralelo com a crescente prevalência de diabetes tipo 2. A obesidade é objeto de intensa pesquisa, especialmente desde a descoberta de que o tecido adiposo é um órgão ativo, que libera grandes quantidades de ácidos graxos não esterificados (NEFA, *nonesterified fatty acids*) e várias proteínas, chamadas de adipoquinas. Algumas destas, como a adiponectina e, possivelmente, a leptina, podem aperfeiçoar a sensibilidade à insulina, mas outras como as NEFA e as citoquinas pró-inflamatórias, como TNFα e IL-6, induzem ou pioram a resistência à insulina (ver também o Capítulo 11).

A disfunção das células β é essencial para o desenvolvimento do diabetes tipo 2. Um aspecto característico é a perda da primeira fase da secreção de insulina, induzida por glicose. A segunda fase está também comprometida, mas não tão gravemente. Os motivos da falência das células β são desconhecidos. A hiperglicemia e a hiperlipidemia podem ser prejudiciais (citadas como toxicidade de glicose e lipotoxicidade). Outro fator sugerido é a deposição de amiloide nas ilhotas, devido à polimerização da amilina. Em contraste com o diabetes tipo 1, o tipo 2 pode geralmente ser manejado sem a administração de insulina, pelo menos por vários anos. Além disso, o risco de cetoacidose é muito mais alto no tipo 1.

A terceira categoria de diabetes "outros tipos específicos" refere-se ao diabetes que se desenvolve em associação com outras doenças ou fatores que não os definidos como tipo 1 e tipo 2. Alguns destes são também relevantes em cães e gatos. O diabetes pode desenvolver-se secundariamente a doenças do pâncreas exócrino (pancreatite, carcinoma pancreático), hipersecreção de hormônios contrarreguladores (hipersomatotrofismo, hipercortisolismo, hipertireoidismo) e administração de glicocorticoides ou progestinas. Várias síndromes genéticas, ainda não descritas em animais, também são incluídas nesta categoria. A extensão da intolerância à glicose varia muito, e a terapia com insulina pode ou não ser necessária; o diabetes explícito desenvolve-se apenas naqueles indivíduos que têm suscetibilidade à doença. Estas associações de doenças devem ser diferenciadas da coexistência de diabetes tipo 1 com doenças endócrinas, que resultam de processos comuns de destruição autoimune, por exemplo, o diabetes com hipotireoidismo (Capítulo 3.3.1) ou doença de Addison (Capítulo 4.2.1).

A quarta categoria na espécie humana, diabetes gestacional, tem pouca importância em cães e gatos, mas, nos cães, o diabetes associado ao diestro pode ser considerado como equivalente (Capítulo 2.2.4.2).

5.2.2 Distúrbios metabólicos

A hiperglicemia desenvolve-se quando a secreção de insulina está ausente ou é inadequada para o grau de resistência a ela. Inicialmente, a resistência à insulina pode ser compensada por aumento da sua secreção, mas eventualmente isto não é mais possível. A deficiência absoluta ou relativa de insulina tem efeitos profundos no metabolismo de carboidratos, gordura e proteínas (Figura 5.8). A hiperglicemia resulta, em parte, da reduzida entrada de glicose nos músculos e no tecido adiposo. A absorção intestinal de glicose não é afetada, com também ocorre em cérebro, rins e eritrócitos. A segunda e potencialmente mais importante causa de hiperglicemia é a produção sem obstáculo de glicose no fígado, por gliconeogênese e glicogenólise. O glucagon contribui para a produção aumentada de glicose, como também o fazem outros hormônios de estresse. Quando a capacidade renal de reabsorção de glicose é excedida, a glicose se perde na urina. A diurese osmótica resultante é compensada pelo aumento da ingestão de água e a polidipsia pode tornar-se grave. A perda de energia por glicosúria é compensada pelo aumento

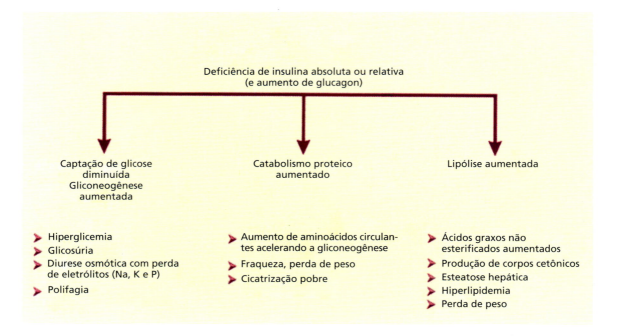

Figura 5.8 – Resumo dos efeitos da deficiência de insulina.

de ingestão de comida. Também têm um papel a estimulação do apetite pelo hipotálamo, devido à utilização deficiente de glicose, bem como vários outros mecanismos.

O desarranjo do metabolismo dos lipídios tem um papel importante no desenvolvimento do diabetes e suas complicações, a tal ponto que o diabetes é, às vezes, considerado como uma doença do metabolismo de lipídios, em vez do de carboidratos. Os déficits intracelulares de glicose e a ausência de insulina levam à aceleração do catabolismo dos lipídios. A maior disponibilidade de glicerol acelera a gliconeogênese hepática. As quantidades aumentadas de NEFA são também transportadas para o fígado. Lá, sofrem β-oxidação para acetil CoA, cuja quantidade pode exceder a necessidade para produção de ATP por oxidação adicional no ciclo de Krebs. Isto causa uma mudança para produção de cetona pelo corpo, o que pode resultar em cetoacidose. A elevada concentração de ácidos graxos no fígado também resulta em aumento na síntese hepática de triglicerídios e lipoproteínas de densidade muito baixa (VLDL, *very-low density lipoproteins*). As consequências são esteatose hepática e hiperlipidemia.

O metabolismo das proteínas muda em direção à diminuição da síntese proteica e aumento da proteólise. O aumento da disponibilidade de aminoácidos acelera mais ainda a gliconeogênese hepática. As consequências são equilíbrio negativo de nitrogênio, perda de massa muscular e possível caquexia.

Em seres humanos diabéticos há complicações crônicas que afetam gravemente a qualidade e a expectativa de vida. Estas complicações envolvem o sistema vascular (doença micro e macrovascular), o sistema nervoso, a pele e os cristalinos. As hipóteses que foram propostas para explicar estas complicações incluem o aumento da atividade do caminho do poliol com acúmulo de sorbitol, aumento na formação dos produtos finais da glicação e diminuição do *status* antioxidante.

As graves complicações crônicas nos seres humanos – nefropatia e doença cardiovascular – são raras em cães e gatos diabéticos, muito provavelmente por causa da duração de vida mais curta. A complicação mais comum do diabetes em cães é a catarata. Estudos recentes mostraram que a atividade da enzima aldose redutase está aumentada nos cristalinos, o que leva ao acúmulo de sorbitol. Como o sorbitol é hiperosmótico, há um influxo de água, com inchaço e ruptura das fibras do cristalino e alteração da permeabilidade da membrana. A atividade de aldose redutase é baixa nos cristalinos de gatos idosos, o que pode, em parte, explicar por que os gatos têm catarata diabética bem menos grave[11].

Estudos com microscopia eletrônica dos nervos periféricos revelaram que mais de 90% dos cães e gatos diabéticos têm neuropatias semelhantes àquelas de seres humanos diabéticos[12,13]. Apesar de a neuropatia raramente ser clinicamente reconhecida nos cães, ela é um problema comum nos gatos. As razões para esta diferença e o mecanismo subjacente são desconhecidos.

5.2.3 Diabetes melito em cães

O diabetes melito é uma das doenças metabólicas mais comuns nos cães, tendo uma prevalência de 0,3 a 0,6%[14,15]. Em muitos cães, a doença é semelhante ao diabetes tipo 1 humano, que é causado por destruição autoimune das células β nos indivíduos que têm predisposição genética. No soro de cães com diabetes recém-diagnosticado foram demonstrados anticorpos anticélulas β e antivários componentes das ilhotas (insulina, descarboxilase do ácido glutâmico [GAD65, *glutamic acid decarboxylase*], IA2), o que sugere que estes anticorpos estão envolvidos no processo autoimune[16,17]. A observação de que determinadas raças de cães são predispostas ao diabetes[18] motivou estudos genéticos. Foi demonstrado que o risco de diabetes está associado a certos haplótipos de antígeno linfocitário de cães (DLA). Como na época do diagnóstico, a maioria dos cães está na meia-idade ou na velhice, o diabetes canino tipo 1 parece corresponder melhor ao subgrupo do diabetes tipo 1, chamado de diabetes autoimune latente em adultos (LADA)[19-24].

Cães com diabetes podem ter doenças endócrinas concomitantes com possível etiologia autoimune (como hipotireoidismo e doença de Addison), uma combinação que pode ser equivalente à síndrome poliendócrina autoimune tipo 2 humana. Os seres humanos que têm um determinado genótipo de antígeno de leucócito humano (HLA, *human leukocyte antigen*) têm risco maior de diabetes, uma situação semelhante aos haplótipos DLA de alto risco nos cães[25].

O diabetes melito ocorre ocasionalmente em cães com menos de doze meses de idade e, nestes casos, é mais provável que não seja devido à destruição autoimune, mas sim à aplasia ou abiotrofia de células β. Não há evidência de que os cães desenvolvam o equivalente ao diabetes tipo 2 humano. Outras formas de diabetes (uma categoria anteriormente chamada de diabetes secundário) incluem a destruição pancreática devido à pancreatite aguda ou crônica, neoplasia pancreática e resistência à insulina devido a outras doenças ou fatores. Em um estudo[26] foi relatada a evidência de pancreatite aguda ou crônica em 13% dos cães com diabetes melito e, em outro estudo, em 28% dos cães[27]. Entretanto, ainda não está clara a relação de causa e efeito e, enquanto o diabetes for um fator de risco conhecido para pancreatite, esta também pode causar tal destruição das células β, cujo resultado é o diabetes. Foi também proposto que antígenos de células β liberados em um processo inflamatório podem estimular uma reação imunológica que exacerba a destruição. A insuficiência pancreática exócrina pode também ser uma sequela de pancreatite, sendo ocasionalmente observada em cães com diabetes.

O aumento dos níveis de progesterona durante o diestro em cadelas não castradas resulta em aumento dos níveis de hormônio de crescimento (GH) circulante, originados da glândula mamária[28,29]. Isto é, em princípio, um evento fisiológico, mas algumas cadelas desenvolvem diabetes durante esta fase do ciclo, devido às ações diabetogênicas do GH. Podem também ser óbvias características acromegálicas, causadas pelos efeitos promotores de crescimento do GH (Capítulo 2.2.4.2). Antes do início do diabetes explícito, podem ter ocorrido sintomas leves em fases diestro precedentes e que não foram notados. A remissão do diabetes é possível, desde que a castração seja executada sem demora e que ainda haja funcionamento suficiente das células β. O diabetes e a intolerância à glicose podem também ser induzidos por glicocorticoides. Na maioria dos cães com hipercortisolismo, entretanto, a concentração sanguínea de glicose está normal ou apenas ligeiramente aumentada. O diabetes explícito desenvolve-se em apenas cerca de 10% dos casos. A administração de progestinas e/ou glicocorticoides pode também induzir ao diabetes, com mais frequência em gatos do que em cães.

Indícios e manifestações clínicas

O diabetes ocorre tipicamente em cães de meia-idade ou idosos, a maioria com cinco ou mais anos de idade e raramente ocorre em cães < 12 meses de idade. A proporção de fêmeas diminuiu de mais 70% para cerca de 55%, muito provavelmente por causa da castração antecipada mais frequente e a consequente diminuição de diabetes associado ao diestro (Capítulo 2.2.4.2)[15,19]. Os cães das raças Samoieda, Terrier (Australiano, Tibetano, Cairn e West Highland White), Schnauzer miniatura, Beagle e Poodle (miniatura e toy) têm risco aumentado para diabetes. Cães das raças Boxer, Pastor Alemão e Golden Retriever parecem ter risco baixo[18]. Estudos genéticos preliminares sugeriram um componente genético tanto para a suscetibilidade quanto para a resistência ao diabetes[23,25].

Os quatro sintomas típicos do diabetes melito são poliúria, polidipsia, polifagia e perda de peso. Estes, às vezes, não são notados até que o cão desenvolva cegueira devido à catarata diabética (Figura 5.9). Cerca de 50% dos cães diabéticos desenvolvem catarata nos primeiros 6 meses e cerca de 80%, 16 meses após o diagnóstico de diabetes[30]. Devido ao perigo potencial da uveíte induzida pelo cristalino, os olhos devem ser monitorados de perto durante o curso do diabetes. O risco de ruptura da cápsula parece ser especialmente alto nos cães com catarata de progresso rápido[31]. O prognóstico após intervenção cirúrgica antecipada é geralmente bom.

Outros sintomas e sinais além da catarata dependem da duração e da gravidade do diabetes e de possíveis doenças concomitantes, como pancreatite ou infecções. O cão diabético pode ser obeso, com peso normal ou abaixo do peso. Sua pelagem pode ser sem brilho e a hepatomegalia pode ser palpável. Por outro lado, o cão com diabetes não complicado tem condições físicas relativamente boas. Em contraste, os cães com diabetes complicado por cetoacidose ou por síndrome hiperosmolar não cetótica são geralmente apresentados com sintomas de letargia, anorexia, ingestão de água reduzida e vômitos (ver a seguir).

Diagnóstico e planejamento

O diabetes é diagnosticado com base em sintomas e sinais apropriados, na hiperglicemia persistente e na glicosúria. Não há critérios diagnósticos para diabetes em cães, como há para seres humanos, assim o nível sanguíneo de glicose que indica diabetes é impreciso. A maioria dos cães diabéticos não é apresentada para exame veterinário até que a concentração de glicose no sangue exceda a capacidade renal para reabsorção de glicose (~ 10 mmol/ℓ) e, em consequência, desenvolvem-se poliúria e polidipsia. A hiperglicemia por estresse não é um diagnóstico diferencial relevante em cães, como é nos gatos. A concentração sanguínea de glicose pode também estar aumentada por ansiedade ou por outras doenças, mas esta hiperglicemia é leve ou, então, sua causa (p. ex., trauma craniano[32] ou convulsões) é facilmente constatável. Se a hiperglicemia leve (glicose no sangue 7 a 9 mmol/ℓ) persiste em um cão não estressado e, de outro modo, não especialmente fora do normal, pode ser justificável a pesquisa por doenças que causam resistência à insulina, como hipercortisolismo. A presença de apenas glicosúria é insuficiente para o diagnóstico de diabetes, uma vez que esta pode também ser causada por defeitos renais e algumas drogas[33]. Nos cães, a mensuração de frutosamina não é necessária para o diagnóstico por si, mas é útil no manejo a longo prazo, e uma mensuração inicial fornece um ponto de referência e é, portanto, recomendada[34].

A frutosamina é o produto de uma reação irreversível entre glicose e grupos amino de proteínas do plasma, e reflete a concentração média de glicose no sangue, em 1 ou nas 2 semanas precedentes. Ela não é afetada por alterações a curto prazo na concentração de glicose no sangue. Os intervalos de referência diferem ligeiramente entre diferentes laboratórios, mas geralmente estão por volta de 200 a 350 µmol/ℓ. Não é usual um cão ou gato diabético ter um nível normal de frutosamina no momento do diagnóstico, mas, neste caso, o diabetes de duração muito curta (< 5 dias) ou a hipoproteinemia são motivos possíveis[35]. Em um cão recentemente diagnosticado com diabetes, a frutosamina está geralmente > 400 µmol/ℓ e pode estar até > 1.000 µmol/ℓ. A hemoglobina glicada é outro indicador para controle a longo prazo, mas, por motivos técnicos, não é utilizada na medicina veterinária.

Um planejamento mais detalhado deve responder as seguintes questões:

- Quão grave é a doença, isto é, a cetoacidose diabética está presente?

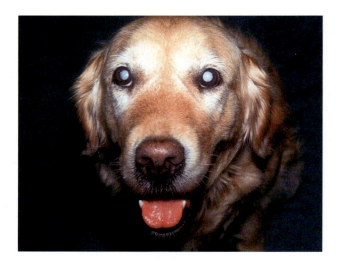

Figura 5.9 – Catarata bilateral em cão com diabetes melito.

- Existem doenças concomitantes, como estomatite/gengivite ou infecção do trato urinário, que podem atrapalhar o manejo do diabetes?
- Há evidência de doença ou fatores subjacentes, como pancreatite, hipercortisolismo, diestro ou drogas diabetogênicas, que poderiam ter causado o diabetes?

Devem ser realizados: hematologia de rotina, bioquímica de plasma ou soro, urinálise e cultura de urina. Os achados típicos incluem leucograma de estresse; hiperlipidemia; ligeira a moderada elevação da alanina aminotransferase (ALT, *alanine aminotransferase*) e da fosfatase alcalina (ALP, *alkaline phosphatase*); gravidade específica da urina > 1.020, apesar da poliúria e da glicosúria; proteinúria e bacteriúria com ou sem piúria. Podem haver traços de corpos cetônicos na urina, mesmo no diabetes sem complicações. Os procedimentos diagnósticos adicionais que podem ser indicados incluem radiografias, ultrassonografia abdominal, mensuração da imunorreatividade semelhante à tripsina (TLI, *trypsin-like immunoreactivity*) e imunorreatividade da lipase pancreática canina (cPLI, *canine pancreatic lipase immunoreactivity*). O teste para hipercortisolismo deve ser postergado até que o tratamento do diabetes tenha se estabilizado. Na maioria dos casos, a mensuração da concentração de insulina circulante não é útil.

Tratamento

Os objetivos da terapia são eliminar os sintomas e sinais do diabetes melito e evitar complicações a curto prazo (hipoglicemia e cetoacidose), permitindo, assim, que o animal tenha boa qualidade de vida. Não é necessário manter níveis normais ou quase normais de glicose no sangue, como é o objetivo nos seres humanos, uma vez que a maioria dos cães e gatos parece ter boa saúde quando os valores variam entre 15 mmol/ℓ antes da administração da insulina e 5 mmol/ℓ no momento do nadir de glicose (= a mais baixa concentração plasmática de glicose).

O tratamento bem-sucedido requer que o proprietário esteja altamente motivado e trabalhe em estreita colaboração com o veterinário, o qual segue um estrito protocolo (ver Capítulo 13.3.1). O tratamento consiste em terapia com insulina, manejo da dieta, perda de peso, se o animal é obeso, exercício diário, interrupção de drogas diabetogênicas e tratamento de problemas concomitantes ou subjacentes.

Todos os cães com diabetes devem ser tratados com insulina. As drogas hipoglicêmicas orais são ineficazes para o controle metabólico, ainda que inibidores de α-glicosidase ou cromo possam ter leves efeitos auxiliares.

As preparações de insulina são classificadas, de acordo com a duração de sua ação, como curta, intermediária e longa (Figura 5.10). Em cães com diabetes sem complicações, o tratamento inicia-se com insulina de ação intermediária, que é a insulina derivada de suínos, tipo *lente* (Caninsulin®/Vetsulin®, Intervet), licenciada para uso em cães. Em alguns países, outras insulinas (Insuvet® Lente, Insuvet® PZI, ambas da Schering Plough; PZIVet®, IDEXX) estão também disponíveis para uso veterinário. A insulina lente é uma mistura de 30% de insulina de curta ação amorfa e de 70% de insulina de longa ação cristalina. A dose inicial é 0,25 a 0,5 U/kg, administrada 2 vezes/dia. A administração de dose mais alta, 1 vez/dia, não é recomendada, porque aumenta o risco de hipoglicemia[36,37]. O paciente diabético deve receber refeições com conteúdo calórico e composição constantes e ser alimentado na mesma hora todos os dias, logo antes de cada dose de insulina. É preferível uma dieta rica em fibras (> 8% de fibras na base de matéria seca)[38,39]. Para simplificar o tratamento, os cães são alimentados com duas refeições de tamanho igual. Naqueles que são obesos, as refeições devem ser reduzidas para atingir uma diminuição no peso de 1% por semana. Uma doença grave concomitante, como pancreatite ou falência renal, geralmente requer uma dieta diferente, a qual tem prioridade sobre aquela do diabetes.

Cadelas não castradas que desenvolveram diabetes durante o diestro devem ser castradas logo que possível, eventualmente após 1 a 3 dias de estabilização com insulina. A maioria permanece hiperglicêmica após a castração e requer tratamento com insulina, mas a resistência à insulina pode diminuir gradualmente em dias a semanas de tratamento, e a remissão completa do diabetes pode ser alcançada por rigoroso monitoramento e ajuste apropriado da dose de insulina. Todas as cadelas com diabetes devem ser castradas, mesmo que não tenha havido relação temporal óbvia entre diestro e início do diabetes. Apesar de a remissão do diabetes não ser geralmente alcançada com a castração, ela é necessária para evitar a hipersecreção de GH pelas glândulas mamárias induzida pela progesterona durante diestros subsequentes, bem como a resistência à insulina resultante e a invalidação do tratamento.

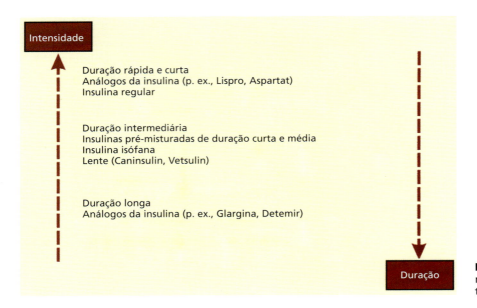

Figura 5.10 – Intensidade e duração da ação de insulina de curta, média e longa duração.

Na rara situação em que a castração não é possível, o uso do antagonista do receptor de progesterona, aglepristona, é uma alternativa razoável. A aglepristona pode também ser administrada para cães que desenvolveram diabetes durante o tratamento com progestina.

Após o diagnóstico de diabetes, o cão pode ser mantido no hospital por 1 ou 2 dias, para iniciar a terapia com insulina e para completar o planejamento. Durante este tempo, a concentração de glicose no sangue deve ser medida 3 a 4 vezes/dia e a dose de insulina deve ser reduzida se a glicose no sangue cair abaixo de 5 mmol/ℓ. Não é necessário aumentar a dose de insulina se a glicose no sangue permanecer alta, porque a ação total da insulina desenvolve-se em alguns dias (chamada de equilibração). O planejamento inicial e o começo do tratamento também podem ocorrer com o paciente não hospitalizado.

Um dos períodos mais importantes no cuidado do proprietário com um animal de estimação diabético é o tempo durante o qual o veterinário ou enfermeiro ensina os aspectos técnicos do tratamento. O proprietário deve ser capaz de misturar corretamente a insulina (rolando suavemente, não sacudindo), encher uma seringa sem bolhas, administrar a injeção subcutânea na parede lateral do peito, saber como lidar com problemas como dor ou sangramento da injeção e injeção nos pelos, em vez de sob a pele. O proprietário deve reconhecer os sintomas de hipoglicemia, recorrência de poliúria e polidipsia, os sintomas da cetoacidose diabética e entender que estes necessitam consultar o hospital. O proprietário deve também saber que a insulina deve ser armazenada no refrigerador, em posição vertical, e que a Caninsulin é uma insulina U-40, em contraste com as insulinas U-100 para seres humanos, e que devem ser usadas apenas em seringas U-40.

Normalmente são necessários 2 a 3 meses para alcançar um controle glicêmico razoável, mas, em geral, é necessária a supervisão por toda a vida, bem como ajustes periódicos da terapia. Os exames de seguimento devem ser realizados em uma, três, seis a oito e dez a doze semanas após o diagnóstico e, então, aproximadamente a cada 4 meses. O exame inclui a avaliação das observações dos sintomas feita pelo proprietário, o peso do animal e a mensuração das concentrações de glicose e frutosamina no sangue. A presença ou ausência de poliúria, polidipsia, polifagia, letargia e perda de peso são usadas para avaliar a qualidade do controle metabólico[40].

A concentração de frutosamina aumenta quando o controle glicêmico piora e diminui quando ele melhora. Uma vez que mesmo cães com diabetes bem controlado estão ligeira ou moderadamente hiperglicêmicos durante o dia, a frutosamina geralmente não se torna normal durante a terapia. Logo, o achado de concentração normal de frutosamina (especialmente na metade inferior do intervalo de referência) deve levantar a suspeita sobre a possibilidade de períodos prolongados de hipoglicemia devido à dosagem excessiva de insulina. Níveis de frutosamina entre 350 e 450 μmol/ℓ indicam bom controle metabólico, já níveis entre 450 e 550 μmol/ℓ indicam controle moderado e aqueles acima de 550 μmol/ℓ indicam controle ruim (Figura 5.11). Níveis altos de frutosamina indicam controle pobre, mas não ajudam a identificar a causa e, assim, todas as possibilidades devem ser consideradas: dosagem insuficiente de insulina, curta duração do efeito de insulina, doenças que causam resistência à insulina e o efeito Somogyi.

As mensurações de glicose são necessárias para caracterizar o problema e avaliar a ação da insulina. Medidas únicas são suficientes quando os sintomas de diabetes forem resolvidos e a glicose no sangue, por volta do momento da administração da insulina, estiver em 10 a 15 mmol/ℓ e a frutosamina entre 350 e 450 µmol/ℓ. Isto indica controle satisfatório e são desnecessárias mensurações adicionais da glicose no sangue. Em contraste, nos animais com persistência de poliúria, polidipsia, perda de peso e níveis de frutosamina acima de 550 µmol/ℓ devem ser realizadas curvas de glicose sanguínea (BGC, *blood glucose curves*) seriadas, em que a glicose é medida a cada 1 a 2 h. A insulina e a comida são administradas em casa e, em seguida, as mensurações das BGC devem ser iniciadas assim que possível. As variáveis mais importantes avaliadas pelas BGC são a eficácia da insulina, o nadir da glicose e a duração do efeito. A eficácia da insulina (= diferença entre a maior e a menor concentração de glicose) é interpretada com referência a mais alta concentração de glicose no sangue e a dose de insulina. Uma

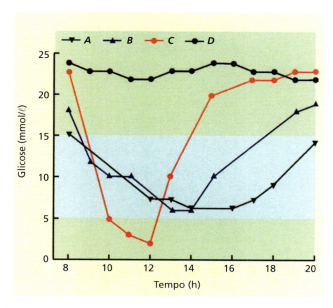

Figura 5.12 – Curvas representativas da glicose sanguínea em animais tratados com insulina de ação intermediária, 2 vezes/dia, às 8 h e às 20 h. A área azul é o intervalo escolhido de concentração de glicose em cães e gatos diabéticos tratados (15 a 5 µmol/ℓ). (A) Curva ideal. (B) Efeito de curta duração da insulina. (C) Efeito Somogyi com contrarregulação após queda rápida na concentração sanguínea de glicose. (D) Resposta pobre decorrente de problemas técnicos, fase de contrarregulação do efeito Somogyi, resistência à insulina, absorção pobre de insulina ou anticorpos anti-insulina.

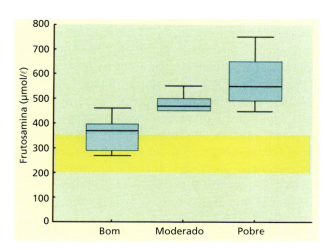

Figura 5.11 – Concentrações de frutosamina no plasma de cães diabéticos com controle metabólico bom, moderado e pobre. Neste gráfico de caixa e bigode, a caixa representa os percentis 25 a 75 (= metade do meio dos dados). A barra horizontal dentro da caixa é a mediana e os bigodes que se estendem acima e abaixo das caixas representam o corpo principal dos dados, que, na maioria dos casos, é igual ao intervalo. O intervalo de referência (200 a 350 µmol/ℓ) é mostrado em amarelo.

pequena diferença (p. ex., 3 mmol/ℓ) é aceitável se a glicose sanguínea mais alta for < 12 mmol/ℓ, mas não é aceitável se ela for > 17 mmol/ℓ. Uma diferença de 6 mmol/ℓ indica eficácia satisfatória da insulina em um animal que está recebendo dose de < 0,5 U/kg de insulina, mas indicará resistência se a dose for > 1,5 U/kg. Neste último caso, devem ser considerados também problemas técnicos e a fase contrarreguladora do efeito Somogyi.

O nadir de glicose, que deve ser interpretado em seguida, idealmente é em 5 a 8 mmol/ℓ. Um nadir mais baixo pode ser causado por uma dose de insulina que está muito alta, por sobreposição excessiva das ações da insulina, por não ingestão de comida e por exercício vigoroso. Um nadir de glicose em > 9 mmol/ℓ pode ser o resultado de uma dose de insulina que está muito baixa, por estresse, pela fase contrarreguladora do efeito Somogyi e por problemas técnicos dos proprietários (Figura 5.12). Em um animal que já está sendo tratado com doses altas, a resistência à insulina é também possível. É muito importante identificar a causa, pois este conhecimento é necessário para corrigir o tratamento.

A duração do efeito da insulina é definida como: do momento da injeção, passando pelo nadir de glicose, até que a concentração de glicose retorne para 12 a 15 mmol/ℓ. Se a duração é menor que 8 a 10 h, geralmente há poliúria, polidipsia e outros sintomas do diabetes e, se for maior que 14 h, há risco de hipoglicemia ou efeito Somogyi. Pode ser possível melhorar a duração da ação pela manipulação da dieta, mas, se não for, está indicada a mudança para uma insulina com perfil de ação diferente.

Dependendo dos resultados da BGC, é necessária uma mudança na dose de insulina e, algumas vezes, uma mudança na preparação. Como uma regra de ouro, as mudanças na dose devem ser da ordem de 10 a 25%, mas, após hipoglicemia ou efeito Somogyi, a dose deve ser diminuída em pelo menos 50%. As mudanças não devem ser feitas mais frequentemente do que a cada 5 a 7 dias, exceto no caso de hipoglicemia repetida.

No passado, as BGC eram quase sempre executadas nos hospitais veterinários, porque a maioria dos proprietários não consegue coletar amostras de sangue venoso. Ainda assim, esta abordagem é demorada e cara e, portanto, não executada com a frequência desejada. Além disso, os resultados desta BGC podem ser influenciados por estresse, ausência de exercício e diferenças na rotina da alimentação.

Felizmente existem agora métodos que permitem ao proprietário medir a glicose sanguínea em casa. O sangue capilar é obtido da parte interna da aurícula do cão, por meio de um aparelho com lanceta (Figura 5.13), e a concentração de glicose no sangue é medida com um medidor portátil de glicose no sangue (PBGM, *portable blood glucose meter*). Como alternativa, alguns proprietários podem ser treinados para coletar o sangue de uma veia periférica com agulha e seringa. Em quaisquer dos casos, o monitoramento da glicose no sangue feito em casa (HM, *home monitoring*) pode ser um desafio imponente para o proprietário e devem ser feitos todos os esforços para minimizar as dificuldades técnicas. Deve ser fornecido ao proprietário um PBGM que seja fácil de operar, e o proprietário deve ter acesso fácil ao apoio veterinário sempre que necessário.

Na Clinic of Small Animal Internal Medicine, da University of Zurich, o HM não é iniciado antes da terceira semana de tratamento. Isto permite que o proprietário torne-se familiarizado com a doença e ganhe experiência com a injeção de insulina. Quando o proprietário estiver confortável com o procedimento, ele ou ela mede a concentração de glicose no sangue do animal em jejum, 2 vezes/semana, e uma BGC, uma vez por mês. A primeira serve para detectar hipoglicemia matinal, caso em que o proprietário é instruído a procurar a clínica[41,42].

Para a determinação da BGC, a concentração de glicose no sangue é medida antes da injeção de insulina (jejum) e, então, a cada 2 h, até a próxima injeção. A interpretação da BGC segue as mesmas regras que são usadas no hospital. Pode haver considerável variação de dia para dia na concentração sanguínea de glicose[43], devido à diferença na absorção da insulina e a diferentes níveis de estresse e de exercício. Assim, uma única curva pode não refletir a verdadeira situação glicêmica, não importando se foi obtida no hospital ou em casa. Entretanto, uma das principais vantagens do HM é que permite que a BGC seja medida frequentemente, o que pode ser de especial importância nos animais que são difíceis para regular ou nos quais a resistência à insulina tem probabilidade de diminuir e precisam de supervisão rigorosa (Figura 5.14).

5.2.4 Diabetes melito em gatos

O diabetes melito é uma doença endócrina comum em gatos. Foi recentemente publicado que, nos Estados Unidos, houve um aumento em sua prevalência nos hospitais-escola veterinários de 0,08%, em

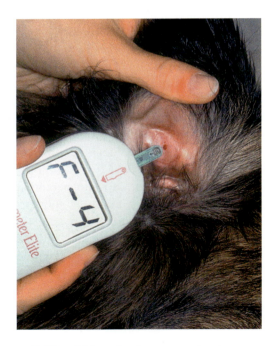

Figura 5.13 – Obtenção de uma gota de sangue da superfície interna da aurícula de cão diabético, utilizando a leve sucção criada por um aparelho com lanceta.

1970, para 1,2%, em 1999[44]. Na Austrália, a prevalência hospitalar atual é de 0,56% e, no Reino Unido, a prevalência em uma população de gatos que têm seguro é de 0,43%[45,46]. O diabetes tipo 1 parece ser muito raro nos gatos, em contraste com os cães. Nos gatos, não foram encontrados anticorpos anticélulas β e anti-insulina e a infiltração linfocítica, uma característica da destruição imunomediada, foi descrita apenas em um pequeno número de casos[47,48].

É atualmente aceito que, em cerca de 80% dos gatos diabéticos, a doença é parecida com o diabetes tipo 2, com base nas características clínicas e na histologia das ilhotas[21]. O diabetes tipo 2 é uma doença heterogênea que envolve uma combinação de ação prejudicada da insulina (resistência à insulina) e falência das células β. Componentes genéticos e ambientais têm papel no desenvolvimento destes dois fatores, mas os componentes genéticos não foram ainda caracterizados nos gatos. O argumento mais convincente para sua existência origina-se de estudos com gatos da raça Birmanês, na Austrália e no Reino Unido, nos quais demonstrou-se que a frequência de diabetes em animais desta raça era quatro vezes maior do que em gatos domésticos[45,46]. Fatores de risco adicionais incluem idade avançada, sexo, castração, inatividade física, administração de glicocorticoides, administração de progestina e obesidade[44,46,49]. Como nos seres humanos, o fator de risco mais importante nos gatos é a obesidade, e foi demonstrado que gatos obesos têm probabilidade 3,9 vezes maior de desenvolver diabetes do que aqueles com peso ótimo[50]. Em gatos de experimentação saudáveis, um ganho médio de peso de 1,9 kg durante um experimento de alimentação foi associado a uma diminuição de mais de 50% na sensibilidade à insulina. Os gatos machos tendiam a ter sensibilidade à insulina mais baixa antes do experimento e ganharam mais peso do que as fêmeas, o que pode explicar seu risco maior para diabetes[51].

Na espécie humana é bem aceito atualmente que o tecido adiposo é um importante órgão endócrino, que produz vários fatores coletivamente chamados de adipoquinas, os quais influenciam a sensibilidade à insulina. Entre estes estão a leptina, a adiponectina e citoquinas pró-inflamatórias, como TNFα e interleucina 6 (IL-6) (ver também o Capítulo 5.2.1)[52]. Estudos preliminares em gatos obesos mostraram que, como nos seres humanos, os níveis de adiponectina diminuem na obesidade, enquanto os níveis de leptina e de TNFα aumentam[53]. É importante notar que, apesar de a obesidade induzir à resistência à insulina, nem todos os gatos obesos desenvolvem diabetes. Quando as células β estão saudáveis, a resposta adaptativa à obesidade e resistência à insulina é um

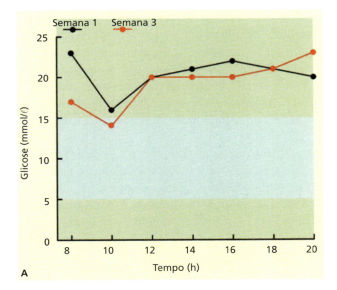

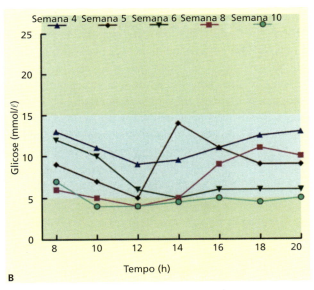

Figura 5.14 – Concentrações de glicose no sangue em cadela da raça Collie, que desenvolveu diabetes durante o diestro e foi castrada imediatamente após o diagnóstico. A cadela permaneceu hiperglicêmica após a cirurgia e teve alta recebendo 0,5 U/kg de insulina lenta, 2 vezes/dia. (A) Curvas de glicose no sangue determinadas no hospital na primeira e na terceira semana após a castração. Após cada curva, a dose de insulina foi aumentada em 25%. (B) Curvas de glicose no sangue determinadas em casa pelo proprietário nas 4, 5, 6, 8 e 10 semanas após a castração. Os níveis de glicose no sangue diminuíram progressivamente e a dose de insulina foi reduzida após cada curva. Na semana 10, a insulina foi interrompida e a cadela permaneceu em remissão desde então. A área azul é o intervalo escolhido da concentração de glicose no sangue em cães e gatos diabéticos tratados (15 a 5 μmol/ℓ).

aumento na secreção de insulina, de tal modo que a tolerância normal à glicose é mantida. Entretanto, quando há disfunção das células β, a tolerância à glicose é prejudicada e, eventualmente, o resultado é o diabetes tipo 2. Inicialmente, a primeira fase de liberação da insulina está notavelmente reduzida, enquanto a segunda fase é demorada e frequentemente exagerada. Esta é a situação limiar antes do desenvolvimento de hiperglicemia explícita e sintomas de diabetes, e ela ocorre quando a capacidade de secreção de insulina está reduzida em 80 a 90%[54,55].

Não se sabe ainda o que é responsável pela redução da secreção de insulina e a progressão do diabetes: deposição de amiloides, glicotoxicidade e/ou lipotoxicidade? O amiloide das ilhotas é derivado da amilina (também chamado de polipeptídio amiloide da ilhota), um hormônio cossecretado com a insulina pelas células β. Os gatos estão entre as poucas espécies nas quais a sequência de aminoácidos da amilina predispõe que ela se dobre em lâminas β-pregueadas. Estas são depositadas nas ilhotas como amiloide, levando à perda de células β (Figura 5.15). Supõe-se que a deposição de amiloide é acelerada em situação de resistência à insulina, o que leva ao aumento de cossecreção de insulina e amilina. A deposição de amiloide é encontrada em cerca de 90% dos gatos com diabetes, mas é também um achado frequente em gatos mais velhos saudáveis[56], e, portanto, deve ser considerada como um fator contribuinte e não como a causa primária de falência das células β.

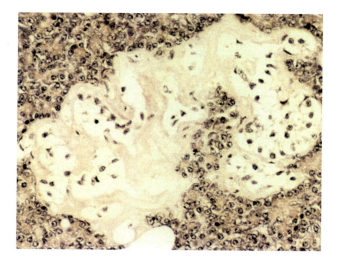

Figura 5.15 – Ilhota pancreática de gato com diabetes melito (H&E, 250×). Observam-se massivos depósitos amorfos de amiloide (*material rosa*), junto com degeneração hidrópica das células da ilhota.

A toxicidade da glicose é o conceito de que a hiperglicemia prolongada prejudica a secreção de insulina pelas células β. O fenômeno pode ser satisfatoriamente demonstrado em gatos saudáveis, nos quais a secreção de insulina cessa após 3 a 5 dias de contínua indução de altos níveis de glicose no sangue[57]. Inicialmente, a supressão da secreção de insulina é reversível, mas eventualmente os danos às células β tornam-se permanentes. A lipotoxicidade é o efeito análogo de ácidos graxos em excesso nas células β, apesar de o dano não ter sido demonstrado tão convincentemente, como no caso da glicose. Estes conceitos são muito importantes, porque o tratamento imediato do diabetes pode reverter os efeitos adversos da toxicidade da glicose e aumentar a probabilidade de remissão completa do diabetes. Devido à toxicidade da glicose, a concentração de insulina circulante no momento do diagnóstico geralmente está baixa[58] e, por isso, a mensuração da insulina não ajuda a prever se a remissão é possível.

Nos gatos, outros tipos específicos de diabetes (antes chamados de diabetes secundário) respondem por cerca de 20% dos casos. As causas incluem pancreatite, hipercortisolismo, hipersomatotofismo (acromegalia) e exposição a hormônios diabetogênicos (progestinas, glicocorticoides). As lesões pancreáticas são frequentemente identificadas por ultrassonografia ou histopatologia das ilhotas[59], mas elas são geralmente leves e, por isso, provavelmente não são a causa iniciadora do diabetes. Alguns gatos, entretanto, têm pancreatite grave, o que pode ser o fator que dispara a cetoacidose diabética. Geralmente é difícil decidir qual dos dois – diabetes ou pancreatite – é a causa e qual é o efeito (ver também o Capítulo 5.2.3). Os glicocorticoides e o hormônio de crescimento têm forte ação diabetogênica, e aproximadamente 80% dos gatos com hipercortisolismo e presumivelmente 100% dos que têm hipersomatotofismo são diabéticos.

Indícios e manifestações clínicas

O diabetes ocorre com mais frequência em gatos de meia-idade a idosos; mais de 95% têm mais de 5 anos de idade. Existe uma forte predileção pelo sexo, sendo aproximadamente 70% dos afetados machos. Os gatos da raça Birmanês têm risco, mas nenhuma outra raça foi relatada com risco. Aproximadamente 60% dos gatos diabéticos estão acima do peso (Figura 5.16), 35% têm peso normal e 5% estão abaixo do peso.

A maioria dos gatos diabéticos tem os sintomas clássicos de diabetes: poliúria, polidipsia, polifagia e perda de peso. Cerca de 10% têm sinais explícitos de neuropatia diabética, como fraqueza dos membros posteriores, diminuição da capacidade de pular e postura plantígrada (Figura 5.17). Raramente ocorre também fraqueza dos membros anteriores. Letargia e pelagem seca, despenteada, são comuns. O exame físico frequentemente revela hepatomegalia e anomalias neurológicas consistentes com neuropatia periférica. Pensava-se que os gatos não desenvolviam catarata diabética, mas um estudo recente com 50 gatos diabéticos mostrou que quase todos apresentavam opacidade dos cristalinos, que eram mais pronunciadas do que em gatos não diabéticos. A catarata era bem menos grave do que em cães diabéticos, tendo sido detectada apenas por exame oftalmológico, e nenhum dos gatos afetados era cego[60].

Nos gatos com doenças concomitantes como pancreatite, hipercortisolismo ou hipersomatotrofismo, outros sintomas e sinais podem ser mais proeminentes. Aqueles que têm diabetes complicado por cetoacidose ou síndrome hiperosmolar não cetótica são geralmente apresentados com letargia, anorexia, redução da ingestão de água e vômitos (ver a seguir).

Diagnóstico e planejamento

O diagnóstico e o planejamento são, em geral, semelhantes para cães e gatos, mas umas poucas diferenças devem ser ressaltadas. Primeiro, o limiar renal é mais alto nos gatos do que nos cães (gatos ~ 15 mmol/ℓ, cães ~ 10 mmol/ℓ), e, por isso, nos gatos, a glicosúria não ocorre até que a glicose no sangue atinja um nível mais alto. Segundo, os gatos são propensos à hiperglicemia induzida por estresse, que pode ser difícil de diferenciar do diabetes; ela pode ser leve, mas concentrações > 15 mmol/ℓ não são excepcionais e, assim, a glicosúria também pode estar presente[61,62]. A hiperglicemia por estresse pode ser reconhecida quando mensurações repetidas de glicose no sangue revelam também valores normais, mas alguns gatos têm hiperglicemia por estresse durante toda sua estadia no hospital. Isto pode ser resolvido medindo-se a frutosamina, que está acima de 400 μmol/ℓ nos gatos diabéticos, podendo mesmo estar tão alta quanto 1.500 μmol/ℓ, mas não está elevada em gatos com hiperglicemia por estresse. A concentração de frutosamina pode também estar normal quando o diabetes tiver iniciado muito recentemente e quando houver hipertireoidismo ou hipoproteinemia concomitantes[35,63]. Como nos cães, um planejamento mais extenso deve esclarecer a gravidade do diabetes e a presença de doença concomitante ou outros fatores contribuintes. Devem ser executados: hematologia de rotina, bioquímica de plasma ou soro, urinálise e cultura de urina, bem como radiografia e ultrassonografia, se indicada.

A mensuração da concentração plasmática de insulina (basal, ou após injeção de um secretagogo da insulina) não ajuda a identificar o tipo de diabetes ou a prognosticar se há função residual de células β suficiente para a eventual remissão da doença (Figura 5.18). A concentração plasmática de insulina está geralmente baixa no momento do diagnóstico, independentemente de a remissão ser possível ou não. A toxicidade da glicose contribui para a baixa liberação de insulina, devido à perda de função das células β. A terapia com insulina pode reverter a toxicidade da

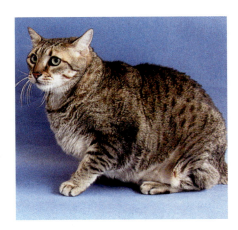

Figura 5.16 – Gato com excesso de peso (10 kg) e diabetes melito.

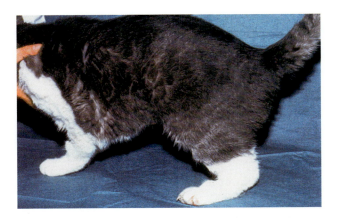

Figura 5.17 – Gato com postura plantígrada devido à neuropatia diabética.

glicose, levando à recuperação parcial ou completa da função das células β[58,64].

Tratamento

O objetivo da terapia é idêntico em cães e gatos, a saber, bom controle das características clínicas. Isto é geralmente alcançado se a glicose no sangue for mantida entre 15 e 5 mmol/ℓ ao longo do dia. Os gatos podem ser mais difíceis para o proprietário tratar e é muito importante fornecer informação suficiente sobre todos os aspectos relevantes da doença, bem como o fácil acesso ao apoio veterinário, quando necessário. O tratamento deve seguir um protocolo meticuloso e facilmente entendível (ver Capítulo 13.3.1), com instruções por escrito para o proprietário.

Uma vez que 80% dos gatos diabéticos têm diabetes tipo 2, as drogas hipoglicêmicas orais podem ser, em teoria, usadas. Cinco classes destas drogas foram aprovadas para tratamento do diabetes tipo 2 nos seres humanos e outras estão em pesquisa (Tabela 5.2). Com exceção das sulfonilureias, elas não foram pesquisadas em gatos diabéticos (meglitinida, tiazolidinedionas) ou, então, foram consideradas insatisfatórias para uso como único agente (biguanida, inibidores da α-glicosidase). As sulfonilureias estimulam a secreção de insulina e, por isso, para que sejam efetivas, é necessária alguma função residual das células β. A glipizida é o membro desta classe que tem sido usado com mais frequência em gatos. Ela deve ser usada apenas em gatos diabéticos que estão em boas condições físicas, não estão cetóticos e têm apenas sintomas e sinais moderados de diabetes. A dose inicial é de 2,5 mg, 2 vezes/dia, sendo aumentada, após 2 semanas, para 5 mg, 2 vezes/dia, se não houver efeitos adversos e a hiperglicemia ainda estiver presente. A desvantagem da glipizida é que o tratamento é bem-sucedido em apenas 30% dos gatos diabéticos[65] e que a droga pode ter efeitos negativos nas ilhotas e acelerar a perda de células β. O aumento dos depósitos de amiloide foi observado em gatos que estavam recebendo glipizida em experimentos, provavelmente porque a glipizida estimula a secreção de amilina, bem como a de insulina[54]. Uma limitação análoga das sulfonilureias foi encontrada em estudos recentes com culturas de células β humanas, nas quais as sulfonilureias aumentavam a apoptose das células[66] β. Como a glipizida não oferece vantagem médica sobre a insulina, ela deve ser usada apenas nos casos em que o proprietário não consegue injetar a insulina.

O tratamento do diabetes melito deve ser iniciado logo que possível após a confirmação do diagnóstico. Um bom controle glicêmico reverte os efeitos da toxicidade da glicose e aumenta a probabilidade de remissão. Os esteios do tratamento são a administração de insulina e o manejo da dieta.

As insulinas com ação intermediária são as preferidas nos gatos com diabetes sem complicações. Uma insulina derivada de suínos, tipo *lente* (Caninsulin®/Vetsulin®, Intervet), é licenciada para o

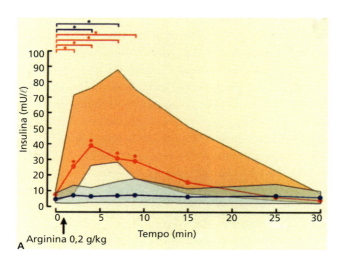

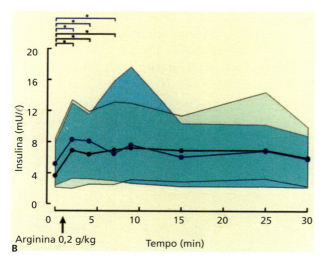

Figura 5.18 – Concentrações de insulina antes e nos 2, 4, 7, 9, 15, 25 e 30 min após a administração de arginina 0,2 g/kg. (*A*) Concentração de insulina (intervalo e valores médios) em gatos saudáveis (*linha vermelha*) e em gatos com diabetes melito recentemente diagnosticado (*linha azul*). Na maioria dos intervalos, os gatos saudáveis têm concentrações de insulina significativamente mais altas, mas as concentrações basais não eram diferentes. (*B*) Concentração de insulina em gatos com diabetes melito recentemente diagnosticado: naqueles em que a remissão ocorreu durante os primeiros 4 meses de terapia (*linha azul*) e naqueles em que não houve remissão (*linha preta*). A diferença entre os dois grupos não foi significativa.

Tabela 5.2 – Agentes orais utilizados no diabetes tipo 2 em seres humanos

	Ação (simplificada)	Local predominante de ação
Classes aprovadas em humanos		
Sulfonilureias	Aumento da secreção de insulina	Células β
Meglitinidas	Aumento da secreção de insulina, principalmente na primeira fase	Células β
Biguanidas	Redução de gluconeogênese hepática, aumento da sensibilidade à insulina	Fígado, músculo, tecido adiposo
Tiazolidinedionas	Melhora na sensibilidade à insulina	Músculo, tecido adiposo
Imibidores de α-glucosidase	Atraso na absorção de carboidratos	Trato intestinal
Outros agentes (ecléticos)		
Metais de transição (vanádio, cromo)	Vários, pode melhorar a ação da insulina	Amplamente não resolvido
Incretinas miméticas (p. ex., análogos de GLP-1)	Estimula a glicose dependente da secreção de insulina, inibe a secreção de glucagon	Ilhas
Análogos de amilina	Atraso do esvaziamento gástrico, inibe a secreção de glucagon, aumenta a saciedade	Cérebro, ilhas

uso em gatos em muitos países e é provavelmente a insulina mais amplamente usada. Existem outras preparações para uso veterinário (Insuvet® Lente, Insuvet® PZI, ambas da Schering Plough; PZIVet®, IDEXX) em alguns países[67,68].

A dose inicial de insulina lente é 1 U/gato, 2 vezes/dia, para gatos com peso < 4 kg e 1,5 a 2 U, 2 vezes/dia, para aqueles com peso > 4 kg. Se a glicose no sangue estiver < 20 mmol/ℓ no momento do diagnóstico, a dose inicial é de não mais que 1 U, 2 vezes/dia, independentemente do peso do animal.

O gato pode ser hospitalizado por 1 ou 2 dias até que o planejamento esteja completo. A glicose no sangue é medida três a quatro vezes ao longo do dia,

e a dose de insulina é reduzida se a glicose estiver < 5 mmol/ℓ. As duas doses diárias são aumentadas com acréscimos de 0,5 a 1 U, com intervalos de 5 dias. A regulação satisfatória é geralmente atingida em 1 a 3 meses. O planejamento inicial e o começo do tratamento podem também ser manejados em pacientes externos.

Em alguns gatos, a duração da ação da insulina é < 12 h. Este problema é bem conhecido e ocorre não só com a insulina lente, como também com outros tipos. Por exemplo, a insulina análoga de longa ação, apesar de projetada para administração 1 vez/dia, para os gatos, geralmente, tem que ser administrada 2 vezes/dia. Outro problema é a absorção inconsistente da insulina, o que causa níveis erráticos de glicose no sangue. Nos seres humanos, este problema levou ao recente desenvolvimento de análogos da insulina, dos quais a insulina glargina (Lantus®, Aventis) é atualmente o análogo da insulina de longa ação mais frequentemente utilizado. Dois aminoácidos básicos são substituídos na porção terminal C da cadeia B, para alterar o ponto isoelétrico. Isto torna o análogo solúvel para injeção com pH ligeiramente ácido, mas, após a injeção, pequenos cristais precipitam no pH do tecido subcutâneo. Outra substituição de aminoácidos no final da cadeia A melhora a coesão entre as moléculas de insulina. Pensa-se que, nos seres humanos, a insulina glargina seja absorvida de maneira constante, sem picos, e que tenha uma duração de ação[69] > 24 h. A glargina recentemente ganhou popularidade entre os proprietários de gatos diabéticos, que frequentemente estão bem informados por meio da internet e de fóruns de discussão. Nos gatos, a duração da ação da glargina é maior do que a da insulina lente, e foi descrito que uma injeção por dia de glargina é tão bem-sucedida quanto duas injeções ao dia de insulina lente[70]. Em nossa experiência, a duração da ação da glargina em gatos é geralmente < 24 h e o controle glicêmico é melhor com duas injeções ao dia do que com apenas uma. A glargina pode ser uma alternativa apropriada para os gatos nos quais a duração da ação da insulina lente é muito curta para o controle metabólico.

Foi postulado que a taxa de remissão é mais alta nos gatos tratados com glargina do que a com outros tipos de insulina, mas o número de casos publicados[71,72] é ainda muito pequeno para permitir uma conclusão definitiva.

Nos anos recentes, as opiniões sobre as dietas para cães e gatos diabéticos mudaram. O gato é um carnívoro verdadeiro, o que o distingue claramente do onívoro cão. A dieta natural de felinos selvagens, como camundongos e pássaros, contém menos de 10% de carboidrato em base de matéria seca. Isto é muito diferente de muitas das rações industriais para gatos comumente utilizadas, nas quais o conteúdo de carboidrato é de até 50%. Os gatos têm alta exigência de proteína e a atividade das enzimas hepáticas responsáveis pela fosforilação da glicose, para subsequente oxidação ou armazenamento, é mais baixa nos gatos do que nos onívoros. Os gatos são metabolicamente adaptados para utilizar principalmente proteína e gordura, e as dietas ricas em carboidratos não parecem ser favoráveis. Nos gatos diabéticos alimentados com dieta pobre em carboidratos e rica em proteína, o controle clínico foi melhor e houve uma taxa mais alta de remissão do diabetes[73]. A taxa de remissão anterior, de ~ 25%, pode ser aumentada para ~ 50% quando a terapia com insulina é combinada com uma dieta rica em proteína e pobre em carboidratos.

É provável que a composição do alimento para gatos manufaturado[74] e a inatividade física contribuam para a alta prevalência de obesidade nos gatos. A obesidade diminui a sensibilidade à insulina e é um fator de risco importante para o diabetes. Uma vez que a resistência à insulina induzida por obesidade é quase completamente reversível e mesmo uma perda de peso leve a moderada melhora o controle metabólico, a redução de peso deve ser fortemente encorajada nos gatos com excesso de peso (aproximadamente 1% por semana).

A regulação da alimentação em relação à administração da insulina não parece ter papel importante. A qualidade do controle metabólico nos gatos que receberam alimentação ao mesmo tempo que a injeção de insulina não foi diferente daquela dos gatos que foram alimentados 45 min após a injeção[75]. O planejamento da alimentação deve, entretanto, ser consistente de dia para dia: duas refeições de igual tamanho por volta do momento da administração da insulina ou acesso livre à comida dia e noite.

Os exames de seguimento são essenciais durante o manejo a longo prazo. Nos gatos, a supervisão rigorosa é de especial importância durante os primeiros meses, porque pode ocorrer remissão do diabetes e, se esta não for notada e a administração de insulina não for interrompida, pode ocorrer hipoglicemia grave. A maioria dos gatos entra em remissão durante os três primeiros meses de terapia (Figura 5.19), mas a remissão pode ocorrer após 1 ano ou mais. O planejamento (marcação) dos exames de seguimento, a interpretação dos valores de glicose no sangue e os objetivos da terapia são os mesmos que nos cães (ver Capítulos 5.2.3, 13.3.1). As mensurações de glicose sanguínea no hospital são ainda mais difíceis de interpretar nos gatos do que nos cães, devido à suscetibilidade dos gatos à hiperglicemia por estresse. Os proprietários de gatos são introduzidos ao HM do mesmo modo que os proprietários de cães diabéticos. Recomendamos medir a glicose no sangue, em jejum, 2 vezes/semana, tanto para manter a prática como para detectar hipoglicemia, e uma BGC para 12 h, pelo menos uma vez por mês. Cerca de 70% dos proprietários de gatos são capazes e estão dispostos a executar HM a longo prazo. Deve ser enfatizado que a variabilidade é grande mesmo entre BGC executadas em casa e, portanto, uma única curva pode ser enganosa. Nos casos complicados, mais de uma curva pode ser obtida em casa antes que uma decisão de tratamento seja feita (Figura 5.20)[76,77].

5.2.5 Problemas associados à regulação do diabetes em cães e gatos

A maioria dos animais pode ser estabilizada nos primeiros 3 meses de terapia, mas ajustes periódicos continuam a ser necessários, como no caso

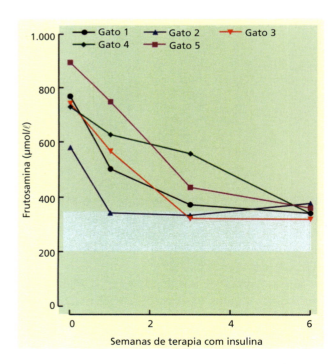

Figura 5.19 – Diminuição na concentração de frutosamina em cinco gatos nos quais ocorreu remissão do diabetes melito durante os primeiros 2 meses de terapia com insulina. O intervalo de referência é mostrado em azul (200 a 350 µmol/ℓ).

de perda adicional de células β ou uma alteração na sensibilidade à insulina causada por outra doença. Se os sintomas persistirem apesar da terapia com insulina, a seguinte abordagem passo a passo pode ser utilizada.

Primeiro passo. Confirmar se o planejamento inicial e o tratamento até o momento estavam de acordo com o protocolo no Capítulo 13.3.1. Então, aumentar a dose de insulina lente a cada 5 a 7 dias, até que ela alcance 1 a 1,5 U/kg, 2 vezes/dia.

Segundo passo. Confirmar se o prazo de validade de insulina utilizada pelo proprietário não está vencido, se ela não foi diluída, congelada ou aquecida e está sendo corretamente misturada antes de ser colocada na seringa. Confirmar se a seringa é para insulina U-40 e não para U-100. Observar o método do proprietário para misturar, colocar na seringa e injetar a insulina. Rever a dieta e o regime de exercícios.

Este segundo passo na solução do problema é frequentemente negligenciado, mas os erros técnicos que ele cobre são causas frequentes de problemas na regulação.

Terceiro passo. Executar uma BGC para determinar se pode estar ocorrendo efeito Somogyi ou curta duração do efeito da insulina. A glicose no sangue deve ser medida em casa a cada 1 a 2 h, por pelo menos 12 h.

Quarto passo. Se nenhuma explicação para o problema for identificada, devem ser consideradas as doenças que causam resistência à insulina. Em princípio, qualquer doença concomitante – inflamatória, infecciosa ou neoplásica – pode causar resistência à insulina. As possibilidades mais relevantes são pancreatite, neoplasia pancreática, hipercortisolismo, hipersomatotrofismo (gatos), diestro (cadelas), infecção na cavidade oral ou trato urinário, falência renal crônica e obesidade.

A absorção pobre de insulina pode ser considerada nos gatos que estão recebendo insulina protamina zinco (PZI, *protamine zinc insulin*) e pode ser avaliada pela mudança para insulina lente. Anticorpos circulantes anti-insulina podem também ser considerados e pode ser valioso tentar insulina de uma espécie diferente.

A hipoglicemia é sempre um problema em potencial durante a terapia com insulina. Ela pode ser o resultado da diminuição da resistência à insulina, da remissão do diabetes, da administração de insulina de longa ação, 2 vezes/dia, de inapetência ou vômitos.

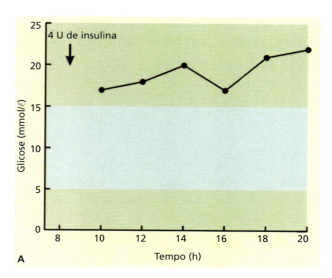

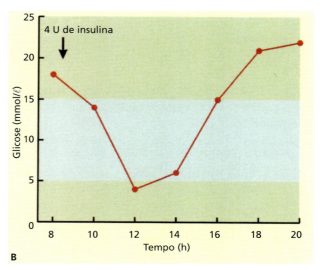

Figura 5.20 – Concentrações de glicose no sangue em gato diabético no qual a doença estava alternadamente aumentando e diminuindo. O gato pesava 6 kg e recebeu 4 U de insulina lente, 2 vezes/dia, no momento da apresentação. (*A*) Curva de glicose sanguínea obtida na clínica no dia da admissão. Os valores estão muito elevados e o diagnóstico diferencial foi: problemas técnicos, hiperglicemia por estresse, subdosagem de insulina, fase contrarregulatória do efeito Somogyi, resistência à insulina, ausência de absorção da insulina e interferência por anticorpos anti-insulina. (*B*) Curva de glicose sanguínea obtida em casa alguns dias depois, com a mesma dose de insulina, mostrando o efeito Somogyi. É provável que a curva obtida no hospital refletiu a fase contrarregulatória tardia do efeito Somogyi. O efeito Somogyi representa a resposta fisiológica à hipoglicemia induzida por dosagem excessiva de insulina. Os hormônios contrarreguladores, sendo os mais importantes o glucagon e a epinefrina, aumentam a concentração de glicose no sangue tão vigorosamente que uma marcante hiperglicemia pode ocorrer por até 72 h. A redução da dose de insulina resolve o problema. A área azul é o intervalo escolhido da concentração de glicose no sangue em cães e gatos diabéticos tratados (15 a 5 μmol/ℓ).

5.2.6 Cetoacidose diabética e estado hiperglicêmico hiperosmolar

A cetoacidose diabética (DKA, *diabetic ketoacidosis*) e o estado hiperglicêmico hiperosmolar (HHS, *hyperglycemic hyperosmolar state*) são as duas complicações mais graves do diabetes melito. Ambas são potencialmente ameaçadoras à vida e requerem imediatamente terapia intensiva.

DKA é definida como hiperglicemia, acidose metabólica e hipercetonemia (com cetonúria). Frequentemente, ela é a manifestação inicial de apresentação do diabetes, mas pode também ocorrer a qualquer tempo durante o tratamento. Ela resulta da diminuição absoluta ou relativa de insulina, junto com um aumento de glucagon e outros hormônios de estresse. Em pelo menos dois terços dos casos existe uma doença concomitante, como infecção do trato urinário ou pancreatite, que pode aumentar a liberação de hormônio de estresse e disparar a DKA[78,79].

A deficiência de insulina e o excesso de hormônio de estresse causam a liberação de grandes quantidades de ácidos graxos do tecido adiposo, que são então transportados para o fígado. A reesterificação hepática dos ácidos graxos é prejudicada em favor de sua entrada nas mitocôndrias e da oxidação para corpos cetônicos (acetoacetato, β-hidroxibutirato e acetona). O acetoacetato e o β-hidroxibutirato são ácidos que causam acidose metabólica. Eles são eliminados pelos rins, o que exacerba a diurese osmótica, desidratação e perda de eletrólitos. Adicionalmente, a gliconeogênese e a glicogenólise hepáticas são acentuadas e a utilização periférica de glicose é reduzida, o que causa hiperglicemia, diurese osmótica e depleção do volume.

Os sintomas dependem do estágio no momento da apresentação. Os sintomas clássicos do diabetes (polidipsia, poliúria, polifagia, perda de peso) geralmente ocorreram previamente, mas não foram notados ou foram desconsiderados pelo proprietário. À medida que a situação metabólica deteriora-se, geralmente, desenvolvem-se letargia, anorexia, vômitos, dor abdominal, desidratação, fraqueza, colapso e inércia mental. A depressão mental (torpor, estupor ou mesmo coma) pode ser devido à desidratação, choque, acidose grave e hiperglicemia/hiperosmolalidade. A desidratação resulta da diurese osmótica junto com a insuficiente ingestão de água devido à anorexia e/ou vômitos. A respiração de Kussmaul (um padrão respiratório profundo, ligeiramente aumentado) pode ser observada em casos graves, devido à compensação respiratória da acidose metabólica. O hálito do paciente pode ter um odor frutado ou de acetona. A palpação abdominal pode revelar hepatomegalia. A icterícia é um sinal de apresentação frequente nos gatos com DKA, devido à grave lipidose hepática, pancreatite ou neoplasia pancreática, causando colestase extra-hepática. Sinais de uma doença concomitante também podem estar presentes.

Os achados laboratoriais típicos são cetonúria e acidose metabólica (níveis sanguíneos reduzidos de bicarbonato e dióxido de carbono total, TCO_2), junto com hiperglicemia, glicosúria e frutosamina plasmática elevada. Níveis plasmáticos elevados de enzimas hepáticas são também comuns. A hipovolemia pode causar um hematócrito elevado, azotemia pré-renal, proteína total e albumina elevadas e acidose láctica. Como resultado da diurese osmótica e de alterações ácido-base podem também estar presentes hiponatremia, hipopotassemia e hipomagnesia. A hipofosfatemia é também possível, o que, especialmente nos gatos, pode causar uma crise hemolítica aguda (concentração plasmática de fosfato frequentemente < 0,5 mmol/ℓ).

Na DKA, o β-hidroxibutirato é o corpo cetônico mais abundante, mas ele não é detectado na urina pela maioria das tiras de teste para cetonas. Por isso, o teste para cetonúria pode ser apenas moderadamente positivo em um animal com DKA.

A DKA é uma das emergências metabólicas mais complexas e seu tratamento é exigente. Ele requer vigilância 24 h, com frequente reavaliação de parâmetros clínicos e laboratoriais e ajustes apropriados da terapia (ver também o protocolo no Capítulo 13.3.2). A reidratação deve iniciar-se imediatamente, com uma solução balanceada de eletrólitos em velocidade que possa normalizar a hidratação em ~ 12 h. Na maioria dos casos, a correção da hipovolemia também irá restaurar o equilíbrio acidobásico rapidamente, e o tratamento adicional com bicarbonato para corrigir a acidose metabólica é frequentemente desnecessário e pode mesmo ser prejudicial. A deficiência de potássio pode ser grave, apesar de o valor inicialmente medido poder ser normal, e a correção deve ser iniciada antes que o tratamento regular com insulina seja principiado. Uma vez que os níveis plasmáticos de fosfato podem também estar baixos ou podem decair rapidamente com a terapia de fluidos, o fosfato deve também ser suplementado. A suplementação concomitante de potássio deve ser reduzida se na suplementação de fosfato for utilizado o fosfato de potássio. Inicialmente, os eletrólitos devem ser reavaliados a cada 4 a 6 h. A terapia regular com insulina deve ser iniciada ~ 4 h após o início da terapia de fluidos e correção dos eletrólitos. A injeção intramuscular (IM) intermitente de insulina é utilizada mais frequentemente, mas a infusão intravenosa (IV) constante é também uma boa opção (ver Capítulo 13.3.2). Quando o animal estiver estável, comer, beber e não vomitar, a terapia de fluidos pode ser gradualmente encerrada e a insulina lente pode ser iniciada. O prognóstico é reservado e ~ 25% dos pacientes com DKA morrem ou são eutanasiados.

HHS é muito menos comum do que a DKA. Pacientes com HHS têm hiperglicemia grave (> 30 mmol/ℓ), hiperosmolalidade grave (> 340 mOsm/kg) e desidratação profunda, sem acidose ou cetonúria. A patogênese da HHS é semelhante à da DKA, mas não se sabe porque alguns pacientes desenvolvem DKA e outros, HHS. Na maioria dos casos, doenças concomitantes graves contribuem para o desenvolvimento de HHS, sendo a falência renal especialmente comum. Os princípios do tratamento são idênticos àqueles da DKA. O prognóstico vai de reservado a pobre e a maioria dos animais morre ou é eutanasiada.

5.3 A síndrome hipoglicêmica

A síndrome hipoglicêmica é caracterizada basicamente por baixa concentração de glicose circulante. Valores abaixo de 2,8 mmol/ℓ são frequentemente acompanhados por sintomas, mas os valores logo abaixo do limite inferior do intervalo de referência podem não ser. Por este motivo, a síndrome hipoglicêmica não é definida apenas por hipoglicemia, mas sim – de acordo com a tríade de Whipple – por hipoglicemia acompanhada por sintomas que são abrandados pela administração de glicose (ou alimentação)[81].

Um valor baixo de glicose no sangue, especialmente se inesperado, pode ser um artefato (Quadro 5.2). Os dispositivos PBGM medem a glicose conveniente e rapidamente, mas são menos precisos do que as mensurações em um laboratório veterinário confiável. Para excluir o artefato como a causa de valores baixos de glicose, uma mensuração cuidadosa deve ser realizada em duas ou mais amostras de sangue coletadas separadamente, antes de se empreender um trabalho diagnóstico extensivo.

Os sintomas da hipoglicemia são decorrentes da ativação do sistema nervoso autônomo, isto é, dos

---

Quadro 5.2 – Casos de hipoglicemia artifatual

A. Coleta e manuseio de amostras de sangue

Armazenamento prolongado de sangue (> 1 h) antes da separação de sérum/plasma dos componentes celulares, especialmente se o sangue não tiver sido coletado em um tubo revestido de fluoreto de sódio. (O fluoreto de sódio inibe o metabolismo da glicose pelas células sanguíneas.)

A hemólise da amostra de sangue pode interferir na técnica de medição. Em especial, a hemólise pode ser bem grave nos tubos revestidos de fluoreto de sódio (centrifugar por 30 min após a coleta)

Amostras de sérum ou plasmas mais velhas que 24 a 48 h

B. Medição

Medições de glicose portáteis (desenvolvidas para humanos com diabetes melito) podem dar resultados errôneos de concentração baixa de glicose em decorrência de:

- Aplicação insuficiente de sangue, apesar de o bipe dar uma indicação oposta
- Tendência destes dispositivos de darem valores de glicose sanguínea menores que os atuais*
- Amostras de sangue com altos valores de hematócritos

Uso incorreto de outros dispositivos laboratoriais de medição de glicose

Erro de outros dispositivos laboratoriais utilizados na medição de glicose sanguínea

*Note que a concentração de glicose medida por PBGM é mais baixa no sangue venoso que no sangue capilar, que, por sua vez, é mais baixa que no sangue arterial. A diferença pode ser de vários décimos de mmol por litro.

---

transmissores liberados por neurônios, bem como da epinefrina e da norepinefrina liberadas pela medula das suprarrenais e da escassez de substrato energético disponível para o sistema nervoso central (neuroglicopenia) (Tabela 5.3). A gravidade dos sintomas e sinais depende do nadir de glicose: convulsões e perda de consciência ocorrem frequentemente quando a

Tabela 5.3 – Sintomas e sinais de hipoglicemia

Sintomas autonômicos	Sintomas neuroglicopênicos
Sintomas adrenérgicos	Letargia
Espasmos musculares	Mudanças comportamentais
Tremores musculares	Confusão
Ansiedade	Fraqueza muscular generalizada
Poliúria/polidipsia	Paresia posterior
Sintomas colinérgicos	Perda visual ("cegueira")
Fome	Ataxia
Polifagia	Convulsões
	Perda de consciência
	Morte

concentração plasmática de glicose está < 2,8 mmol/ℓ. A taxa de diminuição e a duração da hipoglicemia também determinam a gravidade dos sintomas e sinais. O limiar de glicose no sangue para sintomas de hipoglicemia também depende da variação individual e da doença subjacente.

A glicose é o substrato primário de energia para o cérebro. Em contraste com outros tecidos, o cérebro não pode utilizar ácidos graxos livres como fonte de energia. Além da glicose, o cérebro pode utilizar corpos cetônicos, que são metabólitos dos ácidos graxos livres, mas eles só podem prover até metade da necessidade de energia. Mais ainda, em cães adultos, o jejum após apenas dias a semanas leva a uma cetose apreciável[82]. Assim, a preservação das funções do sistema nervoso central nos estados pós-prandial ou de jejum é dependente principalmente da produção aumentada de glicose.

Inicialmente, a glicose é derivada quase exclusivamente do glicogênio hepático (Figura 5.7), mas a gliconeogênese só pode sustentar a concentração de glicose no plasma por um curto período e, após cerca de 2 dias de jejum, as reservas de glicogênio no fígado estão completamente esgotadas[83]. Em seguida, a produção de glicose no fígado e nos rins é ativada. Os precursores para a síntese hepática de glicose são o glicerol liberado do tecido adiposo e lactato/piruvato, bem como aminoácidos, derivados dos músculos. No cão adulto, o estado catabólico do jejum é o resultado principalmente de uma diminuição na liberação de insulina; a secreção dos hormônios contrarreguladores glucagon e hormônio de crescimento não se altera significativamente[82].

Quando estes mecanismos corretivos não compensam o aumento da utilização da glicose periférica (hipoglicemia do ponto de vista da oferta) ou a diminuição da disponibilidade de glicose (hipoglicemia do ponto de vista da procura), a síndrome de hipoglicemia pode ocorrer. Existem várias doenças, frequentemente críticas, nas quais a hipoglicemia não é grave (> 3 mmol/ℓ) e os sintomas não ocorrem. Em doenças como sepse, doença parenquimal grave do fígado ou hipoadrenocorticismo, a hipoglicemia é frequentemente um achado incidental e as manifestações clínicas da doença não estão relacionadas com ela. Além disso, sintomas e sinais que poderiam ser atribuídos à hipoglicemia, como letargia, fraqueza muscular e confusão, também podem ser relacionados com outros aspectos da doença. A inanição a longo prazo (especialmente em indivíduos jovens), desvio portossistêmico, hipoadrenocorticismo (Capítulo 4.2) e policitemia são exemplos de doenças que raramente apresentam-se apenas com sintomas relacionados com a hipoglicemia[84]. Um exemplo no qual os sintomas são apenas decorrentes de hipoglicemia é a utilização aumentada de glicose devido à uma dosagem excessiva de insulina exógena ou drogas hipoglicêmicas orais, como os derivados de sulfoniureia (Capítulo 5.2). A discussão que se segue é limitada a doenças que são caracterizadas principalmente por sintomas e sinais de síndrome hipoglicêmica: insulinoma, tumores não pancreáticos associados à hipoglicemia e hipoglicemia juvenil.

5.3.1 Insulinoma

Tumores pancreáticos endócrinos (PET, *pancreatic endocrine tumors*) secretores de insulina, mais comumente conhecidos como insulinomas (Figura 5.21), continuam produzindo insulina apesar da hipoglicemia que provocam. A coloração imuno-histoquímica destes PET secretores de insulina frequentemente revelam que eles também são positivos para somatostatina, glucagona, gastrina, polipeptídio pancreático e/ou hormônio de crescimento[85-87]. Além disso, foram encontrados em 25% dos PET primários a imunorreatividade a IAPP e depósitos de amiloides derivados de IAPP[88].

O primeiro caso de insulinoma em um cão foi descrito em 1935, por Slye e Wells[89]. Desde então, PET secretores de insulina foram diagnosticados em muitas raças de cães, especialmente nas raças médias a grandes e, raramente, em raças pequenas como os cães West Highland White Terrier[90,91]. Não há predisposição pronunciada por raça ou sexo. No

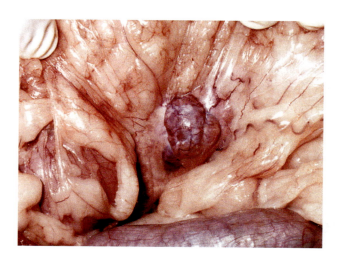

Figura 5.21 – Insulinoma durante a cirurgia de cão macho da raça Malinese Shepherd com dez anos de idade.

momento do diagnóstico, as idades dos cães variavam entre 4 e 13 anos, com uma média de cerca de 8,5 anos[92]. Os insulinomas são raros em gatos; os relatos se restringem a casos isolados[93-95].

Os insulinomas caninos são frequentemente solitários (~ 90%) e geralmente têm < 2,5 cm de diâmetro. Dez a catorze por cento dos insulinomas são múltiplos ou crescem de maneira difusa[96,97]. No cão, eles são frequentemente malignos (> 95%) e existem metástases macroscopicamente visíveis no momento da cirurgia em 40 a 50% dos casos, principalmente nos nódulos linfáticos regionais e no fígado.

Manifestações clínicas

Os sintomas relacionados com insulinoma são quase sempre o resultado da hipoglicemia (ver Tabela 5.3) e, apenas raramente, decorrentes de efeitos de massa. Inicialmente, as alterações na locomoção e no comportamento devido à hipoglicemia são frequentemente discretas e comumente podem ser desconsideradas pelo proprietário. Os sintomas ocorrem intermitentemente e frequentemente podem ser relacionados com jejum, excitação ou exercício. Pode haver ganho de peso, se o proprietário satisfizer o aumento do apetite do animal. Este é um indício importante, porque o insulinoma é uma das poucas doenças que podem causar aumento de peso. Na maioria dos cães, o diagnóstico é realizado em até 5 meses após o início dos sintomas. À parte a ocasional obesidade, nenhuma anomalia é encontrada no exame físico. A neuropatia periférica é uma ocorrência rara no insulinoma. Os déficits de propriocepção e reflexos espinais deprimidos são o resultado de alterações degenerativas dos nervos radial e isquiático[98,99]. Além da hipoglicemia, os resultados da investigação de rotina de laboratório geralmente não são dignos de nota.

Diagnóstico diferencial

Em cães de meia-idade ou idosos, outras causas para a síndrome hipoglicêmica estão limitadas a tumor não pancreático, desvio portossistêmico, hipoadrenocorticismo e policitemia. Entretanto, nestas últimas doenças, os sintomas de hipoglicemia ocorrem raramente.

Diagnóstico

Quando um diagnóstico provável é realizado com base nos sinais característicos (idade, sexo e raça) e na história médica detalhada, mas a concentração plasmática de glicose não está baixa, esta deve ser medida em duas ou mais ocasiões antes da alimentação pela manhã, após jejum na noite anterior. Se a hipoglicemia não foi constatada, mas havia sintomas convincentes dela, pode-se tentar um jejum supervisionado. Um jejum de 24 h é, na maioria dos casos, suficiente para revelar a hipoglicemia, mas, se não for, o jejum pode ser prolongado por até 72 h, com repetidas mensurações de glicose no sangue. A natureza crônica desta doença frequentemente resulta em poucos ou nenhum sintoma, mesmo com concentrações de glicose no sangue < 2,8 mmol/ℓ. Para que a glicose ultrapasse a barreira sangue-cérebro, ela requer um sistema transportador que consiste em glicoproteínas associadas à membrana, isto é, transportadores de glicose (GLUT) (ver o Capítulo 5.1.4). Foi pressuposto que os pacientes com insulinoma têm a captação de glicose pelo cérebro aumentada por meio de alterações na organização destes transportadores de glicose[100,101]. Portanto, pode ser arriscado requerer que a tríade de Whipple seja satisfeita pela presença de sintomas para poder confirmar o diagnóstico de síndrome hipoglicêmica. Entretanto, a história médica e uma baixa concentração plasmática de glicose são frequentemente suficientes, não havendo necessidade de provocar sinais de hipoglicemia. As concentrações plasmáticas de frutosamina ou hemoglobina glicosilada podem ser medidas como investigação complementar; baixas concentrações plasmáticas destas podem ser indicativas de hipoglicemia prolongada em cães com insulinoma[102,103].

A marca característica do diagnóstico é a associação de hipoglicemia persistente e concentrações plasmáticas de insulina inapropriadamente altas. As concentrações de insulina circulante tipicamente estão dentro do intervalo de referência ou mais altas, apesar da hipoglicemia. A ocorrência simultânea de glicose no sangue < 3,5 mmol/ℓ e insulina no plasma > 10 mU/ℓ (70 pmol/ℓ) é diagnóstica[104]. As proporções insulina:glicose, tal como a proporção corrigida insulina para glicose (AIGR, *amended insulin-to-glucose ratio*), foram consideradas para melhorar o valor diagnóstico das mensurações de glicose e insulina. Entretanto, existem duas razões importantes que limitam o presumido valor adicional destas proporções:

■ Os intervalos de referência variam entre laboratórios e métodos de ensaio. Em cães com insulinoma, os ensaios mais modernos baseados em anticorpos monoclonais, como o ensaio imunoradiométrico (IRMA, *immunoradiometric assay*), medem uma imunorreatividade da insulina no plasma mais baixa do que a que era medida nos ultrapassados ensaios baseados em anticorpos policlonais ou radioimunoensaios (RIA, *radioimmunoassays*)[105].

■ Nos pacientes com insulinoma existem oscilações muito erráticas na concentração de insulina no plasma[106]. A ação da insulina em fígado e tecidos periféricos e, assim, indiretamente na concentração plasmática de glicose, pode persistir por 40 min ou mais[107]. Em consequência, a mensuração de glicose e insulina na mesma amostra não revelará necessariamente uma relação causativa direta.

As mensurações de peptídio C circulante e das concentrações de pró-insulina (Capítulo 5.1.2), que são utilizadas no diagnóstico de insulinoma na espécie humana, não foram ainda desenvolvidas para os cães, mas podem apoiar o diagnóstico presumido e diferenciar o hiperinsulinismo exógeno[108,109].

Testes de provocação, como o teste intravenoso de tolerância à glicose e o teste de tolerância à glucagona, foram utilizados em cães com insulinoma[104,110]. Entretanto, como na espécie humana, o valor destes testes foi muito limitado para justificar seu uso de rotina e, além disso, eles podem provocar hipoglicemia grave[96,97].

O tempo de sobrevivência e a qualidade de vida de cães com insulinoma tratados cirurgicamente pode ser maior e melhor do que nos cães tratados medicamente[111,112]. A detecção precisa, a localização e o estágio do tumor primário e das metástases são essenciais para a seleção dos candidatos apropriados para a cirurgia. Uns poucos relatos descreveram o uso de ultrassonografia transabdominal, com resultados variados na detecção do tumor pancreático primário (36% e 75%)[113-115]. Entretanto, a ultrassonografia transabdominal pode ser útil para detectar lesões no fígado ou nos tecidos peripancreáticos (nódulos linfáticos regionais) sugestivas de metástase ou neoplasia de origem não pancreática. Em

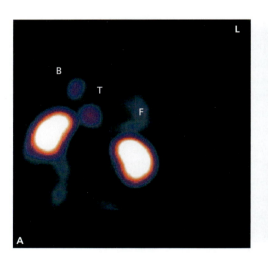

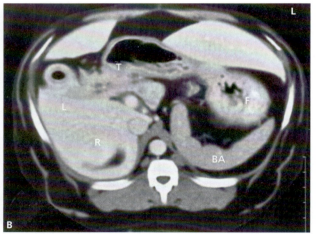

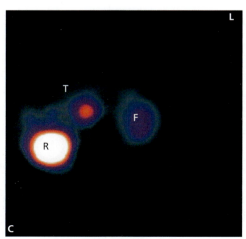

Figura 5.22 – (*A*) Visão ventral da reconstrução tridimensional de um estudo com tomografia computadorizada por emissão de fóton único (SPECT) executado 6 h após a injeção de [¹¹¹In-DTPA-D--Phe¹]-octreotida em cadela castrada da raça Beagle, com 7 anos de idade, e que apresentava tumor solitário de célula β no lobo esquerdo do pâncreas. A radioatividade acumulou-se em rins, bexiga urinária (B), fundo gástrico (F) e no tumor primário (T) no lobo esquerdo do pâncreas. Alguma radioatividade foi detectada no trato gastrintestinal. (*B* e *C*) Imagens transversais de tomografia computadorizada (TC) e SPECT correspondentes da mesma cadela. Na imagem de TC, o rim direito (R) e o baço (BA) podem ser identificados (modificado de Robben *et al.*, 2005)[115].

um recente estudo comparativo entre três técnicas de diagnóstico por imagem (ultrassonografia abdominal, tomografia computadorizada [TC] e cintigrafia do receptor de somatostatina [SRS, *somatostatin receptor scintigraphy*]), a TC mostrou-se o melhor método para detectar e localizar o tumor primário, mas frequentemente falhou na correta identificação de lesões metastáticas (Figura 5.22)[115].

A ultrassonografia transabdominal e a TC fornecem informação sobre as relações anatômicas e a localização de lesões. A SRS fornece mais informação sobre a natureza da lesão. Estudos *in vitro* e *in vivo* demonstraram que tecidos de insulinoma canino expressam receptores de somatostatina[114,116]. No nível do ácido ribonucleico mensageiro (mRNA, *messenger ribonucleic acid*), em tecidos de insulinoma canino, foi demonstrada a expressão de quatro subtipos de receptor de somatostatina (SSTR-1, 2, 3 e 5)[117]. A SRS utiliza o análogo de somatostatina ^{111}In-marcado, a octreotida, que se liga com alta afinidade aos receptores de somatostatina, especialmente SSTR-2 e, em menor extensão, ao SSTR-5. O radionuclídeo assim concentrado pode ser visualizado com cintigrafia habitual e, melhor ainda, com tomografia computadorizada por emissão de fóton único (SPECT, *single photon emission computed tomography*) (Figura 5.22)[115-117]. Estes resultados de varredura também podem ter valor prognóstico para a efetividade do tratamento com octreotida ou radioterapia baseada em octreotida[118]. Atualmente, as técnicas de diagnóstico por imagem descritas têm uma precisão modesta na detecção de insulinomas caninos. Um melhor entendimento do uso de TC e de SRS em insulinomas e da combinação de diferentes técnicas de imagem pode melhorar sua precisão[115,119]. Outras técnicas atualmente disponíveis – ultrassonografia endoscópica e intraoperatória – também podem se revelar úteis na detecção de insulinoma[120]. Até o presente, a localização intraoperatória e o estágio do insulinoma canino por inspeção e palpação dos órgãos de interesse ou pelo uso de infusão intravenosa de azul de metileno permanecem como o padrão para a localização de tumores primários e, em menor parte, de metástases[121].

Tratamento

O tratamento da hipoglicemia devido a insulinoma consiste em alterações no estilo de vida, terapia médica e/ou cirurgia. Sempre que possível, a cirurgia é o tratamento de escolha, porque é a única opção que pode resultar na remissão completa da síndrome hipoglicêmica. Os proprietários devem ser informados que cães com insulinoma frequentemente têm micrometástases e que a síndrome hipoglicêmica frequentemente recorre após a cirurgia, por causa do crescimento destas metástases funcionais.

O objetivo da terapia deve ser o alívio dos sintomas, e não a normalização da concentração de glicose no plasma por si. A maioria dos cães com insulinoma parece estar confortável, mesmo com concentrações subnormais de glicose no plasma. O exercício físico deve ser limitado e a excitação deve ser evitada, a fim de reduzir o risco de crise hipoglicêmica. Um terceiro passo inicial importante é dividir a comida do cão em cinco a oito refeições por dia, diminuindo, deste modo, os intervalos entre as refeições. Não são aconselhadas alterações na dieta, uma vez que alterações na sua composição não foram comprovadas como benéficas e trazem o risco de alterações gastrintestinais que podem aumentar o risco de crise hipoglicêmica. Se, apesar destas medidas, os sintomas da hipoglicemia persistirem, a quantidade total de comida por dia pode ser aumentada, mesmo que isto possa levar ao aumento de peso. Estas medidas simples podem estabilizar o cão por meses e não devem ser subestimadas.

Se estas medidas não forem suficientes, ou não mais o forem, e a cirurgia não for uma opção, o tratamento médico pode ser tentado para controlar a hipoglicemia. Os glicocorticoides interferem na ação da insulina e promovem a gliconeogênese. A dose diária inicial de prednisolona é 0,5 a 1 mg/kg, dividida em duas ou três doses; se necessário, a dose pode ser aumentada gradualmente. Frequentemente são necessárias doses mais altas, o que, em geral, origina efeitos colaterais de hipercorticismo iatrogênico. Como uma alternativa, o tratamento pode ser iniciado com diazóxido (Proglicem®, Schering-Plough, 100 mg de diazóxido/cápsula). Este é um diurético benzotiadiazida, que inibe a secreção de insulina. Ele também estimula a gliconeogênese e a glicogenólise hepáticas e inibe o uso periférico de glicose. A dose inicial é de 10 mg/kg de peso corporal, dividida em duas doses diárias. Doses de até 60 mg/kg/dia podem ser necessárias para impedir os sintomas de hipoglicemia. Reações adversas podem ser evitadas ou retardadas pelo aumento vagaroso da dose e administrando-a com a comida. Caso se desenvolvam efeitos colaterais (ptialismo, anorexia, vômitos e diarreia), eles podem ser interrompidos pela redução ou descontinuação temporária da droga. Entretanto, em cão com insulinoma que necessita de ingestão contínua de comida, mesmo estes efeitos colaterais podem ser perigosos. Por isso, doses menores de diazóxido podem ser combinadas com terapia por glicocorticoide, o que também reduzirá os custos da terapia. Depressão da medula óssea e diabetes melito são efeitos colaterais raros do diazóxido.

Se estas medidas falharem para impedir os sintomas da hipoglicemia, podem ser consideradas terapias médicas alternativas. Para tratar o insulinoma, foi tentada a quimioterapia com aloxano e estreptozotocina, mas os resultados clínicos foram variáveis e os protocolos para reduzir o risco de nefrotoxicidade não foram bem estabelecidos[122]. O análogo da somatostatina octreotida (Sandostatin®, Sandoz, 50, 100 ou 200 μg de octreotida/mℓ) inibe a secreção de insulina pelas células β não afetadas e pelas neoplásicas. O efeito de uma única dose de octreotida nas concentrações plasmáticas de insulina e de glicose foi descrito em cães com insulinoma

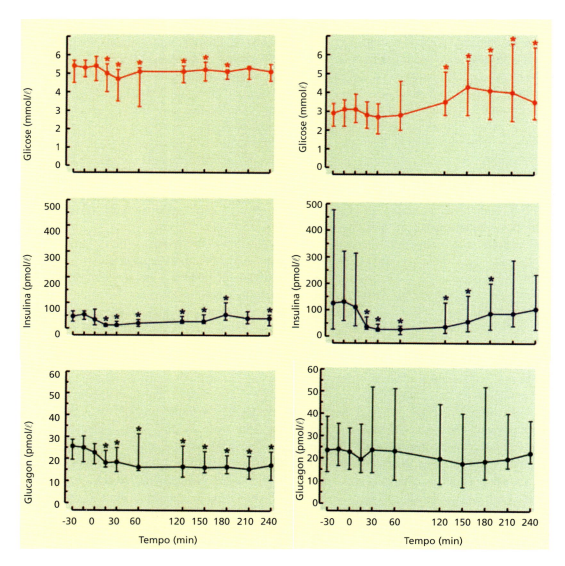

Figura 5.23 – Concentrações plasmáticas (mediana e intervalo) de glicose, insulina e glucagon após uma única injeção subcutânea de 50 μg de octreotida em T = 0 min. Painéis à esquerda: cães saudáveis em jejum a noite inteira. Painéis à direita: cães com insulinoma, sem comida por 4 a 6 h. Repare na diferença da resposta à octreotida (até agora não explicada): nos cães saudáveis, a diminuição das concentrações de insulina e glucagon no plasma coincide com uma pequena diminuição da concentração de glicose no plasma. Em contraste, nos cães com insulinoma, a diminuição da concentração de insulina sem efeito significativo na concentração plasmática da glucagon coincide com um aumento significativo da concentração de glicose no plasma. Repare também no amplo intervalo de concentração basal de insulina nos cães com insulinoma, em comparação com os cães saudáveis.
*Significativamente diferente dos valores basais. (Adaptado de Robben et al., 2006.)[105]

(Figura 5.23)[105]. Em contraste com os seres humanos, todos os cães responderam a uma única dose subcutânea de 50 µg de octreotida. Nos seres humanos, a ausência de receptores de alta afinidade da somatostatina pode causar a piora da hipoglicemia, devido à inibição da liberação dos hormônios contrarreguladores glucagon e hormônio de crescimento[123]. Nos cães, o efeito supressivo da octreotida na concentração plasmática de insulina dura apenas 3 a 4 h, o que pode explicar os fracassos do tratamento em cães com insulinoma. O efeito da octreotida com formulação para liberação lenta ainda não foi estudado em cães[124,125].

Se, apesar do tratamento, efeitos graves de hipoglicemia, como ataxia ou mesmo coma, se desenvolverem, deve ser iniciado um protocolo de emergência (ver o protocolo no Capítulo 13.3.3). Este inclui administração de glicose, mas deve ser seguido logo que possível por medidas adicionais para manter uma concentração de glicose no plasma adequada. Se a octreotida está sendo considerada, deve-se estar ciente de que o demorado aumento na concentração plasmática de glicose pode ser precedido, em alguns cães, por uma diminuição no início (Figura 5.23)[105]. Portanto, é preferível combinar a octreotida com outras medidas de emergência. Mais ainda, é importante notar que foi demonstrado em cães saudáveis que a somatostatina impede a hiperglicemia induzida por diazóxido[126].

A cirurgia é empreendida não apenas para remover, se possível, o tecido tumoral por pancreatectomia parcial, mas também para uma meticulosa inspeção do abdome à procura de metástases, o que pode ser de grande importância prognóstica. Dependendo dos achados durante a cirurgia, a excisão de nódulo linfático e a hepatectomia parcial podem também ser necessárias. A principal preocupação é o controle perioperatório da concentração de glicose no plasma. O tratamento médico é iniciado no período pré-operatório. Se forem usadas dietas líquidas nas 12 a 24 h antes da cirurgia, o jejum pode ser reduzido para as 6 h finais. A utilização de agonistas α_2 durante a cirurgia pode ser benéfica para o controle da concentração de glicose no plasma. Eles inibem a liberação de insulina pela estimulação dos adrenorreceptores α_2 pós-sinápticos das células β pancreáticas, apesar de eles também poderem ativar a glicogenólise hepática e estimular a liberação de hormônio de crescimento[127]. A concentração plasmática de glicose é checada e, se necessário, corrigida por infusão de glicose. No pós-operatório, a concentração plasmática de glicose é monitorada de perto e, se houver euglicemia ou hiperglicemia, a infusão de glicose é gradualmente interrompida. Pequenas quantidades de comida e água são oferecidas logo que o cão for capaz de aceitá-las. A hipoglicemia pós-operatória é geralmente o resultado de remoção incompleta do tumor e/ou metástases. A cirurgia bem-sucedida é frequentemente seguida por hiperglicemia por dias ou semanas, até que as células β normais recuperem-se da supressão. Raramente é necessária a terapia com insulina para superar esta deficiência temporária. A pancreatite pode complicar a estabilização pós-operatória. Dependendo de sua gravidade e dos vômitos e dores abdominais associados, e se há hipoglicemia persistente, glicose e medicamentos serão necessários (ver anteriormente).

Prognóstico

No momento da cirurgia existem metástases macroscopicamente visíveis em cerca de 40% dos casos. Quanto ao controle da hipoglicemia, o sucesso da cirurgia não depende da quantidade de tumor removida, mas sim da quantidade que permaneceu. Durante a cirurgia ou logo depois dela, o animal pode morrer de pancreatite ou de efeitos neurológicos de massa hipoglicemia não controlada. Estas complicações e/ou tumoral não passível de resseção podem ser motivos para a eutanásia.

Na maioria dos cães, a hipoglicemia devido a PET secretores de insulina recorre após a cirurgia, o que sugere que a maioria dos tumores produziu metástases antes do diagnóstico e de a cirurgia ter sido empreendida. Para aqueles que se beneficiam da cirurgia, o tempo médio de sobrevivência sem sintomas e sem a necessidade de medicação é de 1 a 1,5 anos, que podem ser prolongados (em alguns casos para 3 anos ou mais) pela retomada das medidas em relação à dieta e da medicação com diazóxido ou prednisolona, ou ambos[112].

5.3.2 Tumores não pancreáticos associados à hipoglicemia

Patogênese

A hipoglicemia pode resultar de vários tumores, tanto de origem epitelial, quanto mesenquimal, mais frequentemente desta última. Os tumores não pancreáticos mais frequentes são liomioma, leiomiossarcoma, hepatoma, carcinoma hepatocelular e tumores com extensivas metástases hepáticas[128-130]. No passado, foram sugeridos vários mecanismos para explicar a hipoglicemia: metabolismo tumoral desordenado com excessiva utilização de glicose, destruição parenquimal do fígado com falência da gliconeogênese e glicogenólise, produção ectópica de insulina e inibição da liberação de glucagona. Atualmente existe evidência convincente de que fatores de crescimento semelhantes à insulina (pró-IGF-II e IGF-I), incompletamente processados, causam hipoglicemia em seres humanos[131,132]. Este mecanismo também foi documentado em uns poucos casos de hipoglicemia em cães (ver também o Capítulo 10.1)[130,133].

Manifestações clínicas e diagnóstico

Os sintomas podem ser resultado da doença subjacente ao tumor ou da hipoglicemia (Capítulos 5.3, 5.3.1). A combinação de baixa concentração de glicose no plasma com tumor não pancreático torna provável uma síndrome paraneoplásica. O diagnóstico presumível pode ser reforçado pela exclusão de outros diagnósticos diferenciais. O achado de baixa concentração de glicose no plasma junto com baixa concentração de insulina no plasma pode ajudar a excluir insulinoma (Capítulo 5.3.1). O achado de níveis plasmáticos aumentados de fatores de crescimento semelhantes à insulina é uma das poucas opções para apoiar a relação causa-efeito entre a doença do tumor e a ocorrência de hipoglicemia. A resolução da hipoglicemia após o tratamento bem-sucedido do tumor também apoia o diagnóstico desta síndrome paraneoplásica.

Tratamento e prognóstico

Geralmente, a hipoglicemia pode ser tratada pelo ajuste do regime de alimentação (ver Capítulo 5.3.1); drogas como glicocorticoides raramente são necessárias. O prognóstico é determinado principalmente pelo tumor subjacente.

5.3.3 Hipoglicemia juvenil

Em filhotes de raças de cães miniatura, como Yorkshire Terrier e Chihuahua, o suprimento insuficiente de comida por qualquer motivo (inanição, distúrbios gastrintestinais e inatividade devida ao frio) pode causar hipoglicemia. Formas semelhantes de hipoglicemia juvenil não foram bem documentadas em filhotes de gatos. A hipoglicemia devido a uma doença de armazenamento de glicogênio, com padrão de herança autossômico recessivo, foi encontrada em uma família de gatos da raça Norwegian Forest. Ela leva à morte, como resultado de colapso hipoglicêmico perinatal ou degeneração neuromuscular com início juvenil tardio[134].

Patogênese

Os filhotes têm taxas de utilização de glicose relativamente altas, cérebros desproporcionalmente grandes e reservas de substrato de glicogênio relativamente limitadas. Durante o jejum, as reservas de glicogênio hepático são rapidamente esgotadas e a possivelmente imatura gliconeogênese não pode suprir as grandes quantidades de glicose necessárias. Os filhotes de raças pequenas desenvolvem hipoglicemia em 24 h de jejum. Isto leva à hipoinsulinemia e à hiperglucagonemia, isto é, um quadro cetogênico endócrino[135]. Doenças subjacentes, como desvio portossistêmico, que causa anorexia ou função hepática deteriorada, podem contribuir para a precipitação da condição.

Manifestações clínicas e diagnóstico

Os sintomas da hipoglicemia juvenil não são diferentes daqueles das outras formas de hipoglicemia, apesar de que alguns sintomas poderem ser decorrentes de cetose. Geralmente, os animais são apresentados com letargia ou em coma. Pode também haver fraqueza muscular, contrações musculares e convulsões generalizadas. Na admissão, a maioria está em bom estado nutricional e o exame físico não revela anomalias notáveis[136]. Em alguns, há sintomas de doença subjacente, tal como desvio portossistêmico congênito ou parasitismo intestinal grave. A concentração de glicose no sangue pode estar extremamente baixa, até < 2 mmol/ℓ.

Tratamento e prognóstico

Se houver sinais neurológicos, mesmo leves espasmos musculares, é indicada a administração de glicose a 20 ou 50% (0,8 e 0,2 mℓ/100 g de peso corporal, respectivamente)[136]. Se o filhote puder ingerir a solução de glicose oralmente, esta é administrada a intervalos regulares até que o apetite retorne. São dadas, então, pequenas quantidades de comida, com intervalos de 2 h. Se for necessária a alimentação por tubo, a reidratação oral é guiada por mensurações dos eletrólitos no sangue.

O prognóstico é bom se a hipoglicemia for corrigida antes que ocorra dano cerebral. O risco de desenvolver-se síndrome de hipoglicemia diminui com o aumento da idade e do peso corporal[135].

5.4 Outros tumores endócrinos associados ao pâncreas

Tumores pancreáticos endócrinos podem secretar qualquer um dos hormônios produzidos pelas células α, β, δ e PP em condições fisiológicas (Capítulo 5.1). Além dos PET produtores de insulina, houve relatos em cães de PET que secretavam glucagon e, raramente, somatostatina ou peptídio pancreático[137-139]. Mais ainda, os PET podem produzir hormônios que não são liberados em condições fisiológicas pelas células α, β, δ e PP, sendo a gastrina a mais frequentemente descrita em animais de companhia[140].

5.4.1 Gastrinoma

Em 1955, Zollinger e Ellison foram os primeiros a descrever, em seres humanos, uma síndrome associada à hipersecreção de gastrina por tumores pancreáticos. A gastrina compreende três peptídios biologicamente ativos, que variam de tamanho entre 14 e 34 aminoácidos. A gastrina é secretada pelas células G nas mucosas gástrica e duodenal e não ocorre em quantidades apreciáveis no pâncreas normal. Todavia, mais de 70% dos cães com tumor gastroentérico secretor de gastrina, chamado gastrinoma, têm uma massa tumoral no pâncreas[141]. Os gastrinomas são geralmente malignos e podem ser encontradas metástases durante a cirurgia em mais de 70% dos casos[140,141]. A síndrome ocorre em cães de meia-idade e idosos, com idade média de cerca de 9 anos. Não parece haver predisposição pronunciada por raça ou sexo[140]. Os gastrinomas são raros em gatos e os relatos são relativos a casos isolados[142].

Manifestações clínicas

As características clínicas podem remontar às origens das principais ações biológicas da gastrina, isto é, estimulação direta da secreção de ácido hidroclórico pelas células parietais gástricas, e indireta pela liberação de histamina pelas células semelhantes às enterocromafínicas fúndicas e efeitos tróficos na mucosa gástrica. A hipersecreção de ácido hidroclórico e a gastrite hipertrófica resultantes da hipersecreção de gastrina levam à anorexia, a vômitos e à perda de peso. A diarreia intermitente é causada por má digestão secundária à inativação enzimática[140]. O desenvolvimento de esofagite erosiva e de úlceras gastrintestinais pode levar à hematêmese e à melena. Além disso, pode haver polidipsia.

Os animais geralmente estão letárgicos e em condição nutricional pobre. Alguns têm sintomas de dor abdominal. Úlceras perfuradas levam a sintomas e sinais de abdome agudo e choque séptico. Os exames laboratoriais podem revelar anemia regenerativa e hipoproteinemia, como resultado da perda de sangue. Vômitos copiosos podem levar a hipopotassemia, hipocloremia e alcalose metabólica. A leucocitose provavelmente reflete a erosão gastrintestinal e inflamação.

Diagnóstico

A suspeita pode aparecer quando a endoscopia revela esofagite, gastrite hipertrófica e ulceração gástrica e/ou duodenal. No suco gástrico não estimulado e coletado endoscopicamente, um pH < 1,5 pode ser indicativo de hipersecreção ácida[140]. Um possível diagnóstico de gastrinoma é baseado nos achados clínicos e na concentração elevada de gastrina circulante, na ausência de outras causas para hipergastrinemia. Estas incluem falência renal crônica, administração de antagonistas do receptor H-$_2$, obstrução de saídas gástricas, gastrite crônica, doença do fígado e enteropatia de Basenji. Nos casos de gastrinoma relatados, as concentrações de gastrina circulante eram 1,5 a 100× do limite superior do intervalo de referência. Nos casos em que a gastrina está < 10× do limite superior do intervalo de referência, poderia ser utilizado um teste provocativo de secretina, mas os valores de referência ainda não foram estabelecidos. O diagnóstico pode ser confirmado pelo achado de um gastrinoma, apesar de recentemente ter sido sugerido que é necessária a imunocitoquímica para confirmar a relação entre hipergastrinemia e um tumor endócrino no pâncreas[139,141].

Do mesmo modo que no caso dos insulinomas, a detecção precisa, a localização e o estágio do tumor primário e das metástases são essenciais para selecionar os candidatos apropriados para a cirurgia. Para este propósito, ainda não foram avaliadas a ultrassonografia, a TC e a tomografia de ressonância magnética, mas o pequeno tamanho destes tumores poderia limitar sua utilidade. Apesar disso, a ultrassonografia abdominal pode ser usada para detectar possíveis metástases. Além disso, o engrossamento da parede gástrica e grandes úlceras podem também ser examinados. Em medicina veterinária, a SRS foi utilizada para detectar gastrinomas[140], mas parece que a inspeção e a palpação intraoperatória dos órgãos de interesse permanecem como padrão para a localização e o estadiamento dos gastrinomas.

Tratamento e prognóstico

O tratamento ideal do gastrinoma é a ressecção cirúrgica, mas esta raramente é curativa, por causa de metástases não ressecáveis. Os cães que sofrerão cirurgia devem receber terapia médica no período perioperatório. Mesmo sem a ressecção cirúrgica completa do tecido tumoral, a terapia médica pode ser benéfica.

As medidas sintomáticas concentram-se na restauração do equilíbrio de fluidos e eletrólitos, tratamento da ulceração gastrintestinal com sucralfato (Ulcogant®, Merck, 250 mℓ de suspensão [0,2 g/mℓ], 0,5 a 1 g, a cada 8 h) e inibição da secreção de ácido gástrico. O controle terapêutico da secreção de ácido gástrico pode ser alcançado pela utilização de antagonistas específicos dos reguladores envolvidos. Os antagonistas do receptor-H_2 da histamina, cimetidina (Zitac®, Intervet, 100 e 200 mg de cimetidina/comprimido, 5 a 10 mg/kg, a cada 6 h) e ranitidina (Zantac, GlaxoSmithKline, 150 e 300 mg de ranitidina/comprimido, 2 mg/kg, a cada 8 h), podem ter pouco ou nenhum efeito benéfico. A famotidina (Pepsid, Pfizer, 10 mg de famotidina/comprimido, 0,5 a 1 mg/kg, a cada 12 h) é um antagonista mais potente do receptor-H_2, mas um inibidor de Na/K-adenosina trifosfatase (ATPase, *adenosine triphosphatase*) de célula parietal ou uma bomba de prótons, como o omeprazol (Losec®, Astra Zeneca, 10, 20 e 40 mg de omeprazol/comprimido, 0,7 mg/kg, oralmente, 1 vez/dia), podem ser mais efetivos[140,141]. O análogo de longa ação da somatostatina, a octreotida, liga-se aos receptores da somatostatina nas células do tumor e, deste modo, interfere na liberação da gastrina. Mais ainda, ele diminui diretamente a secreção de ácido gástrico estimulada pela gastrina e outros secretagogos. A terapia combinada parece ter o benefício adicional de as drogas antissecretoras inibirem a secreção de ácido gástrico por meio de mecanismo diferente[140]. A radioterapia de tumores mediada por receptor com derivados da somatostatina radioativamente marcados, como a octreotida, apresenta alguma promessa para o tratamento de gastrinoma metastático[141].

O alto grau de malignidade dos gastrinomas torna o prognóstico a longo prazo não muito bom.

5.4.2 Glucagonoma

Os PET secretores de glucagona, ou glucagonomas, foram descritos raramente em cães[138]. A síndrome produzida pelos glucagonomas caracteriza-se por

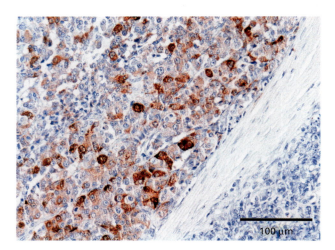

Figura 5.24 – Glucagonoma no pâncreas de cão. Coloração imuno-histoquímica para glucagon. Repare na coloração para glucagon no citoplasma das células do tumor (*à esquerda*). O tumor é envolvido por uma cápsula. Pâncreas exócrino normal no canto inferior direito. (Cortesia do Dr. J. J. van der Lugt.)

letargia, anorexia, perda de peso, exantema cutâneo (eritema migratório necrolítico), estomatite, anemia leve, hiperglicemia (diabetes melito leve), hipoaminoacidemia e hiperglucagonemia. Em seres humanos, a redução dos níveis plasmáticos de aminoácidos é considerada responsável pelas lesões da pele: infusão intravenosa de aminoácidos pode resolver o eritema. É digno de nota que a dermatite necrolítica superficial é mais frequentemente observada com o diabetes melito e a falência grave do fígado, tal como cirrose hepática. Isto levou à sugestão de que o denominador comum para as lesões de pele é a falência do fígado, que leva à deficiência de nutrientes essenciais para a pele[143,144].

Um possível diagnóstico pode ser confirmado pelo achado de concentração plasmática elevada de glucagon na ausência de hipoglicemia. O diagnóstico por imagem pré-cirúrgico e laparotomia exploratória podem ajudar a localizar o tumor pancreático primário e quaisquer metástases. Como nos outros PET, a imuno-histoquímica apoia o diagnóstico definitivo (Figura 5.24).

A ressecção cirúrgica é a primeira opção de tratamento. A terapia médica com análogos da somatostatina pode ser uma opção. Os corticosteroides devem ser evitados, uma vez que o desenvolvimento de diabetes melito piora a situação[143]. O prognóstico a longo prazo é pobre, porque a maioria dos glucagonomas é maligna e os cães com este tumor estão com frequência seriamente debilitados no momento do diagnóstico.

Referências

1. GANONG WF. Endocrine functions of the pancreas & regulation of carbohydrate metabolism. In: Ganong WF, ed. Review of Medical Physiology, 21st ed. New York: Lange Medical Books/ McGraw-Hill, 2003;336-358.
2. SJAASTAD OV, HOVE K, SAND O. The endocrine system. In: Sjaastad OV, Hove K, Sand O, eds. Physiology of Domestic Animals. Oslo: Scandinavian Veterinary Press, 2003;199-234.
3. WIECZOREK GA. A comparative immunohistological study of pancreatic islets in laboratory animals (rats, dogs, minipigs, nonhuman primates). Inaugural-Dissertation, Zurich, 1997.
4. O'BRIEN TD, HAYDEN DW, JOHNSON KH, FLETCHER TF. Immunohistochemical morphometry of pancreatic endocrine cells in diabetic, normoglycaemic glucose-intolerant and normal cats. J Comp Path 1986;96:357-369.
5. BONNER-WEIR S. Islets of Langerhans: morphology and postnatal growth. In: Kahn CR, Weir GC, King GL, Jacobson AM, Moses AC, Smith RJ, eds. Joslin's Diabetes Mellitus, 14th ed. Philadelphia: Lippincott, Williams & Wilkins, 2005;41-52.
6. OHTANI O, WANG QX. Comparative analysis of insulo-acinar portal system in rats, guinea pigs, and dogs. Microsc Res Tech 1997;37:489-496.
7. DeFRONZO RA, FERRANNINI E, KEEN H, ZIMMET P, eds. International Textbook of Diabetes Mellitus, 3rd ed., Vol. 1. Chichester, West Sussex: John Wiley & Sons Ltd., 2005.
8. HOENIG M. Comparative aspects of diabetes mellitus in dogs and cats. Mol Cell Endocrinol 2002;197:221-229.
9. GRECO DS, STABENFELDT GH. Endocrinology. In: Cunnigham JG, Klein BG, eds. Textbook of Veterinary Physiology, 4th ed. St. Louis: Saunders Elsevier, 2007;409-64.
10. American Diabetes Association: Diagnosis and classification of diabetes mellitus. Diabetes Care 2008;31:S55-S60.
11. RICHTER M, GUSCETTI F, SPIESS B. Aldose reductase activity and glucose-related opacities in incubated lenses from dogs and cats. Am J Vet Res 2002;63:1591-1597.
12. DAHME E, HAFNER A, REUSCH C, SCHMIDT P. Diabetische Neuropathie beim Hund und Katze – eine bioptisch-elektronenmikroskopische Studie. Tierärztl Prax 1989;17:177-188.
13. MIZISIN AP, NELSON RW, STURGES BK, VERNAU KM, LECOUTEUR RA, WILLIAMS DC, BURGERS ML, SHELTON GD. Comparable myelinated nerve pathology in feline and human diabetes mellitus. Acta Neuropathol 2007;113:431-442.
14. GUPTILL L, GLICKMAN L, GLICKMAN N. Time trends and risk factors for diabetes mellitus in dogs: analysis of veterinary medical data base records (1970-1999). Vet J 2003;165:240-247.
15. DAVISON LJ, HERRTAGE ME, CATCHPOLE B. Study of 253 dogs in the United Kingdom with diabetes mellitus. Vet Rec 2005;156:467-471.
16. DAVISON LJ, HERRTAGE ME, STEINER JM, WILLIAMS DA, CATCHPOLE B. Evidence of anti-insulin autoreactivity and pancreatic inflammation in newly diagnosed diabetic dogs. J Vet Intern Med (abstr.) 2003;17:395.
17. DAVISON LJ, WEENINK SM, HERRTAGE ME, CHRISTIE MR, CATCHPOLE B. Autoantibodies to recombinant canine antigens (GAD65 and IA-2) in newly diagnosed canine diabetic patients. J Vet Intern Med (abstr.) 2003;17:738.
18. FALL T, HANSSON HAMLIN H, HEDHAMMER A, KÄMPE O, EGENVALL A. Diabetes mellitus in a population of 180,000 insured dogs: Incidence, survival and breed disposition. J Vet Intern Med 2007;21:1209-1216.
19. HESS RS, KASS PH, WARD CR. Breed distribution of dogs with diabetes mellitus admitted to a tertiary care facility. J Am Vet Med Assoc 2000;216:1414-1417.
20. KIMMEL SE, WARD CR, HENTHORN PS, HESS RS. Familial insulin-dependent diabetes mellitus in Samoyed dogs. J Am Anim Hosp Assoc 2002;38:235-238.
21. RAND JS, FLEEMAN LM, FARROW HA, APPLETON DJ, LEDERER R. Canine and feline diabetes mellitus: nature or nurture? J Nutr 2004;134:2072-2080.
22. CATCHPOLE B, RISTIC JM, FLEEMAN LM, DAVISON LJ. Canine diabetes mellitus: can old dogs teach us new tricks? Diabetologia 2005;48:1948-1956.
23. KENNEDY LJ, DAVISON LJ, BARNES A, SHORT AD, FRETWELL N, JONES CA, LEE AC, OLLIER WER, CATCHPOLE B. Identification of susceptibility and protective major histocompatibility complex haplotypes in canine diabetes mellitus. Tissue Antigens 2006;68:467-476.
24. SHORT AD, CATCHPOLE B, KENNEDY LJ, BARNES A, FRETWELL N, JONES C, THOMSON W, OLLIER WER. Analysis of candidate susceptibility genes in canine diabetes. J Hered 2007;98:518-525.
25. CATCHPOLE B, KENNEDY LJ, DAVISON LJ, OLLIER WER. Canine diabetes mellitus: from phenotype to genotype. J Small Anim Pract 2008;49:4-10.
26. HESS RS, SAUNDERS HM, VAN WINKLE TJ, WARD CR. Concurrent disorders in dogs with diabetes mellitus: 221 cases (1993-1998). J Am Vet Med Assoc 2000;217:1166-1173.
27. ALEJANDRO R, FELDMAN EC, SHIENVOLD FL, MINTZ D. Advances in canine diabetes mellitus research: etiopathology and results of islet transplantation. J Am Vet Med Assoc 1988;193:1050-1055.
28. SELMAN PJ, MOL JA, RUTTEMANN GR, VAN GARDEREN E, RIJNBERK A. Progestin-induced growth hormone excess in the dog originates in the mammary gland. Endocrinology 1994;134:287-292.
29. KOOISTRA HS, DEN HERTOG E, OKKENS AC, MOL JA, RIJNBERK A. Pulsatile secretion pattern of growth hormone during the luteal phase and mid-anoestrus in beagle bitches. J Reprod Fertil 2000;119:217-222.
30. BEAM S, CORREA MT, DAVIDSON MG. A retrospective-cohort study on the development of cataracts in dogs with diabetes mellitus: 200 cases. Vet Ophthalmol 1999;2:169-172.
31. WILKIE DA, GEMENSKY-METZLER AJ, COLITZ CMH, BRAS ID, KUONEN VJ, NORRIS KN, BASHAM CR. Canine cataracts, diabetes mellitus and spontaneous lens capsule rupture: a retrospective study of 18 dogs. Vet Ophthalmol 2006;9:328-334.
32. SYRING RS, OTTO CM, DROBATZ KJ. Hyperglycemia in dogs and cats with head trauma: 122 cases (1997-1999). J Am Vet Med Assoc 2001;218:1124-1129.
33. REES CA, BOOTHE DM. Evaluation of the effect of cephalexin and enrofloxacin on clinical laboratory measurements of urine glucose in dogs. J Am Vet Med Assoc 2004;224:1455-1458.
34. REUSCH CE, LIEHS MR, HOYER M, VOCHEZER R. Fructosamine. A new parameter for diagnosis and metabolic control in diabetic dogs and cats. J Vet Intern Med 1993;7:177-182.
35. REUSCH CE, HABERER B. Evaluation of fructosamine in dogs and cats with hypo- or hyperproteinaemia, azotaemia, hyperlipidaemia and hyperbilirubinaemia. Vet Rec 2001;148:370-376.
36. HESS RS, WARD CR. Effect of insulin dosage on glycemic response in dogs with diabetes mellitus: 221 cases (1993-1998). J Am Vet Med Assoc 2000;216:217-221.
37. MONROE WE, LAXTON D, FALLIN EA, RICHTER KP, SANTEN DR, et al. Efficacy and safety of a purified porcine insulin zinc suspension for managing diabetes mellitus in dogs. J Vet Intern Med 2005;19:675-682.
38. KIMMEL SE, MICHEL KE, HESS RS, WARD CR. Effects of insoluble and soluble dietary fiber on glycemic control in dogs with naturally occurring insulin-dependent diabetes mellitus. J Am Vet Med Assoc 2000;216:1076-1081.
39. GRAHAM PA, MASKELL E, RAWLINGS JM, NASH AS, MARKWELL PJ. Influence of a high fibre diet on glycaemic control and quality of life in dogs with diabetes mellitus. J Small Anim Pract 2002;43:67-73.
40. BRIGGS CE, NELSON RW, FELDMAN EC, ELLIOTT DA, NEAL LA. Reliability of history and physical examination findings for assessing control of glycemia in dogs with diabetes mellitus: 53 cases (1995-1998). J Am Vet Med Assoc 2000;217:48-53.
41. CASELLA M, WESS G, REUSCH CE. Measurement of capillary blood glucose concentrations by pet owners: a new tool in the management of diabetes mellitus. J Am Anim Hosp Assoc 2002;38:239-245.
42. CASELLA M, WESS G, HÄSSIG M, REUSCH CE. Home monitoring of blood glucose concentration by owners of diabetic dogs. J Small Anim Pract 2003;44:298-305.
43. FLEEMAN LM, RAND JS. Evaluation of day-to-day variability of serial blood glucose concentration curves in diabetic dogs. J Am Vet Med Assoc 2003;222:317-321.

44. PRAHL A, GUPTILL L, GLICKMAN NW, TETRICK M, GLICK-MAN LT. Time trends and risk factors for diabetes mellitus in cats presented to veterinary teaching hospitals. J Feline Med Surg 2007;9:351-358.

45. BARAL RM, RAND JS, CATT MJ, FARROW HA. Prevalence of feline diabetes mellitus in a feline private practice. J Vet Intern Med (abstr.) 2003;17:433-434.

46. MCCANN TM, SIMPSON KE, SHAW DJ, BUTT JA. Feline diabetes mellitus in the UK: the prevalence within an insured cat population and a questionnaire-based putative risk factor analysis. J Feline Med Surg 2007;9:289-299.

47. HOENIG M, REUSCH C, PETERSON ME. Beta cell and insulin antibodies in treated and untreated diabetic cats. Vet Immunol Immunopathol 2000;77:93-102.

48. HALL DG, KELLEY LC, GRAY ML, GLAUS TM. Lymphocytic inflammation of pancreatic islets in a diabetic cat. J Vet Diagn Invest 1997;9:98-100.

49. SLINGERLAND LI, FAZILOVA VV, PLANTINGA EA, KOOIS-TRA HS, BEYNEN AC. Indoor confinement and physical inactivity rather than the proportion of dry food are risk factors in the development of feline type 2 diabetes mellitus. Vet J 2009;179: 247-253.

50. SCARLETT JM, DONOGHUE S. Associations between body condition and disease in cats. J Am Vet Med Assoc 1998;212:1725-1731.

51. APPLETON DJ, RAND JS, SUNVOLD GD. Insulin sensitivity decreases with obesity, and lean cats with low insulin sensitivity are at greatest risk of glucose intolerance with weight gain. J Feline Med Surg 2001;3:211-228.

52. KAHN SE, HULL RL, UTZSCHNEIDER KM. Mechanism linking obesity to insulin resistance and type 2 diabetes. Nature 2006;444:840-846.

53. HOENIG M, McGOLDRICK JB, DEBEER M, DEMACKER PNM, FERGUSON DC. Activity and tissue-specific expression of lipases and tumor-necrosis factor α in lean and obese cats. Domest Anim Endocrinol 2006;30:333-344.

54. HOENIG M, HALL G, FERGUSON D, JORDAN K, HENSON M, JOHNSON K, O'BRIEN T. A feline model of experimentally induced islet amyloidosis. Am J Pathol 2000;157:2143-2150.

55. HOENIG M, ALEXANDER S, HOLSON J, FERGUSON DC. Influence of glucose dosage on interpretation of intravenous glucose tolerance tests in lean and obese cats. J Vet Intern Med 2002;16:529-532.

56. O'BRIEN TD. Pathogenesis of feline diabetes mellitus. Mol Cell Endocrinol 2002;197:213-219.

57. ZINI E. unpublished data.

58. NELSON RW, GRIFFEY SM, FELDMAN EC, FORD SL. Transient clinical diabetes mellitus in cats: 10 cases (1989-1991). J Vet Intern Med 1999;13:28-35.

59. GOOSSENS MMC, NELSON RW, FELDMAN EC, GRIFFEY SM. Response to insulin treatment and survival in 104 cats with diabetes mellitus (1985-1995). J Vet Intern Med 1998;12:1-6.

60. WILLIAMS DL, HEATH MF. Prevalence of feline cataract: results of a cross-sectional study of 2000 normal animals, 50 cats with diabetes and one hundred cats following dehydrational crises. Vet Ophthalmol 2006;9:341-349.

61. RAND JS, KINNAIRD E, BAGLIONI A, BLACKSHAW J, PRIEST J. Acute stress hyperglycemia in cats is associated with struggling and increased concentrations of lactate and norepinephrine. J Vet Intern Med 2002;16:123-132.

62. LALUHA P, GERBER B, LALUHOVÁ D, BORETTI FS, REUSCH CE. Stresshyperglykämie bei kranken Katzen: Eine retrospektive Studie über 4 Jahre. Schweiz Arch Tierheilkd 2004;146:375-383.

63. REUSCH CE, TOMSA K. Serum fructosamine concentration in cats with overt hyperthyroidism. J Am Vet Med Assoc 1999;215: 1297-1300.

64. TSCHUOR F, FURRER D, KAUFMANN K, LUTZ TA, REUSCH CE. Intravenous arginine stimulation test in cats with transient and non-transient diabetes mellitus. J Vet Intern Med (abstr.) 2006;20:725-726.

65. FELDMAN EC, NELSON RW, FELDMAN MS. Intensive 50-week evaluation of glipizide administration in 50 cats with previously untreated diabetes mellitus. J Am Vet Med Assoc 1997;210:772-777.

66. MAEDLER K, CARR RD, BOSCO D, ZUELLIG RA, BERNEY T, DONATH MY. Sulfonylurea induced beta-cell apoptosis in cultured human islets. J Clin Endocrinol Metab 2005;90:501-506.

67. NELSON RW, LYNN RC, WAGNER-MANN CC, MICHELS GM. Efficacy of protamine zinc insulin for treatment of diabetes mellitus in cats. J Am Vet Med Assoc 2001;218:38-42.

68. MARTIN GJ, RAND JS. Control of diabetes mellitus in cats with porcine insulin zinc suspension. Vet Rec 2007;161:88-94.

69. GERICH JE. Insulin glargine: long-acting basal insulin analog for improved metabolic control. Curr Med Res Opin 2004;20:31-37.

70. WEAVER KE, ROZANSKI EA, MAHONY OM, CHAN DL, FREEMAN L. Use of glargine and lente insulins in cats with diabetes mellitus. J Vet Intern Med 2006;20:234-238.

71. MARSHALL RD, RAND JS. Insulin glargine and a high protein-low carbohydrate diet are associated with high remission rates in newly diagnosed diabetic cats. J Vet Intern Med (abstr.) 2004;18:401.

72. MARSHALL RD, RAND JS. Treatment with glargine results in higher remission rates than lente or protamine zinc insulins in newly diagnosed diabetic cats. J Vet Intern Med (abstr.) 2005;19:425.

73. BENNETT N, GRECO DS, PETERSON ME, KIRK C, MATHES M, FETTMAN MJ. Comparison of a low carbohydrate-low fiber diet and a moderate carbohydrate-high fiber diet in the management of feline diabetes mellitus. J Feline Med Surg 2006;8:73-84.

74. BACKUS RC, CAVE NJ, KEISLER DH. Gonadectomy and high dietary fat but not high dietary carbohydrate induce gains in body weight and fat of domestic cats. Br J Nutr 2007;98:641-650.

75. ALT N. The effect of feeding time on the quality of metabolic control, day-to-day variability of blood glucose curves and evaluation of IGF-1 levels in cats with diabetes mellitus. Inaugural-Dissertation, Zurich, 2006.

76. KLEY S, CASELLA M, REUSCH CE. Evaluation of long-term home monitoring of blood glucose concentrations in cats with diabetes mellitus: 26 cases (1999-2002). J Am Vet Med Assoc 2004;225:261-266.

77. ALT N, KLEY S, HAESSIG M, REUSCH CE. Day-to-day variability of blood glucose concentration curves generated at home in cats with diabetes mellitus. J Am Vet Med Assoc 2007;230:1011-1017.

78. BRUSKIEWICZ KA, NELSON RW, FELDMAN EC, GRIFFEY SM. Diabetic ketosis and ketoacidosis in cats: 42 cases (1980-1995). J Am Vet Med Assoc 1997;211:188-192.

79. HUME DZ, DROBATZ KJ, HESS RS. Outcome of dogs with diabetic ketoacidosis: 127 dogs (1993-2003). J Vet Intern Med 2006;20:547-555.

80. KOENIG A, DROBATZ KJ, BEALE AB, KING LG. Hyperglycemic, hyperosmolar syndrome in feline diabetics: 17 cases (1995-2001). J Vet Emerg Crit Care 2004;14:30-40.

81. WHIPPLE AO, FRANTZ VK. Adenoma of islet cells with hyperinsulinism. Ann Surg 1935;101:1299-1335.

82. DE BRUIJNE JJ, ALTSZULER N, HAMPSHIRE J, VISSER TJ, HACKENG WH. Fat mobilization and plasma hormone levels in fasted dogs. Metabolism 1981;30:190-194.

83. DE BRUIJNE JJ, DE KOSTER P. Glycogenolysis in the fasting dog. Comp Biochem Physiol B 1983;75:553-535.

84. LEVY JK. Hypoglycemic seizures attributable to hypoadrenocorticism in a dog. J Am Vet Med Assoc 1994;204:526-528.

85. HAWKINS KL, SUMMERS BA, KUHAJDA FP, SMITH CA. Immunocytochemistry of normal pancreatic islets and spontaneous islet cell tumors in dogs. Vet Pathol 1987;24:170-179.

86. O'BRIEN TD, HAYDEN DW, O'LEARY TP, CAYWOOD DD, JOHNSON KH. Canine pancreatic endocrine tumors: immunohistochemical analysis of hormone content and amyloid. Vet Pathol 1987;24:308-314.

87. ROBBEN JH, VAN GARDEREN E, MOL JA, WOLFSWINKEL J, RIJNBERK A. Locally produced growth hormone in canine insulinomas. Mol Cell Endocrinol 2002;197:187-195.

88. O'BRIEN TD, WESTERMARK P, JOHNSON KH. Islet amyloid polypeptide and calcitonin gene-related peptide immunoreactivity in amyloid and tumor cells of canine pancreatic endocrine tumors. Vet Pathol 1990;27:194-198.

89. SLYE M, WELLS HG. Tumor of islet tissue with hyperinsulism in a dog. Arch Pathol 1935;19:537-542.

90. COX D. Pancreatic insulin-secreting neoplasm (insulinoma) in a West Highland white terrier. Can Vet J 1999;40:343-345.

91. MEHLKAFF CJ, PETERSON ME, PATNAIK AK, CARILLO JM. Insulin-producing islet cell neoplasms: surgical considerations and general management in 35 dogs. J Am Anim Hosp Assoc 1985;21:607-612.

92. CAYWOOD DD, KLAUSNER JS, O'LEARY TP, WITHROW SJ, RICHARDSON RC, HARVEY HJ, NORRIS AM, HENDERSON RA, JOHNSTON SD. Pancreatic insulin-secreting neoplasms: clinical, diagnostic, and prognostic features in 73 dogs. J Am Anim Hosp Assoc 1988;24:577-584.

93. O'BRIEN TD, NORTON F, TURNER TM, JOHNSON KH. Pancreatic endocrine tumor in a cat: clinical, pathological and immunohistochemical evaluation. J Am Anim Hosp Assoc 1990;26: 453-457.

94. KRAJE AC. Hypoglycemia and irreversible neurologic complications in a cat with insulinoma. J Am Vet Med Assoc 2003;223: 812-814.

95. GREEN SN, BRIGHT RM. Insulinoma in a cat. J Small Anim Pract 2008;49:38-40.

96. STEINER JM, BRUYETTE DS. Canine insulinoma. Comp Cont Educ Pract Vet 1996;18:13-23.

97. FELDMAN EC, NELSON RW. Beta-cell neoplasia: insulinoma. In: Feldman EC, Nelson RW, eds. Canine and Feline Endocrinology and Reproduction, 3rd ed. St. Louis, Missouri: Elsevier, 2004;616-643.

98. BRAUND KG, STEISS JE, AMLING KA, TOIVIO-KINNUCAN M, CASE LC, KEMPPAINEN RJ, COLEMAN ES. Insulinoma and subclinical peripheral neuropathy in two dogs. J Vet Intern Med 1987;1:86-90.

99. VAN HAM L, BRAUND KG, ROELS S, PUTCUYPS I. Treatment of a dog with an insulinoma-related peripheral polyneuropathy with corticosteroids. Vet Rec 1997;141:98-100.

100. MITRAKOU A, FANELLI C, VENEMAN T, PERRIELLO G, CALDERONE S, PLATANISIOTIS D, et al. Reversibility of unawareness of hypoglycemia in patients with insulinomas. N Engl J Med 1993;329:834-839.

101. SIMPSON IA, APPEL NM, HOKARI M, OKI J, HOLMAN GD, MAHER F, et al. Blood-brain barrier glucose transporter: effects of hypo- and hyperglycemia revisited. J Neurochem 1999;72:2382-47.

102. ELLIOTT DA, NELSON RW, FELDMAN EC, NEAL LA. Glycosylated hemoglobin concentrations in the blood of healthy dogs and dogs with naturally developing diabetes mellitus, pancreatic beta-cell neoplasia, hyperadrenocorticism, and anemia. J Am Vet Med Assoc 1997;211:723-727.

103. LOSTE A, MARCA MC, PEREZ M, UNZUETA A. Clinical value of fructosamine measurements in non-healthy dogs. Vet Res Commun 2001;25:109-115.

104. DUNN JK, HEATH MF, HERRTAGE ME, JACKSON KF, WALKER MJ. Diagnosis of insulinoma in the dog: a study in 11 cases. J Small Anim Pract 1992;33:514-520.

105. ROBBEN JH, VAN DEN BROM WE, MOL JA, VAN HAEFTEN TW, RIJNBERK A. Effect of octreotide on plasma concentrations of glucose, insulin, glucagon, growth hormone, and cortisol in healthy dogs and dogs with insulinoma. Res Vet Sci 2006;80:25-32.

106. BERMAN N, GENTER P, CHOU HF, CORTEZ C, BOWSHER R, IPP E. Erratic oscillatory characteristics of plasma insulin concentrations in patients with insulinoma: mechanism for unpredictable hypoglycemia. J Clin Endocrinol Metab 1997;82: 2899-2903.

107. SHERWIN RS, HENDLER R, DeFRONZO R, WAHREN J, FELIC P. Glucose homeostasis during prolonged suppression of glucagon and insulin secretion by somatostatin. Proc Natl Acad Sci USA 1977;74:348-352.

108. SERVICE FJ. Hypoglycemic disorders. N Engl J Med 1995;332: 1144-1152.

109. BRYSON ER, SNEAD EC, MCMILLAN C, MACDOUGALL L, ALLEN AL. Insulinoma in a dog with pre-existing insulin-dependent diabetes mellitus. J Am Anim Hosp Assoc 2007;43:65-69.

110. KRUTH SA, FELDMAN EC, KENNEDY PC. Insulin-secreting islet cell tumors: establishing a diagnosis and the clinical course for 25 dogs. J Am Vet Med Assoc 1982;181:54-58.

111. TOBIN RL, NELSON RW, LUCROY MD, WOOLDRIDGE JD, FELDMAN EC. Outcome of surgical versus medical treatment of dogs with beta cell neoplasia: 39 cases (1990-1997). J Am Vet Med Assoc 1999;215:226-230.

112. POLTON GA, WHITE RN, BREARLEY MJ, EASTWOOD JM. Improved survival in a retrospective cohort of 28 dogs with insulinoma. J Small Anim Pract 2007;48:151-156.

113. LAMB CR, SIMPSON KW, BOSWOOD A, MATTHEWMAN LA. Ultrasonography of pancreatic neoplasia in the dog: a retrospective review of 16 cases. Vet Rec 1995;137:65-68.

114. ROBBEN JH, VISSER-WISSELAAR HA, RUTTEMAN GR, VAN RIJK PP, VAN DONGEN AJ, VOORHOUT G, VAN DEN INGH TSGAM, HOFLAND LJ, LAMBERTS SWJ. In vitro and in vivo detection of functional somatostatin receptors in canine insulinomas. J Nucl Med 1997;38:1036-1042.

115. ROBBEN JH, POLLAK YWEA, KIRPENSTEIJN J, BOROFFKA SAEB, VAN DEN INGH TSGAM, TESKE E, VOORHOUT G. Comparison of ultrasonography, computed tomography, and single-photon emission computed tomography for the detection and localization of canine insulinoma. J Vet Intern Med 2005;19:15-22.

116. GARDEN OA, REUBI JC, DYKES NL, YEAGER AE, McDONOUGH SP, SIMPSON KW. Somatostatin receptor imaging in vivo by planar scintigraphy facilitates the diagnosis of canine insulinomas. J Vet Intern Med 2005;19:168-176.

117. ROBBEN JH. Insulinoma in Dogs – Diagnostic Aspects and Functional Characteristics [Thesis]. Utrecht: Utrecht University; 2004.

118. DE JONG M, VALKEMA R, JAMAR F, KVOLS LK, KWEK-KEBOOM DJ, BREEMAN WA, BARKER W, SMITH C, PAU-WELS S, KRENNING EP. Somatostatin receptor-targeted radionuclide therapy of tumors: preclinical and clinical findings. Semin Nucl Med 2002;32:133-140.

119. ROBBEN J, CLAUDE REUBI J, POLLAK Y, VOORHOUT G. Biodistribution of [111In-DTPA-D-Phe1]-octreotide in dogs: uptake in the stomach and intestines but not in the spleen points towards interspecies differences. Nucl Med Biol 2003;30:225-232.

120. GASCHEN L, KIRCHER P, WOLFRAM K. Endoscopic ultrasound of the canine abdomen. Vet Radiol Ultrasound 2007;48:338-349.

121. FINGEROTH J, SMEAK D. Intravenous methylen blue infusion for intraoperative identification of pancreatic islet-cell tumors in dogs. Part II: Clinical trials and results in four dogs. J Am Anim Hosp Assoc 1988;24:175-182.

122. MOORE AS, NELSON RW, HENRY CJ, RASSNICK KM, KRISTAL O, OGILVIE GK, KINTZER P. Streptozocin for treatment of pancreatic islet cell tumors in dogs: 17 cases (1989-1999). J Am Vet Med Assoc 2002;221:811-818.

123. MATON PN, GARDNER JD, JENSEN RT. Use of long-acting somatostatin analog SMS 201-995 in patients with pancreatic islet cell tumors. Dig Dis Sci 1989;34:28S-39S.

124. TOMASSETTI P, MIGLIORI M, CORINALDESI R, GULLO L. Treatment of gastroenteropancreatic neuroendocrine tumours with octreotide LAR. Aliment Pharmacol Ther 2000;14:557-560.

125. RICCI S, ANTONUZZO A, GALLI L, FERDEGHINI M, BODEI L, ORLANDINI C, CONTE PF. Octreotide acetate long-acting release in patients with metastatic neuroendocrine tumors pretreated with lanreotide. Ann Oncol 2000;11:1127-1130.

126. ALTSZULER N, MORARU E, HAMPSHIRE J. On the mechanism of diazoxide-induced hyperglycemia. Diabetes 1977;26:931-935.

127. VENN RM, BRYANT A, HALL GM, GROUNDS RM. Effects of dexmedetomidine on adrenocortical function, and the cardiovascular, endocrine and inflammatory responses in post-operative patients needing sedation in the intensive care unit. Br J Anaesth 2001;86:650-656.

128. LEIFER CE, PETERSON ME, MATUS RE, PATNAIK AK. Hypoglycemia associated with nonislet cell tumor in 13 dogs. J Am Vet Med Assoc 1985;186:53-55.

129. COHEN M, POST GS, WRIGHT JC. Gastrointestinal leiomyosarcoma in 14 dogs. J Vet Intern Med 2003;17:107-110.

130. ZINI E, GLAUS TM, MINUTO F, ARVIGO M, HAUSER B, REUSCH CE. Paraneoplastic hypoglycemia due to an insulin-like growth factor type-II secreting hepatocellular carcinoma in a dog. J Vet Intern Med 2007;21:193-195.

131. DAUGHADAY WH. The pathophysiology of IGF-II hypersecretion in non-islet tumor hypoglycaemia. Diabetes Rev 1995;3:63-72.

132. DAUGHADAY WH. Hypoglycemia due to paraneoplastic secretion of insulin-like growth factor-I. J Clin Endocrinol Metab 2007;92:1616.

133. BOARI A, BARRECA A, BESTETTI GE, MINUTO F, VENTUROLI M. Hypoglycemia in a dog with a leiomyoma of the gastric wall producing an insulin-like growth factor II-like peptide. Eur J Endocrinol 1995;132:744-750.

134. FYFE JC, KURZHALS RL, HAWKINS MG, WANG P, YUHKI N, GIGER U, VAN WINKLE TJ, HASKINS ME, PATTERSON DF, HENTHORN PS. A complex rearrangement in GBE1 causes both perinatal hypoglycemic collapse and late-juvenile-onset neuromuscular degeneration in glycogen storage disease type IV of Norwegian forest cats. Mol Genet Metab 2007;90:383-392.

135. VAN TOOR AJ, VAN DER LINDE-SIPMAN JS, VAN DEN INGH TS, WENSING T, MOL JA. Experimental induction of fasting hypoglycaemia and fatty liver syndrome in three Yorkshire terrier pups. Vet Quart 1991;13:16-23.

136. VROOM MW, SLAPPENDEL RJ. Transient juvenile hypoglycaemia in a Yorkshire terrier and in a Chihuahua. Vet Q 1987;9:172-176.

137. ZERBE CA, BOOSINGER TR, GRABAU JH, PLETCHER JM, O'DORISIO TM. Pancreatic polypeptide and insulin-secreting tumor in a dog with duodenal ulcers and hypertrophic gastritis. J Vet Intern Med 1989;3:178-182.

138. ALLENSPACH K, ARNOLD P, GLAUS T, HAUSER B, WOLFF C, EBERLE C, KOMMINOTH P. Glucagon-producing neuroendocrine tumour associated with hypoaminoacidaemia and skin lesions. J Small Anim Pract 2000;41:402-406.

139. HOENERHOFF M, KIUPEL M. Concurrent gastrinoma and somatostatinoma in a 10-year-old Portuguese water dog. J Comp Pathol 2004;130:313-318.

140. SIMPSON KW. Gastrinoma in dogs. In: Bonagura JD, ed. Kirk's Veterinary Therapy XIII. Philadelphia: WB Saunders Co, 2000; 617-621.

141. HUGHES SM. Canine gastrinoma: a case study and literature review of therapeutic options. N Z Vet J 2006;54:242-247.

142. DIROFF JS, SANDERS NA, McDONOUGH SP, HOLT DE. Gastrin-secreting neoplasia in a cat. J Vet Intern Med 2006;20: 1245-1247.

143. BYRNE KP. Metabolic epidermal necrosis-hepatocutaneous syndrome. Vet Clin North Am Small Anim Pract 1999;29:1337-1355.

144. VAN DER LUER R, VAN DEN INGH T, VAN HOE N, NEUTEBOOM J. Hepatocutaan syndroom. Tijdschr Diergeneeskd 2007;132:920-922.

Capítulo 6

Desenvolvimento gonádico e distúrbios da diferenciação sexual

Heidi J. Kuiper

6.1 Introdução

A diferenciação sexual depende da expressão de genes de determinação do sexo e da produção de hormônios pelas gônadas fetais. O desenvolvimento sexual normal dos mamíferos é um processo complexo, que depende da finalização bem-sucedida de passos sucessivos que determinam o sexo cromossômico e o desenvolvimento do sexo gonádico e do sexo fenotípico (Figura 6.1).

6.1.1 Estabelecimento do sexo cromossômico

O conjunto cromossômico completo do cão é formado por 39 pares de cromossomos (78 cromossomos). Trinta e oito pares são autossomos e um par é formado por cromossomos sexuais. O gato tem 38 cromossomos (19 pares), compreendendo 18 pares de autossomos e um par de cromossomos sexuais. O sexo cromossômico do concepto é determinado no momento da fertilização. Como o óvulo produzido pela fêmea sempre tem um cromossomo X e o espermatozoide tem um X ou um Y, é o cromossomo sexual do espermatozoide que determina o sexo cromossômico do zigoto após a concepção. O zigoto terá os cromossomos sexuais de fêmea (XX) ou de macho (XY).

6.1.2 Estabelecimento do sexo gonádico

Antes da diferenciação sexual, as gônadas masculina e feminina não podem ser distinguidas e são, portanto, chamadas de bipotentes ou indiferenciadas. Existem ainda cristas gonadais bipotentes, ductos de Wolff e de Müller, seio urogenital, tubérculo genital e protuberâncias genitais (Figura 6.1).

As gônadas bipotentes originam-se da crista urogenital, uma região adjacente aos mesonefros, que,

ao final, determinam as linhagens celulares do córtex das suprarrenais, gônadas e rins. Os testículos e ovários têm contrapartes funcionais, com papéis correspondentes na reprodução. Estas contrapartes incluem as células de Leydig e as células da teca, que formam a seção esteroidogênica; as células de Sertoli e as células granulares, que apoiam a maturação das células germinativas; as células germinativas (espematócitos e ovócitos); células mioides peritubulares; e células do estroma, que formam o tecido conjuntivo das gônadas[1,2].

6.1.2.1 Genes essenciais para o desenvolvimento das gônadas

No macho, mais do que na fêmea, a diferenciação sexual requer não apenas a participação de um grande número de genes em locos diferentes, mas também o momento certo e níveis adequados de expressão destes genes. No desenvolvimento do sexo gonádico masculino, a expressão de um fator genético dominante localizado no cromossomo Y é essencial: o gene da região do cromossomo Y determinadora do sexo (SRY, *sex-determining region of the Y chromosome*). O produto do gene SRY é um fator de transcrição (frequentemente chamado de fator de determinação dos testículos), que, acredita-se, tenha papel-chave na iniciação da cascata de regulação gênica que resulta na indução de testículos[3-5]. Na presença de um cromossomo Y que contenha o gene SRY, as gônadas indiferenciadas desenvolvem-se sempre em testículos, ao passo que, na ausência do gene SRY ou de seu produto, as gônadas desenvolvem-se em ovários (Figura 6.2). Consequentemente, o desenvolvimento normal dos órgãos reprodutores resulta em indivíduos XY com testículos e indivíduos XX com ovários. Apesar de

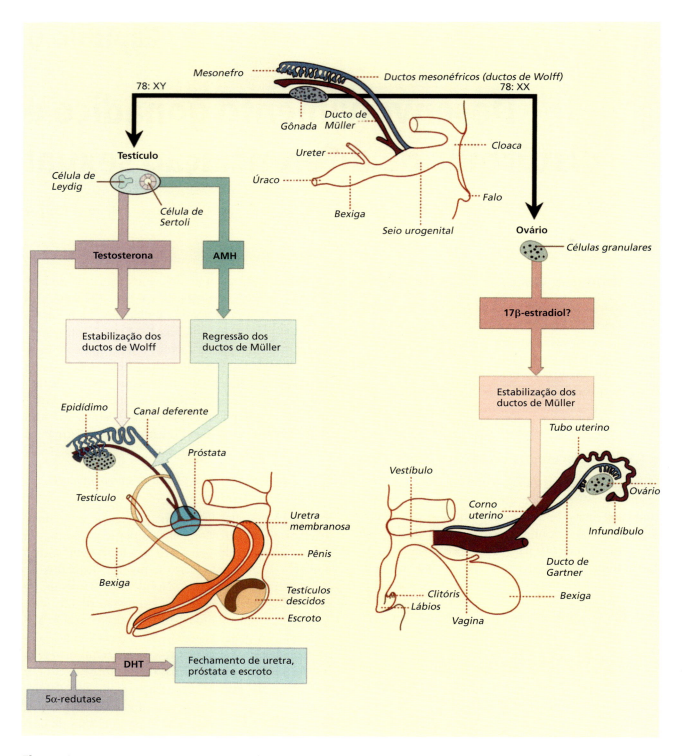

Figura 6.1 – Representação esquemática da diferenciação masculina e feminina, a partir do estado indiferenciado, sob estimulação e inibição de esteroides sexuais e peptídios reguladores. A presença de um cromossomo Y leva à diferenciação masculina da gônada, com a subsequente secreção de testosterona e hormônio antimülleriano (AMH). A testosterona estabiliza os antigos ductos de Wolff (ou mesonéfricos). A di-hidrotestosterona (DHT) é necessária para o completo desenvolvimento da genitália externa masculina e o fechamento da uretra. A secreção de AMH pelas células de Sertoli fetais é necessária para inibir o crescimento e o desenvolvimento dos ductos de Müller na genitália interna feminina.

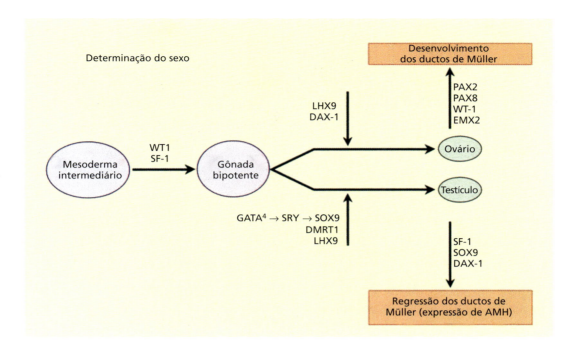

Figura 6.2 – Eventos moleculares na determinação do sexo em mamíferos. Estão representados os genes que, acredita-se, tenham função-chave: AMH = hormônio antimülleriano; DAX-1 = gene 1 da região crítica no cromossomo X para reversão sexual sensível à dose – hipoplasia adrenal congênita; DMRT1 = gene *doublesex* e fator de transcrição 1 relacionado ao *mab* 3; EMX2 = gene do espiráculo vazio *homeobox* 2; GATA4 = gene da proteína de ligação GATA4; LHX9 = gene da proteína LIM *homeobox* 9; PAX2 = *box* emparelhado-gene 2; PAX8 = *box* emparelhado-gene 8; SF-1 = gene do fator esteroidogênico 1; SOX9 = gene da região determinadora do sexo Y – *box* 9; SRY = região do cromossomo Y determinadora do sexo; WT1 = gene do tumor de Wilms 1.

a importância do gene SRY para a determinação do sexo ser inquestionável, o mecanismo exato pelo qual ele induz a diferenciação gonádica masculina é ainda desconhecido. A homologia estrutural entre o SRY e reguladores de transcrição da família do grupo de alta mobilidade levou à hipótese de que o SRY ativaria genes a jusante (*downstream*), que mediam a conversão da gônada bipotente para o testículo[1]. O SRY pode muito bem iniciar o desenvolvimento dos testículos regulando o aumento da expressão do gene SOX9 (região determinadora do sexo Y – *box* 9), porque a expressão de SRY inicia-se no estágio de Carnegie (CS, *Carnegie stage*) 16 nos testículos dos cães, seguida pela regulação do aumento da expressão do gene SOX9, no[6] CS17. A estrutura do SOX9 é típica de um fator de transcrição, e a regulação do aumento da expressão do gene SOX9 é essencial para o desenvolvimento dos testículos. Além disso, em aves e répteis, que não têm SRY, a indução dos testículos está associada apenas com a expressão de SOX9.

Estudos recentes identificaram vários outros fatores de transcrição que se expressam na crista gonádica e que são necessários para o desenvolvimento gonádico e a diferenciação sexual – como o relacionado ao tumor de Wilms 1 (WT1, *Wilms' tumor related 1*), o fator esteroidogênico 1 (SF-1, *steroidogenic factor 1*) e o GATA4 – presumivelmente porque ativam a expressão de genes-alvo essenciais. WT1 está envolvido com o desenvolvimento urogenital e foi sugerido que ele regula a expressão de genes-alvo essenciais para as gonadogêneses masculina e feminina. SF-1 é um membro da família de receptores nucleares de hormônio e o início da expressão de SF-1 significa o início do período de determinação sexual[7]. WT1 pode aumentar os níveis de SF-1. Outro gene que interage com SF-1 na determinação do sexo e esteroidogênese é o DAX-1 (região crítica no cromossomo X, gene 1, para reversão sexual sensível à dose – hipoplasia adrenal congênita), um regulador de transcrição que inibe genes-alvo[8]. GATA4 codifica um fator de transcrição que promove a expressão de SRY na gônada[7] XY. O gene LHX9 (LIM *homeobox* 9) codifica um fator de transcrição homeodomínio que foi descrito como essencial para a formação das gônadas em camundongos e origina o desenvolvimento das células de Sertoli e das células granulares[9].

206 Desenvolvimento gonádico e distúrbios da diferenciação sexual

O gene *doublesex* e fator de transcrição 1 relacionado ao *mab* 3 (DMRT1, *doublesex and mab-3 related transcription fator 1*), conservado entre os vertebrados, está envolvido com a diferenciação dos testículos em mamíferos, aves, répteis, anfíbios e peixes e está associado à maturação das células de Sertoli.

6.1.3 Desenvolvimento dos ductos de Wolff e de Müller

A genitália interna deriva do trato urogenital, o qual é, inicialmente, idêntico em embriões de machos e de fêmeas (Figura 6.1). No estágio indiferenciado, os embriões de machos e fêmeas apresentam dois conjuntos idênticos de pares de ductos: os ductos de Müller (paramesonéfricos) e os de Wolff (mesonéfricos)[1]. O desenvolvimento dos ductos de Wolff para o macho ou dos de Müller para fêmea depende de genes autossômicos que permitem ou impedem a produção de hormônio antimülleriano (AMH, *antimüllerian hormone*) ou substância inibidora dos canais de Müller (MIS, *Müllerian inhibiting substance*) nas células de Sertoli da gônada fetal. AMH é o primeiro produto secretado pelos testículos fetais e, portanto, marca o fim do período de indução dos testículos e o início do seu funcionamento[6]. A regressão dos ductos de Müller nos machos de cães inicia-se no 36º dia da gestação e está completa[10] no 46º.

Quando as células de Leydig na gônada masculina começam a produzir testosterona, esta determina o desenvolvimento adicional dos ductos masculinos. A parte proximal do ducto de Wolff espirala-se e forma o epidídimo, e a parte distal forma o canal deferente. As vesículas seminais desenvolvem-se de crescimentos laterais da terminação caudal dos vasos deferentes.

Na ausência de AMH e de testosterona ocorre a organogênese feminina, pela regressão dos ductos de Wolff e pelo desenvolvimento dos ductos de Müller (Figura 6.1). Para originar a genitália interna feminina, o desenvolvimento dos ductos de Müller ocorre na direção craniocaudal. A porção cranial dos ductos de Müller origina os ovidutos. A porção mediana origina os cornos uterinos, que se fundem caudalmente para formal o corpo do útero. A porção caudal origina a placa uterovaginal, com a participação de componentes dos ductos de Müller e de Wolff, para formar o colo do útero e a vagina cranial. O tubérculo urogenital da fêmea sofre crescimento limitado e permanece exposto como uma fenda, na qual se abrem a vagina e a uretra[11,12]. Os ductos de Wolff regridem nas fêmeas de mamíferos, mas vestígios podem estar presentes na forma de um apêndice vesicular, epoóforo, paroóforo ou ducto de Gartner[13].

6.1.3.1 Genes essenciais para o desenvolvimento dos ductos de Wolff e de Müller

Vários genes estão envolvidos com o desenvolvimento inicial dos ductos de Wolff e de Müller. Assim, ao contrário da visão antiga de que o desenvolvimento do ovário seria passivo, a diferenciação das células germinativas femininas e a morfogênese normal do ovário no feto requerem a expressão e a colaboração de vários genes. O gene PAX2 (*box emparelhado – gene 2*), um regulador de transcrição da família *box* emparelhado, expressa-se no epitélio dos túbulos mesonéfricos, bem como nos ductos de Wolff e de Müller. O gene PAX8 se expressa simultaneamente com PAX2 e tem funções adicionais no desenvolvimento urogenital. O gene WT1 é necessário para a formação dos túbulos mesonéfricos caudais, mas não para a dos túbulos craniais, que, mais tarde, formam os ductos eferentes[13]. O gene LHX1 (LIM *homeobox* 1) expressa-se no epitélio dos túbulos mesonéfricos dos ductos de Wolff e de Müller, e supõe-se que tenha papel na formação da diferenciação bem precoce dos ductos de Wolff e de Müller. O gene EMX2 (espiráculo vazio *homeobox* 2) é também necessário para a formação de ambos os pares de ductos genitais[13].

O gene que codifica a glicoproteína AMH tem sua transcrição regulada por vários genes, incluindo SF-1 e SOX9. Estes atuam em sinergismo e estimulam a transcrição de AMH na gônada, enquanto o DAX-1 é inibidor (Figura 6.2)[14].

A diferenciação do sistema de ductos e da genitália externa mediada por andrógenos também depende da integridade funcional do gene do receptor de androgênio (AR, *androgen receptor*), localizado no cromossomo X. A proteína AR é um fator de transcrição dependente do ligante que regula a transcrição de genes específicos, ligando complexos andrógenos-AR a sequências reguladoras do ácido desoxirribonucleico (DNA, *deoxyribonucleic acid*) próximas aos genes-alvo. Sabe-se que as células epiteliais da pele, a placa uretral na glande, bem como o estroma e o epitélio da uretra tubular do corpo do pênis são fortemente AR-positivas nos seres humanos e presume-se que também o sejam em outros mamíferos[11].

6.1.4 Estabelecimento do sexo fenotípico

Do mesmo modo que a genitália interna, a genitália externa deriva de estruturas inicialmente encontradas em ambos os sexos, incluindo o tubérculo genital, pregas uretrais, sulco uretral e protuberâncias genitais. Nas fêmeas, enquanto o sulco uretral está aberto, parte do seio urogenital forma o vestíbulo. As pregas labioescrotais formam a vulva. Em contraste com o desenvolvimento sexual masculino, a formação do fenótipo feminino não requer a presença de gônadas e dos hormônios que elas produzem[15]. Se as gônadas forem removidas de um embrião que ainda está sexualmente indiferenciado, desenvolve-se um fenótipo feminino[16].

Nos machos, os andrógenos são críticos para a virilização[1]. A testosterona, secretada pelas células de Leydig pela ativação do gene 3β-HSD, é necessária para a diferenciação do sistema de ductos masculino. A di-hidrotestosterona, produzida por uma das enzimas 5α-redutase no interior das células-alvo do seio urogenital a partir de testosterona, é um potente andrógeno necessário para a diferenciação da genitália externa. Esta inclui o fechamento do seio urogenital, o detalhamento das glândulas uretral e prostática, alongamento do tubérculo genital e fusão das pregas uretrais sobre o sulco uretral para formar o pênis e a uretra peniana, bem como a relocação das protuberâncias genitais posteriores ao tubérculo genital antes da sua fusão, para formar o escroto (Figura 6.1)[11,17].

Em cães e gatos, os testículos fetais migram dos polos posteriores dos rins e passam pela parede abdominal para atingir o escroto. Nestas espécies, a descida completa-se em poucas semanas após o nascimento (ver também o Capítulo 8).

6.2 Diferenciação sexual anormal

Alterações no desenvolvimento de machos ou fêmeas podem resultar em um indivíduo intersexuado ou hermafrodita. Este último termo é derivado da mitologia grega e refere-se a Hermafroditus, o descendente de Hermes e de Afrodite, que não era nem macho nem fêmea, mas ao mesmo tempo era ambos. A intersexualidade, ou hermafroditismo, pode manifestar-se com vários fenótipos, indo desde formas leves de malformação genital até genitália externa ambígua com esterilidade completa, dependendo do estágio específico no qual a diferenciação sexual foi prejudicada. Indivíduos com ambos os tecidos ovariano e testicular são chamados de hermafroditas verdadeiros e devem ser diferenciados dos pseudo-hermafroditas, nos quais o sexo cromossômico e o gonádico são concordantes, mas a aparência externa é a do sexo oposto.

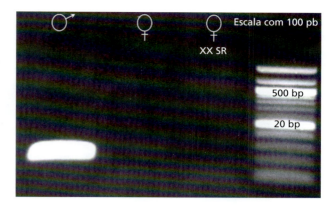

Figura 6.3 – Detecção de um produto com 201 pb específico para o gene SRY canino usando reação em cadeia da polimerase (PCR) e os *primers* Dog_SRY_F 5'-AAG CGA CCC ATG AAC GCA TT-3' e Dog_SRY_R 5'-TTC GGG TAT TTC TCT CTG TG-3' (acessão EMBL nº L77494). O produto está presente no macho de referência (*esquerda*), mas ausente tanto na fêmea (*meio*) quanto no paciente com reversão sexual XX (*direita*). É mostrada uma escada de 100 pb como referência para os tamanhos dos produtos da PCR.

A intersexualidade pode originar-se de alterações do sexo cromossômico, do desenvolvimento gonádico ou do sexo fenotípico. Por este motivo, a classificação correta da intersexualidade requer a identificação do sexo cromossômico do indivíduo, bem como do sexo gonádico e do fenótipo.

A identificação do sexo cromossômico necessita de exame citogenético e a reação em cadeia da polimerase (PCR, *polymerase chain reaction*) pode também ser utilizada para pesquisar regiões específicas do cromossomo Y para o gene SRY (Figura 6.3) ou o gene ZFY (proteína *zinc finger* ligada ao Y). O sexo gonádico deve ser determinado pelo exame histológico das gônadas por pessoa com experiência nesta área; o exame ultrassonográfico não é conclusivo. O sexo fenotípico pode ser determinado pelo exame físico, diagnóstico por imagem do abdome e mensurações hormonais.

6.2.1 Alterações do sexo cromossômico

6.2.1.1 Quimerismo e mosaicismo dos cromossomos sexuais

Erros na constituição dos cromossomos sexuais podem influenciar a diferenciação gonádica. A maioria

208 Desenvolvimento gonádico e distúrbios da diferenciação sexual

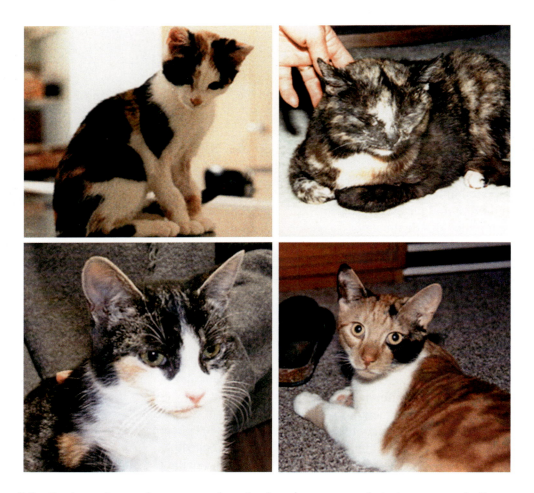

Figura 6.4 – Quatro gatos machos com a coloração de pelagem casco de tartaruga, que indica anomalia cromossômica. Os dois na parte de cima da figura apresentavam síndrome XXY e os dois na parte de baixo eram quimeras XX/XY. Os dois últimos presumivelmente eram férteis, porque foi observada espermatogênese em alguns túbulos seminíferos.

dos animais com anomalias dos cromossomos sexuais tem poucos sintomas, sendo o mais comum anestro primário em indivíduos com fenótipo feminino e infertilidade em indivíduos com fenótipo masculino[18]. Em alguns casos, a genitália ambígua fornece o estímulo para averiguação adicional[19].

Tanto no quimerismo como no mosaicismo dos cromossomos sexuais, o animal tem duas ou mais linhagens celulares geneticamente diferentes. As quimeras originam-se da fusão de dois ou mais zigotos após a concepção, enquanto os mosaicos originam-se de único zigoto e a anomalia cromossômica geralmente resulta de uma não disjunção mitótica. Nenhuma destas alterações é considerada como herdada.

As quimeras XX/XY foram descritas em várias raças de cães. Foram encontrados útero, colo do útero e ovários com folículos em cão da raça Dachshund que apresentava um pequeno prepúcio e escroto sem testículos. O pênis não podia ser expelido do prepúcio[20]. Foi também descrito um cariótipo XX/XY em cão da raça Pastor Belga com comportamento de macho, testículos abdominais e um útero[21]. Em cão da raça Schipperke foi descrita a presença de ovoteste, útero e clitóris aumentado[22]. O fenótipo anormal foi descrito em todos os casos relatados de cães com cariótipo XX/XY. Casos com quimerismo 78 XX/XY com tecido ovariano e testicular são chamados de hermafroditas verdadeiros.

O quimerismo dos cromossomos sexuais é também conhecido em gatos e ocorre mais frequentemente em gatos machos com pelagem casco de tartaruga (*tortoiseshell*) ou salpicada (*calico*) (Figura 6.4). A maioria destes tem uma linhagem celular 38 XX e outra[23-25] 38 XY. Entre 38 gatos machos com pelagem casco de tartaruga, 7 apresentavam o cariótipo[26] XX/XY. Alguns eram machos férteis ou presumivelmente férteis. Leaman *et al.*[27] descreveram uma quimera 38 XX/38 XY com ovoteste. A presença de ovoteste é um achado frequente em quimeras de outras espécies, mas este é o único caso relatado em gatos.

O quimerismo em cães e gatos é geralmente no corpo todo, isto é, em todos os tecidos. As quimeras sanguíneas, bem conhecidas nas "vacas maninhas" (*freemartin*), não foram descritas em gatos ou cães e são pouco prováveis, por causa da diferença na estrutura das placentas.

O único caso descrito de mosaicismo envolvendo cromossomos sexuais em um cão foi o de uma cadela infértil da raça Poodle Toy, com cariótipo 77 X0/78 XX e nenhum sinal de intersexualidade[28]. Como na síndrome X0 (ver a seguir), havia disgenesia de ambas as gônadas. Além de ovários pequenos, havia também um útero relativamente pequeno sem um corpo funcional.

O cariótipo é necessário para o diagnóstico de quimerismo ou de mosaicismo, para definir o erro cromossômico. Ele pode ser executado em linfócitos de sangue periférico ou em fibroblastos cultivados.

A gonadectomia tem sido recomendada quando existe tecido testicular intra-abdominal, uma vez que esta situação está associada a risco aumentado de neoplasia das células de Sertoli (ver também o Capítulo 8). A histerectomia tem sido recomendada nos casos de hermafroditismo verdadeiro, por causa do risco de endometriose. Estes riscos devem ser avaliados em relação à morbidade e à mortalidade associadas à cirurgia abdominal.

6.2.1.2 Síndrome X0 (disgenesia gonádica)

Na disgenesia gonádica, ou síndrome X0, o segundo cromossomo sexual está ausente. Com mais frequência é o cromossomo sexual paterno que é perdido durante a espermatogênese ou após a fertilização. As células germinativas geralmente estão ausentes e as gônadas consistem principalmente de tecido fibroso (gônadas em fita). Na ausência das células germinativas, não há estimulação por esteroides da genitália feminina e o indivíduo é estéril. Na espécie humana, a síndrome é chamada de síndrome de Turner, mas nos outros mamíferos deve-se usar o termo síndrome X0.

Existem apenas uns poucos casos relatados em cães. Uma cadela afetada apresentava um padrão paradoxal de proestro persistente[29]. Outra foi apresentada por causa de anestro primário e tamanho corporal pequeno e parecia ter ovários pequenos[28]. Outra cadela apresentava deformações faciais[30]. Uma cadela da raça Doberman com 6 meses de idade com esta síndrome apresentava genitália ambígua[31]. A síndrome foi também relatada em dois filhotes de gato, com 3 dias de idade, dos quais um foi encontrado morto[32] e o outro foi eutanasiado por causa de espinha bífida[33]. A síndrome X0 foi também diagnosticada em gata da raça Birmanês, com 2,5 anos de idade, que era menor que seus irmãos de ninhada; ela apresentava anestro primário e seus ovários não responderam à estimulação por gonadotrofinas e continham epitélio germinal inativo[34].

A manifestação mais proeminente de disgenesia gonádica é o anestro primário. O início da puberdade ocorre, na cadela normal, dos 6 aos 23 meses de idade, e nas gatas, dos 4 aos 21 meses de idade. Em ambas as espécies o diagnóstico de anestro primário requer a ausência de estro púbere aos 24 meses de idade[35]. Para o diagnóstico de disgenesia gonádica devem ser excluídas outras possíveis causas para o anestro primário. Estas incluem mosaicismo, quimerismo, síndrome de reversão sexual XX ou XY, pseudo-hermafroditismo masculino ou feminino, ooforite e hipotireoidismo. Na ausência de tecido ovariano, as concentrações plasmáticas de LH e FSH estarão elevadas. O diagnóstico final deve apoiar-se na demonstração citogenética da monossomia do cromossomo X. Além disso, o exame histológico do tecido gonádico obtido por laparoscopia ou laparotomia pode confirmar o diagnóstico de disgenesia gonádica.

Em um caso incomum, um cão da raça Eskimo apresentava proestro persistente, que necessitou de ovário-histerectomia[29], mas, na maioria dos casos, nenhuma terapia é necessária, uma vez que não existem alterações físicas que interfiram na saúde do animal.

6.2.1.3 Síndrome XXY

Outra anomalia cromossômica que resulta em desenvolvimento sexual anormal é a síndrome XXY (síndrome de Klinefelter na espécie humana), cuja ocorrência é conhecida em quase todos os animais domésticos. A presença do cromossomo Y pode levar à diferenciação masculina da gônada, com produção subsequente de AMH e testosterona, de tal modo que o indivíduo tem fenótipo masculino. A presença de um cromossomo X extra (ou de vários cromossomos X) causa atrofia e hialinização dos túbulos seminíferos, além de anomalias nas células de

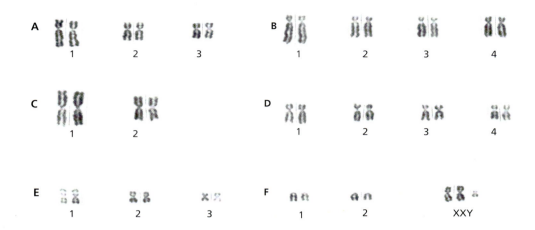

Figura 6.5 – Cariótipo de um gato com dois cromossomos X e um cromossomo Y (semelhante à síndrome de Klinefelter na espécie humana). Os cromossomos estão arrumados de acordo com um sistema padrão desenvolvido para o gato doméstico. (Cortesia do Dr. A. A. Bosma, do Department of Functional Morphology, Faculty of Veterinary Medicine, Utrecht University.)

Leydig e diminuição de secreção de esteroides por estas células[36].

A maioria dos seres humanos com síndrome de Klinefelter é descrita como tendo testículos atrofiados, ginecomastia e pênis hipoplásico. Existem apenas três casos relatados em cães. Um destes tem fenótipo masculino normal, testículos pequenos e sem espermatogênese[37]. O segundo, inicialmente, pensou-se que tinha pseudo-hermafroditismo masculino, pois havia um útero bicórneo e testículos, um dos quais havia descido[38]. O terceiro caso era de um cão da raça Poodle, com 1 ano de idade, com criptorquidismo bilateral e mosaicismo 78 XY/79 XXY, demonstrados em linfócitos e em culturas de tecido gonádico[39].

Apesar de a verdadeira incidência da síndrome XXY em gatos ser desconhecida, esta é a anomalia cromossômica mais frequentemente relatada nesta espécie. Sabe-se que ela ocorre em várias raças de gatos, e em quase todos os casos relatados está associada à cor de pelagem casco de tartaruga ou salpicada (Figura 6.4)[40,41]. Nos gatos, os genes para pelagem laranja e não laranja são alelos localizados no cromossomo X, no loco *Orange*. A inativação ao acaso de um dos cromossomos X em todas as células somáticas durante a embriogênese em todas as fêmeas XX torna-se visível como coloração de pelagem laranja ou não laranja. As fêmeas heterozigotas no loco *Orange* desenvolvem um padrão ao acaso de áreas da pelagem com coloração casco de tartaruga ou salpicada, pois apenas um alelo se expressa. A mesma situação ocorre em gatos machos com a síndrome XXY. Os gatos machos com coloração casco de tartaruga frequentemente têm cariótipo 39 XXY (Figura 6.5), mas foram observados outros cariótipos, como 38 XX/39 XXY, 38 XX/57 XXY, 38 XY/57 XXY, 38 XY/39 XXY/40 XXYY e 38 XX/38 XY/39 XXY/40 XXYY[26,42-45]. Nem todos os gatos com a síndrome XXY têm a coloração casco de tartaruga[46]. Eles também podem ter uma única cor de pelagem, mas é a coloração casco de tartaruga que geralmente é o motivo para a investigação citogenética. A coloração da pelagem casco de tartaruga ocorre não apenas nos gatos machos com a síndrome XXY mas também nos casos de quimerismo XX/XY ou XY/XY.

Todos os gatos XXY são estéreis. Os testículos descem, mas são pequenos e não têm espermatogênese. Os gatos têm fenótipo masculino normal, mas são um pouco pequenos. A maioria tem comportamento masculino normal.

O diagnóstico deve ser baseado no exame citogenético. Nos casos de XXY relatados em gatos não houve necessidade de terapia. Nos cães XXY com útero, pode ser necessária a gonadectomia e a histerectomia.

6.2.1.4 Síndrome XXX (trissomia X, síndrome do triplo X)

Esta é uma anomalia cromossômica rara, que provavelmente é o resultado de não disjunção meiótica.

Foram descritos três casos em cães: (1) uma cadela da raça Airedale, com 4 anos de idade, estéril e com útero pequeno, fenótipo feminino e ovários sem folículos; (2) uma cadela sem raça definida (SRD), com 5 anos de idade, estéril, que apresentava ovários com tamanho e forma normais, bem como com estrutura histológica com corpo lúteo e folículos primários; (3) uma cadela da raça Labrador retriever, com 2 anos de idade, estéril, com anestro[47-49]. A síndrome XXX não foi descrita em gatos, mas um caso de mosaicismo 37 X0/39 XXX foi relatado em uma gata grávida com ovário normal, que continha folículos, e um ovário disgênico sem corpo lúteo e sem folículos em desenvolvimento[50].

Os cães descritos com a síndrome XXX foram examinados por causa de esterilidade. Existem várias condições adquiridas que levam à infertilidade nos cães, hiperplasia endometrial cística e hipotireoidismo. Além disso, mosaicismo, quimerismo, síndrome de reversão sexual XX ou XY e pseudo-hermafroditismo masculino também podem resultar em fenótipo feminino quase normal com esterilidade. O diagnóstico final deve apoiar-se na demonstração citogenética da trissomias X. Pacientes com a síndrome XXX não requerem tratamento especial, uma vez que as alterações físicas não interferem na saúde geral.

6.2.2 Alterações do sexo gonádico

As alterações da diferenciação gonádica podem resultar em um fenótipo que é o oposto do sexo cromossômico. Os indivíduos cujo intersexo origina-se de alterações na diferenciação gonádica apresentam "reversão sexual". Nos cães afetados, o sexo das gônadas não concorda, ou concorda apenas parcialmente, com o sexo cromossômico. Os animais com síndrome de reversão sexual XY desenvolvem tecido ovariano, apesar de terem um cromossomo Y. Os animais com síndrome de reversão sexual XX têm tecido testicular, apesar da ausência de um cromossomo Y. Presumivelmente por causa de mutações nos genes da cascata de regulação gênica, que resulta na indução testicular, o desenvolvimento gonádico é iniciado, ou é encerrado, independentemente da presença de um gene SRY. Nos indivíduos com reversão sexual XY, a cascata para, ainda que a indução testicular tenha se iniciado na presença de um cromossomo Y, ao passo que, nos indivíduos com reversão sexual XX, a diferenciação testicular se inicia ainda que não haja cromossomo Y presente.

6.2.2.1 Síndrome de reversão sexual XY

A síndrome de reversão sexual XY (XY SRS, *XY sex reversal syndrome*) não foi descrita em gatos e foi descrita apenas uma vez em cães. Este cão, da raça Yorkshire terrier, com 3 anos de idade e complemento cromossômico masculino, apresentava clitóris aumentado, ovoteste bilateral, epidídimo e útero. Havia dois tipos de cromossomo X, sendo uma linhagem normal e a outra com translocação envolvendo o cromossomo X e um autossomo. Deste modo, o cão era presumivelmente um mosaico com cariótipo 78 XY/78 XYrcp (X; autossomo) e não apresentava reversão sexual estrita[51].

Em seres humanos com SRS XY, tanto mutações no gene determinador do sexo[52] SRY quanto mutações em outros genes da cascata autossômicos, como em SF-1, WT1 e SOX9, foram relatadas como responsáveis pela síndrome de reversão sexual[1,53] XY. Presume-se que as mutações interrompam a cascata necessária para o desenvolvimento dos testículos.

6.2.2.2 Síndrome de reversão sexual XX

A síndrome de reversão sexual XX (XX SRS) ocorre frequentemente em cães, mas não foi relatada em gatos. Esta anomalia congênita é de especial interesse para os criadores de cães, porque a herança autossômica recessiva foi demonstrada nos cães da raça Cocker Spaniel Americano, sendo muito provável que ocorra também em outras raças[54]. A anomalia é conhecida em várias raças de cães, incluindo Beagle, Pug Chinês, Kerry Blue Terrier, Weimaraner, Pointer Alemão de pelo curto, West Highland White Terrier, Basset Hound, Doberman, Vizla, Walker Hound, Wheaten Terrier de pelo macio, Norwegian Elkhound, Jack Russell Terrier, Pinsher Alemão, Cocker Spaniel e Komondor[55-59].

Apesar de não haver um cromossomo Y, mas – como em uma fêmea – dois cromossomos X, uma ou ambas as gônadas apresentam tecido testicular. A combinação mais frequente nos cães com reversão sexual XX é a presença de ovoteste bilateralmente (Figura 6.6). Menos frequente é a presença de um ovoteste e um ovário, um ovoteste e um testículo ou ambas as gônadas completamente desenvolvidas como testículos criptorquídicos. Raramente ocorre um testículo de um lado e um ovário do outro. Se ambos os tecidos, testicular e ovariano, estão presentes, o indivíduo é um hermafrodita verdadeiro (*hermaphroditismus verus*). Se está presente apenas tecido testicular, o indivíduo é chamado macho XX (Figura 6.7). O defeito subjacente é uma única forma

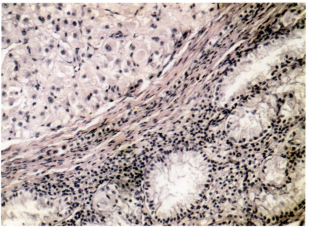

Figura 6.6 – Corte histológico do ovoteste de um cão hermafrodita verdadeiro. Observam-se túbulos seminíferos (*embaixo, à direita*), bem como tecido ovariano com corpos lúteos (*em cima, à esquerda*).

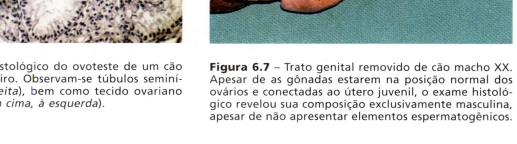

Figura 6.7 – Trato genital removido de cão macho XX. Apesar de as gônadas estarem na posição normal dos ovários e conectadas ao útero juvenil, o exame histológico revelou sua composição exclusivamente masculina, apesar de não apresentar elementos espermatogênicos.

etiológica de reversão sexual XX, na qual o grau de virilização gonádico pode ser parcial ou completo. O motivo pelo qual alguns indivíduos com reversão sexual XX desenvolvem-se em hermafroditas verdadeiros enquanto outros se tornam machos XX não é conhecido. Apesar de, nos indivíduos com muito tecido testicular presente, os ovidutos poderem estar ausentes, o útero está sempre presente[60]. A aparência externa dos cães com reversão sexual XX pode ser ambígua. Em um fenótipo feminino pode ocorrer um clitóris aumentado, vulva anormalmente grande ou a distância anogenital pode estar alterada. O grau de masculinização em um hermafrodita verdadeiro depende diretamente da quantidade de tecido testicular nas gônadas (Figura 6.8). Na maioria dos hermafroditas verdadeiros, não há diferença visível no fenótipo. Por exemplo, Meyers-Wallen e Patterson observaram que o fenótipo externo em 20 de 22 hermafroditas verdadeiros era indistinguível daquele de fêmeas normais[54]. Estes animais são férteis e a maioria permanece sem ser identificada na população canina.

Na espécie humana a translocação do gene SRY para um autossomo é frequentemente a responsável pela síndrome de reversão sexual XX e o indivíduo é chamado SRY-positivo. Entretanto, em todos os cães XX SRS relatados não havia a sequência SRY e, portanto, eles eram SRY-negativos[56]. Nos cães, foi sugerido que mutações em vários dos genes autossômicos que levam à ativação da cascata de diferenciação testicular resultem na SRS SRY-negativa e foram feitas tentativas para identificar a mutação que resultou na XX SRS no cão da raça Cocker Spaniel Americano. Foi demonstrado que genes candidatos na espécie humana e em cabras – como FOXL2, PISRT1, WT1, GATA1, FOG2, Lhx1, SF-1, SOX9 e Lhx9 – não são responsáveis pela XX SRS na população de cães da raça Cocker Spaniel Americano[7,9,61-64]. Estes achados apoiam a ideia de que existem outros genes ainda não conhecidos na cascata de diferenciação testicular.

Manifestações clínicas

Vários hermafroditas verdadeiros e machos XX têm fenótipo feminino com algum grau de masculini-

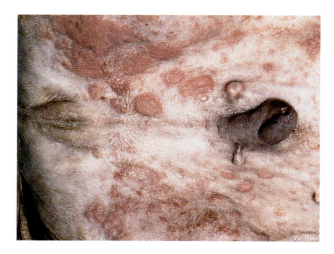

Figura 6.8 – Escroto vazio, prepúcio e pênis hipoplásicos de cão hermafrodita verdadeiro da raça Cocker Spaniel. A irritação da pele era causada por incontinência urinária.

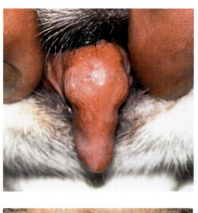
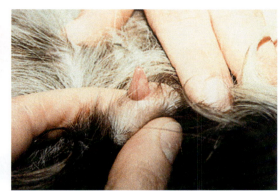
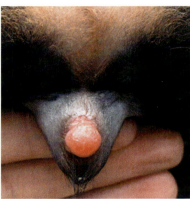
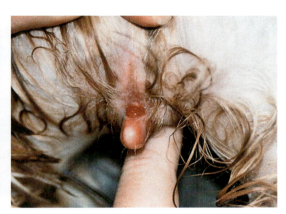

Figura 6.9 – Genitália masculina rudimentar de quatro cães com reversão sexual XX não aparentados e de raças diferentes (Komondor, sem raça definida, Pinscher Alemão e Cocker Spaniel Americano).

zação, indo de uma pequena protuberância de clitóris com um pequeno osso peniano até um pênis hipoplásico (Figura 6.9). Dependendo da quantidade de tecido ovariano, os cães afetados podem ter ciclos estrais normais, serem férteis (sempre como fêmeas) e capazes de dar à luz ninhadas normais[65]. Os sintomas e sinais podem incluir esterilidade, anestro primário, ciclos estrais irregulares e incontinência urinária. Alguns desenvolvem endometriose ou piometra e podem se desenvolver neoplasias nas gônadas. Podem ocorrer hematúria, inchaço genital e atração de cães machos, presumivelmente devido à atividade cíclica dos ovários.

Diagnóstico diferencial

Um fenótipo feminino com masculinização também ocorre em pseudo-hermafroditas masculinos e femininos, quimeras, mosaicos e, possivelmente, cães com reversão sexual XY. Um fenótipo feminino sem masculinização explícita pode também ocorrer em monossomia X, trissomia, hiperplasia endometrial cística e hipotireoidismo (ver também o Capítulo 7).

Diagnóstico

A elevação da concentração plasmática de testosterona após a estimulação com gonadotropina coriônica humana (hCG, *human chorionic gonadotropin*) ou GnRH fornece um diagnóstico presumível (Capítulo 12.5.1). A ultrassonografia e a radiografia de contraste retrógrado podem revelar genitália interna feminina em cães com aparência de macho (Figura 6.10). Os cães afetados geralmente não podem ser diferenciados de fêmeas normais durante a gonadectomia, porque o tecido testicular está geralmente no centro da gônada e, portanto, não visível. Um diagnóstico definitivo baseia-se no exame histológico das gônadas por um patologista que esteja familiarizado com a XX SRS e na demonstração citogenética do cariótipo feminino XX. Os cães afetados têm um útero completo e muitos têm epidídimos adjacentes ao ovoteste ou testículo[56].

Tratamento

A irritação na vulva causada pelo clitóris aumentado pode ser resolvida pela resseção do osso do clitóris. A gonadectomia tem sido recomendada quando há

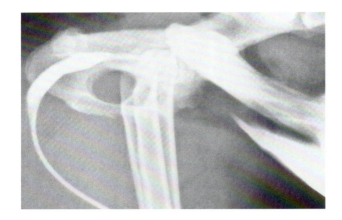

Figura 6.10 – Cistouretrografia retrógrada em cão da raça Cocker Spaniel hermafrodita verdadeiro com genitália externa masculina hipoplásica. Repare na uretra masculina e no acúmulo de material de contraste na genitália feminina.

tecido testicular intra-abdominal, situação em que há risco aumentado de neoplasia nas células de Sertoli (ver também o Capítulo 8). A histerectomia tem sido recomendada para os hermafroditas verdadeiros, por causa do risco de endometriose. Estes riscos devem ser avaliados em relação à morbidade e à mortalidade associadas à cirurgia abdominal.

Prognóstico

A irritação local da vulva geralmente resolve-se após a remoção do clitóris aumentado ou do osso do clitóris. XX SRS é uma alteração herdada e os cruzamentos devem ser desencorajados para evitar que o homozigoto hermafrodita fértil transmita o gene recessivo. Os portadores heterozigotos parecem machos e fêmeas normais e, até o presente, não há meios práticos para identificá-los. Como a XX SRS é presumivelmente uma alteração com herança monogênica autossômica recessiva, é provável que irmãos e irmãs de ninhada de um cão com reversão sexual XX sejam portadores do alelo da doença ou que as fêmeas sejam hermafroditas verdadeiras.

6.2.3 Alterações do sexo fenotípico

A reversão sexual XY e XX deve ser diferenciada do pseudo-hermafroditismo, no qual o sexo cromossômico e o gonádico são sempre concordantes, mas o fenótipo é o do sexo oposto[56]. Existem as formas masculina e feminina do pseudo-hermafroditismo.

6.2.3.1 Pseudo-hermafroditismo feminino

A masculinização de tecidos sensíveis a andrógenos em indivíduos com ovários e cariótipo XX é chamada de pseudo-hermafroditismo feminino. A masculinização vai de um clitóris aumentado até genitália externa masculina (Figura 6.11), com partes internas de uma glândula prostática; no entanto, as tubas uterinas, o útero e a parte cranial da vagina não estão visivelmente alterados[56].

Em um estudo com 52 casos caninos, o pseudo-hermafroditismo feminino foi encontrado com menor frequência do que outras formas de intersexualidade[66]. Ele desenvolve-se como resultado da exposição a andrógenos exógenos ou endógenos. Todos os poucos casos descritos em cães foram aparentemente o resultado da administração oral de metiltestosterona ou de propionato de testosterona, por via parenteral, durante a gestação[67-70]. A administração de andrógenos a cadelas não castradas deve, portanto, ser desencorajada[71]. Foram encontrados ovoteste nas seis fêmeas da prole de uma cadela da raça American Staffordshire Terrier tratada com benzoato de estradiol e andrógenos sintéticos durante a gestação e, por isso, foram consideradas hermafroditas verdadeiras, mas a razão por que elas desenvolveram tecido testicular é desconhecida[72].

A hiperplasia adrenocortical congênita devido à deficiência de 11β-hidroxilase, que resulta em exposição a andrógeno endógeno, foi descrita apenas em uma gata com pseudo-hermafroditismo feminino[73]. Esta gata apresentava pelagem com coloração salpicada (cálico), cariótipo XX e um pênis totalmente formado, prepúcio e escroto, mas não havia testículos palpáveis. A laparotomia revelou dois ovários, dois cornos uterinos e um corpo uterino. A hiperplasia adrenocortical congênita é a causa

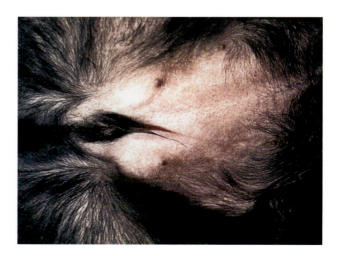

Figura 6.11 – Pseudo-hermafroditismo feminino em cão, como resultado da administração de esteroides anabólicos à sua mãe durante a gestação.

mais comum de genitália ambígua em crianças, nas quais é herdada como doença autossômica recessiva, que resulta na deficiência de 21-hidroxilase ou de 11β-hidroxilase, as quais são necessárias para a síntese adrenocortical de cortisol e aldosterona. A baixa secreção de cortisol resulta em alta liberação de ACTH e, consequentemente, na secreção aumentada dos andrógenos das suprarrenais.

As manifestações clínicas dependem da duração e da quantidade de exposição ao andrógeno. Do mesmo modo que os pseudo-hermafroditas masculinos, os pseudo-hermafroditas femininos podem ser apresentados com sintomas que sugerem doença do trato urinário inferior e endometriose. Em casos menos graves, a irritação causada pelo clitóris aumentado pode necessitar de cirurgia (Figura 6.12).

Um fenótipo feminino com masculinização é também observado em cães com reversão sexual, pseudo-hermafroditas masculinos, quimeras e mosaicos. Concentrações baixas ou não detectáveis de testosterona no plasma antes e depois da estimulação com hCG ou GnRH indicam ausência de tecido testicular (Figura 6.13).

Se existe endometriose, o tratamento de escolha é a ovário-histerectomia. Um osso de clitóris ou clitóris aumentado pode ser removido cirurgicamente se está causando irritação. Casos menos graves de masculinização devido à administração de andrógenos durante a gestação podem não necessitar de tratamento. Na hiperplasia adrenocortical congênita, a administração de glicocorticoide reduzirá a liberação de ACTH pela hipófise e, consequentemente, a

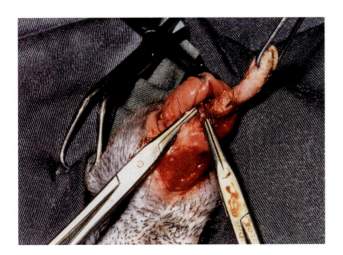

Figura 6.12 – Remoção cirúrgica do osso do clitóris de cão com pseudo-hermafroditismo masculino e genitália externa feminina.

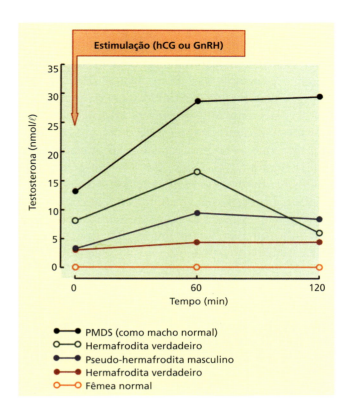

Figura 6.13 – Ilustração esquemática das concentrações plasmáticas de testosterona antes e após a estimulação com gonadotropina coriônica humana (hCG) ou GnRH (Capítulo 12.5.1). Tanto a concentração basal de testosterona quanto a resposta à estimulação dependem da quantidade de tecido testicular funcionante, como mostrado pelos valores diferentes nos dois casos de hermafroditismo verdadeiro. PMDS = síndrome de persistência dos ductos de Müller.

produção excessiva de esteroides sexuais pelas glândulas suprarrenais.

6.2.3.2 Pseudo-hermafroditismo masculino

Pseudo-hermafroditas masculinos apresentam cariótipo masculino (XY) e dois testículos, mas os ductos genitais e/ou genitália externa são incompletamente masculinizados, resultando em partes internas e/ou externas do trato genital feminino. Os pseudo-hermafroditas masculinos podem ser classificados como tendo: (1) regressão defeituosa dos canais de Müller ou (2) alterações na masculinização dependente de andrógenos. Em princípio, estas malformações podem ser o resultado de: (1) diferenciação testicular defeituosa, (2) erro na liberação ou ação do AMH, (3) erro na síntese de testosterona ou (4) defeitos nos tecidos-alvo dependentes de andrógenos, como deficiência de 5α-redutase ou atividade baixa ou ausente dos receptores de andrógenos.

Nos cães, a **síndrome de persistência dos ductos de Müller** (**PMDS**, *persistent Müllerian duct syndrome*) é a forma mais comum de pseudo-hermafroditismo masculino. Um defeito na regressão dos ductos de Müller induzida por AMH (MIS) é responsável pela presença de ovidutos, tubas uterinas, útero, colo do útero e vagina cranial em cães, que, em outros aspectos, são machos normais (Figura 6.14). Estes cães têm um pênis normalmente desenvolvido, prepúcio e escroto[38,56,74]. Metade dos cães afetados têm testículos no escroto, enquanto a outra metade apresenta criptorquidia bilateral ou unilateralmente. A maioria dos cães afetados é fértil.

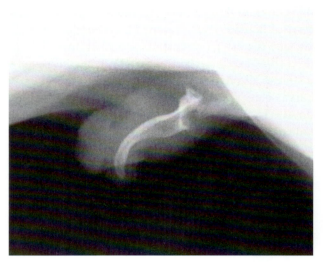

Figura 6.15 – Radiografia de cão sem raça definida, com 2 anos de idade, síndrome de persistência dos ductos de Müller, criptorquidia e malformação do osso do pênis.

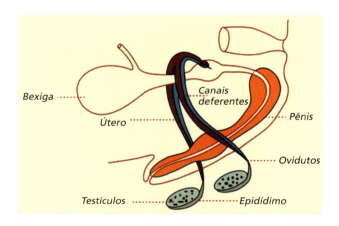

Figura 6.14 – Representação esquemática de ductos de Müller persistentes em cão macho. Repare que os canais deferentes terminam na parede do útero.

A PMDS foi descrita pela primeira vez em cão da raça Schnauzer miniatura e, por experimentos com cruzamentos, foi comprovado um modo de herança autossômica recessiva nesta raça[74,75]. Na Alemanha, apenas um caso foi diagnosticado nesta raça[76]. A PMDS foi encontrada em outras raças de cães, incluindo Basset Hound[77], Poodle[78] e em dois Cocker Spaniels com clitóris aumentado e escroto com testículos não descidos[59]. A PMDS foi suspeitada também em uma cadela da raça Dachshund com clitóris aumentado e testículos abdominais[79]. Além disso, a PMDS foi descrita em um cão SRD, com 2 anos de idade, criptorquidia, pênis pequeno, útero hipoplásico e hipospadia, no qual o exame radiográfico revelou um osso do pênis malformado (Figura 6.15)[80]. Estudos em cães das raças Basset Hound e Schnauzer miniatura demonstraram que há produção e bioatividade de AMH no período crítico da regressão dos ductos de Müller[81]. Assim, como demonstrado em casos comparáveis na espécie humana, a explicação mais provável seriam defeitos no nível do receptor ou pós-receptor[74]. A PMDS não foi relatada em gatos.

Cães com PMDS podem ser férteis, se os testículos descerem e o epidídimo não estiver afetado por alterações inflamatórias. Animais com PMDS são frequentemente apresentados com sintomas sugestivos de doença do trato urinário inferior. A endometriose é provavelmente o problema mais comum e pode resultar em hematúria, dor abdominal e doença sistêmica. Os sintomas sugestivos de doença do trato urinário inferior podem ser tão proeminentes que a condição subjacente não é notada, uma vez que é pouco provável que o veterinário pense em endometriose (ou mesmo piometra) em um cão que parece ser macho. Isto pode causar grave atraso no diagnóstico correto. Nos cães da raça Schnauzer miniatura, a alta incidência de criptorquidismo associada pode dar origem à neoplasia das células de Sertoli[38,56].

A radiografia abdominal e a radiografia de contraste retrógado podem revelar genitália interna feminina em cães com aparência masculina. Entretanto, em alguns pacientes com PMDS, a genitália interna feminina não pode ser detectada pelo exame radiográfico, apesar de poder ser facilmente encontrada por ultrassonografia (Figura 6.16), tomografia computadorizada (TC) ou imagens por ressonância magnética (MRI, *magnetic resonance imaging*). Em

Desenvolvimento gonádico e distúrbios da diferenciação sexual   **217**

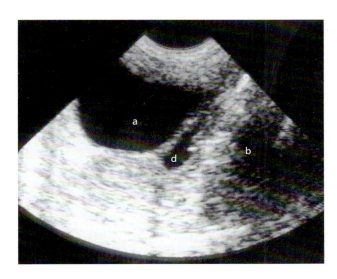

Figura 6.16 – Ultrassonograma longitudinal da parede abdominal ventral de cão macho da raça Basset Hound, com síndrome de persistência dos ductos de Müller. O ducto de Müller persistente (d) é visualizado na posição dorsal à bexiga (a), craniodorsal à próstata (b) e uretra cranial (c).

cães com os testículos descidos, genitália externa masculina normal e cariótipo XY, o achado de um útero fornece o diagnóstico de PMDS.

Os cães PMDS com endometriose podem ser tratados com sucesso pela histerectomia (Figura 6.17). A maioria também requer orquidectomia, por causa de anomalias nos epidídimos ou testículos. A histerectomia ou vasectomia eletiva pode ser executada em cães com PMDS que tenham testículos e epidídimos não afetados.

O cruzamento de cães com PMDS deve ser desencorajado. Como ambos os genitores de animais afetados são portadores, o veterinário deve informar ao criador sobre a herança e o fato de que os cães afetados com ou sem criptorquidismo unilateral contribuem para a disseminação do alelo defeituoso na população canina (Figura 6.18).

Além de defeito na regressão dos ductos de Müller, em casos raros, a masculinização dependente de andrógenos também defeituosa pode resultar em pseudo-hermafroditismo masculino. Os cães afetados têm testículos e genitália externa com aparência feminina, com uma vagina caudal com fundo cego. Sob a influência do AMH, os ductos de Müller regridem e, por isso, não há útero e vagina cranial, mas o ducto genital e/ou a genitália externa são incompletamente masculinizados[56]. O fenótipo resultante pode variar de completo (grave) a incompleto (leve), dependendo do defeito primário. Este fenótipo va-

riável pode ser o resultado de: (1) defeitos na produção de hormônio luteinizante (LH) ou seu receptor, (2) defeitos na produção de andrógenos, (3) ausência parcial ou completa de atividade do receptor de andrógeno, ou (4) conversão defeituosa de testosterona para di-hidrotestosterona pela 5α-redutase[82,56]. De fato, defeitos na síntese de LH e no receptor de LH, bem como na produção e no desmonte de andrógenos são conhecidos na espécie humana e em algumas outras espécies de animais, mas ainda não em cães. Foi sugerido que, na ausência de di-hidrotestosterona, as dobras labioescrotais não se fundem e o seio urogenital não se fecha, o que resulta em hipospadia periescrotal e bolsa cega, que se assemelha à vagina[83].

O pseudo-hermafroditismo masculino devido à falha de resposta do órgão-alvo aos andrógenos é chamado de feminização testicular[56]. Um defeito no gene do receptor de andrógeno resulta na ausência completa ou parcial da masculinização depende de andrógeno. Mutações menos graves comprometem a masculinização, enquanto mutações gênicas graves causam completa insensibilidade aos andrógenos. O resultado físico varia de cães com aparência ambivalente até fenótipo masculino, mas estéril. Uma vez que eles têm testículos bilaterais e secretam quantidades normais de testosterona e hormônio antimülleriano, nenhum derivado dos ductos de Müller está presente. Em todas as espécies animais, assume-se que esta é uma característica recessiva ligada ao cromossomo X, mas a feminização testicular completa ainda não foi descrita em cães. Um cão com feminização testicular incompleta apresentava fenótipo

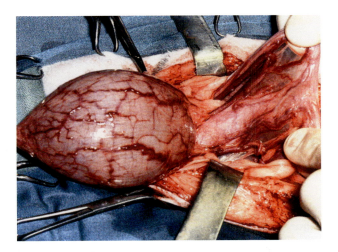

Figura 6.17 – Ductos de Müller persistentes em cão macho da raça Basset Hound, visualizados na laparotomia. A bexiga está retraída caudalmente para mostrar o útero e os cornos uterinos (entre os dedos do cirurgião).

218   Desenvolvimento gonádico e distúrbios da diferenciação sexual

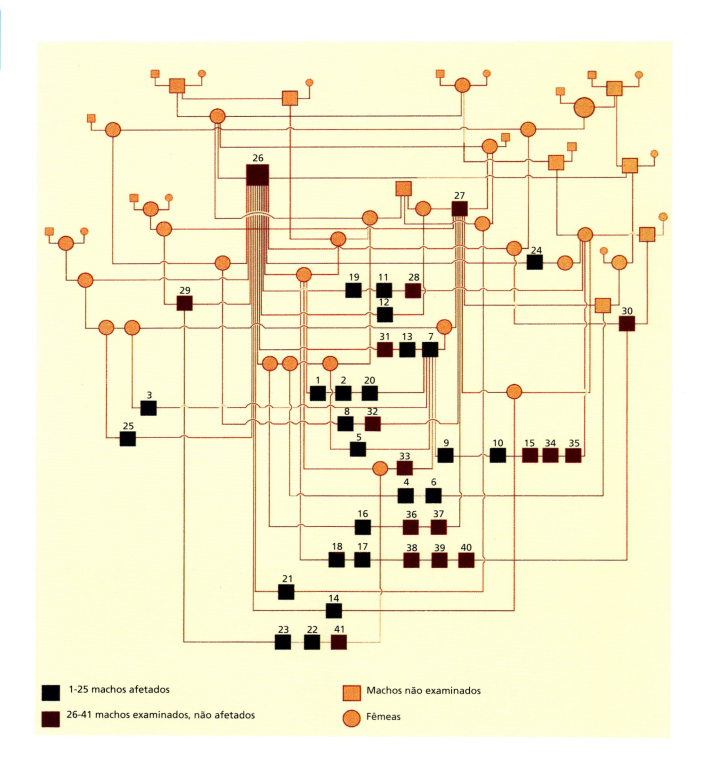

Figura 6.18 – Representação esquemática das relações familiares em cães da raça Basset Hound com síndrome de persistência dos ductos de Müller. O cruzamento dos machos portadores certos nos 26 e 27 e fêmeas aparentadas resultou em descendentes afetados, como os nos 14 e 21. A prole do macho afetado nº 7 inclui ainda mais irmãos de ninhada afetados, o que apoia um modo de herança autossômico recessivo. (Cortesia do Dr. R. F. Nickel.)

feminino com testículos bilaterais à vulva e não apresentava útero. Estudos em fibroblastos cultivados sugeriram que o receptor de andrógeno não era funcional. A feminização testicular era incompleta, porque havia a presença de derivados dos ductos de Wolff: epidídimos e canais deferentes parcialmente desenvolvidos[82].

Houve dois casos relatados de pseudo-hermafroditas masculinos em gatos, devido à feminização testicular. Um gato apresentava a vulva e o clitóris com tamanho e forma normais, não apresentava útero, mas tinha dois testículos abdominais nos polos caudais dos rins. O complemento cromossômico era 38 XY e o gato foi considerado como um caso de feminização testicular completa[84]. O outro caso era um gato da raça Himalaia com testículos em um escroto cego, um clitóris aumentado que protraía de uma estrutura semelhante à vulva e sem derivados dos ductos de Müller[85].

Em cães e gatos com fenótipo feminino, o achado de concentrações elevadas de testosterona no plasma após a estimulação com hCG ou GnRH pode provar a presença de tecido testicular (Capítulo 12.5.1). Sem o cariótipo, o quimerismo ou o mosaicismo não pode ser diferenciado de uma alteração de masculinização dependente de andrógeno.

A resseção de um osso do clitóris interrompe a irritação vulvar. Se necessário, a clitoridectomia completa pode ser executada. A orquidectomia pode ser necessária em alguns casos. Em todos os casos de feminização testicular, o criador deve ser informado sobre a herança recessiva ligada ao cromossomo X da característica nos seres humanos.

Referências

1. PARKER KL, SCHIMMER BP, SCHEDL A. Genes essential for early events in gonadal development. Cell Mol Life Sci 1999;55: 831-838.
2. PETERS H. Migration of gonocytes in the mammalian gonad and their differentiation. Philos Trans R Soc Lond B Biol Sci 1970;259: 91-101.
3. KOOPMAN P, GUBBAY J, VIVIAN N, GOODFELLOW P, LOVELL-BADGE R. Male development of chromosomally female mice transgenic for Sry. Nature 1991;351:117-121.
4. MEYERS-WALLEN VN. Inherited disorders in sexual development. J Hered 1999;90:93-95.
5. PATEL M, DORMAN KS, ZHANG YH, HUANG BL, ARNOLD AP, SINSHEIMER JS, VILAIN E, MCCABE ER. Primate DAX1, SRY, and SOX9: Evolutionary stratification of sex-determination pathway. Am J Hum Genet 2001;68:275-280.
6. MEYERS-WALLEN VN. Genetics, genomics, and molecular biology of sex determination in small animals. Theriogenology 2006;66:1655-1658.
7. MEYERS-WALLEN NV. Sf1 and Mis expression: Molecular milestones in the canine sex determination pathway. Mol Reprod Dev 2005;70:383-389.
8. PARKER KL, SCHIMMER BP. Genes essential for early events in gonadal development. Ann Med 2002;34:171-178.
9. PUJAR S, KOTHAPALLI KS, KIRKNESS E, VAN WORMER RH, MEYERS-WALLEN VN. Exclusion of Lhx9 as a candidate gene for SRY-negative XX Sex Reversal in the American Cocker Spaniel Model. J Hered 2005;96:452-454.
10. MEYERS-WALLEN VN, MANGANARO TF, KURODA T, CONCANNON PW, MACLAUGHLIN DT, DONAHOE PK. The critical period for Müllerian duct regression in the dog embryo. Biol Reprod 1991;45:626-633.
11. BASRUR PK. Disrupted sex differentiation and feminization of man and domestic animals. Environ Res 2006;100:18-38.
12. O'RAHILLY R. The development of the vagina in the human. In: Blandau RJ, Bergsma D, eds. Morphogenesis and malformation of the genital system. New York: Alan Liss 1977;123-136.
13. HANNEMA SE, HUGHES IA. Regulation of Wolffian duct development. Horm Res 2007;67:142-151.
14. http://bakerinstitute.vet.cornell.edu/faculty/page.php?id=207.
15. JOSSO N. Differentiation of the genital tract: Stimulators and inhibitors. In: Austin, GR, Edwards, RG, eds. Mechanisms of sex differentiation in animals and man. London: Academic Press 1981; 165-203.
16. JOST A, VIGIER B, PRÉPIN J, PERCHELLET JP. Studies on sex differentiation in mammals. Recent Prog Horm Res 1973;29:1-41.
17. WILSON JD, GRIFFIN JE AND GEORGE FW. Sexual differentiation: Early hormone synthesis and action. Biol Reprod 1980;22:9-17.
18. LYLE SK. Disorders in sexual development in the dog and cat. Theriogenology 2007;68:338-343.
19. KUIPER H, DISTL O. XX/XY chromosome chimaerism in a Border terrier. Vet Rec 2004;154:637.
20. WEAVER AD, HARVEY MJ, MUNRO CD, ROGERSON P, MCDONALD M. Phenotypic intersex (female pseudohermaphroditism) in a dachshund dog. Vet Rec 1979;105:230-232.
21. GENERO ER, MORENO-MILLAN M, OCANA-QUERO JM. XX/XY chromosome chimaerism in an intersex dog. Vet Rec 1998;142:340.
22. HARE WC. Intersexuality in the dog. Can Vet J 1976;17:7-15.
23. MALOUF N, BENIRSCHKE K, HOEFNAGEL D. XX/XY Chimerism in a tricolored male cat. Cytogenetics 1967;6:228-241.
24. LONG SE. 38,XX/39,XY chromosome chimaerism in three feline siblings. Vet Rec 1999;145:404-405.
25. KUIPER H, HEWICKER-TRAUTWEIN M, DISTL O. Cytogenetic and histologic examination of four tortoiseshell cats. Dtsch Tierärztl Wochenschr 2003;110:457-461.
26. MORAN C, GILLIES CB, NICHOLAS FW. Fertile male tortoiseshell cats: mosaicism due to gene instability? J Hered 1984;75: 397-402.
27. LEAMAN T, ROWLAND R, LONG SE. Male tortoiseshell cats in the United Kingdom. Vet Rec 1999;144:9-12.
28. MAYENCO-AGUIRRE AM, PADILLA JA, FLORES JM, DAZA MA. Canine gonadal dysgenesis syndrome: a case of mosaicism (77,X0-78,XX). Vet Rec 1999;145:582-584.
29. LÖFSTEDT RM, BUOEN LC, WEBER AF, JOHNSTON SD, HUNTINGTON A, CONCANNON PW. Prolonged proestrus in a bitch with X-chromosomal monosomy (77:XO). J Am Vet Med Assoc 1992;200:1104-1106.
30. SMITH FW JR, BUOEN LC, WEBER AF, JOHNSTON SD, RANDOLPH JF, WATERS DJ. X-chromosomal monosomy (77,X0) in a Doberman Pinscher with gonadal dysgenesis. J Vet Intern Med 1989;3:90-95.
31. GIGER U, MEYERS-WALLEN VN, PATTERSON DF. A 6-month-old Dobermann pinscher with ambiguous genitalia as a first case of X-chromosomal monosomy in the dog. J Vet Intern Med 1989;3:245.
32. NORBY DE, HEGREBERG GA, THULINE HC, FINDLEY D. An XO-cat. Cytogenet Cell Genet 1974;13:448-453.
33. LONG SE, BEREPUBO NA. A 37,X0 chromosome complement in a kitten. J Small Anim Pract 1980;21:627-631.
34. JOHNSTON SD, BUOEN LC, MADL JE, WEBER AF, SMITH FO. X-chromosome monosomy (37,X0) in a Burmese cat with gonadal dygenesis. J Am Vet Med Assoc 1983;182:986-989.

35. JOHNSTON SD. Premature gonadal failure in female dogs and cats. J Reprod Fert 1989; Suppl 39:65-72.
36. SIMPSON JC. Disorders of Sexual Differentiation. New York: Academic Press 1976:303-337.
37. MEYERS-WALLEN VN, PATTERSON DF. Disorders of sexual development in the dog. In: Morrow, DA, ed. Current Therapy in Theriogenology, 2nd ed. Philadelphia: WB Saunders 1986;567-564.
38. MARSHALL LS, OEHLERT ML, HASKINS ME, SELDEN JR, PATTERSON DF. Persistent Müllerian duct syndrome in miniature Schnauzers. J Am Vet Med Assoc 1982;181:798-801.
39. GOLDSCHMIDT B, EL-JAICK KB, SOUZA LM, CARVALHO ECQ, MOURA VLS, BENEVIDES FILHO IM. Cryptorchidism associated with 78,XY/79,XXY mosaicism in dog. Israel J Vet Med 2001;56 (http://www.isrvma.org/article/56_2_4.htm).
40. KÖNIG H, SCHÄRER V, KÜPPER U, TSCHUDI P. Hodenhypoplasie (Fehlen von Spermiogonien) und linksseitige Nebenhodenaplasie bei einem dreifarbigen Kater vom 39/XXY-Karyotyp. Dtsch Tierärztl Wschr 1983;90:341-384.
41. ROGGE UW. Dreifarbiger Kater. Dtsch Tierärztl Wschr 1978;6: 499-500.
42. CENTERWALL WR, BENIRSCHE K. Male tortoiseshell and calico (T-C) cats. Animal models of sex chromosome mosaics, aneuploids, polyploids, and chimerics. J. Hered 1973;64:272-278.
43. CENTERWALL WR, BENIRSCHKE K. An animal model for the XXY Klinefelter's syndrome in man: tortoiseshell and calico male cats. Am J Vet Res 1975;36:1275-1280.
44. LONG SE, GRUFFYD-JONES R, DAVID M. Male tortoiseshell cats: an examination of testicular histology and chromosome complement. Res Vet Sci 1981;30;272-280.
45. BEYER D, LINDHOFF S, WEGNER W. Charly – ein Glücksbringer in Holstein. Zum Phänomen steriler Schildpattkater. VET 1991;9:33-35.
46. AXNER E, STRÖM B, LINDE-FORSBERG C, GUSTAVSSON I, LINDBLAD K, WALLGREN M. Reproductive disorders in 10 domestic male cats. J Small Anim Pract 1996;37:394-401.
47. JOHNSTON SD, BUOEN LC, WEBER AF, MADL JE. X trisomy in an Airedale bitch with ovarian dysplasia and primary anestrus. Theriogenology 1985;24:597.
48. SWITONSKI M, GODYNICKE S, JACKOWIAK H, PIENKOWSKA A, TURCZUK-BIERLA I, SZYMAS J, GOLINSKI P, BERESZYNKI A. X trisomy in an infertile bitch: cytogenetic, anatomic and histologic studies. J Hered 2000;91:149-150.
49. GOLDSCHMIDT B, PAULINO FO, SOUZA LM, GOMES HF. Infertility related to X-trisomy in a Labrador Retriever bitch. Israel J Vet Med 2006; 58 (http://www.isrvma.org/article/58_4_7.htm).
50. DYBDAHL THOMSEN P, BYSKOV AG, BASSE A. Fertility in two cats with X-chromosome mosaicism and unilateral ovarian dysgenesis. J Reprod Fert 1987;80:43-47.
51. SCHELLING C, PIENKOWSKA A, ARNOLD S, HAUSER B, SWITONSKI M. A male to female sex-reversed dog with a reciprocal translocation. J Reprod Fertil 2001;Suppl 57:435-438.
52. GOODFELLOW PN, LOVELL-BADGE R. SRY and sex determination in mammals. Annu Rev Genet 1993;27:71-92.
53. DESCLOZEAUX M, POULAT F, DE SANTA BARBARA P, SOULLIER S, JAY P, BERTA P, BOIZET-BONHOURE B. Characterization of two Sp1 binding sites of the human sex determining SRY promotor. Biochim Biophys Acta 1998;1397:247-252.
54. MEYERS-WALLEN NV, PATTERSON DF. XX sex reversal in the American Cocker Spaniel dog: Phenotypic expression and inheritance. Hum Genet 1988;80:23-30.
55. MEYERS-WALLEN VN, PATTERSON DF. Disorders of sexual development in dogs and cats. In: Kirk, RW, ed. Current Veterinary Therapy, Vol X, Philadelphia: WB Saunders 1989:1261-1269.
56. MEYERS-WALLEN NV. Inherited abnormalities of sexual development in dogs and cats. International Veterinary Information Service (www.ivis.org), Ithaca, New York, USA 2001.
57. MELNICZEK JR, DAMBACH D, PROCIUK U, JEZYK PF, HENTHORN PS, PATTERSON DF, GIGER U Sry-negative XX Sex Reversal in a family of Norwegian Elkhounds. J Vet Intern Med 1999;13:564-569.
58. KUIPER H, BUNCK C, GÜNZEL-APEL AR, DRÖGEMÜLLER C, HEWICKER-TRAUTWEIN M, DISTL O. Sry-negative XX sex reversal in a Jack Russell Terrier. Vet J 2005;169:116-117.
59. ALAM MR, CHO YG, CHO SJ, LEE JI, LEE HB, TAE HJ, KIM IS, KIM NS. Male pseudohermaphroditism in dogs: three case reports. Veterinani Medicana 2007;52:74-78.
60. MEYERS-WALLEN VN, DONAHOE PK, MANGANARO TF, PATTERSON DF. Müllerian Inhibiting Substance in sex-reversed dogs. Biol Reprod 1987;37:1015-1022.
61. VIDAL VP, CHABOISSIER MC, DE ROOIJ DG, SCHEDL A. SOX9 induces testis development in XX transgenic mice. Nat Genet 2001;28:216-217.
62. KOTHAPALLI KS, KIRKNESS EF, NATALE LJ, MEYERS--WALLEN VN. Exclusion of PISRT1 as a candidate locus for canine SRY-negative XX sex reversal. Anim Genet 2003;34:467-469.
63. KOTHAPALLI KS, KIRKNESS EF, PUJAR S, MEYERS-WALLEN VN. Exclusion of WT1 as a candidate gene for canine SRY-negative XX sex reversal. Anim Genet 2004;35:466-467.
64. KOTHAPALLI K, KIRKNESS E, PUJAR S, VAN WORMER R, MEYERS-WALLEN VN. Exclusion of candidate genes for canine SRY-negative XX sex reversal. J Hered 2005;96:759-763.
65. SELDEN JR, WACHTEL SS, KOO GC, HASKINS ME, PATTERSON DF. Genetic basis of XX male syndrome and XX true hermaphroditism: Evidence in the dog. Science 1978;201:644-646.
66. HARE WC. Intersexuality in the dog. Can Vet J 1976;17:7-15.
67. SHANE BS, DUNN HO, KENNEY RM, HANSEL W, VISEK WJ. Methyl testosterone-induced female pseudohermaphroditism in dogs. Biol Reprod 1969;1:41-48.
68. OLSON PN, SEIM HB, PARK RD, GRANDY JL, FREAHMAN JL, CARLSON ED. Female pseudohermaphroditism in three sibling greyhounds. J Am Vet Med Assoc 1989;194:1747-1749.
69. MEYERS-WALLEN VN. Inherited disorders in sexual development. J Hered 1999;90:93-95.
70. WENTINK GH, BREEUWSMA AJ, GOEDEGEBUURE SA, TEUNISSEN GH, AALFS RH. Three cases of intersexuality in the dog. Tijdschr Diergeneesk 1973;98:437-445.
71. BIEWENGA WJ, OKKENS AC, WENSING CJ. Anabolics are a hazard in some cases. Tijdschr Diergeneesk 1975;100:391-392.
72. DE ROOSTER H, VERCAUTEREN G, GÖRTZ K, SAUNDERS J, POLOS I, RIJSSELAERE T. True Hermaphroditism in six female littermates after administration of synthetic androgens to a pregnant bitch. Reprod Dom Anim 2006;41:22-26.
73. KNIGHTON EL. Congenital adrenal hyperplasia secondary to 11-beta-hydroxylase deficiency in a domestic cat. J Am Vet Med Assoc 2004;225:238-241.
74. MEYERS-WALLEN VN, DONAHOE PK, UENO S, MANGANARO TF, PATTERSON DF. Müllerian Inhibiting Substance is present in testes of dogs with persistent Müllerian duct syndrome. Biol Reprod 1989;41:881-888.
75. MEYERS-WALLEN VN. Genetics of sexual differentiation and anomalies in dogs and cats. J Reprod Fertil 1993;Suppl 47:441-452.
76. SCHMERLBACH K, SCHÖNE J, KIEFER I, KUIPER H, STEIGER K, GREVEL V. Sertoli-Zell-Tumor und glanduläre endometriale Zysten bei einem Zwergschnauzer mit persistierenden Müllerschen Gängen. Tierarztl Prax 2005;33:280-286.
77. NICKEL RF, UBBINK G, VAN DER GAAG I, VAN SLUIJS FJ. Persistent Müllerian duct syndrome in the Bassethound. Tijdschr Diergeneesk 1992;117:31S.
78. NIEMAND S, HARTIG F, HOFFMANN R. Klinische, morphologische und zytogenetische Befunde bei einem Pudel mit Pseudohermaphroditismus masculinus internus. Bed Münch Tierärztl Wschr 1972;12:224-227.
79. NOWACKA J, NIZANSKI W, KLIMOWICZ S, DZIMIRA S, SWITONSKI M. Lack of SOX9 gene polymorphism in sex reversal dogs (78,XX; SRY negative). J Hered 2005;96:797-802.
80. KUIPER H, WAGNER F, DRÖGEMÜLLER C, DISTL O. Persistent Mullerian duct syndrome causes male pseudohermaphroditism in a mixbred dog. Vet Rec 2004;155:400-401.

81. MEYERS-WALLEN VN, DONAHOE PK, UENO S, MANGA-NARO TF, PATTERSON DF. Müllerian Inhibiting Substance is present in testes of dogs with persistent Müllerian duct syndrome. Biol Reprod 1989;41:881-888.

82. PETER AT, MARKVELDER D, ASEM EK. Phenotypic feminization in a genetic male dog caused by nonfunctional androgen receptors. Theriogenology 1993;40:1093-1105.

83. MEYERS-WALLEN VN, PATTERSON DF. Disorders of sexual development in the dog. In: Morrow, DA, ed. Current Therapy in Theriogenology, 2nd ed. Philadelphia: WB Saunders, 1986; 557-564.

84. MEYERS-WALLEN VN, WILSON JD, GRIFFIN JE, FISHER S, MOORHEAD PH, GOLDSCHMIDT MH, HASKINS ME, PATTERSON DF. Testicular feminization in a cat. J Am Vet Med Assoc 1989;195:631-634.

85. BREDAL WP, THORESEN SI, KVELLESTAD A, LINDBLAD K. Male pseudohermaphroditism in a cat. J Small Anim Pract 1997;38:21-24.

Capítulo 7

Ovários

Auke C. Schaefers-Okkens
Hans S. Kooistra

7.1 Introdução

Os ovários situam-se caudalmente aos rins, no nível da terceira ou quarta vértebra lombar. Eles são fixados à parede dorsolateral da cavidade abdominal pelos ligamentos largos e pelos ligamentos suspensores aos terços médios e ventrais da última ou duas últimas costelas (cão) ou ao diafragma (gato). Os ovários estão conectados às terminações craniais dos cornos uterinos pelos ligamentos próprios do ovário (Figura 7.1). Os ovários das cadelas estão completamente incluídos e os das gatas, parcialmente incluídos em uma bolsa peritoneal, a bursa ovariana (Figura 7.2). A bolsa contém as tubas uterinas e, em cães, é geralmente opaca, por causa de seu conteúdo de gordura. A superfície do ovário é recoberta pelo epitélio germinal do córtex e não tem serosa. As células germinativas que crescem para dentro do córtex dão origem aos folículos, muitos dos quais se degeneram e se tornam atrésicos. Durante a fase folicular, desenvolvem-se folículos terciários, que se tornam visíveis na superfície do ovário, devido ao aumento considerável da quantidade de fluido folicular que contêm. Os infundíbulos abrem-se lateralmente aos ovários, para coletar os óvulos após a ovulação. No cão, as extremidades fimbriadas situam-se dentro da bursa, mas uma parte geralmente protrai através da abertura da bursa, semelhante a uma fenda.

7.2 Ciclo estral, anestro, gravidez e parto

7.2.1 Ciclo estral, anestro, gravidez e parto em cães

Na cadela saudável, o início da puberdade ocorre dos 6 aos 18 meses de idade. Cada ciclo estral, que dura cerca de 3 meses, é seguido por um anestro

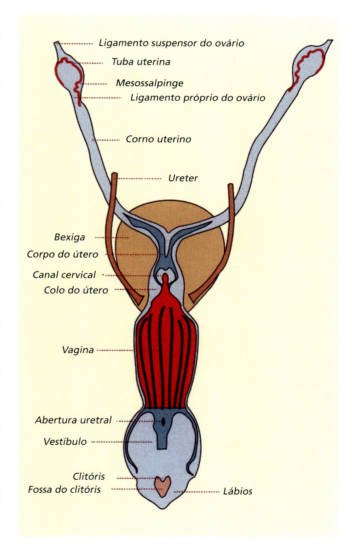

Figura 7.1 – Vista dorsal da genitália da cadela, parcialmente aberta na linha média. (Modificado de Evans e Christensen, 1993.)[1]

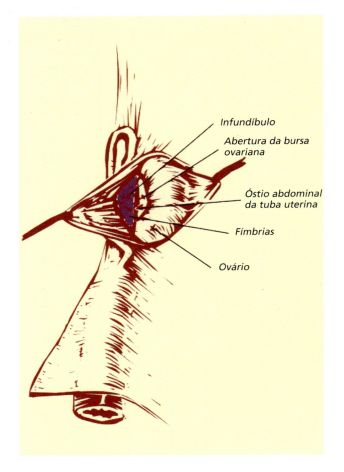

Figura 7.2 – Aspecto lateral do ovário esquerdo, com a bursa ovariana aberta. (Modificado de Evans e Christensen, 1993.)[1]

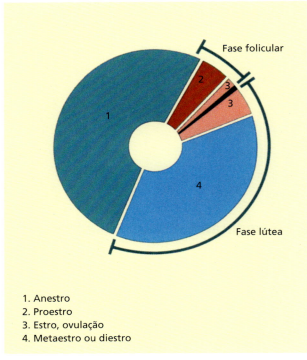

1. Anestro
2. Proestro
3. Estro, ovulação
4. Metaestro ou diestro

Figura 7.3 – Representação esquemática do ciclo estral e do anestro em cadelas.

com duração variável. O intervalo médio entre os ciclos estrais é de cerca de 7 meses, com um limite de variação de quatro a doze meses. O intervalo entre estros pode ser regular ou variável em diferentes cadelas.

7.2.1.1 Ciclo estral

Os estágios do ciclo estral canino são proestro, estro (ou cio) e metaestro (diestro) (Figura 7.3). A duração média do proestro é de 9 dias, com limites de variação de 3 a 17 dias. O proestro é definido como o período do início do corrimento sanguíneo vaginal e inchaço vulvar até a primeira disposição para aceitar o acasalamento. O estro tem uma duração média de 9 dias, com limites de variação de 3 a 21 dias. Durante o estro, a cadela aceita o acasalamento e a vulva começa a reduzir-se e a amolecer. O corrimento geralmente persiste e pode permanecer sanguíneo ou tornar-se cor de palha. O metaestro (diestro) inicia-se quando a cadela não mais aceita o acasalamento. Ele tem uma duração média de cerca de 70 dias, se assumirmos que termina quando a concentração plasmática de progesterona declina pela primeira vez para < 3 nmol/ℓ.

Além desta classificação orientada pelo comportamento, o ciclo estral pode ser classificado, de acordo com o funcionamento do ovário, em fase folicular, fase de luteinização pré-ovulatória, ovulação e fase lútea (Figura 7.3).

7.2.1.2 Fase folicular

À medida que, nos ovários, os folículos terciários desenvolvem-se, eles produzem 17β-estradiol. A concentração plasmática de 17β-estradiol aumenta gradativamente durante o início da fase folicular, levando a um platô de intervalo ou a um aumento agudo logo antes do começo do pico pré-ovulatório de hormônio luteinizante (LH), com picos de concentração de aproximadamente 300 a 350 pmol/ℓ, cerca de 1 a 2 dias antes do pico pré-ovulatório de LH (Figura 7.4)[2]. Então, a concentração plasmática de 17β-estradiol diminui para valores basais de cerca de 35 pmol/ℓ, cerca de 80 h após o pico pré-ovulatório de LH.

O desenvolvimento do folículo não é facilmente aparente durante o exame laparoscópico, pois o ovário

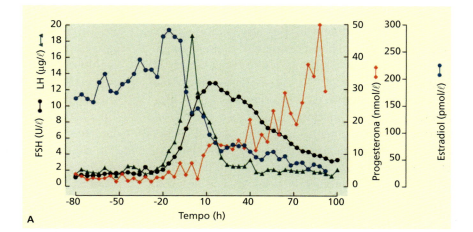

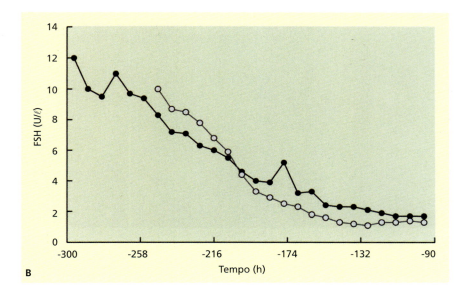

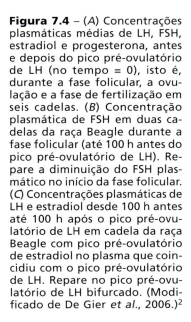

Figura 7.4 – (*A*) Concentrações plasmáticas médias de LH, FSH, estradiol e progesterona, antes e depois do pico pré-ovulatório de LH (no tempo = 0), isto é, durante a fase folicular, a ovulação e a fase de fertilização em seis cadelas. (*B*) Concentração plasmática de FSH em duas cadelas da raça Beagle durante a fase folicular (até 100 h antes do pico pré-ovulatório de LH). Repare a diminuição do FSH plasmático no início da fase folicular. (*C*) Concentrações plasmáticas de LH e estradiol desde 100 h antes até 100 h após o pico pré-ovulatório de LH em cadela da raça Beagle com pico pré-ovulatório de estradiol no plasma que coincidiu com o pico pré-ovulatório de LH. Repare no pico pré-ovulatório de LH bifurcado. (Modificado de De Gier *et al.*, 2006.)[2]

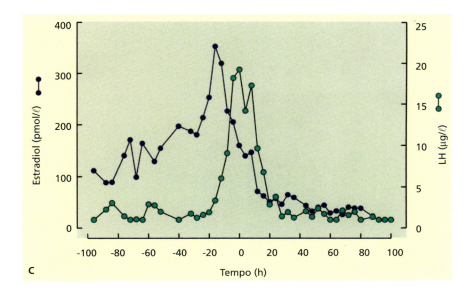

está escondido na bursa ovariana e os folículos permanecem abaixo da superfície ovariana até um pouco antes da ovulação.

Os sinais externos do proestro, como hiperemia, edema da vulva e corrimento vaginal sanguíneo, estão relacionados com a alta concentração de 17β-estradiol (Figura 7.5). As alterações hormonais estão também associadas ao alongamento e à hiperemia dos cornos uterinos, à dilatação do colo do útero e ao espessamento da parede vaginal. A porcentagem de células superficiais no esfregaço vaginal aumenta e diminui a porcentagem das células parabasais e intermediárias pequenas (Figura 7.6).

À medida que a fase folicular progride, as células superficiais predominam (Figura 7.7). Entretanto, apesar de a citologia vaginal dar uma indicação do estágio do ciclo estral, ela não é um indicador seguro do pico pré-ovulatório de LH ou ovulação. A vaginoscopia revelará que as dobras mucosas da vagina estão inchadas, muito pálidas e com superfície arredondada e lisa (como um balão) durante a fase folicular (Figura 7.8). Ao final da fase folicular, isto é, durante o declínio da concentração de 17β-estradiol e o aumento na concentração de progesterona no plasma, começa o encolhimento, como consequência da diminuição da retenção de água dependente de

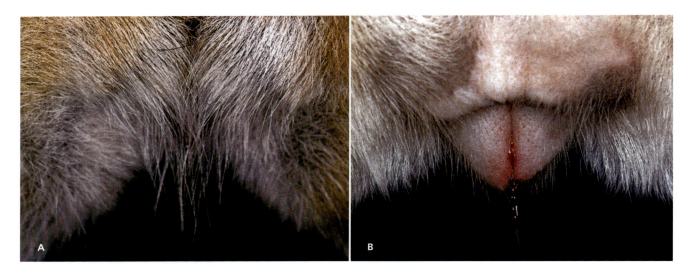

Figura 7.5 – Vulva de cadela da raça Beagle durante o anestro (*A*) e o proestro/estro (*B*).

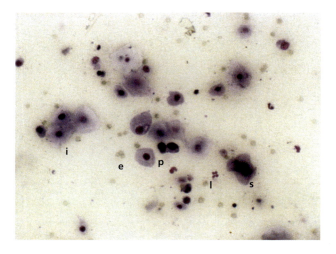

Figura 7.6 – Citologia vaginal da cadela no início da fase folicular, mostrando primeiramente células intermediárias (i), algumas células superficiais (s) e parabasais (p), eritrócitos (e) e leucócitos (l). (Corante de May-Grünwald Giemsa, ×200).

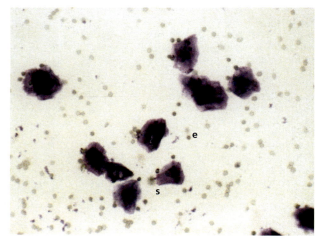

Figura 7.7 – Citologia vaginal da cadela durante a segunda metade da fase folicular, na ovulação e no início da fase lútea. O esfregaço mostra células superficiais (s) e eritrócitos (e). (Corante de May-Grünwald Giemsa, ×200).

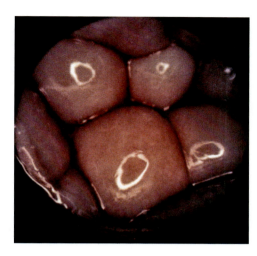

Figura 7.8 – Visão vaginoscópica de cadela no início da fase folicular. Repare nas dobras mucosas inchadas, pálidas e com uma superfície arredondada e lisa (como um balão), bem como na secreção sangrenta entre as dobras.

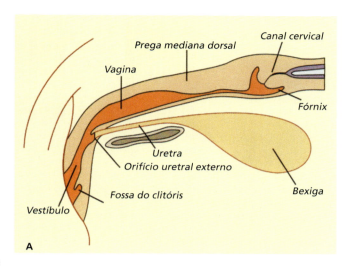

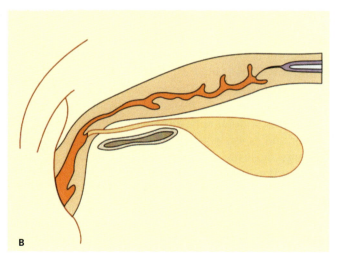

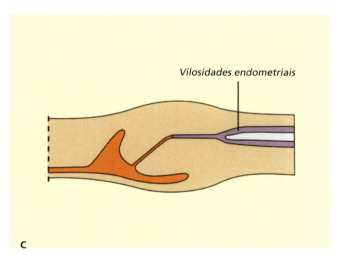

Figura 7.9 – Ilustração esquemática de seção sagital de vestíbulo, vagina e colo do útero de cadela durante o anestro (*A*) e o proestro/estro (*B*). Neste último, a parede vaginal está extremamente cheia de dobras. Detalhe de colo do útero e vagina cranial (*C*) durante o anestro. Repare o canal cervical muito curto.

estradiol. Estas alterações cíclicas são mais marcantes na dobra média dorsal e precedem as da mucosa da vagina média (Figura 7.9, *A* a *C*).

Durante a fase folicular, a concentração plasmática de LH é baixa, com frequentes aumentos de curta duração[2,3]. A concentração plasmática de hormônio folículo-estimulante (FSH) está relativamente alta no início da fase folicular, semelhante à concentração no anestro tardio, mas cai para níveis baixos durante a progressão da fase folicular[2] (Figura 7.4, *B*). A concentração plasmática de progesterona flutua, em níveis baixos. Durante a segunda parte da fase folicular, a concentração plasmática de progesterona pode aumentar ligeiramente, provavelmente como resultado da luteinização parcial das células granulares.

7.2.1.3 Luteinização pré-ovulatória e ovulação

A duração média do pico pré-ovulatório de LH é de 36 h. As concentrações plasmáticas médias antes e depois do pico não são diferentes. O pico de LH é frequentemente bifurcado (Figura 7.4, *C*) e coincide com o aumento da concentração plasmática de progesterona[2]. O pico pré-ovulatório de FSH inicia-se concomitantemente ou poucas horas antes do pico pré-ovulatório de LH e não é bifurcado. A concentração plasmática de FSH é mais baixa antes do pico do que após ele[2] (Figura 7.4, *A*).

Durante o pico pré-ovulatório de LH ocorre luteinização rápida e extensiva. Os folículos rompidos têm várias características para desenvolverem rapidamente o corpo lúteo (Figura 7.10). No cão,

Figura 7.10 – Ovário da cadela no momento da ovulação. A bursa que normalmente envolve o ovário foi removida.

a maioria dos óvulos é liberada em estado imaturo, como ovócitos primários. A primeira divisão meiótica e formação do primeiro corpúsculo polar só se completam em, pelo menos, 48 h após a ovulação. A maturação total após a ovulação requer 2 a 3 dias antes que possa ocorrer a fecundação. Um estudo recente mostrou que a fecundação dos ovócitos da meiose II geralmente ocorre 9 h, ou mais, após a ovulação[4]. Não houve influência significativa de raça ou idade no ritmo de ovulação, maturação e cinética do desenvolvimento. O aspecto mais peculiar na espécie canina é a maturação dos ovócitos, enquanto a fertilização segue o mesmo padrão dos outros mamíferos[4].

A concentração plasmática de progesterona está por volta de 6 a 13 nmol/ℓ no momento do pico de LH e de 15 a 25 nmol/ℓ no momento da ovulação, 36 a 48 h mais tarde. O início do comportamento de estro está geralmente sincronizado com o pico pré-ovulatório de LH, mas, em algumas cadelas, ele começa dias antes do pico de LH e, em outras, só começa dias após ou nunca acontece. O encolhimento da mucosa vaginal inicia-se por volta do meio da fase folicular e continua pela fase de luteinização pré-ovulatória e ovulação, motivo pelo qual podem ser observadas muitas dobras longitudinais (Figura 7.11).

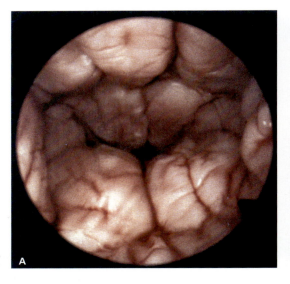 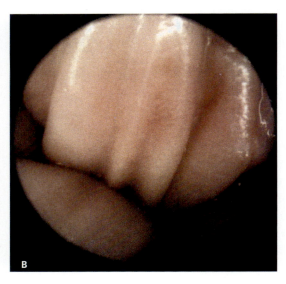

Figura 7.11 – Visão vaginoscópica no momento da ovulação. A concentração plasmática de progesterona era de 22 nmol/ℓ. (*A*) O encolhimento da mucosa resultou em dobras longitudinais. (*B*) Aproximação mostrando o encolhimento das dobras longitudinais da dobra média dorsal na vagina cranial.

7.2.1.4 Fase lútea

As concentrações plasmáticas de 17β-estradiol são significativamente mais altas ao longo da fase lútea do que nos 4 a 9 dias após o pico de LH[5]. Durante o resto do estro e o começo do metaestro (diestro), a concentração de progesterona, originada do corpo lúteo, aumenta no sangue periférico. O comportamento de estro é observado na cadela durante o período de aumento da concentração de progesterona. A progesterona alcança um platô por volta do dia 10 ao dia 30 após o pico de LH. Nas cadelas em que não houve gravidez, a concentração de progesterona declina, então, vagarosamente para um nível basal de 3 nmol/ℓ pela primeira vez, cerca de 75 dias após o início da fase lútea (Figura 7.12). Permanece desconhecido o que inicia a regressão do corpo lúteo na cadela. Não é a prostaglandina $F_{2\alpha}$ do endométrio, como na vaca e na ovelha, uma vez que a histerectomia não influencia a duração da fase lútea na cadela[6]. Durante a primeira metade da fase lútea, o corpo lúteo canino funciona independentemente do apoio da hipófise[7]. Daí em diante, a inibição da secreção de prolactina, induzida experimentalmente, causa um declínio brusco na secreção de progesterona (Figura 7.13), o que levou à pressuposição de que a prolactina atua como fator luteotrófico na segunda metade da fase lútea[8,9]. Não há indicações fortes de que o LH tenha propriedades luteotróficas na cadela.

Os padrões de secreção de prolactina, hormônio de crescimento (GH), FSH e LH caracterizam-se por uma linha basal flutuante com marcantes elevações ocasionais, que indicam secreção pulsátil[3,10-12]. A concentração plasmática média de LH pouco se

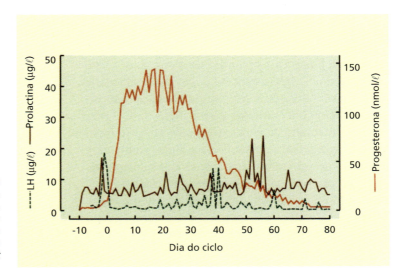

Figura 7.12 – Concentrações plasmáticas médias de LH, progesterona e prolactina em três cadelas durante as fases folicular e lútea. Os dados foram sincronizados para o dia 1, o dia após o início da fase folicular, no qual a concentração plasmática de progesterona atingiu 16 nmol/ℓ (modificado de Okkens et al, 1990.)[8]

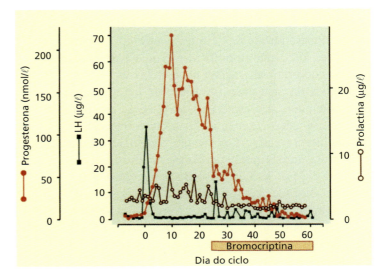

Figura 7.13 – Concentrações plasmáticas médias de progesterona, prolactina e LH em quatro cadelas tratadas com o agonista da dopamina bromocriptina (20 µg/kg de peso corporal, 2 vezes/dia, oralmente), do dia 20 a 24, após o início da fase lútea, até seu final (barra). Os dados foram sincronizados para o dia 1, o dia após o início da fase folicular no qual a concentração plasmática de progesterona atingiu 16 nmol/ℓ (Modificado de Okfkens et al., 1990.)[8]

altera durante a fase lútea, com exceção de um ligeiro aumento na segunda metade da fase. A concentração plasmática média de prolactina aumenta ligeiramente, mais significativamente durante a progressão da fase lútea (Figuras 7.12 e 7.13)[11]. Nas cadelas com pseudociese explícita (ver Capítulo 2.2.5) e nas cadelas prenhes, o aumento da concentração plasmática de prolactina é muito maior[13,14]. A concentração plasmática de GH é mais alta na primeira parte da fase lútea do que na segunda metade e no anestro (Figura 2.12)[10]. A secreção pulsátil de GH também se altera durante a fase lútea, ocorrendo maior secreção basal de GH e menos GH secretado em pulsos durante os estágios que têm concentração plasmática elevada de progesterona, isto é, durante a primeira parte da fase lútea (Figura 2.12)[10]. Isto é, provavelmente, o resultado da supressão parcial da liberação de GH pela hipófise, que ocorre pela produção de GH na glândula mamária, induzida pela progesterona (ver também o Capítulo 2.2.1)[15].

O padrão de secreção de progesterona nas cadelas influencia, portanto, os padrões de secreção de GH e de prolactina[11]. Altas concentrações plasmáticas de progesterona durante a primeira metade da fase lútea induzem concentrações plasmáticas de GH elevadas e o declínio da concentração de progesterona, durante a segunda metade da fase lútea, aumenta a liberação de prolactina. Estas alterações hormonais podem promover, na cadela, a proliferação fisiológica e a diferenciação do tecido da glândula mamária durante a fase lútea. O hormônio de crescimento em conjunto com o fator de crescimento semelhante à insulina I (IGF-I), IGF-II e proteína de ligação de IGF, inicia a proliferação mamária[16], enquanto a prolactina promove a diferenciação mamária final, isto é, o desenvolvimento lóbulo-alveolar[17].

A produção de GH induzida pela progesterona pode também ter efeito no epitélio uterino. Durante cada fase lútea, não importa se a cadela está prenhe ou não, ocorrem alterações no epitélio uterino dependentes da progesterona. Em cães tratados com progestágenos, as alterações hiperplásicas do epitélio uterino estão associadas à presença intracelular de GH imunorreativo[18]. A produção de GH induzida pela progesterona pode também ter efeitos metabólicos. O excesso de GH induzido por progestágenos leva à resistência à insulina[15]. A exposição, durante a primeira metade da fase lútea, a concentrações elevadas de GH induzida pela progesterona pode também causar alguma resistência à insulina. Para um animal como o cão, que evoluiu de predadores, pode ter havido vantagem evolutiva nesta resistência temporária à insulina durante a primeira metade da gravidez. Especialmente durante longos períodos entre as capturas de caça, a resistência à insulina poderia ser uma salvaguarda contra a hipoglicemia[19]. A resistência poderia servir para manter a concentração sanguínea de glicose imediatamente após a ingestão de uma refeição pobre em carboidratos (uma presa), enquanto a insulina é secretada em resposta a outros componentes da comida, como aminoácidos. Finalmente, foram demonstradas altas concentrações de GH nas secreções da glândula mamária canina, especialmente no colostro, por meio do qual o GH pode promover o desenvolvimento gástrico e intestinal do recém-nascido[20].

A transição de estro para metaestro (diestro) ocorre durante a parte inicial da fase lútea. Neste período, a citologia da mucosa vaginal muda de, principalmente, células superficiais para, principalmente, células intermediárias e parabasais, bem como leucócitos (Figura 7.14). Isto é uma indicação de que o período fértil acabou. Na época da maturação dos ovócitos, o encolhimento da mucosa vaginal continua e um número crescente de cristas com bordas em perfis agudos aparece na vagina. No período de transição do estro para o metaestro, a mucosa afina e os perfis tornam-se arredondados. No início do metaestro há um padrão visível de áreas vermelhas e brancas (Figura 7.15).

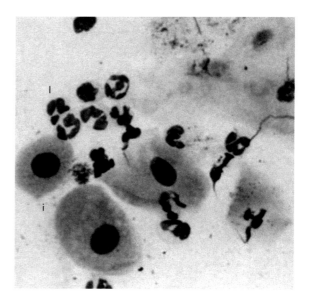

Figura 7.14 – Citologia vaginal durante o metaestro, que tem início seis a dez dias após o pico pré-ovulatório de LH. Este esfregaço mostra células intermediárias (i) e leucócitos (l).

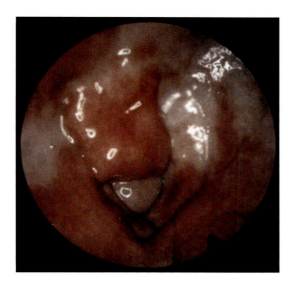

Figura 7.15 – Visão vaginoscópica durante o metaestro. Os perfis estão arredondados e há uma "colcha de retalhos" com áreas brancas e vermelhas.

7.2.1.5 Anestro

A época do início do anestro depende do critério utilizado para definir o encerramento da fase lútea, isto é, quando o desenvolvimento mamário amainar após 2 a 3 meses, quando a concentração plasmática de progesterona cair abaixo dos 3 nmol/ℓ ou quando a influência da progesterona no endométrio não mais estiver evidente. Em qualquer caso, a transição da fase lútea para o anestro é gradual e varia consideravelmente entre as cadelas. O ciclo estral pode começar a qualquer momento ao longo do ano e parece haver pouca ou nenhuma influência sazonal. A variação dos intervalos médios entre estros pode ter relação com a raça e pode também haver diferenças entre linhagens dentro das raças. Nas cadelas da raça Collie, por exemplo, o intervalo médio é de 36 semanas, e nas cadelas da raça Pastor Alemão, ele é de 20 a 22 semanas. As cadelas das raças Basenji e Mastiff Tibetano têm um único ciclo estral por ano, que pode ser influenciado pelo fotoperiodismo. Outros fatores ambientais também podem afetar o intervalo entre os estros; colocar uma cadela em período de anestro em proximidade com outra que esteja no período de estro pode causar o adiantamento em várias semanas do início do proestro. Mais ainda, cadelas que vivem juntas, frequentemente, têm seus ciclos sincronizados.

As alterações endócrinas que levam ao término do anestro e, assim, ao início de um novo ciclo estral não são totalmente conhecidas nas cadelas. O aumento da concentração plasmática basal de FSH, que ocorre durante a progressão do anestro, é crítico para o início da foliculogênese (Figura 7.16)[3,21]. A progressão de anestro inicial para avançado é também caracterizada por um número maior e uma maior amplitude dos pulsos do hormônio liberador de gonadotrofina (GnRH)[22]. Além disso, do começo ao fim do anestro, há aumento na sensibilidade da hipófise ao GnRH e aumento na resposta do ovário às gonadotrofinas[23,24], e há aumento na pulsação de LH logo antes do início do proestro[3,25,26]. Há alguma evidência de que fatores que diminuem a atividade opioidérgica promovam a liberação de LH e o fim do anestro[25]. Finalmente, durante o curso do anestro, há um aumento no ácido ribonucleico mensageiro (mRNA, *messenger ribonucleic acid*) hipotalâmico,

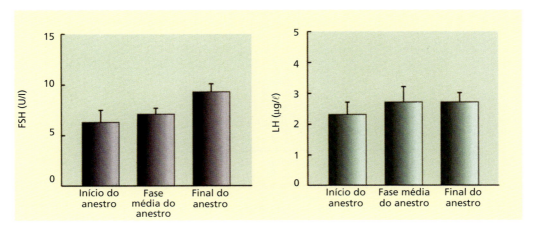

Figura 7.16 – Média (± EPM) da concentração basal de FSH e LH em seis cadelas da raça Beagle durante o início, o meio e o final do anestro. * Significativamente diferente do início do anestro. A progressão do anestro está associada a um aumento significativo na concentração plasmática de FSH, mas não à alteração significativa na concentração plasmática de LH. (Modificado de Kooistra *et al.*, 1999.)[3]

que codifica o receptor de estrogênio, bem como na expressão do gene, que codifica a aromatase P-450, a qual catalisa a biossíntese de estrogênio[27,28]. Apesar de haver elevações esporádicas, a concentração plasmática de estradiol é habitualmente baixa e só começa a aumentar na fase tardia do anestro.

Na iniciação de uma nova fase folicular na cadela, além das alterações no eixo hipotalâmico-hipofisário-ovariano, há envolvimento de influências dopaminérgicas. A administração de agonistas da dopamina 2, como a bromocriptina e a cabergolina, encurta o anestro e está associada à diminuição da concentração plasmática de prolactina (Figura 7.17). Consequentemente, foi sugerido que o encurtamento do anestro por agonistas da dopamina é o resultado da supressão da secreção de prolactina, uma vez que a prolactina pode inibir a liberação de gonadotrofina[29,30]. Entretanto, apesar de a metergolina em dose baixa diminuir a liberação de prolactina por uma via serotonina-antagonista, ela não encurta o anestro, o que indica que não é a diminuição da concentração plasmática de prolactina, mas sim outra influência dopamina-agonística que seria responsável pela transição para uma nova fase folicular[31]. A administração de bromocriptina em dose tão baixa que não promova a diminuição da concentração plasmática de prolactina também induz uma prematura nova fase folicular (Figura 7.18)[32]. Finalmente, em condições fisiológicas, a concentração plasmática de prolactina é baixa durante o anestro e não se altera durante a transição de anestro para a fase folicular seguinte[33].

O encurtamento do anestro induzido por bromocriptina está associado a um rápido aumento na concentração plasmática basal de FSH, sem um aumento concomitante na concentração plasmática basal de LH[12], semelhante ao que ocorre durante o anestro tardio normal (Figura 7.16). Isto reforça o apoio à noção de que, na cadela, um aumento na concentração de FSH no plasma circulante é um evento crítico para o início da foliculogênese no ovário[3,12].

7.2.1.6 Gestação e parto

A duração da gestação varia muito nos cães. Em um estudo com cães de várias raças, o período médio de gestação foi de 62 dias (n = 184), com variação de 24 dias (54-77)[34]. A duração da gestação e o tamanho da ninhada apresentaram correlação negativa. Em uma colônia de cães da raça Beagle, a duração média de gestação foi 65,3 dias (n = 290), com variação de 16 dias (57-72)[35]. A variação, contudo, foi reduzida para 3 dias (64-66) (n = 54) quando a gestação foi calculada como o intervalo entre o pico pré-ovulatório de LH e o parto. Em outro estudo, a duração da gestação foi calculada em cadelas de seis raças diferentes (n = 113), que foram cruzadas em um momento fixado após a ovulação[36]. O momento ótimo para o cruzamento foi baseado no rápido aumento da concentração plasmática de progesterona, que se correlaciona fortemente com o

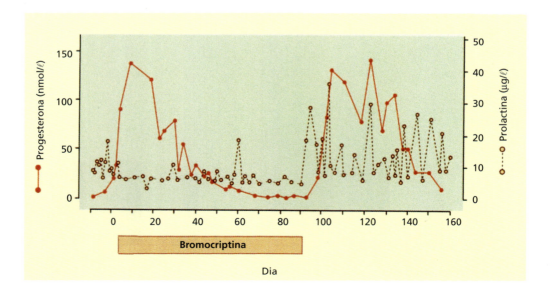

Figura 7.17 – Concentrações plasmáticas de progesterona e prolactina em cadela tratada com o agonista da dopamina bromocriptina (barra), da ovulação no primeiro ciclo estral até o início da próxima fase folicular. A fase lútea e, especialmente, o anestro estão consideravelmente encurtados. (Modificado de Okkens *et al.*, 1985.)[29]

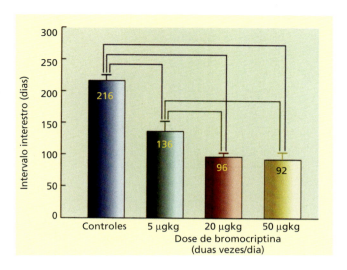

Figura 7.18 – Média (± EPM) de intervalos interestro em cadelas-controle e em cadelas que receberam o agonista da dopamina bromocriptina em doses orais de 5 (n = 60), 20 (n = 6) e 50 (n = 8) µg/kg de peso corporal, 2 vezes/dia, iniciado 28 dias após a ovulação e continuado até a próxima ovulação. *Indica diferença significativa. Nas cadelas que receberam 5 µg/kg, 2 vezes/dia, a diferença na concentração plasmática média de prolactina antes e durante o tratamento não foi significativa, mas o intervalo interestro foi significativamente mais curto do que nas cadelas-controle. Nas cadelas que receberam 20 ou 50 µg/kg, 2 vezes/dia, a concentração plasmática de prolactina foi significativamente mais baixa durante o tratamento do que antes dele. (Modificado de Beijerink et al., 2003.)[32]

pico pré-ovulatório de LH. A duração da gestação foi de 61,4 dias, com uma variação de 8 dias (58-65). A variação na duração da gestação dentro de cada uma das seis raças foi pequena, com limite de variação de 4 a 7 dias ou até menos quando foram excluídas as gestações de apenas um filhote. Foram observados de 1 a 15 filhotes por ninhada, com um número médio de 8 filhotes. A duração da gestação foi correlacionada negativamente com o tamanho da ninhada para ninhadas com 13 ou menos filhotes. Entretanto, em uma mesma raça, o número de filhotes não tinha influência na duração da gestação. Este estudo indica que a raça é o principal determinante da duração da gestação na cadela e que isto está atrelado com as diferenças, também relacionadas com a raça, no tamanho das ninhadas[36].

Em cães, a progesterona é o hormônio responsável pela manutenção da gestação. A ovariectomia durante a gestação resulta na reabsorção dos fetos ou em aborto. A progesterona promove o crescimento da glândula endometrial, estimula as secreções uterinas, promove a integridade da placenta e inibe a motilidade uterina. Apesar de a progesterona ser secretada pelo corpo lúteo, a concentração plasmática de progesterona não é explicitamente influenciada pelo número de corpos lúteos.

Na cadela, a duração da gestação é igual ou um pouco mais curta do que a fase lútea. Durante a gestação, os perfis hormonais plasmáticos são muito semelhantes àqueles descritos para a fase lútea do ciclo estral, com exceção da relaxina, que circula com concentrações elevadas após 3 a 4 semanas de gestação, e há alterações hormonais nos últimos dias da gestação e durante o parto. Durante a gestação, a concentração plasmática de progesterona flutua de maneira semelhante àquela durante o ciclo estral, até que declina para um platô em 16-48 nmol/ℓ. Ela se mantém neste nível por 1 ou 2 semanas e, então, logo antes do parto, cai rapidamente para 3-6 nmol/ℓ. A diminuição da concentração de progesterona é essencial para o início do parto e está negativamente correlacionada com uma alteração qualitativa progressiva no padrão de atividade uterina (Figura 7.19)[37]. Durante a luteólise pré-parto e o parto, a concentração plasmática de 13,14-di-hidro-15-cetoprostaglandina $F_{2\alpha}$ (PGFM), um metabólito razoavelmente estável da prostaglandina $F_{2\alpha}$ (PGF$_{2\alpha}$), que se origina na unidade feto-placenta, é alta (Figura 7.20)[14,38]. A PGF$_{2\alpha}$ é importante para a luteólise pré-parto. Contudo, para induzir o parto, devem ser administradas várias injeções dela e, mesmo após a indução, não há certeza de um curso normal do parto.

A concentração plasmática média de cortisol aumenta significativamente antes do parto[14]. Não existem dados disponíveis sobre a secreção fetal e placentária de cortisol em cães. O aumento pré-parto da concentração plasmática de cortisol na cadela está provavelmente relacionado com o estresse físico e emocional causado pelo aumento da atividade uterina e dores do parto (Figura 7.21)[14,39].

A concentração plasmática de prolactina aumenta durante a gestação. Durante a queda rápida, antes do parto, da concentração de progesterona circulante ocorre um grande e transitório pico de secreção de prolactina (Figura 7.21)[14,39]. Do mesmo modo que no ciclo estral, a prolactina é um fator luteotrófico. Na segunda metade da gestação, a supressão da secreção

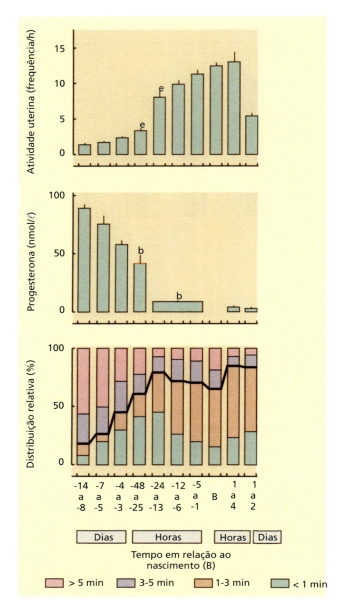

Figura 7.19 – Valores médios para atividade uterina (frequência de explosões/h), concentração plasmática de progesterona e distribuição relativa (%) da duração de explosão de atividade eletromiográfica (EMG) por vários períodos por volta do parto espontâneo em cinco cadelas. As diferenças entre as colunas com marcadores semelhantes são significativas (P < 0,001). Nascimento (B) = período entre o nascimento do primeiro e do último filhote. (Modificado de Van Der Weyden et al., 1989.)[37]

de prolactina por agonistas da dopamina, como a bromocriptina e a cabergolina, causa aborto[40].

As concentrações plasmáticas de LH e FSH diminuem entre o final da gestação e o período de 30 h antes do parto. Após o parto, as concentrações plasmáticas de LH e FSH estão mais baixas do que no período final da gestação[14].

7.2.2 Ciclo estral, anestro, gravidez e parto em gatos

Em gatas, a puberdade ocorre entre 4 e 18 meses de idade e seu início é influenciado pela estação do ano. Geralmente, ela ocorre quando as horas com luz do dia estão aumentando. A condição física é também um fator importante, uma vez que a puberdade não ocorre antes de o peso do corpo ter atingido cerca de 2,5 kg. A puberdade pode ocorrer mais cedo em raças com pelos curtos do que nas raças com pelos longos.

As gatas podem apresentar vários períodos de estro por estação do ano (poliestro sazonal). As gatas mantidas dentro de casa podem tornar-se reprodutoras não sazonais como resultado da iluminação noturna.

As gatas ovulam por indução. A cópula, a estimulação vaginal e a administração de gonadotrofinas ou análogos de GnRH induzem a ovulação[41] em 24 a 48 h. É provável que a ovulação possa também ser induzida por estímulos externos como carícias. Apesar de serem consideradas como ovuladoras por indução, cerca de 60% das gatas domésticas não cruzadas ovulam sem estímulo externo conhecido[42].

7.2.2.1 Ciclo estral e anestro

Os estágios do ciclo estral da gata incluem proestro, estro, pós-estro e metaestro (diestro). O proestro caracteriza-se pelo comportamento de esfregar a cabeça e o pescoço contra objetos, mas de não permitir o cruzamento com o macho. O comportamento é observado em apenas uma minoria dos ciclos estrais e dura por cerca de 1 ou 2 dias. O estro, fase em que o cruzamento é consentido, dura de 7 a 9 dias. O comportamento de estro inclui agachamento com o quarto dianteiro pressionado contra o chão e a pélvis elevada, batida rítmica das pernas traseiras, vocalização frequente e agitação. O estro ocorre durante a atividade folicular e a secreção de estradiol máximas; a concentração plasmática de estradiol aumenta para 184 a 257 nmol/ℓ e, então, cai em 5 a 7 dias após a cópula (Figura 7.22)[43]. A genitália externa fica levemente inchada e aparece um pouco de secreção clara. A ausência de *debris* celulares no esfregaço vaginal é o primeiro sinal de atividade folicular. Ocorre um nítido aumento de células anucleadas e um ligeiro aumento de células superficiais parcialmente cornificadas. As células intermediárias diminuem durante a fase folicular e as células parabasais estão ausentes na segunda metade da fase folicular.

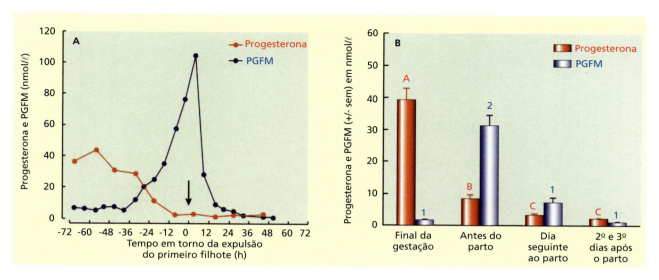

Figura 7.20 – (*A*) Concentrações plasmáticas de progesterona e do metabólito da prostaglandina $F_{2\alpha}$ (PGFM), com intervalos de 12 h (P4) e 6 h (PGFM), no período por volta da expulsão do primeiro filhote (t = 0) em cadela da raça Beagle com 3 anos de idade. (*B*) Concentrações plasmáticas médias (± EPM) de progesterona (colunas vermelhas) e PGFM (colunas azuis) em seis cadelas durante o final da gestação (dias 54 a 58 de gestação), antes do parto (30 a 0 h antes da expulsão do primeiro filhote), no dia após o parto (0 a 24 h após a expulsão do último filhote) e no 2º e 3º dias após o parto (24 a 72 h após a expulsão do último filhote). As marcações A, B, C e 1, 2 indicam diferenças significativas. (Modificado de Baan *et al.*, 2008.)[14]

Se o cruzamento for permitido, a liberação de LH inicia-se em minutos após a cópula, atinge um pico em 2 a 4 h e retorna ao nível basal em 24 h. No início da fase folicular, pode haver um período refratário a esta liberação de LH induzida pela cópula. O aumento na concentração plasmática de LH não ocorre sempre logo após um único cruzamento, mas o pico de LH é mais alto e mais prolongado quando são permitidos cruzamentos múltiplos (Figura 7.23)[44]. O aumento na liberação de LH devido a cruzamentos múltiplos não é, entretanto, infinito e a resposta do LH declina após certo número de cruzamentos. A duração do estro parece ser semelhante nas gatas, independentemente de haver coito com ovulação, coito sem ovulação ou não haver coito. Um estro no qual a gata não tenha sido induzida a ovular é seguido por

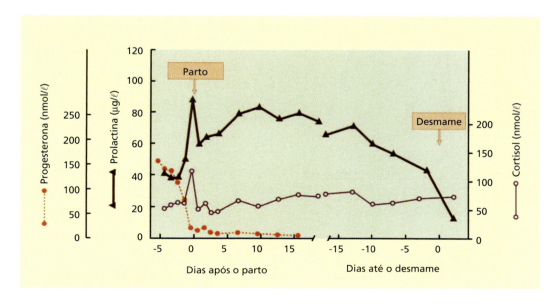

Figura 7.21 – Concentrações médias de progesterona, cortisol e prolactina no soro, no período por volta do parto e lactação em um grupo de seis cadelas da raça Beagle. (Modificado de Concannon *et al.*, 1978.)[39]

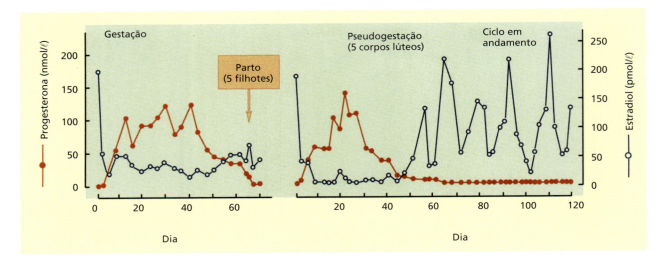

Figura 7.22 – Concentrações plasmáticas de estradiol e progesterona durante gestação, pseudogestação e poliestro em gata. (Modificado de Verhage et al., 1976.)[43]

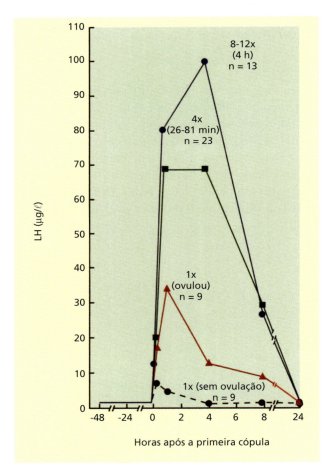

Figura 7.23 – Concentração média de LH no soro em gatas cuja ovulação foi confirmada após uma cópula (*linha vermelha*), quatro cópulas em 26 a 81 min (*linha verde*) ou 8 a 12 cópulas durante 4 h (*linha azul*), e em gatas que não ovularam após uma única cópula (*linha preta interrompida*). Todas as cópulas ocorreram no terceiro dia do estro. (Modificada de Concannon et al., 1980.)[44]

um período de pós-estro com duração média de oito a dez dias, após o qual inicia-se o próximo estro. A concentração plasmática de progesterona está em seu nível basal durante o período de pós-estro.

A ovulação geralmente ocorre 24 a 48 h após a cópula e a ocorrência do pico de LH, mas ela pode demorar até 90 h. A ovulação é seguida pela gestação ou fase lútea sem gestação (chamada de "pseudogestação"). A pseudogestação na gata não origina sinais e sintomas e, assim, não é comparável à da cadela (Capítulo 2.2.5). Tanto na gestação quanto na pseudogestação, a concentração plasmática de progesterona começa a aumentar 24 a 48 h após a ovulação, acompanhada pelo desenvolvimento do tecido luteal. O tecido luteal inicialmente é vermelho e por este motivo algumas vezes é chamado de *corpora rubra*, mas subsequentemente ele desenvolve-se em corpo lúteo amarelo (Figura 7.24). A fase dominada pela progesterona dura cerca de 38 dias na gata com pseudogestação e aproximadamente 60 dias na gata prenhe. As concentrações plasmáticas de progesterona na pseudogestação e na gestação são semelhantes até o dia 21. Daí em diante, a concentração plasmática de progesterona é mais baixa na pseudogestação do que na gestação (Figura 7.22). O intervalo interestro para uma gata com pseudogestação é de aproximadamente 7 semanas. Durante a fase dominada pela progesterona, especialmente no final desta fase, pode haver crescimento de folículos (e regressão), o que causa aumentos na concentração plasmática de estradiol.

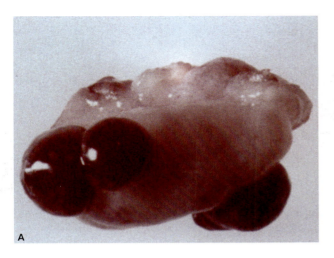
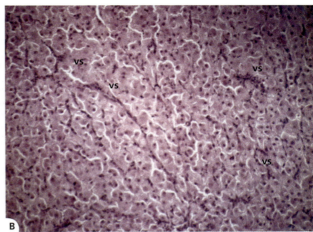

Figura 7.24 – (*A*) Ovário de uma gata 6 dias após o cruzamento, com tecido lúteo chamado de *corpora rubra*, por causa de sua cor vermelha. (*B*) Seção microscópica de um corpo lúteo de uma gata, 21 dias após o cruzamento. Ele consiste principalmente de células lúteas grandes e vasos sanguíneos (vs). (coloração H&E, ×475).

O anestro é um período sem atividade do ciclo. As concentrações plasmáticas de estradiol e progesterona estão em níveis basais. No hemisfério norte, nas gatas expostas à luz natural do dia, esta fase ocorre durante o fim do outono e o começo do inverno (outubro, novembro, dezembro).

O fotoperiodismo influencia os processos reprodutivos por meio da glândula pineal e seu principal hormônio, a melatonina, que afeta o eixo hipotalâmico-hipofisário-ovariano. As concentrações plasmáticas de melatonina e prolactina alteram-se de acordo com as alterações do fotoperiodismo e estão no seu mais alto nível durante os períodos de escuridão (Figura 7.25)[45]. A foliculogênese e a secreção de estradiol são estimuladas durante os dias com 14 h de luz, o que induz uma frequência de dois ciclos estrais por mês[46]. O estro pode ser induzido com, no mínimo, 12 h de luz, se for introduzido um estímulo social, como a presença de um macho ou de uma gata em estro, 3 semanas após o período de luz ter aumentado para 12 h[47]. Após uma mudança de 14 h para 8 h de luz, a atividade de estro cessa imediatamente e a concentração de estradiol cai rapidamente (Figura 7.26). Apesar de a secreção de gonadotrofina poder estar diminuída durante um período curto de luz, a exposição contínua à luz não parece ser muito favorável. Com exposição a 24 h de luz, a frequência dos ciclos cai para um por mês. A secreção de estradiol durante o estro sob exposição a 24 h de luz parece ser aproximadamente o dobro daquela observada sob exposição a 14 h de luz, enquanto o número de grandes folículos antrais dobra em cerca de 45 dias após o início da luz contínua. Isto pode causar um esvaziamento da população de folículos terciários, após o qual é necessário um longo intervalo para a restauração dos folículos terciários[46].

7.2.2.2 Gestação e parto

No gato, a progesterona produzida pelo corpo lúteo ao longo de toda a gestação é provavelmente responsável pela manutenção desta. A placenta não secreta progesterona ou secreta em quantidade insuficiente para manter a gestação. A concentração plasmática de progesterona aumenta continuamente nos dias 25 a 30 e, então, declina vagarosamente durante a segunda metade da gestação (Figura 7.27)[48].

Não está claro por que existe uma diferença na atividade funcional do corpo lúteo entre as fêmeas prenhes e as com pseudogestação. A gestação envolve a secreção de hormônios luteotróficos específicos, de origem placentária ou hipofisária, dos quais a prolactina parece ser importante. A secreção de prolactina na gata prenhe começa a aumentar por volta do dia 35, atinge um platô por volta do dia 50 e aumenta outra vez logo antes do parto (Figura 7.27)[49]. Se a secreção de prolactina for suprimida por tratamento com cabergolina, um agonista da dopamina, a secreção de progesterona cai e pode seguir-se o aborto. A secreção de prolactina não aumenta nas gatas com pseudogestação, o que pode ser a causa da regressão precoce dos corpos lúteos.

A fecundação de diferentes ovócitos por espermatozoides de diferentes machos (superfecundação) é comum nos gatos domésticos. A fecundação e subsequente desenvolvimento de um óvulo quando já

238 Ovários

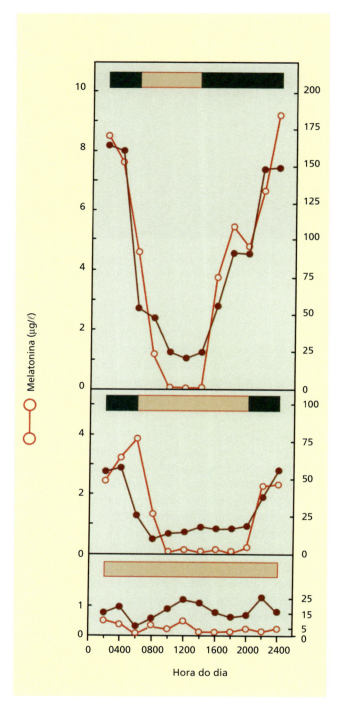

Figura 7.25 – Efeitos de três fotoperíodos diferentes na concentração plasmática média de melatonina e prolactina em quatro gatas, medidas com intervalos de 2 h. As barras horizontais indicam a duração de cada regime de luz. Painel inferior: 24 h de luz; painel do meio: 14 h de luz e 10 h de escuridão; painel superior: 8 h de luz e 16 h de escuridão. (Modificado de Leyva et al., 1984.)[45]

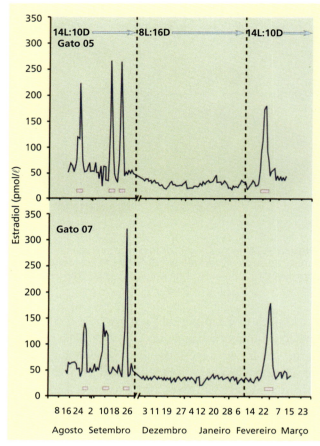

Figura 7.26 – Concentração de estradiol no plasma de duas gatas durante um regime de fotoperiodismo de 14 h de luz, depois 8 h de luz e, então, 14 h de luz outra vez. As barras horizontais de cor púrpura indicam os períodos de receptividade sexual. (Modificado de Leyva et al., 1989.)[46]

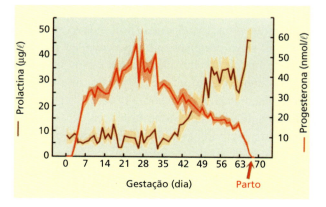

Figura 7.27 – Concentrações plasmáticas médias (± EPM) de prolactina e progesterona em oito gatas durante a gestação. O dia 0 é o dia do cruzamento. (Modificado de Banks et al., 1983.)[49]

existe um feto presente no útero (superfetação), entretanto, nunca foi comprovada. A explicação para fetos com idades diferentes pode ser o desenvolvimento interrompido.

O primeiro estro após o parto pode ser esperado entre 1 e 21 semanas. Pouco se sabe sobre a fertilidade durante este estro, mas, se ele ocorrer durante a lactação, o que não é incomum, a fertilidade pode ser menor que o normal.

7.3 Aborto clinicamente provocado

Por muitas décadas, a prenhez não desejada em cães foi evitada pela administração de doses relativamente altas de estrógenos no início da gestação. Isto prolonga o tempo de transporte nos ovidutos e estreita a junção útero-tubular, o que resulta no fracasso da implantação e, em consequência, na morte dos embriões[50]. Entretanto, o uso de estrógenos pode resultar em efeitos colaterais como hiperplasia endometrial cística, piometra e supressão da medula óssea[51], embora o uso de doses baixas de benzoato de estradiol (3, 5 e 7 dias após o cruzamento) diminua a incidência destes efeitos adversos[52].

A manutenção da gestação na cadela depende da secreção ovariana de progesterona pelos corpos lúteos ao longo da gestação (Capítulo 7.2.1). Durante a segunda parte da fase lútea, fatores luteotróficos da hipófise, como a prolactina, são essenciais para a manutenção do corpo lúteo[8,53]. Consequentemente, a gestação não desejada em cadelas pode ser interrompida por agentes farmacológicos que suprimem a secreção de prolactina (durante a fase do meio da gestação) ou que interferem na síntese ou ação da progesterona. O uso de muitos destes abortivos é acompanhado por efeitos colaterais não desejados e, às vezes, graves.

Na cadelas, a administração repetida de prostaglandina $F_{2\alpha}$ ou de seus análogos na fase do meio da gestação resulta em luteólise[54]. A estreita margem entre uma dose letal (LD_{50}, *lethal dose*) e uma dose terapêutica, os efeitos colaterais (vômitos, diarreia, hiperpneia e ataxia) e a necessidade de administração repetida são fatores importantes na limitação do uso da prostaglandina na prática veterinária. Agonistas da dopamina, como a cabergolina, que é mais bem tolerada do que a bromocriptina, causa luteólise pela supressão da secreção de prolactina pela hipófise. Os relatos sobre a eficiência dos agonistas da dopamina são diferentes, dependendo da dose e do dia da gestação em que a administração começou. O uso combinado da cabergolina e prostaglandina também já foi relatado[55]. Quando utilizados em combinação, eles são geralmente efetivos em doses mais baixas do que as utilizadas individualmente e, assim, apresentam menos efeitos colaterais.

Por causa dos efeitos colaterais não desejáveis das drogas anteriormente mencionadas, deu-se atenção aos agentes que impedem a ação da progesterona, isto é, antagonistas do receptor de progesterona. Os bloqueadores do receptor de progesterona (antiprogestinas), como a mifepristona, registrada para uso em seres humanos, e aglepristona, têm uma estrutura química relacionada com a da progesterona, mas elas têm um grupo **p**-(dimetilamino) fenil na posição 11β do esqueleto esteroide. As antiprogestinas ligam-se de maneira reversível ao receptor de progesterona, evitando assim que a progesterona endógena ocupe seu sítio de ligação, o que limita sua ação biológica. A aglepristona tem afinidade de ligação pelo receptor de progesterona, que é provavelmente três vezes maior do que a do hormônio nativo. O tempo de residência médio para uma única administração de 20 mg/kg de peso corporal ou de 10 mg/kg de peso corporal administrada duas vezes, com um intervalo de 24 h, é de 6 dias. Este tempo de residência médio bastante longo é devido tanto à absorção lenta da injeção como à excreção lenta. Cerca de 60% da dose administrada é excretada nos primeiros 10 dias e um total de aproximadamente 80%, em 24 dias. A excreção é essencialmente nas fezes. As antiprogestinas podem também interagir com o receptor de glicocorticoides; diferentes antiprogestinas têm diferentes afinidades de ligação com os receptores de progesterona e de glicocorticoide.

A aglepristona foi efetiva para interromper a gestação em 66 de 69 cadelas nas quais a gestação foi confirmada por ultrassonografia[56]. Em outro estudo, todas as gestações (n = 6) confirmadas por ultrassonografia foram interrompidas em 4 a 7 dias após a administração de 10 mg de aglepristona por kg de peso corporal, em 2 dias consecutivos, entre os dias 27 e 31 após o cruzamento[57]. Foi observada apenas uma pequena quantidade de corrimento vaginal mucoso e o exame ultrassonográfico indicou que a gestação foi interrompida por aborto, e não por reabsorção dos fetos.

A concentração plasmática de progesterona não se altera significativamente durante o tratamento com aglepristona e a gestação é interrompida apesar da alta concentração[57,58]. Após o tratamento com aglepristona no período médio da gestação, a progesterona plasmática cai para menos de 3 nmol/ℓ em 8 a 34 dias[57], levando a uma fase lútea significativamente mais curta do que nos cães-controle. Esta luteólise precoce é provavelmente causada pela secreção aumentada de $PGF_{2\alpha}$. De acordo com esta suposição, foram descritos aumentos na concentração de PGFM (o principal metabólito de $PGF_{2\alpha}$) circulante após a interrupção da gestação pelo bloqueador do receptor de progesterona, mifepristona[59].

A concentração plasmática de prolactina aumenta em 24 h após o tratamento com aglepristona no período médio da gestação e retorna ao nível basal em 2 a 4 dias (Figura 7.28)[57]. Este aumento da concentração plasmática de prolactina é provavelmente devido à ocupação dos receptores centrais da progesterona pelo bloqueador do receptor de progesterona, o que mimetiza uma repentina queda na concentração de progesterona. Um aumento semelhante da concentração plasmática de prolactina é observado após ovariectomia na fase lútea.

Compatível com o aumento substancial na concentração plasmática de prolactina, foram descritos sintomas de pseudogestação, incluindo anorexia moderada e letargia em algumas cadelas tratadas com aglepristona no período médio da gestação.

A diminuição do intervalo interestro, devido à diminuição da fase lútea e do anestro, é frequentemente observada após o tratamento com aglepristona no período médio da gestação[57,58]. O intervalo interestro é também encurtado quando a aglepristona é administrada em cadelas no início da gestação ou em cadelas não prenhes, na primeira metade da fase lútea. Nestes casos, apenas o anestro é encurtado, não a fase lútea[58,60].

Pode-se concluir que, para o cão, a aglepristona é adequada para a interrupção da gestação. Se a aglepristona for administrada por volta do dia 28 da gestação, o corrimento vaginal mucoso é o único sinal ginecológico; nenhum outro sintoma nem sinais de parto são observados durante este estágio da gestação. Entretanto, se a droga for administrada após o dia 40 da gestação, sinais de parto, tais como contrações e tensão uterinas, podem ser observados. De acordo com as instruções do fabricante, a aglepristona pode ser utilizada para abortamento até o dia 45 de gestação. O dia 45 foi escolhido, provavelmente, porque a expulsão que se segue é um parto prematuro, em vez de abortamento.

Ainda permanece a questão se é aconselhável tratar cadelas cujo cruzamento não foi programado logo após o acontecido ou quando a gestação for diagnosticada com certeza, por volta do dia 26. Um bom motivo para tratar apenas após a confirmação da gestação é o fato de que, após uma cruza, menos de 40% das cadelas engravidam[61] e, assim, o tratamento precoce resulta em 60% delas serem tratadas desnecessariamente.

A aglepristona é também útil para interrupção da gestação nas gatas, apesar de parecer que sua eficácia nelas é menor do que nas cadelas[62]. O tratamento aconselhado para interrupção da gestação nas gatas é 15 mg de aglepristona por kg de peso corporal, em 2 dias consecutivos. É provavelmente melhor não administrar a aglepristona na primeira metade da gestação, por causa do risco de desenvolvimento de endometrite. Quando administrada na segunda metade da gestação, deve haver controle cuidadoso para confirmar o abortamento esperado. A observação de gatas prenhes tratadas com agle-

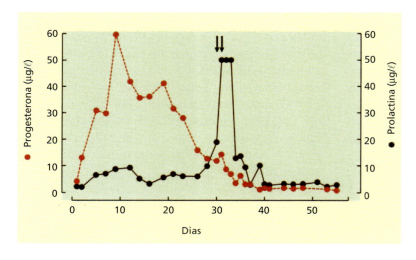

Figura 7.28 – Concentrações plasmáticas de prolactina e progesterona em cadela da raça Beagle, com 4 anos de idade, a partir do dia da ovulação (dia 1) até o final da fase lútea. Nos dias 30 e 31 (*setas*), a cadela foi tratada com aglepristona, com doses subcutâneas de 10 mg/kg de peso corporal. (Modificado de Galac *et al.*, 2000.)[57]

pristona para hiperplasia fibroadenomatosa do tecido da glândula mamária indica que há um risco para endometrite, provavelmente devido ao abortamento incompleto[63]. Se o abortamento não for completo, deve ser administrada a ocitocina e seu efeito deve ser monitorado.

Como nem todas as cadelas e gatas abortam completamente após um tratamento, é necessário o exame por palpação e ultrassonografia após 1 semana. Após a administração repetida de aglepristona, vários exames são necessários para possível abortamento incompleto ou gestação em andamento. Além disso, o abortamento na segunda metade da gestação, se não for devidamente acompanhado, pode causar problemas obstétricos graves.

7.4 Indução do parto

O bloqueador do receptor de progesterona, aglepristona, é uma droga eficiente para a indução do parto na cadela. Em um estudo a respeito, o curso do parto, a sobrevivência dos filhotes e o ritmo de crescimento foram relatados em seis cadelas que receberam aglepristona e em seis cadelas-controle[64]. A aglepristona (30 mg/kg de peso corporal) foi administrada no dia 58 da gestação. Quando o parto não ocorria, empregava-se um protocolo obstétrico padrão. A expulsão do primeiro filhote ocorreu entre 32 e 56 h após o tratamento com aglepristona, momento em que a concentração plasmática de progesterona ainda estava elevada. A duração da gestação nas cadelas em que o parto foi induzido (59,5 ± 0,2 dias) foi significativamente mais curta do que naquelas que pariram espontaneamente (62,2 ± 0,5 dias). A duração da fase de expulsão, os intervalos entre filhotes, o número de natimortos e o número de intervenções clínicas necessárias durante o parto não diferiram significativamente entre os dois grupos. A sobrevivência dos filhotes e seus pesos médios ao nascimento também não diferiram significativamente entre os dois grupos e o tratamento com aglepristona não teve influência significativa nos ritmos de crescimento.

O parto também foi induzido por aglepristona com dose mais baixa (15 mg/kg de peso corporal), seguida, após 24 h, pela administração do análogo de $PGF_{2\alpha}$ alfaprostol (0,08 mg/kg de peso corporal) ou por ocitocina (0,15 UI por kg de peso corporal), a cada 2 h, até a expulsão do último filhote[65]. Neste último estudo, as cadelas pariram entre 27 e 38 h após o início do tratamento.

7.5 Estro persistente

Considera-se que a cadela apresenta estro persistente se a ovulação não ocorrer em 25 a 30 dias após o início do proestro, enquanto sintomas de estro, como corrimento sanguíneo e comportamento de estro, ainda estão presentes. Além disso, o esfregaço vaginal contém, em sua maioria, células superficiais. O estro contínuo, ou persistente, também pode ocorrer na gata.

Patogênese

Cistos e tumores ovarianos podem causar estro persistente em cães e gatos. Sabe-se que cistos ovarianos e sintomas de estro persistente ocorrem em cadelas que sofreram ovariectomia incompleta. Folículos císticos e cistos foliculares luteinizados podem sintetizar e secretar estrógenos e progesterona, esta última dependendo do grau de luteinização (Figura 7.29). Os folículos normalmente sofrem luteinização pré-ovulatória, após a qual ocorre a ovulação e formam-se os corpos lúteos. Os cistos foliculares luteinizados, entretanto, não ovulam.

Provavelmente há uma diferença na patogênese do estro persistente entre cadelas jovens durante o primeiro e segundo ciclos estrais e as cadelas mais velhas. Nas cadelas jovens, o estro persistente não é incomum e provavelmente é o resultado de fracasso na foliculogênese e na subsequente ovulação. Isto geralmente ocorre sem a formação de cistos, ao contrário do que ocorre das cadelas mais velhas, nas quais o estro persistente é comumente associado a cistos[66].

As cadelas jovens geralmente respondem bem ao tratamento e segue-se a luteinização e, em seu próximo ciclo, pode-se esperar uma fase folicular normal e a ovulação. Em contraste, o problema em cadelas mais velhas é frequentemente recorrente. Cistos foliculares ovarianos produzindo estrógenos são comuns em gatas. Eles podem originar-se de folículos maduros ou atrésicos, e sua ocorrência pode aumentar com a idade.

Tumores ovarianos funcionais produtores de hormônio, que frequentemente originam-se de estroma do cordão sexual, são outra causa importante de estro persistente (Figura 7.30). Eles ocorrem principalmente em cadelas e gatas mais velhas, mas, algumas vezes, são observados em cadelas jovens ou em cadelas com tecido ovariano deixado *in situ*, como resultado de ovariectomia incompleta. Este tumor funcional é geralmente um tumor de células granulares.

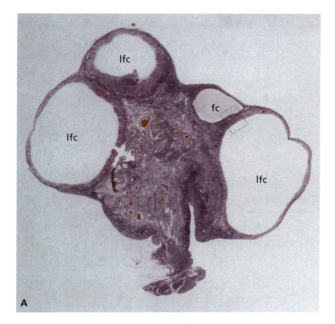
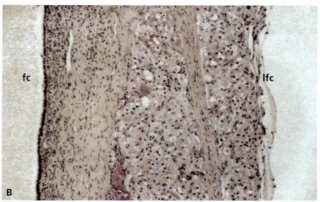

Figura 7.29 – (*A*) Cisto folicular (fc) e cistos foliculares luteinizados (lfc) em cadela com 4 anos de idade com intervalos curtos entre estros e sintomas de estro persistente. Durante estes períodos de estro, a concentração plasmática de progesterona não atingiu os níveis normalmente observados no momento da ovulação. (*B*) Detalhe mostrando a parede do cisto folicular (fc) e a parede de um cisto folicular luteinizado (lfc). Repare nas células luteinizadas nas margens do cisto folicular luteinizado. (Coloração H&E).

Além disso, estrógenos administrados para interromper uma gestação não desejada causam ocasionalmente estro persistente, possivelmente por induzir a formação de cistos ovarianos. Raramente, a doença do fígado pode ser a causa de estro persistente, supostamente por causa de alterações no metabolismo hepático dos hormônios reprodutivos esteroides[66].

Diagnóstico

O diagnóstico é baseado na persistência de corrimento sanguíneo, cornificação vaginal, comportamento de estro, achados vaginoscópicos e concentrações plasmáticas de progesterona e estradiol. A concentração plasmática de progesterona é mais baixa do que 16 nmol/ℓ, mas a concentração plasmática de estradiol não está consistentemente elevada. Uma história de ovariectomia incompleta ou de terapia hormonal pode contribuir para o diagnóstico. A palpação abdominal pode ser útil para excluir um tumor, apesar de o tamanho e a consistência destes tumores variarem consideravelmente. A ultrassonografia, é muito valiosa para diagnosticar cistos ovarianos e tumores císticos (Figura 7.31). Ao interpretar os achados da ultrassonografia, é importante lembrar que, no cão, a morfologia dos cistos pode mimetizar aquela dos folículos vesiculares e antrais nos jovens corpos lúteos em desenvolvimento. A tomografia computadorizada fornece uma resolução espacial melhor do que a da ultrassonografia e é mais fácil de executar e de interpretar (Figura 7.32).

Figura 7.30 – Tumor de célula granular de cadela da raça Pastor Belga, com 9 anos de idade, e que apresentava comportamento de estro por 4 meses. As concentrações plasmáticas de progesterona e 17β-estradiol eram 7 nmol/ℓ e 270 pmol/ℓ, respectivamente. A concentração de 17β-estradiol no fluido do cisto era de 1.195 pmol/ℓ.

Diagnóstico diferencial

Um cio dividido é um cio que para antes da ovulação e começa outra vez após um intervalo de dias ou semanas. Se o intervalo for muito curto ou não for notado, o cio dividido pode ser difícil de distinguir do estro persistente.

Terapia

Os cistos podem ser tratados pela administração de GnRH, como gonadorelina ou buserelina (doses subcutâneas repetidas de 0,1 mℓ/kg de peso corporal), mas isto nem sempre resolve o problema. Se ocorrer a luteinização dos folículos císticos ou luteinização adicional de cistos luteinizados, o estro é interrompido, a concentração plasmática de progesterona aumentará e o esfregaço vaginal conterá principalmente células intermediárias e parabasais, bem como leucócitos. Se o problema persistir, o estro pode ser interrompido pela administração oral de doses baixas, 1 vez/dia, de acetato de megestrol (primeira semana: 0,1 mg/kg de peso corporal; segunda semana: 0,05 mg/kg de peso corporal). Os tumores ovarianos devem ser removidos.

7.6 Cio dividido

Como mencionado anteriormente, um cio dividido é um cio que para antes da ovulação e recomeça após dias ou semanas. O corrimento vaginal altera-se de vermelho para marrom e o esfregaço vaginal contém células intermediárias, células parabasais e leucócitos. A vaginoscopia revela que a inchação das dobras mucosas da vagina está diminuindo. O cio dividido é observado com bastante frequência em cadelas jovens e nas mais velhas e, especialmente, em certas raças, como nos Pastores Alemães. Provavelmente, é causado por regressão prematura dos folículos. Se o proestro retorna, geralmente ocorre ovulação. Em geral, não é necessário tratamento, mas um monitoramento preciso do ciclo estral é essencial para determinar o período apropriado para o cruzamento.

7.7 Hipoluteoidismo

A progesterona, secretada pelo corpo lúteo, é necessária para a manutenção da gestação. Apesar de o hipoluteoidismo poder levar à infertilidade, ele parece ser raro. Para o diagnóstico, a concentração plasmática de progesterona deve ser mensurada de maneira precisa por radioimunoensaio, porque os *kits* de ensaio imunoabsorvente ligado à enzima (ELISA, *enzyme-linked immunosorbent assay*) comerciais não são confiáveis no limite crítico de 3 a 16 nmol/ℓ. Além disso, é essencial que qualquer progestágeno utilizado para evitar aborto não seja detectado pelo radioimunoensaio para progesterona. Foi relatado que uma cadela da raça Bernese

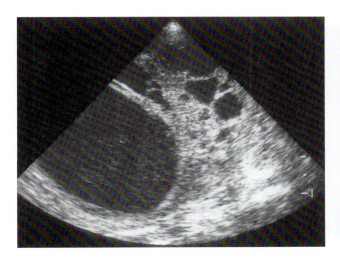

Figura 7.31 – Ultrassonografia longitudinal do abdome da cadela da Figura 7.30, mostrando pequenos e grandes cistos no tumor.

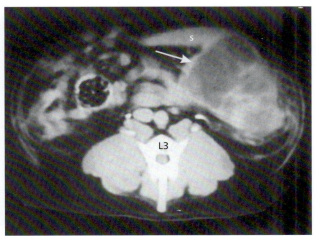

Figura 7.32 – Imagem de tomografia computadorizada realçada por contraste do abdome, ao nível da terceira vértebra lombar (L3), de cadela da raça Collie, com 4 anos de idade e estro persistente. Originando-se do ovário esquerdo há uma lesão grande, cística e ocupando espaço (*seta*), em contato íntimo com a extremidade ventral do baço (S).

Mountain Dog, com 2,5 anos de idade, havia tido duas gestações prévias que terminaram em abortamento por volta do dia 50. No dia 42, a ultrassonografia revelou fetos vivos, mas a concentração plasmática de progesterona havia diminuído para 8,3 nmol/ℓ, o que é logo acima do limiar necessário para manter uma gestação vital. O tratamento oral com acetato de medroxiprogesterona foi iniciado e continuou até o dia 58, para evitar o abortamento devido à deficiência de progesterona. Durante o tratamento com acetato de medroxiprogesterona, a concentração plasmática de progesterona endógena caiu ainda mais. No dia 59 foi executada uma cesariana, por causa de distocia, e a cadela deu à luz quatro filhotes vivos e um morto[67]. Por causa dos potenciais efeitos colaterais dos progestágeno, como piometra-hiperplasia endometrial cística (CEH, *cystic endometrial hyperplasia*) (Capítulo 7.11), as cadelas não devem ser tratadas com progestágeno após a ovulação, a não ser que o hipoluteoidismo primário tenha sido comprovado.

7.8 Anestro prolongado

Uma cadela que não tenha estado em estro até os 18 a 24 meses de idade é considerada como tendo anestro primário. A principal causa de anestro primário é o hermafroditismo verdadeiro ou o pseudo-hermafroditismo (Capítulo 6.2.3). Se uma cadela esteve em estro e seu intervalo interestro é agora maior que doze meses, ou duas vezes maior que seu intervalo interestro usual, este anestro é considerado como anestro prolongado. Uma das razões para anestro prolongado é o hipotireoidismo. O hipotireoidismo, entretanto, também pode estar associado a proestro prolongado ou abreviado, bem como com sintomas leves de estro. O anestro prolongado pode também ser induzido por drogas como progestágeno ou glicocorticoide. Neste último caso e no hipercortisolismo espontâneo, o anestro é provavelmente o resultado de nível diminuído de hormônios gonadotróficos circulantes[68]. Também foi relatado que a ooforite linfocítica, mais provavelmente uma alteração imunomediada, pode causar anestro prolongado[69]. Por outro lado, a ooforite foi também descrita em uma cadela que tinha ciclos estrais com fases lúteas e intervalos interestro muito curtos[70]. A duração e a frequência dos ciclos estrais tornam-se mais irregulares com a idade e os intervalos interestros aumentam após os 8 anos de idade. Um anestro aparentemente prolongado pode ser também o resultado de um estro silencioso ou do insucesso do proprietário em detectar o estro.

Diagnóstico

Um exame físico e ginecológico geral[71] deve ser executado, após o que um ou mais dos seguintes testes podem ser úteis:

- Mensuração da concentração plasmática de progesterona. Se > 3 nmol/ℓ, a cadela estava provavelmente no estro e o proprietário não percebeu ou a cadela teve um estro silencioso.
- Mensuração das concentrações plasmáticas de tiroxina e TSH. Se os resultados forem inconclusivos e ainda suspeitar-se de hipotireoidismo, deve ser executada uma cintigrafia da tireoide e/ou um teste de estimulação de TSH (Capítulo 3.3.1).
- Mensuração das concentrações plasmáticas de LH e FSH. Valores altos de LH e FSH indicam ausência ou falência de gônada (aplasia, ovariectomia). Apesar de não ser essencial para o diagnóstico, é de interesse que um LH elevado, mas não um FSH, possa ser adicionalmente estimulado com GnRH[72].
- Um teste de estimulação de GnRH com mensurações da concentração plasmática de progesterona (Capítulo 12.5.1): este teste pode confirmar o pseudo-hermafroditismo masculino ou hermafroditismo verdadeiro em um animal com fenótipo feminino.
- Determinação do cariótipo. Anomalias na diferenciação sexual podem apresentar-se como anestro primário em animais com fenótipo feminino. As anomalias podem incluir a presença de complementos de cromossomos sexuais anormais, que não combinam com o fenótipo do animal (Capítulo 6.2.1)[69].
- Laparoscopia ou laparotomia, para examinar o trato genital e coletar tecido para exame histológico.
- A ultrassonografia abdominal geralmente não revela a causa de estro prolongado.

Tratamento

O tratamento depende da causa do anestro prolongado. O hipotireoidismo é tratado com l-tiroxina (Capítulo 3.3.1). Se o animal tem cios silenciosos, o estro pode ser detectado por exame citológico a intervalos regulares e por cuidadoso exame visual

Ovários **245**

da vulva. O período ótimo para cruzamento pode ser determinado pela mensuração da progesterona. Na maioria dos casos de hermafroditismo verdadeiro ou pseudo-hermafroditismo, o tratamento não é possível. Se não for descoberta a causa específica para o anestro prolongado, o estro pode ser induzido (Capítulo 7.9).

7.9 Indução do estro

A indução de uma fase folicular pode ser conseguida por vários métodos, incluindo o uso de estrógenos sintéticos, agonistas de GnRH, gonadotrofinas exógenas (LH, FSH, gonadotrofina coriônica humana, gonadotrofina coriônica equina e gonadotrofina menopáusica humana), agonistas da dopamina e antagonistas de opiáceos (naloxona). Estes métodos variam muito na sua eficiência para induzir o estro, bem como a resultante fertilidade[41]. Em um estudo em que GnRH foi administrado a 36 cadelas em anestro, em pulsos de 15 a 500 ng/kg de peso do corpo, a cada 90 min, por 7 a 9 dias, o tratamento resultou no proestro em 26, no estro em 20, na ovulação em 16 e na gestação em 12 cadelas. A eficiência foi dependente da dose[73]. Um estro fértil pode também ser induzido pela administração de um agonista de GnRH de liberação lenta, seguido por um análogo de GnRH no primeiro dia do estro induzido[74]. O anestro na cadela pode também ser encerrado pela administração de LH. Em um estudo, o proestro foi induzido por LH porcino em todas as 16 cadelas, das quais 12 entraram em estro e 7 ovularam. As cadelas nas quais ocorreu o proestro, mas não o estro, haviam sido todas tratadas no início do anestro[75]. O rápido aumento na concentração plasmática de estradiol, que é observado após o tratamento com LH, sugere que um aumento na esteroidogênese folicular é um efeito primário do LH. Nas cadelas, a resposta insuficiente ao LH porcino no início do anestro pode ser devido à não existência de receptores de FSH ou FSH folicular neste estágio do anestro. A aromatase folicular nos ratos e na maioria das outras espécies estudadas parece estar sob controle, principalmente, de suprarregulação pelo FSH[76].

O encurtamento do anestro e, assim, a estimulação da foliculogênese podem também ser induzidos pela administração de agonistas da dopamina, como bromocriptina e cabergolina[25,29,32]. O resultado do tratamento com os agonistas da dopamina depende da dose do agonista da dopamina administrado e do período do ciclo estral ou anestro em que o tratamen-

to é iniciado. Quando a bromocriptina foi iniciada durante a fase lútea, com uma dose oral de 20 mg/kg, 2 vezes/dia, o intervalo interestro médio foi diminuído de 216 para 96 dias (Figura 7.18)[32]. Quando foi iniciado durante o anestro, 100 dias após a ovulação e com a mesma dose, o proestro seguinte ocorreu após um intervalo médio de cerca de 45 dias[77]. A fertilidade de estros iniciados pelo tratamento com bromocriptina parece ser normal.

7.10 Prevenção do estro

O estro pode ser prevenido clínica ou cirurgicamente. A ovariectomia tem certas vantagens. Ela é efetiva após um único procedimento. Ela diminui consideravelmente o risco de câncer de mama se executada antes ou após a primeira fase lútea, mas, em qualquer dos casos, antes dos 2,5 anos de idade. Ela também impede o desenvolvimento de piometra e de excesso de GH induzido por progesterona (Capítulo 2.2.4.2). Existem, no entanto, várias desvantagens, como o risco da anestesia e da cirurgia e a irreversibilidade do procedimento. Existem também possíveis efeitos colaterais, como incontinência urinária ou alterações não desejadas na pelagem. A gonadectomia em idade precoce está associada a aumento na incidência de cistite[78]. O risco de incontinência urinária é maior se a cirurgia for realizada antes do primeiro estro (ver também o Capítulo 8.2)[78]. A incontinência urinária ocorre principalmente em cadelas de raças grandes. As cadelas das raças Boxer, Doberman, Bouvier de Flandres, Schnauzer gigante, Irish Setter, Old English Sheepdog, Weimaraner e Rottweiler mostram-se especialmente em risco de desenvolver incontinência urinária.

Na gata, a ovariectomia é o tratamento de escolha. Ela não leva à incontinência urinária. Mais ainda, a progesterona endógena e os progestágenos são, como nas cadelas, tumorigênicos e os tumores mamários nas gatas são muito frequentemente malignos[79,80].

A prevenção clínica do estro pode ser conseguida com vários tipos de drogas, mas nem todas podem ser utilizadas em todos os países. Os progestágenos são as mais importantes, mas os andrógenos também podem ser utilizados, principalmente para prevenção a curto prazo.

Os **andrógenos** provavelmente inibem a liberação de gonadotrofina pela hipófise, o que impede o desenvolvimento folicular. Um andrógeno sintético administrado oralmente, mibolerona, é também anabólico. Ele não tem atividade de progesterona ou de estrogênio e sua vantagem, portanto, está na sua influência mínima sobre o endométrio. Pode ocorrer o espessamento do miométrio, mas apenas quando são utilizadas doses excessivas. Apesar de a fertilidade subsequente em cadelas tratadas com esta droga parecer boa, ela não é recomendada nos Estados Unidos para utilização em cadelas em reprodução ou em cadelas antes do primeiro estro. Os andrógenos também podem ter efeitos colaterais, incluindo hipertrofia do clitóris, corrimento vaginal, disfunção do fígado e ganho de peso. Os andrógenos são contraindicados para cadelas que tenham doença do fígado ou do rim. Além disso, os andrógenos podem induzir o desenvolvimento de tumores mamários. Se administrados para cadela prenhe, os andrógenos podem causar defeitos no trato urogenital de filhotes femininos. E mais, os andrógenos podem causar aumento na agressividade e alteração no comportamento de micção. As cadelas começam a urinar como os machos e as gatas podem desenvolver o comportamento de borrifar urina.

Os **agonistas de GnRH** administrados em altas doses por longo período de tempo também previnem o estro por infrarregulação dos receptores de GnRH nos gonadotrofos hipofisários. Entretanto, o efeito estimulador precoce dos análogos de GnRH, que causam estro se forem administrados no anestro e, algumas vezes, também se administrados na fase lútea, torna-os menos adequados para a utilização clínica[81]. Em um estudo, implantes com agonistas de GnRH aplicados antes da puberdade (idade média: 4,9 ± 0,3 meses) impedem a função reprodutiva por 1 ano. Seguindo-se à remoção do implante, o estro ocorreu naturalmente em sete de dez cadelas e pôde ser induzido nas outras três, após 1,2 a 14,3 meses[82]. A idade da puberdade das cadelas tratadas era de 25,5 ± 5 (18 a 31) meses. Antagonistas de GnRH de longa duração, adequados para o uso na prática clínica, não foram ainda comercializados.

Progestágenos. O mecanismo de ação contraceptiva dos progestágenos ainda não está claro. Em algumas espécies, há evidência de que os progestágenos contraceptivos inibem a liberação de gonadotrofina. Entretanto, altas doses de acetato de medroxiprogesterona administradas por vários meses em cadelas da raça Beagle não reduziram a concentração aumentada de LH circulante em cadelas que sofreram ovariectomia e também não diminuíram a concentração de LH em cadelas não castradas[83]. Em outro estudo, altas doses contraceptivas de acetato de megestrol não suprimiram a secreção basal de gonadotrofina durante o anestro nem a hipersecreção de LH e FSH que ocorre nas cadelas que sofreram ovariectomia[84]. O tratamento crônico com acetato de medroxiprogesterona (MPA) não afetou a secreção de FSH, com exceção de um aumento 2 meses após o início do tratamento, e não afetou a secreção de LH (Figura 7.33)[85]. A liberação pulsátil de FSH e LH é mantida durante o tratamento com MPA, mas existem indicações de alterações no padrão pulsátil de secreção de gonadotrofinas. Em geral, os pulsos de LH coincidem com um pulso de FSH, mas, durante o tratamento com MPA, os pulsos de LH coincidem com pequenos e, algumas vezes, insignificantes pulsos de FSH (Figura 7.33)[86]. Os resultados deste estudo também sugerem que pode haver um efeito negativo direto do acetato de medroxiprogesterona no desenvolvimento de folículos no ovário[86].

Os progestágenos mais frequentemente utilizados para a prevenção do estro em cães são proligestona e MPA. A dose única de injeção subcutânea recomendada pelo fabricante para a proligestona varia de 10 mg/kg para uma cadela de cerca de 60 kg, até 30 mg/kg para uma cadela de 3 kg; e para o acetato de medroxiprogesterona, a dose única de injeção subcutânea é de 2 mg/kg (com a dose máxima de 60 mg). Eles devem ser administrados durante o anestro, cerca de 1 mês antes da fase folicular esperada (Figura 7.34). Na maioria das cadelas, o primeiro estro após a injeção de proligestona pode ser esperado de nove a doze meses; após a injeção de MPA, ele pode demorar de 2 a 3 anos. O MPA pode também ser administrado oralmente, 5 mg, 1 vez/dia (10 mg para cadelas grandes durante os primeiros 5 dias), por tanto tempo quanto a prevenção do estro for desejada ou por um máximo de 21 dias. O estro recorre após 2 a 9 meses. Nos Estados Unidos, a dose aconselhada de acetato de megestrol, um progestágeno que provavelmente tem um efeito progestogênico mais forte do que o MPA, é de 0,5 mg/kg, oralmente, 1 vez/dia, por 32 dias, começando no anestro, ou 2 mg/kg, por 8 dias, começando no início do proestro. Considerando os resultados que são obtidos com doses mais baixas de MPA, esta dose recomendada parece ser muito alta.

Em um ambiente doméstico usual, a gata não é afetada por fotoperiodismo e pode ter ciclos ao longo do ano todo. Isto pode ser prevenido pela administração oral de 5 mg de MPA ou 2 mg de acetato de megestrol, 1 vez/semana. Alternativamente, os proprietários que conseguem detectar os sintomas

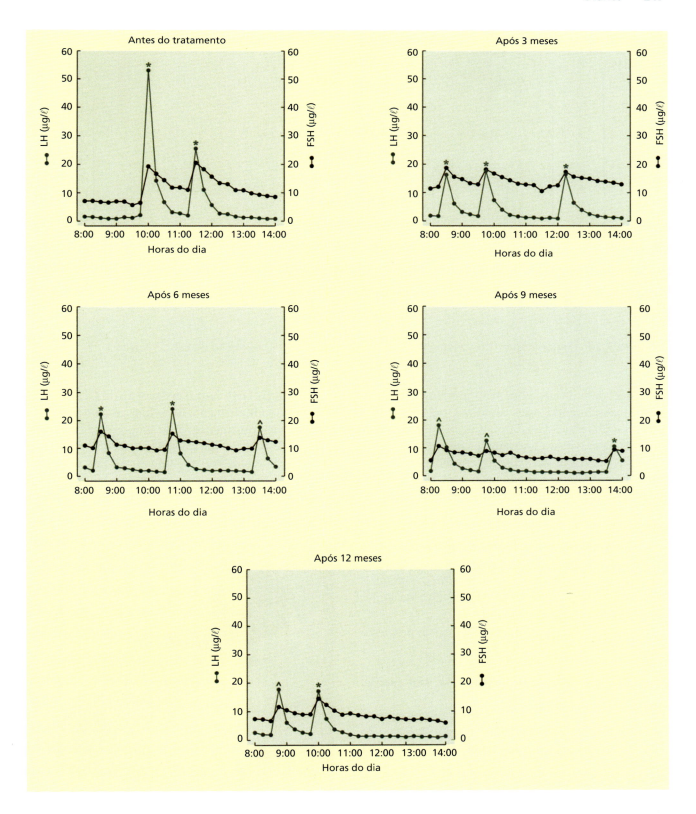

Figura 7.33 – Perfis plasmáticos de 6 h de FSH e LH em cadela da raça Beagle, com 3 anos de idade, antes do tratamento e três, seis, nove e doze meses após o início dele com acetato de medroxiprogesterona (10 mg/kg, a cada 4 semanas). * Pulsos significativos de FSH e LH. ^ Pulso significativo de LH sem aumento significativo de FSH. (Modificado de Beijerink *et al.*, 2008.)[86]

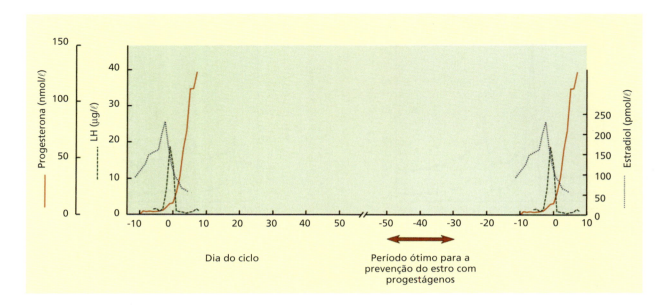

Figura 7.34 – Período ótimo do tratamento com progestágenos para prevenção do estro na cadela.

que precedem o estro podem administrar estas drogas apenas quando estes sintomas ocorrerem. Os efeitos colaterais da administração oral parecem ser menos graves do que aqueles que acompanham as injeções. Além disso, se a gata inesperadamente estiver prenhe, a medicação oral pode ser interrompida e o parto pode ocorrer normalmente. Outra opção é reduzir a frequência de estros na gata pela indução de ovulação. Isto pode ser conseguido pela estimulação mecânica da vagina (tocando o vestíbulo/vagina com uma sonda de algodão) ou por tratamento com hormônio gonadotrófico ou GnRH durante o estro. A pseudogestação induzida atrasa a recorrência do estro.

Efeitos colaterais associados ao uso de progestágenos para a prevenção do estro:

- Desenvolvimento de hiperplasia endometrial cística (Capítulo 7.11).
- Gestação prolongada. Isto ocorre se os progestágenos são administrados subcutaneamente no início da fase folicular e a cadela é cruzada. A gestação será prolongada e uma cesariana poderá ser necessária.
- Hipersecreção de GH mamário (Capítulo 2.2.4.2).
- Diabetes melito. Nas gatas, isto é geralmente causado pelos efeitos de glicocorticoide inerentes aos progestágenos[87,88]. Nas cadelas, entretanto, à parte os efeitos de glicocorticoide, o diabetes melito é amplamente devido ao excesso de GH[15]. A hipersecreção de GH causada pela administração de progestágeno pode ser tratada com sucesso pelo bloqueador do receptor de progesterona, a aglepristona[89].
- Risco aumentado de transformação neoplásica do tecido mamário. Esta vai de hiperplasia até adenomas e tumores malignos. A transfor-

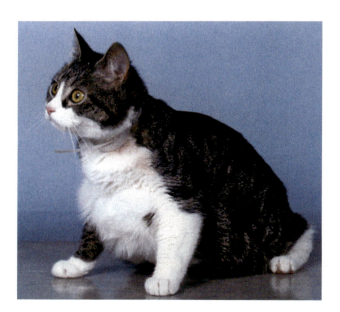

Figura 7.35 – Gata com dez meses de idade e hiperplasia fibroadenomatosa das glândulas mamárias. Após seu primeiro estro, ela foi tratada com 2 mg de acetato de megestrol, 1 vez/semana, por 3 semanas.

mação neoplásica do tecido mamário induzida por progestágeno inicia-se com a proliferação de estruturas indiferenciadas dos ductos terminais, chamadas de botões da extremidade terminal[90]. Esta proliferação aumenta a suscetibilidade do tecido mamário à transformação maligna. Entretanto, a hiperplasia por si mesma pode também originar problemas, especialmente em gatas. Em gatas jovens, progestágenos exógenos (e também a progesterona endógena!) podem causar a proliferação extensiva de ductos, epitélio e estroma mamários, levando à hiperplasia fibroadenomatosa muito grande (Figura 7.35). Esta última doença pode ser efetivamente tratada com bloqueador do receptor de progesterona, a aglepristona[63].

A ocorrência destes efeitos colaterais, com exceção da "gestação prolongada", é amplamente dependente da exposição total ao progestágeno. Com as doses aconselhadas, a exposição pode ser mais alta com MPA e acetato de megestrol do que com a proligestona, esta última sendo um progestágeno bastante fraco.

7.11 Hiperplasia endometrial cística-endometrite

Patogênese e patologia

A hiperplasia endometrial cística (CEH, *cystic endometrial hyperplasia*) é uma doença comum do útero da cadela e da gata. Se a hiperplasia endometrial for acompanhada por inflamação, a condição é chamada de CEH-endometrite. A CEH pode desenvolver-se como consequência da influência repetida de progesterona endógena durante sucessivas fases lúteas ou como consequência de progestágenos exógenos. Ela é, portanto, uma doença comum em cadelas mais velhas, que completaram várias fases lúteas. Ela não é o resultado de corpo lúteo "retido".

Foi demonstrada, por imuno-histoquímica, a presença de GH nas células epiteliais glandulares hiperplásicas do útero de cadelas tratadas com progestágenos. Apesar de a progesterona endógena e os progestágenos exógenos poderem induzir o desenvolvimento de CEH, bem como a hipersecreção de GH no tecido mamário, este último não parece ter papel na patogênese de CEH[18].

Na gata, a CEH é uma doença principalmente de animais mais velhos, mas ocasionalmente ocorre em idade jovem, especialmente após a administração de progestágenos. As gatas com CEH-endometrite frequentemente têm corpos lúteos, sem história de cruzamento[42], o que pode ser devido ao fato de que as gatas nem sempre requerem o coito para induzir a ovulação (Capítulo 7.2.2). Isto provavelmente significa que várias ovulações ocorreram despercebidamente e, consequentemente, que o animal havia estado repetidamente sob influência de progesterona. A CEH-endometrite foi também observada em gatas que sofreram ovariectomia e foram tratadas com progestágenos.

As alterações do epitélio glandular uterino associadas à CEH ocorrem primeiro próximo à cavidade do útero (Figura 7.36), mas note que as glândulas acessórias também podem estar presentes no miométrio (adenomiose) ou mesmo na serosa (endometriose). A CEH é geralmente difusa, mas pode estar limitada a apenas partes do útero. Se o colo do útero está fechado, o que geralmente é o caso quando sob

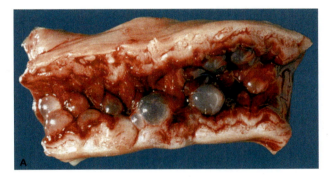

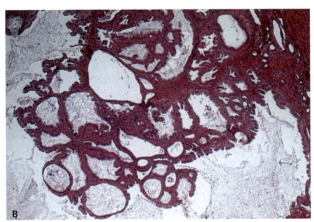

Figura 7.36 – (*A*) Hiperplasia endometrial cística em cadela com 8 anos de idade. O lúmen do útero está preenchido com agregados de cistos protuberantes originados no endométrio. (*B*) Proliferação multicística na cadela devido à hiperplasia endometrial cística com crescimento papilar excessivo do endométrio, que é formado principalmente por tecido epitelial com tecido conjuntivo escasso. (Coloração H&E, ×40).

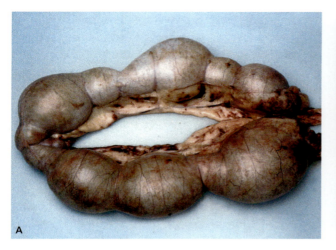
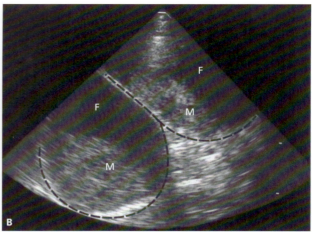

Figura 7.37 – (A) Mucometra com parede uterina fina em cadela da raça Bouvier des Flandres, com 7 anos de idade, tratada por vários anos com altas doses de progestágenos. (B) Ultrassonografia transversa do abdome da mesma cadela. O útero está gravemente dilatado (delineado pela linha tracejada) e preenchido com fluido (F). Muco inspissado (M) causa ecogenicidade amorfa na parte dependente dos cornos uterinos.

influência da progesterona, desenvolve-se a mucometra (Figura 7.37). Na CEH sem infecção, não há células inflamatórias, ao passo que, no caso de infecção, resultam neutrófilos e células plasmáticas.

Manifestações clínicas

Cadelas e gatas com CEH não complicada não apresentam sinais de doença sistêmica. Entretanto, pode ocorrer infertilidade devido à falha na implantação ou reabsorção fetal. Se infecção também estiver presente, os sinais e sintomas são frequentemente dependentes da desobstrução cervical. A doença sistêmica é geralmente mais branda quando o colo do útero está aberto do que quando ele está fechado. Podem ser encontradas grandes quantidades de pus na cavidade do útero, especialmente se o colo do útero estiver fechado (piometra). Nesta situação, o animal está letárgico e pode estar anoréxico. O útero aumentado pode causar distensão abdominal. Com um colo de útero aberto, o corrimento vai de amarelo a chocolate, ou vermelho, dependendo da presença ou ausência de sangue. A infecção bacteriana pode causar deposição de complexos imunológicos nas paredes dos capilares glomerulares. Isto pode causar proteinúria, mas geralmente não leva à falência renal permanente. As concentrações plasmáticas elevadas de ureia e creatinina são geralmente de origem pré-renal, isto é, devido à hipovolemia. Vômitos associados à uremia podem ser um fator agravante. Deve-se estar alerta para a possibilidade de peritonite devido a um útero perfurado.

A infecção bacteriana, mais especificamente os antígenos de *Escherichia coli*, pode causar perda da hipertonicidade medular[91]. Além disso, foi demonstrada em cadelas com piometra diminuição na sensibilidade renal à vasopressina[92]. Estas alterações podem levar à diminuição da capacidade de concentrar urina. A poliúria e a polidipsia associadas são comuns em cadelas com CEH-endometrite, mas são raras nas gatas.

A anemia está presente em cerca de 40% das cadelas com CEH-endometrite. Isto pode ser o resultado da perda de sangue no útero, mas o processo inflamatório também pode levar à diminuição da eritropoese.

Diagnóstico

A CEH-endometrite é geralmente uma doença de cadelas e gatas de meia-idade ou idosas. Ela ocorre durante a fase lútea do ciclo estral ou sob influência de progestágenos exógenos. Nos casos de endometrite em que o colo do útero está aberto, o corrimento pode ser observado durante a vaginoscopia. A cultura do corrimento geralmente revela *E. coli* e, esporadicamente, outras bactérias. Os exames de rotina de laboratório frequentemente revelam neutrofilia, anemia e hiperproteinemia. O útero aumentado pode ser palpado ou visualizado por radiografia (Figura 7.38) ou, preferivelmente, por ultrassonografia (Figura 7.39). Nos casos de CEH sem acúmulo de fluido, a visualização só é possível por ultrassonografia.

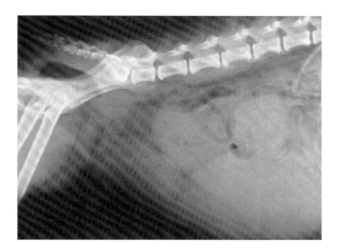

Figura 7.38 – Radiografia lateral do abdome de cadela sem raça definida com 7 anos de idade e piometra. O útero dilatado e cheio de fluido causa o deslocamento de outras vísceras.

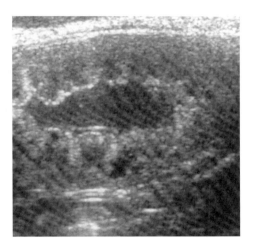

Figura 7.39 – Ultrassonografia do abdome de cadela com 7 anos de idade e hiperplasia endometrial cística. O útero está ligeiramente dilatado, cheio de fluido e apresenta a parede irregularmente espessada com pequenos cistos.

Diagnóstico diferencial

Vários dos sinais e sintomas de CEH-endometrite podem também estar associados à gestação, a tumores vaginais causando corrimento ou vaginite. Para outras causas de poliúria/polidipsia, tais como excesso de GH induzido por progestágenos, diabetes melito, hipertireoidismo e hipercortisolismo, o leitor deve consultar os capítulos relevantes, incluindo o Capítulo 2.3.3.4.

Tratamento

O tratamento de escolha para a CEH-endometrite é a ovário-histerectomia. Se a cadela ou a gata for jovem e o proprietário desejar cruzá-la, pode ser iniciada a terapia clínica. O tratamento clínico deve incluir a administração de agente antibacteriano, escolhido após cultura bacteriológica e antibiograma, por, pelo menos, 2 semanas. A administração adicional do bloqueador de receptor de progesterona aglepristona, em dose de 10 mg/kg de peso corporal, nos dias 1, 2, 8 e 15, melhora o resultado[93]. A combinação de antibióticos, aglepristona e $PGF_{2\alpha}$ pode melhorar mais ainda os resultados do tratamento. As prostaglandinas podem ser administradas, como o sal de $PGF_{2\alpha}$, trometamina de dinoprosta, em dose de 100 a 150 µg/kg de peso corporal, 2 ou 3 vezes/dia, durante 4 dias, ou como cloprostenol, em uma dose subcutânea de 1 µg/kg nos[94] dias 3, 5, 8, 10, 12 e 15. $PGF_{2\alpha}$ causa a regressão prematura do corpo lúteo se for administrado repetidamente na segunda metade da fase lútea. Podem-se esperar contrações uterinas, dilatação do colo do útero e evacuação do conteúdo do útero. Efeitos colaterais, observados principalmente no início da terapia com $PGF_{2\alpha}$, podem incluir salivação, vômitos, diarreia, hiperpneia, ataxia, inquietação e dilatação pupilar minutos após a administração. Caminhar com a cadela durante este período diminui os efeitos colaterais, que também podem ser diminuídos com doses menores administradas com mais frequência. Existe o risco de perfuração uterina durante esta terapia clínica, sendo maior se o colo do útero estiver fechado no início da terapia. A CEH-endometrite pode recorrer no próximo ciclo estral.

O tratamento para a gata é o mesmo descrito para a cadela. Além disso, é, às vezes, possível inserir um cateter gato macho (para pequenos animais) através do colo do útero para depositar dentro do útero um antibiótico solúvel em água, como 100 mg de ampicilina, em 5 mℓ de água. O estro, em geral, segue-se logo após o tratamento.

Prognóstico

O prognóstico após apenas tratamento clínico é com frequência incerto, mas provavelmente melhora, desde que possa ser utilizado um bloqueador de receptor de progesterona em combinação com $PGF_{2\alpha}$. A endometrite em cadela após um tratamento com estrógenos para cruzamento indesejado tem um prognóstico razoavelmente bom, ao contrário daquele para o tratamento clínico de CEH grave em cadela idosa. Nas gatas, o prognóstico após o tratamento clínico é muito melhor do que para as cadelas; muitas gatas mais tarde concebem e parem ninhadas normais.

7.12 Alterações na fertilidade de cadelas devido a problemas de manejo de cruzamento

Alterações na fertilidade podem estar relacionadas com (1) anomalias do ciclo estral, como cio dividido, estro persistente e hipoluteoidismo; (2) anomalias anatômicas, como estenoses e septos (Figura 7.40); (3) hiperplasia endometrial cística ou (4) doenças infecciosas, como brucelose canina ou infecção por vírus de herpes. Os problemas de fertilidade podem surgir durante qualquer estágio do ciclo reprodutivo. Eles podem resultar em impossibilidade de cruzamento, fracasso na concepção ou término prematuro da gestação (ver também as seções anteriores). Muitos dos problemas de fertilidade observados são resultado de manejo inapropriado da cadela e podem ser resolvidos se for introduzido um programa de cruzamento apropriado (Capítulo 14.3). Esta seção, portanto, será focalizada em alterações da fertilidade relacionadas com problemas de manejo do cruzamento.

O conhecimento da fisiologia reprodutiva é indispensável para um bom manejo de cruzamento. Como mencionado no Capítulo 7.2.1, a duração do proestro é geralmente de 9 dias, mas ela pode ser tão curta quanto 3 dias ou tão longa quanto 17 dias. A duração do estro é geralmente de 9 dias, mas pode variar de 3 até 21 dias. O início do estro é, em geral, sincronizado com o pico pré-ovulatório de LH, mas ocasionalmente antecipa-se para 2 a 3 dias antes ou atrasa-se para 4 a 5 dias após o pico de LH. Mais ainda, algumas cadelas nunca apresentam comportamento de estro. Portanto, fica claro que cruzar uma cadela em 1 dia padrão do ciclo geralmente não trará bons resultados. O cruzamento baseado no

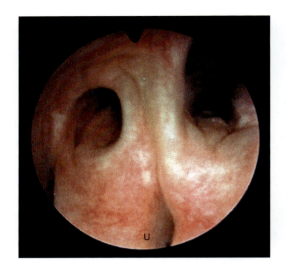

Figura 7.40 – Septo vaginal entre o vestíbulo e a vagina de cadela observado durante o anestro. U = orifício uretral.

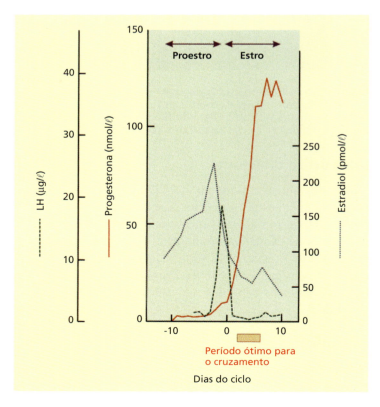

Figura 7.41 – Momento ótimo para cruzamento relacionado com as concentrações plasmáticas de estradiol, LH e progesterona.

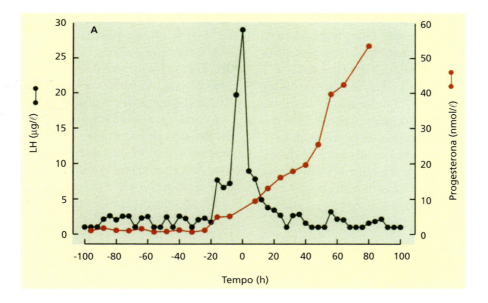

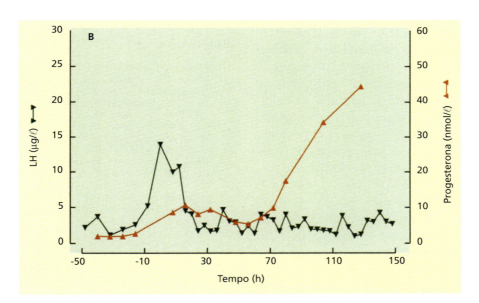

Figura 7.42 – Concentrações plasmáticas de LH e progesterona durante o período periovulatório (pico de LH no momento 0) em duas cadelas. Painel inferior: cadela da raça Beagle com 6 anos de idade; após o aumento inicial, a concentração plasmática de progesterona permanece estável por 3 dias. Painel superior: cadela da raça Beagle com 5 anos de idade; a concentração plasmática de progesterona aumenta acentuadamente em 24 h. Repare também nos picos de LH bifurcados. (Modificado de De Gier *et al.*, 2006.)[2]

comportamento de estro trará resultados melhores, mas, ainda assim, algumas cadelas serão cruzadas muito cedo e outras, muito tarde. A determinação do período de ovulação é, portanto, da maior importância. Vários métodos foram descritos para determinar o período de ovulação, bem como o momento ótimo para o cruzamento. Os principais métodos são a mensuração da progesterona plasmática e a vaginoscopia.

O período de ovulação pode ser satisfatoriamente definido por três mensurações por semana da progesterona plasmática. A concentração aumenta ligeiramente no momento do pico pré-ovulatório de LH e, então, aumenta rapidamente no início da ovulação, excedendo, desse modo, os 16 nmol/ℓ. O momento ótimo para o cruzamento inicia-se 24 h mais tarde (Figura 7.41) e baseia-se no tempo necessário para a maturação dos ovócitos e capacitação dos espermatozoides. Este último necessita de pelo menos 7 h. Determinando o momento ótimo para o cruzamento com a utilização de um rápido radioimunoensaio para a progesterona plasmática, conseguiu-se a gestação em 105 de 112 (94%) cadelas com fertilidade normal e em 81 de 104 (78%) daquelas com fertilidade subótima[95]. Neste último grupo, apenas 23% dos cruzamentos anteriores haviam sido bem-sucedidos.

A determinação do pico pré-ovulatório de LH também é adequada para estimar o momento da ovulação. Ainda não estão disponíveis radioimunoensaios rápidos para determinar a concentração de LH no plasma, mas *kits* hospitalares de ELISA para LH estão disponíveis. Entretanto, a amostragem de sangue deve ser mais frequente do que para progesterona, por causa do risco de perder o pico pré-ovulatório. Mais importante, o momento entre o pico pré-ovulatório de LH e o aumento rápido da concentração plasmática de progesterona (que indica ovulação e formação do corpo lúteo) é variável (Figura 7.42). Como consequência, a concentração plasmática de progesterona é a variável de preferência para estimar o período de ovulação.

A vaginoscopia também pode ser utilizada para tentar determinar o período de ovulação (Capítulo 7.2.1). As alterações na mucosa são uma resposta a alterações controladas por hormônios e, portanto, são alterações secundárias. A interpretação das alterações também é subjetiva. A vaginoscopia é, assim, um método menos confiável para estimar o período de ovulação do que as mensurações de progesterona no plasma. Para o veterinário experiente, ela é uma ferramenta útil para monitorar os estágios do ciclo estral, mas o aconselhamento para cruzamento baseado na vaginoscopia deve incluir a recomendação de que ocorram pelo menos dois cruzamentos, com um intervalo de 48 h.

A citologia vaginal é muito útil para o diagnóstico do início do proestro e da progressão proestro-estro ou metaestro (Capítulo 7.2.1). Entretanto, no esfregaço, não há alterações confiáveis que indiquem o pico pré-ovulatório de LH ou a ovulação. Durante a transição de estro para metaestro, a porcentagem de células redondas aumenta rapidamente e os leucócitos reaparecem. Entretanto, um esfregaço do início do metaestro pode ser facilmente confundido com um esfregaço do início do proestro. Por isso, a utilização de citologia vaginal não é adequada para determinar o período adequado para o cruzamento da cadela.

A ultrassonografia também pode ser utilizada para determinar a ovulação, mas, como tanto os folículos pré-ovulatórios quanto os corpos lúteos pós-ovulatórios apresentam cavidades, o exame deve ser executado por pessoas com experiência e com excelentes equipamentos, de preferência, 2 vezes/dia. Este método parece ser menos prático do que a detecção da ovulação por meio da determinação da concentração plasmática de progesterona[96,97].

Apesar de o momento correto para o cruzamento ter sido determinado, algumas cadelas podem recusar o macho ou podem ocorrer outros problemas no cruzamento. Algumas raças de cães, como os Bulldogs Inglês e Francês e os Newfoundland, são especialmente propensas a apresentar problemas no cruzamento. A causa do problema pode estar relacionada com o macho (anatomia anormal, inexperiência, problemas comportamentais), com a fêmea (problemas comportamentais, anomalias vaginais) ou com o proprietário (inexperiência). Com a devida consideração sobre possíveis consequências hereditárias, pode ser utilizada a inseminação artificial.

Referências

1. EVANS HE, CHRISTENSEN GC. The urogenital system. In: Evans HE, ed. Miller's Anatomy of the dog. 3rd ed. Philadelphia: WB Saunders 1993:531-540.
2. DE GIER J, KOOISTRA HS, DJAJADININGRAT-LAANEN SC, DIELEMAN SJ, OKKENS AC. Temporal relations between plasma concentrations of luteinizing hormone, follicle-stimulating hormone, estradiol-17β, progesterone, prolactin and alpha-melanocyte-stimulating hormone during the follicular, ovulatory, and early luteal phase in the bitch. Theriogenology 2006;65:1346-1359.
3. KOOISTRA HS, OKKENS AC, BEVERS MM, POPPSNIJDERS C, VAN HAAFTEN B, DIELEMAN SJ, SCHOEMAKER J. Concurrent pulsatile secretion of luteinizing hormone and follicle-stimulating hormone during different phases of the estrous cycle and anestrus in beagle bitches. Biol Reprod 1999;60:65-71.
4. REYNAUD K, FONTBONNE A, MARSELOO N, THOUMIRE S, CHEBROUT M, VIARIS DE LESEGNO C, CHASTANT-MAILLARD S. In vivo meiotic resumption, fertilization and early embryonic development in the bitch. Reproduction 2005;130:193-201.
5. ONCLIN K, MURPHY B, VERSTEGEN JP. Comparisons of estradiol, LH and FSH patterns in pregnant and non-pregnant beagle bitches. Theriogenology 2002;57:1957-1972.
6. OKKENS AC, DIELEMAN SJ, BEVERS MM, WILLEMSE AH. Evidence for the non-involvement of the uterus in the lifespan of the corpus luteum in the cycle dog. Vet Quart 1985;7:169-173.
7. OKKENS AC, DIELEMAN SJ, BEVERS MM, LUBBERINK AAME, WILLEMSE AH. Influence of hypophysectomy on the lifespan of the corpus luteum in the cyclic dog. J Reprod Fertil 1986;77:187-192.
8. OKKENS AC, BEVERS MM, DIELEMAN SJ, WILLEMSE AH. Evidence for prolactin as the main luteotrophic factor in the cyclic dog. Vet Quart 1990;12:193-201.
9. ONCLIN K, VERSTEGEN JP, CONCANNON PW. Time-related changes in canine luteal regulation: in vivo effects of LH on progesterone and prolactin during pregnancy. J Reprod Fertil 2000;118:417-424.
10. KOOISTRA HS, DEN HERTOG E, OKKENS AC, MOL JA, RIJNBERK A. Pulsatile secretion pattern of growth hormone during the luteal phase and mid-anoestrus in beagle bitches. J Reprod Fertil 2000;119:217-222.
11. KOOISTRA HS, OKKENS AC. Secretion of growth hormone and prolactin during progression of the luteal phase in healthy dogs: a review. Mol Cell Endocrinol 2002;197:167-172.

12. KOOISTRA HS, OKKENS AC, BEVERS MM, POPPSNIJDERS C, VAN HAAFTEN B, DIELEMAN SJ, SCHOEMAKER J. Bromocriptine-induced premature oestrus is associated with changes in the pulsatile secretion pattern of follicle-stimulating hormone in beagle bitches J Reprod Fertil 1999;117:387-393.

13. OKKENS AC, DIELEMAN SJ, KOOISTRA HS, BEVERS MM. Plasma concentrations of prolactin in overtly pseudopregnant Afghan hounds and the effect of metergoline. J Reprod Fertil 1997; Suppl 51:295-301.

14. BAAN M, OKKENS AC, DE GIER J, KOOISTRA HS, KINDAHL H, DIELEMAN SJ, TAVERNE MAM. Hormonal changes in spontaneous and aglepristone-induced parturition in dogs. Theriogenology 2008;69:399-407.

15. SELMAN PJ, MOL JA, RUTTEMAN GR, RIJNBERK A. Progestin treatment in the dog. I. Effects on growth hormone, insulin-like growth factor I and glucose homeostasis. Eur J Endocrinol 1994;131:413-421.

16. MOL JA, SELMAN PJ, SPRANG EP, VAN NECK JW, OOSTERLAKEN-DIJKSTERHUIS MA. The role of progestins, insulin-like growth factor (IGF) and IGF-binding proteins in the normal and neoplastic mammary gland of the bitch: a review. J Reprod Fertil 1997; Suppl 51:393-344.

17. BRISKEN C, KAUR S, CHAVARRIA TE, BINART N, SUTHERLAND RL, WEINBERG RA, KELLY PA. Prolactin controls mammary gland development via direct and indirect mechanisms. Dev Biol 1999;210:96-106.

18. BHATTI SFM, RAO NA, OKKENS AC, MOL JA, DUCHATEAU L, DUCATELLE R, VAN DEN INGH TSGAM, TSHAMALA M, VAN HAM LM, CORYN M, RIJNBERK A, KOOISTRA HS. Role for progestins-induced mammary-derived growth hormone in the pathogenesis of cystic endometrial hyperplasia in the bitch. Domest Anim Endocrinol 2007;33:294-312.

19. MILLER JC, COLAGIURI S. The carnivore connection: dietary carbohydrate in the evolution of NIDDM. Diabetologia 1994;37:1280-1286.

20. SCHOENMAKERS I, KOOISTRA HS, OKKENS AC, HAZEWINKEL HAW, BEVERS MM, MOL JA. Growth hormone concentration in mammary secretions and plasma of the periparturient bitch and in plasma of the neonate. J Reprod Fertil 1997; Suppl 51:363-367.

21. ONCLIN K, LAUWERS F, VERSTEGEN JP. FSH secretion patterns during pregnant and nonpregnant luteal periods and 24 h secretion patterns in male and female dogs. J Reprod Fertil 2001; Suppl 57:15-21.

22. TANI H, INABA T, TAMADA H, SAWADA T, MORI J, TORII R. Increasing gonadotropin-releasing hormone release by perifused hypothalamus form early to late anestrus in the beagle bitch. Neurosci Letters 1996;207:1-4.

23. VAN HAAFTEN B, BEVERS MM, VAN DE BROM WE, OKKENS AC, VAN SLUIJS FJ, WILLEMSE AH, DIELEMAN SJ. Increasing sensitivity of the pituitary to GnRH from early to late anoestrus in the beagle bitch. J Reprod Fertil 1994;101:221-225.

24. TANI H, INABA T, NONAMI M, MATSUYAMA S, TAKAMORJ Y, TORII R, TAMADA H, KAWATE N, SAWADA T. Increased LH pulse frequency and estrogen secretion associated with termination of anestrus followed by enhancement of uterine estrogen receptor gene expression in the beagle bitch. Theriogenology 1999; 52:593-607.

25. CONCANNON PW. Biology of gonadotrophin secretion in adult and prepubertal female dogs. J Reprod Fertil 1993; Suppl 47:3-27.

26. BEIJERINK NJ, KOOISTRA HS, DIELEMAN SJ, OKKENS AC. Serotonin-antagonist-induced lowering of prolactin secretion does not affect the pattern of pulsatile secretion of follicle-stimulating hormone and luteinizing hormone in the bitch. Reproduction 2004;128:181-188.

27. TANI H, INABA T, MATSUYAMA S, TAKAMOR Y, TORII R, TAKANO H, TAMADA H, SAWADA T. Enhancement of estrogen receptor gene expression in the mediobasal hypothalamus during anestrus in the beagle bitch. Neurosci Letters 1997;227:149-152.

28. INABA T, NAMURA T, TANI H, MATSUYAMA S, TORII R, KAWATA N, TAMADA H, HATOYA S, KUMAGAI D, SUGIURA K, SAWADA T. Enhancement of aromatase gene expression in the mediobasal hypothalamus during anestrus in the beagle bitch. Neurosci Letters 2002;333:107-110.

29. OKKENS AC, BEVERS MM, DIELEMAN SJ, WILLEMSE AH. Shortening of the interoestrous interval and the lifespan of the corpus luteum of the cyclic dog by bromocriptine treatment. Vet Quart 1985;7:173-176.

30. YAZIGI RA, WUINTERO CH, SALAMEH WA. Prolactin disorders. Fertil Steril 1997;67:215-225.

31. OKKENS AC, KOOISTRA HS, DIELEMAN SJ, BEVERS MM. Dopamine agonist effects as opposed to prolactin concentrations in plasma as the influencing factor on the duration of anoestrus in bitches. J Reprod Fertil 1997; Suppl 51:55-58.

32. BEIJERINK NJ, DIELEMAN SJ, KOOISTRA HS, OKKENS AC. Low doses of bromocriptine shorten the interoestrous interval in the bitch without lowering plasma prolactin concentration. Theriogenology 2003;60:1379-1386.

33. OLSON PN, BOWEN RA, BEHRENDT MD, OLSON JD, NETT TM. Concentrations of reproductive hormones in canine serum throughout late anestrus, proestrus and estrus. Biol Reprod 1982; 27:1196-1206.

34. NAAKTGEBOREN C, TAVERNE MAM, VAN DER WEIJDEN GC. De geboorte bij de hond en zijn wilde verwanten. Seventh revised edition. Strengholt, Naarden, the Netherlands, 2002:57-64.

35. CONCANNON P, WHALEY S, LEIN D, WISSLER R. Canine gestation length: Variation related to time of mating and fertile life of sperm. AmJ Vet Res 1983;44:1819-1821.   .

36. OKKENS AC, TEUNISSEN JM, VAN OSCH W, VAN DEN BROM WE, DIELEMAN SJ, KOOISTRA HS. Influence of litter size and breed on the duration of gestation in dogs. J Reprod Fertil 2001; Suppl 57:193-197.

37. VAN DER WEYDEN GC, TAVERNE MAM, DIELEMAN SJ, WURTH Y, BEVERS MM, VAN OORD HA. Physiological aspects of pregnancy and parturition in dogs. J Reprod Fertil 1989; Suppl 39:211-224.

38. CONCANNON PW, ISAMAN L, FRANK DA, MICHEL FJ, CURRIE WB. Elevated concentrations of 13,14-dihydro-15-keto-prostaglandin F-2^a in maternal plasma during prepartum luteolysis and parturition in dogs (Canis familiaris). J Reprod Fertil 1988;84:71-77.

39. CONCANNON PW, BUTLER WR, HANSEL W, KNIGHT PJ, HAMILTON JM. Parturition and lactation in the bitch: serum progesterone, cortisol and prolactin. Biol Reprod 1978;19:1113-1118.

40. ONCLIN K, SILVA LD, DONNAY I, VERSTEGEN JP. Luteotrophic action of prolactin in dogs and the effects of a dopamine agonist, cabergoline. J Reprod Fertil 1993; Suppl 43:403-409.

41. KUTZLER MA. Estrus induction and synchronization in canids and felids. Theriogenology 2007;68:354-374.

42. GUNDERMUTH DF, NEWTON L, DAELS P, CONCANNON P. Incidence of spontaneous ovulation in young, group-housed cats based on serum and faecal concentrations of progesterone. J Reprod Fertil 1997; Suppl 51:177-184.

43. VERHAGE HG, BEAMER NB, BRENNER RM. Plasma levels of estradiol and progesterone in the cat during poly-estrus, pregnancy and pseudo-pregnancy. Biol Reprod 1976;14:579-585.

44. CONCANNON PW, HOGSON B, LEIN D. Reflex LH release in estrous cats following single and multiple copulations. Biol Reprod 1980;23:111-117.

45. LEYVA H, ADDIEGO L, STABENFELDT G. The effect of different photoperiods on plasma concentrations of melatonin, prolactin and cortisol in the domestic cat. Endocrinology 1984;115:1729-1736.

46. LEYVA H, MADLEY T, STABENFELDT GH. Effect of light manipulation on ovarian activity and melatonin and prolactin secretion in the domestic cat. J Reprod Fertil 1989; Suppl 39:125-133.

47. MICHEL C. Introduction of oestrus in cat by photoperiodic manipulations and social stimuli. Lab Anim 1993;27:278-280.

48. VERSTEGEN JP, ONCLIN K, SILVA LDM, WOUTERS-BALMAN P, DELAHAUT P, ECTORS F. Regulation of progesterone during pregnancy in the cat: studies on the roles of corpora lutea, placenta and prolactin secretion. J Reprod Fertil 1993; Suppl 47:165-173.

49. BANKS DH, PAAPE SR, STABENFELDT GH. Prolactin in the cat: I Pseudopregnancy, pregnancy and lactation. Biol Reprod 1983;28:923-932.

50. JÖCHLE W, LAMOND DR, ANDERSEN AC. Mestranol as an abortifacient in a bitch. Theriogenology 1975;4:1-9.

51. BOWEN RA, OLSON PN, BEHRENDT MC, WHEELER SL, HUSTED PW, NETT TM. Efficacy and toxicity of estrogens commonly used to terminate canine pregnancy. J Am Vet Med Assoc 1985;186:783-788.

52. SUTTON DJ, GEARY MR, BERGMAN JGHE. Prevention of pregnancy in bitches following unwanted mating: a clinical trial using low dose oestradiol benzoate. J Reprod Fertil 1997; Suppl 51: 239-243.

53. ONCLIN K, VERSTEGEN JP. In vivo investigation of luteal function in dogs: effects of cabergoline, a dopamine agonist, and prolactin on progesterone secretion during mid-pregnancy and -diestrus. Domest Anim Endocrinol 1997;14:25-38.

54. CONCANNON PW, HANSEL W. Prostaglandin F2ª induce luteolysis, hypothermia and abortion in beagle bitches. Prostaglandins 1977;13:533-542.

55. ONCLIN K, SILVA LDM, VERSTEGEN JP. Termination of unwanted pregnancy in dogs with the dopamine agonist, cabergoline, in combination with a synthetic analogue of PGF2alpha, either cloprostenol or alphaprostol. Theriogenology 1995;43:813-822.

56. FIÉNI F, TAINTURIER D, BRUYAS JF, BADINAND F, BERTHELOT X, RONSIN P, RACHAIL M, LEFAY MP. Etude clinique d'une anti-hormone pour provoquer l'àvortement chez la chienne: l'aglepristone. Rec Med Vet 1996;172:359-367.

57. GALAC S, KOOISTRA HS, BUTINAR J, BEVERS MM, DIELEMAN SJ, VOORHOUT G, OKKENS AC. Termination of mid--gestation pregnancy in bitches with aglepristone, a progesterone receptor antagonist. Theriogenology 2000;53:941-950.

58. FIENI F, MARTAL J, MARNET PG, SILIART B, BERNARD F, RIOU M, BRUYAS JF, TAINTURIER D. Hormonal variation after early or mid-pregnancy termination in bitches with aglepristone (RU534). J Reprod Fertil 2001;Suppl 57:243-248.

59. LINDE-FORSBERG C, KINDAHL H, MADEJ A. Termination of mid-term pregnancy in the dog with oral RU 486. J Small Anim Pract 1992;33:331-336.

60. GALAC S, KOOISTRA HS, DIELEMAN SJ, CESTNIK V, OKKENS AC. Effects of aglepristone, a progesterone receptor antagonist, administered during the early luteal phase in non-pregnant bitches. Theriogenology 2004;62:494-500.

61. FELDMAN EC, DAVIDSON AP, NELSON RW, NYLAND TG, MUNRO C. Prostaglandin induction of abortion in pregnant, bitches after misalliance. J Am Vet Med Assoc 1993;202:1855-1858.

62. GEORGIEV P, WEHREND A. Mid-gestation pregnancy termination by the progesterone antagonist aglepristone in queens. Theriogenology 2006;65:1401-1406.

63. GÖRLINGER S, KOOISTRA HS, VAN DE BROEK A, OKKENS AC. Treatment of fibroadenomatous hyperplasia in cats with aglepristone. J Vet Intern Med 2002;16:710-713.

64. BAAN M, TAVERNE MAM, KOOISTRA HS, DE GIER J, DIELEMAN SJ, OKKENS AC. Induction of parturition in the bitch with the progesterone-receptor blocker aglepristone. Theriogenology 2005;63:1958-1972.

65. FIENI F, MARNET PG, MARTAL J, SILIART B, TOUZEAU N, BRUYAS JF, TAINTURIER D. Comparison of two protocols with a progesterone antagonist aglepristone (RU534) to induce parturition in bitches. J Reprod Fertil 2001; Suppl 57:237-242.

66. OLSON PN, WRIGLEY RH, HUSTED PW, BOWEN RA, NETT TM. Persistent estrus in the bitch. In: Textbook of Veterinary Internal Medicine, 3rd edition. SJ Ettinger, ed. WB Saunders Company, Philadelphia U.S.A., 1989:1793-1796.

67. GÖRLINGER S, GALAC S, KOOISTRA HS, OKKENS AC. Hypoluteoidism in a bitch. Theriogenology 2005;64:213-219.

68. KEMPPAINEN RJ, THOMPSON FN, LORENZ MD, MUNNELL JF, CHAKRABORTY PK. Effects of prednisone on thyroid and gonadal endocrine function in dogs. J. Endocrinol 1983;96: 293-302.

69. JOHNSTON SD. Clinical approach to infertility in bitches with primary anestrus.Vet Clin North Am, Small Anim Pract 1991;21: 421-425.

70. NICKEL RF, OKKENS AC, VAN DE GAAG I, VAN HAAFTEN B. Oophoritis in a dog with abnormal corpus luteum function. Vet Rec 1991;128:333-334.

71. SCHAEFERS-OKKENS AC, KOOISTRA HS. Female reproductive tract. In: Medical History and Physical Examination in Companion Animals, 2e ed. Rijnberk A, Van Sluijs FJ, eds.; Oxford: Saunders/Elsevier, 2009;108-117.

72. BEIJERINK NJ, BUIJTELS JJCWM, OKKENS AC, KOOISTRA HS, DIELEMAN SJ. Basal and GnRH-induced secretion of FSH and LH in anestrous versus ovariectomized bitches. Theriogenology 2007;67:1039-1045.

73. CONCANNON P, LASLEY B, VANDERLIP S. LH release, induction of oestrus and fertile ovulations in response to pulsatile administration of GnRH to anoestrous dogs. J Reprod Fertil 1997;Suppl 51:41-54.

74. INABA T, TANI H, GONDA M, NAKAGAWA A, OHMURA M, MORI J, TORII R, TAMADA H, SAWADA T. Induction of fertile estrus in bitches using a sustained-release formulation of a GnRH agonist (leuprolide acetate). Theriogenology 1998;49:975-982.

75. VERSTEGEN J, ONCLIN K, SILVA L, CONCANNON P. Termination of obligate anoestrus and induction of fertile ovarian cycles in dogs by administration of purified pig LH. J Reprod Fertil 1997;111:35-40.

76. GORE-LANGTON RE, ARMSTRONG DT. Follicular steroidogenesis and its control. In: The Physiology of Reproduction; Knobil E, Neill JD, eds. New York: Raven Press, 1994.

77. VAN HAAFTEN B, DIELEMAN SJ, OKKENS AC, BEVERS MM, WILLEMSE AH. Induction of oestrus and ovulation in dogs by treatment with PMSG and bromocriptine. J Reprod Fertil 1989; Suppl 39:330-331.

78. SPAIN CV, SCARLETT JM, HOUPT KA. Long-term risks and benefits of early-age gonadectomy in dogs. J Am Vet Med Assoc 2004;224:380-386.

79. MISDORP W. Progestagens and mammary tumours in dogs and cats. Acta Endocrinol 1991;125 (Suppl 1):27-31.

80. RUTTEMAN GR, BLANKENSTEIN MA, MINKE J, MISDORP W. Steroid receptors in mammary tumours of the cat. Acta Endocrinol 1991;125 (Suppl l):32-37.

81. VICKERY BH, MCRAE GI, GOODPASTURE JC, SANDERS LM. Use of potent LHRH analogues for chronic contraception and pregnancy termination in dogs. J Reprod Fertil 1989;39:175-187.

82. RUBION S, DESMOULINS PO, RIVIÈRE-GODET E, KINZIGER M, SALAVERT F, RUTTEN F, FLOCHLAY-SIGOGNAULT A, DRIANCOURT MA. Treatment with a subcutaneous GnRH agonist containing controlled release device reversibly prevents puberty in bitches. Theriogenology 2006;66:1651-1654.

83. MCCANN JP, ALTSZULER N, HAMPSHIRE J, CONCANNON PW. Growth hormone, insulin, glucose, cortisol, luteinizing hormone, and diabetes in beagle bitches treated with medroxyprogesterone acetate. Acta Endocrinol 1987;116:73-80.

84. COLON J, KIMBALL M, HANSEN B, CONCANNON PW. Effects of contraceptive doses of the progestagen megestrol acetate on luteinizing hormone and follicle-stimulating hormone secretion in female dogs. J Reprod Fertil 1993; Suppl 47:519-521.

85. BEIJERINK NJ, BHATTI SFM, OKKENS AC, DIELEMAN SJ, MOL JA, DUCHATEAU L, VAN HAM LM, KOOISTRA HS. Adenohypophyseal function in bitches treated with medroxyprogesterone acetate. Domest Anim Endocrinol 2007;32:63-78.

86. BEIJERINK NJ, BHATTI SFM, OKKENS AC, DIELEMAN SJ, MOL JA, DUCHATEAU L, VAN HAM LM, KOOISTRA HS. Pulsatile plasma profiles of FSH and LH before and during medroxyprogesterone acetate treatment in the bitch. Theriogenology 2008;70:179-85.

87. MIDDLETON DJ, WATSON ADJ, HOWE CJ, CATERSON ID. Suppression of cortisol responses to exogenous adrenocortico-trophic hormone, and the occurence of side effects attributable to glucocorticoid excess, in cats during therapy with megestrol acetate and prednisolone. Canad J Vet Res 1987;51:60-65.

88. MIDDLETON DJ, WATSON ADJ. Glucose intolerance in cats given short-term therapies of prednisolone and megestrol acetate. Am J Vet Res 1985;46:2623-2625.

89. BHATTI SFM, DUCHATEAU L, OKKENS AC, VAN HAM LML, MOL JA, KOOISTRA HS. Treatment of growth hormone excess in dogs with the progesterone receptor antagonist aglepristone. Theriogenology 2006;66:797-803.

90. RUSSO IH, RUSSO J. Progestagens and mammary gland development: Differentiation versus carcinogenesis. Acta Endocrinol 1991;125 (Suppl 1):7-12.

91. ÅSHEIM Å. Pathogenesis of renal damage and polydipsia in dogs with pyometra. J Am Vet Med Assoc 1965;147:736-745.

92. HEIENE R, VAN VONDEREN IK, MOE L, MOLMEN GS, LARSEN NH, KOOISTRA HS. Vasopressin secretion in response to osmotic stimulation and effects of desmopressin on urinary concentrating capacity in dogs with pyometra. Am J Vet Res 2004;65: 404-408.

93. TRASCH K, WEHREND A, BOSTEDT H. Follow-up examinations of bitches after conservative treatment of pyometra with the antigestagen aglepristone. J Vet Med 2003;50:375-379.

94. GOBELLO C, CASTEX G, KLIMA L, RODRÍGUEZ R, CORRADA Y. A study of two protocols combining aglepristone and cloprostenol to treat open cervix pyometra in the bitch. Theriogenology 2003;60:901-908.

95. VAN HAAFTEN B, DIELEMAN SJ, OKKENS AC, WILLEMSE AH. Timing the mating of dogs on the basis of blood progesterone concentration. Vet Rec 1989;125:524-526.

96. SILVA LDM, ONCLIN K, VERSTEGEN JP. Assessment of ovarian changes around ovulation in bitches by ultrasonography, laparoscopy and hormonal assays. Vet Radiol Ultrasound 1996; 37:313-320.

97. HAYER P, GUNZEL-APEL AR, LÜSSEN D, HOPPEN HO. Ultrasonographic monitoring of follicular development, ovulation and the early luteal phase in the bitch. J Reprod Fertil 1993; Suppl 47:93-100.

Capítulo 8

Testículos

Jeffrey De Gier
Frederik J. van Sluijs

8.1 Introdução

No cão, os testículos localizam-se obliquamente dentro do escroto, com seu eixo longo direcionado caudodorsalmente. O epidídimo, que é relativamente grande nos cães, está ligado ao longo da borda dorsolateral dos testículos e consiste em cabeça, corpo e cauda. A cabeça origina-se da parte cranial do testículo e é a parte mais grossa. O corpo, ou parte do meio, é ligeiramente menor, e a cauda está ligada à terminação caudal do testículo e está em continuidade com o canal deferente. No gato, os testículos estão localizados mais próximos ao ânus e seu eixo longo está direcionado caudoventralmente.

Túbulos com epitélio seminífero constituem cerca de 80% do testículo. Eles são formados por células de sustentação e células espermatogênicas (Figura 8.1). Os túbulos seminíferos são o local da espermatogênese, isto é, onde as espermatogônias desenvolvem-se em espermatozoides. Isto ocorre em três diferentes fases: (1) a fase de proliferação, na qual espermatogônias indiferenciadas sofrem rápida proliferação por divisões mitóticas; (2) a fase meiótica, que origina os espermatócitos; e (3) a fase de diferenciação ou espermiogênese, na qual as espermátides são transformadas em espermatozoides. Após o término da espermatogênese, os espermatozoides são liberados para a luz dos túbulos seminíferos, um processo conhecido como espermiação[1]. Com o aumento da idade, em cães com testículos saudáveis não ocorre deterioração na espermatogênese nem alterações do diâmetro dos túbulos. Entretanto, cães mais velhos apresentam, com frequência, tumores testiculares que afetam a espermatogênese e frequentemente não são clinicamente detectáveis[2].

As células de Sertoli, que forram os túbulos seminíferos, têm uma importante função de apoio durante a espermatogênese. Elas expressam receptores

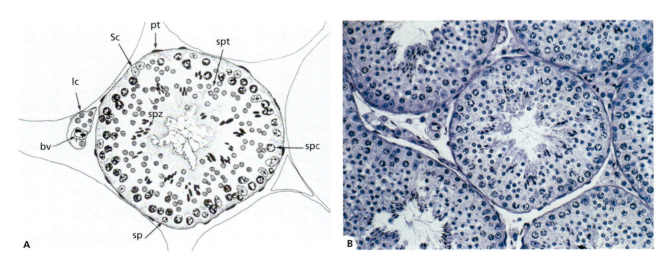

Figura 8.1 – Secção transversal de um túbulo seminífero de um cão. bv = vasos sanguíneos; Lc = células de Leydig; pt = células peritubulares; Sc = células de Sertoli; sp = espermatogônias; spc = espermatócitos; spt = espermátides; spz = espermatozoides ([A] esquemático, [B] coloração hematoxilina-ácido periódico de Schiff, ×475). (Cortesia do Dr. K. J. Teerds, desenho de H. Halsema.)

de androgênio e receptores para hormônio folículo-estimulante (FSH), e pensa-se que regulam o desenvolvimento das células germinativas por meio da síntese e da secreção de moléculas que agem nas células germinativas circunjacentes. Os andrógenos e seus receptores são essenciais para a manutenção da espermatogênese, ao passo que os machos ainda são férteis sem a influência do FSH[3].

Na região basal do epitélio seminífero, as membranas plasmáticas das células de Sertoli adjacentes formam complexos de junção especializados que constituem a base estrutural da barreira de Sertoli. A principal função desta barreira, antes conhecida como barreira sangue-testículo, é provavelmente a de garantir condições apropriadas para o desenvolvimento das células germinativas nos túbulos. Algumas moléculas entram nos túbulos quase instantaneamente, enquanto outras são quase completamente recusadas. Por exemplo, a testosterona e a glicose parecem ter ritmo de entrada acelerado, enquanto hormônios peptídicos (incluindo a gonadotrofina) são geralmente excluídos. Os hormônios peptídicos produzidos ou secretados na luz dos túbulos são aí retidos pela barreira e, provavelmente, não funcionam como fatores endócrinos fora dos testículos. As células de Sertoli também produzem proteínas que se ligam aos andrógenos, o que é necessário para manter, no compartimento tubular, a alta concentração de testosterona necessária para a espermatogênese[4].

Entre os túbulos seminíferos existem grupos de células intersticiais ou células de Leydig. Elas são o principal componente da porção endócrina do testículo e produzem os andrógenos que impulsionam o processo de espermatogênese[3,4].

8.1.1 Síntese e secreção de hormônios

Os principais hormônios secretados pelos testículos são andrógenos e estrógenos. Os andrógenos são produzidos pelas células intersticiais ou células de Leydig, que são estimuladas pelo hormônio luteinizante (LH). O principal andrógeno é a testosterona. Como outros hormônios esteroides, ela é produzida a partir do colesterol, que é convertido em pregnenolona nas mitocôndrias. A pregnenolona é mais adiante metabolizada em vários outros esteroides fora das mitocôndrias e por vários caminhos metabólicos (ver também a Figura 4.3). Além da interação direta da testosterona com o receptor de andrógenos, muitos efeitos são exercidos após sua conversão para di-hidrotestosterona, que tem maior afinidade pelo receptor. A conversão é efetuada por uma 5α-redutase dependente de nicotinamida adenina dinucleotídeo fosfato (NADPH, *nicotinamide adenine dinucleotide phosphate*) (Figura 8.2), que não está

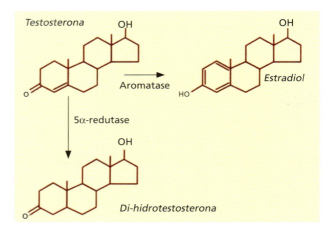

Figura 8.2 – Ilustração esquemática da conversão de testosterona para di-hidrotestosterona e estradiol, catalisadas pela 5α-redutase e aromatase, respectivamente.

presente no compartimento tubular dos testículos[4]. A testosterona também pode ser convertida para estradiol pelo sistema enzimático aromatizante que está presente nos testículos dos mamíferos, bem como no tecido adiposo, na próstata e nos ossos[3]. A contribuição periférica para produção total de estradiol parece ser grande (da ordem de 75 a 80%), se comparada com a contribuição testicular. Os esteroides testiculares são secretados em sangue, linfa e fluido tubular. O sangue é, quantitativamente, o mais importante sistema efluente, uma vez que a taxa de fluxo é 20 vezes maior do que a da linfa ou do fluido tubular.

Outro hormônio secretado pelo testículo é a inibina, um hormônio glicoproteico produzido principalmente pelas células de Sertoli (Figura 8.3). Ele é formado por duas subunidades diferentes, ligadas por dissulfeto e chamadas de α e $β_A$ ou $β_B$. A subunidade β da inibina tem uma sequência em homologia com membros da família do fator de crescimento transformante β, como a TGF-β, a ativina e o hormônio antimülleriano (AMH, *antimüllerian hormone*).

8.1.2 Regulação da função testicular

O funcionamento testicular é controlado pelas gonadotrofinas. A secreção de andrógenos é regulada por LH e a espermatogênese é controlada por FSH e por andrógenos produzidos localmente (Figura 8.3).

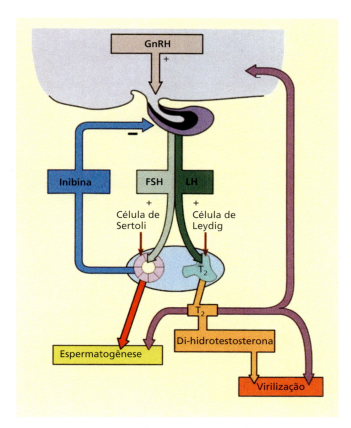

Figura 8.3 – Controle endócrino do funcionamento testicular. A secreção de andrógenos é regulada por LH, com retroalimentação da testosterona (T_2). A espermatogênese é controlada por FSH, com retroalimentação da inibina. A testosterona é convertida para di-hidrotestosterona em vários tecidos-alvo.

O LH é secretado pela hipófise em um padrão pulsátil, com uma frequência de aproximadamente 4,5 pulsos a cada 6 h. Os pulsos de LH são geralmente seguidos, dentro de 60 min, por um pulso de testosterona[5]. Foi descrito um ritmo diurno, com os níveis mais baixos pela manhã e os de pico no período da tarde (LH) ou da noite (testosterona)[6]. O FSH também é secretado de maneira pulsátil, mas a síntese e a secreção de LH e FSH são reguladas diferencialmente pela frequência dos pulsos de GnRH do hipotálamo. A secreção de LH e FSH pela hipófise está sob controle retroativo negativo da testosterona. Além disso, a secreção de FSH pela hipófise é especificamente inibida pela inibina[7].

Dentro do testículo, os andrógenos atuam principalmente como agonistas parácrinos. Junto com outros fatores produzidos no local, como opioides endógenos e proteínas produzidas pelas células peritubulares (P-Mod-S), eles regulam o funcionamento das células de Sertoli e, deste modo, indiretamente o processo de espermatogênese[8].

8.2 Hipogonadismo

O termo hipogonadismo masculino refere-se a todas as formas de hipofuncionamento endócrino e secretor dos testículos. O termo hipogenitalismo é utilizado para genitália externa subdesenvolvida. São reconhecidas duas formas de hipogonadismo: (1) hipogonadismo primário ou hipergonadotrófico e (2) hipogonadismo secundário ou hipogonadotrófico. O hipogonadismo primário – atrofia dos testículos na presença de concentrações plasmáticas normais ou aumentadas de gonadotrofinas – pode resultar de muitas doenças, como orquite com etiologia infecciosa (*Brucella canis*) ou autoimune, trauma e torsão testicular. Em casos raros, ela pode ser decorrente de defeito cromossômico, como nos gatos machos com três cores de pelagem e cariótipo 39 XXY (Capítulo 6.2.1)[9].

A forma extrema de hipogonadismo é a que resulta de castração. É muito comum em cães e gatos, apesar de sua prevalência variar consideravelmente de país para país, dependendo de valores culturais, da localização urbana ou rural da moradia e também da espécie: a castração de gatos machos é mais provável do que a de cães. O comportamento da maioria dos gatos machos não castrados torna-os indesejáveis como animais de companhia[10].

O hipogonadismo secundário ocorre raramente, como consequência de baixas concentrações de gonadotrofinas devido a tumor na hipófise. A deficiência isolada de gonadotrofinas não foi ainda descrita em cães e gatos. Os antiandrógenos, como o acetato de ciproterona, podem agir como progestágenos e seu uso terapêutico pode inibir a secreção de gonadotrofina, levando ao hipogonadismo secundário reversível. O mesmo é verdadeiro para os corticosteroides. Corticosteroides endógenos e exógenos reduzem a concentração plasmática de LH[11]. A administração de doses suprafisiológicas de andrógenos também resulta em hipogonadismo hipogonadotrófico[4,12]. A alta concentração plasmática de androgênio suprime a secreção de gonadotrofina pela hipófise e, consequentemente, a secreção de testosterona testicular. Como a concentração de testosterona no tecido testicular é normalmente muito mais alta (25 a 100×) do que a do plasma, a concentração de testosterona testicular dependente de LH tornar-se-á muito baixa para estimular a função testicular.

Uma causa iatrogênica de hipogonadismo secundário em cães mais recentemente introduzida é o uso de implantes de liberação lenta de agonistas de GnRH, como a deslorelina. Estes fazem com que as

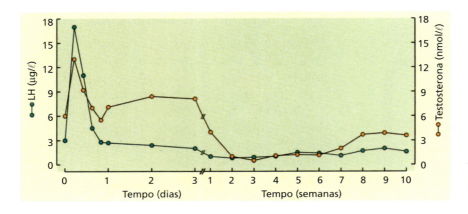

Figura 8.4 – Concentrações plasmáticas de LH e testosterona em cão após administração, no dia 0, de um implante que libera lentamente o agonista de GnRH deslorelina.

concentrações plasmáticas de LH e testosterona primeiro aumentem e, então, caiam para valores baixos por períodos prolongados de tempo (Figura 8.4), resultando na perda temporária da fertilidade, uma vez que a testosterona é vital para a espermatogênese[13-15]. Este efeito oposto é devido à infrarregulação do receptor de GnRH, à internalização e ao sinal de desacoplamento após a contínua exposição ao análogo de GnRH[15].

Manifestações clínicas

A atrofia testicular caracteriza-se por testículos pequenos e macios. A atrofia não afeta o epidídimo, que fica relativamente grande e firme, em comparação com o testículo adjacente. O hipogonadismo secundário reversível, induzido por implantes que liberam agonistas de GnRH, também induz atrofia testicular transiente, o que pode ser utilizado clinicamente para avaliar a duração da ação do implante.

Se a atrofia do testículo ocorrer em idade jovem, a deficiência de andrógeno pode resultar no subdesenvolvimento das características sexuais secundárias, isto é, hipogenitalismo. Gatos machos afetados não apresentam aparência típica masculina dos felinos e o prepúcio e o pênis permanecem subdesenvolvidos. O pênis não apresenta as farpas que são típicas dos felídeos machos (Figura 8.5). O hipogonadismo também afeta o comportamento masculino, diminuindo a tendência de marcar e perambular, bem como o comportamento agressivo contra outros machos[16].

A gonadectomia é frequentemente executada antes que o gato atinja a puberdade e, inicialmente, não leva a problemas físicos e de comportamento graves[10,17]. Quando executada antes do fechamento das epífises, ela retarda este fechamento e leva ao alongamento significativo, apesar de não facilmente visível, dos ossos longos (ver também o Capítulo 9.7 e Tabela 9.2)[18]. Nos gatos, foram descritas fraturas espontâneas de cabeça do fêmur com sinais histológicos de necrose das epífises, associadas à gonadectomia pré-puberal[19-22]. A grande maioria dos gatos afetados eram machos obesos e castrados.

Com o tempo, as principais alterações após a gonadectomia parecem ser consequência do aumento de apetite, que nos gatos leva ao aumento do peso corporal e ao aumento das concentrações plasmáticas de insulina, leptina, IGF-I e prolactina[23,24]. O aumento na ingestão de comida, no peso corporal e na massa de gordura do corpo podem ser evitados quase completamente pelo tratamento com estradiol, o que é consistente com estudos em roedores que demonstraram a importância do estrogênio gonádico para aumentar a potência do efeito de saciedade da colecistoquinina, liberada em resposta à ingestão de lipídios[25,26]. As possíveis consequências clínicas da obesidade são discutidas nos Capítulos 5.2.4 e 11.

Nos cães machos, a gonadectomia não resulta em hiperprolactinemia, mas as concentrações de LH estão altas por causa da ausência da retroalimentação do androgênio[27]. A gonadectomia geralmente não afeta o funcionamento da tireoide ou do córtex das suprarrenais, apesar de terem sido observadas ligeiras diferenças entre os resultados de testes entre os cães gonadectomizados e os intactos[27,28]. Nos cães, a diminuição da concentração plasmática de androgênio após a gonadectomia é acompanhada pela perda de volume ósseo e pelo aumento na concentração plasmática de PTH[29], mas não a ponto de resultar em problemas clínicos notáveis.

A escassez de esteroide sexual e a persistente alta concentração plasmática de gonadotrofina também afetam a biologia do colágeno e do músculo. A gonadectomia leva a um ligeiro aumento na ocorrência de lesões no ligamento cruciforme anterior[30].

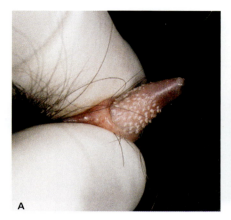
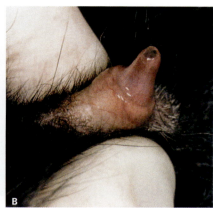

Figura 8.5 – Pênis de gato intacto (*A*) e de gato castrado (*B*). As farpas típicas no pênis do gato intacto não estão presentes no macho castrado.

Ela também altera a proporção de colágeno e fibras musculares ao longo do trato urinário inferior. Independentemente do sexo, há uma maior proporção de colágeno em cães gonadectomizados do que nos intactos[31]. A consequente diminuição na elasticidade do tecido tem efeito adverso na fase de contenção da micção e na contração da bexiga, mas, em contraste com as cadelas (Capítulo 7.10), os cães machos raramente desenvolvem incontinência urinária induzida por castração.

Diagnóstico diferencial

O hipogonadismo (incluindo o resultante de castração) deve ser diferenciado do criptorquidismo. Testículos ectópicos são difíceis de detectar por palpação em animais obesos e no criptorquidismo abdominal. Nos gatos machos, a presença de farpas no pênis (Figura 8.5) indica secreção de andrógenos pelas células testiculares de Leydig. A presença de testículo endocrinologicamente funcional pode ser demonstrada inequivocamente por um teste de estimulação de GnRH (Capítulo 12.5.1).

Diagnóstico

A consistência dos testículos é determinada por palpação. Seu tamanho pode ser medido com compasso de calibre (Figura 8.6) ou estimado com o orquidômetro de Prader (Figura 8.7). No cão, as dimensões dos testículos dependem da massa corporal[32]. Eles variam de $1,5 \times 1,5 \times 2$ cm nas raças toy, até $3 \times 3 \times 5$ cm nas raças grandes. No gato, os testículos têm um diâmetro de aproximadamente 1 cm.

Tratamento

A causa mais frequente de hipogonadismo é a castração. Esta, geralmente, é executada por escolha do proprietário e não necessita de tratamento. Nos raros casos em que é necessário o tratamento do hipogonadismo, pode ser fornecida a terapia de substituição de andrógenos. O tratamento com estradiol de gatos obesos orquidectomizados não foi pesquisado em estudos de longo termo.

Prognóstico

O hipogonadismo primário é geralmente incurável, mas a substituição da testosterona pode ser feita por toda a vida. O prognóstico para o hipogonadismo secundário depende do curso da doença primária (Capítulo 2.2.6).

8.3 Criptorquidismo

O criptorquidismo é um defeito do desenvolvimento em que ocorre falha no processo de descida de ambos os testículos para o saco escrotal. A incidência descrita para os cães varia de 1,2 até 9,7%[33,34], dependendo da população estudada. É um defeito congênito, sendo considerada, no cão, uma característica com herança limitada ao sexo[35]. O criptorquidismo ocorre com maior frequência nos cães de raça pura do que nos sem raça definida (SRD), e foi relatado que cães com criptorquidia bilateral são mais endocruzados do que aqueles com criptorquidia unilateral. Apesar de um único alelo autossômico recessivo ter sido citado como a provável causa, a transmissão do defeito é provavelmente devido a mais de um gene. Os cães com criptorquidismo são considerados homozigotos para o defeito e sua remoção da linhagem de cruzamento geralmente resulta na diminuição da frequência do alelo anormal. Como o criptorquidismo é uma característica limitada ao sexo que só pode ser detectada nos machos, o genótipo da fêmea portadora só pode ser estimado por

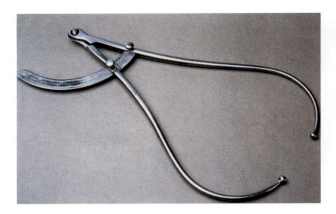

Figura 8.6 – Compasso de calibre para medir o tamanho de testículos.

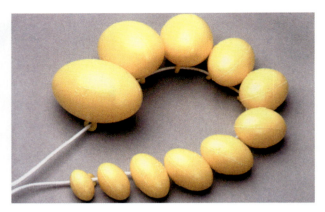

Figura 8.7 – Orquidômetro de Prader. O volume dos testículos, excluindo o epidídimo, é estimado por comparação com os elipsoides, cujos tamanhos são marcados em mℓ.

teste de progênie. Este requer um número grande de filhotes e torna a condição difícil de ser eliminada de uma população canina. O criptorquidismo foi descrito em pelo menos 68 raças de cães[35]. Um estudo retrospectivo[36] com 2.912 cães identificou 14 raças com risco significativamente aumentado: Poodle Toy, Pomeranos, Yorkshire Terrier, Dachshund miniatura, Cairn Terrier, Chihuahua, Maltês, Boxer, Pequinês, English Bulldog, Old English Sheepdog, Poodle miniatura, Schnauzer miniatura e Shetland Sheepdog. A incidência de criptorquidismo descrita para os gatos varia de 1,7 até 3,8%[37,38]. Os gatos da raça Persa estavam super-representados em ambos os estudos.

O processo normal de descida dos testículos pode ser dividido em três fases: (1) translocação abdominal do testículo, especificamente retenção próximo ao colo da bexiga em desenvolvimento, enquanto a cavidade abdominal aumenta, seguida por uma ligeira relocação do testículo no futuro anel inguinal; (2) migração transinguinal do testículo, movendo a cauda do epidídimo e o testículo através da parede abdominal; e (3) migração inguinal-escrotal do testículo, a partir de uma localização subcutânea fora do canal inguinal até a posição final no fundo do saco escrotal[39]. O processo de descida é controlado pelo *gubernaculum testis* (Figura 8.8). Este é um cordão mesenquimatoso que se estende do polo caudal do testículo até o canal inguinal. Durante o processo de descida, o *gubernaculum* aumenta em tamanho até a posição distal à abertura externa do canal inguinal. Ao mesmo tempo, o ligamento suspensor cranial entre o polo cranial do testículo e a parede abdominal próximo ao diafragma regride. O aumento ou crescimento do *gubernaculum* exerce tração sobre a sua parte intra-abdominal, e isto puxa o testículo e o epidídimo distalmente através do abdome em direção à área inguinal e, então, através do canal inguinal. Estes passos constituem a translocação abdominal e a migração transinguinal. Após o término do crescimento, o *gubernaculum* regride e puxa os testículos mais ainda na direção caudal. Isto é a migração inguinal-escrotal, que move os testículos para o saco escrotal. Não foi observada a ausência total da reação ao crescimento do *gubernaculum*, mas um subdesenvolvimento substancial ocorre com frequência baixa. Nestes casos ocorre migração parcial do testículo da sua posição original, caudal ao rim, até as proximidades da abertura inguinal interna. O resultado final, nestes casos, é o criptorquidismo abdominal baixo permanente ou atraso na descida dos testículos. A localização anormal do *gubernaculum* pode ter três formas (Figura 8.9). Primeiro, a parte extra-abdominal do *gubernaculum* não se estende além do canal inguinal, mas, em vez disso, insere-se de volta na cavidade abdominal (crescimento inverso). A tração normalmente desenvolvida (exercida) pelo crescimento está ausente e o testículo não consegue deixar sua posição original, caudal ao rim. Isso resulta em criptorquidismo abdominal alto. Em segundo lugar, o crescimento do *gubernaculum* ocorre parcialmente no canal inguinal e parcialmente no abdome. Ocorrerá apenas um ligeiro deslocamento do testículo em direção à abertura inguinal interna. Em terceiro lugar, a reação ao crescimento do *gubernaculum* é parcialmente fora do abdome, caso em que a descida vai mais longe e o testículo pode mesmo atingir a abertura inguinal interna. O resultado final é difícil de prever, mas o resultado mais provável é o criptorquidismo abdominal baixo ou inguinal.

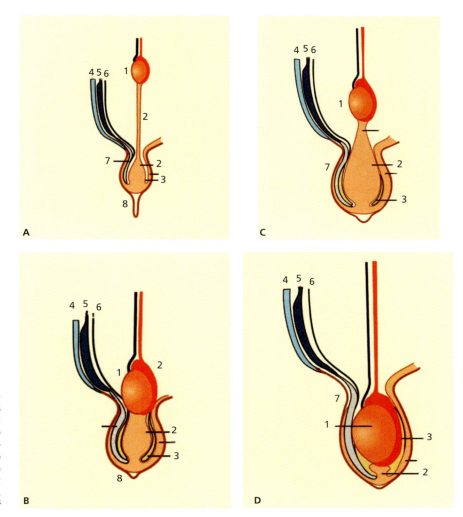

Figura 8.8 – Representação esquemática da descida normal dos testículos (A → D). 1 = testículo; 2 = *gubernaculum*; 3 = processo vaginal; 4 = músculo oblíquo externo abdominal; 5 = músculo oblíquo interno abdominal; 6 = peritônio; 7 = músculo cremaster; 8 = fáscia espermática externa. (Modificado de Wensing, 1980.)[104]

A translocação abdominal dos testículos depende do peptídio 3 semelhante à insulina (Insl3, *insulin-like peptide 3*), produzido pelas células de Leydig fetais. O Insl3 estimula o crescimento do *gubernaculum* para formar uma estrutura de fixação. A orientação direcional para a migração ínguino-escrotal dos testículos é fornecida pelo peptídio relacionado com o gene da calcitonina (CGRP, *calcitonin gene-related peptide*), liberado pelo nervo genitofemoral, que desce com o *gubernaculum* em desenvolvimento. A testosterona estimula a produção ou liberação de CGRP, que age como um quimioatrativo e induz a ponta (extremidade) em desenvolvimento do *gubernaculum* a crescer em direção à fonte de CGRP[40-42]. A testosterona e o AMH não são obrigatórios para o afinamento e o alongamento do ligamento suspensor cranial e a expansão do *gubernaculum*[39]. Na maioria das espécies, a translocação abdominal é a fase mais longa da descida dos testículos, mas, no cão, a migração inguino-escrotal requer um intervalo semelhante ao da translocação abdominal. O trânsito através do canal inguinal é rápido, levando de menos de 2 até 4 dias[39].

Foram sugeridas várias possíveis etiologias para o criptorquidismo, como diferenciação testicular anormal, produção deficiente de androgênio, produção/ação deficiente de AMH e ação deficiente de Insl3. Mas, na maioria dos casos, a etiologia é desconhecida, embora tenham sido relatados fatores predisponentes nos cães, como ocorrência familial, tamanho da ninhada e proporção sexual na ninhada[43,44]. Na espécie humana, o criptorquidismo está associado a alterações no desenvolvimento das células germinativas e com alterações nas concentrações plasmáticas de gonadotrofinas e de inibina, o que levou à sugestão de que podem haver doenças primárias de desenvolvimento nos casos de criptorquidismo[45]. Entretanto, não está claro se estas anomalias são a causa ou a consequência do criptorquidismo[46].

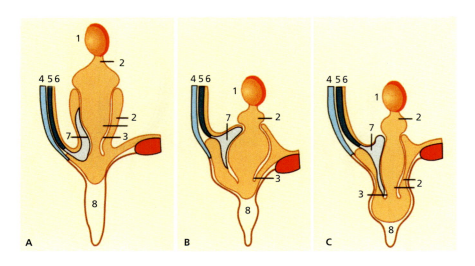

Figura 8.9 – Representação esquemática de três formas de descida anormal dos testículos. (*A*) Crescimento invertido do *gubernaculum*. (*B*) Crescimento do *gubernaculum* parcialmente no abdome. (*C*) Crescimento do *gubernaculum* parcialmente fora do abdome. Os números referem-se às mesmas estruturas mostradas na Figura 8.8. (Modificado de Wensing, 1980.)[104]

Manifestações clínicas

A anomalia mais surpreendente é a ausência de um ou de ambos os testículos no saco escrotal. Cães com criptorquidismo bilateral são considerados inférteis. Cães com criptorquidismo unilateral são geralmente considerados potencialmente férteis, mas sua fertilidade é provavelmente menor que a dos cães normais[35]. As concentrações plasmáticas de testosterona e estradiol nos cães com criptorquidismo unilateral abdominal ou inguinal não são diferentes daquelas dos cães normais[47]. Gatos com criptorquidismo unilateral, nos quais o testículo escrotal foi removido, apresentam características comportamentais de machos intactos[38].

Existe risco aumentado para neoplasia nos testículos não descidos e alguns tipos de neoplasia testicular podem causar feminização e discrasias sanguíneas (Capítulo 8.4).

Diagnóstico diferencial

O criptorquidismo unilateral deve ser diferenciado do monorquidismo, no qual não há presença de tecido testicular. O monorquidismo foi descrito em dois gatos.

Diagnóstico

O criptorquidismo é diagnosticado por inspeção e palpação. No criptorquidismo, os testículos podem estar localizados no abdome, no anel inguinal ou no canal inguinal. Os testículos abdominais não podem ser palpados. Aqueles que estão na área inguinal algumas vezes podem ser palpados, mas, em animais jovens, é difícil determinar com certeza a posição dos testículos por causa de seu tamanho pequeno durante as primeiras semanas de vida. Além disso, o músculo cremaster pode reter os testículos imaturos no canal inguinal ou retraí-los do saco escrotal quando o animal é exposto ao estresse durante o exame físico. Os gatos têm grandes "almofadas" inguinais de gordura que tornam os testículos inguinais extremamente difíceis de palpar.

Nos gatos, pode-se suspeitar de criptorquidismo bilateral pela presença de farpas no pênis (Figura 8.5). Nos cães, a palpação retal da próstata pode fornecer evidência para a presença ou ausência de testosterona circulante. Nos casos de criptorquidia, o diagnóstico por imagem com ultrassonografia ou tomografia computadorizada (TC) (Figura 8.10) da região inguinal e do abdome frequentemente revela um testículo. Se a palpação e o diagnóstico por imagem forem inconclusivos, as concentrações plasmáticas de testosterona, basal e estimulada por GnRH, podem distinguir animais sem testículos daqueles que têm um ou dois testículos em criptorquidia (Capítulo 12.5.1).

Há divergências na literatura sobre o momento da descida dos testículos em cães e gatos. Dados detalhados foram publicados apenas para filhotes de cães SRD e filhotes da raça Beagle[48]. Nestes cães, os testículos atingiram sua posição final no saco escrotal em 35 a 40 dias após o parto. Com base nestes achados, os filhotes devem ser examinados com seis a doze semanas de idade. Se os testículos não tiverem descido por volta das 8 semanas de vida, o diagnóstico de criptorquidismo pode ser feito tentativamente. Entretanto, em alguns cães, foi relatada a descida completa de testículos até os 6 meses de idade[49,50]. Logo, um reexame periódico deve ser realizado até os 6 meses de idade.

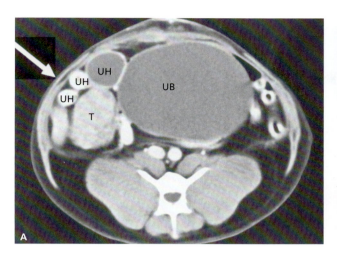 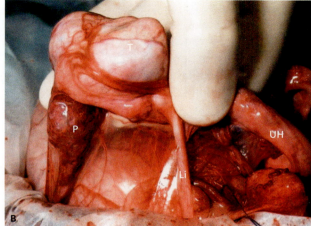

Figura 8.10 – (A) Imagem transversal de tomografia computadorizada realçada por contraste do abdome de cão da raça Schnauzer miniatura, com 5 anos de idade e síndrome de persistência dos ductos de Müller, apresentado com criptorquidismo unilateral e sinais de feminização, mostrando um testículo neoplásico intra-abdominal (T). Além disso, podem ser identificados um útero cheio de fluido (corpo uterino [UB]) e cornos uterinos (UH, *seta*). (B) O testículo neoplásico (T) estava muito próximo ao UH. Ele continha um tumor de célula de Sertoli. Li = ligamento; P = plexo pampiniforme.

Tratamento

Foram experimentados gonadotrofina coriônica humana (hCG, *human chorionic gonadotropin*) e hormônio liberador de gonadotrofina (GnRH), e os resultados foram publicados anedoticamente como efetivos[51-53]. A base científica para esta forma de tratamento não é clara, uma vez que não há evidências de que a descida dos testículos seja controlada por gonadotrofinas. Como o canal inguinal está geralmente fechado nos casos de criptorquidismo abdominal, o sucesso só pode ser esperado nos casos de criptorquidismo inguinal. A testosterona foi tentada como terapia para o criptorquidismo com pouco ou nenhum sucesso[53]. Foi demonstrado que a colocação cirúrgica do testículo retido no saco escrotal (orquidopexia) melhora o funcionamento testicular e pode até resultar em fertilidade normal[54,55]. Entretanto, o procedimento geralmente não é considerado ético, porque oculta uma anomalia congênita e promove a disseminação do defeito na população. A remoção cirúrgica do testículo retido ou castração são frequentemente aconselhadas, porque isso elimina o risco de desenvolvimento de neoplasmas testiculares e evita a disseminação do defeito na população. Apesar de haver um risco mais alto de desenvolvimento de tumor de células de Sertoli e de seminoma nos testículos não descidos do que nos testículos que estão no saco escrotal, o risco de complicações fatais como pancitopenia ou metástase é muito baixo. Uma análise de decisão mostrou que os riscos de mortalidade e morbidade relacionados ao tumor são da mesma ordem de grandeza que os riscos de mortalidade e morbidade devido a complicações anestésicas ou cirúrgicas[56]. Com base nestes achados, não há motivo convincente para aconselhar a castração de cães com criptorquidia.

8.4 Neoplasia testicular

Os tumores testiculares são relativamente comuns nos cães. Sua incidência é estimada em 67,8 por 100.000 cães machos[57], representando 5 a 15% de todas as neoplasias nesta espécie. No cão, existem três tipos principais de neoplasias testiculares: tumor de células de Sertoli, seminoma e tumor de células de Leydig, que ocorrem aproximadamente com igual frequência. O criptorquidismo é um fator de risco importante para neoplasias testiculares. Nos cães com criptorquidia, a incidência de tumor de células de Sertoli é 23 vezes maior e a de seminoma, 16 vezes mais alta do que nos cães com testículos no saco escrotal. A incidência de tumor de células de Leydig é semelhante para testículos descidos e não descidos[36,58-61]. Outros tumores (gonadoblastoma, adenocarcinoma mucoso da rede do testículo, leiomioma da túnica vaginal, schwannoma e sarcomas/carcinomas indiferenciados) foram descritos em alguns cães[62-65], mas estes são casos excepcionais. Tumores bilaterais não são raros, bem como a ocorrência de mais de um tipo de tumor em um único cão ou mesmo em um único testículo[66-69]. Utilizando anticorpos antirreceptor de LH e anti-3β--hidroxiesteroide desidrogenase (anti-3β-HSD) para identificar células de Leydig e antivimentina para identificar células de Sertoli, verificou-se que 13 de 86 tumores testiculares caninos continham células de mais de um tipo[70]. As neoplasias testiculares raramente são descritas em gatos. Não havia nenhuma em 1.567 tumores felinos (de ambos os sexos), mas relatos de casos isolados incluíam tumores de células de Sertoli[71,72], tumores de células de Leydig e outros tipos, como teratoma[73] e androblastoma[74]. Em gatos também foram descritos tumores mistos[72,74]. Um achado surpreendente em gatos é o número relativamente grande de tumores em tecido testicular ectópico[75,76]. A prática comum de castração dos gatos machos em idade jovem pode contribuir para a baixa incidência de tumores testiculares nesta espécie.

O tamanho do tumor, a secreção de hormônio e a incidência de metástases variam com o tipo histológico. Os tumores das células de Sertoli e os seminomas podem tornar-se bastante grandes, especialmente nos testículos não descidos. Os tumores das células de Leydig são os menores e podem ser um achado fortuito na necropsia. Aproximadamente 8 a 39% dos tumores de Sertoli em cães estão associados à feminização[34,69,77]. A feminização também foi descrita em cão com seminoma e em um número limitado de cães com tumores das células de Leydig, mas estes são casos excepcionais e podem representar tumores mistos não detectados. A feminização em cães com tumor testicular pode estar associada a discrasias sanguíneas[77-82]. A feminização e as discrasias sanguíneas foram atribuídas ao aumento de secreção de estrógenos pelo tumor, mas isto foi pesquisado em apenas um pequeno número de cães[80,83,84]. Em um estudo, a concentração plasmática de estradiol estava elevada em três dos dez cães[80]. Em outro estudo, a diferença na concentração plasmática de estradiol não foi significativa entre os cães com tumor e os cães-controle saudáveis[83], mas as determinações com um diferente radioimunoensaio para estradiol revelaram concentrações plasmáticas de estradiol elevadas, antes e depois da estimulação com o análogo de GnRH buserelina, em cinco cães com tumores testiculares feminizantes, comparados com cinco cães-controle saudáveis (Figura 8.11). Estes achados indicam que a feminização nos cães com tumores testiculares é provavelmente causada pelo aumento da secreção de estrógenos pelo tumor. Foi também observado que os tumores de células de Sertoli secretam quantidades aumentadas de inibina bioativa[83], mas o significado deste achado ainda não está claro.

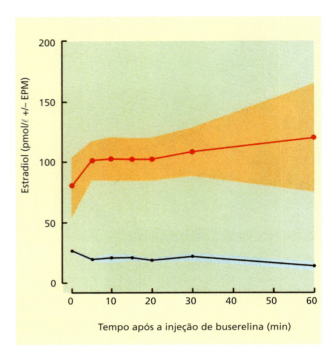

Figura 8.11 – Concentração plasmática de estradiol em cinco cães-controle machos (*azul*) e em cinco com tumor de célula de Sertoli (*bege*) em vários tempos após administração por via intravenosa de 0,5 µg de buserelina por kg de peso corporal.

Manifestações clínicas

Os tumores testiculares causam perceptível aumento dos testículos. Nos cães com criptorquidismo, isto pode resultar em uma massa abdominal palpável. Cães com neoplasia testicular podem ter alopecia bilateral simétrica (Figura 8.12), atrofia e pigmentação da pele e sinais de feminização como ginecomastia (Figura 8.13), um prepúcio pendular (Figura 8.12), atrofia do prepúcio e atrofia do testículo contralateral e podem ser atrativos para outros cães machos. Pode haver discrasias sanguíneas, variando de trombocitopenia até pancitopenia. Em casos graves, isto pode levar à diátese hemorrágica e à anemia (Figura 8.14).

Ocasionalmente, cães com tumor em testículo intra-abdominal são apresentados como emergência, devido à torsão testicular[85,86]. Anorexia e letargia podem estar acompanhadas por inchaço das áreas escrotal e inguinal e andadura (marcha) rígida. O exame físico revela massa abdominal dolorosa. Deve ser mencionado que testículos abdominais não neoplásicos também podem sofrer torção[87]. A torção de testículos situados na bolsa escrotal é muito rara em cães[88].

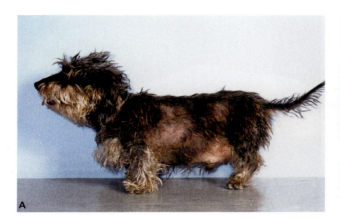
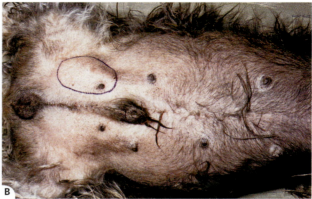
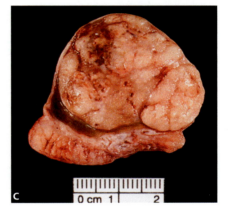

Figura 8.12 – Cão da raça Dachshund, com dez anos de idade, prepúcio pendular e alopecia bilateral simétrica (A). Estes sinais foram causados por um tumor misto de célula de Sertoli e seminoma em um testículo ectópico na área inguinal (B e C) e foram resolvidos após a remoção do tumor. Repare no pequeno testículo contralateral no saco escrotal (B).

Diagnóstico diferencial

O aumento dos testículos causado por tumor deve ser diferenciado daquele causado por orquite ou torção testicular. As alterações da pele podem mimetizar outras doenças endócrinas como hipotireoidismo (Capítulo 3.3), hipercortisolismo (Capítulo 4.3) e, possivelmente, deficiência de hormônio de crescimento (Capítulo 2.2.2). As discrasias sanguíneas podem também ser causadas por outras condições, como trombocitopenia idiopática ou imunomediada, doenças mieloproliferativas e anemia aplásica. Os sintomas e sinais de torção de testículo abdominal não são específicos e outras causas de "abdome agudo" devem ser consideradas como possíveis diagnósticos diferenciais.

Diagnóstico

A neoplasia testicular em cães e gatos é diagnosticada pelo achado de massa palpável em testículo ectópico ou situado no saco escrotal. A consistência é geralmente firme, e estes tumores raramente são dolorosos à palpação. Nos cães com aumento testicular devido à orquite ou à torção testicular, o inchaço é, na maioria das vezes, macio e dolorido. Nos cães com criptorquidismo, os tumores testiculares podem não ser percebidos, a não ser que se desenvolvam alterações da pele ou feminização. O exame citológico de uma biopsia obtida por aspiração com agulha fina pode revelar o tipo de neoplasia testicular (Figura 8.15). A ultrassonografia de testículos descidos pode ser utilizada para detectar pequenos neoplasmas no testículo, que, do contrário, poderiam não ser notados pela palpação. Esta técnica pode também ajudar na procura pela presença de tumor em testículo ectópico (ver também o Capítulo 8.3).

Tratamento

Os tumores testiculares são tratados por orquidectomia. A remoção do tumor é geralmente simples, mas transfusões de sangue podem ser necessárias nos pacientes com discrasias sanguíneas graves. Se ambos os testículos têm tumores, ambos devem ser removidos. Nos casos de tumor testicular unilateral, o testículo escrotal contralateral, que pode estar atrófico devido à supressão da secreção de GnRH por retroalimentação do tumor autonomamente hipersecretante, pode ser deixado em seu lugar. Quanto a um testículo contralateral ectópico, é melhor

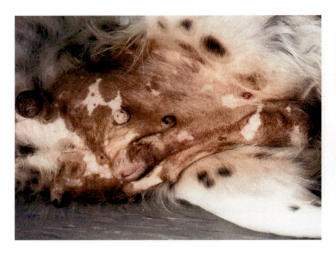

Figura 8.13 – Ginecomastia em cão da raça Bouvier, com 7 anos de idade e tumor de célula de Sertoli em um testículo abdominal.

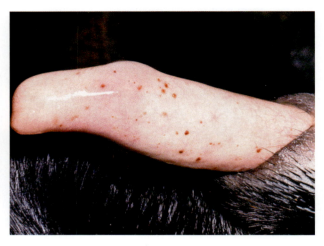

Figura 8.14 – Petéquias no pênis de cão com trombocitopenia, que pode ocorrer como resultado de depressão da medula óssea induzida por estrógenos.

que seja removido, em razão da alta incidência de tumor de células de Sertoli em testículos que não estão na bolsa escrotal.

Prognóstico

O prognóstico após a remoção do testículo afetado depende do tipo de tumor, mas geralmente é bom. As doenças de pele e a feminização associadas são reversíveis, mas formas mais graves de discrasia sanguínea não são receptivas a tratamento e podem resultar em complicações fatais. As metástases não são comuns, mas podem ocorrer em todos os tipos de tumores testiculares. A incidência relatada é de 1 a 10% para tumores de células de Sertoli, 3% para os seminomas e 2 a 3% para tumores das células de Leydig[34,59-61,67].

8.5 Infertilidade masculina

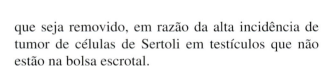

A infertilidade em cães ou gatos machos pode ser congênita (por conseguinte, sem descendentes) ou adquirida (pode ter gerado descendentes). As causas possíveis de infertilidade congênita incluem eixo hipotalâmico-hipofisário-gonádico anormal, anomalias cromossômicas e/ou de diferenciação sexual (ver Capítulo 6), aplasia segmentar dos ductos, criptorquidismo (Capítulo 8.3) e defeitos na espermatogênese. Alterações adquiridas na fertilidade podem ser causadas por hipertermia testicular devido à inflamação ou a fatores ambientais, neoplasia testicular (Capítulo 8.4), infecções do trato reprodutivo, doenças endócrinas, exposição a to-

xinas, medicação ou, então, ter causa idiopática. A infertilidade idiopática é a forma mais comum nos homens (~ 50%), e assume-se que uma grande proporção tem origem genética[89]. Suspeita-se de alta incidência de infertilidade idiopática semelhante no cão. As doenças endócrinas associadas à infertilidade são hipotireoidismo e hipercortisolismo. Em uma colônia de cães da raça Beagle, foi demonstrado que o hipotireoidismo causado por tireoidite linfocítica tinha incidência relacionada à orquite linfocítica e à fertilidade reduzida[90]. Entretanto, o hipotireoidismo induzido por ^{131}I não altera a função reprodutiva em cães machos[91]. Foi observado que o excesso de glicocorticoide exógeno nos cães exerce retroalimentação negativa sobre a secreção de LH pela hipófise, o que resulta em diminuição da secreção de testosterona pelas células de Leydig[11]. A concentração plasmática basal de LH nos cães com hipercortisolismo espontâneo não era diferente daquela de cães saudáveis, mas a resposta à estimulação supra-hipofisária tendia a ser mais baixa do que nos cães saudáveis[92].

Manifestações clínicas

A infertilidade masculina varia desde a completa ausência de libido até a incapacidade de gerar descendentes, apesar de cruzamentos normais. Dependendo da causa, é possível haver outros sinais que sejam característicos da condição subjacente.

Diagnóstico

O diagnóstico da infertilidade masculina baseia-se em um exame andrológico (BSE, Breeding Sound-

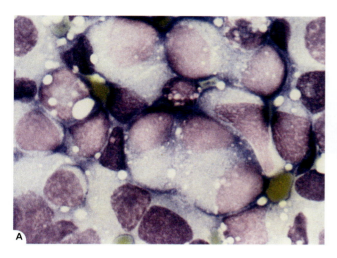
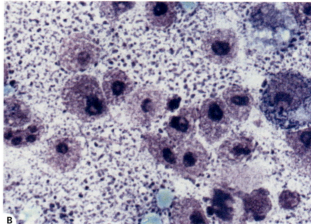
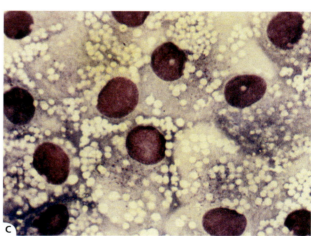

Figura 8.15 – Biopsias com agulha fina de testículos caninos. (*A*) Tumor de célula de Sertoli. Há uma população uniforme de células pleomórficas. Repare na variabilidade marcante do tamanho dos núcleos. Os núcleos são geralmente redondos ou ovais e têm um padrão de cromatina finamente agrupada, com ocasionais nucléolos múltiplos proeminentes. Existem graus variáveis de vacuolização citoplasmática. (*B*) Seminoma. Repare as variações marcantes no tamanho das células e dos núcleos. Os núcleos apresentam cromatina grosseiramente agrupada e geralmente contêm um único nucléolo grande e com forma irregular. Frequentemente há alto índice mitótico. O citoplasma é ligeiramente basófilo e granular. (*C*) Tumor de célula de Leydig. Há uma população uniforme de células com citoplasma abundante e numerosos pequenos vacúolos citoplasmáticos, que contêm colesterol (corante de May-Grünwald Giemsa, ×1.000).

ness Evaluation), que consiste em história médica e reprodutiva, exame físico completo, coleta de sêmen para análise, teste para *Brucella canis* e exame ultrassonográfico dos testículos, epidídimos e próstata. Pode ser necessário um teste endócrino do eixo hipotalâmico-hipofisário-gonádico por estimulação pelo GnRH (Capítulo 12.5.1). Deve-se dar atenção especial às doenças endócrinas, como hipotireoidismo e hipercortisolismo. A biopsia testicular é executada somente se os resultados de todos os outros métodos menos invasivos não forem conclusivos.

Os resultados possíveis da análise de sêmen incluem oligozoospermia (< 200 milhões de espermatozoides ejaculados no total, desde que o ejaculado tenha sido coletado de modo representativo), teratozoospermia (< 70% de espermatozoides com morfologia normal), astenozoospermia (< 50% de motilidade progressiva à frente), leucozoospermia (> 2.000 leucócitos por μℓ de ejaculado), azoospermia (nenhum espermatozoide observado no ejaculado) e hemozoospermia (sangue observado grosseiramente ou nos esfregaços citológicos). Mais de uma anomalia pode estar presente em uma única amostra (Figura 8.16).

A biopsia testicular é indicada em cães que são persistentemente azoospérmicos ou gravemente oligospérmicos. A biopsia em cone é preferível à biopsia percutânea por agulha, porque as amostras obtidas por agulha contêm insuficientes túbulos em seção circular transversal para permitir a detalhada análise histomorfométrica da espermatogênese[93]. A biopsia testicular não é totalmente inofensiva e deve ser empreendida com cuidado. Entretanto, se forem feitas biopsias de áreas superficiais sem vascularização, o método pode ser considerado seguro[94]. Os anticorpos antiespermatozoides induzidos em biopsias testiculares por punção com agulha (Tru-cut) são transientes e não preditivos de alterações no número total de espermatozoides com motilidade e morfologicamente normais[95].

A leucozoospermia indica prostatite (com ou sem hiperplasia prostática benigna), orquite, epididimite e/ou doença do trato urinário. A orquite e a epididimite são diagnosticadas por ultrassonografia e biopsia por aspiração com agulha fina. Este último método deve ser utilizado com cuidado. A aspiração do epidídimo pode causar hematoma, fibrose ou granuloma espermático, que pode resultar em obstrução[96]. O diagnóstico de infecção dos órgãos reprodutivos requer cultura bacteriológica do ejaculado. Micoplasma e *Escherichia coli* são os organismos infecciosos mais frequentemente encontrados nas culturas[97].

A teratozoospermia pode ser causada por produção insuficiente de testosterona, hipertermia, infecção do trato reprodutivo, bem como por doenças genéticas ou familiais. Ela é frequentemente observada em combinação com leucozoospermia e infecção. A astenozoospermia pode ser causada por discinesia ciliar, anticorpos antiespermatozoides, hiperplasia prostática benigna, infecção do trato reprodutivo ou coleta e manejo impróprios da amostra. A oligozoospermia pode ser causada por toxinas, medicação (esteroides sexuais, esteroides anabólicos, glicocorticoides, cetoconazol, cimetidina e agentes de quimioterapia), infecção ou obstrução do trato reprodutivo e hiperplasia prostática benigna. Pode também ser decorrente de ejaculação incompleta.

A azoospermia pode ser o resultado de um defeito congênito ou de obstrução no epidídimo. Do mesmo modo que na oligozoospermia, ela pode ser devido à ejaculação incompleta. Quando for suspeitada, o sêmen deve ser coletado várias vezes e em diferentes circunstâncias, para garantir que seja obtido o ejaculado na totalidade. A coleta deve ser feita pelo menos três vezes, com intervalos de 2 meses, antes de serem tentados procedimentos diagnósticos mais invasivos. A fosfatase alcalina (AP, *alkaline phosphatase*), que é secretada pelo epidídimo, pode ser medida no plasma seminal na primeira e segunda frações do ejaculado de cães com oligozoospermia ou azoospermia. Isto pode ajudar a diferenciar ejaculação completa de incompleta, uma vez que, na ejaculação completa, a AP é > 5.000 UI/ℓ[98,99], enquanto valores < 5.000 UI/ℓ em vários ejaculados indicam obstrução de ducto, em vez de ejaculação incompleta. Nestes casos, aspirados com agulha fina podem ser obtidos dos epidídimos, mas com o risco de causar granuloma espermático e indução de anticorpos antiespermatozoide. A procura por anomalias cromossômicas deve ser iniciada em cães com história ao longo da vida de testículos hipoplásicos e ausência de espermatozoides.

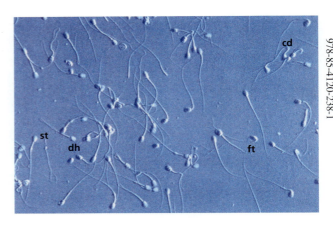

Figura 8.16 – Fotografia com contraste de interferência diferencial (×300) do sêmen de cão saudável, com 85% de espermatozoides normais. As anomalias incluem cabeça isolada (dh), cauda sem cabeça (st), gotícula de citoplasma (cd) e cauda dobrada (ft). (Cortesia do Prof. Dr. B. Colenbrander.)

Tratamento

O tratamento da infertilidade masculina depende da causa subjacente. As infecções do trato reprodutivo são tratadas com terapia antibiótica apropriada de longo termo (4 a 6 semanas). Os antibióticos que penetram e mantêm os níveis terapêuticos no trato reprodutivo masculino são a trimetoprima-sulfa e as quinolonas fluoretadas. A orquite aguda e/ou epididimite requerem diagnóstico e tratamento rápidos. Em mais de 75% dos casos, a orquidectomia unilateral é bem-sucedida na preservação de um espermograma normal do testículo remanescente. A terapia antibiótica agressiva pode também ser bem-sucedida, mas frequentemente formam-se granulomas espermáticos, levando à obstrução dos epidídimos. A obstrução do trato reprodutivo pode ser tratada cirurgicamente, mas a chance de sucesso é pequena.

Se os resultados de um teste de estimulação com GnRH revelarem um nível plasmático alto de 17β-estradiol e relativamente baixo de testosterona, pode haver hiperfunção do sistema enzimático aromatizante, e o tratamento com inibidores de aromatase pode ser considerado. Estas drogas inibem a transformação enzimática da testosterona para 17β-estradiol e, como resultado, o estradiol plasmático cai e a testosterona aumenta[100]. Em vários casos clínicos selecionados, essa terepia melhorou a qualidade do sêmen nos cães[100].

Nos cães, o tratamento da infertilidade com agonistas de GnRH, agonistas de dopamina e nutracêuticos, como glicosaminoglicanos e antioxidantes, não foram bem avaliados e devem, portanto, ser utilizados com cuidado e somente após um trabalho diagnóstico completo[101,102].

Os proprietários dos animais tratados devem ser informados de que o ciclo espermático no cão requer aproximadamente 62 dias e mais 15 dias adicionais para o transporte dos espermatozoides pelo epidídimo, tempo este em que os espermatozoides amadurecem. A resposta ao tratamento pode levar vários ciclos de espermatogênese e, portanto, podem ser necessários vários meses para regeneração e melhora. Em todos os casos em que a infertilidade masculina é provavelmente uma doença hereditária, não deve ser oferecido o tratamento e o cão deve ser descartado dos cruzamentos.

Prognóstico

A leucozoospermia devido à infecção do trato reprodutivo tem um prognóstico reservado, pois existe um risco considerável de obstrução do epidídimo por tecido de cicatrização. A teratozoospermia tem prognóstico reservado, mas cruzamentos excepcionalmente bem planejados podem ser bem-sucedidos. A morfologia anormal dos espermatozoides no homem é, algumas vezes, correlacionada com alta incidência de anomalias cromossômicas nos espermatozoides anormais, que podem levar a aneuploidias nos embriões resultantes de fecundação *in vitro* ou injeção intracitoplasmática[103]. Não há relato de correlação entre teratozoospermia e defeitos congênitos em filhotes após cruzamentos normais. A astenozoospermia tem prognóstico reservado, mas, em alguns casos, a motilidade dos espermatozoides pode ser melhorada consideravelmente pela extensão do sêmen com um extensor. A oligozoospermia e a azoospermia geralmente têm prognóstico ruim, mas a qualidade do sêmen pode ser melhorada se houver causas subjacentes que possam ser tratadas com sucesso.

Referências

1. SENGER PL. Spermatogenesis. In: Senger PL, ed. Pathways to pregnancy and parturition, second revised ed., Pullman USA, Current Conceptions Inc.; 2003:214-239.
2. PETERS MAJ, DE ROOIJ DG, TEERDS KJ, VAN DER GAAG I, VAN SLUIJS FJ. Spermatogenesis and testicular tumours in ageing dogs. J Reprod Fertil 2000;120:443-452.
3. HOLDCRAFT RW, BRAUN RE. Hormonal regulation of spermatogenesis. Int J Androl 2004;27:335-342.
4. DOHLE GR, SMIT M, WEBER RF. Androgens and male fertility. World J Urol 2003;21:341-345.
5. GÜNZEL-APEL AR, HILLE P, HOPPEN HO. Spontaneous and GnRH-induced pulsatile LH and testosterone release in pubertal, adult and aging male beagles. Theriogenology 1994;41:737-745.
6. KNOL B, DIELEMAN S, BEVERS M, VAN DEN BROM W. Diurnal and seasonal variations in plasma levels of luteinizing

hormone and testosterone in the male dog. In: 12th Int. Congress on Animal Reproduction; The Hague; 1992:1788-1790.
7. O'CONNOR AE, DE KRETSER DM. Inhibins in normal male physiology. Semin Reprod Med 2004;22:177-185.
8. VERHOEVEN G. Local control systems within the testis. In: De Kretser D, ed. Clinical Endocrinology and Metabolism. Londen, Blackwell; 1992:313-333.
9. KÖNIG H, SCHÄRER V, KÜPFER U, TSCHUDI P. Hodenhypoplasie (Fehlen von Spermiogonien) und linksseitige Nebenhodenhypoplasie bei einem dreifarbigen Kater vom 39/XXY-Karyotyp. Dtsch Tierarztl Wschr 1983;90:341-343.
10. ROOT KUSTRITZ MV. Determining the optimal age for gonadectomy of dogs and cats. J Am Vet Med Assoc 2007;231:1665-1675.
11. KEMPPAINEN RJ, THOMPSON FN, LORENZ MD, MUNNELL JF, CHAKRABORTY PK. Effects of prednisone on thyroid and gonadal endocrine function in dogs. J Endocrinol 1983;96:293-302.
12. World Health Organization. Contraceptive efficacy of testosterone-induced azoospermia in normal men. World Health Organization Task Force on methods for the regulation of male fertility. Lancet 1990;336:955-959.
13. INABA T, UMEHARA T, MORI J, TORII R, TAMADA H, SAWADA T. Reversible suppression of pituitary-testicular function by a sustained-release formulation of a GnRH agonist (leuprolide acetate) in dogs. Theriogenology 1996;46:671-677.
14. TRIGG TE, WRIGHT PJ, ARMOUR AF, WILLIAMSON PE, JUNAIDI A, MARTIN GB, DOYLE AG, WALSH J. Use of a GnRH analogue implant to produce reversible long-term suppression of reproductive function in male and female domestic dogs. J Reprod Fertil 2001; Suppl 57:255-261.
15. KUTZLER M, WOOD A. Non-surgical methods of contraception and sterilization. Theriogenology 2006;66:514-525.
16. NEILSON JC, ECKSTEIN RA, HART BL. Effects of castration on problem behaviors in male dogs with reference to age and duration of behavior. J Am Vet Med Assoc 1997;211:180-182.
17. HOWE LM, SLATER MR, BOOTHE HW, HOBSON HP, FOSSUM TW, SPANN AC, WILKIE WS. Long-term outcome of gonadectomy performed at an early age or traditional age in cats. J Am Vet Med Assoc 2000;217:1661-1665.
18. ROOT MV, JOHNSTON SD, OLSON PN. The effect of pre-puberal and postpuberal gonadectomy on radial physeal closure in male and female domestic cats. Vet Radiol Ultrasound 1997;38:42-47.
19. QUEEN J, BENNETT D, CARMICHAEL N, GIBSON A, LI C, PAYNE-JOHNSON E, KELLY DF. Femoral neck metaphyseal osteopathy in the cat. Vet Rec 1998;142:150-162.
20. CRAIG LE. Physeal dysplasia with slipped capital femoral epiphysis in 13 cats. Vet Pathol 2001;38:92-97.
21. McNICHOLAS JR WT, WILKENS BE, BLEVINS WE, SNYDER PW, McCABE GP, APPLEWHITE AA, LAVERTY PH, BREUR GJ. Spontaneous femoral capital physeal fractures in adult cats: 26 cases (1996-2001). J Am Vet Med Assoc 2002;221:1731-1736.
22. FISCHER HR, NORTON J, KOBLUK CN, REED AL, ROOKS RL, BOROSTYANKOI F. Surgical reduction and stabilization for repair of femoral capital physeal fractures in cats: 13 cases (1998-2002). J Am Vet Med Assoc 2004;224:1478-1482.
23. KANCHUK ML, BACKUS RC, CALVERT CC, MORRIS JG, ROGERS QR. Neutering induces changes in food intake, body weight, plasma insulin and leptin concentrations in normal and lipoprotein lipase-deficient male cats. J Nutr 2002;132:1730S-1732S.
24. MARTIN LJM, SILIART B, DUMON HJW, NGUYEN P. Spontaneous hormonal variations in male cats following gonadectomy. J Feline Med Surg 2006;8:309-314.
25. CAVE NJ, BACKUS RC, MARKS SL, KLASING KC. Oestradiol, but not genistein, inhibits the rise in food intake following gonadectomy in cats, but genistein is associated with an increase in lean body mass. J Anim Physiol Anim Nutr 2007;91:400-410.
26. ASARIAN L, GEARY N. Estradiol enhances cholecystokinin-dependent lipid-induced satiation and activates estrogen receptor-α-expressing cells in the nucleus tractus solitarius of ovariectomized rats. Endocrinology 2007;148:5656-5666.
27. GÜNZEL-APEL AR, SEEFELDT A, ESCHRICHT FM, URHAUSEN C, KRAMER S, MISCHKE R, HOPPEN HO, BEYERBACH M, KOIVISTO M, DIELEMAN SJ. Effects of gonadectomy on prolactin and LH secretion and the pituitary-thyroid axis in male dogs. Theriogenology 2009;71:746-753.

28. FRANK LA, ROHRBACH BW, BAILEY EM, WEST JR, OLIVER JW. Steroid hormone concentration profiles in healthy intact and neutered dogs before and after cosyntropin administration. Domest Anim Endocrinol 2003;24:43-57.

29. FUKUDA S, IIDA H. Effects of orchidectomy on bone metabolism in beagle dogs. J Vet Med Sci 2000;62:69-73.

30. SLAUTERBECK JR, PANKRATZ K, XU KT, BOZEMAN SC, HARDY DM. Canine ovariohysterectomy and orchiectomy increases the prevalence of ACL injury. Clin Orthop Rel Res 2004;429:301-305.

31. PONGLOWHAPAN S, CHURCH DB, KHALID M. Differences in the proportion of collagen and muscle in the canine lower urinary tract with regard to gonadal status and gender. Theriogenology 2008;70:1516-1524.

32. WOODALL PF, JOHNSTONE IP. Dimensions and allometry of testes, epididymides and spermatozoa in the domestic dog (Canis familiaris). J Reprod Fertil 1988;82:603-609.

33. KAWAKAMI E, TSUTSUI T, YAMADA Y, YAMAUCHI M. Cryptorchidism in the dog: occurrence of cryptorchidism and semen quality in the cryptorchid dog. Nippon Juigaku Zasshi 1984;46:303-308.

34. REIF JS, BRODEY RS. The relationship between cryptorchidism and canine testicular neoplasia. J Am Vet Med Assoc 1969;155:2005-2010.

35. ROMAGNOLI SE. Canine cryptorchidism. Vet Clin North Am Small Anim Pract 1991;21:533-544.

36. HAYES HM, JR., WILSON GP, PENDERGRASS TW, COX VS. Canine cryptorchidism and subsequent testicular neoplasia: case--control study with epidemiologic update. Teratology 1985;32:51-56.

37. MILLIS DL, HAUPTMAN JG, JOHNSON CA. Cryptorchidism and monorchism in cats: 25 cases (1980-1989). J Am Vet Med Assoc 1992;200:1128-1130.

38. RICHARDSON E, MULLEN H. Cryptorchidism in cats. Comp Contin Ed Vet Pract Small Anim Pract 1993;15:1342-1369.

39. AMANN RP, VEERAMACHANENI DN. Cryptorchidism in common eutherian mammals. Reproduction 2007;133:541-561.

40. HUTSON JM, WATTS LM, FARMER PJ. Congenital undescended testes in neonatal pigs and the effect of exogenous calcitonin gene--related peptide. J Urol 1998;159:1025-1028.

41. HUTSON JM, HASTHORPE S. Testicular descent and cryptorchidism: the state of the art in 2004. J Pediatr Surg 2005;40:297-302.

42. NG SL, BIDARKAR SS, SOURIAL M, FARMER PJ, DONATH S, HUTSON JM. Gubernacular cell division in different rodent models of cryptorchidism supports indirect androgenic action via the genitofemoral nerve. J Pediatr Surg 2005;40:434-441.

43. DOLF G, GAILLARD C, SCHELLING C, HOFER A, LEIGHTON E. Cryptorchidism and sex ratio are associated in dogs and pigs. J Anim Sci 2008;86:2480-2485.

44. GUBBELS EJ, SCHOLTEN J, JANSS L, ROTHUIZEN J. Relationship of cryptorchidism with sex ratios and litter sizes in 12 dogs breeds. Anim Reprod Sci 2009;133:187-195.

45. VIRTANEN HE, CORTES D, RAJPERT-DE MEYTS E, RITZÉN EM, NORDENSKJÖLD A, SKAKKEBAEK NE, TOPPARI J. Developement and descent of the testis in relation to cryptorchidism. Acta Paediatr 2007;96:622-627.

46. SUOMIA-M, MAIN KM, KALEVA M, SCHMIDT IM, CHELLAKOOTY M, VIRTANEN HE, BOISEN KA, DAMGAARD IN, MAU KAI C, SKAKKEBAEK NE, TOPPARI J. Hormonal changes in 3-month-old cryptorchid boys. J Clin Endocrinol Metab 2006;91:953-958.

47. MATTHEEUWS D, COMHAIRE FH. Concentrations of oestradiol and testosterone in peripheral and spermatic venous blood of dogs with unilateral cryptorchidism. Domest Anim Endocrinol 1989;6:203-209.

48. BAUMANS V, DIJKSTRA G, WENSING CJ. Testicular descent in the dog. Anat Histol Embryol 1981;10:97-110.

49. COX VS, WALLACE LJ, JESSEN CR. An anatomic and genetic study of canine cryptorchidism. Teratology 1978;18:233-240.

50. DUNN M, FOSTER W, GODDARD K. Cryptorchidism in dogs: A clinical survey. J Am Anim Hosp Assoc 1968;4:180-182.

51. BURKE T. Anatomical abnormalities. In: Burke T, ed. Small Animal Reproduction and Infertility. Philadelphia: Lea & Febiger; 1986:227-244.

52. FELDMAN E, NELSON R. Disorders of the canine male reproductive tract. In: Feldman E, Nelson R, eds. Canine and Feline Endocrinology and Reproduction. Philadelphia: WB Saunders Co; 1987:481-524.

53. RHOADES JD, FOLEY CW. Cryptorchidism and intersexuality. Vet Clin North Am 1977;7:789-794.

54. KAWAKAMI E, TSUTSUI T, YAMADA Y, OGASA A, YAMAUCHI M. Spermatogenic function in cryptorchid dogs after orchiopexy. Nippon Juigaku Zasshi 1988;50:227-235.

55. KAWAKAMI E, TSUTSUI T, YAMADA Y, OGASA A, YAMAUCHI M. Spermatogenic function and fertility in unilateral cryptorchid dogs after orchiopexy and contralateral castration. Nippon Juigaku Zasshi 1988;50:754-762.

56. PETERS MAJ, VAN SLUIJS FJ. Decision analysis tree for deciding whether to remove an undescended testis from a young dog. Vet Rec 2002;150:408-411.

57. THEILEN G, MADEWELL B. Tumors of the urogenital tract. In: Theilen G, ed. Veterinary Cancer Medicine. Philadelphia: Lea & Febiger; 1979:375-381.

58. DORN CR, TAYLOR DO, SCHNEIDER R, HIBBARD HH, KLAUBER MR. Survey of animal neoplasms in Alameda and Contra Costa Counties, California. II. Cancer morbidity in dogs and cats from Alameda County. J Natl Cancer Inst 1968;40:307-318.

59. NIELSEN S, LEIN D. Tumours of the testis. Bull WHO 1974;50:71-78.

60. PRANGE H, KATENKAMP D, BAUMANN G, FALK-JUNGE G, KOSMEHL H. Pathology of testicular tumors in dogs. 1. Epidemiology and comparative epidemiological aspects. Arch Exp Veterinarmed 1986;40:555-565.

61. NIETO J, PIZARRO M, FONTAINE J. Testicular neoplasms in dogs. Epidemiological and pathological aspects. Recueil Med Vet 1989;165:149-153.

62. PATNAIK AK, LIU SK. Leiomyoma of the tunica vaginalis in a dog. Cornell Vet 1975;65:228-231.

63. RADI ZA, MILLER DL, HINES ME, 2nd. Rete testis mucinous adenocarcinoma in a dog. Vet Pathol 2004;41:75-78.

64. ROTHWELL TL, PAPADIMITRIOU JM, XU FN, MIDDLETON DJ. Schwannoma in the testis of a dog. Vet Pathol 1986;23:629-631.

65. TTJRK JR, TURK MA, GALLINA AM. A canine testicular tumor resembling gonadoblastoma. Vet Pathol 1981;18:201-207.

66. HAYES HM, JR., PENDERGRASS TW. Canine testicular tumors: epidemiologic features of 410 dogs. Int J Cancer 1976;18:482-487.

67. LIPOWITZ AJ, SCHWARTZ A, WILSON GP, EBERT JW. Testicular neoplasms and concomitant clinical changes in the dog. J Am Vet Med Assoc 1973;163:1364-1368.

68. WEAVER AD. Survey with follow-up of 67 dogs with testicular Sertoli cell tumours. Vet Rec 1983;113:105-107.

69. REIFINGER M. Statistical studies of the occurrence of testicular neoplasms in domestic mammals. Zentralbl Veterinarmed A 1988;35:63-72.

70. PETERS MAJ, TEERDS KJ, VAN DER GAAG I, DEROOIJ DG, VAN SLUIJS FJ. Use of antibodies against LH receptor, 3 beta--hydroxysteroid dehydrogenase and vimentin to characterize different types of testicular tumour in dogs. Reproduction 2001;121:287-296.

71. BENAZZI C, SARLI G, BRUNETTI B. Sertoli cell tumour in a cat. J Vet Med A Physiol Pathol Clin Med 2004;51:124-126.

72. MILLER MA, HARTNETT SE, RAMOS-VARA JA. Interstitial cell tumor and Sertoli cell tumor in the testis of a cat. Vet Pathol 2007;44:394-397.

73. MIYOSHI N, YASUDA N, KAMIMURA Y, SHINOZAKI M, SHIMIZU T. Teratoma in a feline unilateral cryptorchid testis. Vet Pathol 2001;38:729-730.

74. HOFMANN W, ARBITER D, SCHEELE D. Sex cord stromal tumor of the cat: so-called androblastoma with Sertoli-Leydig cell pattern. Vet Pathol 1980;17:508-513.

75. ROSEN DK, CARPENTER JL. Functional ectopic interstitial cell tumor in a castrated male cat. J Am Vet Med Assoc 1993;202:1865-1866.

76. DOXSEE AL, YAGER JA, BEST SJ, FOSTER RA. Extratesticular interstitial and Sertoli cell tumors in previously neutered dogs and cats: a report of 17 cases. Can Vet J 2006;47:763-766.

77. KASBOHM C, SAAR C. Bone-marrow damage due to estrogen in dogs with testicular neoplasms. Tierarztl Prax 1975;3:225-229.

78. EDWARDS DF. Bone marrow hypoplasia in a feminized dog with a Sertoli cell tumor. J Am Vet Med Assoc 1981;178:494-496.

79. SHERDING RG, WILSON GP, 3RD, KOCIBA GJ. Bone marrow hypoplasia in eight dogs with Sertoli cell tumor. J Am Vet Med Assoc 1981;178:497-501.

80. MORGAN R. Blood dyscrasias associated with testicular tumours in the dog. J Am Anim Hosp Assoc 1982;18:970-975.

81. MORRIS B. Fatal bone marrow depression as a result of Sertoli cell tumor (in a dog). Vet Med Small Anim Clin 1983;78:1070-1072.

82. CHASTAIN C. Feminizing testicular tumor. Comp Cont Educ Pract Vet Small Anim Pract 1993;15:197-201.

83. GROOTENHUIS AJ, VAN SLUIJS FJ, KLAIJ IA, STEEN-BERGEN J, TIMMERMAN MA, BEVERS MM, DIELEMAN SJ, DE JONG FH. Inhibin, gonadotrophins and sex steroids in dogs with Sertoli cell tumours. J Endocrinol 1990;127:235-242.

84. MATTHEEUWS D, COMHAIRE F. Tumors of the testes. In: Kirk R, ed. Current Veterinary Therapy VI. Philadelphia: Saunders Co; 1977:1054-1058.

85. GRADNER G, DEDERICHS D, HITTMAIR KM. Intra-abdominal testicular torsion in a cryptorchid dog. Eur J Comp Anim Pract 2007;17:41-44.

86. MOSTACHIO GQ, APPARICIO M, VICENTE WR, CARDILLI DJ, MOTHEO TF, TONIOLLO GH. Intraabdominal torsion of a neoplastic testicle and prostatic cyst in a cryptorchid dog. Schweiz Arch Tierheilkd 2007;149:408-412.

87. HECHT S, KING R, TIDWELL AS, GORMAN SC. Ultrasound diagnosis: intra-abdominal torsion of a non-neoplastic testicle in a cryptorchid dog. Vet Radiol Ultrasound 2004;45:58-61.

88. YOUNG ACB. Two cases of intrascrotal torsion of a normal testicle. J Small Anim Pract 1979;20:229-231.

89. KRAUSZ C, GIACHINI C. Genetic risk factors in male infertility. Arch Androl 2007;53:125-133.

90. ROOT MV, JOHNSTON SD. Basics for a complete reproductive examination of the male dog. Semin Vet Med Surg (Small Anim) 1994;9:41-45.

91. JOHNSON C, OLIVIER NB, NACHREINER R, MULLANEY T. Effect of 131I-induced hypothyroidism on indices of reproductive function in adult male dogs. J Vet Intern Med 1999;13:104-110.

92. MEIJ BP, MOL JA, BEVERS MM, RIJNBERK A. Alterations in anterior pituitary function of dogs with pituitary-dependent hyperadrenocorticism. J Endocrinol 1997;154:505-512.

93. JAMES RW, HEYWOOD R, FOWLER DJ. Serial percutaneous testicular biopsy in the Beagle dog. J Small Anim Pract 1979;20:219-228.

94. HUNT WL, FOOTE RH. Effect of repeated testicular biopsy on testis function and semen quality in dogs. J Androl 1997;18:740-744.

95. ATTIA KA, ZAKI AA, EILTS BE, PACCAMONTI DL, HOSGOOD G, DIETRICH MA, HOROHOV DW, BLOUIN DC. Anti-sperm antibodies and seminal characteristics after testicular biopsy or epididymal aspiration in dogs. Theriogenology 2000;53:1355-1363.

96. WALLACE MS. Infertility in the male dog. Probl Vet Med 1992;4:531-544.

97. ROOT KUSTRITZ MV Collection of tissue and culture samples from the canine reproductive tract. Theriogenology 2006;66:567-574.

98. MEMON MA. Common causes of male dog infertility. Theriogenology 2007;68:322-328.

99. STORNELLI A, ARAUZ M, BASCHARD H, DE LA SOTA RL. Unilateral and bilateral vasectomy in the dog: alkaline phosphatase as an indicator of tubular patency. Reprod Domest Anim 2003;38:1-4.

100. KAWAKAMI E, HIRANO T, HORI T, TSUTSUI T. Improvement in spermatogenic function after subcutaneous implantation of a capsule containing an aromatase inhibitor in four oligozoospermic dogs and one azoospermic dog with high plasma estradiol-17beta concentrations. Theriogenology 2004;62:165-178.

101. HESS M. Documented and anecdotal effects of certain pharmaceutical agents used to enhance semen quality in the dog. Theriogenology 2006;66:613-617.

102. KAWAKAMI E, MASAOKA Y, HIRANO T, HORI T, TSUTSUI T. Changes in plasma testosterone levels and semen quality after 3 injections of a GnRH analogue in 3 dogs with spermatogenic dysfunction. J Vet Med Sci 2005;67:1249-1252.

103. LEWIS-JONES I, AZIZ N, SESHADRI S, DOUGLAS A, HOWARD P. Sperm chromosomal abnormalities are linked to sperm morphologic deformities. Fertil Steril 2003;79:212-215.

104. WENSING CJG. Developmental anomalies, including cryptorchidism. In: Morrow DA, ed. Current Therapy in Theriogenology: Diagnosis, Treatment and Prevention of Reproductive Diseases in Animals. Philadelphia, WB Saunders Co; 1980:583-589.

Capítulo 9

Hormônios calciotróficos

Marianna A. Tryfonidou
Herman A. W. Hazewinkel
Hans S. Kooistra

9.1 Introdução

O cálcio é o mineral mais abundante nos mamíferos. Ele é um componente estrutural essencial do esqueleto e contribui com várias funções fisiológicas importantes, como condução nervosa, contração muscular, atividade enzimática e coagulação sanguínea. Cerca de metade do cálcio circulante está fracamente ligada a proteínas do plasma (na maioria, albumina). Dez por cento estão ligados a outros íons e o restante compreende a fração iônica ativa biologicamente significativa. É essencial que a concentração de cálcio permaneça constante apesar das variações em sua ingestão e excreção. Em condições saudáveis, a concentração plasmática total de cálcio varia entre limites estreitos e é regularmente estável mesmo com variações extremas na dieta (Figura 9.1). A homeostase do cálcio é mantida por mecanismos diretos e pelos hormônios calciotróficos. Três órgãos estão especialmente envolvidos na manutenção da homeostase do cálcio: o intestino, o rim e o esqueleto.

Regulação direta

Quando o cálcio é absorvido no intestino, a concentração plasmática de cálcio tende a elevar-se. Independentemente de controle hormonal, algum cálcio é depositado nos ossos e uma quantidade menor passa da fase solúvel para a circulação. Além disso, mais cálcio é filtrado pelos glomérulos e excretado. Quando a concentração de cálcio cai, mais cálcio do reservatório lábil entra na circulação e menos é perdido pelos rins (Figura 9.2). Em ambas as situações, a excreção endógena fecal não parece ser muito influenciada.

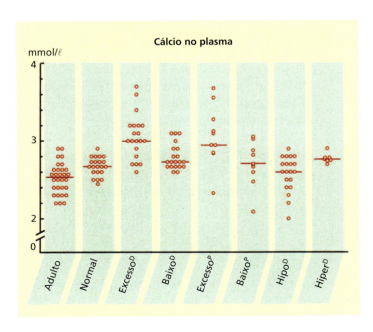

Figura 9.1 – Concentrações plasmáticas de cálcio (com valores medianos) para cães adultos e cães jovens (todos mais novos do que 6 meses) recebendo alimento contendo 1,1% de cálcio e 12,5 μg de vitamina D/kg (normal); cães da raça Dogue Alemão[1] alimentados por 1,5 meses com dieta contendo 3,3% de Ca (Excesso[D]) ou 0,55% de Ca (Baixo[D]); cães jovens da raça Poodle[2] alimentados por 1,5 meses com dieta contendo 3,3% de Ca (Excesso[P]) ou 0,33% de Ca (Baixo[P]); cães sem raça definida (SRD) com comida-padrão sem vitamina D (Hipo D) e cães jovens da raça Dogue Alemão alimentados por 1,5 meses com dieta contendo 100 μg de vitamina D/kg (Hiper D)[3]. Apesar das diferenças de 6 a 10× na ingestão diária de cálcio ou vitamina D, as concentrações plasmáticas medianas variam dentro de limites estreitos.

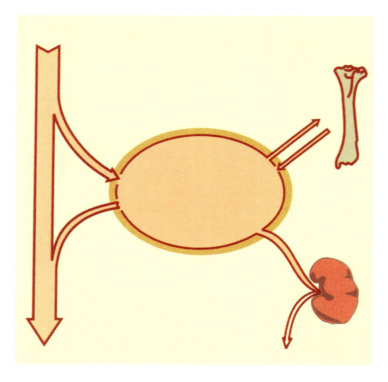

Figura 9.2 – Três órgãos estão especialmente envolvidos na homeostase do cálcio: intestino, rins e esqueleto. Quando o cálcio é absorvido do intestino, a concentração de cálcio no fluido extracelular tenderá a aumentar. Devido à regulação direta, mais cálcio será armazenado na fase lábil do esqueleto e mais cálcio será filtrado nos glomérulos, o que contribui para a normalização da concentração de cálcio no fluido extracelular.

Tabela 9.1 – Análise dos gêneros alimentícios para os carnívoros

	Matéria seca*	Cálcio*	Fósforo*	Vitamina D+
Carne de cavalo	25,5	0,03	0,18	4 UI
Coração	24,8	0,01	0,20	4 UI
Rúmen	23,3	0,11	0,14	n.c.
Fígado	27,1	0,01	0,36	80 UI
Subprodutos de aves	30,1	0,02	0,20	n.c.
Ovos	25	0,04	0,15	100 UI
Bagre	20	0,02	0,18	20 UI
Necessidade mínima	100	0,8		
Porção recomendada para o crescimento (NRC 2006)	100	1,2	1,0	55 UI

* = gramas por 100 g de produto com densidade energética na dieta de 4.000 kcal ME/kg; + = UI por 100 g do produto (1 UI de vitamina D = 0,025 µg); n.c. = não conhecido.

Em termos absolutos e relativos ao fósforo, o conteúdo de cálcio dos gêneros alimentícios para animais é muito baixo para preencher as recomendações.

Controle hormonal

Existe um eficiente sistema controlado por hormônios que ajuda a reter o cálcio nos animais que vivem em um ambiente deficiente em cálcio e cuja alimentação tem baixo teor de cálcio (Tabela 9.1), como a que os carnívoros podem comer quando os ossos não fazem parte da refeição. Em animais adultos, uma pequena ingestão de cálcio pode ser suficiente para repor as perdas por urina e fezes (Figura 9.3, *A*). Entretanto, o crescimento representa um desafio formidável para a manutenção da concentração plasmática de cálcio dentro dos limites normais, uma vez que grandes quantidades de cálcio são transferidas para o esqueleto em crescimento (Figura 9.3, *B*). Isto ocorre especialmente em cães jovens de raças grandes[4]. Nas condições em que a homeostase do cálcio está sob estresse (como crescimento rápido, super ou subsuplementação, gravidez e lactação), o metabolismo do cálcio é regulado pelos hormônios calciotróficos: hormônio da paratireoide (PTH), vitamina D e calcitonina (CT) (Figura 9.4). A síntese e a liberação destes hormônios são ativadas principalmente pelas variações na concentração plasmática do cálcio.

9.1.1 Hormônio da paratireoide

9.1.1.1 Desenvolvimento das glândulas paratireoides

Durante o desenvolvimento, as glândulas paratireoides originam-se da terceira e quarta bolsas endodérmicas da faringe. Estudos com camundongos demonstraram que o fator de transcrição codificado por Gcm-2 é um regulador fundamental no desenvolvimento da glândula paratireoide. A expressão deste gene é restrita às células principais e, se este

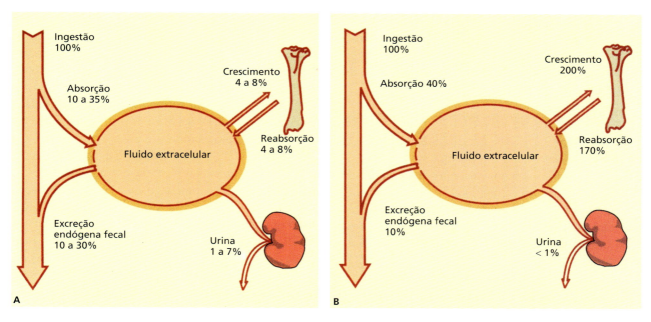

Figura 9.3 – Fluxos relativos de cálcio em cães adultos e jovens em crescimento. (*A*) Nos cães adultos, a ingestão de 100 mg por kg de peso corporal por dia cobre todas as perdas. (*B*) Nos cães jovens, o metabolismo do cálcio caracteriza-se por alta rotatividade do cálcio no esqueleto e absorção mais eficiente; as necessidades em quantidades absolutas dependem do tamanho e da velocidade do crescimento do cão e podem variar de 50 a 350 mg/kg de peso corporal.

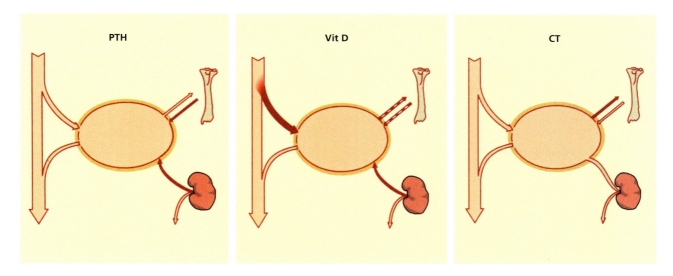

Figura 9.4 – Influências dos hormônios calciotróficos no metabolismo do cálcio. O PTH aumenta a osteoclasia e a reabsorção de cálcio nos túbulos renais. Os metabólitos da vitamina D (Vit D) aumentam a absorção ativa de cálcio no intestino e a reabsorção renal; além disso, eles ativam a osteoclasia e a mineralização de osteoides e cartilagens. A calcitonina (CT) diminui a atividade osteoclástica e, assim, aumenta a mineralização dos ossos.

gene tiver sofrido mutação, as glândulas paratireoides não se formam[5]. As glândulas paratireoides, em geral, compõe-se por quatro discos ovais pequenos com diâmetro de 1 a 4 mm. As duas paratireoides maiores originam-se das quartas bolsas branquiais e permanecem quase estacionárias durante o desenvolvimento embrionário, e, por este motivo, sua localização final é no polo cranial da tireoide (Figura 9.5). Duas paratireoides menores estão geralmente localizadas sob a cápsula da tireoide, embutidas em profundidades variadas, próximas ao polo caudal da tireoide. Elas desenvolvem-se das terceiras bolsas branquiais em associação com o timo; a migração com a descida do timo pode originar tecido paratireóideo ectópico.

9.1.1.2 Síntese e secreção de hormônio da paratireoide

A célula majoritária das paratireoides é a célula principal. Ela apresenta citoplasma claro ou ligeiramente eosinófilo, dependendo das quantidades de gordura e glicogênio intracelulares (Figura 9.6). O citoplasma das células principais ativas tem uma densidade mais alta devido à abundância de organelas e grânulos de secreção ligados à membrana, bem como à perda de glicogênio e lipídio. O PTH é um polipeptídio de cadeia única, com 84 aminoácidos, sintetizado por clivagem proteolítica de um pré-pró-hormônio (Capítulo 1.2.5). A sequência de aminoácidos do PTH canino e do felino é altamente homóloga com a sequência deste peptídio em outras espécies de mamíferos[6,7]. As moléculas 1 a 84 intactas são a principal forma circulante. A atividade biológica completa do hormônio intacto reside no fragmento aminoterminal 1 a 34.

Na ausência de um estímulo para a liberação de PTH, como na hipercalcemia, há aumento na degradação de PTH intacto, o que causa a liberação de fragmentos carboxila-terminal (C-PTH), Como os fragmentos C-PTH não se ligam ao receptor de PTH, eles são considerados há muito tempo como biologicamente inativos. Entretanto, descobertas recentes sugerem que os fragmentos C-PTH possam

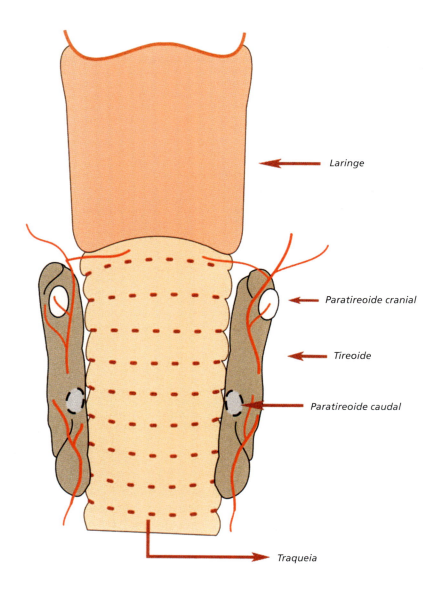

Figura 9.5 – Localização das glândulas paratireoides. As paratireoides craniais ou "externas" estão frouxamente ligadas à cápsula da tireoide. As paratireoides caudais ou "internas" são subcapsulares e, geralmente, estão embebidas em tecido da tireoide.

Hormônios calciotróficos   **281**

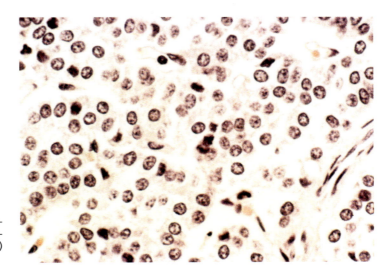

Figura 9.6 – Seção histológica da glândula paratireoide de cão com hiperparatireoidismo secundário renal; repare nas grandes e claras (= ativas) células principais (H&E, ×600).

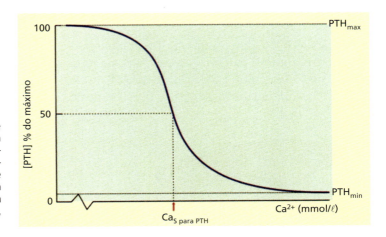

Figura 9.7 – Relação sigmoide inversa entre a concentração de cálcio ionizado extracelular e a secreção de PTH. Ca$_{S\ para\ PTH}$ indica o ponto de ajuste de Ca^{2+} para a secreção de PTH, isto é, a concentração de cálcio ionizado extracelular que suprime a concentração plasmática de PTH para 50% de seu máximo. Repare também que há um elemento não suprimível para a secreção de PTH, mesmo em concentrações de cálcio muito altas.

exercer efeitos opostos àqueles do PTH (1 a 34)[8]. Clinicamente, os fragmentos C-PTH podem causar resistência ao PTH em pacientes com insuficiência renal (ver também o Capítulo 9.3.2)[8]. Nas situações de hipocalcemia, a degradação de PTH dentro das células da paratireoide é mínima e o principal produto liberado é o PTH (1 a 84) intacto e bioativo. Outros mecanismos adaptativos da célula da paratireoide para hipocalcemia constante são o aumento da expressão do gene PTH e a proliferação das células principais.

Fragmentos circulantes de C-PTH podem também ser derivados da quebra periférica (principalmente renal e hepática) do hormônio intacto, desde que a excreção renal dos fragmentos esteja diminuída. Isto pode resultar em altas concentrações de PTH imunorreativo não relacionadas com as concentrações de PTH bioativo, especialmente quando são utilizados radioimunoensaios que reconhecem apenas as partes carboxila-terminais do PTH.

9.1.1.3 Regulação da secreção de hormônio da paratireoide

A fração ionizada do cálcio sanguíneo é o mais importante determinante da secreção de PTH. A secreção de PTH é regulada em um ponto de ajuste que mantém a concentração de cálcio sanguíneo ionizado dentro de limites estreitos. As concentrações abaixo do ponto de ajuste estimulam e aquelas acima dele inibem a secreção do hormônio (Figura 9.7). A resposta do PTH a reduções semelhantes na concentração de cálcio pode ser menos para vagarosa do que para rápida redução na concentração de cálcio[9]. Além da concentração de cálcio ionizado, o calcitriol (1,25-(OH)$_2$D, um metabólito da vitamina D), e o fosfato têm papéis significativos na regulação da secreção de PTH.

Os efeitos das alterações na concentração plasmática de cálcio ionizado na secreção de PTH ocorrem em minutos. O mecanismo molecular subjacente à secreção de PTH regulada por cálcio ionizado envolve a ativação de um receptor de superfície celular sensível ao cálcio. Neste contexto deve ser mencionado que frequentemente é o cálcio total (= ligado e ionizado) que é mensurado, em vez do ionizado. Portanto, deve-se estar ciente de fatores que podem influenciar a fração do cálcio plasmático que é ionizada. Dentre estes fatores, a concentração de albumina circulante é de grande relevância, uma vez que ela é a principal proteína de ligação do cálcio. Quando é encontrada uma concentração plasmática "normal" de cálcio em pacientes com hipoalbuminemia, pode haver, de fato, níveis elevados de cálcio ionizado. O *status* acidobásico também influencia a ligação do cálcio a proteínas: a alcalose diminui e a acidose aumenta a concentração de cálcio ionizado.

9.1.1.4 Ação do hormônio da paratireoide

A ligação do PTH a um receptor de membrana plasmática, o receptor PTH/PTHrP, causa um aumento de 3',5'-adenosina monofosfato cíclica (cAMP, *cyclic 3',5'-adenosine monophosphate*) e, possivelmente, de outros mensageiros secundários (ver também a Figura 1.4) nas células dos principais órgãos-alvo, isto é, rins e ossos. No rim, o PTH acentua a reabsorção do cálcio dos filtrados glomerulares e aumenta a excreção de fosfato. Quando os níveis plasmáticos de PTH estão persistentemente aumentados, o PTH também estimula a produção do calcitriol pelos rins. Os efeitos do PTH nos ossos podem ser tanto catabólicos como anabólicos, dependendo do modo de secreção. Altas concentrações de PTH causam ações catabólicas: os osteoblastos encolhem e alteram sua forma, permitindo que os osteoclastos entrem em contato com a superfície da matriz óssea e reabsorvam osso. Os osteoclastos são recrutados e ativados por fatores locais biologicamente ativos (Figuras 9.8 e 9.9), originados dos osteoblastos, e são provenientes da matriz óssea. Desse modo, o PTH causa a liberação de cálcio e de fosfato no fluido extracelular. Doses baixas e intermitentes de PTH causam ações anabólicas no osso, com aumento no número de osteoblastos, na concentração de fosfatase alcalina e na síntese de colágeno. A concentração plasmática

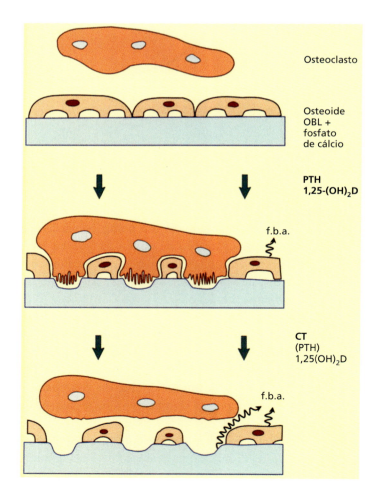

Figura 9.8 – As células de revestimento do osso, os osteoblastos (OBL), separam o osso dos osteoclastos não reabsorventes. PTH e calcitriol (1,25(OH)₂D) mudam a forma do OBL, permitindo que os osteoclastos reabsorvam osso. A calcitonina (CT) impede a reabsorção óssea, porque promove a retração do *brush border* dos osteoclastos; isto ocorre mesmo na presença de PTH e/ou de 1,25(OH)₂D. Fatores biologicamente ativos (f.b.a.), liberados por OBL e pelo osso durante a reabsorção, têm ações quimiotáxicas e mitogênicas nas células ósseas.

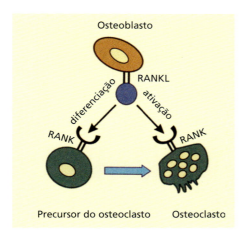
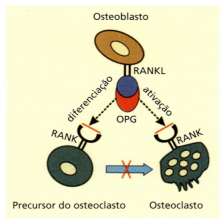

Figura 9.9 – Diferenciação e ativação dos osteoclastos. Na remodelação fisiológica normal dos ossos, os osteoblastos têm papel central. À esquerda: o ligando do receptor do ativador do fator nuclear κβ (RANKL) é produzido por osteoblastos e células do estroma e liga-se ao receptor RANK presente nos osteoclastos. Deste modo, é estimulada a reabsorção óssea. A produção de RANKL está sob a influência dos hormônios calciotróficos PTH e calcitriol. À direita: ao contrário, os osteoblastos produzem osteoprotegerina (OPG), que age como receptor-chamariz e bloqueia a ligação de RANKL com RANK. Deste modo, a produção e a ativação de osteoclastos são bloqueadas, o que resulta na inibição da reabsorção óssea.

de PTH nos cães diminui durante os primeiros meses de vida (Figura 9.10) e, desse modo, em paralelo com a atividade das células ósseas durante o crescimento do esqueleto.

O aumento da concentração plasmática de cálcio é causado principalmente pela combinação da mobilização de cálcio dos ossos e da retenção de cálcio pelos rins. Além disso, o PTH contribui indiretamente para a manutenção da normocalcemia, pela estimulação da formação de calcitriol, o qual, por sua vez, acentua a absorção intestinal de cálcio e fosfato, bem como a reabsorção e a mobilização do cálcio pelos ossos. O efeito fosfatêmico do PTH e do calcitriol tende a abrandar o efeito hipercalcêmico do PTH, devido à formação de complexos de fosfato de cálcio, mas isto é contrabalançado pela ação fosfatúrica do PTH.

9.1.2 Vitamina D

9.1.2.1 Fontes e síntese de vitamina D

Existem duas formas de vitamina D: ergocalciferol (vitamina D_2), que ocorre naturalmente em vegetais; e colecalciferol (vitamina D_3), que é sintetizada pelos vertebrados. Anfíbios, répteis, aves, onívoros e herbívoros sintetizam vitamina D_3 na pele sob a influência da luz ultravioleta (UV). Entretanto, cães e gatos não são capazes de sintetizar na pele vitamina D_3 suficiente (Figura 9.11)[10]. Isto é devido aos baixos níveis de 7-desidrocolesterol (7-DHC) na pele[11],

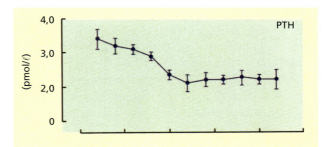
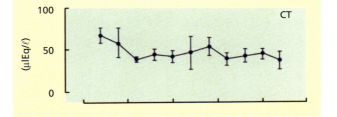
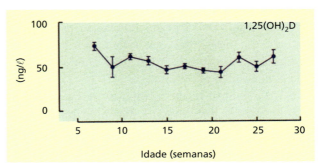

Figura 9.10 – Concentrações plasmáticas (média ± EPM) de PTH, CT e 1,25(OH)$_2$D imunorreativos em cães da raça Dogue Alemão em crescimento, de 6 a 26 semanas de idade. Tanto o PTH quanto a CT, mas não 1,25(OH)$_2$D, apresentam correlação negativa significativa com a idade.

o que é causado pela alta degradação de 7-DHC por uma redutase[12]. Assim, a vitamina D é, para cães e gatos, uma vitamina essencial, uma vez que eles dependem unicamente de seu alimento para suprir as necessidades de vitamina D.

9.1.2.2 Metabolismo da vitamina D

A vitamina D deve ser metabolicamente ativada antes de produzir suas conhecidas ações fisiológicas nos órgãos-alvo. No fígado, a vitamina D é hidroxilada pela 25-hidroxilase para 25-hidroxivitamina D (25-OHD). O segundo e mais importante passo na bioativação da vitamina D é a formação de 1,25-di--hidroxicolecalciferol (1,25-(OH)$_2$D = calcitriol), o metabólito biologicamente ativo da vitamina D nos órgãos-alvo relacionados com a homeostase do cálcio. Além do calcitriol, outro metabólito é produzido nos rins, o 24,25-(OH)$_2$D (Figura 9.11). Este metabólito era considerado um produto da via metabólica da vitamina D sem ação biológica. Entretanto, atualmente, sabe-se que o 24,25-(OH)$_2$D tem atividade biológica, principalmente nos ossos[13,14]. Nos rins, as enzimas responsáveis pela produção de 1,25-(OH)$_2$D e de 24,25-(OH)$_2$D são a 1α-hidroxilase e a 24-hidroxilase, respectivamente. O catabolismo de ambos os metabólitos da vitamina D é mediado pela 24-hidroxilase distribuída em vários tecidos (Figura 9.12).

9.1.2.3 Regulação dos metabólitos da vitamina D

O nível plasmático de todos os metabólitos da vitamina D é uma função da produção e do metabolismo/catabolismo. O 25-OHD e o 24,25-(OH)$_2$D circulam em níveis de nmol/ℓ, enquanto o calcitriol circula em níveis de pmol/ℓ. Os níveis plasmáticos de 25-OHD refletem o *status* da vitamina D (p. ex., deficiência ou intoxicação). Os níveis plasmáticos de calcitriol são uma função da produção e do catabolismo e estão sob influências hormonais e minerais, o que resulta em uma regulação firme da concentração plasmática de 1,25-(OH)$_2$D (Figura 9.12). A síntese de calcitriol nos rins é diretamente suscetível a concentrações plasmáticas de cálcio, fosfato, PTH e calcitonina. O catabolismo do calcitriol é relacionado de maneira recíproca com sua síntese. Por exemplo, a calcitonina diminui a formação de calcitriol, mas estimula a 24-hidroxilação, enquanto o PTH tem efeitos opostos (Figura 9.13). O calcitriol também regula o seu próprio catabolismo pela indução da atividade da 24-hidroxilase ao nível dos órgãos-alvo e, deste modo, regula sua própria atividade biológica.

Os níveis plasmáticos dos metabólitos da vitamina D diferem entre cães de raças pequenas e de

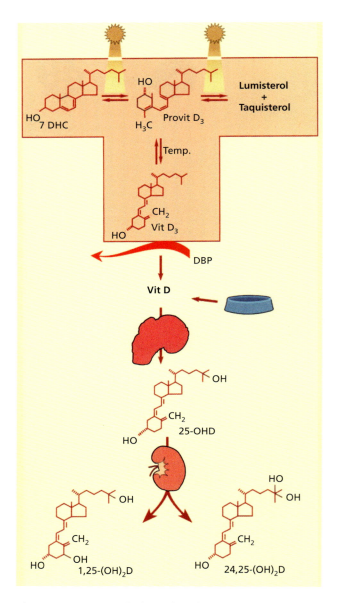

Figura 9.11 – Na pele (*área bege*) da maioria dos mamíferos[11], mas não em cães e gatos[10], o desidrocolesterol (7 DHC) é fotossintetizado sob a influência da luz do sol (raios ultravioleta B [UVB]) para provitamina D$_3$, seguida por isomerização dependente de temperatura para vitamina D$_3$. Sob radiação prolongada, outros isômeros, incluindo lumisterol e taquisterol, podem ser formados. Quando sintetizada ou absorvida com a comida, a vitamina D liga-se a proteínas ligadoras de vitamina D (DBP) e é transportada para o fígado, para sua primeira hidroxilação, pela 25-hidroxilase, para 25-OHD, seguida por uma segunda hidroxilação nos rins, para 24, 25-(OH)$_2$D, e para o metabólito biologicamente mais ativo 1,25-(OH)$_2$D, pela 24- e 1α-hidroxilase, respectivamente. (Modificado de How et al., 1994.)[11]

raças grandes, criados com a mesma dieta balanceada com vitamina D suficiente. Nos cães jovens de raças grandes, as concentrações plasmática de calcitriol (± 300 pmol/ℓ) são duas vezes mais altas do que nos cães de raças pequenas. Isto pode ser explicado pelo fato de o catabolismo do calcitriol ser mais baixo nos cães de raças grandes do que nos de raças pequenas, de acordo com as altas demandas do esqueleto em crescimento rápido destes cães com gigantismo juvenil[15,16].

9.1.2.4 Ação da vitamina D

O calcitriol exerce seus efeitos genômicos por meio do receptor nuclear de vitamina D nos três principais órgãos-alvo: osso, rim e intestino. Estes efeitos levam de 10 a 14 dias para se expressar. Os principais efeitos do calcitriol nos ossos incluem (1) aumento no número e na atividade dos osteoclastos e (2) um papel permissivo para a ação do PTH nos osteoblastos. O 24,25-(OH)$_2$D estimula principalmente a formação de ossos sem o concomitante aumento na reabsorção óssea[13,14]. Os efeitos do calcitriol no rim incluem o aumento da reabsorção de cálcio, fosfato e sódio e o controle por retroalimentação de sua própria síntese (retroalimentação em circuito fechado). Nas células da mucosa do intestino delgado proximal, o calcitriol estimula a captação, transporte e extrusão do cálcio (Figura 9.14). Na parte distal do intestino delgado, a reabsorção de fosfato é promovida de maneira semelhante, apesar de ser independente da absorção de cálcio.

Além dos seus efeitos genômicos, o calcitriol também tem efeitos que são muito rápidos (dentro de minutos) para envolver alterações na expressão

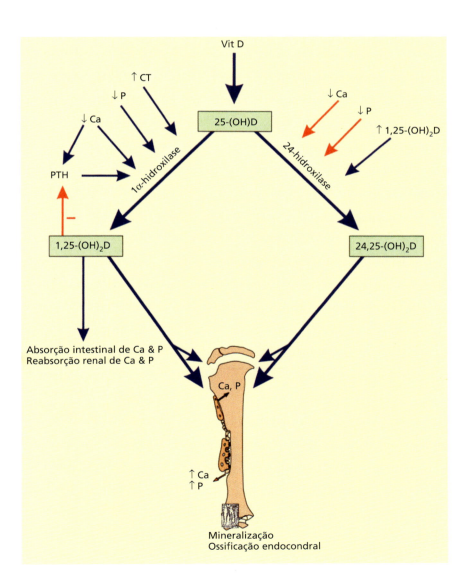

Figura 9.12 – Diagrama geral do metabolismo e catabolismo da vitamina D descrevendo a regulação dos principais metabólitos da vitamina D. (Modificado de Hazewinkel e Tryfonidou, 2002.)[102]

gênica, ou seja, são caminhos não genômicos. Estes efeitos são mediados por um receptor de membrana. A maioria das ações não genômicas do calcitriol tem um papel incerto; especula-se que elas modulem as ações genômicas do calcitriol[17].

9.1.3 Calcitonina

As glândulas tireoides produzem hormônios da tireoide e calcitonina (CT) em dois tipos diferentes de células, as células foliculares e as células parafoliculares, ou células C, respectivamente (Capítulo 3.1). As células C originam-se dos corpos último-branquiais. Estes são um par de estruturas embriológicas transientes derivadas da quarta bolsa faríngea e localizadas de maneira simétrica nos lados do pescoço em desenvolvimento. Os precursores das células C migram bilateralmente da crista neural para as quartas bolsas faríngeas e se localizam na glândula tireoide[18]. Nas tireoides, as células C espalham-se no espaço interfolicular, a maioria em posição parafolicular (Figura 3.1).

9.1.3.1 Síntese e ação da calcitonina

Tanto a síntese quanto a secreção de CT são estimuladas pela infusão de cálcio, bem como pela ingestão de cálcio (Figura 9.15)[4]. O mecanismo molecular subjacente à ação estimuladora na secreção de CT pela alta concentração de cálcio ionizado en-

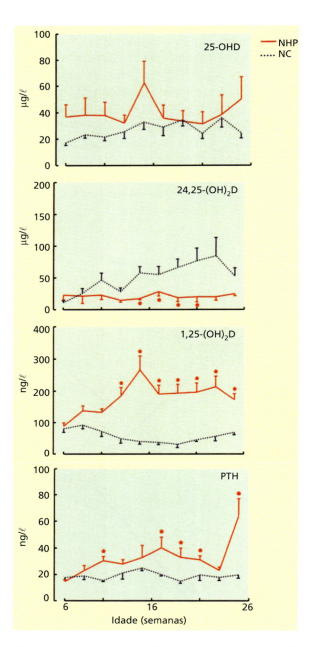

Figura 9.13 – Concentrações plasmáticas de metabólitos da vitamina D e de PTH em cães da raça Poodle com hiperparatireoidismo nutricional (NHP), comparados com cães alimentados normalmente (NC) (0,05% e 1,1% de Ca, respectivamente). O conteúdo de vitamina D da comida era o mesmo para ambos os grupos, o que é refletido na ausência de diferenças entre as concentrações de 25-OHD no plasma de ambos os grupos. No NHP, o PTH aumenta a síntese de 1,25-(OH)$_2$D a expensas da hidroxilação para 24,25-(OH)$_2$D. Isto ilustra o relacionamento recíproco entre a síntese destes metabólitos (Modificado de Nap, 1993.)[2] (* $p < 0,05$)

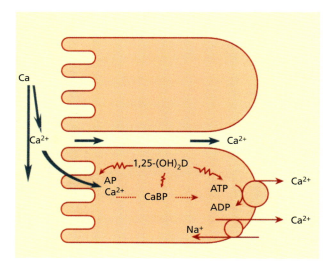

Figura 9.14 – A absorção intestinal de cálcio é a soma das absorções passiva e ativa. A absorção paracelular passiva de cálcio ocorre sob a influência do gradiente de concentração entre o lúmen do intestino e o interstício. A absorção transcelular ativa é influenciada pelo 1,25-(OH)$_2$D. Na síntese intestinal de fosfatase alcalina (AP) são estimuladas a proteína ligadora de cálcio (CaBP) e a adenosina trifosfatase (ATPase) e, deste modo, a absorção celular, o transporte e a expulsão de cálcio. ADP = adenosina difosfato; ATP = adenosina trifosfato.

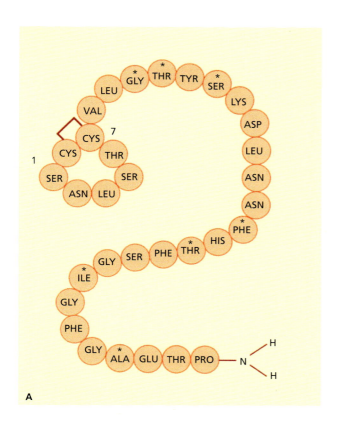 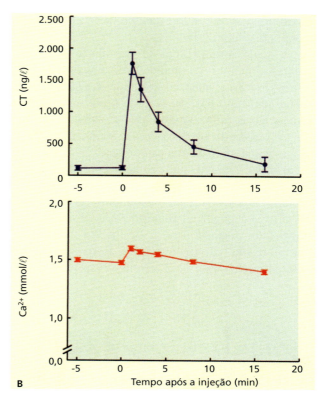

Figura 9.15 – (*A*) A calcitonina (CT) canina é formada por 32 aminoácidos com uma ponte de bissulfeto entre cisteínas nas posições 1 e 7 e difere por sete aminoácidos (*) da CT bovina[19]. (*B*) Efeitos da infusão de 1 mg de cálcio por kg de peso corporal no cálcio ionizado plasmático e nas concentrações de CT em cão saudável.

volve a ativação de um receptor sensível ao cálcio na superfície das células C, o mesmo receptor que leva à diminuição da secreção de PTH pelas células principais. A sequência de aminoácidos da calcitonina canina (cCT, *canine calcitonin*) foi esclarecida (Figura 9.15), e isto permitiu o desenvolvimento de um radioimunoensaio homólogo para CT no cão[19,20]. As concentrações de CT circulantes diminuem durante os três primeiros meses de vida do cão (Figura 9.10).

Durante a ingestão de cálcio, a concentração plasmática de CT é aumentada diretamente (pelo cálcio) e indiretamente (p. ex., pela gastrina), acarretando a retração das bordas com vilosidades dos osteoclastos e a diminuição da secreção de enzima lisossômica (Figura 9.8). Como consequência, a concentração plasmática de cálcio é impedida de aumentar (e, por este motivo, a concentração de PTH não diminui) e, assim, o cálcio é dirigido para o osso, em vez de ser perdido pelos rins (Figura 9.4). No cão, a CT não tem efeitos diretos no intestino ou nos rins, mas influencia o centro hipotalâmico de saciedade e a síntese de 1,25-(OH)$_2$D (Figura 9.12)[21].

9.1.4 Hormônios calciotróficos e metabolismo ósseo

Funcionalmente, o esqueleto pode ser considerado como dois órgãos: (1) uma estrutura de suporte e proteção e (2) um reservatório de minerais. Cada um tem seus mecanismos reguladores com consequências para a integridade do esqueleto e envolvendo as mesmas estruturas celulares. Uma vez que a maior parte da atividade celular ocorre durante o crescimento do esqueleto, a maioria dos desarranjos da integridade do esqueleto é observada em cães e gatos durante a juventude.

O crescimento no comprimento dos ossos longos inicia-se quando o periósteo, envolvendo o molde de cartilagem, forma o osso primitivo (tecido), que se organiza em osso lamelar altamente organizado (Figura 9.16). O crescimento no comprimento dos ossos longos é limitado aos locais em que a cartilagem permanece durante a adolescência, isto é, as placas epifisárias de crescimento (Figura 9.16). A cartilagem também se estende às terminações epifisárias dos ossos longos, permitindo o crescimento proporcional das epífises. Este crescimento proporcional e longitudinal ocorre pelo processo de ossificação endocondral (Figura 9.16)[22,23].

Na idade adulta, cerca de um quarto do osso é material orgânico (do qual 90% é colágeno) e cerca de três quartos é material inorgânico. Este último é inicialmente um fosfato de cálcio mal cristalizado e, mais tarde, hidroxiapatita (HA) cristalina. Para a mineralização do osso, vesículas ricas em cálcio e fosfato são expelidas dos osteoblastos para a matriz extracelular. Além desta regulação celular da mineralização, processos físico-químicos de formação direta de HA cristalina e crescimento de cristais de HA têm seu papel na mineralização do tecido. O pirofosfato, duas moléculas de fosfato ligadas por uma molécula de oxigênio, inibe a cristalização do fosfato de cálcio nos tecidos moles e nos fluidos corporais, ligando-se à superfície do fosfato de cálcio e bloqueando a formação e o crescimento dos cristais de HA. A degradação enzimática do pirofosfato por uma fosfatase alcalina, produzida pelos osteoblastos, pode aumentar as concentrações locais de Ca^{2+} e de PO_4^{3-} até o ponto em que se inicia a precipitação de HA.

Os difosfonatos (normalmente não presentes em sistemas biológicos e com a ligação fosfato-oxigênio substituída por uma ligação de fosfato-carbono) têm as mesmas propriedades de ligação e inibição da mineralização que os pirofosfatos e são completamente estáveis em um ambiente biológico aquoso. Eles são usados como revestimento em implantes, como substituição de válvulas cardíacas, para impedir sua mineralização e são também utilizados como marcadores de mineralização de tecidos. Marcando os difosfonatos com ^{99m}tecnécio, pode-se observar acúmulo de radionuclídios em locais do esqueleto com aumento (fisiológico ou patológico) de mineralização (Figuras 9.17 e 9.18).

Os osteoblastos que cobrem a superfície dos ossos, as chamadas células de revestimento do osso, separam os multinucleados osteoclastos da matriz óssea. Os osteoclastos são capazes de reabsorver osso mineralizado por sua superfície ativa com vilosidades, com ajuda da fosfatase ácida (Figura 9.8), e são encontrados principalmente nas metáfises, onde dão forma ao funil, bem como na superfície interna da diáfise, na superfície endosteal, onde adaptam a medula para demandas mecânicas e de hematopoiese (Figura 9.16).

O osteócito é o mais abundante tipo de célula do osso. Existem aproximadamente dez vezes mais osteócitos do que osteoblastos e o número de osteoclastos é apenas uma fração do número de osteoblastos. Os osteócitos comunicam-se com os osteócitos vizinhos e os osteoblastos da superfície por meio de extensões do citoplasma que passam por canalículos. O papel dos osteócitos pode ser considerado como o de células mecanossensoriais do osso e a rede de canalículos como a estrutura que medeia tal função. A carga nos ossos pode causar um fluxo de fluido intersticial por esta rede de canalículos, que irá ativar mecanicamente os osteócitos, bem como assegurar o transporte de moléculas celulares sinalizadoras, o que explica a comunicação entre osteócitos e osteoblastos[24]. Além disso, potenciais elétricos podem mudar a concentração química e a composição deste fluido intersticial. Os potenciais

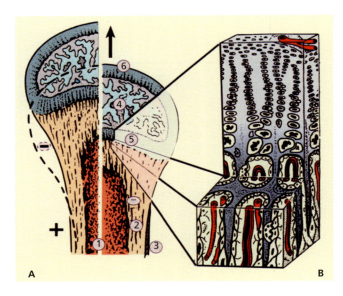

Figura 9.16 – (A) Representação esquemática da terminação proximal de um osso longo com (1) cavidade medular; (2) diáfise; (3) periósteo; (4) centro de ossificação secundário (epífise); (5) placa de crescimento fisário; (6) cartilagem epifisária. Durante o crescimento longitudinal (↑), a formação de osso no periósteo (+) e a reabsorção (−) na medula e nos lados metafisários mantêm a forma característica do osso, como parte do processo de remodelação. (B) O destaque mostra o processo de ossificação endocondral: os condrócitos são orientados em sequência e, enquanto se dividem e aumentam de tamanho, afastam-se de seu vaso nutriente. A substância intercelular mineraliza-se e, consequentemente, isola os condrócitos da nutrição, o que resulta em sua morte dentro das lacunas. Vasos metafisários crescem para dentro das lacunas, introduzindo os osteoblastos que recobrem a cartilagem mineralizada com osteoides, que, após sua mineralização, serão ossos. Condroclastos multinucleados removem os restos de cartilagem mineralizada para completar o processo de ossificação endocondral. (Modificado de Nap et al., 1994.)[22]

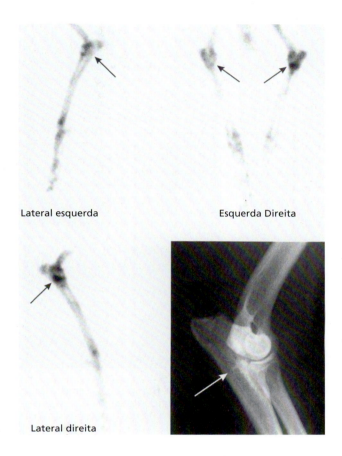

Figura 9.17 – Cão da raça Labrador Retriever, com 2,5 anos de idade e há 4 meses com claudicação da perna dianteira direita. A radiografia do cotovelo direito mostra apenas ligeira esclerose na base do coronoide medial (*seta*). A cintigrafia do osso, usando difosfonatos marcados com $^{99m}TcO_4^-$, demonstra claramente a atividade aumentada das células ósseas na área do coronoide medial direito, em comparação com o lado esquerdo. Isto é indicativo de um processo coronoide fragmentado.

podem ser aplicados por equipamento médico especial para estimular a cicatrização de fratura ou formação endóssea de osso novo[25]. Assim, um aumento de pressão no osso poroso causará o fluxo de fluido por compressão ou por indução elétrica e, como resultado, osso novo será formado, o que normalizará a pressão. Este é um processo regulador de formação de ossos independente de hormônio. A relevância clínica deste mecanismo regulador está ilustrada na Figura 9.19.

Nos estados fisiológicos, incluindo o crescimento, a atividade dos osteoblastos e dos osteoclastos está acoplada (Figura 9.8). Além da regulação da remodelação óssea independente de hormônio vem sendo reconhecido um número cada vez maior de substâncias que influenciam o metabolismo dos ossos. Um dos mais importantes caminhos de sinalização da diferenciação e ativação dos osteoclastos é o caminho do receptor ativador do fator nuclear κβ (RANK, *receptor activator of nuclear factor κβ*) (Figura 9.9)[26].

9.2 Hipoparatireoidismo

O hipoparatireoidismo é o estado de deficiência de secreção ou ação do PTH. Esta última pode ser o resultado da liberação do hormônio biologicamente sem efeito ou de resistência da célula-alvo ao PTH (pseudo-hipoparatireoidismo), mas até o momento estas anomalias não foram observadas em cães e gatos. Assim, por enquanto, a definição da doença para estas espécies pode ser limitada à secreção deficiente de PTH. Como acontece com outras glândulas endócrinas, pode-se distinguir, em teoria, uma forma primária e outra secundária. O hipoparatireoidismo secundário é observado em situações de hipercalcemia, que tem

elétricos podem originar-se do carregamento dos cristais de osso (HA) pelo efeito piezoelétrico ou

Figura 9.18 – Cintigrafias ósseas, utilizando difosfonatos marcados com $^{99m}TcO_4^-$, de cão da raça Labrador Retriever, com 1,5 anos de idade, claudicação alternada e dor óssea, sem febre, revelando a atividade aumentada das células ósseas na cavidade medular (*setas*) da ulna direita e da esquerda, típicas de enostose.

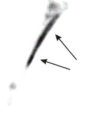
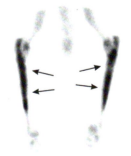
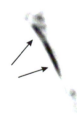

Lateral esquerda   Esquerda   Direita   Lateral direita

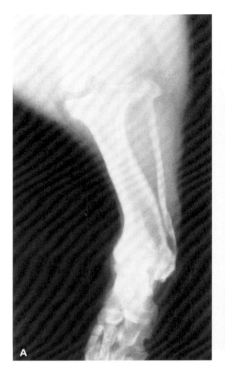 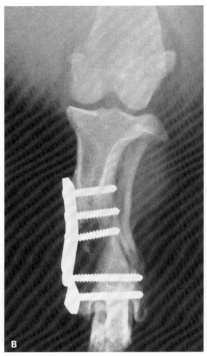 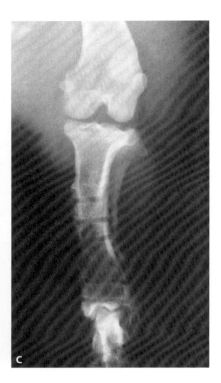

Figura 9.19 – A relevância clínica dos processos de remodelação óssea independentes de hormônio é demonstrada com radiografia da tíbia de cão da raça Dachshund com 10 meses de idade, grave deformidade varo e espessamento do córtex côncavo (*A*). Após osteotomia corretiva (*B*), foi feita a fixação com uma placa óssea, o que neutralizou as forças que atuam no osso. A radiografia feita após a remoção da placa, 6 meses mais tarde (*C*), revelou osteoporose por desuso, isto é, osteoporose por falta de forças externas.

uma influência inibidora na liberação de PTH (Capítulo 9.1.1). Entretanto, por causa da hipercalcemia causativa, a hipofunção não se manifestará como tal. Em contraste, o hipoparatireoidismo primário tem consequências clínicas graves.

Patogênese

De um ponto de vista patogênico existem duas causas principais para deficiência primária de PTH: (1) cirurgia do pescoço e (2) doença idiopática. O primeiro tipo é encontrado especialmente após tratamento cirúrgico de hipertireoidismo ou hiperparatireoidismo primário. A deficiência do hormônio pode ser permanente ou transiente, dependendo da viabilidade do tecido deixado *in situ* no momento da cirurgia (ver também o Capítulo 3.4).

Esta seção irá concentrar-se na segunda forma. Na doença espontânea, os poucos estudos histológicos disponíveis revelaram atrofia da paratireoide, isto é, na exploração cirúrgica nenhum tecido de paratireoide pôde ser encontrado[27]. Além disso, infiltrações linfocíticas foram encontradas em alguns casos, sugerindo uma causa imunomediada para a atrofia[28,29].

Manifestações clínicas

Tanto no cão quanto no gato, o hipoparatireoidismo espontâneo é raro. A doença pode ocorrer em praticamente qualquer idade, mas a ocorrência parece ser mais alta em adultos jovens (de 1 a 4 anos de idade).

Os sintomas e sinais de apresentação são diretamente atribuíveis à diminuição da concentração de cálcio ionizado extracelular. A taxa de diminuição da concentração plasmática de cálcio é um importante determinante no desenvolvimento das manifestações neuromusculares. Por exemplo, sinais de tetania hipocalcêmica podem ocorrer em cães após tireoidectomia bilateral quando os valores de cálcio ainda estão mais altos (p. ex., 1,8 mmol/ℓ) do que seriam encontrados em casos de deficiência espontânea de PTH, em que uma concentração plasmática de cálcio de 1,3 mmol/ℓ pode não estar associada a manifestações clínicas de tetania.

Os sinais neuromusculares podem incluir contrações musculares focais, cãibras dos membros traseiros, andadura rígida, espasmos musculares generalizados e convulsões[30]. O início dos sinais neuromusculares frequentemente ocorre durante exercício, excitação ou estresse. Em alguns casos pode ser observada in-

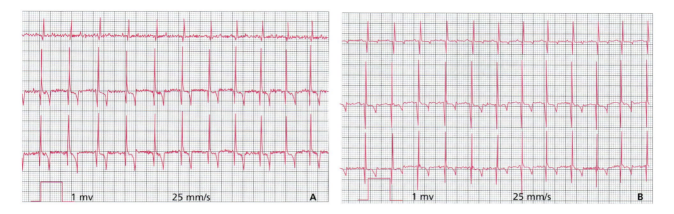

Figura 9.20 – Registros de eletrocardiograma (ECG) (condutores I, II e III) de cadela da raça Pastor Alemão, com 2 anos de idade e hipoparatireoidismo primário (calibração: 1 cm = 1 mV; velocidade do papel 25 mm/s). (*A*) Na admissão (cálcio plasmático total 1 mmol/ℓ), as gravações foram perturbadas por contrações musculares, e as ondas T estavam profundas e largas. (*B*) Durante a administração de cálcio, estas alterações no ECG desapareceram e, no momento deste registro, o cálcio total no plasma havia aumentado apenas para 1,35 mmol/ℓ. (Cortesia dos Drs. J. J. van Nes e A. A. Stokhof).

tensa esfregação da face, bem como lambidas e mordidas nas pernas, o que pode ser interpretado como parestesia devido à excitabilidade sensorial aumentada, como ocorre na doença em seres humanos[31]. Além disso, pode haver letargia e anorexia. Por outro lado, uma vez que ocorra tetania, pode haver reação de alarme, originando inquietude e ofegação.

O exame frequentemente revela um animal um tanto ansioso e ofegante e que pode ter andadura rígida, rigidez muscular e fasciculações musculares. O tônus muscular aumentado pode levar à hipertermia. As manifestações cardíacas da hipocalcemia podem incluir pulso femoral fraco. No eletrocardiograma (ECG) podem ser observados prolongamento do intervalo QT e alterações nas ondas T, como pico e inversão (Figura 9.20). Vários cães e gatos com hipoparatireoidismo primário têm catarata lenticular bilateral[30]. O mecanismo é ainda obscuro, mas estas cataratas não são atribuídas à hipocalcemia em si, mas mais exatamente ao produto (local) cálcio-fosfato[32].

Diagnóstico diferencial

Apesar de não completamente idênticas, características neuromusculares semelhantes podem ser observadas em hipoglicemia (Capítulo 5.3), epilepsia e, possivelmente, tétano. Ocasionalmente, a hipercalcemia grave pode também originar contrações musculares (Capítulo 4.2.1). Quanto à causa da hipocalcemia, em princípio, condições como insuficiência renal, tetania puerperal, envenenamento por etilenoglicol (anticongelante), pancreatite aguda e hiperalbuminemia também podem ser consideradas, mas, geralmente, sintomas e sinais apontam para a doença subjacente, de tal modo que há uma chance pequena de confusão.

Diagnóstico

Na ausência de insuficiência renal, o diagnóstico do hipoparatireoidismo é potencialmente certo se forem encontradas hipocalcemia e hiperfosfatemia. O diagnóstico pode ser complementado pela mensuração da concentração plasmática de PTH. Uma concentração plasmática de PTH inapropriadamente baixa e acompanhada de hipocalcemia confirma o diagnóstico, desde que o ensaio utilizado seja sensível o suficiente para medir o PTH plasmático em animais saudáveis. Ensaios para PTH humano intacto comercialmente disponíveis foram validados para o uso em cães e gatos[33-36].

Tratamento

O tratamento de emergência da tetania hipocalcêmica requer vagarosa (5 a 10 min) injeção intravenosa de cálcio na dosagem de 0,5 a 1 mmol Ca^{2+}/kg de peso corporal (= 20 a 40 mg Ca^{2+}/kg), como gliconato de cálcio. Assim que os sinais de hipocalcemia estiverem controlados, o gliconato de cálcio pode ser administrado por injeção subcutânea (1:4 diluído em NaCl a 0,9%), a cada 6 h, até que a medicação oral possa ser iniciada. A diluição da solução de gliconato de cálcio e o cuidado em administrar repetidas injeções subcutâneas são aconselháveis, uma vez que estas injeções podem levar à calcinose e à necrose da pele[37,38].

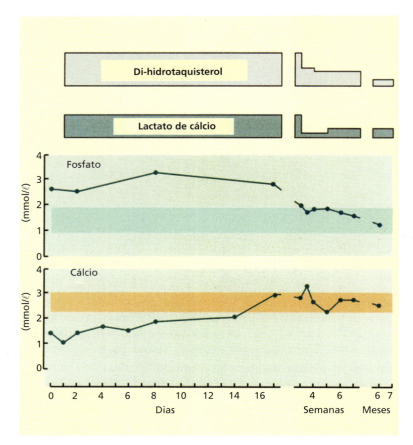

Figura 9.21 – Cão descrito na legenda da Figura 9.20 foi tratado inicialmente com 500 μg de di-hidrotaquisterol e 2,5 g de lactato de cálcio, 2 vezes/dia. Isto fez com que a concentração plasmática de cálcio aumentasse gradualmente até chegar no intervalo de referência (zona). Quando se desenvolveu hipercalcemia, as doses foram reduzidas. O cão passou muito bem por vários anos com doses de 100 μg de di-hidrotaquisterol, 2 vezes/dia, e 1 g de lactato de cálcio, também 2 vezes/dia, como suplementação de comida comercial balanceada. (Cortesia do Dr. J. J. van Nes.)

A terapia oral de manutenção compreende a suplementação com composto de vitamina D e mais lactato ou carbonato de cálcio. A vitamina D pode ser administrada como calcitriol, 1α-hidroxicolecalciferol ou di-hidrotaquisterol. Os dois últimos compostos de vitamina D requerem a 25-hidroxilação no fígado, que é independente do PTH. O calcitriol e o 1α-hidroxicolecalciferol têm um início de ação mais rápido, mas uma vida-média mais curta do que o di-hidrotaquisterol. Além disso, o calcitriol e o 1α-hidroxicolecalciferol podem ser difíceis de administrar a pequenos animais por causa dos pequenos volumes necessários, tendo em vista as preparações disponíveis.

O di-hidrotaquisterol é administrado inicialmente em uma dose de 20 a 30 μg/kg de peso corporal, junto com lactato de cálcio (25 a 100 mg/kg). Após cerca de 2 a 3 semanas, o di-hidrotaquisterol atinge seu efeito máximo e a dose tem que ser diminuída para evitar a hipercalcemia (Figura 9.21). A longo prazo, frequentemente, é possível omitir a suplementação com cálcio: o suprimento de cálcio contido nos alimentos comercialmente manufaturados será suficiente.

A hipercalcemia pode ser sugerida pela poliúria e, quando confirmada por mensurações do cálcio plasmático, a suplementação deve ser interrompida para minimizar o risco de insuficiência renal devido à nefrocalcinose. Com a interrupção da administração do di-hidrotaquisterol, não há risco imediato de hipocalcemia, uma vez que os efeitos da droga continuam por vários dias.

Prognóstico

Com monitoramento adequado da concentração plasmática de cálcio, o prognóstico é excelente. Inicialmente, o cálcio deve ser mensurado diariamente e, quando menos crítico, semanalmente. Uma vez que o cão ou gato fique estável com a terapia de manutenção, geralmente são suficientes dois a quatro exames de acompanhamento por ano. Com orientação apropriada, a expectativa de vida não é diferente daquela de um cão saudável.

9.3 Hiperparatireoidismo

O hiperparatireoidismo pode ser primário ou secundário. O hiperparatireoidismo primário é o estado de hipersecreção autônoma de PTH, mas comumente em razão de um adenoma das células principais. O hiperparatireoidismo secundário é um aumento adaptativo da secreção de PTH, sem relação com doença intrínseca das paratireoides. Neste último, o aumento da secreção de PTH é o resultado de diminuições crônicas na concentração plasmática de cálcio ionizado. Várias condições podem levar a estes eventos, mas em cães e gatos existem apenas duas condições nas quais o hiperparatireoidismo secundário produz manifestações clínicas significativas: insuficiência renal crônica (Capítulo 9.3.2) e deficiência de cálcio durante o crescimento (Capítulo 9.3.3).

9.3.1 Hiperparatireoidismo primário

Patogênese

Um pequeno e solitário adenoma de paratireoide (Figura 9.22) é a causa mais comum de hiperparatireoidismo primário tanto em cães quanto em gatos[39,40]. Na cirurgia, as outras glândulas podem parecer normais ou atrofiadas. O excesso de PTH pode também ser causado por adenoma em mais de uma glândula ou por uma ou mais glândulas minimamente aumentadas e com nódulos hiperplásicos múltiplos[41]. Muito raramente a doença é causada por carcinoma de paratireoide[39,42].

A diferenciação entre adenoma de paratireoide e hiperplasia primária é complicada. Tanto o adenoma de paratireoide quanto a hiperplasia nodular múltipla têm características de autonomia intrínseca, isto é, supressão das células remanescentes da paratireoide, o que sugere que não há diferença funcional entre as duas anomalias[43]. Além disso, poder-se-ia esperar que a hiperplasia primária fosse caracterizada por expansão policlonal, mas na espécie humana foi demonstrada, em alguns casos de hiperplasia primária da glândula paratireoide, a expansão monoclonal, o que confunde mais ainda a distinção entre hiperplasia e neoplasia[44]. Pode-se, portanto, argumentar que existe um contínuo de estruturas morfológicas com hiperplasia focal em uma extremidade e com adenoma na outra, o que indica que hiperplasia multinodular é uma forma múltipla de adenoma da paratireoide.

Manifestações clínicas

O hiperparatireoidismo primário é uma doença rara de cães mais velhos (≥ 6 anos) e não há predileção pelo sexo[45,46]. Cães da raça Keeshond estão super-representados nos relatos de hiperparatireoidismo primário canino e, nesta raça, a doença apresenta modo de herança autossômico dominante com possível penetrância dependente da idade[46-48]. Nos gatos, a doença é ainda menos frequente e ocorre na mesma faixa de idade, possivelmente com predileção por fêmeas e gatos da raça Siamês[40,49].

A doença pode ser assintomática ou pode haver doença sistêmica leve ou grave. De uma maneira geral, podem ser distinguidas três categorias ou estágios de apresentação. Na forma mais leve, podem não haver sintomas ou sinais e a doença é descoberta porque foi encontrada hipercalcemia em exame laboratorial de rotina. Na segunda forma, desenvolve-se poliúria de maneira insidiosa, provavelmente resultante do aumento da expressão de aquaporina 2 regulada por vasopressina[50] nos ductos coletores dos rins; nos gatos, a poliúria é menos comum[41]. Na terceira e até aqui a forma mais comum, o período da doença pode ser bastante curto e os animais são apresentados com poliúria/polidipsia (cães!), letargia, anorexia, vômitos, fraqueza e perda de peso. Especialmente nos gatos, as manifestações podem ser bastante não específicas e podem estar limitadas à anorexia e ao mal-estar. Os casos na terceira categoria, quando apresentados, são, em geral,

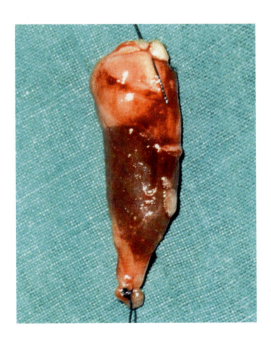

Figura 9.22 – Espécime cirúrgico de tireoparatireoidectomia unilateral em cão macho da raça Malinese Shepherd Dog, com 9 anos de idade e hiperparatireoidismo primário. Repare no adenoma de paratireoide que se origina do tecido de paratireoide, no polo cranial (acima) da glândula tireoide.

caracterizados por fraqueza e letargia (Figura 9.23). A hipercalcemia frequentemente está associada à urolitíase e à infecção secundária do trato urinário[45].

Diagnóstico diferencial

O principal problema do diagnóstico diferencial do hiperparatireoidismo primário é distingui-lo de outras condições associadas à hipercalcemia e, especificamente, à hipercalcemia da malignidade (Capítulo 9.4). Outras causas de hipercalcemia como hipervitaminose D (Capítulo 9.5.2), falência renal aguda e hipoadrenocorticismo primário (Capítulo 4.2.1) apresentam menor problema diagnóstico, por causa das alterações associadas à doença primária.

A hipercalcemia moderada sem causa óbvia identificável é observada habitualmente em gatos[51]. Os gatos com pelagem longa parecem ter predisposição e a história da dieta pode revelar que foram alimentados com alimentos acidificantes. Esta hipercalcemia idiopática em gatos pode estar associada à urolitíase por oxalato de cálcio.

Diagnóstico

A presença de hipercalcemia é estabelecida quando três mensurações da concentração plasmática de cálcio total e de cálcio ionizado revelam valores que excedem o intervalo de referência. Isto, em combinação com normo ou hipofosfatemia e os sinais apropriados, pode dar origem à suspeita de hiperparatireoidismo primário. Contudo, a abordagem deve ser a de excluir hipercalcemia por malignidade, que é mais comum do que hipercalcemia de origem paratireoide. Os procedimentos de exclusão incluem inspeção cuidadosa da região perianal, radiografia torácica e exame citológico de aspirados de nódulo(s) linfático(s) e/ou medula óssea (ver também o Capítulo 9.4).

Por causa do pequeno tamanho das lesões das paratireoides, elas raramente são palpáveis nos cães. Nos gatos, é, às vezes, possível palpar glândulas paratireoides aumentadas, de maneira semelhante à palpação de glândulas tireoides aumentadas[40]. Radiografia e dados de laboratório de rotina (além de hipercalcemia, hipofosfatemia e níveis elevados de fosfatase alcalina), em geral, não são dignos de nota, a não ser que a doença esteja complicada por outra alteração, como falência renal.

A glândula paratireoide pode ser visualizada por exame ultrassonográfico como estruturas redondas

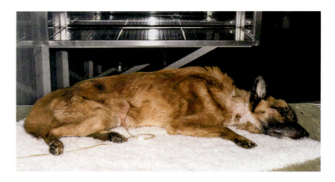

Figura 9.23 – Cão da raça Malinese Shepherd Dog, com 9 anos de idade e emaciação, desidratação e perda de peso devido ao hiperparatireoidismo.

ou ovais, que são anecoicas ou hipoecoicas quando comparadas com o parênquima da tireoide circunjacente, mas, devido ao seu pequeno tamanho, as glândulas paratireoides não são rotineiramente visualizadas em exame ultrassonográfico[52-54]. Paratireoides com mais de 4 mm de diâmetro são altamente suspeitas de patologia. Na espécie humana, a cintigrafia da paratireoide utilizando o tecnécio-sestamibi (99mTc) provou ser útil na identificação de tumores da paratireoide. Entretanto, a cintigrafia com tecnécio-sestamibi (99mTc) tem pouca sensibilidade e especificidade quando utilizada para detecção de alterações morfológicas da glândula paratireoide em cães com hipercalcemia[55].

A distinção definitiva entre origem paratireoide ou origem não paratireoide para a hipercalcemia deve basear-se na mensuração da concentração plasmática de PTH. Como foi discutido no Capítulo 9.1, esta é mais bem executada com o tipo de ensaio de dois locais, que mede o PTH intacto e não sofre influência da função renal. Na ausência de falência renal (ver Capítulo 9.3.2), um nível elevado de PTH confirma o diagnóstico de hiperparatireoidismo primário. Mas uma concentração plasmática de PTH dentro do intervalo de referência, que ocorre em aproximadamente 70% dos cães com hiperparatireoidismo primário[45], também confirma o diagnóstico, uma vez que, na hipercalcemia com origem não paratireoide, as concentrações de PTH devem estar baixas como resultado do efeito inibitório da alta concentração plasmática de cálcio na liberação de PTH. Pode surgir um problema diagnóstico grave quando houver suspeita de que o hiperparatireoidismo primário esteja complicado por falência renal.

Cães com hipercortisolismo podem ter concentrações plasmáticas de PTH elevadas, que podem estar associadas, nestes cães, com anomalias do metabolismo do cálcio e do fosfato[56]. Foi relatado que a elevada concentração plasmática de PTH nos cães com hipercortisolismo é reduzida significativamente com tratamento por trilostano[57].

Tratamento

A ressecção cirúrgica de tecido anormal da paratireoide tem sido há muito tempo o tratamento de escolha. Entretanto, cães com hiperparatireoidismo primário também tem sido tratados com a utilização de técnicas de ablação química (injeção percutânea de etanol)[58] guiada por ultrassonografia ou por ablação por calor produzido por radiofrequência[59]. Um estudo retrospectivo indicou que 45 de 48 paratireoidectomias, 13 de 18 ablações químicas por injeção de etanol guiadas por ultrassonografia e 45 de 49 ablações por calor produzido por radiofrequência e guiados por ultrassonografia percutânea resultaram no controle da hipercalcemia por um número médio de mais de 500 dias[60]. Os resultados de outro estudo retrospectivo indicaram, entretanto, que a ablação química por injeção de etanol guiada por ultrassonografia tem efeito limitado[46]. Durante a ablação de um tumor da paratireoide por etanol ou por calor guiada por ultrassom frequentemente é necessário redirecionar a agulha várias vezes para retirar todo o tecido anormal e o operador necessita passar por uma curva de aprendizagem[60]. O vazamento do etanol ou extensão da necrose térmica nos tecidos circunjacentes pode causar danos a estruturas como o nervo laríngeo recorrente. Na medicina humana, a injeção percutânea de etanol guiada por ultrassom é considerada uma alternativa à cirurgia nos pacientes em que a cirurgia não é conveniente[61]. A eficácia da injeção percutânea de etanol para o tratamento de hiperparatireoidismo primário nos seres humanos não se aproxima daquela da cirurgia, e a fibrose periglandular pós-ablação pode dificultar uma futura cirurgia ou ablação[62]. Compostos calcimiméticos que estimulam os receptores de superfície das células principais sensíveis ao cálcio e, deste modo, diminuem a secreção de PTH podem ser promissores para o tratamento clínico do hiperparatireoidismo primário em futuro próximo.

A remoção cirúrgica de um adenoma de paratireoide resulta no rápido, isto é, dentro de 48 h, declínio na concentração plasmática de cálcio e no aumento (se estiver diminuída) da concentração plasmática de fosfato (Figura 9.24). Quando o adenoma não for identificado imediatamente, as quatro glândulas paratireoides devem ser cuidadosamente inspecionadas para a presença de hiperplasia nodular. As glândulas com suspeita macroscópica são removidas, ficando pelo menos uma glândula paratireoide *in situ*. Especialmente nos casos de hipercalcemia crítica, as medidas perioperatórias para reduzir a hipercalcemia devem ser dirigidas para o aumento da excreção de cálcio pela urina pela expansão do volume, isto é, terapia intravenosa com salina isotônica.

Logo após a remoção cirúrgica da(s) massa(s) da paratireoide ou após ablação com etanol ou calor, há um rápido declínio da concentração de PTH circulante, enquanto as paratireoides não afetadas estão ainda suprimidas pela hipercalcemia a longo prazo. Isto, junto com a elevada renovação dos ossos e, por conseguinte, o alto acréscimo de cálcio ("fome

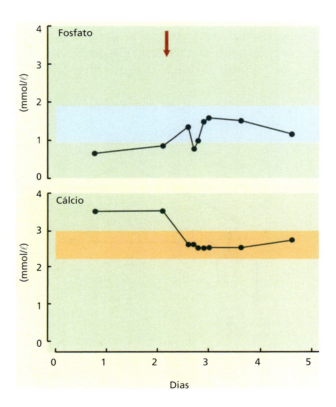

Figura 9.24 – Concentrações plasmáticas de cálcio e fosfato em cadela castrada da raça Airedale Terrier, com 7 anos de idade e hiperparatireoidismo primário, antes e depois da remoção (*seta*) de um adenoma solitário de paratireoide medindo 7 × 5 × 4 mm. A concentração plasmática de PTH variava entre 15 e 22 ng/ℓ. Nesta cadela, a doença era bastante leve e com curta duração (a poliúria com 3 a 4 semanas de duração), e, aparentemente, não havia ainda causado a supressão do tecido de paratireoide não afetado, a ponto de desenvolver-se hipocalcemia pós-cirúrgica.

óssea"), pode levar à hipocalcemia pós-operatória. Por este motivo, após o tratamento, a concentração plasmática de cálcio deve ser cuidadosamente monitorada (Figura 9.24). Para impedir sinais de hipocalcemia, a administração de vitamina D e cálcio (ver Capítulo 9.2) deve ser iniciada quando a concentração plasmática de cálcio baixar para o limite mínimo do intervalo de referência. Se já ocorreram sinais de tetania pode ser administrado o gliconato de cálcio, de maneira intravenosa ou subcutânea (ver Capítulo 9.2). O objetivo é manter a concentração plasmática na parte inferior dos limites normais de variação, de tal modo que haja estímulo suficiente para a restauração do funcionamento do tecido da paratireoide remanescente. Pode ser necessário continuar esta substituição por várias semanas. Uma vez que a concentração plasmática de cálcio fique estável, pode-se tentar a retirada gradual da vitamina D, no início, dia sim, dia não e, então, aumentando o número de dias entre as administrações. Quando a hipocalcemia não recorrer, a suplementação de cálcio pode também ser diminuída gradativamente. Deve-se ter cuidado de não induzir a hipercalcemia, uma vez que isto é agora um risco mais sério do que no hiperparatireoidismo primário; a vitamina D induz não apenas hipercalcemia, mas também uma tendência para hiperfosfatemia, combinação esta que leva muito mais facilmente à nefrocalcinose do que à hipercalcemia por si só.

Prognóstico

Quando a fonte do excesso de PTH pode ser removida ou destruída com sucesso e o período de pós-tratamento pode ser superado adequadamente, o prognóstico é excelente.

9.3.2 Hiperparatireoidismo secundário renal

Patogênese

Vários fatores estão envolvidos na patogênese do hiperparatireoidismo secundário em animais com insuficiência renal crônica (Figura 9.25). O estímulo inicial parece ser a redução crônica do cálcio ionizado circulante, em razão da causa da retenção renal de fosfato. Altas concentrações plasmáticas de fosfato podem precipitar o cálcio nos tecidos moles e, apa-

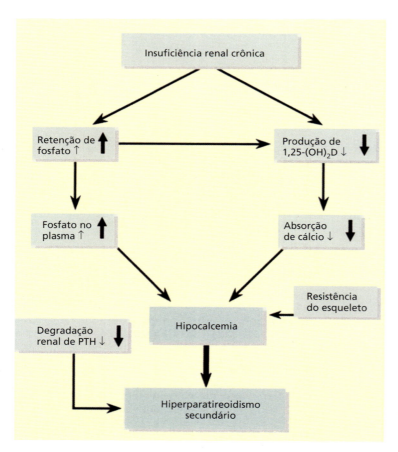

Figura 9.25 – Principais fatores envolvidos na patogênese do hiperparatireoidismo secundário devido à insuficiência renal crônica. Os principais estímulos são (1) retenção de fosfato pelos rins, o que causa precipitação de cálcio em tecidos moles e (2) diminuição da produção de 1,25-(OH)$_2$D.

rentemente, também diminui a liberação de cálcio dos ossos[63]. Além disso, a produção diminuída de 1,25-$(OH)_2$D nos rins causa redução da absorção intestinal de cálcio. Um fator contribuinte adicional para a hipocalcemia é a relativa resistência do esqueleto ao PTH. A ação conjunta destes fatores leva à hipocalcemia, a qual estimula a secreção de PTH e resulta na hipertrofia de todas as glândulas paratireoides. A insuficiência renal contribui com o aumento dos níveis de PTH, porque está associada a uma diminuição da taxa de remoção do hormônio da circulação. Como foi discutido no Capítulo 9.1, o aumento dos fragmentos de C-PTH biologicamente inativos pode causar resistência nos pacientes com insuficiência renal[8].

Manifestações clínicas

O animal pode ser apresentado com os sinais clássicos de insuficiência renal, como anorexia, vômitos, polidipsia, poliúria e depressão, mas, em alguns casos, estas características podem ser leves ou apenas intermitentes. Em casos crônicos, podem se desenvolver sinais de hiperparatireoidismo secundário. Apesar de não ser comum, podem ocorrer sintomas de irritabilidade neuromuscular e tetania, semelhantes àqueles do hipoparatireoidismo. As alterações no esqueleto variam de formas leves a graves de osteodistrofia fibrosa. Em cães mais velhos, o volume do osso em geral não é afetado e as alterações são mais proeminentes no crânio, com perda de dentes e osteodistrofia hipostótica (Figura 9.26). Como resultado da reabsorção óssea acelerada, as mandíbulas tornam-se flexíveis e, para isso, utiliza-se o termo "mandíbula de borracha". As mandíbulas podem não se fechar apropriadamente (Figura 9.27).

Quando a insuficiência renal desenvolve-se antes da maturação do esqueleto, o reparo por proliferação de tecido conjuntivo pode exceder a taxa de reabsorção óssea. Isto resulta em aumento do volume ósseo. Esta osteodistrofia hiperostótica resulta em inchaço facial (Figura 9.28).

Os achados laboratoriais são geralmente dominados pelas anomalias associadas à insuficiência renal, como elevadas concentrações plasmáticas de ureia, creatinina e fosfato. Apesar das concentrações plasmáticas frequentemente normais baixas de cálcio, a secreção de PTH aumenta e, gradualmente, causa as alterações esqueléticas mencionadas anteriormente.

Tratamento

O objetivo do tratamento é reduzir a concentração plasmática de PTH abaixo de um nível "tóxico" para

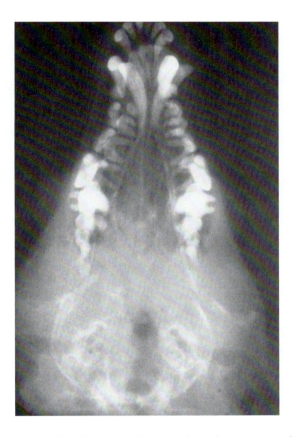

Figura 9.26 – Desmineralização de todos os ossos de crânio e mandíbula de cão em estado avançado de hiperparatireoidismo secundário renal. Devido à reabsorção óssea no subperiósteo, os contornos do osso são difíceis de visualizar. Os dentes mantiveram a densidade normal, causando aumento de contraste entre dentes e ossos.

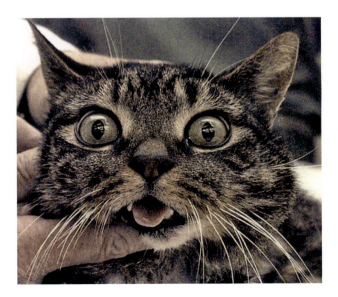

Figura 9.27 – Gato com 5 anos de idade e insuficiência renal crônica. O hiperparatireoidismo secundário renal associado (PTH plasmático = 882 ng/ℓ) causou grave desmineralização óssea, com a chamada "mandíbula de borracha" e a incapacidade de fechar a boca.

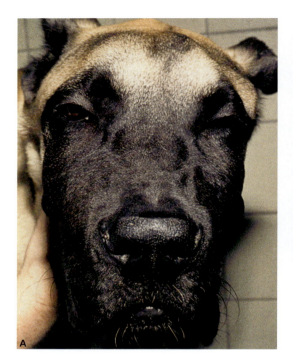
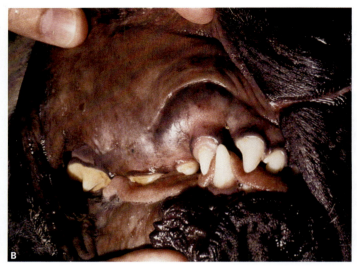

Figura 9.28 – Cão macho da raça Dogue Alemão, com 7 meses de idade e insuficiência renal. Neste cão jovem, o hiperparatireoidismo secundário renal causou osteodistrofia hiperostótica, que levou ao inchaço facial (*A*). Levantando o lábio superior (*B*), observa-se que o inchaço facial era devido ao volume aumentado do maxilar.

melhorar a sobrevida e a qualidade de vida[64,65]. O passo mais importante da prevenção e do tratamento da osteodistrofia renal é a restrição de fósforo na dieta. Não foi provado que a restrição de proteínas na dieta tenha efeito benéfico[66]. A restrição do fosfato pode ser reforçada pela administração de antiácidos com alumínio, que impedem a absorção de fosfatos. Nos casos em que há uma tendência à hipocalcemia, esta abordagem pode ser estendida pela suplementação com cálcio e esteróis de vitamina D (Capítulo 9.2). A suplementação com doses baixas diárias de calcitriol (2,5 a 5 ng/kg, via oral, a cada 24 h) pode controlar o hiperparatireoidismo renal[67], mas a longo prazo pode induzir hipercalcemia. Análogos do calcitriol, como o 22-oxacalcitriol, foram experimentalmente comprovados como capazes de diminuir a concentração plasmática de PTH sem causar hipercalcemia[68]. Sua aplicação clínica necessita de avaliação mais extensa.

9.3.3 Hiperparatireoidismo secundário nutricional

Nos cães em crescimento, especialmente das raças maiores, e nos gatos, uma quantidade substancial de cálcio é depositada como fosfatos de cálcio nos recém-formados osteoide e cartilagem. Se o cálcio disponível na comida for insuficiente, a concentração de cálcio no plasma tenderá a diminuir, iniciando o hiperparatireoidismo. Uma vez que nos carnívoros o hiperparatireoidismo secundário nutricional (NSH, *nutritional secondary hyperparathyroidism*) é observado especialmente nos animais alimentados com comida não balanceada, baseada em carne ou subprodutos de carne (Tabela 9.1), esta entidade é também conhecida como **síndrome de carne exclusivamente (*all meat syndrome*)**.

No NSH, a produção e a secreção de PTH aumentam, levando a aumentos na reabsorção do cálcio nos rins, à osteoclasia e à síntese de 1,25-$(OH)_2$D. Os primeiros dois efeitos resultam na rápida normalização da concentração plasmática de cálcio (Figura 9.4), enquanto o último efeito requer alguns dias, mas eventualmente levará ao aumento na eficiência da absorção de cálcio e fosfato pelos intestinos (Figura 9.14). A concentração de fosfato circulante aumentará devido à absorção intestinal de fosfato aumentada e à reabsorção óssea aumentada com liberação de fosfato. Concomitantemente e devido ao hiperparatireoidismo, o máximo tubular para fosfato diminuirá, causando hiperfosfatúria e evitando elevação adicional na concentração plasmática de fosfato. Dependendo da velocidade do crescimento do animal (e, portanto, da necessidade de cálcio) e da gravidade da deficiência de cálcio, a reabsorção óssea aumentada causará problemas clínicos dentro de 1 a 3 meses[69].

Manifestações clínicas

O osso esponjoso nas áreas de epífise e de metáfise pode tornar-se tão fino que as espículas vão desmoronar, causando fraturas de compressão. Os osteoclastos no lado endosteal dos ossos longos vão remover o osso cortical a tal ponto que o córtex irá vergar-se sob influência do peso corporal e tônus muscular, causando fraturas por curvatura (fraturas em galho verde) e protuberâncias do esqueleto deformado.

Na apresentação, o paciente estará alerta, com uma boa pelagem e o abdome desproporcionalmente aumentado, devido ao fato de que o crescimento do esqueleto é bem mais lento do que o dos tecidos moles (Figura 9.29). O animal relutará para andar devido à dor nos ossos e às fraturas patológicas. Pode haver fraturas e alinhamento anormal dos ossos, e os ossos podem doer com a palpação. Nos casos graves, pode haver paresia posterior devido a fraturas de compressão das vértebras (Figura 9.29). Como explicado anteriormente, a concentração plasmática de cálcio é regulada muito efetivamente e sua mensuração não contribui para o diagnóstico (Figura 9.1). As concentrações plasmática e urinária de fosfato podem estar elevadas. Devido à alta renovação óssea, o nível plasmático de fosfatase alcalina estará aumentado.

Nos animais adultos, a necessidade de cálcio é menor do que a dos animais jovens em crescimento. Contudo, a deficiência muito prolongada de cálcio na dieta pode causar problemas que se manifestam pelo amolecimento dos dentes devido à reabsorção alveolar.

Diagnóstico

As concentrações de PTH e de $1,25-(OH)_2D$ estarão elevadas (Figura 9.13), mas estas mensurações não estão facilmente disponíveis. A maneira mais prática de fazer o diagnóstico é a combinação de história cuidadosamente colhida, focalizada na composição da dieta e radiografias dos locais afetados. Os aspectos mais característicos são córtices finos, cavidade medular ampla, fraturas patológicas, encurvamento de protuberâncias (incluindo calcâneo e tuberosidade isquiática) e placas de crescimento de largura normal limitadas por metáfise bem mineralizada (Figura 9.29). As biopsias de osso revelam osteoides mineralizados com osteoclasia massiva.

Diagnóstico diferencial

Devem ser consideradas a hipervitaminose A (Capítulo 9.7) e a hipovitaminose D (Capítulo 9.5.1), bem como doenças metabólicas inatas, como osteogênese imperfeita. Em cães adultos, devem ser levados em consideração o hiperparatireoidismo secundário renal (Capítulo 9.3.2) e as doenças periodontais.

Tratamento

No estágio grave do NSH, as fraturas patológicas dos ossos longos não podem ser tratadas por imobilização, uma vez que o osso irá quebrar proximal à tala, e não por osteossíntese, por causa da natureza enfraquecida dos ossos. A terapia está limitada a

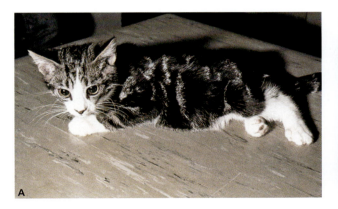
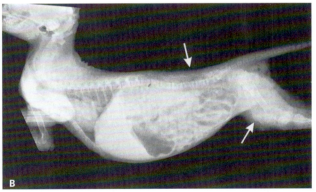

Figura 9.29 – (*A*) Filhote de gato, com 3 meses de idade e alimentado quase exclusivamente com carne de frango, estava em boas condições gerais, mas era incapaz de ficar em pé. (*B*) A radiografia revelou o abdome desproporcionalmente aumentado e, nos ossos longos, córtices finos e medula alargada, fraturas patológicas de ambos os fêmures e fraturas de compressão nas vértebras (*setas*).

300 Hormônios calciotróficos

uma boa enfermagem para evitar danos adicionais ao esqueleto, especialmente às vértebras, e comida com conteúdo normal de cálcio (i. e., 1,2% da base de matéria seca)[69]. Isto vai melhorar a mineralização do esqueleto em 3 semanas. Durante este período, pode ser prescrito cálcio extra, como carbonato de cálcio (50 mg de Ca/kg de peso corporal, por dia). Uma vez que a concentração plasmática de 1,25-$(OH)_2$D endógeno (Figura 9.13) está altamente aumentada (Figura 9.4) e, assim, seus efeitos nos intestinos e células ósseas, a administração adicional de vitamina D é contraindicada.

Prognóstico

O prognóstico depende da gravidade e da extensão das fraturas patológicas. Fraturas de compressão das vértebras podem (mas não necessariamente) ter um prognóstico ruim. Fraturas em galho verde cicatrizadas e ossos longos encurvados nem sempre causarão alterações na locomoção. O estreitamento da pélvis pode causar constipação intestinal recorrente, apesar de, em casos menos graves, nos quais o tratamento inicia-se a tempo, a constipação intestinal poder não permanecer como um problema (Figura 9.29).

9.4 Hipercalcemia associada à malignidade

O peptídio relacionado ao hormônio da paratireoide (PTHrP, *parathyroid hormone-related peptide*) foi inicialmente identificado como a proteína responsável pela hipercalcemia humoral decorrente de malignidade (ver também o Capítulo 10.1). Mais tarde, tornou-se aparente que os genes de PTH e PTHrP originaram-se de um gene ancestral comum e que representam dois membros de uma pequena família gênica. PTHrP é maior do que PTH (139 a 177 contra 84 aminoácidos), mas compartilha com PTH 70% de homologia na sequência da região N-terminal. O processamento pós-tradução de PTHrP é extremamente complexo e parece ser análogo àquele da pró-opiomelanocortina (Figura 4.4), uma vez que é processado em uma série de peptídios com funções potencialmente diferentes[70]. Os peptídios que contêm os primeiros 34 aminoácidos tanto de PTH quanto de PTHrP ligam-se com igual afinidade ao receptor PTH/PTHrP. O receptor PTH/PTHrP expressa-se em muitos tecidos e sua transcrição é tecido-específica. O PTH funciona principalmente de maneira endócrina para regular a concentração de cálcio extracelular, enquanto o PTHrP atua principalmente de maneira autócrina ou parácrina para modular uma série de respostas fisiológicas e de desenvolvimento[71]. O PTHrP é sintetizado em praticamente todos os tecidos, em algum momento durante a vida fetal.

Apesar de o conhecimento sobre os papéis fisiológicos do PTHrP ter origem recente, já se especulava nos anos 1940 que, na espécie humana, certos tumores poderiam produzir uma substância semelhante ao PTH e esta condição era chamada de pseudo-hiperparatireoidismo. Os tecidos malignos frequentemente revertem para um padrão fetal de expressão gênica; a síntese de PTHrP pode ser parte deste padrão. Nos cães e gatos, a hipercalcemia humoral da malignidade foi descrita pela primeira vez em linfoma maligno nos anos 1970[72,73]. Além disso, a condição foi observada em associação com adenocarcinomas originados das glândulas apócrinas da região do saco anal em cães[74,75]. A hipercalcemia decorrente de malignidade, associada a concentrações aumentadas de PTHrP circulante, também foi descrita em casos de malignidades originadas da glândula mamária[76] e do ovário[77], bem como em melanoma maligno[78] e mieloma múltiplo[79].

Patogênese

Em princípio, a hipercalcemia associada à malignidade pode ocorrer por: (1) osteólise local devido à metástase no osso, (2) secreção de PTHrP e (3) produção de calcitriol. Outros mecanismos de hipercalcemia humoral de malignidade incluem a produção, pelo tumor, de várias substâncias que estimulam a reabsorção óssea, incluindo citoquinas (especialmente a interleucina 1) e fatores de crescimento, como fator de crescimento transformador β (TGF-β). Um caminho humoral importante para a hipercalcemia associada à malignidade envolve a produção de formas solúveis do ligando do receptor do ativador do fator nuclear κβ (RANKL), um novo membro da superfamília do fator de necrose de tumor recentemente descoberto e que é um regulador crítico do metabolismo ósseo, capaz de estimular a atividade dos osteoclastos pela ligação ao receptor (RANK) de sua superfície[80].

Pode-se esperar osteólise local especialmente em malignidades hematológicas que produzem substâncias com ação local na medula óssea para mobilizar cálcio e fosfato[81]. PTHrP derivado de tumor ativa os osteoclastos sistemicamente por meio da tríade RANK/RANKL/osteoprotegerina (Figura 9.9), isto é, aumentando a expressão de RANKL e diminuindo a produção de osteoprotegerina (OPG), o inibidor endógeno de RANKL[82]. As concentrações plasmáticas de PTHrP estão elevadas na maioria dos cães com hipercalcemia com adenocarcinomas derivados das glândulas apócrinas do saco anal[83,84]. Nos cães com linfoma maligno, a concentração plasmática de PTHrP por si só pode não estar alta o suficiente para causar hipercalcemia e, portanto, outros fatores, como a produção de calcitriol, podem interagir de maneira sinérgica ou aditiva[83-85].

Nos gatos com hipercalcemia foram observadas concentrações plasmáticas de PTHrP aumentadas em associação, principalmente, com linfomas malignos e carcinomas[35]. Nos carcinomas de células escamosas, a hipercalcemia associada à malignidade foi detectada com mais frequência nos casos em que a mandíbula estava envolvida, com evidência radiográfica de lise óssea[86].

Manifestações clínicas

A hipercalcemia associada à malignidade é diagnosticada em 57 a 67% dos cães com hipercalcemia[83,87]. Em contraste, a neoplasia é diagnosticada em apenas 30% dos gatos com hipercalcemia[86]. Em 10 a 40% dos cães com linfoma maligno ocorre hipercalcemia, com uma super-representação marcante dos cães da raça Boxer[88]. A maioria dos linfomas malignos caninos que associados à hipercalcemia pertence à subclasse de célula[88] T. O mieloma múltiplo está associado à hipercalcemia em 15 a 20% dos casos[79,89].

Os adenocarcinomas de glândulas apócrinas da região do saco anal ocorrem principalmente em cães mais velhos (≥ 9 anos). Existe informação algo contraditória em relação à predisposição por gênero. Nos primeiros relatos, os cães eram quase exclusivamente fêmeas[74,90,91]. Nos relatos mais recentes com estudos retrospectivos, com a histopatologia sendo um importante critério de inclusão, a distribuição sexual foi praticamente igual[92-94]. Foi sugerido que esta alteração poderia ser um reflexo do aumento da frequência e idade mais jovem de castração nos anos recentes[92]. Os grupos de pacientes parecem diferir também com respeito à prevalência da hipercalcemia. Nas primeiras séries de casos, praticamente todos os cães apresentavam hipercalcemia, ao passo que, nos estudos retrospectivos recentes, a hipercalcemia foi relatada em cerca de metade dos cães diagnosticados com carcinoma da glândula do saco anal. Os cães com adenocarcinoma das glândulas apócrinas do saco anal podem ser apresentados por causa de sinais de hipercalcemia ou de inchaço no períneo. Este inchaço apresenta a pele sobrejacente intacta que geralmente não está presa ao tumor. Apenas ocasionalmente o inchaço é tão grande no momento da apresentação que apresenta problemas para a defecação (Figura 9.30). Quando uma sonda é introduzida no orifício do saco anal correspondente, ela parece penetrar na massa (Figura 9.31). Os tumores são invariavelmente malignos[95] e, no momento do primeiro exame, já pode haver metástases para os nódulos linfáticos regionais (ilíaco/lombar interno) ou para locais distantes (p. ex., fígado, pulmões, rins).

Como no hiperparatireoidismo primário, a hipercalcemia associada à malignidade origina, nos cães, poliúria, polidipsia, anorexia, perda de peso e letargia. De acordo com o conceito de que a hipercalcemia associada ao adenocarcinoma do saco anal é principalmente devido ao excesso de PTHrP, os exames de laboratório frequentemente revelam a combinação de hipercalcemia e hipofosfatemia. Como mencionado anteriormente, no linfoma maligno, muito provavelmente outros fatores contribuem para

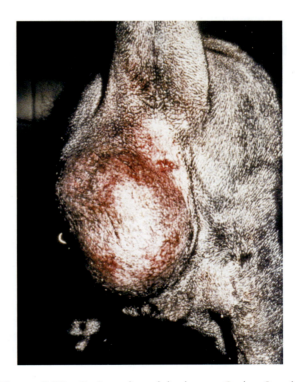

Figura 9.30 – Períneo de cadela da raça Cocker Spaniel com 12 anos de idade e grande adenocarcinoma das glândulas apócrinas na região do saco anal, o que causou hipercalcemia.

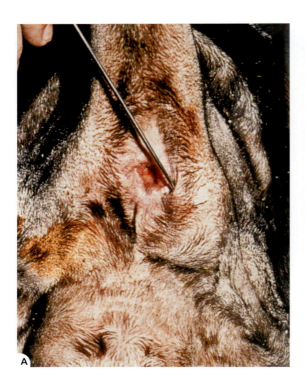
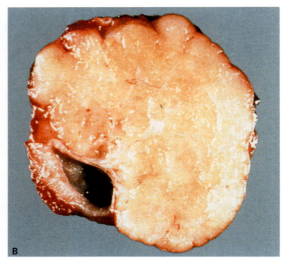

Figura 9.31 – Períneo de cadela da raça German Pointer, com 9 anos de idade e adenocarcinoma das glândulas apócrinas da região do saco anal direito. Foi introduzida uma sonda no orifício natural do saco anal (A). O corte transversal do espécime cirúrgico ilustra o íntimo relacionamento entre o saco anal e o tumor (B).

a hipercalcemia. Como consequência, a hipofosfatemia é encontrada com menor frequência, o que pode ser o motivo pelo qual o linfoma maligno está associado, em grande frequência, com nefrocalcinose e insuficiência renal.

Nos gatos, a hipercalcemia induzida por malignidade também causa anorexia e mal-estar, mas a poliúria e a polidipsia são menos pronunciadas do que nos cães. Foram observados sinais de doença do trato urinário inferior em cerca de 25% dos gatos com hipercalcemia em alguns casos associados à urolitíase por oxalato de cálcio[86]. Existem dois casos relatados de adenocarcinoma do saco anal em gatos, mas a hipercalcemia não era uma característica nestes casos[96,97].

Diagnóstico diferencial

O diagnóstico diferencial da hipercalcemia foi discutido sucintamente no Capítulo 9.3.1.

Diagnóstico

A causa da hipercalcemia pode ser aparente porque existe um linfoma maligno ou um tumor no saco anal. Entretanto, pode acontecer de a hipercalcemia ser encontrada e o diagnóstico de linfoma maligno ser obtido apenas com procedimentos como radiografia torácica, ultrassonografia abdominal e/ou exame citológico de aspirados de nódulos linfáticos ou medula óssea.

Nos casos em que se suspeita de malignidade não paratireoide, mas que não se pode provar, um aumento na concentração plasmática de PTHrP pode indicar se a hipercalcemia está sendo causada por malignidade subjacente[84].

Um esquema de estágio clínico modificado, baseado no sistema tumor, linfonodo e metástase (TNM) (ver também o Capítulo 3.4.2), foi desenvolvido para cães com carcinoma da glândula do saco anal. Este esquema permite uma categorização que é útil nas decisões do tratamento e da comunicação do prognóstico[94].

Tratamento

A remoção cirúrgica do adenocarcinoma do saco anal pode abolir a hipercalcemia, se não houver metástases ou se as existentes tiverem perdido sua capacidade de produzir PTHrP (Figura 9.32). Esta diminuição na concentração de cálcio circulante está associada à diminuição da concentração plasmática de PTHrP[83]. A quimioterapia para linfoma maligno também pode diminuir as concentrações plasmáticas de cálcio e PTHrP[83]. Nos cães com carcinoma da glândula do saco anal foram utilizados vários agentes quimioterápicos. Em um estudo, isto não resultou em tempo médio de sobrevida significativamente mais longo[92]. Em outro estudo, havia algumas indicações de que a quimioterapia de platina (cisplatina e carboplatina)

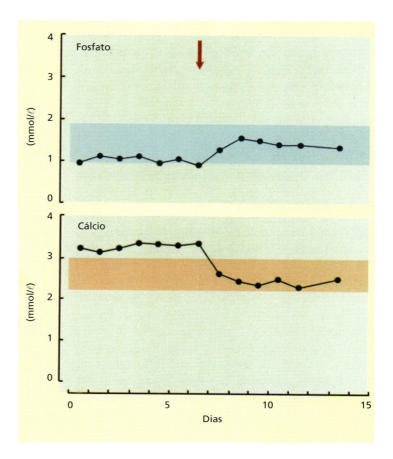

Figura 9.32 – Concentrações plasmáticas de cálcio e fosfato em cadela da raça German Pointer de pelo longo, com 12 anos de idade. A remoção de um tumor do saco anal resultou em concentrações normais de cálcio e fosfato.

poderia ter alguma atividade antitumoral[93]. O tratamento bem-sucedido da hipercalcemia associada à malignidade pode resultar em hipoparatireoidismo transiente e hipocalcemia[98].

Especialmente se houver desidratação, a concentração plasmática de cálcio pode atingir valores criticamente altos. Portanto, a expansão do volume com terapia de fluidos é uma medida de apoio importante antes que o tratamento possa ser iniciado e que vai resultar na eliminação da(s) causa(s) do aumento de reabsorção óssea. O primeiro objetivo da terapia de fluidos é restaurar a hidratação normal, uma vez que a hipovolemia diminui a filtração glomerular e, assim, a liberação de cálcio. Para este propósito, é administrado, por meio intravenoso, NaCl a 0,9% (10 a 15% do peso corporal), por um período de ~ 6 h. Em seguida, o ritmo de administração é reduzido gradualmente para 2 mℓ/kg/h, enquanto a concentração plasmática de cálcio é monitorada. A furosemida pode ser adicionada à infusão, de modo a ser administrada em ritmo de 1 mg/kg/h. Esta droga, entretanto, não deve ser administrada até que a reidratação esteja completa, porque pode reduzir ainda mais a taxa de filtração glomerular e, deste modo, reduzir a carga de cálcio filtrado. O tratamento clínico para a hipercalcemia pode incluir terapia com glicocorticoide (ver também o Capítulo 4.3.6). Os glicocorticoides são utilizados principalmente para reduzir a reabsorção óssea por linfomas malignos. Os bifosfonatos podem também ser seguros e efetivos no tratamento de cães e gatos com hipercalcemia associada à reabsorção óssea aumentada. A administração intravenosa de 1 a 2 mg de pamidronato dissódico por kg de peso corporal diminui rapidamente as concentrações circulantes de cálcio total e cálcio ionizado sem toxicose evidente[99,100].

Prognóstico

Para cães com linfoma maligno associado à hipercalcemia, o prognóstico para resposta e sobrevida com quimioterapia é pior do que aquele para cães com linfoma maligno e normocalcemia. Isto pode estar relacionado com o fato de que a hipercalcemia é encontrada especialmente em linfomas com imunofenótipo de células T, que têm prognóstico muito menos favorável do que os linfomas de célula B[101].

304   Hormônios calciotróficos

Na ausência de metástases, o prognóstico após a remoção cirúrgica de um adenocarcinoma do saco anal é excelente. Entretanto, frequentemente existem metástases para os nódulos linfáticos regionais; a resseção destes nódulos linfáticos ilíacos/lombares pode ter um efeito positivo no prognóstico. A hipercalcemia, entretanto, é uma previsão negativa para a sobrevida[94].

9.5 Doenças relacionadas à vitamina D

9.5.1 Hipovitaminose D

Cães e gatos dependem de vitamina D na dieta para preencher suas necessidades[102,103]. A caça, a comida feita em casa com gordura animal e as comidas comerciais contêm vitamina D suficiente (Tabela 9.1). A deficiência de vitamina D pode desenvolver-se quando são oferecidas apenas dietas extremamente deficientes (apenas carne magra ou apenas vegetais) e, além disso, especialmente em filhotes que não tiveram chance de armazenar vitamina D suficiente em sua gordura corporal[69]. A hipovitaminose D em animais jovens (*raquitismo*) ocorre raramente, mas pode ser mencionada pelo proprietário, porque é uma doença óssea clássica. Nos cães e gatos adultos, a hipovitaminose D (*osteomalacia*) não causa alterações clínicas relevantes no metabolismo dos ossos. Esta seção, portanto, irá focar-se no raquitismo.

Quando há influxo baixo de vitamina D, o calcitriol formado é insuficiente. Isto leva à absorção insuficiente de cálcio e fosfato pelo intestino, baixa atividade dos osteoclastos e insuficiente absorção renal de cálcio e fosfato. Como resultado, a concentração plasmática de cálcio tende a decrescer. Isto, por sua vez, estimula as glândulas paratireoides para hipersecretar PTH, o que, deste modo, aumentará a reabsorção do cálcio e a atividade dos osteoclastos (Figura 9.4) e diminuirá a capacidade máxima tubular renal para fosfato (causando hipofosfatemia). Devido à hipovitaminose D, o osteoide recém-formado não é mineralizado. O osso mineralizado é, por este motivo, eventualmente lacrado por osteoides não mineralizados, tornando-o inacessível aos osteoclastos, para reabsorção e remodelagem. A cartilagem recém-formada não irá mineralizar-se e isto impede a finalização da cascata de eventos da ossificação endocondral (Figura 9.16).

Manifestações clínicas

O animal está alerta, sua pelagem pode estar em má condição e a conformação do seu corpo pode ser desproporcional devido ao fato de que o crescimento dos ossos ficou para trás em relação ao dos tecidos moles. O animal reluta para andar e a palpação dos ossos causa dor. As pernas são encurvadas; as áreas de metáfise dos ossos longos e das costelas estão aumentadas (Figura 9.33). A concentração plasmática de cálcio está de baixa a normal (Figura 9.1), enquanto a concentração de fosfato está baixa no plasma (< 1 mmol/ℓ) e alta na urina (> 20 mmol/ℓ), esta última devido ao hiperparatireoidismo concomitante.

No exame radiográfico, o córtex dos ossos longos está fino e pode estar dobrado, ou pode haver fraturas patológicas. As placas de crescimento estão extremamente largas para a idade cronológica do animal (Figura 9.33).

Diagnóstico

As concentrações plasmáticas de 25-OHD e de 24, 25-(OH)$_2$D estão muito baixas e a concentração de calcitriol está de baixa para normal. As anomalias radiológicas são bem típicas para hipovitaminose D (Figura 9.33). Uma biopsia do tubérculo maior para obter osso esponjoso e cartilagem da placa de crescimento sem interromper o crescimento em comprimento revelará suturas osteoides cobrindo trabéculas mal mineralizadas e uma placa de crescimento extremamente larga.

Diagnóstico diferencial

A presente entidade pode ser confundida com hiperparatireoidismo secundário nutricional ou complicada por ele, dependendo do conteúdo de minerais da alimentação. Entretanto, as concentrações plasmáticas de metabólitos da vitamina D e a aparência radiológica das placas de crescimento serão diferentes. Com respeito a este último, a osteodistrofia hipertrófica (Figura 9.34) e doenças congênitas como a condrodisplasia[104] devem ser consideradas.

Tratamento

Logo que possível, o cão ou gato deve ser alimentado com comida normal, que contenha 400 IE de vitamina D por kg[69]. Em 4 semanas ocorrerá a mineralização dos córtices, placas de crescimento e calos, a tal ponto que a cirurgia ortopédica corretiva pode ser executada, se necessária.

Prognóstico

O prognóstico para a mineralização dos ossos e cartilagens é bom, mas a recuperação funcional depende da gravidade das anomalias do esqueleto.

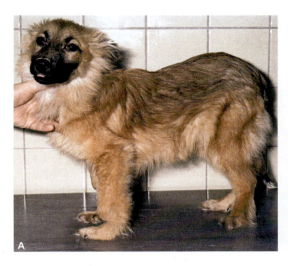

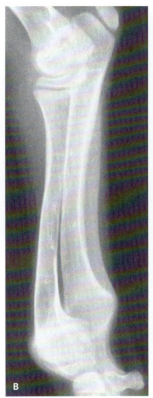

Figura 9.33 – (*A*) Cão jovem sem raça definida, com áreas metafisárias protuberantes claramente observáveis no rádio e na ulna distais, bem como com áreas marcantes, palpáveis, próximas às placas de crescimento de todas as costelas. (*B*) A radiografia do rádio e da ulna revelou córtices finos, cavidades medulares largas e aumento na largura das placas de crescimento com aparência de cogumelo, típicos da hipovitaminose D.

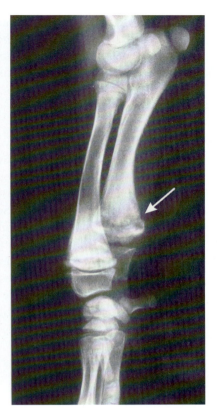

Figura 9.34 – Radiografia de cão da raça Boxer, com 4 meses de idade e osteodistrofia hipertrófica. Observa-se área patognomônica radiolucente (*seta*) paralela às placas de crescimento e separada delas por uma fina área mineralizada. Além disso, o córtex bem mineralizado difere consideravelmente do que é observado na hipovitaminose D (para comparação, ver a Figura 9.33).

9.5.2 Hipervitaminose D e intoxicação por vitamina D

A hipervitaminose D geralmente resulta da suplementação excessiva de vitamina D na dieta[105]. A granulomatose em seres humanos está também associada à produção aumentada de 1,25-(OH)$_2$D por macrófagos ativados nos granulomas. A hipercalcemia combinada com 24,25-(OH)$_2$D plasmático elevado foi descrita em um cão com linfadenite granulomatosa[106] e em cães com granulomas devido à angiostrongilose[107].

A intoxicação por vitamina D pode resultar de dosagem excessiva de vitamina D no tratamento de hipoparatireoidismo ou por intoxicação com rodenticidas contendo colecalciferol[108-110]. A intoxicação por vitamina D leva ao aumento da formação de 25-OHD, aumento da absorção de cálcio e fosfato pelo intestino e aumento na reabsorção de cálcio e fosfato pelos rins. A hipercalcemia resultante, bem como o efeito direto de retroalimentação da vitamina D na atividade das células principais das glândulas paratireoides (Figura 9.12), causa hipoparatireoidismo, que aumenta a capacidade máxima tubular para fosfato. As elevadas concentrações plasmáticas de cálcio e fosfato levam ao aumento da excreção urinária de ambos os elementos. Eventualmente ocorrerá a calcificação de tecidos moles, incluindo paredes dos vasos e válvulas cardíacas, bem como túbulos renais, o que traz falência renal como consequência.

Em contraste com a intoxicação por vitamina D, a hipervitaminose D é caracterizada por normocalcemia, normofosfatemia e nenhum sinal clínico de calcificação de tecidos moles, mas com alterações na ossificação endocondral (Figura 9.35)[111]. Na hipervitaminose D um contrabalanço efetivo é fornecido pelos níveis plasmáticos baixos de cálcio, níveis altos de calcitonina e a efetividade da 24-hidroxilase, o que resulta em níveis plasmáticos de calcitriol mais baixos do que nos controles[112]. A comida seca comercializada para cães pode exceder de 4 a 13 vezes as necessidades recomendadas de vitamina D.

Foi demonstrado que a ingestão aumentada em dez vezes durante o crescimento é suficientemente contrarregulada pelos hormônios calciotróficos, o que resulta na manutenção da homeostase de cálcio e apenas mínimas alterações microscópicas na ossificação endocondral[3].

Manifestações clínicas

Os sintomas e sinais da intoxicação por vitamina D podem ser sobrepujados por um ou mais dos sinais da hipercalcemia, como polidipsia/poliúria, desidratação, fraqueza e anorexia[108]. Se complicada por insuficiência renal, pode haver vômitos e outros sinais de azotemia. Os exames de rotina de laboratório revelarão que as concentrações de cálcio e fosfato no plasma e na urina estão elevadas. A concentração circulante de PTH é baixa e a de 25-OHD é alta, enquanto a concentração plasmática de calcitriol é de baixa a normal (exceto quando foi administrado o calcitriol e esta é a causa da intoxicação).

Diagnóstico

O diagnóstico pode ser feito com base na história e no achado de concentrações altas de cálcio e fosfato no plasma e na urina. Devem ser excluídas especialmente a hipercalcemia associada à malignidade (Capítulo 9.4) e a hiperfosfatemia devido à doença renal primária (Capítulo 9.3.2). Para o diagnóstico diferencial com hipercalcemia, o leitor deve consultar o Capítulo 9.3.1.

Tratamento

O objetivo do tratamento é minimizar a nefrocalcinose, aumentando a excreção renal de cálcio e diminuindo sua absorção intestinal. Em casos leves, podem ser prescritos glicocorticoides para reduzir a

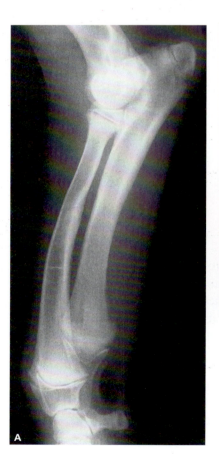
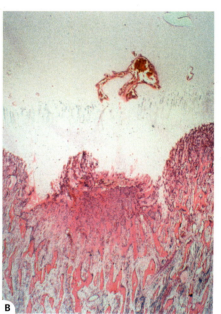
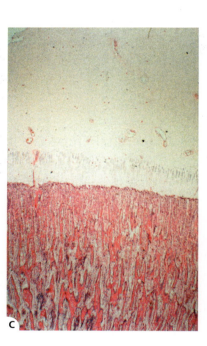

Figura 9.35 – Cães criados com dieta suplementada com 100 vezes mais vitamina D do que as necessidades recomendadas desenvolvem graves alterações na ossificação endocondral, sem apresentar sinais clínicos de intoxicação por vitamina D. Estas alterações resultam em deformação valga devido à síndrome do rádio curvo (*A*). As placas de crescimento são irregulares, com alterações focais da ossificação endocondral caracterizadas por apoptose dos condrócitos, formação atrasada da esponjosa primária e protrusão da cartilagem em crescimento na área metafisária, com necrose nos casos mais graves (*B*). Cães em crescimento, alimentados com dieta balanceada, apresentam placas de crescimento normais (*C*).

absorção intestinal e aumentar a excreção renal de cálcio. Além disso, deve ser feita uma dieta sem cálcio para minimizar sua absorção intestinal. Nos casos com hipercalcemia grave (> 4 mmol/ℓ), fraqueza geral e anorexia, a terapia com fluidos deve ser administrada, uma vez que a desidratação contribui para a concentração plasmática de cálcio aumentada. A leve expansão de volume, junto com furosemida, irá produzir calciúria. O tratamento com glicocorticoides, furosemida e dieta especial deve continuar por pelo menos 1 mês, uma vez que a liberação das reservas de vitamina D da gordura corporal pode levar várias semanas[108].

O tratamento da hipercalcemia com injeções de calcitonina para reduzir a liberação pelos osteoclastos de cálcio do osso foi recomendado[108]. Entretanto, a osteoclasia não é a maior causa da hipercalcemia na hipervitaminose D. Além disso, a utilização de calcitonina heteróloga pode causar formação de anticorpos e contribuir para a sensação de doença. O uso de substâncias que inibem a reabsorção óssea, como os difosfonatos amplamente utilizados no tratamento de osteoporose em seres humanos, apresentou resultados promissores em cenário experimental e em vários processos de doença em cães e gatos[100,113,114].

Prognóstico

Podem ocorrer alterações neuromusculares e encefalopatia, devido ao rápido desenvolvimento de hipercalcemia grave, e pode seguir-se morte. Se houver dano renal, o prognóstico é reservado. Em casos leves, o tratamento pode ser bem-sucedido[108].

9.6 Doenças relacionadas à calcitonina

9.6.1 Hipercalcitonismo secundário nutricional

A suplementação de alimento comercial balanceado e o uso de dietas caseiras não balanceadas são erros comuns. Frequentemente são administrados minerais e misturas de vitaminas, especialmente para cães jovens de raças grandes. Estudos com cães gigantes e miniaturas revelaram que, nas raças grandes, a superalimentação de uma dieta balanceada ou a suplementação de uma dieta balanceada com cálcio ou vitamina D causa o hipercalcitonismo, com graves consequências para o desenvolvimento do esqueleto[111,115].

Durante a ingestão de cálcio, a concentração plasmática de CT é aumentada diretamente (pelo cálcio) e indiretamente (p. ex., pela gastrina), o que faz com que os osteoclastos retraiam suas vilosidades (Figura 9.8). Como consequência, evita-se que a concentração plasmática de cálcio aumente (e, portanto, a concentração de PTH não cai) e, assim, o cálcio não é perdido pelos rins, e sim encaminhado principalmente para os ossos, pronto para ser usado em estágio posterior ou adicionado ao conteúdo mineral do osso (Figura 9.4).

A alta ingestão crônica de cálcio causa hiperplasia de células C em cães jovens[4,116]. O hipercalcitonismo persistente causa diminuição da atividade dos osteoclastos e hipermineralização do esqueleto. O desequilíbrio dos hormônios calciotróficos e o efeito (direto ou indireto) do cálcio nos condrócitos podem levar à ossificação endocondral alterada. Nesta situação, os condrócitos não amadurecem, a substância intercelular não se mineraliza e os condrócitos continuam vivos e impedem que os vasos sanguíneos invadam. A maturação alterada da cartilagem é caracterizada por cartilagem espessada e é conhecida como osteocondrose[22,117].

As consequências da osteoclasia diminuída com hipermineralização, bem como com sinais de osteocondrose, podem ser observadas no mesmo paciente com várias gradações. Entretanto, em alguns casos, uma destas alterações pode dominar as características clínicas. Por este motivo, cada entidade será discutida separadamente.

9.6.1.1 Osteoclasia diminuída

A excessiva ingestão crônica de cálcio (com ou sem relação constante com o fósforo) causa hipercalcitonismo, o qual induz a diminuição da remodelação osteoclástica do esqueleto (Figura 9.4). Especialmente os forames, que não aumentam em proporção ao crescimento do tecido mole, podem causar um obstáculo notável para as estruturas nervosas e vasos sanguíneos, o que pode levar, respectivamente, à espondilomielopatia cervical e à enostose.

9.6.1.1.1 Espondilomielopatia cervical

A remodelação esquelética retardada do canal espinal no orifício cranial vertebral pode causar dano irreversível à medula espinal. Isto ocorre especialmente na região cervical e pode originar ataxia (marcha descoordenada), sendo, deste modo, uma das causas da chamada *síndrome de Wobbler canina*[*].

---

[*] **N. do T.:** espondilomielopatia cervical caudal.

Diagnóstico

Os achados clínicos incluem marcha descoordenada em cães jovens (com aproximadamente 6 meses de idade) de raças gigantes (p. ex., Dogue Alemão), com dor em resposta à extensão do pescoço, hiperatividade dos reflexos dos membros pélvicos e reflexos positivos de extensor cruzado dos membros pélvicos. Radiografias das vértebras cervicais podem revelar estreitamento dos orifícios craniais das quarta, quinta e sexta vértebras cervicais e a mielografia vai revelar impacto na medula espinal nestes locais (Figura 9.36).

Diagnóstico diferencial

Em cães jovens com estes sinais neurológicos devem ser consideradas discoespondilite, meningite inflamatória (infecciosa) e anomalias traumáticas ou congênitas. A protrusão de disco cervical e a instabilidade vertebral, como observada em cães mais velhos (aproximadamente 6 anos de idade) de raças grandes (p. ex., Doberman), podem ter sinais clínicos idênticos.

Tratamento

A medula espinal pode estar tão seriamente danificada que a lesão é irreversível e nenhum tratamento terá sucesso. Em casos mais brandos, a correção da dieta, a terapia com glicocorticoides e evitar o microtrauma causado por puxar a coleira podem resultar em melhora clínica. A descompressão cirúrgica está indicada para cães jovens com sinais progressivos[118].

Prognóstico

Em casos brandos, a melhora ocorrerá após 4 semanas do tratamento conservador, mas o prognóstico para casos mais graves, com compressões múltiplas, é reservado.

9.6.1.1.2 Enostose

Nos cães com enostose (também chamada de panosteíte canina e panosteíte eosinófila) está presente o atraso na remodelação do forame nutricional nas diáfises de todos os ossos longos. Consequentemente, ocorre edema na cavidade medular e sob o periósteo sensível. Mais tarde, ocorre formação de osso extra, tanto na cavidade medular no tecido fibroso organizado quanto sob o periósteo, devido à elevação do periósteo pelo edema (Figura 9.37)[119].

Diagnóstico

Cães de raças maiores, com não mais do que 2 anos de idade, desenvolvem claudicação alternada com vários graus de gravidade[120,121]. O exame físico pode revelar temperatura corporal elevada, claudicação grave de uma ou mais pernas e reação de dor à palpação profunda dos ossos longos. Os exames de laboratório de rotina são inconclusivos. Na fase subaguda (pelo menos 3 semanas após o início dos sinais), o exame radiográfico dos ossos longos pode revelar formação medular de osso novo (Figura 9.37). Nos casos mais graves, pode haver osso novo perceptível sob o periósteo. Outras causas de claudicação de uma ou mais pernas nestes cães jovens (incluindo osteocondrite dissecante, fragmentação do processo coronoide e não união do processo ancôneo) podem ocorrer sozinhas ou junto com a enostose e podem confundir os resultados do exame físico. A cintigrafia óssea (Figuras 9.17 e 9.18) e outras técnicas de imagem podem ajudar a fazer o diagnóstico e diferenciar a enostose de outras alterações ortopédicas de desenvolvimento.

Diagnóstico diferencial

Alterações na mineralização do esqueleto, incluindo hiperparatireoidismo secundário nutricional, con-

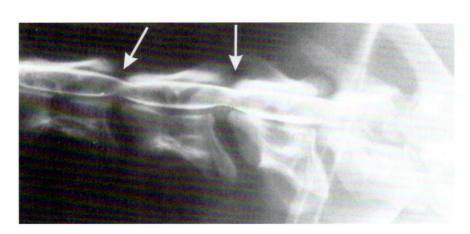

Figura 9.36 – Mielograma da região cervical de cão da raça Dogue Alemão, com 6 meses de idade, marcha descoordenada, reação de dor à hiperextensão do pescoço e reflexos positivos de extensor cruzado dos membros posteriores. A radiografia revela impacto na medula espinal, nos orifícios craniais da 5ª e 6ª vértebras cervicais (setas), típicos da síndrome de Wobbler canina.

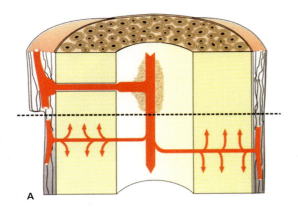
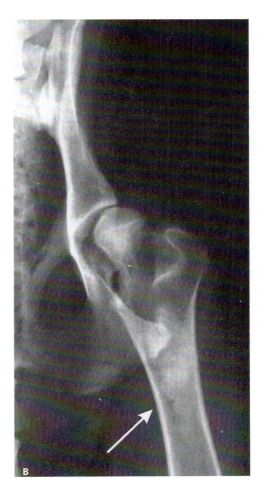

Figura 9.37 – (*A*) Representação esquemática do mecanismo fisiopatológico da enostose. O córtex recebe seu suprimento de sangue das artérias periosteais (1/3 externo) e vasos medulares (2/3 internos). Um atraso relativo na remodelação do forame nutricional causa impactação das artérias nutrientes, o que resulta em edema sob o periósteo sensível e cavidade medular. (*B*) Cão da raça Pastor Alemão, com 9 meses de idade, sofrendo de enostose, com claudicação alternada, dor à palpação dos ossos longos e áreas radiopacas devido à formação de osso novo na cavidade medular. As áreas densas confluentes estão presentes primeiro próximo ao forame nutricional (*seta*) dos ossos longos.

dições dolorosas como osteodistrofia hipertrófica e mesmo doenças infecciosas podem ser incluídas na lista de diagnósticos diferenciais de claudicação alternada com temperatura elevada.

Tratamento

O tratamento deve ser dirigido para o aumento da atividade osteoclástica, fornecendo alimentos com pouco cálcio, como a carne (Tabela 9.1). Apesar de isto teoricamente ser lógico, não existem estudos provando que tenha efeito benéfico. Nos períodos de dor, o cão pode ser tratado com drogas anti-inflamatórias não esteroides ou com doses baixas de glicocorticoides, desde que tenha sido excluído o dano a cartilagens de articulações.

Prognóstico

O prognóstico para enostose é bom a longo prazo, uma vez que os períodos de claudicação alternada grave desaparecem após a idade de 2 anos. Antes desta idade, estes sintomas podem recorrer várias vezes.

9.6.1.2 Osteocondrose

A osteocondrose é uma alteração da ossificação endocondral. Ela pode estar localizada em qualquer local em que esteja presente cartilagem durante o período de crescimento (Figura 9.16), mas especialmente em locais e momentos com alta velocidade de crescimento[122]. Ela ocorre principalmente na placa de crescimento distal da ulna (que responde por 90% do crescimento em comprimento da ulna). Ela pode estar presente temporariamente nos cães de raças grandes sem tornar-se clinicamente significativa[123]. Quando presente a ponto de causar diminuição do crescimento em comprimento da ulna, ela também influencia o crescimento em comprimento do rádio, causando a *síndrome do rádio curvo* (Figura 9.38). Quando presente em cartilagem de articulação, microtraumas podem causar linhas de fissura e, eventualmente, separação da cartilagem doente, o que é chamado de *osteocondrite dissecante*.

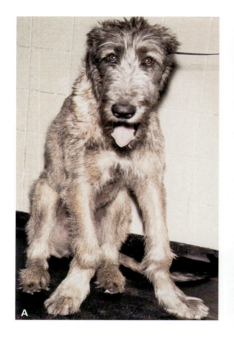
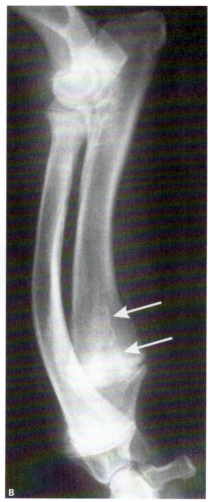
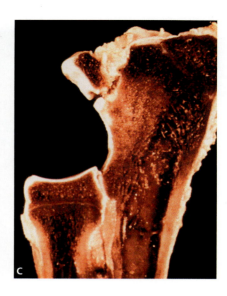

Figura 9.38 – (*A*) Cão da raça Deerhound, com 8 meses de idade e deformação valga bilateral devido à síndrome do rádio curvo[119], com cone cartilaginoso retido (*seta*) na metáfise distal da ulna (*B*). (*C*) O rádio pode empurrar o úmero proximalmente contra o processo ancôneo, o qual quebra na sua placa de crescimento, causando a não união do processo ancôneo.

9.6.1.2.1 Síndrome do rádio curvo

Este desenvolvimento anormal dos membros dianteiros pode ocorrer em cães com idade de 4 a 6 meses e, especialmente, em cães de raças grandes, criados com quantidades excessivas de comida ou, então, menos quantidade de comida, mas com excesso de cálcio, com ou sem excesso de fosfato[115,116,124], com ou sem excesso de vitamina[3,111] D, mas não com excesso de proteína[125].

Diagnóstico

Ocorre deformidade valga bilateral com arqueamento cranial do rádio. As radiografias demonstrarão um cone de cartilagem na placa de crescimento distal da ulna, junto com curvatura do rádio e córtex côncavo e espessado (Figura 9.38), bem como alinhamento anormal do carpo e da articulação do cotovelo. Devido à incongruidade do cotovelo, o processo ancôneo pode estar frouxo na sua placa de crescimento (Figura 9.38)[122].

Diagnóstico diferencial

Cães com condrodisplasia, como recomendado em padrões de raças (como no Basset Hound) ou em doenças hereditárias (como no Malamute do Alasca[104]), são fisicamente semelhantes nas pernas dianteiras, mas também têm as pernas traseiras curtas. Traumatismos nas placas de crescimento distais do rádio ou da ulna podem causar fechamento precoce da (parte da) placa de crescimento afetada e, consequentemente, deformidade valga; isto afeta, na maior parte das vezes, apenas uma das pernas dianteiras e não há presença de cone de cartilagem.

Tratamento

A restrição da ingestão de comida e cálcio pode levar à normalização da ossificação endocondral[69,123]. Quando a deformidade valga é grave, o tratamento conservador não vai normalizar a postura nem evitar efeitos secundários, como a incongruidade da articulação do cotovelo, descolamento do processo ancôneo, deformidade valga e anomalias carpais. Nestes casos será necessária a cirurgia corretiva[126].

9.6.1.2.2 Osteocondrite dissecante

Osteocondrite dissecante (OCD) designa a osteocondrose em cartilagem de articulação, na qual a cartilagem espessada está desprendida e a inflamação do osso subcondral e a da cápsula da articulação causam dor[117]. Ela pode ocorrer em várias articulações (i. e. ombro, cotovelo, joelho e articulação tibiotarsal) e muito frequentemente é bilateral. O genótipo do cão também tem papel importante na ocorrência desta doença. Entre todos os fatores ambientais, a ingestão de cálcio é o fator mais importante[127].

Os cães, de tamanho médio ou grande, com aproximadamente meio ano de idade, são mancos ou apresentam marcha rígida em uma ou mais pernas[127]. As articulações estão cheias demais e dolorosas à hiperextensão ou à hiperflexão e pode ocorrer crepitação. Com radiografias ou outras técnicas de imagem, pode ser visualizada uma indentação no contorno do osso subcondral ou mesmo uma aba de cartilagem mineralizada (Figura 9.39).

Diagnóstico

A investigação clínica e radiológica ajudará a fazer o diagnóstico. Artrografia, tomografia computadorizada e artroscopia podem preceder a artrotomia.

Tratamento

Nos casos leves, nenhum tratamento será necessário ou podem ser administradas drogas anti-inflamatórias não esteroides, quando necessário. Abas grandes de cartilagem podem ser removidas e as lesões curetadas, a fim de induzir cicatrização antecipada (Figura 9.39). O desprendimento de cartilagem espessada (i. e., osteocondrose) em outras articulações pode ser evitado pela diminuição da sobrecarga (pela redução do peso do corpo e por descanso) para diminuir o microtrauma na cartilagem não mineralizada.

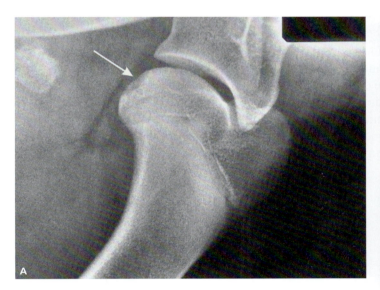
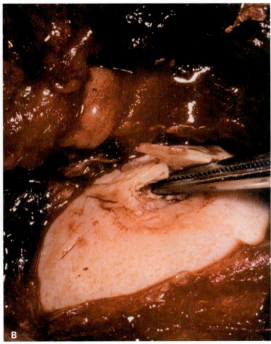

Figura 9.39 – (*A*) Radiografia da articulação do ombro de cão da raça Bouvier de Flandres, com 7 meses de idade e claudicação de ambas as pernas da frente, bem como reação de dor à hiperflexão da articulação do ombro. Há uma indentação no contorno do osso subcondral, no aspecto caudal da cabeça do úmero (*seta*), indicando osteocondrose. (*B*) Com base na manifestação clínica concomitante, foi realizada uma artrotomia, revelando a osteocondrite dissecante, com uma aba de cartilagem. A remoção da aba foi seguida por curetagem do defeito da cartilagem.

Prognóstico

O prognóstico depende da gravidade da lesão, das alterações artróticas secundárias e da articulação afetada. A lesão no ombro proximal pode curar-se completamente, ao passo que lesão no talo pode continuar a interferir na estabilidade da articulação e causar artrose grave[128].

9.7 Miscelânea

Além dos hormônios calciotróficos, outros hormônios e fatores nutricionais podem ter papel significativo no metabolismo ósseo. Suas influências nos ossos e nas células cartilaginosas são resumidas como se segue.

O **hormônio de crescimento (GH)** promove a diferenciação e proliferação (por meio de IGF-I) dos condrócitos das placas de crescimento (Figura 9.16)[23,129]. A deficiência de GH em idade jovem causa nanismo proporcional (Figura 2.14).

O **hormônio da tireoide** influencia a proliferação e a maturação dos condrócitos da placa de crescimento e, provavelmente, parte destes efeitos é mediada por GH modulador local e/ou ações de IGF-I[23,130]. A deficiência de hormônio da tireoide em cães jovens (Figura 3.8) e gatos leva ao retardo de crescimento e de maturação do esqueleto (Figuras 3.10 e 9.40)[131].

Sabe-se que os **glicocorticoides** prejudicam direta e indiretamente a condrogênese, porque interagem localmente com o caminho de GH-IGF-I e com os efeitos do hormônio da tireoide[23,132]. Quando administrados por períodos prolongados para animais imaturos, isto pode levar à parada do crescimento em altura. Uma vez que os glicocorticoides aumentam a liberação de PTH e diminuem a absorção de cálcio no intestino, seu efeito nos ossos é a osteoclasia generalizada, que resulta em osteoporose (Figura 9.41). Entretanto, o excesso crônico de glicocorticoides, endógenos ou exógenos, apenas raramente leva a fraturas patológicas em cães e gatos maduros.

A **testosterona** causa aumento no crescimento dos ossos, enquanto os **estrógenos** aceleram a maturação do esqueleto e, deste modo, causam o fechamento prematuro da placa de crescimento, o que resulta em crescimento longitudinal diminuído[23,129]. Os estrógenos exercem seus efeitos diretamente por meio do receptor de estrógeno, bem como indiretamente por interação com o eixo local GH-IGF-I. A castração de cães e gatos machos imaturos resulta em altura maior nos ombros (Tabela 9.2)[133], enquanto esteroides gonadais exógenos podem parar o crescimento após um surto inicial.

A osteoporose é um problema importante em mulheres sem os estrógenos. O encerramento do funcionamento dos ovários também causa perda óssea em cadelas[134], mas não a ponto de levar a problemas clínicos.

A **vitamina A** (ou retinol) é formada no intestino dos cães pela redução reversível de retinaldeído originário do caroteno. Os gatos requerem retinol (como presente em vários alimentos), uma vez que não têm carotenase em sua mucosa intestinal[135]. Nas suas células-alvo, a vitamina A é oxidada para ácido retinoico. O ácido retinoico interage com o genoma, por meio de receptores nucleares, para regular o crescimento e a diferenciação celulares[136]. A vitamina A é importante para as atividades normais dos osteoblastos, condroblastos e osteoclastos. Doses al-

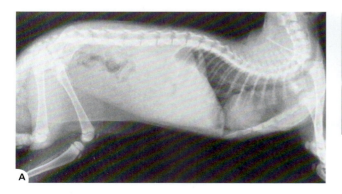
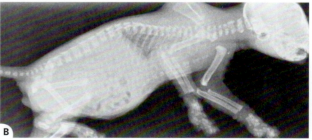

Figura 9.40 – Radiografias de dois gatos machos da mesma ninhada (ver também a Figura 3.9) com 8 semanas de idade: (*A*) saudável e (*B*) com hipotireoidismo congênito, mostrando retardo de crescimento do esqueleto e do desenvolvimento.

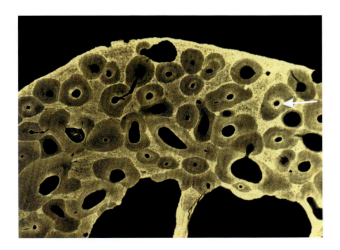

Figura 9.41 – Microrradiografia de seção transversal da costela de cão com hipercortisolismo. A osteoporose é caracterizada por canais de Havers aumentados em comparação com os normais (*seta*). (Cortesia do Department of Pathology, Free University, Berlim.)

tas de vitamina A inibem a condrogênese nas placas de crescimento e inibem a síntese de colágeno nos osteoblastos, tanto em cães quanto em gatos. Uma vez que os gatos não são capazes de formar ésteres de retinil para excretar o excesso desta vitamina solúvel em lipídios, a intoxicação crônica por vitamina A é mais provavelmente diagnosticada em gatos do que em cães.

A hipervitaminose A em gatos é caracterizada por formação de osso novo sem osteólise, iniciando-se nos pontos de inserção dos ligamentos, músculos e cápsulas articulares, o que causa estreitamento dos forames intervertebrais no corpo das vértebras e ancilose de vértebras e grandes articulações. Isto causa dor, claudicação e rigidez (Figura 9.42). A concentração de vitamina A no plasma ou em uma biopsia de fígado (uma vez que o fígado é o principal órgão de armazenamento da vitamina A) pode apoiar o diagnóstico[137,138]. Apesar de a ancilose ser irreversível, o gato vai melhorar com analgésicos apropriados e alimentação com baixo conteúdo de vitamina A durante várias semanas.

9.8 Tetania puerperal

No pico da lactação, 2 ou 3 semanas após o parto, pode ocorrer hipocalcemia em cadelas e, com menor frequência, em gatas. A tetania puerperal ocorre principalmente nas cadelas de raças pequenas e com ninhadas grandes. Pouco se sabe sobre a patogênese, mas o suprimento insuficiente de cálcio durante a amamentação pode ser um fator causativo. Nos gatos foi também relatada a hipocalcemia pré-parto[139].

Manifestações clínicas

Quando a concentração plasmática de cálcio atinge um nível crítico, os sinais seguem-se rapidamente de inquietação, ofegação e ataxia para tetania com convulsão tônico-clônica e opistótono. O exame geralmente revela um animal ansioso e inquieto, com taquicardia e hipertermia. Em uma cadela que estava amamentando e apresentava hipocalcemia muito grave (e hipomagnesemia), os tremores musculares típicos e a rigidez não eram parte das características clínicas. Nesta cadela, as manifestações clínicas eram principalmente atonia, fraqueza e paresia[140].

Diagnóstico

O diagnóstico é geralmente feito pelo reconhecimento da combinação entre um animal em lactação pesada e com sinais de excitabilidade neuromuscular aumentada. Os exames de laboratório irão revelar hipocalcemia e, geralmente, também hipofosfatemia.

Tratamento

Se não tratada, a condição pode ser fatal. Consequentemente, o tratamento deve ser iniciado imediatamente, isto é, sem confirmação laboratorial. Como na hipocalcemia devido ao hipoparatireoidismo primário, o gliconato de cálcio é injetado por via intravenosa (ver o Capítulo 9.2). Os sinais de tetania geralmente desaparecem em poucos minutos. Para impedir a rápida recorrência, uma dose similar é administrada subcutaneamente (1:4, diluído com 0,9% de NaCl). Os filhotes, de cão ou gato, devem ser retirados, a fim de reduzir a perda de cálcio pela lactação. Se os filhotes estiverem suficientemente maduros, podem ser desmamados. Se não, podem ser devolvidos após 24 h e, neste intervalo, amamentados com substituto de leite.

Tabela 9.2 – Efeitos da gonadectomia pré-puberal no crescimento do esqueleto em cães[133]

Idade na gonadectomia	Número de cães	Fechamento fisário de rádio-ulna distal	Comprimento do rádio
Controles	10	41,6 ± 1,2 semanas	16,8 ± 0,9 cm
7 semanas	14	59,4 ± 3,1 semanas	18,6 ± 0,7 cm
7 meses	8	54,6 ± 1,2 semanas	17,6 ± 1 cm

A gonadectomia em idade jovem leva ao eunucoidismo: fechamento retardado da fise e alta estatura.

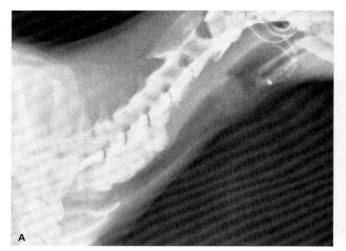
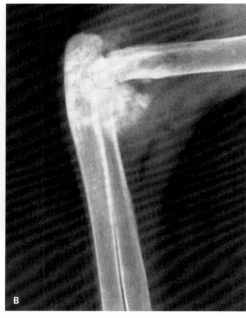

Figura 9.42 – Hipervitaminose A em gato com 3 anos de idade alimentado quase exclusivamente com comida para gato e fígado cru, que foi apresentado por causa de claudicação em ambas as pernas dianteiras e incapacidade de se limpar. As radiografias revelaram formação de osso novo nas vértebras sem perda de osso (A) e em volta da articulação do cotovelo (B), o que causou ancilose.

Prognóstico

Com uma dieta balanceada e suplementação oral de cálcio (Capítulo 9.2) durante o resto do período de lactação, geralmente, não há recorrências. Para a próxima gestação e lactação deve ser tomado o cuidado de suprir a fêmea com uma dieta completa e bem balanceada. A alimentação suplementar para a ninhada o mais cedo possível pode também ajudar a evitar a tetania. Não há necessidade de administrar cálcio extra em quantidade superior àquela necessária durante a gestação e, de acordo com experiências em outras espécies, isto pode ser até contraindicado.

Referências

1. HAZEWINKEL HAW, HACKENG WHL, GOEDEGEBUURE SA, VOORHOUT G, VAN DEN BROM WE, BEVERS MM. Influence of different calcium intakes on calciotropic hormones and skeletal development in young growing dogs. Front Horm Res 1987;17:221-232.
2. NAP RC. Nutritional influences on growth and skeletal development in the dog. Thesis. Utrecht University, 1993.
3. TRYFONIDOU MA, STEVENHAGEN JJ, VAN DEN BEMD GJCM, OOSTERLAKEN-DIJKSTERHUIS MA, DeLUCA HF, MOL JA, VAN DEN BROM WE, VAN LEEUWEN JPTM, HAZEWINKEL HAW. Moderate cholecalciferol supplementation depresses intestinal calcium absorption in dogs. J Nutr 2002;132:2644-2650.
4. SCHOENMAKERS I, NAP RC, MOL JA, HAZEWINKEL HAW. Calcium metabolism: an overview of its hormonal regulation and interrelation with skeletal integrity. Vet Q 1999;21:147-153.
5. OKABE M, GRAHAM A. The origin of the parathyroid gland. Proc Natl Acad Sci USA 2004;101:17716-17719.
6. ROSOL TJ, STEINMEYER CL, MCCAULEY LK, GRONE A, DEWILLE JW, CAPEN CC. Sequences of the cDNAs encoding canine parathyroid hormone-related protein and parathyroid hormone. Gene 1995;160:241-243.
7. TORIBIO RE, KOHN CW, CHEW DJ, CAPEN CC, ROSOL TJ. Cloning and sequence analysis of the complementary DNA for feline preproparathyroid hormone. Am J Vet Res 2002;63:194-197.
8. D'AMOUR P, BROSSARD JH. Carboxyl-terminal parathyroid hormone fragments: role in parathyroid hormone physiopathology. Curr Opin Nephrol Hypertens 2005;14:330-336.
9. ESTEPA JC, AQUILERA-TEJERO E, ALMADEN Y, RODRIGUEZ M, FELSENFELD AJ. Effect of rate of calcium reduction and a hypocalcemic clamp on parathyroid hormone secretion: a study in dogs. Kidney Int 1999;55:1724-1733.
10. HAZEWINKEL HAW, HOW KL, BOSCH R, GOEDEGEBUURE SA, VOORHOUT G. Inadequate photosynthesis of vitamin D in dogs. In: Edney ATB, ed. Nutrition, malnutrition and dietics in the dog and cat. England: Waltham;1990:66-68.
11. HOW KL, HAZEWINKEL HAW, MOL JA. Dietary vitamin D dependence of cat and dog due to inadequate cutaneous synthesis of vitamin D. Gen Comp Endocrinol 1994;96:12-18.
12. MORRIS JG. Ineffective vitamin D synthesis in cats is reversed by an inhibitor of 7-dehydrocholestrol-delta7-reductase. J Nutr 1999;129:903-908.
13. BOYAN BD, SYLVIA VL, DEAN DD, SCHWARTZ Z. 24, 25-$(OH)_2D_3$ regulates cartilage and bone via autocrine and endocrine mechanisms. Steroids 2001;66:363-374.
14. VAN LEEUWEN JP, VAN DEN BEMD GJ, VAN DRIEL M, BUURMAN CJ, POLS HA. 24,25-dihydroxyvitamin D^3 and bone metabolism. Steroids 2001;66:375-380.
15. FAVIER RP, MOL JA, KOOISTRA HS, RIJNBERK A. Large body size in the dog is associated with transient GH excess at a young age. J Endocrinol 2001;170:479-484.
16. TRYFONIDOU MA, HOLL MS, OOSTERLAKEN-DIJKSTERHUIS MA, BIRKENHÄGER-FRENKEL DH, VASTENBURG M, VOORHOUT G, VAN DEN BROM WE, HAZEWINKEL HAW. Hormonal regulation of calcium homeostasis in dogs during growth at different rates. J Anim Sci 2003;81:1568-1580.

17. NORMAN A. Rapid biological responses mediated by 1 (alpha),25-Dihydroxyvitamin D_3: A case study of Transcaltachia. In Feldman D, Glorieux FH, Pike JW, eds. Vitamin D. San Diego, California: Academic Press; 2007:233-258.

18. DE FM, DI LR. Thyroid development and its disorders: genetics and molecular mechanisms. Endocr Rev 2004;25:722-746.

19. MOL JA, KWANT MM, ARNOLD IC, HAZEWINKEL HA. Elucidation of the sequence of canine (pro)-calcitonin. A molecular biological and protein chemical approach. Regul Pept 1991;35:189-195.

20. HAZEWINKEL HAW, SCHOENMAKERS I, PELLING D, SNIJDELAAR M, WOLFSWINKEL J, MOL JA. Biological potency and radioimmunoassay of canine calcitonin. Domest Anim Endocrinol 1999;17:333-344.

21. SHINKI T, UENO Y, DeLUCA HF, SUDA T. Calcitonin is a major regulator for the expression of renal 25- hydroxyvitamin D_3-1a-hydroxylase gene in normocalcemic rats. Proc Natl Acad Sci USA 1999;96:8253-8258.

22. NAP RC, HAZEWINKEL HAW. Growth and skeletal development in the dog in relation to nutrition; a review. Vet Quart 1994;16:50-59.

23. NILSSON O, MARINO R, DE LF, PHILLIP M, BARON J. Endocrine regulation of the growth plate. Horm Res 2005;64:157-165.

24. KLEIN-NULEND J, NIJWEIDE PJ, BURGER EH. Osteocyte and bone structure. Curr Osteoporos Rep 2003;1:5-10.

25. STEINER M, RAMP WK. Electrical stimulation of bone and its implications for endosseous dental implantation. J Oral Implantol 1990;16:20-27.

26. BOYLE WJ, SIMONET WS, LACEY DL. Osteoclast differentiation and activation. Nature 2003;423:337-342.

27. PETERSON ME, JAMES KM, WALLACE M, TIMOTHY SD, JOSEPH RJ. Idiopathic hypoparathyroidism in five cats. J Vet Int Han 1991;5:47-51.

28. BRUYETTE DS, FELDMAN EC. Primary hypoparathyroidism in the dog. Report of 15 cases and review of 13 previously reported cases. J Vet Int Med 1988;2:7-14.

29. FORBES S, NELSON RW, GUPTILL L. Primary hypoparathyroidism in a cat. J Am Vet Med Assoc 1990;196:1285-1287.

30. RUSSELL NJ, BOND KA, ROBERTSON ID, PARY BW, IRWIN PJ. Primary hypoparathyroidism in dogs: a retrospective study of 17 cases. Austr Vet J 2006;84:285-290.

31. AURBACH GD, MARX SJ, SPIEGEL AM. Parathyroid hormone, calcitonin, and the calciferols. In: Wilson JD, Foster DW, eds, Williams Textbook of Endocrinology, 8th edition. Philadelphia: WB Saunders Co., 1992:1397-1476.

32. HAVIV YS, SAFADI R, ZAMIR E. A rapidly progressive cataract in a patient with autoimmune hypoparathyroidism and acute liver and renal failure. Am J Nephrol 1999;19:523-526.

33. TORRANCE AG, NACHREINER R. Human-parathormone assay for use in dogs: Validation, sample handling studies, and parathyroid function testing. Am J Vet Res 1989;50:1123-1127.

34. FLANDERS JA, REIMERS TJ. Radioimmunoassay of parathyroid hormone in cats. Am J Vet Res 1991;52:422-425.

35. PROVENCHER BOLLIGER A, GRAHAM PA, RICHARD V, ROSOL TJ, NACHREINER RF, REFSAL KR. Detection of parathyroid hormone-related protein in cats with humoral hypercalcemia of malignancy. Vet Clin Pathol 2002;31:3-8.

36. ESTEPA JC, LOPEZ I, FELSENFELD AJ, GAO P, CANTOR T, RODRÍGUEZ M, AGUILERA-TEJERO E. Dynamics of secretion and metabolism of PTH during hypo- and hypercalcaemia in the dog as determined by the »intact« and »whole« PTH assays. Nephrol Dial Transplant 2003;18:1101-1107.

37. SCHAER M, GINN PE, FOX LE, LEON J, RAMIREZ FM. Severe calcinosis cutis associated with treatment of hypoparathyroidism in a dog. J Am Anim Hosp Assoc 2001;37:364-369.

38. RUOPP JL. Primary hypoparathyroidism in a cat complicated by suspect iatrogenic calcinosis cutis. J Am Anim Hosp Assoc 2001;37:370-373.

39. BERGER B, FELDMAN EC. Primary hyperparathyroidism in dogs: 21 cases (1976-1986). J Am Vet Med Assoc 1987;191:350-356.

40. KALLET AJ, RICHTER KP, FELDMAN EC, BRUM DE. Primary hyperparathyroidism in cats: Seven cases (1984-1989). J Am Vet Med Assoc 1991;199:1767-1771.

41. DEVRIES SE, FELDMAN EC, NELSON RW, KENNEDY PC. Primary parathyroid gland hyperplasia in dogs: Six cases (1982-1991). J Am Vet Med Assoc 1993;202:1132-1136.

42. CAVANA P, VITTONE V, CAPUCCHIO MT, FARCA AM. Parathyroid carcinoma in a nephropathic Persian cat. J Feline Med Surg 2006;8:340-344.

43. VAN VONDEREN IK, KOOISTRA HS, PEETERS ME, RIJNBERK A, VAN DEN INGH TSOM. Parathyroid hormone immunohistochemistry in dogs with primary and secondary hyperparathyroidism: the question of adenoma and primary hyperplasia. J Comp Pathol 2003;129:61-69.

44. ARNOLD A, BROWN MF, URENA P, GAZ RD, SARFATI E, DRÜEKE TB. Monoclonality of parathyroid tumors in chronic renal failure and in primary parathyroid hyperplasia. J Clin Invest 1995;95:2047-2053.

45. FELDMAN EC, HOAR B, POLLARD R, NELSON RW. Pre-treatment clinical and laboratory findings in dogs with primary hyperparathyroidism: 210 cases (1987-2004). J Am Vet Med Assoc 2005;227:756-761.

46. GEAR RN, NEIGER R, SKELLY BJ, HERRTAGE ME. Primary hyperparathyroidism in 29 dogs: diagnosis, treatment, outcome and associated renal failure. J Small Anim Pract 2005;46:10-16.

47. GOLDSTEIN RE, ATWATER DZ, CAZOLLI DM, GOLDSTEIN O, WADE CM, LINDBLAD-TOH K. Inheritance, mode of inheritance, and candidate genes for primary hyperparathyroidism in Keeshonden. J Vet Intern Med 2007;21:199-203.

48. SKELLY BJ, FRANKLIN RJ. Mutations in genes causing human familial isolated hyperparathyroidism do not account for hyperparathyroidism in Keeshond dogs. Vet J 2007;174:652-654.

49. DEN HERTOG E, GOOSSENS MM, VAN DER LINDE-SIPMAN JS KOOISTRA HS. Primary hyperparathyroidism in two cats. Vet Quart 1997;19:81-84.

50. EARM JH, CHRISTENSEN BM, FROKIAER J, MARPLES D, HAN JS, KNEPPER MA, NIELSEN S. Decreased aquapoin-2 expression and apical plasma membrane delivery in kidney collecting ducts of polyuric hypercalcemic rats. J Am Soc Nephrol 1998;9:2181-2193.

51. MIDRIFF AM, CHEW DJ, RANDOLPH JF, CENTER SA, DIBARTOLA SP. Idiopathic hypercalcemia in cats. J Vet Intern Med 2000;14:619-626.

52. WISNER ER, PENNINCK D, BILLER DS, FELDMAN EC, DRAKE C, NYLAND TG. High-resolution parathyroid sonography. Vet Radiol Ultrasound 1997;38:462-466.

53. WISNER ER, NYLAND TG. Ultrasonography of the thyroid and parathyroid glands. Vet Clin North Am Small Anim Pract 1998;28:973-978.

54. REUSCH C. Ultrasonography of the parathyroid glands in dogs: a review. Schweiz Arch Tierheilkd 2001;143:55-62.

55. MATWICHUK CL, TAYLOR SM, DANIEL GB, WILKINSON AA, MATTE GG, DUDZIC EM, SHMON CL. Double-phase parathyroid scintigraphy in dogs using technetium-99M-sestamibi. Vet Radiol Ultrasound 2000;41:461-469.

56. RAMSEY IK, TEBB A, HARRIS E, EVANS H, HERRTAGE ME. Hyperparathyroidism in dogs with hyperadrenocorticism. J Small Anim Pract 2005;46:531-536.

57. TEBB AJ, ARTEAGE A, EVANS H, RAMSEY IK. Canine hyperadrenocorticism: effects of trilostane on parathyroid hormone, calcium and phosphate concentrations. J Small Anim Pract 2005;46:537-542.

58. LONG CD, GOLDSTEIN RE, HORNOF WJ, FELDMAN EC, NYLAND TG. Percutaneous ultrasonographically guided chemical parathyroid ablation for treatment of primary hyperparathyroidism in dogs. J Am Vet Med Assoc 1999;215:217-221.

59. POLLARD RE, LONG CD, NELSON RW, HORNOF WJ, FELDMAN EC. Percutaneous ultrasonographically guided radiofrequency heat ablation for treatment of primary hyperparathyroidism in dogs. J Am Vet Med Assoc 2001;218:1106-1110.

60. RASOR L, POLLARD R, FELDMAN EC. Retrospective evaluation of three treatment methods for primary hyperparathyroidism in dogs. J Am Anim Hosp Assoc 2007;43:70-77.

61. KARSTRUP S, HOLM HH, GLENTHØJ A, HEGEDÜS L. Nonsurgical treatment of primary hyperparathyroidism with sonographically guided percutaneous injection of ethanol. Am J Roentg 1990;154:1087-1090.

62. HUPPERT BJ, READING CC. Parathyroid sonography: Imaging and intervention. Review. J Clin Ultrasound 2007;35:144-155.

63. SLATOPOLSKY E, GONZALEZ E, MARTIN K. Pathogenesis and treatment of renal osteodystrophy. Blood Purif 2003;21:318-326.

64. NAGODE LA, CHEW DJ, PODELL M. Benefits of calcitriol therapy and serum phosphorus control in dogs and cats with chronic renal failure. Both are essential to prevent of suppress toxic hyperparathyroidism. Vet Clin North Am Small Anim Pract 1996; 26:1293-1330.

65. ELLIOTT J, RAWLINGS JM, MARKWELL PJ, BARBER PJ. Survival of cats with naturally occurring chronic renal failure: effect of dietary management. J Small Anim Pract 2000;41:235-242.

66. FINCO DR, BROWN SA, BROWN CA, CROWELL WA, SUNVOLD G, COOPER TL. Protein and calorie effects on progression of induced chronic renal failure in cats. Am J Vet Res 1998;59:575-582.

67. NAGODE LA, CHEW DJ, PODELL M. Benefits of calcitriol therapy and serum phosphorus control in dogs and cats with chronic renal failure. Both are essential to prevent or suppress toxic hyperparathyroidism. Vet Clin North Am Small Anim Pract 1996;26:1293-1330.

68. TAKAHASHI F, FURUICHI T, YOROZU K, KAWATA S, KITAMURA H, KUBODERA N, SLATOPOLSKY E. Effects of i.v. and oral 1,25-dihydroxy-22-oxavitamin D(3) on secondary hyperparathyroidism in dogs with chronic renal failure. Nephrol Dial Transplant 2002; 17 Suppl 10:46-52.

69. HAZEWINKEL HAW, MOTT J. Osteoarticular affections in puppies and adult dogs; nutritional approach. In: Royal Canin Encyclopedia of Canine Clinical Nutrition. Paris: Diffomedia; 2005:348-383.

70. DE PAPP AE, STEWART F. Parathyroid hormone-related protein. A peptide of diverse physiologic fucntions. Trends Endocr Metab 1993;4:181-187.

71. GENSURE RC, GARDELLA TJ, JÜPPNER H. Parathyroid hormone and parathyroid hormone-related peptide, and their receptors. Biochem Biophys Res Commun 2005;328:666-678.

72. OSBORNE CA, STEVENS JB. Pseudohyperparathyroidism in the dog. J Am Vet Med Assoc 1973;162:125-135.

73. CHEW DJ, SCHAER M, LIU S, OWENS J. Pseudohyperparathyroidism in a cat. J Am Anim Hosp Assoc 1975;11:46-52.

74. RIJNBERK A, ELSINGHORST THAM, KOEMAN JP, HACKENG WHL, LEQUIN RM. Pseudohyperparathyroidism associated with perirectal adenocarcinomas in elderly female dogs. Tijdschr Diergeneesk 1978;103:1069-1075.

75. GRÖNE A, WECKMANN MT, BLOMME EA, CAPEN CC, ROSOL TJ. Dependence of humoral hypercalcemia of malignancy on parathyroid hormone-related protein expression in the canine anal sac apocrine gland adenocarcinoma (CAC-8) nude mouse model. Vet Pathol 1998;35:344-351.

76. BAE BK, KIM CW, CHOI US, CHOI EW, JEE H, KIM DY, LEE CW. Hypercalcemia and high parathyroid hormone-related peptide concentration in a dog with complex mammary carcinoma. Vet Clin Pathol 2007;36:376-378.

77. HORI Y, UECHI M, KANAKUBO K, SANO T, OYAMADA T. Canine ovarian serous papillary adenocarcinoma with neoplastic hypercalcemia. J Vet Med Sci 2006;68:979-982.

78. PRESSLER BM, ROTSTEIN DS, LAWJM, ROSOL TJ, LEROY B, KEENE BW, JACKSON MW. Hypercalcemia and high parathyroid hormone-related protein concentration associated with malignant melanoma in a dog. J Am Vet Med Assoc 2002;221:263-265.

79. GASCHEN FP, TESKE E. Paraneoplastic syndrome. In Ettinger SJ, Feldman EC, eds. Textbook of Veterinary Internal Medicine. Elsevier Saunders, Missouri; 2005:789-795.

80. DEFTOS LJ. Hypercalcemia in malignant and inflammatory diseases. Endocrinol Metab Clin North Am 2002;31:141-158.

81. MEUTEN DJ, KOCIBA GJ, CAPEN CC, CHEW DJ, SEGRE GV, LEVINE L, TASHJIAN AH, VOELKEL EF, NAGODE LA. Hypercalcemia in dogs with lymphosarcoma. Biochemical, ultrastructural and histomorphometric investigations. Lab Invest 1983;49:553-562.

82. DOUGALL WC, CHAISSON M. The RANK/RANKL/OPG triad in cancer-induced bone disease. Cancer Metastasis Rev 2006;25:541-549.

83. ROSOL TJ, NAGODE LA, COUTO CG, HAMMER AS, CHEW DJ, PETERSON JL, AYL RD, STEINMEYER CL, CAPEN CC. Parathyroid hormone (PTH)-related protein, PTH, and 1,25-dihydroxyvitamin D in dogs with cancer-associated hypercalcemia. Endocrinology 1992;131:1157-1164.

84. MELLANBY RJ, CRAIG R, EVANS H, HERRTAGE ME. Plasma concentrations of parathyroid hormone-related protein in dogs with potential disorders of calcium metabolism. Vet Rec 2006; 159:833-838.

85. GERBER B, HAUSER B, REUSCH CE. Serum levels of 25-hydroxycholecalciferol and 1,25-dihydrocholecalciferol in dogs with hypercalcaemia. Vet Res Commun 2004;28:669-680.

86. SAVARY KC, PRICE GS, VADEN SL. Hypercalcemia in cats: a retrospective study of 71 cases (1991-1997). J Vet Intern Med 2000;14:184-189.

87. KRUGER JM, OSBORNE CA, NACHREINER RE, REFSAL KR. Hypercalcemia and renal failure. Etiology, pathophysiology, diagnosis, and treatment. Vet Clin North Am Small Anim Pract 1996;26:1417-1445.

88. TESKE E. Canine malignant lymphoma: a review with comparison with human non-Hodgkin's lymphoma. Vet Quart 1994;16:209-219.

89. PATEL RT, CACERES A, FRENCH AF, McMANUS PM. Multiple myeloma in 16 cats: a retrospective study. Vet Clin Pathol 2005;34:341-352.

90. GOLDSCHMIDT MH, ZOLTOWSKI C. Anal sac adenocarcinoma in the dog: 14 cases. J Small Anim Pract 1981;22:119-128.

91. ROSS JT, SCAVELLI TD, MATTHIESEN DT, PATNAIK AK. Adenocarcinoma of the apocrine glands of the anal sac in dogs: A review of 32 cases. J Am Anim Hosp Assoc 1991;27:349-355.

92. WILLIAMS LE, GLIATTO JM, DODGE RK, JOHNSON JL, GAMBLIN RM, THAMM DH, LANA SE, SZYMKOWSKI M, MOORE AS. Veterinary Cooperative Oncology Group. Carcinoma of the apocrine glands of the anal sac in dogs: 113 cases (1985-1995). J Am Vet Med Assoc 2003;223:825-831.

93. BENNETT PE, DeNICOLA DB, BONNEY P, GLICKMAN NW, KNAPP DW. Canine anal sac adenocarcinomas: Clinical presentation and response to therapy. J Vet Intern Med 2002;16:100-104.

94. POLTON GA, BREARLY MJ. Clinical stage, therapy, and prognosis in canine anal sac gland carcinoma. J Vet Intern Med 2007;21:274-280.

95. MEUTEN DJ, COOPER BJ, CAPEN CC, CHEW DJ, KOCIBA GJ. Hypercalcemia associated with an adenocarcinoma derived from the apocrine glands of the anal sac. Vet Pathol 1981;18:454-471.

96. MELLANBY RJ, FOALE R, FRIEND E, WOODGER N, HERRTAGE ME, DOBSON JD. Anal sac adenocarcinoma in a Siamese cat. J Feline Med Surg 2002;4:205-207.

97. PARRY NMA. Anal sac gland carcinoma in a cat. Vet Pathol 2006;43:1008-1009.

98. HORN B, IRWIN PJ. Transient hypoparathyroidism following successful treatment of hypercalcaemia of malignancy in a dog. Austr Vet J 2000;78:690-692.

99. RUMBEIHA WK, FITZGERALD SD, KRUGER JM, BRASELTON WE, NACHREINER R, KANEENE JB, FRESE KK. Use of pamidronate disodium to reduce cholecalciferol-induced toxicosis in dogs. Am J Vet Res 2000;61:9-13.

100. HOSTUTLER RA, CHEW DJ, JAEGER JQ, KLEIN S, HENDERSON D, DIBARTOLA SP. Uses and effectiveness of pamidronate disodium for treatment of dogs and cats with hypercalcemia. J Vet Intern Med 2005;19:29-33.

101. TESKE E, VAN HEERDE P, RUTTEMAN GR, KURZMAN I, MOORE PF, MACEWEN EG. Prognostic factors in canine non-Hodgkin's lymphomas: a prospective study in 138 dogs. J Am Vet Med Assoc 2004;205:1722-1728.

102. HAZEWINKEL HAW, TRYFONIDOU MA. Vitamin D$_3$ metabolism in dogs. Mol Cell Endocrinol 2002;197:22-33.

103. HOW KL, HAZEWINKEL HAW, MOL JA. Photosynthesis of vitamin D in the skin of dogs cats and rats. Vet Quart 1995;17 Suppl 1:S29.

104. FLETCH SM, SMART ME, PENNOCK PW, SUBDEN RE. Clinical and pathologic features of chondrodysplasia (dwarfism) in the Alaskan Malamute. J Am Vet Med Assoc 1973;162:357-361.

105. MELLANBY RJ, MEE AP, BERRY JL, HERRTAGE ME. Hypercalcaemia in two dogs caused by excessive dietary supplementation of vitamin D. J Small Anim Pract 2005;46:334-338.

106. MELLANBY RJ, MELLOR P, VILLIERS EJ, HERRTAGE ME, HALSALL D, O'RAHILLY S, McNEIL PE, MEE AP, BERRY JL. Hypercalcaemia associated with granulomatous lymphadenitis and elevated 1,25 dihydroxyvitamin D concentration in a dog. J Small Anim Pract 2006:47:207-212.

107. BOAG AK, MURPHY KF, CONNOLLY DJ. Hypercalcaemia associated with angiostrongylus vasorum in three dogs. J Small Anim Pract 2005;46:79-84.

108. MARTIN LG. Hypercalcemia and hypermagnesemia. Vet Clin North Am Small Anim Pract 1998;28:565-585.

109. GUNTHER R, FELICE LJ, NELSON RK, FRANSON AM. Toxicity of a vitamin D_3 rodenticide to dogs. J Am Vet Med Assoc 1988;193:211-214.

110. FOOSHEE SK, FORRESTER SD. Hypercalcemia secondary to cholecalciferol rodenticide toxicosis in two dogs. J Am Vet Med Assoc 1990;196:1265-1268.

111. TRYFONIDOU MA, HOLL MS, STEVENHAGEN JJ, BUURMAN CJ, DELUCA HF, OOSTERLAKEN-DIJKSTERHUIS MA, VAN DEN BROM WE, VAN LEEUWEN JPTM, HAZEWINKEL HAW. Dietary 135-fold cholecalciferol supplementation severely disturbs the endochondral ossification in growing dogs. Domest Anim Endocrinol 2003;24:265-285.

112. TRYFONIDOU MA, OOSTERLAKEN-DIJKSTERHUIS MA, MOL JA, VAN DEN INGH TS, VAN DEN BROM WE, HAZEWINKEL HAW. 24-hydroxylase: potential key-regulator in hypervitaminosis D_3 in growing dogs. Am J Physiol (Endocrinology and Metabolism) 2003;284:E505-E513.

113. RUMBEIHA WK, FITZGERALD SD, KRUGER JM, BRASELTON WE, NACHREINER R, KANEENE JB, FRESE KK. Use of pamidronate disodium to reduce cholecalciferol-induced toxicosis in dogs. Am J Vet Res 2000;61:9-13.

114. RUMBEIHA WK, KRUGER JM, FITZGERALD SF, NACHREINER RF, KANEENE JB, BRASELTON WE, CHIAPUZIO CL. Use of pamidronate to reverse vitamin D_3-induced toxicosis in dogs. Am J Vet Res 1999;60:1092-1097.

115. SCHOENMAKERS I, HAZEWINKEL HAW, VOORHOUT G, CARLSON CS, RICHARDSON D. Effects of diets with different calcium and phosphorus contents on the skeletal development and blood chemistry of growing Great Danes. Vet Rec 2000;147:652-660.

116. GOEDEGEBUURE SA, HAZEWINKEL HAW. Morphological findings in young dogs chronically fed a diet containing excess calcium. Vet Pathol 1986;23:594-605.

117. YTREHUS B, CARLSON CS, EKMAN S. Etiology and pathogenesis of osteochondrosis. Vet Pathol 2007;44:429-448.

118. McKEE WM, SHARP NJH. Atlantoaxial conditions and Wobbler Syndrome–Cervical Spondylopathy. In: Slatter D, ed. Textbook of Small Animal Surgery. WB Saunders Co; 2003:1183-1192.

119. HAZEWINKEL HAW. Nutrition-related skeletal disorders. In: Ettinger SJ, Feldman EC, eds. Textbook of Veterinary Internal Medicine. Elsevier Saunders, Missouri; 2005:563-566.

120. JOHNSON JA, AUSTIN C, BREUR GJ. Incidence of canine appendicular musculoskeletal disorders in 16 veterinary teaching hospitals from 1980 through 1989. VCOT 1994;56-69.

121. LAFOND E, BREUR GJ, AUSTIN CC. Breed susceptibility for developmental orthopedic diseases in dogs. J Am Anim Hosp Assoc 2002;38:467-477.

122. OLSSON SE. In: Bojrab MJ, Smeak DD, Bloomberg MS, eds. Disease Mechanisms in Small Animal Surgery. Philadelphia: Lea & Febiger; 1993:777-796.

123. VOORHOUT G, NAP RC, HAZEWINKEL HAW. A radiographic study on the development of the antebrachium in Great Dane pups, raised under standardized conditions. Vet Radiol Ultrasound 1994;35:271-276.

124. GOODMAN SA, MONTGOMERY RD, FITCH RB, HATHCOCK JT, LAUTEN SD, COX NR, KINCAID SA, RUMPH PF, BRAWNER WR, BAKER HJ, LEPINE AJ, REINHARDT TA. Serial orthopedic examinations of growing Great Dane puppies fed three diets varying in calcium and phosphorus. In: Reinhardt TA, Carey DP, eds. Recent Advances in Canine and Feline Nutrition II. Wilmington, Ohio: Orange Frazer Press; 1998:3-12.

125. NAP RC, HAZEWINKEL HAW, VOORHOUT G, VAN DEN BROM WE, GOEDEGEBUURE SA, VAN 'T KLOOSTER ATH. Growth and skeletal development in Great Dane pups fed different levels of protein intake. J Nutr 1991;121:S107-S113.

126. THEYSE LF, VOORHOUT G, HAZEWINKEL HAW Prognostic factors in treating antebrachial growth deformities with a lengthening procedure using a circular external skeletal fixation system in dogs. Vet Surg 2005;34:424-435.

127. SLATER MR, SCARLETT JM, DONOGHUE S, KADERLY RE, BONNETT BN, COCKSHUTT J, ERB HN. Diet and exercise as potential risk factors for osteochondritis dissecans in dogs. Am J Vet Res 1992;53:2119-2124.

128. DEMKO J, MCLAUGHLIN R. Developmental orthopedic disease. Vet Clin North Am Small Anim Pract 2005;35:1111-1135.

129. VAN DER EERDEN BC, KARPERIEN M, WIT JM. Systemic and local regulation of the growth plate. Endocr Rev 2003;24:782-801.

130. SHAO YY, WANG L, BALLOCK RT. Thyroid hormone and the growth plate. Rev Endocr Metab Disord 2006;7:265-271.

131. SAUNDERS HM, JEZYK PK. The radiographic appearance of canine congenital hypothyroidism: skeletal changes with delayed treatment. Vet Radiol 1991;32:171-177.

132. ROBSON H, SIEBLER X SHALET SM, WILLIAMS GR. Interactions between GH, IGF-I, glucocorticoids, and thyroid hormones during skeletal growth. Pediatr Res 2002;52:137-147.

133. SALMERI KR, BLOOMBERG MS, SCRUGGS SL, SHILLE V. Gonadectomy in immature dogs: effects on skeletal, physical, and behavioral development. J Am Vet Med Assoc 1991;198:1193-1203.

134. FAUGERE MC, FRIEDLER RM, FANTIP, MALLUCHE HH. Bone changes occurring early after cessation of ovarian function in beagle dogs: a histomorphometric study employing sequential biopsies. J Bone. Miner Res 1990;5:263-272.

135. SCHWEIGERT FJ, RAILA J, WICHERT B, KIENZLE E. Cats absorb beta-carotene, but it is not converted to vitamin A. J Nutr 2002;132:1610S-1612S.

136. BLOMHOFF R, BLOMHOFF HK. Overview of retinoid metabolism and function. J Neurobiol 2006;66:606-630.

137. POLIZOPOULOU ZS, KAZAKOS G, PATSIKAS MN, ROUBIES N. Hypervitaminosis A in the cat: a case report and review of the literature. J Feline Med Surg 2005;7:363-368.

138. RAILA J, MATHEWS U, SCHWEIGERT FJ. Plasma transport and tissue distribution of beta-carotene, vitamin A and retinol-binding protein in domestic cats. Comp Biochem Physiol A Mol Integr Physiol 2001;130:849-856.

139. FASCETTI AJ, HICKMAN MA. Preparturient hypocalcemia in four cats. J Am Vet Med Assoc 1999;215:1127-1129.

140. AROCH I, OHAD DG, BANETH G. Paresis and unusual electrocardiographic signs in a severely hypomagnesaemic, hypocalcaemic lactating bitch. J Small Anim Pract 1998;39:299-302.

Capítulo 10

Hormônios teciduais e manifestações humorais do câncer

Ad Rijnberk
Hans S. Kooistra

10.1 Introdução

Como foi discutido no Capítulo 1.1, a capacidade de sintetizar e secretar hormônios não está restrita às glândulas endócrinas. Nas duas últimas décadas, tornou-se claro que as funções do corpo são, também, fortemente influenciadas por secreção hormonal difusa, que emana de várias fontes celulares. Inicialmente, pensava-se que estas células, apesar de localizadas em diferentes locais anatômicos, compartilhavam uma mesma origem embriológica e propriedades funcionais em comum. Por causa de algumas características bioquímicas em comum, foi criado para estas células o acrônimo APUD (*amine precursor uptake and decarboxylation* – captação e descarboxilação de precursor amino) e, por causa da suposta origem embriológica da crista neural em comum, foi introduzido o termo neuroendócrino.

Sabe-se, atualmente, que nem todas estas células originam-se da crista neural ou do ectoderma. Por exemplo, aquelas que produzem hormônios gastrintestinais e pancreáticos são derivadas do endoderma. Por este motivo foi proposto que não se enfatizasse a origem embriológica e, em vez disso, que se designasse este sistema endócrino/parácrino/autócrino muito difundido como "sistema neuroendócrino difuso" (DNES, *diffuse neuroendocrine system*), do qual as células neuroendócrinas com características APUD são um dos componentes[1]. Um exemplo proeminente deste sistema foi apresentado no Capítulo 2.2.1, isto é, hormônio de crescimento (GH) produzindo células na glândula mamária (Figura 2.11).

Parte da relevância destes hormônios teciduais, ou DNES, está no reconhecimento da ampla distribuição de células secretoras de peptídios que podem exercer ações autócrinas e parácrinas (Figura 1.1) em processos vitais, como o crescimento de epitélio. No intestino, há uma convergência funcional entre os hormônios teciduais e o sistema nervoso, no qual as células DNES e células neuronais locais contendo peptídios coordenam as funções neuroendócrinas reguladoras locais.

Além de seus importantes papéis na fisiologia, as células do DNES podem estar envolvidas com a secreção excessiva sob a influência de estimulação exógena ou endógena, como no caso do excesso de GH induzido por progestinas (Capítulo 2.2.4.2). A secreção excessiva também pode resultar de transformação neoplásica das células DNES. Síndromes de excesso de hormônio causadas por tumores em tecidos que normalmente não secretam o hormônio em quantidades significativas foram chamadas de "síndromes endócrinas paraneoplásicas" ou "síndromes hormonais ectópicas". Exemplos são a hipercalcemia devido à secreção de peptídio relacionado ao hormônio da paratireoide (PTHrP, *parathyroid hormone-related peptide*) por um tumor originado das glândulas apócrinas da região do saco anal (Capítulo 9.4), hipercortisolismo devido ao excesso de ACTH produzido por tumor neuroendócrino do pâncreas (Capítulo 4.3.4) e hipoglicemia devido a tumores gástricos ou hepáticos que secretam fatores de crescimento semelhantes à insulina incompletamente processados (Capítulo 5.3.2).

Estas síndromes de hormônio ectópico não são verdadeiramente ectópicas. Em vez disso, elas são a consequência da amplificação, induzida pelo tumor, de uma propriedade que está normalmente presente nas células das quais o tumor originou-se[2]. Uma característica comum destas síndromes é a elaboração de hormônios peptídicos. Em geral, a síntese de esteroides por neoplasmas depende da sua origem em tecido adrenal ou gonádico. A síntese completa de hormônios esteroides (ou da tireoide) por tumores originados de tecido não endócrino não foi descrita em cães ou gatos e parece ser extremamente rara na espécie humana.

O presente capítulo preocupa-se com alguns peptídios que foram razoavelmente estudados em cães e gatos, mas que não foram discutidos com detalhes nos capítulos anteriores e/ou estão relacionados com a manifestação humoral do câncer.

10.2 Peptídios natriuréticos

Os peptídios natriuréticos (NP, *natriuretic peptides*) são peptídios estruturalmente relacionados, que têm papel importante no controle integrado da homeostase de volume (Figura 10.1). Eles são liberados na circulação pela distensão do miocárdio. A ação mais bem conhecida destes peptídios é aquela nos rins, onde eles promovem a excreção de sódio e água. Estes efeitos diuréticos e natriuréticos resultam de interações complexas com a hemodinâmica renal, manuseio tubular de sódio e modulação de vários hormônios e fatores parácrinos intrarrenais, opondo-se, deste modo, às ações do sistema renina-angiotensina (Capítulo 4.4.1)[3].

O peptídio natriurético atrial (ANP, *atrial natriuretic peptide*) é um peptídio com 28 aminoácidos, secretado pelos átrios cardíacos em resposta à distensão do átrio (Figuras 10.2 e 10.3). Ele é secretado em quantidade equimolar, com um fragmento de pró-ANP N-terminal (NT-pró-ANP) com 98 aminoácidos e fisiologicamente inativo. O NT-pró-ANP canino é 87% homólogo com o NT-pró-ANP humano, o que permite a mensuração de NT-pró-ANP em cães utilizando ensaios para fragmentos de NT-pró-ANP humano. O peptídio natriurético cerebral (BNP, *brain natriuretic peptide*) foi inicialmente purificado de fragmentos de cérebro porcino e daí o nome, mas subsequentemente ele foi encontrado em concentrações maiores nos ventrículos cardíacos. O pró-BNP sofre modificação pós-tradução se-

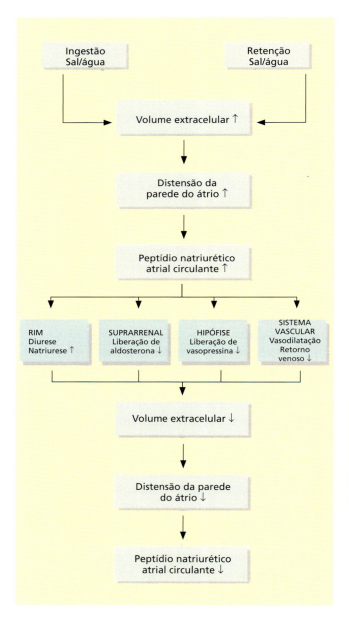

Figura 10.1 – Papel dos peptídios natriuréticos na homeostase do volume. ↑ = aumento; ↓ = diminuição.

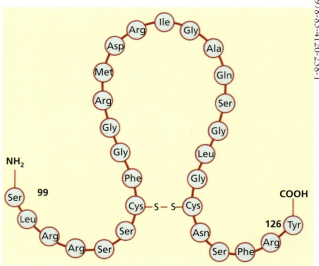

Figura 10.2 – A sequência de aminoácidos do peptídio natriurético atrial canino. A ponte de bissulfeto é essencial para a atividade biológica.

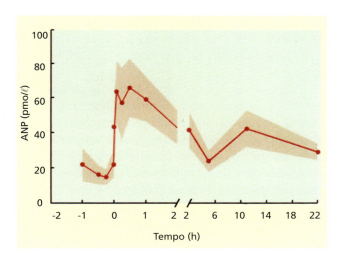

Figura 10.3 – Concentrações plasmáticas de peptídio natriurético atrial (ANP) (média ± EPM) em onze cães com efusão pericárdica, influenciadas por pericardiocentese (no tempo zero). Isto ilustra que não é a pressão pericárdica ou a atrial que causa a liberação de ANP, mas sim a distensão do átrio. (Adaptada de Stokhof et al., 1994.)[5]

melhante àquela do pró-ANP, resultando em BNP e NT-pró-BNP. O NT-pró-BNP canino compartilha apenas 45% de homologia com o NT-pró-BNP humano. Recentemente foram introduzidos ensaios que permitem a mensuração das concentrações de NT-pró-BNP no plasma de cães[4].

As meias-vidas de NT-pró-ANP e NT-pró-BNP são maiores do que aquelas do ANP e do BNP, respectivamente. Estes fragmentos fisiologicamente inativos são também mais estáveis no laboratório do que os hormônios ativos. Estas características tornam a mensuração dos pró-fragmentos mais adequadas para a determinação de doença cardíaca. Estudos em cães e gatos revelaram que as mensurações de NT-pró-ANP e de NT-pró-BNP no plasma são auxiliares úteis para o diagnóstico de doença cardíaca e para a determinação da gravidade da doença. Estas mensurações são também úteis para distinguir animais com insuficiência cardíaca congestiva daqueles com doença pulmonar primária[6-9]. A função renal deve ser levada em conta na interpretação de elevadas concentrações[4].

10.3 Eritropoetina

A eritropoetina (Epo) é uma glicoproteína com massa molecular de 34 kD e 165 aminoácidos. Cerca de 40% de sua massa é composta de carboidrato. Ela é produzida principalmente nos rins, em fibroblastos intersticiais. As fontes extrarrenais, das quais o fígado é a principal, respondem por menos de 10% da produção. A Epo tem alto grau de homologia entre os mamíferos. A Epo humana é 85% idêntica à Epo felina e à Epo canina[10,11].

A liberação de Epo é regulada pelo controle de retroalimentação clássico. Ela é secretada em resposta à hipoxia no tecido renal, enquanto a hiperoxia diminui a sua produção. Isto inclui não apenas a hipoxia sistêmica, mas também alterações locais no fluxo de sangue pelos rins, causadas por cistos renais ou tumores que comprimem o parênquima renal circundante. Outros hormônios podem influenciar a secreção de Epo e, deste modo, a eritropoese. Foi descrito que GH e IGF-I diminuem a secreção de Epo nos rins de ratos[12]. A administração crônica de GH a cães causa anemia homocrômica, normocítica, não degenerativa relacionada à dose, que leva a uma diminuição de 10% no hematócrito[13]. Isto pode explicar por que cadelas que desenvolvem diabetes melito na fase luteal do ciclo estral, isto é, devido ao excesso de GH induzido por progesterona de origem mamária (Capítulo 2.2.4.2), podem ter valores baixos de hematócrito. Os glicocorticoides são importantes para promover diretamente a eritropoese em situações de estresse hematológico, como para enfrentar hemorragia ou eritrólise[14,15]. Os hormônios da tireoide induzem a expressão do gene Epo e promovem diretamente a diferenciação e a maturação de células eritroides para células sanguíneas vermelhas nucleadas[16]. Na ausência do hormônio da tireoide, os valores de hematócrito geralmente são baixos (Capítulo 3.3.1).

Com a perda progressiva de parênquima renal, como na insuficiência renal crônica, pode desenvolver-se uma deficiência relativa de Epo. De fato, foi relatado em cães com insuficiência renal crônica que as concentrações circulantes de Epo estavam no limite baixo de variação, apesar da anemia leve a moderada[17]. Para tratar esta anemia, foi utilizada Epo humana recombinante (rhEpo, *recombinant human Epo*). Tanto em cães quanto em gatos, a rhEpo induz uma resposta rápida e substancial das células vermelhas, mas, em vários animais tratados, o efeito teve vida curta em razão do desenvolvimento de anticorpos contra rhEpo[18]. Aparentemente existe suficiente diferença estrutural entre rhEpo e as Epo felina (fEpo, *feline Epo*) e canina (cEpo, *canine Epo*) para induzir a resposta imune. Foi descrito que a utilização de Epo canina recombinate (rcEpo, *recombinant canine Epo*) estimula a produção de eritrócitos em cães com anemia não regenerativa secundária à falência renal, sem causar a profunda hipoplasia eritroide que pode ocorrer em cães tratados com rhEpo[19]. Infelizmente, isto não é verdadeiro para os gatos e, mesmo com a utilização de Epo felina recombinate (rfEpo, *recombinant feline Epo*), pode desenvolver-se aplasia de células vermelhas[20]. Foi relatado que isto ocorre também nos gatos em que a fEpo foi suprida por meio de terapia gênica[21].

A produção aumentada de Epo pode levar à síndrome de policitemia, chamada de policitemia secundária, porque ela é secundária à produção excessiva de Epo ou de outra substância estimuladora de eritroides. Nesta síndrome, a maioria dos sintomas e sinais pode ser relacionada com a hiperviscosidade. Eles incluem letargia, desorientação, tremores, ataxia, fraqueza episódica e convulsões. A sedimentação das células sanguíneas pode resultar em trombose e diátese hemorrágica. Na maioria dos casos relatados, a causa subjacente era um carcinoma renal e sua remoção resolveu os problemas[22,23]. A policitemia também foi observada em cães com tumores com origem não renal, tais como leiomiossarcoma cecal e schwannoma cervical[24,25]. Foi também relatado que doenças renais não neoplásicas, como a pielonefrite, causam policitemia secundária[26,27]. Nestes casos foi sugerido que a eritrocitose seria o resultado de distúrbios circulatórios nos rins suficientes para causar hipoxia tecidual local, mas sem causar destruição das células responsáveis pela produção de Epo. Consistente com o efeito já mencionado dos glicocorticoides na eritropoese, o hipercortisolismo espontâneo também pode ser acompanhado por valores elevados do hematócrito (Tabela 4.3). Foi observada policitemia em cão com hipercortisolismo dependente da hipófise (Figura 10.4)[28].

Além destas formas secundárias de policitemia, existe a policitemia vera, na qual a concentração circulante de eritropoetina é baixa e a eritropoese excessiva é causada por uma população de células eritroides progenitoras que se dividem anormalmente e que não respondem aos sinais inibidores. O mecanismo, ou a causa, desta alteração mieloproliferativa com características de transformação maligna permanece obscuro.

O tratamento inicial consiste em alívio temporário por flebotomia repetida e substituição do volume removido com soluções coloidais e eletrolíticas[29].

10.4 Manifestações humorais do câncer

Como discutido no Capítulo 10.1, uma ampla faixa de hiperplasias em DNES e tumores produzem peptídios que causam síndromes hormonais de natureza "ectópica". As mensurações de hormônios específicos podem ser utilizadas como ajuda para o diagnóstico e no seguimento dos resultados do tratamento. Muitos destes tumores podem ser visualizados com ligandos marcados dos receptores de células no DNES. Por exemplo, a cintigrafia com octreotida pode visualizar locais de ligação da somatostatina (ver também o Capítulo 5.3.1 e a Figura 5.22). Mais ainda, tumores com receptores para somatostatina podem responder a um análogo da somatostatina, como a octreotida, diminuindo a secreção de peptídio e o crescimento.

A secreção de peptídios por cânceres não está restrita aos bem conhecidos hormônios peptídicos e pode também incluir as citocinas. O estroma dos tumores contém células inflamatórias, como macrófagos, células dendríticas e linfócitos T reguladores, que estão envolvidas no desenvolvimento e progressão do câncer. Na espécie humana, os efeitos sistêmicos das citocinas pró-inflamatórias, como a interleucina 6 (IL-6) e o fator de necrose tumoral α (TNFα), incluem fadiga, depressão, anorexia, febre e hiperagelsia[30-32]. Esta caquexia causada pelo câncer frequentemente resulta em acentuada perda de peso e, especialmente, perda de massa muscular. Esta última é decorrente da degradação aumentada de proteína miofibrilar, especialmente miosina de cadeia pesada e, algumas vezes, também da diminuição da síntese de proteínas. A degradação acentuada de proteínas é mediada pelo sistema proteolítico dependente de

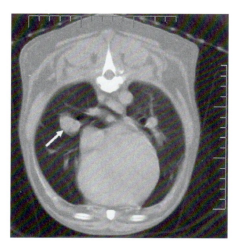

Figura 10.4 – Tomografia computadorizada transversal do tórax ao nível de T7 de cão da raça Beagle, com doze anos de idade e hipercortisolismo dependente da hipófise e policitemia. O ventrículo direito está aumentado e há aumento marcante da artéria pulmonar caudal do lobo direito (*seta*), causado por um trombo[28].

ubiquitina, que pode ser ativado por citocinas como[33] TNFα e IL-1.

Além da anorexia e da perda proteica, um estado hipermetabólico também tem papel importante na caquexia do câncer. Ocorre aumento da termogênese no tecido adiposo marrom, causada pelo desacoplamento entre a respiração mitocondrial e a síntese de adenosina-5'-trifosfato (ATP, *adenosine--5'-triphosphate*). Existe evidência experimental de que o TNFα pode estimular a produção de calor nos pacientes com câncer indiretamente, promovendo a expressão de proteínas desacopladas, e também diretamente, pelo desacoplamento da respiração mitocondrial[33].

De maneira semelhante às neoplasias na espécie humana, os osteossarcomas em cães aumentam a gasto energético de repouso e a perda de proteínas[34]. A síndrome da caquexia do câncer foi estudada em pacientes caninos e felinos pela mensuração da perda de peso e pelas alterações nas condições do corpo. A perda de peso e de massa corporal magra é mais prevalente no câncer nos gatos do que nos cães[35,36].

Referências

1. NYLÉN ES, BECKER KL. The diffuse neuroendocrine system. In: Becker KL, ed. Principles and practice of endocrinology and metabolism. Philadelphia; Lippincott Williams & Wilkins 2001:1605-1611.
2. STREWLER GJ. Humoral manifestations of malignancy. In: Kronenberg HM, Melmed S, Polonsky KS, Larsen PR, eds. Williams textbook of endocrinology. Philadelphia; Saunders/Elsevier 2008:1803-1820.
3. RADEMAKER MT, ESPINER EA. The endocrine heart. In: Becker KL, ed. Principles and practice of endocrinology and metabolism. Philadelphia; Lippincott Williams & Wilkins 2001:1622-1634.
4. BOSWOOD, A, DUKES-MCEWAN J, LOUREIRO J, JAMES RA, MARTIN M, STAFFORD-JOHNSON M, SMITH P, LITTLE C, ATTREE S. The diagnostic accuracy of different natriuretic peptides in the investigation of canine cardiac disease. J Small Anim Pract 2008;49:26-32.
5. STOKHOF AA, OVERDUIN LM, MOL JA, RIJNBERK A. Effect of pericardiocentesis on circulating concentrations of atrial natriuretic hormone and arginine vasopressin in dogs with spontaneous pericardial effusion. Eur J Endocrinol 1994;130:357-360.
6. PROŠEK R, SISSON DD, OYAMA MA, SOLTER PF. Distinguishing cardiac and noncardiac dyspnea in 48 dogs using plasma atrial natriuretic factor, B-type natriuretic factor, endothelin, and cardiac troponin-I. J Vet Intern Med 2007;21:238-242.
7. OYAMA MA, FOX PR, RUSH JE, ROZANSKI EA, LESSER M. Clinical utility of serum N-terminal pro-B-type natriuretic peptide concentration for identifying cardiac disease in dogs and assessing disease severity. J Am Vet Med Assoc 2008;232:1496-1503.
8. FINE DM, DECLUE AE, REINERO CR. Evaluation of circulating amino terminal-pro-B-type natriuretic peptide concentration in dogs with respiratory distress attributable to congestive heart failure or primary pulmonary disease. J Am Vet Med Assoc 2008;232:1674-1679.
9. CONOLLY DJ, SOARES MAGALHAES RJ, SYME HM, BOSWOOD A, LUIS FUENTES V, CHU L, METCALF M. Circulating natriuretic peptides in cats with heart disease. J Vet Intern Med 2008;22:96-105.
10. WEN D, BOISSEL J-PR, TRACY TE, GRUNINGER RH, MULCAHY LS, CZELUSNIAK J, GOODMAN M, BUNN HF. Erythro-

poietin structure-function relationships: high degree of sequence homology among mammals. Blood 1993;82:1507-1516.
11. ELLIOTT S, PHAM E, MACDOUGALL IC. Erythropoietins: a common mechanism of action. Exper Hematol 2008;36:1573-1584.
12. SOHMIYA M, KATO Y. Human growth hormone and insulin-like growth factor-I inhibit erythropoietin secretion from the kidneys of adult rats. J Endocrinol 2005;184:199-207.
13. PRAHALADA S, STABINSKI LG, CHEN HY, MORRISSEY RE, DE BURLET G, HOLDER D, PATRICK DH, PETER CP, VAN ZWIETEN MJ. Pharmacological and toxicological effects of chronic porcine growth hormone administration in dogs. Toxicol Pathol 1998;26:185-200.
14. BAUER A, TRONCHE F, WESSELY O, KELLENDONK C, REICHARDT HM, STEINLEIN P, SCHÜTZ G, BEUG H. The glucocorticoid receptor is required for stress erythropoiesis. Gene Dev 1999;13:2996-3002.
15. LEBERBAUER C, BOULMÉ F, UNFRIED G, HUBER J, BEUG H, MÜLLNER EW. Different steroids co-regulate long-term expansion versus terminal differentiation in primary human erythroid progenitors. Blood 2005;105:85-94.
16. MA Y, FREITAG P, ZHOU J, BRÜNE B, FREDE S, FANDREY J. Thyroid hormone induces erythropoietin gene expression through augmented accumulation of hypoxia-inducible factor-1. Am J Physiol Regul Integr Comp Physiol 2004;287-R600-R607.
17. KING LG, GIGER U, DISERENS D, NAGODE LA. Anemia of chronic renal failure in dogs. J Vet Intern Med 1992;6:264-270.
18. COWGILL LD, JAMES KM, LEVY JK, BROWNE JK, MILLER A, LOBINGIER RT, EGRIE JC. Use of recombinant human erythropoietin for management of anemia in dogs and cats with renal failure. J Am Vet Med Assoc 1998;212:521-528.
19. RANDOLPH JF, SCARLETT J, STOKOL T, MACLEOD JN. Clinical efficacy and safety of recombinant canine erythropoietin in dogs with anemia of chronic renal failure and dogs with recombinant human erythropoietin-induced red cell aplasia. J Vet Intern Med 2004;18:81-91.
20. RANDOLPH JF, SCARLETT JM, STOKOL T, SAUNDERS KM, MACLEOD JN. Expression, bioactivity, and clinical assessment of recombinant feline erythropoietin. Am J Vet Res 2004;65:1355-1366.
21. WALKER MC, MANDELL TC, CRAWFORD PC, SIMON GG, CAHILL KS, FERNANDES PJ, MACLEOD JN, BYRNE BJ, LEVY JK. Expression of erythropoietin in cats treated with a recombinant adeno-associated viral vector. Am J Vet Res 2005;66:450-456.
22. CROW SE, ALLEN DP, MURPHY CJ, CULBERTSON R. Concurrent renal adenocarcinoma and polycythemia in a dog. J Am Anim Hosp Assoc 1995;31:29-33.
23. VAN VONDEREN IK, MEYER HP, KRAUS JS, KOOISTRA HS. Polyuria and polydipsia and disturbed vasopressin release in 2 dogs with secondary polycythemia. J Vet Intern Med 1997;11:300-303.
24. SATO K, HIKASA Y, MORITA T, SHIMADA A, OZAKI K, KAGOTA K. Secondary erytlirocytosis associated with high plasma erythropoietin concentrations in a dog with cecal leiomyosarcoma. J Am Vet Med Assoc 2002;220:486-490.
25. YAMAUCHI A, OHTA T, OKADA T, MOCHIZUKI M, NISHIMURA R, MATSUNAGA S, NAKAYAMA H, DOI K, SASAKI N. Secondary erythrocytosis associated with schwannoma in a dog. J Vet Med Sci 2004;66:1605-1608.
26. WATERS DJ, PRUETERS JC. Secondary polycythemia associated with renal disease in the dog: two case reports and review of the literature. J Am Anim Hosp Assoc 1988;24:109-114.
27. KESSLER M. Secondary polycythaemia associated with high plasma erythropoietin concentrations in a dog with a necrotising pyelonephritis. J Small Anim Pract 2008;49:363-366.
28. FRACASSI F, SHEHDULA D, DIANA A, VELDHUIS KROEZE EJB, MEIJ BP. Primary polycythemia in a dog with hypercortisolism. J Vet Clin Sci 2009;2:42-50.
29. MEYER HP, SLAPPENDEL RJ, GREYDANUS-VAN DER PUTTEN SWM. Polycythaemia vera in a dog treated by repeated phlebotomies. Vet Quart 1993;15:108-111.
30. SERUGA B, ZHANG H, BERNSTEIN LJ, FANNOCK IF. Cytokines and their relationship to the symptoms and outcome of cancer. Nat Rev Cancer 2008;8:887-899.
31. MYERS JS. Proinflammatory cytokines and sickness behavior: implications for depression and cancer-related symptoms. Cont Nurs Forum 2008;35:802-807.

32. DENARO L, DI ROCCO F, GESSI M, LAURIOLA L, LAURETTI L, PALLINI R, FERNANDEZ E, MAIRA G. Pyrogenic cytokine interleukin-6 expression by a chordoid meningioma in an adult with a systemic inflammatory syndrome. J Neurosurg 2005;103:555-558.

33. ARGILÉS JM, LÓPEZ-SORIANO FJ, BUSQUETS S. Mechanisms to explain wasting of muscle and fat in cancer cachexia. Curr Opin Support Palliat Care 2007;1:293-298.

34. MAZZAFERRO EM, HACKETT TB, STEIN TP, OGILVIE GK, WINGFIELD WE, WALTON J, TURNER AS, FETTMAN MJ. Metabolic alteration in dogs with osterosarcoma. Am J Vet Res 2001;62:1234-1239.

35. MICHEL KE, SORENMO K, SHOFER FS. Evaluation of body condition and weight loss in dogs presented to a veterinary oncology service. J Vet Intern Med 2004;18:692-695.

36. BAEZ JL, MICHEL KE, SORENMO K, SHOFER FS. A prospective investigation on the prevalence and prognostic significance of weight loss and changes in body condition in feline cancer patients. J Feline Med Surg 2007;9:411-417.

Capítulo 11

Obesidade

Margarethe Hoenig

11.1 Introdução

A obesidade é pandêmica na espécie humana e nos animais de estimação. Esta doença nutricional muito comum em gatos e cães ocorre quando a entrada de energia – ingestão de comida – é maior do que o gasto de energia. O excesso de energia leva à deposição de triglicerídios no tecido adiposo. A causa mais provável é a superalimentação com dietas de alta energia para uma população de animais de companhia, que, atualmente, têm com frequência um estilo de vida altamente sedentário.

Pensa-se atualmente que a obesidade ocorra entre um terço até a metade das populações de cães e de gatos[1-3]. Ela é um fator de risco para várias doenças, incluindo artrite, doença cardiovascular, condições respiratórias, dermatopatias, doença do trato urinário e câncer. Nos gatos, ela aumenta várias vezes o risco de desenvolver diabetes melito. O gênero, a castração e a idade são fatores de risco para obesidade em cães e gatos. Nos cães, as fêmeas são mais propensas a tornar-se obesas, enquanto nos gatos são os machos. Uma prevalência aumentada de obesidade foi observada em determinadas raças de cães, incluindo Labrador Retriever, Cairn Terrier, Cocker Spaniel, Dachshund e Beagle. Nos gatos, não foi documentada a prevalência em raças[4-7].

À medida que aumentamos nosso entendimento da fisiologia de cães e gatos e reconhecemos a obesidade como uma doença que deve ser registrada e monitorada, podemos esperar o progresso na definição dos fatores envolvidos na sua fisiopatologia e no esclarecimento do seu papel causativo em morbidades paralelas.

11.2 Fisiopatologia

11.2.1 Regulação do apetite

O entendimento da regulação do apetite é uma parte importante do entendimento e do tratamento da obesidade. Infelizmente, muito poucos dados originais estão disponíveis em estudos com cães e gatos e a maior parte do que é conhecido sobre a regulação do apetite origina-se de outras espécies, especialmente da humana e dos roedores. O apetite é regulado por vários hormônios e fatores gastrintestinais, bem como pelos sistemas nervosos central e autônomo (Figura 11.1). O principal regulador central do apetite é o hipotálamo, que percebe estímulos externos. Em cães e gatos, poucos dos fatores periféricos foram estudados; eles incluem colecistoquinina, leptina e grelina.

A colecistoquinina, que é secretada no duodeno, é um supressor de apetite em cães e gatos[8,9]. A leptina é um hormônio sintetizado principalmente em adipócitos diferenciados (Figura 11.1). Em indivíduos

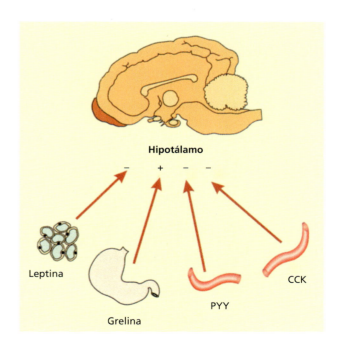

Figura 11.1 – Reguladores de apetite conhecidos em cães e gatos. CCK = colecistoquinina; PYY = peptídio YY.

saudáveis, a leptina age centralmente, em especial no hipotálamo, inibindo a ingestão de comida e aumentando o gasto energético. Foi observado que a leptina é alta em cães[10] e gatos[11] obesos, o que indica que a obesidade é um estado resistente à leptina. A leptina é também altamente correlacionada com a massa de gordura e pode ser considerada um marcador de obesidade. Ela diminui com a perda de peso[11].

A grelina, frequentemente chamada de hormônio da fome, é sintetizada principalmente pelas células do estômago produtoras de ácido (Capítulo 2.2.1) e pensa-se que seu efeito estimulador do apetite seja mediado pelo neuropeptídio Y e pelo peptídio relacionado com o gene agouti. Nos cães, foi demonstrado que a concentração plasmática de grelina aumenta quando a comida é retirada e diminui após a alimentação[12,13]. Ela está aumentada em cães obesos[14]. Nos gatos, a grelina foi clonada e purificada[15] e demonstrou-se que aumenta com o jejum, mas não há estudos publicados sobre a grelina em gatos obesos.

Pensa-se que o peptídio YY (PYY) medeia o efeito supressor de apetite da dirlotapida (Slentrol®, Pfizer) e da mitratapida (Yarvitan®, Janssen), novos agentes utilizados para o tratamento da obesidade canina. Dirlotapida e mitratapida inibem a proteína microssomal de transferência de triglicerídios, que leva ao acúmulo de lipídios nos enterócitos. Foi proposto que esta alteração dispara a liberação de PYY, que age como sinal de saciedade[16].

11.2.2 Alterações hormonais e metabólicas

O desenvolvimento da obesidade leva a alterações marcantes na secreção de insulina e a diminuição da sua ação, isto é, aumento na resistência à insulina (Figura 11.2). O mecanismo pelo qual um aumento na massa de gordura causa estas alterações não é bem conhecido. Parece que a resistência à insulina precede as alterações na sua secreção, pelo menos nos gatos[17]. Um estudo recente revelou que cada kg de aumento no peso leva a aproximadamente 30% de perda na sensibilidade à insulina e efetividade da glicose[18]. A diminuição na sensibilidade à insulina está associada ao aumento da lipólise no tecido adiposo e a um aumento na concentração plasmática de ácidos graxos não esterificados. Pensa-se que este aumento contribui para a resistência à insulina, não apenas aumentando a produção de glicose pelo fígado, mas também pela supressão do transporte de glicose, estimulado por insulina, por meio do transportador de glicose sensível à insulina GLUT-4. Em gatos obesos, a expressão de GLUT-4 estava diminuída quando os

valores de hemoglobina glicosilada ainda estavam normais[19]. Também foram observadas alterações na distribuição subcelular de GLUT-4 em cães obesos[20]. Provavelmente, por causa do aumento de secreção do fator de necrose tumoral α pelos grandes adipócitos que regulam a lipase de lipoproteína, os ácidos graxos não são depositados apenas nas células de gordura, mas são também desviados para células musculares, onde são depositados[17].

A obesidade também leva a alterações na secreção de insulina. No momento em que a concentração de glicose no sangue em jejum é ainda mantida dentro do limite de variação normal, o padrão de secreção de insulina já está alterado em cães e gatos obesos, quando comparados com animais magros, principalmente devido a um grande aumento na segunda fase de liberação. A resposta das células beta é adequada para manter os níveis de jejum, mas não o é para a tolerância à glicose em todos os casos. Nos cães, a intolerância à glicose foi relacionada com o grau de obesidade e não foi observada até que o cão excedesse seu peso corporal ideal em aproximadamente[21] 70%. A tolerância à glicose estava ainda normal em aproximadamente 30% dos gatos obesos, com grau semelhante de obesidade[17]. Neste estudo, os gatos obesos com intolerância à glicose apresentavam uma área significativamente maior na curva de concentração de insulina durante os 30 min finais do teste e liberação de glicose mais baixa quando eram magros, em comparação com gatos obesos que tinham tolerância normal à glicose. Isto sugere que anomalias na ação da insulina, em vez de na secreção de insulina, já estavam presentes nos gatos quando magros e predispuseram-nos a alterações mais graves quando se tornaram obesos. Nos gatos, a resistência persistente à insulina eventualmente leva à diminuição na capacidade secretória total da insulina e ao diabetes explícito. Neste momento, a secreção de insulina está baixa e errática[22]. Dados semelhantes não estão disponíveis para cães.

Na espécie humana, a obesidade aumenta a secreção de insulina e pró-insulina e há aumento acentuado na proporção pró-insulina:insulina quando o diabetes melito desenvolve-se (Capítulo 5.2.1). Isto sugere que a pró-insulina pode ser utilizada como indicador e marcador sensível da disfunção das células[23,24] β. Foi demonstrado que a pró-insulina é um marcador para a resistência à insulina e os níveis de pró-insulina na espécie humana estão relacionados com aterosclerose e doença cardiovascular[25]. A secreção de pró-insulina está também aumentada em gatos

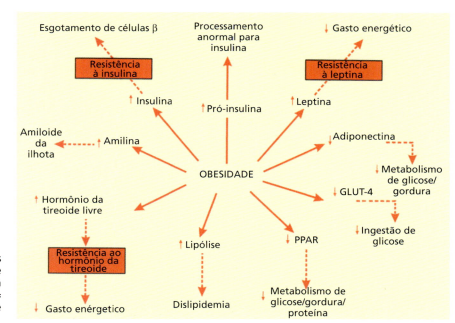

Figura 11.2 – Alterações hormonais e metabólicas conhecidas em cães e gatos obesos. GLUT-4 = proteína transportadora de glicose 4; PPAR = receptor ativado por proliferador de peroxissomo.

obesos[26], mas não se sabe se há uma alteração na proporção pró-insulina:insulina com o desenvolvimento de diabetes melito e, portanto, se esta proporção pode ser utilizada como indicador da doença. As alterações da secreção de pró-insulina na obesidade não foram estudadas em cães.

Existem outras alterações hormonais em gatos e cães obesos. Do mesmo modo que nos seres humanos, cães e gatos obesos apresentam concentrações baixas de adiponectina[11,27]. A adiponectina é secretada pelo tecido adiposo e modula o metabolismo de glicose e lipídios. Sua concentração é inversamente relacionada com a massa corporal e positivamente correlacionada com a sensibilidade à insulina.

Na obesidade, também foram observadas alterações no hormônio da tireoide. Os hormônios da tireoide estão envolvidos na regulação da taxa de metabolismo em repouso (basal), na termogênese e na lipólise (Capítulo 3.1). Foi demonstrado que a concentração de tiroxina livre (FT_4, *free thyroxine*) e a fração de FT_4 estão significativamente mais altas em gatos obesos do que nos magros, apesar de ainda dentro do limite de variação normal até o desenvolvimento da obesidade mórbida observada em pacientes clínicos. Nos gatos, FT_4 tem a correlação positiva mais forte com os índices de obesidade de gordura corporal, índice de massa corporal, medida da cintura, ácidos graxos não esterificados e leptina[28]. O gasto energético é mais baixo nos gatos obesos do que nos magros e aumenta com a administração de triiodotironina (T_3), o que sugere que o hormônio da tireoide está parcialmente envolvido na produção de calor baixo[29]. As concentrações plasmáticas de tiroxina total (TT_4, *total thyroxine*) e T_3 estavam mais altas em cães obesos do que em magros, apesar de ainda dentro dos limites de referência[30].

Tanto em gatos quanto em cães, uma das principais questões relativas à progressão da obesidade compensada para diabetes refere-se ao papel do polipeptídio amiloide da ilhota (IAPP, *islet amyloid polypeptide*), também chamado de amilina, um hormônio cossecretado com a insulina. Ele é o precursor do amiloide da ilhota, que se pensa ser formado quando o retículo endoplasmático é incapaz de processar corretamente a amilina. Isto leva à formação de fibrilas tóxicas e, eventualmente, à deposição de amilina com a apoptose das células β que excede o ritmo de sua regeneração[31]. Nos gatos obesos, a secreção de amilina segue o padrão de secreção da insulina, isto é, ocorre hiperamilinemia[32]. Contudo, não há evidência de que isto leve à formação de amiloides em gatos obesos, o que sugere que nem a obesidade nem a hiperamilinemia por si sejam capazes de causar amiloidose na presença de uma massa de células β normais.

Comparados com gatos magros, os gatos obesos apresentam baixa expressão de receptor ativado por proliferador de peroxissomo (PPAR, *peroxisome proliferator-activated receptor*), que são fatores de transcrição envolvidos no metabolismo de carboidratos, lipídios e proteínas e na diferenciação celular[8]. O PPARα está envolvido na biogênese mitocondrial de adipócitos e na regulação ascendente de genes envolvidos na oxidação de ácidos graxos. A baixa expressão sugere que as células de gordura dos gatos obesos são menos metabolicamente ativas do que as dos gatos magros. PPARγ é altamente expressado no tecido adiposo e está envolvido na diferenciação dos adipócitos[33]. Ele é ativado por ácidos graxos e tiazolidinedionas, drogas que aumentam a sensibilidade à insulina em muitas espécies, incluindo nos gatos[34]. A concentração baixa de PPARγ observada em gatos obesos apoia o achado de acentuada resistência à insulina. Não há informação sobre a expressão de PPAR em cães obesos, apesar de ter sido demonstrado que o agonista de PPARα, o fenofibrato, diminui as concentrações de triglicerídios e de colesterol no soro[35].

A obesidade em cães e gatos é caracterizada por alterações marcantes no metabolismo de lipídios e lipoproteínas. Há aumento na concentração plasmática de ácidos graxos não esterificados (NEFA, *nonesterified fatty acids*), que, se acredita, aumenta a síntese de lipoproteínas de densidade muito baixa (VLDL, *very-low density lipoproteins*)[35-38]. Os triglicerídios no plasma estão aumentados, alteração decorrente, principalmente, do aumento da fração de VLDL. A superprodução de VLDL nos gatos foi associada a um número aumentado de partículas VLDL de tamanhos grande e médio[38], que foram associadas à doença cardiovascular na espécie humana[39]. A superprodução de VLDL também foi associada à diminuição da expressão de PPARα. A aterogênese e a doença da artéria coronária não são características de obesidade felina ou diabetes melito, e os gatos diabéticos não são propensos à pressão sanguínea alta ou a complicações, como retinopatia hipertensiva ou proteinúria.

Quanto ao colesterol, os achados foram conflitantes. Em cães obesos, o colesterol plasmático era alto ou, então, não diferia daquele dos cães magros, e a fração de lipoproteínas de alta densidade (HDL, *high density lipoproteins*), que representa o colesterol, foi relatada como alta ou diminuída[40,41]. Como na espécie humana, hipertensão e aterosclerose foram descritas em cães obesos com dieta de alto teor de gordura, o que sugere que a dislipidemia da obesidade é mais detrimental nos cães do que nos gatos[42]. Nos gatos com obesidade recente, o colesterol plasmático está aumentado pelo aumento do colesterol HDL[37]. Uma diminuição significativa no colesterol HDL é observada nos gatos com obesidade de longo tempo[38]. Entretanto, em contraste com os seres humanos, cães e gatos têm concentrações de colesterol HDL muito mais altas do que de lipoproteínas de baixa densidade (LDL, *low density lipoprotein*), e o HDL permanece alto, apesar de qualquer diminuição na obesidade.

O tipo de deposição da gordura recebeu grande atenção da medicina humana, pois se acredita que a gordura visceral (o tipo androide de deposição de gordura) tem um papel primário na causa da resistência à insulina. A gordura visceral é resistente aos efeitos antilipolíticos da insulina e leva a muitas anomalias metabólicas em seres humanos obesos, tais como extração reduzida de insulina hepática, aumento da gliconeogênese e metabolismo alterado de lipídios[43]. Entretanto, a deposição abdominal de gordura nos gatos está igualmente dividida entre subcutânea e intra-abdominal, não importando a dieta[11]. Nos cães obesos com resistência à insulina e alimentados com dieta de alto teor de gordura, a gordura abdominal subcutânea aumenta mais do que a gordura visceral[44], o que é argumento contra um papel primário da deposição de gordura visceral na alteração da sensibilidade à insulina em ambas as espécies.

Diagnóstico

Existem métodos subjetivos, bem como objetivos, para avaliar a composição corporal. Um sistema com nove pontos de escore para a condição corporal é, provavelmente, o método mais frequentemente utilizado em clínicas particulares, mas tem a desvantagem de ser subjetivo[45,46]. É também difícil classificar animais que perderam peso recentemente ou que têm pelos longos. Nos gatos, um escore de condição corporal de 1 a 3 indica um animal que está subalimentado e cujas costelas são facilmente visíveis (1) ou que tem um mínimo de cobertura de gordura e as costelas são facilmente palpáveis (3). A condição ideal do corpo é 5, o que indica um gato bem proporcionado e no qual uma cintura é facilmente observada. Os gatos superalimentados têm escore 7 a 9, dependendo da quantidade de gordura: 7, se as costelas não são facilmente palpáveis; e 9, se elas não podem ser palpadas por causa de grandes depósitos de gordura. Nos cães, 1 a 3 indica um animal subalimentado: 1, se há perda de massa de músculos e de gordura; e 3, se as costelas são facilmente palpáveis. Um escore de 4 ou 5 indica uma condição corporal ideal: as costelas são palpáveis e têm alguma cobertura de gordura, a cintura é facilmente notada e a dobra abdominal é evidente. Escores de 6 a 9 indicam que o cão está superalimentado: 6, se as costelas são difíceis de serem palpadas; e 9, se não podem ser palpadas, não há dobra abdominal ou cintura observáveis e há depósitos de gordura no corpo todo.

Existem também métodos objetivos para julgar a obesidade em cães e gatos; alguns necessitam de equipamento especializado, outros não. O índice de massa corporal (BMI, *body mass index*) é bem conhecido na medicina humana, onde é amplamente utilizado para avaliar a adiposidade. Ele também foi calculado em gatos, de acordo com a seguinte fórmula: BMI = peso corporal (kg)/comprimento do corpo (m) × altura (m), em que a altura é a distância da ponta do ombro, passando pela ponta do cotovelo, até o limite proximal do coxim metacarpiano, e o comprimento é a distância da ponta do ombro até a tuberosidade do ísquio[47]. O BMI correlaciona-se bem com outros índices de obesidade, mas apenas nas populações bem definidas, por causa da grande variação em tamanho da população geral de animais de estimação.

A obesidade avaliada pela mensuração da circunferência corporal ou circunferência imediatamente caudal à última costela correlaciona-se bem com as mensurações de gordura corporal por dupla absorção de raios X (DEXA, *dual energy x-ray absorptiometry*)[48]. As mensurações de circunferência e BMI não requerem equipamento especializado. A avaliação altamente sofisticada da adiposidade é possível por meio de DEXA e de imagem por ressonância magnética (MRI, *magnetic resonance imaging*). A MRI fornece a quantificação exata de depósitos adiposos específicos dentro do corpo[11,44].

Tratamento

Assumindo que a obesidade é primária e não secundária a uma doença como hipotireoidismo ou hipercortisolismo, o objetivo do tratamento é diminuir a entrada de energia e aumentar a saída dela. Isto é alcançado pelo manejo da dieta e do estilo de vida[49] e intervenções terapêuticas que recentemente tornaram-se disponíveis para cães. A dieta deve ter alto teor de proteínas, o que aumenta a perda de massa de gordura e preserva a massa magra do corpo em cães e gatos[11,50]. Foi demonstrado recentemente que uma dieta rica em fibras e proteínas leva a maior redução na ingestão voluntária de comida do que uma dieta moderada em proteína/rica em fibras ou, então, rica em proteínas/moderada em fibras[51]. Como neste estudo foram utilizados

diferentes tipos de fibras e fontes de proteína para as três dietas, não está claro qual efeito pode ser atribuído à proteína ou à fibra. A restrição da energia deve ocorrer vagarosamente para evitar o desenvolvimento de lipidose hepática, especialmente nos gatos. Foi relatado que a perda de peso de 1 a 1,5% por semana é segura. O valor de substâncias adicionadas como ácido linoleico conjugado ou carnitina precisa ser pesquisado em estudos bem controlados. Várias dietas comerciais para perda de peso estão disponíveis para os proprietários de cães e gatos. Estas dietas fornecem os nutrientes necessários, a despeito da ingestão diminuída de calorias. Existem também vários programas de computador que podem ajudar os proprietários a planejar um programa de perda de peso para seu animal de estimação. Os proprietários de gatos não castrados precisam estar cientes de que a castração diminui as necessidades de energia[52] e aumenta o apetite (ver também o Capítulo 8.2)[53].

Muitos proprietários de animais de estimação acham mais fácil aumentar o gasto de energia em um cão do que em um gato, porque os cães podem ser levados para passear e muitos cães gostam de outras atividades, como nadar. Os gatos de dentro de casa têm atividade mais limitada, mas os proprietários podem também encorajar o exercício, fornecendo brinquedos e colocando pequenas quantidades de comida pela casa, em vez de fornecê-la em uma tigela.

Recentemente, a dirlotapida (Slentrol®, Pfizer) foi aprovada pela Federal Drug Administration, nos Estados Unidos, para o tratamento de obesidade em cães, e a mitratapida (Yarvitan®, Janssen Animal Health, Bélgica) foi aprovada pela European Commission. Estas drogas diminuem a absorção intestinal de gordura pela inibição da proteína microssomal de transferência de triglicerídios. Pensa-se que o acúmulo de lipídios nos enterócitos aumenta as concentrações plasmáticas do peptídio YY, o que resulta em saciedade (Capítulo 11.2.1). A dose de dirlotapida é titulada individualmente dentro de limite de variação de 0,01 a 0,2 mℓ/kg[16]. A solução de mitratapida é fornecida em frascos com três tamanhos para facilitar a administração da dose na comida, de acordo com o peso do cão. O tratamento é feito por 3 semanas e, então, interrompido por 2 semanas, a fim de avaliar as necessidades nutricionais do cão. A dieta é ajustada de acordo e a mitratapida é recomeçada por mais 3 semanas. No momento, não há drogas semelhantes para utilização em gatos.

Prognóstico

Para que o tratamento da obesidade seja bem-sucedido, é importante que o veterinário e o proprietário reconheçam que a obesidade é uma doença e que terá consequências prejudiciais se o animal ficar sem tratamento. O veterinário precisa monitorar e registrar os índices de obesidade a cada exame e fornecer para o proprietário os fatos disponíveis durante o curso da perda de peso. O exercício é uma parte importante de qualquer programa e vai beneficiar tanto o animal quanto o proprietário.

Referências

1. LUND EM, ARMSTRONG PJ, KIRK CA, KOLAR LM, KLAUSNER JS. Health status and population characteristics of dogs and cats examined at private veterinary practices in the United States. J Am Vet Med Ass 1999;214:1336-1341.
2. SCARLETT JM, DONOGHUE S. Associations between body condition and disease in cats. J Am Vet Med Ass 1998;212: 1725-1731.
3. LUND EM, ARMSTRONG PJ, KIRK CA, KLAUSNER JS. Prevalence and risk factor for obesity in adult cats from private US veterinary practices. J Appl Res Vet Med 2005;3:88-96.
4. MASON E. Obesity in pet dogs. Vet Rec 1970;86:612-616.
5. ANDERSON RS. Obesity in the dog and cat. Vet Annu 1973;1441:182-186.
6. EDNEY AT, SMITH PM. Study of obesity in dogs visiting veterinary practices in the United Kingdom. Vet Rec 1986;118:391-396.
7. SONNENSCHEIN EG, GLICKMAN LT, GOLDSCHMIDT MH, MCKEE LJ. Body conformation, diet, and risk of breast cancer in pet dogs: a case-control study. Am J Epidemiol 1991;133:694-703.
8. BADO A, RODRIGUEZ M, LEWIN MJ, MARTINEZ J, DUBRASQUET M. Cholecystokinin suppresses food intake in cats: structure-activity characterization. Pharmacol Biochem Behav 1988;31:297-303.
9. LEVINE AS, SIEVERT CE, MORLEY JE, GOSNELL BA, SILVIS SE. Peptidergic regulation of feeding in the dog (Canis familiaris). Peptides 1984;5:675-679.
10. ISHIOKA K, HOSOYA K, KITAGAWA H, SHIBATA H, HONKOH T, KIMURA K, SAITO M. Plasma leptin concentration in dogs: Effects of body condition score, age, gender and breeds. Res Vet Sci 2002;82:11-15.
11. HOENIG M, THOMASETH K, WALDRON M, FERGUSON DC. Insulin sensitivity, fat distribution, and adipocytokine response to different diets in lean and obese cats before and after weight loss. Am J Physiol Regul Integr Comp Physiol 2007;292:R227-R234.
12. YOKOYAMA M, NAKAHARA K, KOJIMA M, HOSODA H, KANGAWA K, MURAKAMI N. Influencing the between-feeding and endocrine responses of plasma ghrelin in healthy dogs. Eur J Endocrinol 2005;152:155-160.
13. BHATTI SFM, HOFLAND LJ, VAN KOETSVELD PM, VAN HAM LML, DUCHATEAU L, MOL JA, VAN DER LELY AJ, KOOISTRA HS. Effects of food intake and food withholding on plasma ghrelin concentrations in healthy dogs. Am J Vet Res 2006;67:1557-1563.
14. JEUSETTE IC, DETILLEUX J, SHIBATA H, SAITO M, HONJOH T, DELOBEL A, ISTASSE L, DIEZ M. Effects of chronic obesity and weight loss on plasma ghrelin and leptin concentrations in dogs. Res Vet Sci 2005;79:169-175.
15. IDA T, MIYAZATO M, NAGANOBU K, NAKAHARA K, SATO M, LIN XZ, KAIYA H, DOI K, NODA S, KUBO A, MURAKAMI N, KANGAWA K. Purification and characterization of feline ghrelin and its possible role. Domest Anim Endocrinol 2007;32:93-105.
16. WREN JA, KING VL, CAMPBELL SL, HICKMAN MA. Biologic activity of dirlotapide, a novel microsomal triglyceride transfer protein inhibitor, for weight loss in obese dogs. J Vet Pharm Therap 2007;30(Suppl l):33-42.
17. WILKINS C, LONG RC, JR., WALDRON M, FERGUSON DC, HOENIG M. Assessment of the influence of fatty acids on indices of insulin sensitivity and myocellular lipid content by use of magnetic resonance spectroscopy in cats. Am J Vet Res 2004;65:1090-1099.
18. HOENIG M, THOMASETH K, BRANDAO J, WALDRON M, FERGUSON DC. Assessment and mathematical modeling of glucose turnover and insulin sensitivity in lean and obese cats. Domest Anim Endocrinol 2006;31:373-389.
19. BRENNAN CL, HOENIG M, FERGUSON DC. GLUT 4 but not GLUT 1 expression decreases early in the development of feline obesity. Domest Anim Endocrinol 2004;26:291-301.
20. VARGAS AM, BARROS RP, ZAMPIERI RA, OKAMOTO MM, DE CARVALHO PAPA P, MACHADO UF. Abnormal subcellular distribution of GLUT 4 protein in obese and insulin-treated diabetic female dogs. Braz J Med Biol Res 2004;37:1095-1101.
21. MATTHEEUWS D, ROTTIERS R, BAEYENS D, VERMEULEN A. Glucose tolerance and insulin response in obese dogs. J Am Anim Hosp Assoc 1984;20:287-293.
22. HOENIG M, HALL G, FERGUSON D, JORDAN K, HENSON M, JOHNSON K, O'BRIEN T. A feline model of experimentally induced islet amyloidosis. Am J Pathol 2000;157:2143-2150.
23. PFÜTZNER A, KANN PH, PFÜTZNER AH, KUNT T, LARBIG M, WEBER MM, FORST T. Intact and total proinsulin: new aspects for diagnosis and treatment of type 2 diabetes mellitus and insulin resistance. Clin Lab 2004;50:567-573.
24. PFÜTZNER A, KUNT T, HOHBERG C, MONDOK A, PAHLER S, KONRAD T, LÜBBEN G, FORST T. Fasting intact proinsulin is a highly specific predictor of insulin resistance in type 2 diabetes. Diabetes Care 2004;27:682-687.
25. YUDKIN JS, DENVER AE, MOHAMED-ALI V, RAMAIYA KL, NAGI DK, GOUBET S, MCLARTY DG, SWAI A. The relationship of concentrations of insulin and proinsulin-like molecules with coronary heart disease prevalence and incidence. A study of two ethnic groups. Diabetes Care 1997;20:1093-1100.
26. KLEY S, CAFFALL Z, TITTLE E, FERGSUON DC, HOENIG M. Development of a Feline Proinsulin Immunoradiometric Assay and a Feline Proinsulin Enzyme-Linked Immunosorbent Assay (ELISA): A novel application to examine beta cell function in cats. Domest Anim Endocrinol 2008;34:311-318.
27. ASAKO O, KATSUMI I, KAZUHIRO K, HARUKI S, TSUTOMU H, MASAYUKI S. Canine adiponectin: measurement of its serum/plasma concentration by ELISA and effects of obesity. Vet Biochem 2004;41:31-37.
28. FERGUSON DC, CAFFALL Z, HOENIG. Obesity increases free thyroxine proportionally to nonesterified fatty acid concentrations in adult neutered female cats. J Endocrinol 2007;194:267-273.
29. HOENIG M, CAFFALL Z, FERGUSON DC. Triiodothyronine differentially regulates key metabolic factors in lean and obese cats. Dom Anim Endocrinol 2008;34:229-237.
30. DAMINET S, JEUSETTE I, DUCHATEAU L, DIEZ M, VAN DE MAELE I, DE RICK A. Evaluation of thyroid function in obese dogs and in dogs undergoing a weight loss protocol. J Vet Med 2003;50:213-218.
31. ROBERT A, RITZEL, BUTLER C. Replication increases β-cell vulnerability to human islet amyloid polypeptide-induced apoptosis. Diabetes 2003;52:1701-1708.
32. HOENIG M, HOLSON J, FERGUSON DC. Amylin secretion mimics the defect in insulin secretion in obese cats. Diabetes 2002;51(S2):1711.
33. EVANS RM, BARISH GD, WANG YX. PPARs and the complex journey to obesity. Nature Medicine 2004;10:355-361.
34. HOENIG M, FERGUSON DC. Effect of darglitazone on glucose clearance and lipid metabolism in obese cats. AmJ Vet Res 2003;64: 1409-1413.
35. SERISIER S, BRIAND F, OUGUERRAM K, SILIART B, MAGOT T, NGUYEN P. Fenofibrate lowers lipid parameters in obese dogs. J Anim Nutr 2006;136(7 Suppl):2037S-2040S.
36. GAYET C, BAILHACHE E, DUMON H, MARTIN L, SILIART B, NGUYEN P. Insulin resistance and changes in plasma concentration of TNFalpha, IGF1, and NEFA in dogs during weight gain and obesity. J Anim Physiol Anim Nutr 2004;88:157-165.
37. HOENIG M, WILKINS C, HOLSON JC, FERGUSON DC. Effects of obesity on lipid profiles in neutered male and female cats. Am J Vet Res 2003;64:299-303.

38. JORDAN E, KLEY S, LE N-A, WALDRON M, HOENIG M. Dislipidemia in obese cats. Domest Anim Endocrinol 2008;35: 290-299.

39. AVRAMOGLU RK, BASCIANO H, ADELI K. Lipid and lipoprotein dysregulation in insulin resistant states. Clin Chim Acta 2006;368:1-19.

40. JEUSETTE IC, LHOEST ET, ISTASSE LP, DIEZ MO. Influence of obesity on plasma lipid and lipoprotein concentrations in dogs. Am J Vet Res 200566:81-86.

41. BAILHACHE E, NGUYEN P, KREMPF M, SILIART B, MAGOT T, OUGUERRAM K. Lipoproteins abnormalities in obese insulin--resistant dogs. Metabolism 2003;52:559-564.

42. ROCCHINI AP, MAO HZ, BABU K, MARKER P, ROCCHINI AJ. Clonidine prevents insulin resistance and hypertension in obese dogs. Hypertension 1999;33:548-553.

43. BERMAN R, KIM S, HSU I, CATALANO K, CHIU J, KABIR M, RICHEY J, ADER M. Abdominal Obesity: Role in the Pathophysiology of Metabolic Disease and Cardiovascular Risk. Am J Med. 2007;120:S3-S8.

44. KIM SP, ELLMERER M, VAN CITTERS GW, BERGMAN RN. Primacy of hepatic insulin resistance in the development of the metabolic syndrome induced by an isocaloric moderate-fat diet in the dog. Diabetes 2003;52:2453-2460.

45. LAFLAMME D. Development and validation of a body condition score system for dogs. Canine Pract 1997;22:10-15.

46. LAFLAMME DP. Development and validation of a body score system for cats. A clinical tool. Feline Pract 1997;25:13-17.

47. NELSON RW, HIMSEL CA, FELDMAN EC, BOTTOMS GD. Glucose tolerance and insulin response in normal-weight and obese cats. Am J Vet Res 1990;51:1357-1362.

48. HOENIG M, RAND JS. Feline Obesity. In: Consultations in Feline Internal Medicine. Ed: August JR. 5th ed. Philadelphia: WB Saunders 2006;175-182.

49. GERMAN AJ, HOLDEN SL, BISSOT T, HACKETT RM, BIOURGE V. Dietary energy restriction and successful weight loss in obese client-owned dogs. J Vet Intern Med 2007;21:1174-1180.

50. DIEZ M, NGUYEN P, JEUSETTE I, DEVOIS C, ISTASSE L, BIOURGE V. Weight loss in obese dogs:evaluation of a high protein, low carbohydrate diet. J Nutr 2002;132 (Suppl.2): 1685S-1687S.

51. WEBER M, BISSOT T SERVET E, SERGHERAERT R, BIOURGE V, GERMAN A. A high-protein, high-fiber diet designed for weight loss improves satiety in dogs. J Vet Intern Med 2007;21:1203-1208.

52. HOENIG M, FERGUSON DC. Effects of neutering on hormonal concentrations and energy requirements in male and female cats. Am J Vet Res 2002;63:634-639.

53. FETTMAN MJ, STANTON CA, BANKS LL, HAMAR DW, JOHNSON DE, HEGSTAD RL, JOHNSTON S. Effects of neutering on body weight, metabolic rate and glucose tolerance of domestic cats. Res Vet Sci 1997;62:131-136.

Protocolos e Algoritmos

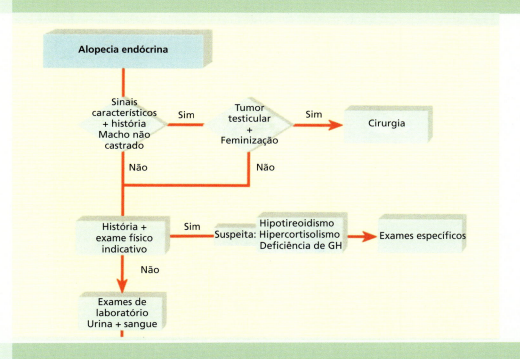

Capítulo 12

Protocolos para testes de função

Ad Rijnberk
Hans S. Kooistra

12.1 Lobo anterior da hipófise

12.1.1 Teste de estimulação de hormônio liberador de corticotrofina

Indicação

Suspeita de diminuição da capacidade secretora das células corticotróficas, devido (1) a dano por tumor ou cirurgia ou (2) à supressão por excesso de glicocorticoide exógeno ou endógeno (tumor adrenocortical).

Execução

Aos –15, 0, 5, 10, 20, 30 e 45 min são coletados 2 a 3 mℓ de sangue em tubos gelados revestidos com ácido etilenodiaminotetracético (EDTA, *ethylene-diaminetetraacetic acid*) para medidas de ACTH e cortisol. No tempo zero, 1 µg de oCRH/kg de peso corporal é injetado por via intravenosa.

Interpretação

Com um ensaio imunorradiométrico (IRMA, *immunoradiometric assay*) de dois locais, o ACTH basal em cães-controle era 4 ± 0,9 pmol/ℓ (média ± EPM) e o CRH causa um aumento de 68 ± 14 pmol/ℓ, com o pico ocorrendo em 5 a 10 min. O cortisol basal era 48 ± 5 nmol/ℓ e, no pico aos 30 a 45 min, o aumento era de 380 ± 39 nmol/ℓ[1]. Os valores em um teste combinado de função da hipófise anterior (Capítulo 12.1.3) não diferem significativamente daqueles de um teste de estimulação de CRH sozinho[2].

O CRH não causou praticamente nenhuma liberação de ACTH endógeno ou cortisol em cães com tumores adrenocorticais com hipersecreção autônoma[3] nem aumento no ACTH em um cão com hipercortisolismo devido à secreção ectópica de ACTH[4].

Comentário

A vasopressina pode ser utilizada em lugar do CRH para estimular o eixo hipófise-adrenocortical (Capítulo 4.1), exceto na diferenciação entre hipercortisolismo dependente da hipófise e tumor adrenocortical. A liberação de cortisol por tumores adrenocorticais pode ser estimulada diretamente pela vasopressina, provavelmente por meio da expressão dos receptores de vasopressina associados à transformação neoplásica[3]. O análogo da vasopressina, desmopressina (ver também o Capítulo 2.3.3), com uma forte afinidade seletiva com o receptor V_2, não causa esta liberação de cortisol pelo tumor adrenocortical, mas há também pouca ou nenhuma resposta em alguns cães com hipercortisolismo dependente da hipófise, assim ele parece não ser confiável para a diferenciação[5].

12.1.2 Teste de estimulação de hormônio liberador de hormônio de crescimento

Indicação

Suspeita de diminuição da capacidade secretória das células somatotróficas, devido (1) a uma lesão da hipófise (anomalia congênita, tumor, cirurgia) ou (2) secreção de GH pela glândula mamária induzida por progestina.

Execução

As amostras de sangue são coletadas antes e após a administração intravenosa de 1 µg de hGHRH/kg de peso corporal, como no teste de CRH (Capítulo 12.1.1).

Interpretação

Nas cadelas saudáveis em anestro, o GH plasmático basal entre os pulsos era 1,3 ± 0,3 µg/ℓ (média ± EPM), e aos 10 a 20 min após a administração de GHRH, o GH plasmático variou entre 5 e 28 µg/ℓ[2,6].

Em cães com deficiência congênita de GH, não há aumento significativo na concentração plasmática de GH após GHRH. Nos cães com excesso de GH de origem mamária, a administração de GHRH resulta em quase nenhum aumento nos níveis mais ou menos elevados de GH[7,8]. Em cães com hipercortisolismo, incluindo aqueles nos quais se pensou erroneamente que apresentavam deficiência de GH adquirida (Capítulo 2.2.3), o aumento no tônus de somatostatina endógena, induzido por cortisol, inibe a resposta de GH ao hGHRH[9,10].

Comentário

Em lugar do GHRH, pode ser utilizado um α_2--agonista, clonidina (10 µg/kg de peso corporal) ou xilazina (100 µg/kg de peso corporal). Em cães saudáveis, o aumento de GH tende a ser um pouco mais alto do que após 1 µg GHRH/kg[10]. Para estimular a liberação de GHRH endógeno, também pode ser utilizada a grelina. Um aumento na concentração plasmática de GH > 5 µg/ℓ seguida da administração intravenosa de 2 µg de grelina/kg de peso corporal exclui a deficiência congênita de GH[11].

12.1.3 Teste combinado de função da hipófise anterior

Indicação

Suspeita de deficiências múltiplas de hormônios da hipófise anterior, devido a tumor de hipófise, outros tumores (para) selares, lesões císticas da hipófise, anomalia congênita (nanismo hipofisário), cirurgia da hipófise ou irradiação da hipófise.

Execução

Imediatamente após a coleta da amostra zero de sangue da veia jugular, dentro de 30 s, são injetados na veia cefálica, via cateter, quatro hormônios liberadores nas seguintes ordem e doses: 1 µg de CRH/kg, 1 µg de GHRH/kg, 10 µg de GnRH/kg e 10 µg de TRH/kg. As amostras de sangue são coletadas nos tempos indicados para o teste de CRH (Capítulo 12.1.1) para mensurações de ACTH, cortisol, GH, PRL, TSH e LH[2,12].

Interpretação

Os resultados são comparados com os de cães--controle saudáveis (Figura 2.14). A resposta de LH é mais baixa no teste combinado apenas quando seu hormônio liberador GnRH é administrado sozinho[2].

12.1.4 Manuseio das amostras

Para evitar a rápida degradação proteolítica de alguns dos hormônios da hipófise, as amostras de sangue são coletadas em tubos gelados revestidos com EDTA e são centrifugadas em centrífuga resfriada. Para amostras que serão testadas com imunoensaio de um passo, baseado em reação quimioluminescente (p. ex., para T_4, cortisol, progesterona), devem ser utilizados tubos revestidos com heparina, pois o EDTA inibe esta reação. O plasma deve ser armazenado a –20°C ou menos. Se as amostras não puderem ser levadas imediatamente ao laboratório em que os ensaios serão executados, elas devem ser enviadas em gelo seco e por algum serviço de entrega urgente.

12.2 Lobo posterior da hipófise

12.2.1 Mensurações seriadas da osmolalidade da urina

Indicação

Primeiro passo na diferenciação entre diabetes insípido central, diabetes insípido nefrogênico e polidipsia primária.

Princípios

(1) Nos cães com polidipsia primária, a ingestão de água pode variar consideravelmente durante o dia, o que resulta em alterações acentuadas na osmolalidade da urina (Uosm). (2) Se Uosm permanece baixo e com pouca variação, pode ser testada a resposta a um análogo da vasopressina.

Execução

As amostras de urina são coletadas em casa enquanto a água está disponível *ad libitum*. São fornecidas ao proprietário instruções por escrito e mais onze pequenos tubos etiquetados em uma caixa adequada para envio ao laboratório. A urina é coletada a cada 2 h durante o dia e a cada 4 h durante a noite, pelo período de 24 h, e as amostras são enviadas ao laboratório para mensuração da Uosm.

Se a Uosm permanecer baixa ao longo do primeiro teste, o proprietário recebe um segundo conjunto de tubos e um frasco conta-gotas de desmopressina (DDAVP). O proprietário administra uma gota de desmopressina no saco conjuntival, 3 vezes/dia, durante 4 dias, e no quarto dia repete a coleta das onze amostras de urina com 2 h de intervalo.

Interpretação

Flutuações acentuadas na Uosm e qualquer valor mais alto do que 1.000 mOsm/kg indicam boa capacidade de concentração renal, mostrando que a poliúria é o resultado de variações na ingestão de água, isto é, polidipsia primária. Se a Uosm permanece baixa e as mensurações são repetidas após a administração de desmopressina, a imediata cessação da poliúria e da polidipsia e o aumento da Uosm de valores baixos para > 1.000 mOsm/kg indicam diabetes insípido central. Se a Uosm não exceder 1.000 mOsm/kg após a desmopressina, o diabetes insípido central é improvável e o que há é polidipsia primária ou diabetes insípido nefrogênico (funcional).

Comentário

Em vez da Uosm, pode-se utilizar a gravidade específica da urina (Usg), medida por refractometria. Elas são bem correlacionadas (r = 0,98, P < 0,001) e sua regressão linear é Usg = 1,0048 + 2,32 × 10^{-5} Uosm[13]. Isto converte para 1,028 Usg = 1.000 mOsm/kg. Entretanto, as mensurações de Uosm são preferíveis, pois os mecanismos homeostáticos que mantêm o equilíbrio entre água e eletrólitos são mais relacionados com a osmolalidade do que com a gravidade específica. Além disso, o desvio padrão dos valores de Usg eram[14] 0,004. Foi descrito que a Uosm calculada a partir da Usg estava entre ± 200 mOsm/kg do valor medido em 84,5% das amostras (n = 181), mas, em 4,4%, a diferença foi maior do que 500 mOsm/kg[15]. As tiras de teste são completamente inadequadas para estimar a Usg[13].

12.2.2 Teste de privação de água modificado

Indicação

Diferenciação entre diabetes insípido central, diabetes insípido nefrogênico e polidipsia primária.

Princípio

Neste teste indireto da capacidade de secreção de vasopressina, a osmolalidade do plasma é aumentada pela privação de água, a fim de estimular a liberação de vasopressina. O efeito da vasopressina endógena é determinado indiretamente pelas medidas da Uosm.

Execução

Após 12 h de jejum, a água é negada (retirada) e, então, as osmolalidades do plasma e da urina (Posm e Uosm) são mensuradas a cada 2 h ou a cada hora, se a poliúria for grave. Quando a perda de peso cor-poral, medida a cada intervalo, aproximar-se de 5% do peso inicial, o teste é encerrado. Quando Posm ≥ 310 mOsm/kg e há aumento de < 5% na Uosm entre coletas consecutivas, mas a Uosm é ainda < 1.000 mOsm/kg, são administrados, por meio intravenoso, 2 a 4 µg do análogo de vasopressina DDAVP (ver também a seção de tratamento do Capítulo 2.3.3.1). A Uosm é medida outra vez, 1 e 2 h mais tarde.

Interpretação

Na polidipsia primária, a Uosm aumenta gradualmente para > 1.000 mOsm/kg durante a privação de água. Já no diabetes insípido nefrogênico e no diabetes insípido central, ela permanece baixa. No diabetes insípido central completo, ela aumenta 50% ou mais após a administração de DDAVP e é > 650 mOsm/kg (~ sg 1.020). No diabetes insípido central parcial, o aumento na Uosm é ≥ 15%. No diabetes insípido nefrogênico, o DDAVP causa pouco ou nenhum aumento na Uosm (Figuras 2.32 e 2.33)[16]. Em parte por causa da característica indireta do teste, os resultados nem sempre são conclusivos[17].

Comentários

A mensuração de Usg é adequada no exame inicial de urina para poliúria, mas não para o teste de privação de água (Capítulo 12.2.1), no qual as decisões são tomadas com base em alterações de 5%.

Quando o volume de urina é muito grande, em geral, há o esvaziamento completo da bexiga em cada micção e, geralmente, não é difícil coletar uma amostra durante a micção. Quando o volume de urina é pequeno, pode ser necessária a cateterização para obter uma amostra e/ou verificar se a bexiga está esvaziada. Isto pode ser necessário para determinar se a privação de água pode e deve ser continuada. Nos gatos, pode ser necessária a utilização de um cateter urinário residente.

12.2.3 Mensurações de vasopressina durante infusão salina hipertônica

Indicação

Suspeita de liberação de vasopressina deficiente ou secreção inadequada de vasopressina.

Execução

O animal eu-hidratado e em jejum é infundido pela veia jugular e por 2 h com solução a 20% de NaCl, a um ritmo de 0,03 mℓ/kg de peso corporal, por minuto. Amostras para vasopressina plasmática (Pvp,

338 Protocolos para testes de função

plasma vasopressin) e Posm são obtidas a intervalos de 20 min. Como há o risco de indução de hipertonicidade crítica em um animal gravemente poliúrico, a Posm deve ser medida nas amostras imediatamente e, quando atingir ~ 350 mOsm/kg, a solução salina hipertônica deve ser interrompida.

Interpretação

O declive da linha de regressão para Posm e Pvp é utilizado como uma medida da sensibilidade do sistema osmorregulador. No nomograma desenvolvido por Biewenga *et al.*, o intervalo de 90% para sensibilidade era 0,24 a 2,47 pmol/mℓ por mOsm/kg[17]. O intervalo de 90% para o limiar do sistema era 276 a 309 mOsm/kg. Ver também as Figuras 2.31, 2.34 e 2.35.

Comentário

O teste requer cuidadosa observação e monitoramento da Posm. Isto e o fato de que a vasopressina é muito sensível à decomposição proteolítica tornam aconselhável que o teste seja executado em instituições que tenham experiência com ele.

12.3 Tireoide

12.3.1 Teste de estimulação de hormônio estimulador da tireoide

Indicação

Suspeita de hipotireoidismo, especialmente quando as concentrações plasmáticas basais de T_4 e TSH não são conclusivas (Capítulo 3.3.1).

Execução

O sangue é coletado imediatamente antes da injeção intravenosa de 100 µg de TSH humano recombinante (rhTSH, *recombinant human thyroid-stimulating hormone*) e, novamente, 4 a 6 h depois, para as mensurações de T_4 no plasma.

Interpretação

Nos cães saudáveis, o T_4 no plasma eleva-se acima de 32 nmol/ℓ e é pelo menos 1,5× maior que a concentração basal. Valores de T_4 pós-TSH < 20 nmol/ℓ e < 1,5× a concentração basal de T_4 são diagnósticos de hipotireoidismo. Se T_4 pós-TSH estiver entre 20 e 32 nmol/ℓ ou for > 32 nmol/ℓ, mas < 1,5× a concentração basal de T_4, o diagnóstico não é resolvido. Isto pode ocorrer em doenças sistêmicas graves[18].

A mensuração quantitativa da captação de $^{99m}TcO_4^-$ pela tireoide pode ajudar a resolver o diagnóstico[19].

Comentários

As atividades biológicas de rhTSH e TSH bovino (bTSH, *bovine thyroid-stimulating hormone*), que foi utilizado no passado, são semelhantes[20]. A estimulação máxima da tireoide é alcançada com 100 µg ou mesmo 50 µg de rhTSH por cão[21]. Doses mais altas não aumentam a resposta de T_4 e as respostas para uma dose fixa não variam com o peso do corpo[18,20]. Uma ampola da forma recombinante altamente purificada de TSH humano contém 1.100 µg de rhTSH liofilizado, do qual menos de um décimo é necessário para cada cão. Felizmente, o rhTSH reconstituído pode ser armazenado a 4°C por 4 semanas e a –20°C por, pelo menos, 8 semanas, sem perda da atividade biológica, o que permite vários testes de estimulação de TSH por ampola[22].

No hipotireoidismo secundário, pode ser necessário administrar o rhTSH por 3 dias consecutivos para produzir um aumento na concentração plasmática de T_4.

12.3.2 Teste de estimulação de hormônio liberador de tireotrofina

Indicação

Suspeita de secreção deficiente de TSH. O teste é um componente do teste combinado de função da hipófise anterior (Capítulo 12.1.3), mas pode também ser utilizado para testar a resposta paradoxal de GH, que pode ocorrer na hiperplasia da hipófise devido ao hipotireoidismo primário (Capítulo 3.3.1).

Execução

O TRH é administrado por via intravenosa em uma dose de 10 µg por kg de peso corporal e o sangue é coletado aos –15, 0, 5, 10, 20, 30 e 45 min. Para o manuseio da amostra, ver o Capítulo 12.1.4.

Interpretação

Nos cães saudáveis, as concentrações plasmáticas máximas de TSH (média ± EPM; 1,26 ± 0,22 µg/ℓ) ocorrem aos 10 min após a injeção[12]. Uma concentração plasmática basal baixa de TSH e a ausência de aumento após a administração de TRH são consistentes com hipotireoidismo secundário, como o que ocorre após hipofisectomia[23]. Entretanto, no hipotireoidismo primário espontâneo, a concentração basal de TSH também pode estar abaixo do limite superior do intervalo de referência e pode não ser aumentada por TRH (Capítulo 3.3.1)[19,24].

Em contraste com os cães saudáveis, aqueles que têm hipotireoidismo primário respondem à administração de TRH com aumento na concentração plasmática de GH (média ± EPM aos 10 min: 11,9 ± 3,5 µg/ℓ), como resultado do desenvolvimento de células hipofisárias tireossomatotróficas (Capítulo 3.3.1)[25].

Comentário

Foram realizados estudos para determinar se a resposta do T_4 plasmático ao TRH poderia ser útil para o diagnóstico do hipotireoidismo primário. Entretanto, ao contrário do que se esperava, em cães saudáveis, frequentemente, não há aumento significativo no T_4 plasmático após a administração de TRH[26]. Apesar de as respostas baixas e variáveis ao TRH tornarem-no sem valor para identificar cães com hipotireoidismo[27], um aumento definido de T_4 após TRH pode excluir o hipotireoidismo.

12.4 Córtex da suprarrenal

12.4.1 Teste de estimulação de hormônio adrenocorticotrófico

Indicação

Suspeita de diminuição da reserva adrenocortical (insuficiência adrenocortical primária ou secundária) e teste da reserva adrenocortical para orientar o tratamento de hipercortisolismo com trilostano (Capítulo 4.3.1).

Execução

O ACTH sintético (cosintropina ou tetracosactrina) é administrado por via intravenosa e o sangue é coletado imediatamente antes da injeção e aos 60 min depois dela para mensuração do cortisol plasmático. No passado, era costume administrar todo o conteúdo de um frasco (0,25 mg) de ACTH sintético, mas o alto custo estimulou a reavaliação da dose e descobriu-se que 5 µg/kg eram suficientes para estimulação adrenocortical máxima[28,29].

Se o tratamento para insuficiência adrenocortical já estiver sendo feito, a dose matinal de cortisona é adiada, no dia do teste, até depois que este tenha sido realizado. Isto não é necessário quando, em vez da cortisona, esteja sendo utilizada a dexametasona, porque a dexametasona não é medida nos ensaios para cortisol. O tratamento com glicocorticoide por

mais de 3 dias pode, por si, resultar em uma resposta subnormal por causa da indução de hipocortisolismo secundário (Capítulos 4.2.2 e 4.3.6).

Interpretação

Nos cães saudáveis, a concentração plasmática de cortisol após o ACTH sobe para 270 a 690 nmol/ℓ. Na insuficiência adrenocortical primária, ela geralmente aumenta < 50 nmol/ℓ acima do baixo valor basal. Na insuficiência adrenocortical secundária, o cortisol plasmático é baixo e, dependendo da gravidade e duração da insuficiência, o aumento após ACTH é subnormal ou ausente.

Comentário

A diferenciação entre insuficiência adrenocortical primária e secundária pode ser confirmada pela mensuração do ACTH no plasma, que é extremamente alto no hipoadrenocorticismo primário e abaixo do nível de detecção no hipoadrenocorticismo secundário. Nos cães saudáveis, o intervalo de referência para a proporção cortisol:ACTH (CAR, *cortisol:ACTH ratio*), com cortisol em nmol/ℓ e ACTH em pmol/ℓ, foi relatado como sendo[30] 1 a 26.

12.4.2 Teste de supressão com dose baixa de dexametasona

Princípio

A sensibilidade do eixo hipotalâmico-hipofisário-adrenocortical à supressão por glicocorticoides é testada pela administração de dose baixa de um glicocorticoide potente que causa a supressão em animais saudáveis, mas não naqueles com hipercortisolismo.

Indicação

Suspeita de hipercortisolismo.

Execução

Coletar o sangue para o ensaio de cortisol imediatamente antes da administração intravenosa de 0,01 mg de dexametasona por kg de peso corporal e, novamente, após 4 e 8 h da administração.

Interpretação

Nos cães, o achado de cortisol plasmático > 40 nmol/ℓ 8 h após a administração de dexametasona confirma o hipercortisolismo com valor preditivo de um resultado positivo de teste de 0,92 (intervalo de confiança [CI, *confidence interval*]: 0,85 a 0,96) e valor preditivo

340 Protocolos para testes de função

de um resultado negativo de teste de 0,59 (CI: 0,43 a 0,73)[31]. As mensurações em 0 e 4 h não são necessárias para o diagnóstico em si, mas podem ser úteis para o diagnóstico diferencial. Um valor alto às 8 h após um valor baixo às 4 h indica escape da supressão pela dexametasona[32]. Se os valores às 4 h e/ou 8 h são pelo menos 50% mais baixos que o valor da hora 0, o hipercortisolismo é dependente da hipófise.

Nos gatos há muito menos experiência com o iv-LDDST por causa da baixa incidência de hipercortisolismo nesta espécie. Contudo, no hipercortisolismo dependente da hipófise em gatos e cães, a resistência à retroalimentação por glicocorticoide varia de ligeira até completa (ver também o Capítulo 12.4.3)[33]. A mesma dose de dexametasona é utilizada e os mesmos critérios são adotados para o diagnóstico. Foi proposto o aumento da dose de dexametasona para 0,1 mg/kg, mas isto levaria a um aumento nos resultados falso-negativos do teste.

Comentário

O estresse da doença e da hospitalização pode causar resultados falso-positivos[34]. O estresse por outros procedimentos, como a ultrassonografia realizada durante o teste, pode também anular o efeito supressivo da dexametasona[35]. O tratamento anticonvulsivante a longo prazo com fenobarbital não afeta os resultados[36,37].

12.4.3 Teste de supressão com dose alta de dexametasona

Princípio e indicação

Apesar de o iv-LDDST revelar que a sensibilidade do sistema hipofisário-adrenocortical está baixa na maioria dos casos de hipercortisolismo devido a um adenoma corticotrófico no lobo anterior, o sistema é geralmente suprimível com dose alta de dexametasona. Os níveis plasmáticos de cortisol em animais com tumores adrenocorticais funcionais, adenomas corticotróficos originados da *pars intermedia* ou secreção ectópica de ACTH geralmente não podem ser suprimidos com dose alta de dexametasona. Consequentemente, o iv-HDDST é indicado após o diagnóstico de hipercortisolismo ter sido estabelecido, para diferenciar um adenoma corticotrófico do lobo anterior da hipófise das outras causas de hipercortisolismo. Entretanto, o dano à retroalimentação de glicocorticoide varia

consideravelmente com o tamanho da hipófise e grandes tumores corticotróficos podem estar associados a resistência total à dexametasona[38].

Execução

O sangue para o ensaio de cortisol é coletado imediatamente antes da administração intravenosa de 0,1 mg de dexametasona por kg de peso corporal e também às 3 a 4 h após a injeção.

Interpretação

Neste teste, uma diminuição no cortisol plasmático de > 50% indica que o hipercortisolismo é dependente da hipófise. Uma diminuição de < 50% indica que o hipercortisolismo é independente de ACTH (principalmente tumor adrenocortical, Capítulo 4.3.2) ou, então, dependente da hipófise, mas resistente à dexametasona (Capítulo 4.3.1), ou devido ao excesso de ACTH ectópico (Capítulo 4.3.4).

12.4.4 Relações corticoide:creatinina urinária com teste de supressão com dose alta

Princípio

O cortisol na urina matinal reflete a produção durante ~ 8 h, integrando (agregando) as flutuações do cortisol no plasma. O cortisol urinário está relacionado com a creatinina urinária para corrigir diferenças na concentração urinária. O teste inclui a administração oral de altas doses de dexametasona para avaliar a sensibilidade da retroalimentação de glicocorticoide.

Indicação

Suspeita de hipercortisolismo e diferenciação entre hipercortisolismo devido a adenoma corticotrófico da hipófise anterior e as formas de hipercortisolismo resistentes à dexametasona.

Execução

São fornecidos ao proprietário três tubos para as amostras de urina e um com cápsulas de dexametasona em uma caixa acolchoada para enviar os tubos com urina para o laboratório (Figura 12.1). O proprietário coleta amostras de urina matinal, em casa e no mesmo horário (p. ex., 7 h da manhã), por 3 dias consecutivos, após ter levado seu cão para o último passeio no mesmo horário (p. ex., 23 h) no dia anterior. Após coletar a segunda amostra de urina, o proprietário administra as três doses orais de dexametasona (0,1 mg por kg de peso corporal), com intervalos de 8 h. Um exemplo de instruções escritas para o proprietário é fornecido em um anexo a este capítulo, junto com instruções para coletar em casa a urina de gatos.

Interpretação

Em nosso laboratório, a relação corticoide:creatinina urinária (UCCR, *urinary cortisol:creatinine ratio*) basal em cães de estimação saudáveis[39] é de 0,3 a $8,3 \times 10^{-6}$ e, em gatos saudáveis,[40] de 8 a 42×10^{-6}. Devem ser utilizados os valores de referência do laboratório que realizará os exames. É calculada a média dos dois valores basais de UCCR e valores que excedam o limite superior dos cães ou gatos saudáveis fornecem o diagnóstico de hipercortisolismo. Se a UCCR da terceira amostra de urina for < 50% que a média das primeiras duas amostras, o hipercortisolismo é dependente da hipófise. Para a interpretação das UCCR pós-dexametasona > 50% que a média dos valores basais, ver o Capítulo 12.4.3.

Comentários

Deve ser evitado, o máximo possível, o estresse (incluindo a hospitalização) durante a coleta de urina ou antes dela, porque ele facilmente ativa o eixo hipofisário-adrenocortical e, assim, eleva a excreção de cortisol. As amostras de urina devem ser coletadas pelo proprietário, em casa e em condições sem estresse[41-43]. A alta sensibilidade da UCCR não apenas revela as respostas ao estresse, como também a produção aumentada de cortisol associada a doenças como linfoma maligno e hipertireoidismo[40,44]. Dos estudos com populações deste tipo, concluiu-se que a UCCR tem alta sensibilidade, mas não tem especificidade[45]. Entretanto, nas populações apropriadas – animais com suspeita de hipercortisolismo –, a especificidade do LDDST e da UCCR é semelhante (0,73 e 0,77, respectivamente). E mais importante, os valores preditivos de UCCR positiva (0,88; CI 0,80 a 0,93) e de UCCR negativa (0,98; CI: 0,88 a 1) são bem comparáveis com estas variáveis para o LDDST (Capítulo 12.4.2)[31].

A UCCR é também muito útil para monitorar o resultado do tratamento que se segue à hipofisectomia ou adrenalectomia, bem como o tratamento com o,p'-DDD[46,47]. A substituição de glicocorticoide e/ou mineralocorticoide deve ser omitida na noite anterior à coleta da urina e recomeçada logo depois dela. A ablação adrenocortical total e a hipofisectomia resultam em UCCR < 2×10^{-6}.

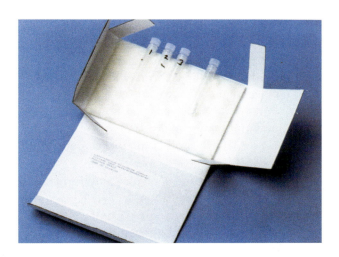

Figura 12.1 – Caixa acolchoada para envio de três amostras de urina para o laboratório para execução do ensaio para cortisol. Os tubos devem estar cheios até a metade, para que a tampa não seja expelida no congelamento. O quarto tubo contém as cápsulas de dexametasona para o teste de supressão.

12.4.5 Relações corticoide:creatinina urinária com teste de supressão com dose baixa

Indicação

Cães nos quais os resultados de UCCR e/ou iv-LDDST foram inconclusivos ou negativos, mas nos quais ainda há a suspeita de hipercortisolismo.

Execução

O proprietário coleta a urina em duas manhãs consecutivas, às 8 h, para mensurações de UCCR, sem alterar o regime de alimentação. Após a coleta da segunda amostra de urina, o proprietário administra oralmente 0,01 mg de dexametasona por kg de peso corporal. O cão é levado a passear às 12 e às 14 h, para esvaziar sua bexiga, e a terceira amostra de urina é coletada às 16 h para a mensuração da UCCR.

Interpretação

Em sete cães de estimação saudáveis, a UCCR às 16 h era[48] < 1×10^{-6}. Em cães com leve hipercortisolismo dependente da hipófise, a UCCR após a dexametasona era[49] > 1×10^{-6}.

Comentários

A biodisponibilidade da dexametasona é mais baixa após administração oral do que após administração intravenosa, mas a dose oral de 0,01 mg por kg de peso corporal é ainda suficiente para suprimir o sistema em cães de estimação saudáveis. Esta baixa exposição à dexametasona pode dar ao o-LDDST um poder de discriminação mais alto do que o do iv-LDDST e, mais que isso, o teste é feito em casa, sem o estresse de uma visita ao hospital e de um procedimento invasivo no teste[49].

Tanto no LDDST por via intravenosa quanto no oral, a dosagem de dexametasona é crítica. Para os estudos do o-LDDST mencionados anteriormente, a dexametasona foi triturada com lactose e a celulose microcristalina foi usada como solvente. As cápsulas foram preparadas com as seguintes doses: 0,25; 0,1; 0,05; 0,01; 0,005 e 0,001 mg de dexametasona. Esta série de cápsulas facilita a dosagem com uma precisão de 0,1 a 0,2 kg de peso corporal.

12.5 Ovário e testículo

12.5.1 Teste de estimulação de hormônio liberador de gonadotrofina

Indicação

(1) Suspeita de diminuição da capacidade secretora das células gonadotróficas. (2) Procura por tecido ovariano ou testicular funcional, como no caso de cadelas com anestro primário devido ao hermafroditismo[50] ou ovariectomia incompleta. (3) Detecção de anomalias hormonais no eixo hipofisário-gonádico, em casos de infertilidade. (4) Suspeita de anorquidismo ou criptorquidismo em cães machos.

Execução

O sangue é coletado antes e depois da administração intravenosa de 0,1 mℓ de GnRH/kg de peso corporal (Fertagyl® ou Receptal®), em frascos revestidos com EDTA ou heparina (ver também o Capítulo 12.1.4), para mensuração de LH, FSH, progesterona, estradiol e/ou testosterona. O esquema para a amostragem depende do hormônio de interesse. Para LH e FSH, o sangue é coletado aos –40, 0, 5, 10, 20, 30 e 60 min. Para progesterona, uma amostra basal (–40 ou 0 min) é suficiente. Para estradiol, o sangue é coletado aos –40, 0, 60 e 120 min. Para a testosterona, o sangue é coletado aos 0, 60 e 90 min.

Interpretação

A progesterona plasmática > 3 nmol/ℓ indica a presença de tecido luteal (ovariano), mas valores < 3 nmol/ℓ não a excluem.

Em seis cadelas saudáveis, a média basal de LH plasmático (~ 2,7 µg/ℓ) não se alterou significativamente durante a progressão do anestro. Em contraste, a concentração plasmática basal média (± EPM) de FSH aumentou significativamente durante a progressão do anestro, com valores de 6,3 ± 1,2 U/ℓ no início do anestro, 7,1 ± 0,6 U/ℓ no meio do anestro e 9,3 ± 0,8 U/ℓ no final do anestro (ver também a Figura 7.16)[52]. De 5 a 20 min após a estimulação com GnRH, ocorreram, nas concentrações de LH, picos de ~ 42 µg/ℓ (início do anestro) e de ~ 50 µg/ℓ (anestro avançado) (Figura 12.2). A estimulação com GnRH induziu um aumento moderado no estradiol plasmático, que não retornou aos valores

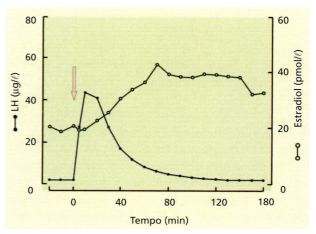

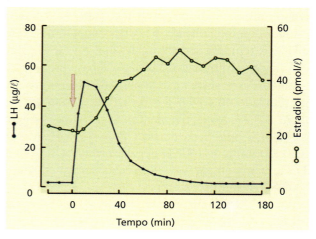

Figura 12.2 – Respostas de LH médio (*azul*) e estradiol (*verde*) ao GnRH (0,1 mℓ de Fertagyl® por kg de peso corporal) em seis cadelas saudáveis durante o início do anestro (painel superior) e no anestro avançado (painel inferior). (Adaptado de Van Haaften *et al.*, 1994.)[51]

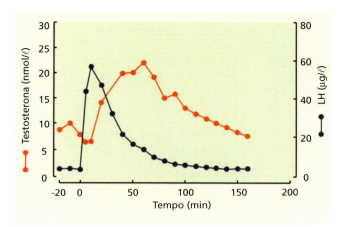

Figura 12.3 – Respostas de LH médio (*azul*) e testosterona (*vermelho*) ao GnRH (0,1 mℓ de Fertagyl® por kg de peso corporal) em seis cães machos saudáveis. (Adaptado de Knol et al., 1993.)[55]

anteriores ao tratamento durante 160 min após a estimulação (Figura 12.2). As respostas de LH e estradiol foram maiores no anestro avançado do que no início do anestro[51]. Estes achados indicam que o estágio do anestro deve ser levado em conta na interpretação dos resultados do teste de estimulação de GnRH.

Em quatro cadelas saudáveis e em fase de anestro, a concentração basal média de FSH era 5,6 µg/ℓ (com limites de variação de 2,8 – 13,9 µg/ℓ) e a administração de GnRH resultou em valores de pico que variaram de 18 a 27 µg/ℓ aos 10 min. Entretanto, a administração de GnRH não induziu um aumento significativo na concentração plasmática de FSH em quatro cadelas ovariectomizadas. Suas concentrações basais médias de FSH (variando de 40 a 108 µg/ℓ) não se sobrepuseram com os valores de pico de FSH induzidos por GnRH nas cadelas em anestro, o que sugere que a mensuração de FSH em uma única amostra de plasma pode ser suficiente para verificar o estado neutro em cadelas[53].

A concentração plasmática basal de estradiol em cadelas ovariectomizadas superpõe-se àquela das cadelas em anestro, mas a administração de GnRH só causará aumento significativo na concentração plasmática de estradiol se houver tecido ovariano[54].

Em seis cães machos saudáveis, as concentrações basais médias (± EPM) de LH e testosterona eram, respectivamente, 4,6 ± 0,5 µg/ℓ e 9,7 ± 1,7 nmol/ℓ. Após a estimulação, a média (± EPM) de LH plasmático era 57 ± 13 µg/ℓ, aos 20 min, e a média (± EPM) de testosterona plasmática era 16 ± 4 nmol/ℓ aos 40 min (Figura 12.3)[55]. A amostragem para testosterona pode também ser feita aos 60 e/ou 90 min (Figura 12.3), uma vez que a concentração cai vagarosamente[56,57]. Em cadelas e machos castrados, a concentração plasmática de testosterona é baixa e não se altera após a administração de GnRH.

Comentário

Se há suspeita de tecido ovariano remanescente após a ovariectomia em uma gata, o GnRH (0,1 mℓ/kg de peso corporal de Fertagyl® ou de Receptal®) é injetado durante o comportamento de estro e a progesterona plasmática é medida sete a dez dias mais tarde. Um valor > 3 nmol/ℓ indica a presença de tecido ovariano.

Informação do cliente para UCCR + o-HDDST

Seu cão apresenta sintomas e sinais que podem ser causados por produção excessiva do hormônio cortisol do córtex das suprarrenais. Para medir a produção de cortisol, precisamos de três amostras de urina matinal.

Por favor, colete uma amostra durante a primeira micção matinal do cão em três dias sucessivos. Leve o cão para urinar bem tarde nas noites antes de cada amostra, de modo que a amostra da manhã seja de urina produzida durante a noite. Faça a coleta aproximadamente na mesma hora em cada manhã.

Coloque a amostra de urina nos frascos numerados 1, 2 ou 3, respectivamente. Encha o frasco apenas até a metade (abaixo da marca) e, então, coloque-o no *freezer* ou no compartimento de *freezer* da geladeira, até que todas as três amostras possam ser enviadas ou trazidas ao laboratório. Os frascos podem ser enchidos até abaixo da marca, mas, por favor, não os encha acima da marca, pois isto pode fazer com que a tampa seja expelida quando a urina congelar. As amostras não devem permanecer sem refrigeração por mais de um dia e, por isso, não devem ser enviadas pelo correio logo antes de um fim de semana.

Utilizando as primeiras duas amostras para medir a produção de cortisol, podemos, então, examinar, na terceira amostra, o controle do córtex da suprarrenal após a administração da dexametasona. Assim, após coletar a segunda amostra de urina, você administra as cápsulas de dexametasona incluídas adotando o seguinte plano:

344   Protocolos para testes de função

Às 8 h _____ cápsula(s)

Às 16 h _____ cápsula(s)

Às 24 h _____ cápsula(s)

Deste modo, a terceira amostra de urina será coletada cerca de 8 h após a(s) última(s) cápsula(s). As cápsulas podem ser administradas com ou sem comida (p. ex., em um pequeno pedaço de carne). É provável que o cão vá beber e urinar mais do que o normal por cerca de um dia após as cápsulas.

Para gatos, a urina é coletada pela substituição, à noite, da caixa de areia sanitária por uma contendo cascalho de aquário lavado em água corrente e seco. O cascalho não absorve o cortisol da urina, como o faz a areia sanitária. Na manhã seguinte, a urina é coletada com uma seringa ou pipeta e colocada no frasco através de gaze. Em vez de cascalho de aquário, existe uma areia sanitária especificamente destinada para a coleta de urina de gatos[58].

Referências

1. BEIJERINK NJ, BHATTI SFM, OKKENS AC, DIELEMAN SJ, MOX JA, DUCHATEAU L, VAN HAM LML, KOOISTRA HS. Adenohypophyseal function in bitches treated with medroxyprogesterone acetate. Domest Anim Endocrinol 2007;32:63-78.
2. MEIJ BP, MOL JA, HAZEWINKEL HAW, BEVERS MM, RIJNBERK A. Assessment of a combined anterior pituitary function test in beagle dogs: Rapid sequential intravenous administration of four hypothalamic releasing hormones. Domest Anim Endocrinol 1996; 13:161-170.
3. VAN WIJK PA, RIJNBERK A, CROUGHS RJM, WOLFSWINKEL J, SELMAN PJ, MOL JA. Responsiveness to corticotropin-releasing hormone and vasopressin in canine Cushing's syndrome. Eur J Endocrinol 1994;130:410-416.
4. GALAC S, KOOISTRA HS, VOORHOUT G, VAN DEN INGH TSGAM, MOL JA, VAN DEN BERG G, MEIJ BP. Hyperadrenocorticism in a dog due to ectopic secretion of adrenocorticotropic hormone. Domest Animal Endocrinol 2005;28:338-348.
5. ZEUGSWETTER F, HOYER MT, PAGITZ M, BENESCH T, HITTMAIR KM, THALHAMMER JG. The desmopressin stimulation test in dogs with Cushing's syndrome. Domest Anim Endocrinol 2008;34:254-260.
6. LEE WM, MEIJ BP, BHATTI SFM, MOL JA, RIJNBERK A, KOOISTRA HS. Pulsatile secretion pattern of growth hormone in dogs with pituitary-dependent hyperadrenocorticism. Domest Anim Endocrinol 2003;24:59-68.
7. SELMAN PJ, MOL JA, RUTTEMAN GR, RIJNBERK A. Progestin treatment in the dog. I. Effects on growth hormone, insulin-like growth factor I and glucose homeostasis. Eur J Endocrinol 1994;131:413-421.
8. BEIJERINK NJ, BHATTI SFM, OKKENS AC, DIELEMAN SJ, DUCHATEAU L, KOOISTRA HS. Pulsatile plasma profiles of FSH and LH before and during medroxyprogesterone acetate treatment in the bitch. Theriogenology 2008;70:179-185.
9. MEIJ BP, MOL JA, BEVERS MM, RIJNBERK A. Alterations in anterior pituitary function of dogs with pituitary-dependent hyperadrenocorticism. J Endocrinol 1997;154:505-512.
10. PETERSON ME, ALTSZULER N. Suppression of growth hormone secretion in spontaneous hyperadrenocorticism and its reversal after treatment. Am J Vet Res 1981;42:1881-1883.
11. BHATTI SFM, DE VLIEGER SP, MOL JA, VAN HAM LML, KOOISTRA HS. Ghrelin-stimulation test in the diagnosis of canine pituitary dwarfism. Res Vet Sci 2006;81:24-30.
12. MEIJ BP, MOL JA, RIJNBERK A. Thyroid-stimulating hormone responses after single administration of thyrotropin-releasing hormone and combined administration of four hypothalamic releasing hormones in beagle dogs. Domest Anim Endocrinol 1996;13:465-468.
13. VAN VONDEREN IK, KOOISTRA HS, DE BRUIJNE JJ. Evaluatie van een teststrook voor de bepaling van het soortelijk gewicht van urine van de hond (Evaluation of a test strip for measurement of specific gravity in canine urine). Tijdschr Diergeneesk 1995;120:400-402.
14. HENDRIKS HJ, DE BRUIJNE JJ, VAN DEN BROM WE. The clinical refractometer: a useful tool for the determination of specific gravity and osmolalilty in canine urine. Tijdschr Diergeneesk 1978;103:1065-1068.
15. DOSSIN O, GERMAIN C, BRAUN JP. Comparison of the techniques of evaluation of urine dilution/concentration in the dog. J Vet Med A 2003;50:322-325.
16. MULNIX JA, RIJNBERK A, HENDRIKS HJ. Evaluation of a modified water-deprivation test for diagnosis of polyuric disorders in dogs. J Am Vet Med Ass 1976;169:1327-1330.
17. BIEWENGA WJ, VAN DEN BROM WE, MOL JA. Vasopressin in polyuric syndromes in the dog. Front Horm Res 1987;17:139-148.
18. BORETTI FS, SIEBER-RUCKSTUHL NS, FAVROT C, LUTZ H, HOFMANN-LEHMANN R, REUSCH CR. Evaluation of recombinant human thyroid-stimulating hormone to test thyroid function in dogs suspected of having hypothyroidism. Am J Vet Res 2006;67:2012-2016.
19. DIAZ ESPIÑEIRA MM, MOL JA, PEETERS ME, POLLAK YWEA, IVERSEN L, VAN DIJK JE, RIJNBERK A, KOOISTRA HS. Assessment of thyroid function in dogs with low plasma thyroxine concentration. J Vet Intern Med 2007;21:25-32.
20. BORETTI FS, SIEBER-RUCKSTUHL NS, WILLI B, LUTZ H, HOFMANN-LEHMANN R, REUSCH CE. Comparison of the biological activity of recombinant human thyroid-stimulating hormone with bovine thyroid-stimulating hormone and evaluation of recombinant human thyroid-stimulating hormone in healthy dogs of different breeds. Am J Vet Res 2006;67:1169-1172.
21. SAUVÉ F, PARADIS M. Use of recombinant human thyroid-stimulating hormone for thyrotropin stimulation test in euthyroid dogs. Can Vet J 2000;41:215-219.
22. DE ROOVER K, DUCHATEAU L, CARMICHAEL N, VAN GEFFEN C, DAMINET S. Effect of storage of reconstituted recombinant human thyroid-stimulating hormone (rhTSH) on thyroid-stimulating hormone (TSH) response testing in euthyroid dogs. J Vet Intern Med 2006;20:812-817.
23. MEIJ BP, MOL JA, BEVERS MM, RIJNBERK A. Residual pituitary function after transsphenoidal hypophysectomy in dogs with pituitary-dependent hyperadrenocorticism. J Endocrinol 1997;144: 531-539.
24. SCOTT-MONCRIEFF JC, NELSON RW. Change in serum thyroid-stimulating hormone concentration in response to administration of thyrotropin-releasing hormone to healthy dogs, hypothyroid dogs, and euthyroid dogs with concurrent disease. J Am Vet Med Ass 1998;213:1435-1438.
25. DIAZ ESPIÑEIRA MM, GALAC S, MOL JA, RIJNBERK A, KOOISTRA HS. Thyrotropin-releasing hormone-induced growth hormone secretion in dogs with primary hypothyroidism. Domest Anim Endocrinol 2008;34:176-181.

26. SPARKES AH, GRUFFYD-JONES TJ, WOTTON PR, GLEA-DHILL A, EVANS H, WALKER MJ. Assessment of dose and time responses to TRH and thyrotropin in healthy dogs. J Small Anim Pract 1995;36:245-251.

27. FRANK LA. Comparison of thyrotropin-releasing hormone (TRH) to thyrotropin (TSH) stimulation for evaluating thyroid function in dogs. J Am Anim Hosp Ass 1996;32:481-487.

28. BEHREND EN, KEMPPAINEN RJ, BRUYETTE DS, BUSCH K. Intramuscular administration of a low dose of ACTH for ACTH--stimulation testing in dogs. J Am Vet Med Ass 2006;229:528-530.

29. LATHAN P, MOORE GE, ZAMBON S, SCOTT-MONCRIEFF JC. Use of a low-dose ACTH-stimulation test for diagnosis of hypoadrenocorticism in dogs. J Vet Intern Med 2008;22:1070-1073.

30. JAVADI S, GALAC S, BOER P, ROBBEN JH, TESKE E, KOOIS-TRA HS. Aldosterone-to-renin and cortisol-to-adrenocorticotropic hormone ratios in healthy dogs and dogs with primary hypoadrenocorticism. J Vet Intern Med 2006;20:556-561.

31. RIJNBERK A, VAN WEES A, MOL JA. Assessment of two tests for the diagnosis of canine hyperadrenocorticism. Vet Rec 1988;122:178-180.

32. MEIJER JC, DE BRUIJNE JJ, RIJNBERK A. CROUGHS RJM. Biochemical characterization of pituitary-dependent hyperadrenocorticism in the dog. J Endocrinol 1978;77:111-118.

33. MEIJ BP, VOORHOUT G, VAN DEN INGH TSGAM, RIJNBERK A. Transsphenoidal hypophysectomy for treatment of pituitary--dependent hyperadrenocorticism in 7 cats. Vet Surg 2001;30:72-86.

34. CHASTAIN CB, FRANKLIN RT, GANJAM VK, MADSEN RW. Evaluation of the hypothalamic pituitary-adrenal axis in clinically stressed dogs. J Am Anim Hosp Assoc 1986;22:435-442.

35. MAY ER, FRANK LA, HNILICA KA, LANE IF. Effects of a mock ultrasonographic procedure on cortisol concentrations during low--dose dexamethasone suppression testing in clinically normal adult dogs. Am J Vet Res 2004;65:267-270.

36. MÜLLER PB, WOFSHEIMER KJ, TABOADA J, HOSGOOD G, PARTINGTON BP, GASCHEN FP. Effects of long-term phenobarbital treatment on the thyroid and adrenal axis and adrenal function tests in dogs. J Vet Intern Med 2000;14:157-164.

37. FOSTER SF, CHURCH DB, WATSON ADJ. Effect of phenobarbitone on the low-dose dexamethasone suppression test and the urinary corticoid:creatinine ratio in dogs. Aust Vet J 2000;78:19-23.

38. KOOISTRA HS, VOORHOUT G, MOL JA, RIJNBERK A. Correlation between impairment of glucocorticoid feedback and the size of the pituitary gland in dogs with pituitary-dependent hyperadrenocorticism. J Endocrinol 1997;152:387-394.

39. VAN VONDEREN IK, KOOISTRA HS, RIJNBERK A. Intra- and interindividual variation in urine osmolality and urine specific gravity in healthy pet dogs of various ages. J Vet Intern Med 1997;11:30-35.

40. DE LANGE MS, GALAC S, TRIP MRJ, KOOISTRA HS. High urinary corticoid/creatinine ratios in cats with hyperthyroidism. J Vet Intern Med 2004;18:152-155.

41. VAN VONDEREN IK, KOOISTRA HS, RIJNBERK A. Influence of veterinary care on the urinary corticoid:creatinine ratio in dogs. J Vet Intern Med 1998;12:431-435.

42. ZIMMER C, REUSCH CE. Untersuchungen zum Kortisol-Kreatinin-Verhältnis in Urin (UCC) bei gesunden Katzen (Urinary cortisol/creatinine ratio in healthy cats). Schweiz Arch Tierheilk 2003;145:323-328.

43. CAUVIN AL, WITT AL, GROVES E, NEIGER R, MARTINEZ T, CHURCH DB. The urinary corticoid:creatinine ratio (UCCR) in healthy cats undergoing hospitalization. J Feline Med Surg 2003;5:329-333.

44. GIEGER TL, FELDMAN EC, WALLACK ST, DANK G. Lymphoma as a model for chronic illness: Effects on adrenocortical function. J Vet Intern Med 2003;17:154-157

45. PETERSON ME. Diagnosis of hyperadrenocorticism in dogs. Clin Tech Small Anim Pract 2007;22:2-11.

46. DEN HERTOG E, BRAAKMAN JCA, TESKE E, KOOISTRA HS, RIJNBERK A. Results of non-selective adrenocorticolysis by o,p'--DDD in 129 dogs with pituitary-dependent hyperadrenocorticism. Vet Rec 1999;144:12-17.

47. HANSON JM, TESKE E, VOORHOUT G, GALAC S, KOOISTRA HS, MEIJ BP. Prognostic factors for outcome after transsphenoidal hypophysectomy in dogs with pituitary-dependent hyperadrenocorticism. J Neurosurg 2007;107:830-840.

48. VAESSEN MMAR, KOOISTRA HS, MOL JA, RIJNBERK A. Urinary corticoid:creatinine ratios in healthy pet dogs after oral low--dose dexamethasone suppression tests. Vet Rec 2004;155:518-521.

49. CERUNDOLO R, LLOYD DH, VAESSEN MMAR, MOL JA, KOOISTRA HS, RIJNBERK A. Alopecia in pomeranians and miniature poodles in association with high urinary corticoid:creatinine ratios and resistance to glucocorticoid feedback. Vet Rec 2007;160:393-397.

50. BUIJTELS JJCWM, DE GIER J, VAN HAEFTEN T, KOOISTRA HS, SPEE B, VELDHUIS KROEZE EJB, ZIJLSTRA C, OKKENS AC. Minimal external masculinization in a SrY-negative XX male Podenco dog. Reprod Domest Animals 2009: Epub ahead of print.

51. VAN HAAFTEN B, BEVERS MM, VAN DEN BROM WE, OKKENS AC, VAN SLUIJS FJ, WILLEMSE AH, DIELEMAN SJ. Increasing sensitivity of the pituitary to GnRH from early to late anoestrus in the beagle bitch. J Reprod Fertil 1994;101:221-225.

52. KOOISTRA HS, OKKENS AC, BEVERS MM, POPPSNIJDERS C, VAN HAAFTEN B, DIELEMAN SJ, SCHOEMAKER J. Concurrent pulsatile secretion of luteinizing hormone and follicle-stimulating hormone during different phases of the estrus cycle and anestrus in beagle bitches. Biol Reprod 1999;60:65-71.

53. BEIJERINK NJ, BUIJTELS JJCWM, OKKENS AC, KOOISTRA HS, DIELEMAN SJ. Basal and GnRH-induced secretion of FSH and LH in anestrous versus ovariectomized bitches. Theriogenology 2007;67:1039-1045.

54. BUIJTELS JJCWM, BEIJERINK JN, KOOISTRA HS, DIELEMAN SJ, OKKENS AC. Effects of gonadotrophin-releasing hormone administration on the pituitary-ovarian axis in anoestrous vs ovariectomized bitches. Reprod Domest Anim 2006;41:555-561.

55. KNOL BW, DIELEMAN SJ, BEVERS MM, VAN DEN BROM WE. GnRH in the male dog: dose-response relationships with LH and testosterone. J Reprod Fertil 1993;98:159-161.

56. ENGLAND GCW, ALLEN E, PORTER DJ. Evaluation of the testosterone response to hCG and the identification of a presumed anorchid dog. J Small Anim Pract 1989;30:441-443.

57. TREMBLAY Y, BELANGER A. Changes in plasma steroid levels after single administration of hCG or LHRH agonist analogue in dog and rat. J Steroid Biochem 1985;22:315-320.

58. DELPORT PC, FOURIE LJ. Katkor cat litter, a non-invasive method for collecting cat urine for phosphate determination. J S Afr Vet Assoc 2005;76:233-234.

Capítulo 13

Protocolos de tratamento

Os capítulos precedentes cobriram os procedimentos para diagnóstico e modos de tratamento de alterações endócrinas em cães e gatos. O presente capítulo acrescenta os protocolos de tratamento que requerem mais elaboração.

Ele conclui-se com as instruções para proprietários de cães que estão sendo tratados para hipercortisolismo com o,p'-DDD. Estas instruções provaram ser muito úteis para os proprietários executarem este protocolo algo complicado.

13.1 Hipófise

13.1.1 Hipofisectomia
Björn P. Meij

A hipofisectomia total que é executada em cães e gatos para o tratamento de tumores da hipófise leva à imediata cessação da liberação de hormônios adeno-hipofisários e neuro-hipofisários. Os resultantes hipocortisolismo e deficiência de vasopressina serão letais se não forem corretamente antecipados e tratados. Especialmente nos animais que estavam em estado de hipercortisolismo por um longo tempo, a cessação súbita do excesso de cortisol levará ao colapso em poucas horas após a cirurgia e à morte em 24 a 36 h. De maneira semelhante, a cessação súbita da secreção de vasopressina levará à grave hipertonicidade do plasma, causando dano cerebral. Consequentemente, o tratamento pós-operatório imediato concentra-se na terapia com fluidos, administração parenteral de doses suprafisiológicas de cortisol e administração de análogo da vasopressina. Os pacientes que sofrem de hipofisectomia beneficiam-se muito com a anestesia estrita e protocolos de tratamento pós-operatório imediato que evitam erros que poderiam ter consequências dramáticas. O preciso monitoramento destes pacientes em uma unidade de tratamento intensivo nas primeiras 24 a 48 h após a cirurgia é essencial para um resultado bem-sucedido. Quando a ingestão de comida for retomada, a substituição do cortisol é fornecida oralmente e é gradualmente reduzida para uma dose fisiológica, e a substituição oral de tiroxina também é iniciada.

Tratamento durante hipofisectomia e período pós-operatório imediato

- Desde o início do procedimento cirúrgico:

  - É iniciada, em taxa de manutenção (10 mℓ/kg/h), a infusão intravenosa de solução a 0,45% de cloreto de sódio (NaCl) e solução a 2,5% de glicose com 20 mmol/ℓ de cloreto de potássio (KCl).
- Imediatamente após a remoção da glândula hipófise:

  - Hidrocortisona, 1 mg/kg, a cada 6h.
  - Desmopressina, 1 gota (~ 5 µg) no saco conjuntival, a cada 8 h.
- Analgesia com 0,3 µg de buprenorfina por kg de peso corporal, a cada 8 h, como necessário.
- A terapia antibiótica consiste na administração intravenosa de 20 mg de amoxicilina/ácido clavulânico por kg de peso corporal, a cada 8 h.

As concentrações plasmáticas de sódio, potássio, cloreto e glicose e a osmolalidade do plasma são mensuradas antes e imediatamente após a cirurgia e, então, às 8, 24 e 48 h do período pós-operatório. Os resultados, junto com o contínuo monitoramento do equilíbrio de fluidos, são utilizados para ajustar a administração de fluidos e a suplementação de eletrólitos.

Caso sejam coletadas amostras de sangue durante as 4 h após a hipofisectomia, para monitorar o declínio pós-cirúrgico imediato da concentração plasmática de ACTH (o qual é prognosticador para remissão a longo prazo)[1], a administração intravenosa de hidrocortisona só é iniciada após a última amostra de sangue ter sido coletada.

Terapia de manutenção

Assim que o animal acordar, é permitido que ele beba e, quando ele começar a comer e beber, é administrado oralmente 1 mg/kg de acetato de cortisona, a cada 12 h. Após o cão ter alta, a dose de cortisona é gradualmente diminuída, por um período de 4 semanas, para 0,25 a 0,5 mg/kg, a cada 12 h. A l-tiroxina é administrada oralmente em doses de 15 µg/kg, 2 vezes/dia. A desmopressina é administrada no saco conjuntival, 1 gota (~ 5 µg), 3 vezes/dia, por 2 a 3 semanas. A ingestão de água pelo cão é registrada pelo proprietário por pelo menos 4 semanas após a cirurgia e, se ocorrer grave poliúria e polidipsia após a suspensão da desmopressina, ela é recomeçada. O proprietário é instruído a tentar reduzir a frequência da administração após algumas semanas. Se for muito difícil a administração da desmopressina no saco conjuntival, ela pode ser administrada oralmente sob a forma de comprimidos com 0,1 mg, um comprimido, 3 vezes/dia. Os antibióticos (amoxicilina/ácido clavulânico) e analgésico (Tramadol) continuam por via oral (VO), por 2 semanas após a cirurgia.

Comentários

Em cães saudáveis, este protocolo previne a hipernatremia pós-operatória[2], mas uma leve e ocasionalmente grave hipernatremia imediatamente após a cirurgia pode desenvolver-se após a hipofisectomia em cães com hipercortisolismo dependente da hipófise. Isto é muito provavelmente devido à resistência à vasopressina causada pelo hipercortisolismo[3,4].

No momento da alta do hospital, o proprietário é cuidadosamente informado e com instruções escritas sobre a medicação inicial e aquela para toda a vida. O proprietário é instruído a dobrar a dose de cortisona durante cada período de estresse moderado a grave, como os causados por doença grave ou grande excitação e ansiedade, e a continuar isto pela duração do estresse. Caso o proprietário for viajar com o cão, devem também ser fornecidas hidrocortisona injetável, seringas e agulhas, caso a cortisona não possa ser administrada oralmente por qualquer motivo.

O monitoramento para uma possível recorrência do hipercortisolismo é realizado pela mensuração da relação corticoide:creatinina urinária (UCCR, *urinary corticoid:creatinine ratio*) em amostras matinais de urina coletadas em casa (Capítulo 12.4), nas

2 e 8 semanas após a hipofisectomia e, depois, a cada 6 meses. A dose noturna de cortisona é suspensa antes de cada coleta de amostra e a dose da manhã é atrasada para até depois que a amostra seja coletada.

Os exames de seguimento são realizados na oitava semana após a hipofisectomia e, então, uma vez ao ano pelo resto da vida do cão. Cada seguimento consiste em exame físico, bioquímica de rotina e mensuração da tiroxina plasmática[4].

13.2 Córtex da suprarrenal

13.2.1 Hipoadrenocorticismo primário

Joris H. Robben
Hans S. Kooistra

Tratamento de emergência

Os sintomas e sinais em um cão com hipoadrenocorticismo primário admitido como emergência são principalmente aqueles do choque hipovolêmico resultante da deficiência de mineralocorticoides. O primeiro procedimento e frequentemente o que salva a vida do cão é a correção da desidratação – frequentemente chegando a 10 a 15% do peso corporal –, bem como das alterações eletrolíticas. Após a reanimação inicial pela administração intravenosa ou intraóssea de fluido (ver a seguir) em dose de 100 mℓ/kg, a infusão continua para fornecer o equivalente a 10 a 15% do peso corporal durante as primeiras 4 a 8 h e 100 mℓ/kg/24 h daí em diante. Isto é acompanhado pelo monitoramento das variáveis cardiovasculares físicas, da produção de urina e da pressão venosa central. A fluidoterapia diminui a hipercalemia por (1) diluição, (2) movimentação de potássio para dentro das células com restauração da acidose metabólica e (3) aumento da excreção renal de potássio. O potássio no plasma deve ser monitorado atentamente, porque, durante esta fase, pode desenvolver-se hipopotassemia.

Tradicionalmente, tem sido usado NaCl a 0,9% para a terapia inicial de fluidos, porque ele fornece a água e o sódio necessários, mas não o potássio, que exacerbaria a hipercalemia (ver também o Capítulo 4.1.6). Entretanto, aumentar muito rapidamente a concentração plasmática de sódio em pacientes com hiponatremia grave pode causar alterações neurológicas e, por isso, fluido com uma concentração mais baixa de sódio pode ser preferível. Mais ainda, a restauração do volume circulante e o consequente aumento na filtração glomerular resultam em eliminação adequada de potássio pela urina, mesmo que o fluido infundido contenha algum potássio.

O hipercortisolismo é corrigido pela adição de acetato de hidrocortisona (5 mg/kg), succinato de prednisolona (1 mg/kg) ou fosfato de dexametasona (0,2 mg/kg) à dose inicial intravenosa ou intraóssea de fluido. Daí em diante, hidrocortisona (1 mg/kg) ou prednisolona (0,5 mg/kg) é administrada por via subcutânea a cada 6 h.

O hipoaldosteronismo é corrigido pela administração subcutânea de pivalato de desoxicorticosterona (Percorten® V), em dose de 2 mg/kg, a cada 3 semanas, ou, então, acetato de desoxicorticosterona em óleo, em dose de 0,1 mg/kg, 1 vez/dia. Se nenhum destes mineralocorticoides estiver disponível, mas houver a hidrocortisona para substituição de glicocorticoide, a dose de hidrocortisona pode ser dobrada para fazer uso de sua ligeira atividade intrínseca de mineralocorticoide (sem prednisolona e dexametasona). Entretanto, isto deve ser mudado logo que possível para o mineralocorticoide fludrocortisona, oralmente administrado e suplementado por sal (ver a seguir).

Terapia de manutenção

Os seguintes medicamentos orais de manutenção são divididos em pelo menos duas porções por dia:

- Glicocorticoide: acetato de cortisona, em dose diária de 0,5 a 1 mg/kg, ou prednisolona, em dose diária de 0,1 a 0,15 mg/kg.
- Mineralocorticoide: o acetato de fludrocortisona em dose diária de 0,0125 a 0,025 mg/kg geralmente é suficiente para manter concentrações normais de eletrólitos. Alternativamente, o pivalato de desoxicorticosterona pode ser administrado por via subcutânea, em dose de 2 mg/kg, a cada 3 semanas. A dose de mineralocorticoide pode ter que ser ligeiramente aumentada ao longo dos anos.
- Cloreto de sódio: o sal de cozinha é adicionado à comida do cão em dose de 0,1 g/kg de peso corporal por dia. Isto pode provocar o vômito da comida e, então, o sal pode ser administrado na água de beber ou sob a forma de comprimidos.

13.2.2 Tratamento do hipercortisolismo com trilostano

Hans S. Kooistra

O tratamento com trilostano é iniciado com 2 mg/kg/dia, em uma ou duas porções administradas com a comida. A dose é subsequentemente ajustada de acordo com a resposta clínica e os resultados dos testes de estimulação de ACTH. Além disso, a eficácia do tratamento é monitorada por sinais clínicos e mensurações de sódio, potássio, ureia, creatinina, enzimas do fígado e ACTH[5].

A diminuição máxima da concentração plasmática de cortisol ocorre entre 2 e 6 h após a administração oral de trilostano[6]. Portanto, o tratamento é avaliado por testes de estimulação de ACTH executados 2 a 3 h após uma dose, sendo o primeiro teste aproximadamente 2 semanas após o início do tratamento. Os ajustes da dose são estipulados como se segue:

- Se as manifestações clínicas de hipercortisolismo como poliúria e polidipsia cessaram e a concentração plasmática pós-ACTH de cortisol é de 40 a 150 nmol/ℓ, a dose de trilostano não é alterada.
- Se as manifestações clínicas de hipercortisolismo não diminuírem ou cessarem, mas a concentração plasmática pós-ACTH de cortisol for de 40 a 150 nmol/ℓ, a dose de trilostano é ligeiramente aumentada ou administrada em duas porções ao dia, em vez de uma.
- Se as manifestações clínicas de hipercortisolismo não cessaram e a concentração plasmática pós-ACTH de cortisol for > 150 nmol/ℓ, a dose diária de trilostano é aumentada em ~ 1 mg/kg.
- Se as manifestações clínicas de hipercortisolismo cessarem, mas a concentração plasmática pós-ACTH de cortisol for de 150 a 250 nmol/ℓ, a dose de trilostano não é alterada, mas o cão é cuidadosamente monitorado para sinais de possível recorrência do hipercortisolismo.
- Se as manifestações clínicas de hipercortisolismo cessarem e a condição do cão for considerada satisfatória, mas a concentração plasmática pós-ACTH de cortisol for < 40 nmol/ℓ, a dose de trilostano: (a) não é alterada se o cortisol plasmático foi aumentado por ACTH ou (b) é diminuída em ~ 1 mg/kg se não houve resposta ao ACTH. O cão é cuidadosamente monitorado para sinais de hipercortisolismo e reexaminado com intervalos de 1 mês.
- Se houver sinais sugestivos de insuficiência adrenocortical, como letargia e anorexia, o tratamento com trilostano é interrompido imediatamente e é realizado um teste de estimulação de ACTH. Se necessário, inicia-se a administração

de fluido intravenoso e corticosteroides (ver Capítulo 13.2.1).

Os exames de seguimento são repetidos com intervalos de 2 a 3 semanas e a dose é ajustada conforme necessário até que a resposta seja satisfatória. O cão é, então, reexaminado 1 mês mais tarde e, daí por diante, a intervalos de 3 a 6 meses.

13.3 Pâncreas endócrino

13.3.1 Tratamento de diabetes melito em cães e gatos

Claudia E. Reusch

Apresentação inicial

- Diagnóstico de diabetes melito (hiperglicemia, glicosúria, frutosamina elevada).
- Avaliação laboratorial (hematologia de rotina, bioquímica do sangue, urinálise, cultura de urina).
- Radiografias, ultrassonografia abdominal, TLI, cPLI, se indicado.
- Cessação de drogas diabetogênicas.
- Começar a insulina de ação intermediária (insulina lente; Caninsulin®, Vetsulin®, ambas Intervet/Schering Plough):
  - Cães: 0,25 a 0,5 UI/kg, 2 vezes/dia.
  - Gatos: 1 a 2 UI/gato, 2 vezes/dia.
- O tratamento pode ser iniciado no hospital, por 1 ou 2 dias. A glicose no sangue é mensurada 3 a 4 vezes/dia e a dose de insulina é diminuída se a glicose no sangue for < 5 mmol/ℓ. O tratamento pode também ser iniciado sem hospitalização.
- Iniciar o tratamento de problemas concomitantes (p. ex., infecção do trato urinário, estomatite/gengivite).
- Castração nas cadelas intactas. Considerar a administração de um bloqueador de receptor de progesterona, como a aglepristona, se a cadela não puder sofrer cirurgia ou se tiver recentemente recebido progestinas.
- Prescrever o manejo da dieta:
  - Cães: dieta rica em fibras.
  - Gatos: dieta rica em proteína e pobre em carboidratos, a não ser que uma dieta para outra doença tenha prioridade.
  - Se obeso, o objetivo será perder 1% do peso por semana.
  - Fornecer a comida logo antes da administração da insulina.

- Instruir o proprietário (com duração de, pelo menos, 1 h).
- Fornecer as instruções por escrito ao proprietário.

Reavaliação uma semana após o diagnóstico

- O proprietário alimenta e administra a insulina em casa e, então, traz o paciente até a clínica logo que possível.
- História, exame físico, peso do corpo.
- Medir a concentração de glicose no sangue a cada 1 a 2 h pelo resto do dia.
- Medir a frutosamina no sangue.
- Se necessário, ajustar a dose de insulina: nos cães, aumentar de 10 a 25%, e nos gatos, de 0,5 a 1 UI/injeção.
- Após reação de Somogyi ou hipoglicemia explícita, reduzir a dose em pelo menos 50%.

Reavaliação três semanas após o diagnóstico

- Repetir história, exame físico, peso do corpo, curva de glicose no sangue (BGC, *blood glucose curve*), frutosamina e ajuste da dose, como foi feito após 1 semana.
- Familiarizar o proprietário com o monitoramento em casa (HM, *home monitoring*) e instruí-lo sobre todos os aspectos técnicos relevantes (duração de pelo menos 0,5 h).
- O proprietário mede a glicose no sangue em jejum, 2 vezes/semana, e executa uma BGC, uma vez por mês.

Reavaliação em seis a oito semanas após o diagnóstico

- Repetir história, exame físico, peso do corpo, BGC, frutosamina e ajuste da dose, como foi feito após 1 semana. A BGC pode não ser necessária se o animal parece estar indo bem, se a glicose sanguínea medida próximo ao momento da administração de insulina é de 5 a 10 mmol/ℓ e a frutosamina é de 350 a 450 µmol/ℓ.
- Se o(a) proprietário(a) estivar fazendo HM, cheque sua técnica.
- Se houver algum sintoma e/ou sinal sugestivo, realizar testes para doenças subjacentes (hipercortisolismo, hipersomatotrofismo).

Reavaliação em dez a doze semanas após o diagnóstico

- Repetir todos os procedimentos realizados nas 6 a 8 semanas após o diagnóstico.

Consultas de reavaliação a cada quatro meses

- Repetir todos os procedimentos realizados nas 6 a 8 semanas após o diagnóstico.
- Cultura de urina, pelo menos uma vez ao ano.

Objetivos da terapia

- Resolução de poliúria, polidipsia e polifagia e retorno ao peso corporal normal.
- Manutenção da glicose no sangue entre 15 mmol/ℓ no momento da administração de insulina e 5 mmol/ℓ no nadir.
- Manutenção da frutosamina em 350 a 450 µmol/ℓ, apesar de a frutosamina ser a variável menos importante para avaliação do controle metabólico.

13.3.2 Manejo da cetoacidose diabética

Joris H. Robben
Claudia E. Reusch

As manifestações clínicas da cetoacidose diabética dependem do estágio no momento da apresentação e geralmente incluem vômitos, poliúria, letargia e perda de peso. Os animais estão geralmente gravemente hipovolêmicos e podem ser apresentados em estado de torpor, estupor ou mesmo em coma. Os achados laboratoriais incluem hiperglicemia (algumas vezes grave), acidose metabólica, cetonemia e cetonúria. A perda de fluido por diurese osmótica, vômitos e hiperventilação é geralmente equivalente a 10 a12% do peso do corpo.

A cetoacidose diabética é uma das mais complexas emergências metabólicas e seu tratamento é exigente. Requer vigilância 24 h, com frequente reavaliação de parâmetros clínicos e laboratoriais e ajustes apropriados da terapia. O tratamento consiste em fluidoterapia, suplementação de eletrólitos, correção do equilíbrio acidobásico e correção da hiperglicemia.

Fluidoterapia

A hipovolemia e o choque devem ser tratados logo que possível com fluido intravenoso (30 a 90 mℓ/h). A desidratação é geralmente resolvida em 12 a 24 h. Isto requer (1) manutenção do fluido (~ 2 mℓ/kg/h), (2) correções do déficit de fluido (= quantidade da desidratação) e (3) substituição das perdas devido aos vômitos e à poliúria. A fluidoterapia é iniciada com uma solução cuja concentração de sódio é de 140 mmol/ℓ ou ligeiramente maior (154 mmol/ℓ; NaCl a 0,9%), dependendo da concentração plas-

mática de sódio e do estado de hidratação. O tipo de solução é ajustado de acordo com a concentração plasmática de sódio e o equilíbrio de fluido. O equilíbrio de fluido é monitorado cuidadosamente, com um cateter venoso central e um cateter urinário em posição.

Suplementação de potássio

O déficit de potássio pode ser grave mesmo que o potássio no plasma esteja normal ou até elevado. A ausência da insulina contribui para a perda de potássio intracelular, agravada por vômitos, diurese osmótica e hiperaldosteronismo secundário devido à hipovolemia. Consequentemente, o potássio deve ser suplementado em praticamente todos os pacientes com cetoacidose diabética. A dose inicial depende da concentração plasmática de potássio pré-tratamento (Tabela 13.1). O potássio no plasma é medido outra vez após 2 h de fluidoterapia, uma vez que ele é rapidamente diminuído por diluição e diurese osmótica. Além disso, com a correção da acidose metabólica, o potássio desloca-se do espaço extracelular para o intracelular. O cotransporte de potássio com glicose é amplificado pela terapia com insulina. Se a hipopotassemia for grave, o potássio no plasma deve ser corrigido para próximo do normal antes do início da terapia com insulina. A administração intravenosa de potássio não deve exceder 0,5 mmol/kg/h, para evitar arritmias cardíacas.

Suplementação de fosfato

A hipofosfatemia pode desenvolver-se em poucos dias após o início do tratamento, especialmente se não houver ingestão de comida após o tratamento inicial. O fosfato deve ser suplementado se, no plasma, ele estiver < 0,5 mmol/ℓ, em cães, ou < 0,8 mmol/ℓ, em gatos. Ele é suplementado por infusão intravenosa contínua à taxa de 0,03 a 0,06 mmol/kg/h, por 6h.

Tabela 13.1 – Suplementação de potássio na cetoacidose diabética tratada com NaCl a 0,9%*

Potássio no plasma mmol/ℓ	mmol de KCl adicionado por litro de NaCl a 0,9%	Taxa máxima (mℓ/kg/h)
3,6 – 5	20	24
3,1 – 3,5	30	16
2,6 – 3	40	11
2,1 – 2,5	60	8
< 2	80	6

* Se for utilizada qualquer outra solução cristaloide, seu conteúdo de potássio deve ser levado em conta.

352 Protocolos de tratamento

Às vezes são necessárias taxas mais altas de infusão, de até 0,12 mmol/kg/h. A duração da infusão é determinada pela mensuração do fosfato no plasma a cada 6 h. Se for utilizado fosfato de potássio na infusão, a suplementação simultânea de potássio deve ser reduzida.

Suplementação de bicarbonato

Na maioria dos casos, a correção da hipovolemia vai rapidamente restaurar também o equilíbrio acidobásico, de tal modo que a administração de bicarbonato para corrigir a acidose metabólica é frequentemente desnecessária e pode mesmo ser prejudicial. Por este motivo, a suplementação de bicarbonato deve ser considerada apenas se os gases no sangue puderem ser medidos durante o tratamento, o pH inicial for < 7,1 e houver falência renal concomitante. O déficit de bicarbonato, em mmol, pode ser calculado por:

$$NaHCO_3 = 0,3 \times peso\ do\ corpo\ (kg) \times (24 - [bicarbonato\ (mmol/\ell)]).$$

A dose inicial é de um quarto até metade do déficit de bicarbonato calculado, administrado por ~ 6 h. O equilíbrio acidobásico é determinado pelo menos a cada 3 h.

Terapia de insulina e glicose

A terapia de insulina deve ser adiada por 2 a 4 h em pacientes com cetoacidose diabética grave, choque hipovolêmico, desidratação, hipopotassemia (< 3,5 mmol/ℓ) e hiperglicemia. O paciente dever primeiro ser estabilizado pela administração intravenosa de fluidos e potássio, o que frequentemente diminui a glicose no sangue por diluição, diurese e melhora a captação de glicose pelos tecidos periféricos.

A insulina regular cristalina pode ser administrada de maneira intermitente ou como uma taxa de infusão contínua. Em ambos os casos, o objetivo é reduzir a hiperglicemia de maneira controlada, reduzir a diurese osmótica e melhorar o *status* acidobásico.

Técnica intermitente intramuscular

Iniciar a insulina regular se a glicose no sangue for > 15 mmol/ℓ:

- Administrar 2 UI de insulina regular, por via intramuscular (IM), em cães ou gatos < 10 kg, e 0,25 UI/kg IM, em cães > 10 kg. Idealmente, a concentração de glicose no sangue deve ser diminuída em 3 mmol/ℓ/h, para evitar grandes alterações na osmolalidade, que podem ter efeitos neurológicos prejudiciais.
- Medir a glicose no sangue após 1 h.
- Se a glicose no sangue estiver ainda > 15 mmol/ℓ, administrar 1 UI de insulina regular, IM, em cães ou gatos < 10 kg, e 0,1 UI/kg, IM, em cães > 10 kg.
- Repetir os passos dois e três até que a glicose esteja < 15 mmol/ℓ.
- Se a glicose no sangue estiver < 8 mmol/ℓ, administrar glicose para evitar hipoglicemia, uma vez que a maioria dos pacientes está anoréxica neste estágio. Acrescentar uma quantidade de 50% de glicose ao fluido de manutenção para resultar em uma solução a 5% de glicose. Não administrar insulina. Medir a glicose no sangue a cada hora e ajustar a taxa de infusão de glicose de acordo. Pode ser mais conveniente administrar 20% de glicose, a um quarto da taxa de manutenção, por uma bomba de seringa intravenosa dedicada e um cateter intravenoso central. A administração total de fluido deve ser calculada e as taxas de infusão de outras soluções devem ser reduzidas de acordo.
- Quando a glicose no sangue atingir 8 a 15 mmol/ℓ e o paciente estiver reidratado, ministrar 0,5 UI de insulina regular/kg, a cada 6 a 8 h, por via subcutânea (SC), em vez de IM. Se o paciente ainda não estiver reidratado, continuar a administração IM de insulina.
- Quando a insulina regular é ministrada por via SC, determinar seu efeito máximo medindo a glicose no sangue 2 a 3 h após a administração. Ajustar a dose em passos de 10 a 20% para manter a glicose no sangue em 6 a 8 mmol/ℓ. Frequentemente é útil plotar a concentração de glicose no sangue que foi medida de hora em hora por 6 a 8 h após a injeção, para determinar a duração da ação.

Taxa de infusão contínua

- Primeiro administrar a insulina regular a uma taxa de 0,05 UI/kg/h (gato) ou 0,1 UI/kg/h (cão) por meio de uma bomba de seringa. Para este propósito, adicionar a dose de 0,5 UI/kg a uma seringa com 50 mℓ de NaCl a 0,9% ou, então, a dose de 5 UI/kg a um frasco ou bolsa de 500 mℓ de NaCl a 0,9%. Administrar a uma taxa de 5 mℓ/h em gatos ou de 10 mℓ/h em cães. Acrescentar 2 mℓ de plasma a 50 mℓ

de solução de NaCl a 0,9% antes de adicionar a insulina evita a adesão da insulina ao material sintético da seringa e tubos. Alternativamente, encher a seringa e os tubos com solução contendo insulina, descartar a solução após 1 h e, então, reabastecer o sistema com uma nova solução que contenha insulina.

■ A taxa de infusão contínua da glicose é iniciada se a glicose no sangue cair abaixo de 15 mmol/ℓ (ver o passo 5 para a técnica intermitente), enquanto são feitos os ajustes na taxa de infusão contínua de insulina regular (Tabela 13.2). Adicionar a quantidade apropriada de 50% de glicose ao fluido de manutenção para fazer uma solução a 5%. Alternativamente, a glicose a 20% pode ser administrada por meio de uma bomba de seringa dedicada e uma linha central, a um quarto da taxa de manutenção, o que simplifica os ajustes na administração de glicose. O objetivo é a concentração de 9 a 12 mmol/ℓ de glicose no sangue.

■ Após o paciente estar estável e reidratado, a insulina regular pode ser administrada, por via SC, 3 a 4 vezes/dia (ver os passos 6 e 7 da técnica intermitente).

Após o paciente ter sido estabilizado, sua condição ter melhorado e ele ter começado a comer, pode ser iniciado o tratamento com insulina de ação prolongada.

13.3.3 Tratamento da hipoglicemia

Joris H. Robben

■ Os pacientes com sintomas e sinais graves e agudos relacionados com a hipoglicemia devem ser tratados imediatamente. O tratamento de emergência não deve ser adiado para depois da mensuração da glicose no sangue, porque, quanto mais longo o período de hipoglicemia, maior o risco de dano cerebral irreversível.

■ Se não for possível a injeção intravenosa (p. ex., porque o paciente está tendo convulsões), aplicar xarope de glicose na mucosa oral. Não derrame o xarope na boca do paciente, porque ele pode ser aspirado.

■ Sintomas neurológicos graves, como convulsões, devem diminuir em 1 a 2 min após a ministração de glicose. Se isto não ocorrer, administrar diazepam (1 mg/kg) pelo reto, mas continuar a tentar aumentar a glicose no sangue via mucosa oral.

Tabela 13.2 – Ajustes na infusão de glicose com taxa de infusão contínua de insulina regular

Glicose no sangue (mmol/ℓ)	Administração de glicose	Insulina cristalina regular (mℓ/h)	
		Cão	*Gato*
> 15	Fluido de manutenção	10	5
12 – 15	Fluido de manutenção com glicose 5%	7	3,5
9 – 12	Fluido de manutenção com glicose 5%	5	2,5
6 – 9	Fluido de manutenção com glicose 5%	5	2,5
< 6	Fluido de manutenção com glicose 5%	Parar a infusão de insulina	

■ Logo que for possível a injeção intravenosa, administrar vagarosamente (5 a 10 min) um *bolus* de glicose: 6 a 12 mℓ de glicose a 20% ou 2,5 a 5 mℓ de glicose a 50% para um gato ou um cão pequeno e 20 a 35 mℓ de glicose a 20% ou 8 a 15 mℓ de glicose a 50% para um cão grande. Se a glicose no sangue cair 15 a 30 min após o *bolus*, iniciar imediatamente uma taxa de infusão contínua de 2,5 a 5% de glicose, de 1,5 até 2 vezes a taxa de manutenção.

■ A taxa de infusão contínua de 20 ou 50% de glicose deve ser administrada via cateter venoso central, porque estas soluções hiperosmolares podem causar flebite se administradas em veias periféricas. A taxa de infusão contínua é ajustada por medidas seriadas da glicose no sangue a cada 20 a 60 min. Se a glicose no sangue cair abaixo do intervalo de referência, a taxa de infusão é aumentada de 25 a 50%. Se a glicose no sangue estiver muito baixa, deve ser ministrado um *bolus* adicional. O objetivo do tratamento é uma concentração normal de glicose no sangue, não a hiperglicemia.

■ O paciente deve ser alimentado logo que possível após a estabilização, se necessário por alimentação forçada ou por tubo enteral. A alimentação parenteral deve ser considerada se a rota enteral não estiver disponível.

■ Se o paciente ainda apresentar convulsões após a normalização da concentração de glicose, pode ser administrado diazepam (1 mg/kg) ou propofol (2 a 6 mg/kg). Estes anticonvulsivantes

354 Protocolos de tratamento

têm uma meia-vida relativamente curta, assim o estado neurológico do paciente pode ser examinado logo após a suspensão da medicação.

- Nos animais com hipoglicemia refratária ou persistente, devido à dose excessiva de insulina ou a um tumor pancreático secretor de insulina, pode ser administrado o hormônio contrarregulador glucagona. Iniciar com um *bolus* de 50 ng/kg, seguido por taxa de infusão contínua, com taxa inicial de 5 a 10 ng/kg/min. Os ajustes na dose são baseados em mensurações da glicose no sangue.

- A hiperglicemia pode estimular a liberação de insulina por um tumor pancreático secretor de insulina (insulinoma), o que resulta em ricochete da hipoglicemia. Consequentemente, nos pacientes com possível diagnóstico de insulinoma é pro-

vavelmente melhor evitar altas concentrações de glicose no sangue. Mesmo as concentrações normais de glicose no sangue podem não ser necessárias para controlar sintomas: 2,8 a 3,5 mmol/ℓ são frequentemente suficientes, porque os pacientes com insulinoma adaptaram-se a um estado crônico de hipoglicemia.

- Para controlar a hipoglicemia, podem também ser considerados a dexametasona (0,5 a 1 mg/kg, adicionada aos fluidos intravenosos e administrada por 6 h) ou a diazoxida (5 a 30 mg/kg, 2 vezes/dia). Ambas as drogas têm um vagaroso início de ação e devem ser administradas logo que possível. Se o paciente estiver incapaz de, ou não quiser, engolir, as cápsulas de diazoxida podem ser abertas e o pó pode ser dissolvido em água e administrado por tubo gástrico.

Informação ao cliente sobre a terapia com o,p'-DDD[7]

Em seu cão, o tecido do córtex das suprarrenais está produzindo quantidades excessivas do hormônio cortisol. O tratamento com o,p'-DDD tem como objetivo a destruição de todo o tecido do córtex das suprarrenais (incluindo tecido de tumor do córtex das suprarrenais). As necessidades dos hormônios que normalmente são produzidos pelo tecido do córtex das suprarrenais são, então, supridas pela administração por toda a vida de comprimidos com hormônios de substituição. É muito importante que as instruções para a substituição do hormônio sejam cuidadosa e completamente seguidas, uma vez que a deficiência destes hormônios pode resultar em uma crise mortal. A dose inicial de tratamento para o seu cão consiste em: _____ comprimidos de o,p'-DDD (= Lisodren® ou Mitotano®) _____ vezes/dia, por um total de 25 dias. O o,p'-DDD é administrado diariamente nos primeiros 5 dias e, depois, 1 dia sim, 1 dia não. Para uma boa absorção e para evitar vômitos, os comprimidos devem sempre ser administrados com comida.

Pelos primeiros 2 dias, apenas o o,p'-DDD é administrado. No terceiro dia, é iniciada a substituição dos hormônios da suprarrenal, com a adição de cortisona, fludrocortisona e sal de cozinha. Para permitir uma mudança mais gradual da excessiva produção de hormônios, a dose de cortisona é mantida mais alta do que o normal necessário pela pri-

meira semana após o início de o,p'-DDD. Durante os primeiros 2 meses, seu cão recebe como terapia de substituição:

Acetato de cortisona:_____ vezes/dia _____ comprimidos de _____mg

Acetato de fludrocortisona:_____ vezes/dia _____ comprimidos de _____mg

NaCl (sal):_____ vezes/dia _____g

Seguimento

O primeiro exame de seguimento é feito 1 mês após o início da terapia com o,p'-DDD. Neste momento, em geral, a dose de cortisona é reduzida à metade. Os resultados dos exames de sangue serão utilizados para determinar se as doses de fludrocortisona e sal precisam ser ajustadas. Após este, os exames de seguimento são geralmente feitos uma vez a cada 6 meses. Seu objetivo é ter certeza de que as doses de substituição de fludrocortisona e sal estão corretas. Algumas vezes, apesar da ação destrutiva do o,p'-DDD no tecido cortical das suprarrenais, os sintomas da doença reaparecem. Isto pode ocorrer após vários meses ou mesmo em até 4 a 5 anos. Neste caso, é necessário repetir o tratamento com o,p'-DDD.

Os primeiros sinais de recuperação são frequentemente já aparentes durante a terapia com o,p'-DDD. A sede e a fome excessivas desaparecem e a resistência do cão aumenta. A recuperação da pelagem demora mais, mas, uma vez iniciada, após uns 2 meses, geralmente desenvolve-se uma pelagem muito espessa. A recuperação da pele e da pelagem pode ser precedida por um curto período de descamação e alguma coceira. Isto pode ser aliviado por tratamento com xampu, 1 ou 2 vezes/semana.

Complicações

Com as instruções anteriores sobre o tratamento, a maioria dos cães recupera-se sem complicações, mas podem ocorrer complicações associadas ao o,p'-DDD ou à terapia de substituição. Se você avisar ao veterinário em tempo, os problemas podem, em geral, ser resolvidos sem dificuldade.

No início do tratamento pode haver leves efeitos colaterais do o,p'-DDD, como náuseas, descoordenação ou ligeira desorientação. Estes sinais geralmente desaparecem se a administração for mais espaçada ao longo do dia. Se o cão se recusa a comer ou come quase nada, deve-se interromper completamente o o,p'-DDD, mas continuar com os medicamentos de reposição e comunicar ao veterinário.

Uma deficiência dos medicamentos de substituição pode levar a uma crise letal e pode ser necessário o tratamento de emergência. É muito melhor entrar em contato com o veterinário antes que a crise ocorra. O primeiro aviso é, frequentemente, a perda de apetite. Muitos cães com a doença têm apetite excessivo, e a diminuição do apetite é um sinal esperado da recuperação. Entretanto, uma recusa quase completa a se alimentar deve ser reconhecida como um aviso. Você deve interromper o o,p'-DDD imediatamente, continuar com os medicamentos de substituição e obter o conselho do veterinário sem demora.

Circunstâncias especiais na terapia de substituição

É extremamente importante administrar os medicamentos de substituição sem interrupção. Contudo, é possível haver situações nas quais o seu cão não pode ou não quer ingerir nada ou não pode reter a medicação por causa de vômitos. Se, por qualquer motivo, seu cão não pode ingerir ou reter os comprimidos e o sal por duas vezes em sucessão, deve ser iniciada a medicação injetável. Isto também se aplica se seu cão deve fazer jejum antes de ser levado ao veterinário para tratamento que requeira anestesia.

- ■ Os comprimidos de cortisona são substituídos por injeções subcutâneas de acetato de hidrocortisona (50 mg/ml) em uma dose de _____ ml, 2 vezes/dia. As injeções de hidrocortisona são mantidas até que o cão possa novamente engolir e reter os comprimidos de cortisona.
- ■ Os comprimidos de fludrocortisona e o sal são substituídos por injeções subcutâneas de acetato de desoxicorticosterona (DOCA, 1 mg/ml), em dose de _____ ml, 1 vez/dia, ou injeção de pivalato de desoxicorticosterona (DOC), em dose de _____ ml, uma vez a cada 3 semanas. Se nem DOCA nem pivalato de DOC (Capítulo 13.2.1) estiverem disponíveis, você deve dobrar a dose de hidrocortisona. O sal não é necessário quando são utilizadas injeções de DOC. As injeções de DOC devem ser continuadas até que o cão possa novamente engolir e também reter a fludrocortisona e o sal.

Se você levar seu cão nas férias ou em uma viagem longe de casa por mais de 1 ou 2 dias, leve junto os medicamentos injetáveis, seringas, agulhas e este folheto de instruções, uma vez que nem todos os veterinários têm estes medicamentos à mão. Se você deixar o cão aos cuidados de outra pessoa, previna-se também para a possível necessidade das injeções, mesmo que você não tenha ainda tido necessidade de utilizá-las.

Nos casos de anestesia, grave estresse físico ou ferimento, a dose de cortisona deve ser dobrada por 1 ou 2 dias. Salvo estas exceções, a dose de cortisona permanece inalterada por toda a vida, enquanto as doses de fludrocortisona e de sal podem ter que ser ajustadas pelo veterinário.

Referências

1. HANSON JM, MOL JA, MEIJ BP. Peri-operative plasma profile of adrenocorticotropic hormone predicts recurrence after transsphenoidal hypophysectomy for the treatment of pituitary-dependent hyperadrenocorticism in dogs. In: Thesis J.M. Hanson, Utrecht University 2007:131-145.

2. HARA Y, MASUDA H, TAODA T, HASEGAWA D, FUJITA Y, NEZY Y, TAGAWA M. Prophylactic efficacy of desmopressin acetate for diabetes insipidus after hypophysectomy in the dog. J Vet Med Sci 2003;65:17-22.

3. MEIJ BP, VOORHOUT G, VAN DEN INGH TSGAM, HAZEWINKEL HAW, TESKE E, RIJNBERK A. Results of transsphenoidal hypophysectomy in 52 dogs with pituitary-dependent hyperadrenocorticism. Vet Surg 1998;27:246-261.

4. HANSON JM, VAN 'T HOOFD MM, VOORHOUT G, TESKE E, KOOISTRA HS, MEIJ BP. Efficacy of transsphenoidal hypophysectomy in treatment of dogs with pituitary-dependent hyperadrenocorticism. J Vet Int Med 2005;19:687-694.

5. GALAC S, BUIJTELS JJCWM, MOL JA, KOOISTRA HA. Effects of trilostane treatment on the pituitary-adrenocortical and renin-aldosterone axis in dogs with pituitary-dependent hypercortisolism. Vet J 2008; doi:10.1016/j.tvjl.208.10.007.

6. NEIGER R, HURLEY K. 24 hour cortisol values in dogs with hyperadrenocorticism on trilostane. Proceed British Small Anim Vet Assoc Congress, Birmingham, 2001:549.

7. RIJNBERK A, BELSHAW BE. O,p'-DDD treatment of canine hyperadrenocorticism: an alternative protocol. In: Kirk RW, Bonagura JD eds, Current Veterinary Therapy XI. Philadelphia: WB Saunders Co 1992:345-349.

Capítulo 14

Algoritmos

Hans S. Kooistra
Ad Rijnberk

Nestes procedimentos passo a passo para resolver problemas, a ênfase está em sintomas e sinais associados que podem apontar para um distúrbio endócrino. A história e o exame físico estão dirigidos para a detecção de doença endócrina e a utilização de uma forma padrão para estes passos pode ser útil[1]. Quando aparece a suspeita de um distúrbio endócrino, ela pode ser testada por exames específicos.

Se a história e o exame físico não revelam indícios sugestivos de doença endócrina, o próximo passo é o exame laboratorial de urina e sangue. Se os exames de laboratório de rotina não revelam valores anormais, diagnóstico por imagem e estudos especializados podem ser necessários.

14.1 Alopecia endócrina

Os distúrbios endócrinos podem causar atrofia da pele e anexos. A atrofia dos folículos capilares resulta em crescimento de pelo vagaroso, anormal (fosco) ou ausente. A atrofia da pele pode também manifestar-se pela estagnação no crescimento dos pelos após uma tosa. Dependendo da gravidade e da duração da alteração endócrina, pode desenvolver-se alopecia. No cão, as causas clássicas de alopecia são hipotireoidismo (seção 3.3), hipercortisolismo (seção 4.3) e hiperestrogenismo (seção 8.4). A deficiência de hormônio de crescimento também pode causar alopecia (Capítulo 2.2.2), mas a alopecia que foi atribuída à deficiência adquirida de hormônio de crescimento não parece encaixar-se nesta categoria (ver Capítulo 2.2.3)

14.2 Poliúria e polidipsia

Na primeira parte deste algoritmo, idade, sexo, raça, história e exame físico podem revelar um motivo para suspeitar de uma doença endócrina como sendo a causa da poliúria/polidipsia (PU/PD). O segundo passo é a análise da urina. Se for observado que um animal com história aparentemente convincente de PU/PD produz alta osmolalidade da urina (Uosm) ou gravidade específica da urina (Usg), indicando que os rins são capazes de concentrar urina, deve ser considerada polidipsia primária. Alternativamente, o consumo de água pode estar aumentado, porque o proprietário mudou a dieta do animal para comida seca. Em um animal com PU/PD, Uosm ou Usg altas podem também ser decorrentes da glicosúria.

Além de doença renal, a falência hepática também pode causar poliúria, especialmente quando associada à encefalopatia hepática. Nesta condição, o metabolismo anormal dos aminoácidos origina "falsos" neurotransmissores, o que leva ao aumento da secreção de ACTH e, subsequentemente, ao excesso de cortisol[2]. Como os tumores das paratireoides são geralmente muito pequenos e uma malignidade causando hipercalcemia não tenha sido notada ao exame físico (seção 9.3), as mensurações de cálcio e fosfato no plasma devem sempre ser incluídas no perfil de laboratório para PU/PD. Em cães, policitemia e hiperaldosteronismo também podem causar PU/PD[3,4].

Se os exames de rotina de laboratório não revelarem valores anormais que sugiram a causa de PU/PD, podem ser necessários a ultrassonografia abdominal, as mensurações seriadas da osmolalidade da urina (Capítulo 12.2.1), o teste modificado de privação de água (Capítulo 12.2.2) e as mensurações da vasopressina durante infusão salina hipertônica (Capítulo 12.2.3).

14.3 Manejo da reprodução da cadela

Se os exames gerais e ginecológicos não revelarem anomalias, este algoritmo pode ser utilizado após o início do proestro, caracterizado pelo inchaço da vulva e corrimento vaginal com sangue.

A informação necessária para o bom manejo da reprodução inclui a aparência do corrimento vaginal, a aparência vaginoscópica da mucosa vaginal, os achados citológicos em um esfregaço vaginal e a concentração plasmática de progesterona (P_4).

As concentrações plasmáticas de P_4 (1 nmol/ℓ = 0,32 ng/mℓ) utilizadas neste algoritmo são baseadas em mensurações por radioimunoensaio com progesterona marcada por trítio. A utilização de outros métodos confiáveis para a determinação da concentração de P_4 no sangue periférico pode necessitar que se trabalhe com concentrações de P_4 ligeiramente diferentes. Por exemplo, com um radioimunoensaio utilizando progesterona marcada com radioiodo, considera-se que a ovulação ocorre quando a concentração plasmática de P_4 estiver acima de 13 nmol/ℓ e, quando a concentração plasmática de P_4 atinge 26 nmol/ℓ, é aconselhado o cruzamento imediato[5]. Estas diferenças podem ser devido a diferenças na especificidade dos anticorpos nos dois ensaios ou nos padrões utilizados no ensaio.

14.4 Perda de peso apesar de bom apetite

Este algoritmo pode ser utilizado quando um animal perde peso na ausência de outros problemas, como PU/PD, febre ou diarreia. O primeiro passo é avaliar cuidadosamente a ingestão de comida. Alguns proprietários alimentam seus animais estritamente de acordo com as recomendações do fabricante ou vendedor da comida, não levando em conta o gasto de energia.

Malignidades grandes e muito difundidas, como linfoma maligno, aumentam a demanda de energia, do mesmo modo que o fazem as anomalias cardíacas que resultam em taquicardia. Entretanto, nos pacientes com estas doenças, a perda de peso raramente é vista como o problema primário e, na maioria delas, o apetite não é bom.

Referências

1. RIJNBERK A, KOOISTRA HS. Endocrine glands. In: Rijnberk A, Van Sluijs FJ, eds. Medical history and physical examination in companion animals. Edinburgh, Saunders Elsevier 2009:207-212.
2. ROTHUIZENJ, BIEWENGA WJ, MOL JA. Chronic glucocorticoid excess and impaired osmoregulation of vasopressin release in dogs with hepatic encephalopathy. Domest Anim Endocrinol 1995;12: 13-24.
3. VAN VONDEREN IK, MEYER HP, KRAUS JS, KOOISTRA HS. Polyuria and polydipsia and disturbed vasopressin release in 2 dogs with secondary polycythemia. J Vet Intern Med 1997;11:300-303.
4. RIJNBERK A, KOOISTRA HS, VAN VONDEREN IK, MOL JA, VOORHOUT G, VAN SLUIJS FJ, IJZER J, VAN DEN INGH TS-GAM, BOER P, BOER WH. Aldosteronoma in a dog with polyuria as the leading symptom. Domest Animal Endocrinol 2001;20:227-240.
5. OKKENS AC, TEUNISSEN JM, VAN OSCH W, VAN DEN BROM WE, DIELEMAN SJ, KOOISTRA HS. Influence of litter size and breed on the duration of gestation in dogs. J Reprod Fertil 2001;57 (Suppl):193-197.

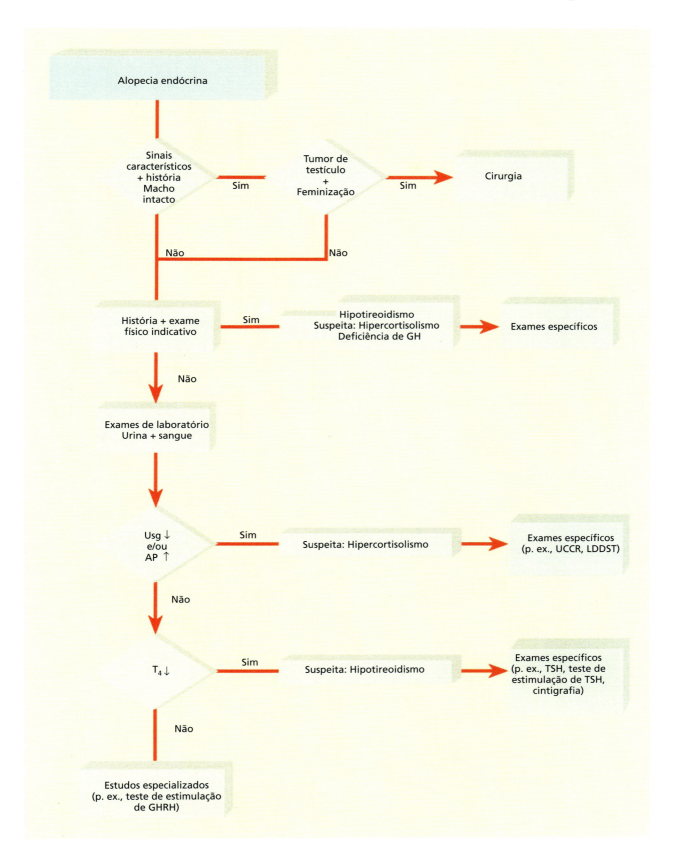

Figura 14.1

360 Algoritmos

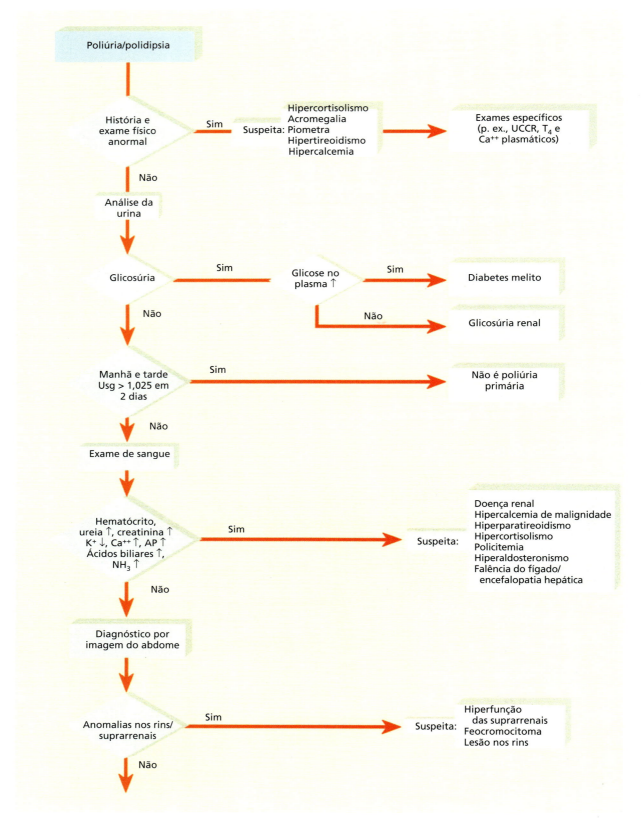

Figura 14.2A

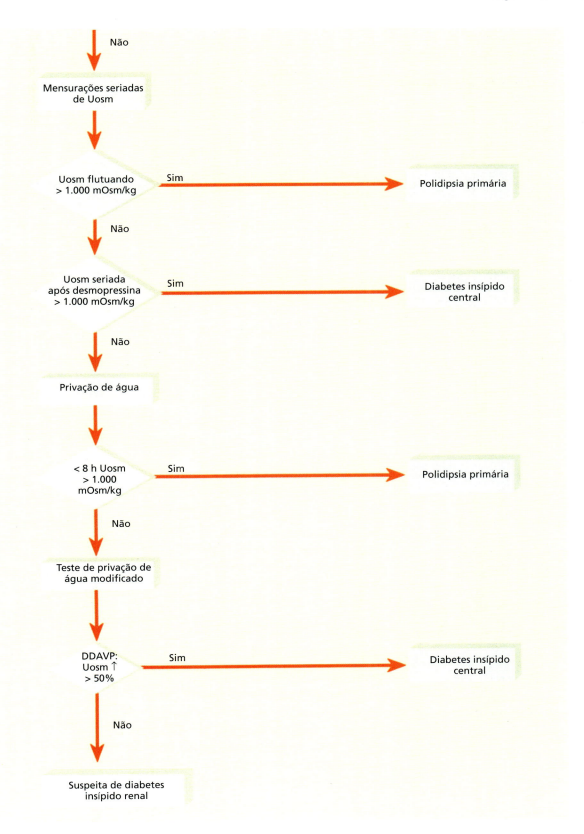

Figura 14.2B

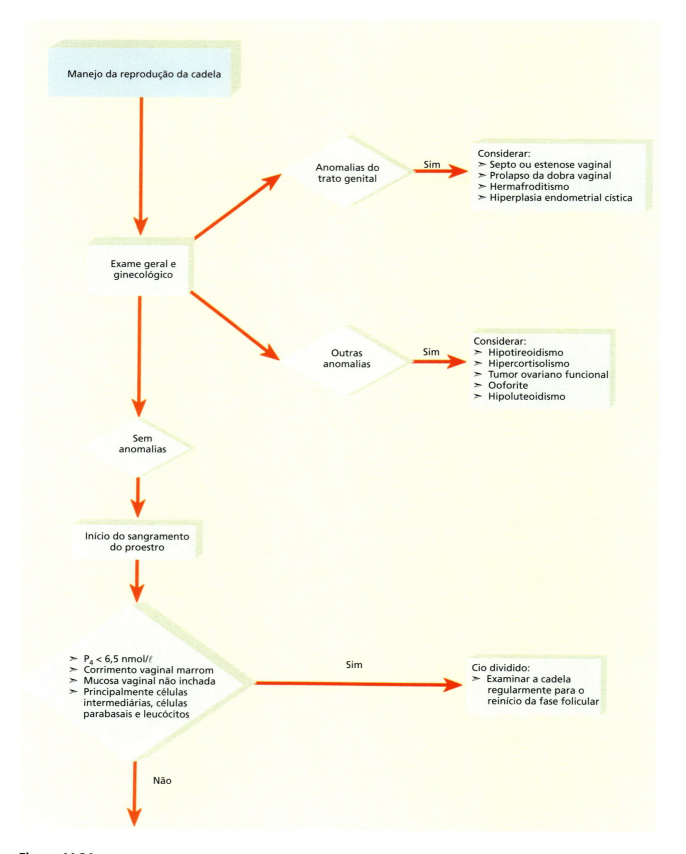

Figura 14.3A

Algoritmos **363**

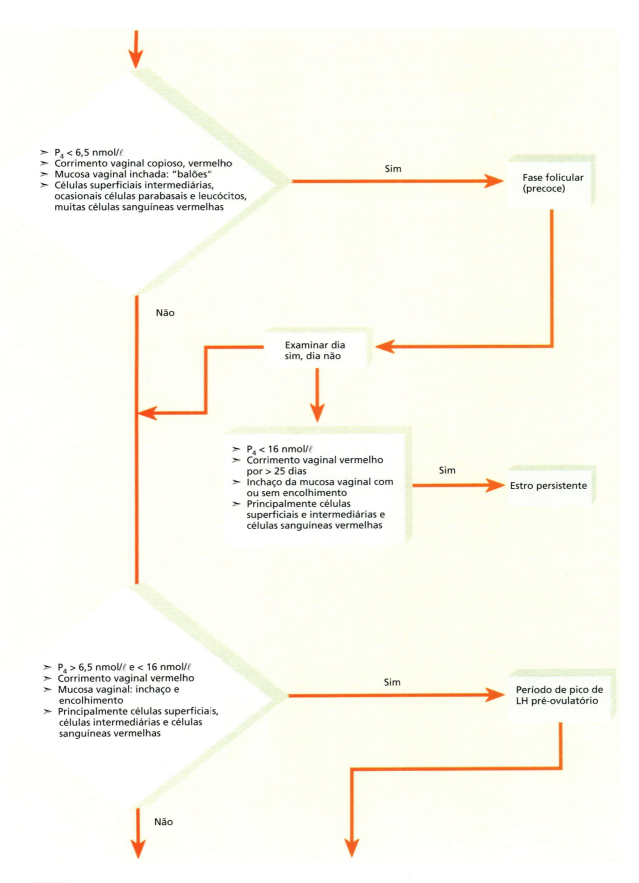

Figura 14.3B

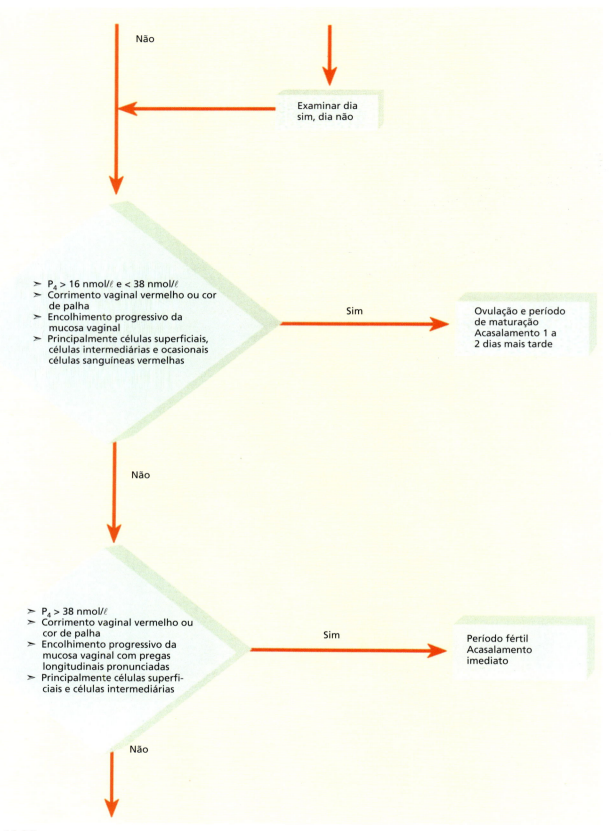

Figura 14.3C

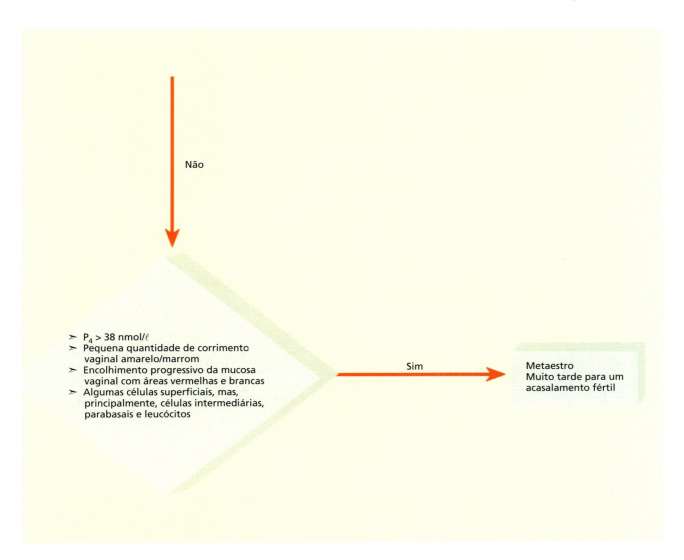

Figura 14.3D

366 Algoritmos

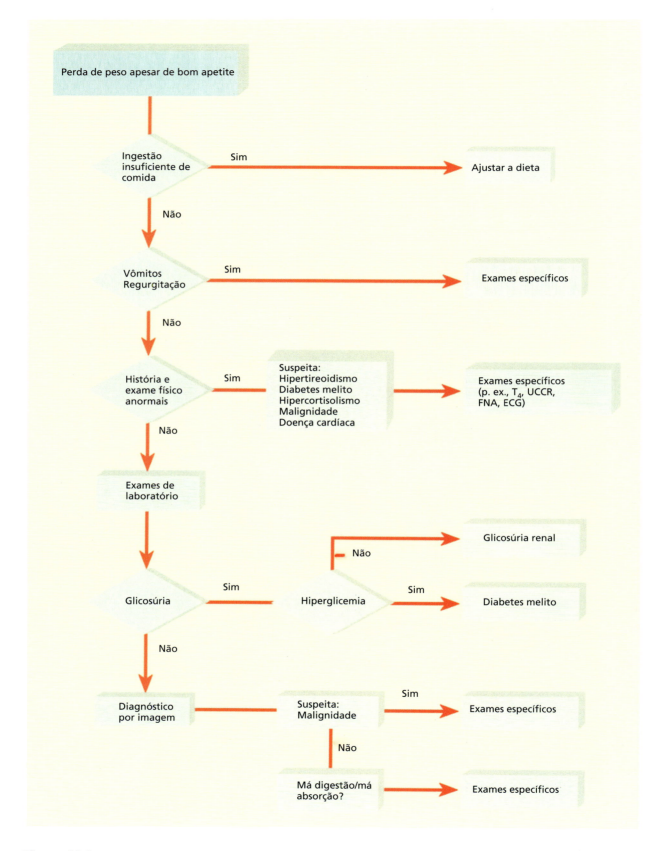

Figura 14.4

Índice remissivo

A

Aborto clinicamente provocado, 239
Acetato
  de ciproterona, 261
  de medroxiprogesterona, 244, 246
  de megestrol, 246, 249
Ácido
  desoxirribonucleico, 110, 206
  graxo não esterificado, 328
  ribonucleico
    mensageiro, 22, 110, 231
    processamento, 9
Acromegalia, 32, 34f
Adenomectomia transfenoidal, 32
Adiponectina, 173, 327
Adipoquinas, 173, 181
Aglepristona, 178, 239- 241, 248, 249, 251, 350
Alça de Henle, 110
Aldosterona, 43, 108, 112, 138, 147
  ações, 112
  concentração plasmática, 149
Alfaprostol, 241
Alopecia, 29, 30, 73, 120, 127
  endócrina, 357
  permanente, 95
Amilina, 170, 173, 182, 184, 327
Aminoglutetimida, 137
Andrógenos, 245
Anemia
  leve, 31
  normocrômica normocítica, 31
Anestro prolongado, 244
Angiotensina
  I, 109f
  II, 109
Aparelho de Golgi, 5, 10
Apetite, regulação, 325
Apoplexia hipofisária, 39
Aquaporinas, 43
Aspiração com agulha fina, 155
Atireoidismo completo, 68
Atividade plasmática de renina, 149
Azoospermia, 273

B

Babesiose canina, 122
Bolsa de Rathke, 18
Bromocriptina, 39, 132, 245
Bursa ovariana, 224f
Buserelina, 243

C

Cabergolina, 39, 132, 245
Cadela, manejo da reprodução, 357
Cães, ciclo estral, anestro, gravidez e parto, 223
Calcitonina, 286
  doenças relacionadas, 307
Calcitriol, 284
  principais efeitos nos ossos, 285
Câncer, manifestações humorais, 319, 322
Cauda poli (A), 9
Células
  de Leydig, 203, 206, 207, 260, 263, 265, 270
    tumor, 267
  de Sertoli, 203, 205, 209, 214, 216, 259
    tumor, 267, 270
Cetoacidose diabética, 188
  manejo, 351
Cetoconazol, 136
Ciclo de Krebs, 174
Cio dividido, 243
Citologia vaginal, 254
Clonidina, 336
Colecistoquinina, 325
Corpora rubra, 236
Corticosteroides, síntese e secreção, 102
Corticosterona, 112
Cortisol, 105, 112, 138
  deficiência, 136
Cortisona, 39, 145, 339, 348
Criptorquidismo, 263
  bilateral, 266
  raças com risco aumentado, 264
  unilateral, 266

As letras *f*, *t* e *q* que se seguem aos números de páginas significam, respectivamente, *figura*, *tabela* e *quadro*.

D

Desenvolvimento gonádico, 203
Deslorelina, 261
Desmopressina, 47, 49, 336, 348
Desoxicorticosterona, 112, 148
Dexametasona, 127, 130, 143, 339
Diabetes
   autoimune latente em adultos, 175
   com hipotireoidismo, 173
   explícito, 175, 326
   gestacional, 173
   insípido, 44
     central, 44, 46, 48, 132, 336, 337
     nefrogênico, 44, 46, 48, 336, 337
       funcional, 47
   melito, 28, 31, 32, 34*f*, 35, 41, 83, 125, 146, 172, 321, 325, 327, 328
     em cães, 175
       catarata, 174
     em gatos, 180
     resistente à insulina, 33
     sintomas típicos, 176
   sintomas clássicos, 182
   tipo 1, 172
   tipo 2, 173, 184
Diferenciação sexual
   anormal, 207
   distúrbios, 203
Dirlotapida, 326, 329
Dirofilaria immitis, 52
Doença
   de Addison, 113, 116, 173, 175
   de Graves, 81
   de Plummer, 81
   endócrina, 10
   não tireóidea, 75
Dopamina, 22, 105, 132

E

Enteropatia de Basenji, 197
Enzima
   11β-hidroxiesteroide desidrogenase, 110
   feniletanolamina N-metiltransferase, 152
Eritropoetina, 321
Espermiação, 259
Espironolactona, 147
Estado hiperglicêmico hiperosmolar, 188
Estro
   indução, 245
   persistente, 241
   prevenção, 245
Etanol, injeção percutânea, 88
Eumelanina, 105

F

Fator nuclear κB, 145
Fenofibrato, 328
Fenômeno de escape, 148
Feocromocitoma, 138, 154
   diagnóstico, 155
Feomelanina, 105
Fertilidade, alterações, 252
Frutosamina, 176, 178, 183
Furosemida, 303

G

Gartner, ducto, 206
Gastrinoma, 197
Gatos, ciclo estral, anestro, gravidez e parto, 234
Glargina, 185
Glicocorticoide
   ação, 110
   como agente farmacológico, 145
   dependente de comida, 143
   em dias alternados, 147
   excesso, 122, 143
     manifestações clínicas, 125*t*
   secreção, regulação, 104
Glicose, intolerância, 326
Glipizida, 184
Glucagonoma, 198
Gonadectomia, 213, 262
Gonadorelina, 243
Grelina, 23, 326, 336
Gubernaculum testis, 264

H

Hidroclorotiazida, 49
Hiperaldosteronismo
   idiopático, 149
   primário, 148
   secundário, 148
Hipercalcemia associada à malignidade, 300
Hipercorticismo iatrogênico, 144, 145
Hipercortisolismo, 32, 108, 143, 176, 329, 339, 347, 349
   critérios, 130
   dependente
     da hipófise, 128, 131, 137
     de comida, 143
   devido a tumor das suprarrenais, 137
   tratamento com trilostano, 349
Hiperglicemia, 173
Hiperparatireoidismo, 292
   primário, 292-295
   secundário, 293, 296, 297
     nutricional, 298
     renal, 296
Hiperplasia endometrial cística, 28, 249
Hipertireoidismo
   apático, 82
   em cães, 89
   em gatos, 81
     manifestações clínicas, 82*t*
Hipoadrenocorticismo
   primário, 120, 140, 348
     atípico, 114
     clássico ou típico, 114
     completo, 116
     típico, 116
   secundário, 120
     iatrogênico, 144, 146
Hipoaldosteronismo, 349
   primário, 116
Hipocortisolismo, 135
   primário, 116
Hipófise, tumores, 37
Hipofisectomia, 29, 48, 52, 53, 347
   total, 48
Hipofosfatemia, 302
Hipogenitalismo, 261
Hipoglicemia
   artifatual, casos, 189*q*
   juvenil, 196
   sintomas e sinais, 189

Hipoglicemia (*cont.*)
  tratamento, 353
  tumores não pancreáticos associados, 195
Hipogonadismo, 263
  castração, 263
  formas, 261
  hipogonadotrófico, 261
  primário, 263
  secundário, 261
Hipoluteoidismo, 243
Hiponatremia, 51, 53
Hipoparatireoidismo, 289
  primário, 290, 313
Hipotireoidismo, 68, 79, 95, 244, 329, 338
  central, 70, 80
  congênito, 70
  espontâneo, 76
  juvenil adquirido, 67
  primário, 22, 30, 34, 67, 68, 71, 75-77, 80, 338
    adquirido, 73
    espontâneo, 73, 338
  secundário, 46, 80, 338
  terciário, 80
Hormônio
  adrenocorticotrófico, 101
  antidiurético, 42
  antimülleriano, 206, 260
  calciotrófico, 277, 287
  da paratireoide, 278
  da tireoide
    ação, 66
    defeito na síntese, 69
  de crescimento, 5, 22, 175, 312
    deficiência
      adquirida, 29
      congênita, 26
    excesso, 30
    hipofisário excessivo, 31
    mamário, 24
      excessivo, 33
  deficiência, 37
  estimulador da tireoide, 65
  folículo-estimulante, 5
  hipofisário de crescimento, 23
  liberador
    de corticotrofina, 105
    de tireotrofina, 3
  natureza química, 3
  paratireóideo, 10
  síntese e secreção, 63
  termo, 3

I

Imidazol, 136
Incidentaloma, 138
Índice de massa corporal, 329
Infertilidade em cães ou gatos machos, 270
Inibina, 260
Insuficiência
  adrenocortical, 113
    primária, 113
    relativa, 121
    secundária, 120
Insulina, 171
  ações, 170
  cadeia A e B, 168
  efeitos, 172*f*
  lente, 177
  preparações, 177
  secreção, regulação, 169
  síntese e estrutura, 168

Insulinoma, 190
Iodo radioativo, 87
Isoleucina, 41
Isostenúria, 49

K

Kussmaul, respiração, 188

L

Lactotrofina, 22
Langerhans, ilhotas, 167
Larva migrans, 45
Leptina, 173, 325, 326
Letargia, 120
Leucina, 41
Leucozoospermia, 273
Lipoproteínas
  de alta densidade, 328
  de baixa densidade, 328
  de densidade muito baixa, 328
Lobo
  anterior, 20
  posterior, 41

M

Metadona, 42
Metergolina, 36
Metirapona, 137
Mibolerona, 245
Microácido ribonucleico, 9
Mifepristona, 239
Mineralocorticoide
  ação, 111
  excesso, 147
    anomalias, 148
  primário, excesso, 148
  secreção, regulação, 108
Mitratapida, 326, 329
Monorquidismo, 266
Mucometra, 250*f*
Müller
  ductos, 206, 219
    persistentes, 217*f*

N

Nanismo hipofisário, 27*f*, 70
Neoplasia testicular, 267
Neurofisina, 41
Normonatremia, 51

O

Obesidade, 325, 326, 330
Ocitocina, 41, 241
Octreotida, 33, 193
Oligozoospermia, 273
O,p'-DDD, uso principal, 134
Organificação, 70
Osteocondrite dissecante, 309, 311
Osteocondrose, 307
Osteoprotegerina, 301
Ovariectomia, vantagens e desvantagens, 245
Ovário-histerectomia, 251
Ovários, 223

P

Pamidronato dissódico, 303
Pâncreas endócrino, 167, 350
Pars
  distalis, 18
  intermedia, 18, 20, 105, 129, 340
Parto, indução, 241
Pegvisomanto, 33
Pendrina, proteína, 63
Pênis, espinhos, 142
Peptídio
  natriurético
    atrial, 320
    cerebral, 320
  YY, 329
Piodermia prurítica, 28
Policitemia
  secundária, 322
  vera, 322
Polidipsia, 47, 52, 357
  primária, 46, 47, 49, 51, 53, 336, 337, 357
    transitória, 50
Polipeptídio amiloide da ilhota, 327
Poliúria, 47, 49, 52, 53, 73, 127, 357
Prader, orquidômetro, 263
Prednisolona, 147
Prednisona, 145
Pregnenolona, 260
Progestágenos, 246
Progesterona, 233, 243, 254
Progestina, 35
Pró-insulina, 326
Prolactina, 22, 25, 233, 237, 239
Prostaglandina $F_{2\alpha}$, 233
Pseudociese, 36
Pseudo-hermafroditismo, 244, 245
  feminino, 214
  masculino, 215
Pseudo-hiperparatireoidismo, 300

Q

Quimioterapia com doxorrubicina, 95

S

Sertoli, barreira, 260
Simportador de iodeto de sódio, 63
Síndrome
  da falência poliglandular, 73
  de carne exclusivamente, 298
  de Cushing, 122, 123, 127, 143, 147
  de edema cerebral, 53
  de eutireóideo doente, 75
  de excesso hormonal, 12
  de hipertireoidismo, 90
  de hipoglicemia, 196
  de hipotonicidade, 52
  de hormônio adrenocorticotrófico ectópico, 143
  de Horner, 88, 90
  de Klinefelter, 209, 210
  de neoplasia endócrina múltipla, 154
  de persistência dos ductos de Müller, 216
  de reversão sexual
    XX, 211
    XY, 211
  de Schmidt, 73
  de secreção inadequada de antidiurético, 52
  de Turner, 209
  de Wobbler canina, 307

Síndrome (*cont.*)
  do rádio curvo, 309, 310
  hipoglicêmica, 189
  X0, 209
  XXX, 210
  XXY, 209, 210
Sistema
  hipotalâmico-hipofisário, 17
  neuroendócrino difuso, 319
  renina-angiotensina, 108, 147
Somatostatina, 170
Somogyi
  efeito, 179, 180, 187
  reação, 350
Suprarrenais
  andrógenos, 113
  medula, 152
  tratamento, 134
Suprarrenalectomia, 157
  bilateral, 134, 140, 152
  laparoscópica, 139
  unilateral, 151

T

Terapia por radiação externa, 93
Teste
  de função, protocolos, 335
  de privação de água, 46, 51
    modificado, 49
  de supressão com dose alta de dexametasona, 129
Testículos, 259
  descida, processo normal, 264
Tetania puerperal, 313
Tireoide, 61
  disgenesia, 67
  peroxidase, 64
  regulação do funcionamento, 65
  "tempestade", 82
Tireoidectomia, 85, 88
Tireoidite
  autoimune, 72
  linfocítica, 67, 89
Tiroxina, 39
  total, 64
Tríade de Whipple, 189, 191
Trilostano, 134, 136, 143, 295

V

Vaginoscopia, 254
Vasopressina, 41, 42, 335, 347
  plasmática, 337
Vitamina
  D, 283
    doenças relacionadas, 304
    intoxicação, 305

W

Wolff, ductos, 206, 219

X

Xilazina, 336

Z

Zinc fingers, 8

Notas

Notas

Notas

Notas

Notas

edelbra

Impressão e Acabamento
E-mail: edelbra@edelbra.com.br
Fone/Fax: (54) 3520-5000
Impresso em Sistema CTP